Springer

AME OTP系列图书5B002

肿瘤适形及调强放射治疗
靶区勾画与射野设置

主　编　[美]南希·Y. 李（Nancy Y. Lee）　　主　审　陆嘉德

[美]纳迪姆·里亚兹（Nadeem Riaz）　　主　译　孔　琳

陆嘉德

中南大学出版社
www.csupress.com.cn
·长沙·

AME
Publishing Company

图书在版编目（CIP）数据

肿瘤适形及调强放射治疗靶区勾画与射野设置/[美]南希·Y. 李（Nancy Y. Lee），[美]纳迪姆·里亚兹（Nadeem Riaz），陆嘉德主编. 孔琳主译. —长沙：中南大学出版社，2021.9

书名原文：Target Volume Delineation for Conformal and Intensity-Modulated Radiation Therapy

ISBN 978 - 7 - 5487 - 4382 - 8

Ⅰ.①肿⋯ Ⅱ.①南⋯ ②纳⋯ ③陆⋯ ④孔⋯ Ⅲ.①肿瘤—放射疗法 Ⅳ.①R730.55

中国版本图书馆CIP数据核字(2021)第069009号

AME OTP 系列图书 5B002

肿瘤适形及调强放射治疗靶区勾画与射野设置

ZHONGLIUSHIXING JI TIAOQIANGFANGSHEZHILIAO BAQUGOUHUA YU SHEYESHEZHI

主编：[美]南希·Y. 李（Nancy Y. Lee），[美]纳迪姆·里亚兹（Nadeem Riaz），陆嘉德

主审：陆嘉德　主译：孔琳

□丛书策划	郑 杰　汪道远　陈海波	
□项目编辑	陈海波　廖莉莉	
□责任编辑	谢新元　董 杰　江苇妍	
□责任印制	唐 曦　潘飘飘	
□版式设计	胡晓艳　林子钰	
□出版发行	中南大学出版社	
	社址：长沙市麓山南路	邮编：410083
	发行科电话：0731-88876770	传真：0731-88710482
□策 划 方	AME Publishing Company	
	地址：香港沙田石门京瑞广场一期，16 楼 C	
	网址：www.amegroups.com	
□印　　装	天意有福科技股份有限公司	

□开　本	880×1230　1/16	□印张 31.75	□字数 1044 千字	□插页
□版　次	2021 年 9 月第 1 版	□2021 年 9 月第 1 次印刷		
□书　号	ISBN 978 - 7 - 5487 - 4382 - 8			
□定　价	128 元			

原著主编

[美] 南希·Y. 李（Nancy Y. Lee）
美国纪念斯隆-凯特琳癌症中心放射肿瘤科

[美] 纳迪姆·里亚兹（Nadeem Riaz）
美国纪念斯隆-凯特琳癌症中心放射肿瘤科

陆嘉德
上海市质子重离子医院 / 复旦大学附属肿瘤医院质子重离子中心

主审

陆嘉德
上海市质子重离子医院 / 复旦大学附属肿瘤医院质子重离子中心

主译

孔琳
上海市质子重离子医院 / 复旦大学附属肿瘤医院质子重离子中心

CONTRIBUTORS

Matthew Abramowitz

Department of Radiation Oncology, University of Miami, Miami, FL, USA

Bret Adams

Department of Radiation Oncology, University of Miami, Miami, FL, USA

Harold Agbahiwe

Department of Radiation Oncology and Molecular Radiation Sciences, The Johns Hopkins Hospital, Baltimore, MD, USA

Sara Alcorn

Department of Radiation Oncology and Molecular Radiation Sciences, The Johns Hopkins Hospital, Baltimore, MD, USA

Ase Ballangrud

Department of Radiation Oncology, MD Anderson Cancer Center, Houston, TX, USA

Peter Balter

Division of Radiation Oncology, University of Texas MD Anderson Cancer Center, Houston, TX, USA

Christopher A. Barker

Department of Radiation Oncology, Memorial Sloan Kettering Cancer Center, New York, NY, USA

Jose G. Bazan

Department of Radiation Oncology, Stanford University, Stanford, CA, USA; Department of Radiation Oncology, Arthur G. James Cancer Hospital & Solove Research Institute, The Ohio State University, Columbus, OH, USA

Sushil Beriwal

Department of Radiation Oncology, University of Pittsburgh Cancer Institute, Pittsburgh, PA, USA

Nicholas S. Boehling

Department of Radiation Oncology, M.D. Anderson Cancer Center, Houston, TX, USA

Jeffrey Buchsbaum

Department of Radiation Oncology, Indiana University, Bloomington, IN, USA

Ruben Cabanillas

Department of Radiation Oncology, Tufts Medical Center, New York, NY, USA

Oren Cahlon

Department of Radiation Oncology, Memorial Sloan Kettering, New York, NY, USA

Daniel T. Chang

Department of Radiation Oncology, Stanford University, Stanford, CA, USA

Eric L. Chang

Department of Radiation Oncology, M.D. Anderson Cancer Center, Houston, TX, USA

Samuel T. Chao

Department of Radiation Oncology, Cleveland Clinic Foundation, Cleveland, OH, USA; Taussig Cancer Institute, Cleveland Clinic Foundation, Cleveland, OH, USA; Burkhardt Brain Tumor and Neuro-Oncology Center, Cleveland Clinic Foundation, Cleveland, OH, USA

Jason Chia-Hsien Cheng

Graduate Institute of Oncology, Taiwan University College of Medicine, Taipei, Taiwan, China; Division of Radiation Oncology, Department of Oncology, Taiwan University Hospital, Taipei, Taiwan, China

Bhisham Chera

Department of Radiation Oncology, University of North Carolina, Chapel Hill, NC, USA

John Cuaron

Department of Radiation Oncology, Memorial Sloan Kettering, New York, NY, USA

Laura A. Dawson
Department of Radiation Oncology, Princess Margaret Cancer Centre, University of Toronto, Toronto, ON, Canada

Neil B. Desai
Department of Radiation Oncology, Memorial Sloan Kettering Cancer Center, New York, NY, USA

Dayssy A. Diaz
Department of Radiation Oncology, University of Miami, Miami, FL, USA

Colleen Dickie
Radiation Medicine Department, Princess Margaret Hospital, University of Toronto, Toronto, ON, USA

Michael R. Folker
Department of Radiation Oncology, Memorial Sloan Kettering Cancer Center, New York, NY, USA

Daniel Gomez
Division of Radiation Oncology, University of Texas MD Anderson Cancer Center, Houston, TX, USA

Karyn A. Goodman
Department of Radiation Oncology, Memorial Sloan Kettering Cancer Center, New York, NY, USA

Gaorav P. Gupta
Department of Radiation Oncology, Memorial Sloan Kettering Cancer Center, New York, NY, USA

Daniel Higginson
Department of Radiation Oncology, Memorial Sloan Kettering, New York, NY, USA

Alice Ho
Department of Radiation Oncology, Memorial Sloan-Kettering Cancer Center, New York, NY, USA

Bradford S. Hoppe
Department of Radiation Oncology, University of Florida, Jacksonville, FL, USA

Richard T. Hoppe
Department of Radiation Oncology, Stanford University, Palo Alto, Stanford, CA, USA

Feng-Ming Hsu
Division of Radiation Oncology, Department of Oncology, Taiwan University Hospital, Taipei, Taiwan, China

Lisa A. Kachnic
Department of Radiation Oncology, Boston Medical Center, Boston University School of Medicine, Boston, MA, USA

Zachary Kohutek
Department of Radiation Oncology, Memorial Sloan-Kettering, New York, NY, USA

Albert C. Koong
Department of Radiation Oncology, Stanford University, Stanford, CA, USA

Rupesh Kotecha
Department of Radiation Oncology, Cleveland Clinic Foundation, Cleveland, OH, USA

Kate Krause
Department of Radiation Oncology, Memorial Sloan Kettering Cancer Center, New York, NY, USA

Ryan Lanning
Department of Radiation Oncology, Memorial Sloan Kettering Cancer Center, New York, NY, USA

Nancy Y. Lee
Department of Radiation Oncology, Memorial Sloan Kettering Cancer Center, New York, NY, USA; Department of Radiation Oncology, Institute of Molecular and Oncological Medicine of Asturias (IMOMA), Oviedo, Spain

Yiat Horng Leong
National University Health System, Singapore, Singapore

Guang Li
Department of Medical Physics, Memorial Sloan Kettering Cancer Center, New York, NY, USA

Zhongxing Liao
Department of Radiation Oncology, University of Texas MD Anderson Cancer Center, Houston, TX, USA

Arthur K. Liu
Department of Radiation Oncology, University of Colorado Denver, Aurora, CO, USA

Benjamin H. Lok
Department of Radiation Oncology, Memorial Sloan Kettering Cancer Center, New York, NY, USA

Jiade J. Lu
Shanghai Proton and Heavy Ion Center (SPHIC), Shanghai, China

Shannon M. MacDonald
Harvard Radiation Oncology Program, Department of Radiation Oncology, Massachusetts General Hospital, Boston, MA, USA

Sean M. McBride
Department of Radiation Oncology, Memorial Sloan-Kettering Cancer Center, New York, NY, USA

Minesh P. Mehta
Department of Radiation Oncology, University of Maryland School of Medicine, Baltimore, MD, USA

Loren K. Mell
Department of Radiation Medicine and Applied Sciences, University of California San Diego, La Jolla, CA, USA

Inigo San Miguel
Department of Radiation Oncology, Princess Margaret Cancer Centre, University of Toronto, Toronto, ON, Canada

I. S. Miguel
Division of Radiation Oncology, Department of Oncology, Taiwan University Hospital, Taipei, Taiwan, China

Arno J. Mundt
Department of Radiation Medicine and Applied Sciences, University of California, San Diego, La Jolla, CA, USA

Erin S. Murphy
Department of Radiation Oncology, Cleveland Clinic Foundation, Cleveland, OH , USA; Taussig Cancer Institute, Cleveland Clinic Foundation, Cleveland, OH, USA; Burkhardt Brain Tumor and Neuro-Oncology Center, Cleveland Clinic Foundation, Cleveland, OH, USA

Brian Napolitano
Harvard Radiation Oncology Program, Department of Radiation Oncology, Massachusetts General Hospital, Boston, MA, USA

Brian O'Sullivan
Department of Radiation Oncology, Princess Margaret Hospital, University of Toronto, Toronto, ON, USA

Anthony J. Paravati
Department of Radiation Medicine and Applied Sciences, University of California, San Diego, La Jolla, CA, USA

Kruti Patel
Department of Radiation Oncology, University of Maryland Medical Center, Baltimore, MD, USA

Sagar Patel
Harvard Radiation Oncology Program, Department of Radiation Oncology, Massachusetts General Hospital, Boston, MA, USA

Arnold C. Paulino
Department of Radiation Oncology, MD Anderson Cancer Center, Houston, TX, USA

Alan Pollack
Department of Radiation Oncology, University of Miami, Miami, FL, USA

Ian Poon
Department of Radiation Oncology, University of Toronto/ Sunnybrook Health Sciences Centre, Toronto, ON, Canada

Simon N. Powell
Department of Radiation Oncology, Memorial Sloan-Kettering Cancer Center, New York, NY, USA

Nadeem Riaz
Department of Radiation Oncology, Memorial Sloan-Kettering Cancer Center, New York, NY, USA

Paul B. Romesser
Department of Radiation Oncology, Memorial Sloan Kettering Cancer Center, New York, NY, USA

Eli Scher
Department of Radiation Oncology, Tufts Medical Center, Memorial Sloan Kettering Cancer Center, New York, NY, USA

Jeremy Setton

Department of Radiation Oncology, Memorial Sloan Kettering Cancer Center, New York, NY, USA

Daniel R. Simpson

Department of Radiation Medicine and Applied Sciences, University of California, San Diego, La Jolla, CA, USA

Chun Siu

Department of Radiation Oncology, Memorial Sloan Kettering Cancer Center, New York, NY, USA

Daniel E. Spratt

Department of Radiation Oncology, Memorial Sloan Kettering Cancer Center, New York, NY, USA; Department of Radiation Oncology, Institute of Molecular and Oncological Medicine of Asturias (IMOMA), Oviedo, Spain

John H. Suh

Department of Radiation Oncology, Cleveland Clinic Foundation, Cleveland, OH, USA; Taussig Cancer Institute, Cleveland Clinic Foundation, Cleveland, OH, USA; Burkhardt Brain Tumor and Neuro-Oncology Center, Cleveland Clinic Foundation, Cleveland, OH, USA

Moses Tam

Department of Radiation Oncology, Memorial Sloan-Kettering Cancer Center, New York, NY, USA

Stephanie Terezakis

Department of Radiation Oncology and Molecular Radiation Sciences, The Johns Hopkins Hospital, Baltimore, MD, USA

Jeremy Tey

Department of Radiation Oncology, National University Cancer Institute, Singapore, Singapore

Ivan W. K. Tham

National University Health System, Singapore, Singapore

Keith Unger

Department of Radiation Oncology, Georgetown University Hospital, Washington, DC, USA

John A. Vargo

Department of Radiation Oncology, University of Pittsburgh Cancer Institute, Pittsburgh, PA, USA

Chia-Chun Wang

Division of Radiation Oncology, Department of Oncology, Taiwan University Hospital, Taipei, Taiwan, China

Wang

Department of Radiation Oncology, Princess Margaret Cancer Centre, University of Toronto, Toronto, ON, Canada

David C. Weksberg

Department of Radiation Oncology, M.D. Anderson Cancer Center, Houston, TX, USA

Abraham J. Wu

Department of Radiation Oncology, Memorial Sloan-Kettering Cancer Center, New York, NY, USA

Catheryn M. Yashar

Department of Radiation Medicine and Applied Sciences, University of California, San Diego, La Jolla, CA, USA

Robert Young

Department of Radiation Oncology, Memorial Sloan Kettering Cancer Center, New York, NY, USA

Michael J. Zelefsky

Department of Radiation Oncology, Memorial Sloan Kettering Cancer Center, New York, NY, USA

Joanne Zhung

Department of Radiation Oncology, Tufts Medical Center, New York, NY, USA

Zachary S. Zumsteg

Department of Radiation Oncology, Memorial Sloan Kettering Cancer Center, New York, NY, USA

译者（以姓氏拼音首字母为序）：

蔡文杰
福建医科大学附属泉州第一医院放疗科

陈鑫
陕西省人民医院放疗中心

崔剑雄
武警四川省总队医院肿瘤科

范博
大连医科大学附属第二医院泌尿外科

黄云霞
厦门大学附属第一医院肿瘤放疗科

姜万荣
解放军第八一医院放疗科

蒋华勇
解放军总医院第五医学中心放疗科

金超超
黄石市中医医院肿瘤科

景绍武
河北医科大学第四医院放疗科

李金銮
福建省肿瘤医院放疗科

李庆霞
河北省人民医院肿瘤科

李跃军
湖南省直中医医院肿瘤三科

卢姗
哈尔滨医科大学附属肿瘤医院放疗科

罗云秀
海南省肿瘤医院放疗科

彭倩
四川省肿瘤医院放疗中心

谭志博
北京大学深圳医院放射治疗科

陶华
南京医科大学附属江苏省肿瘤医院放疗科

王斌
上海泰和城肿瘤医院放疗科

王东东
海南省肿瘤医院

吴达军
航空工业三六三医院全身伽玛刀治疗室

吴广银
河南省人民医院放疗科

熊国兵
四川省医学科学院·四川省人民医院泌尿外科

徐利明
天津医科大学肿瘤医院放射治疗科

徐燕军
上海交通大学附属第六人民医院超声科

徐越清
武汉大学中南医院肿瘤学科 2020 届研究生

燕丽
复旦大学附属眼耳鼻喉科医院放疗科

杨婧
上海市质子重离子医院放疗科

张海鸽
河南科技大学第一附属医院放疗科

张珂诚
中国人民解放军总医院普通外科

张雪清
福建省肿瘤医院放疗科

张银
四川省达州市中心医院肿瘤科

赵爽
天津市第四中心医院检验科

赵欣宇
中国医科大学附属第一医院放射治疗科

朱鹏
四川省遂宁市第一人民医院消化内科

朱晓斐
第二军医大学附属长海医院放疗科

祝鸿程
复旦大学附属肿瘤医院放疗科

审校者（*以姓氏拼音首字母为序*）：

蔡文杰
福建医科大学附属泉州第一医院放疗科

陈剑
上海市质子重离子医院放疗科

丁景弦
南昌市第三医院放疗科

何玉
四川省内江市第二人民医院肿瘤中心

惠周光
中国医学科学院肿瘤医院

孔琳
上海市质子重离子医院 / 复旦大学附属肿瘤医院
质子重离子中心头颈及中枢神经肿瘤科

郎锦义
四川省肿瘤医院肿瘤科

李光
中国医科大学附属第一医院放射治疗科

陆合明
广西壮族自治区人民医院放疗科

陆嘉德
上海市质子重离子医院 / 复旦大学附属肿瘤医院
质子重离子中心

马秀梅
上海交通大学医学院附属仁济医院放疗科

茅静芳
复旦大学附属肿瘤医院放疗科

陶华
南京医科大学附属江苏省肿瘤医院放疗科

王军
河北医科大学第四医院放疗科

王征
上海市质子重离子医院放疗科

吴达军
航空工业三六三医院全身伽玛刀治疗室

吴广银
河南省人民医院放疗科

徐燕军
上海交通大学附属第六人民医院超声科

张海鸽
河南科技大学第一附属医院放疗科

张火俊
第二军医大学附属长海医院放射治疗科

前言

    长久以来，肿瘤放射治疗学专家主要依靠骨性标志来确定大体肿瘤和（或）微小病灶的粗略位置，并以此设置放射治疗的射野。20世纪70年代起，受到广泛应用的CT扫描技术及80年代开始使用的磁共振成像技术，使我们能更为精准地观察到肿瘤及其侵及的范围。此后，三维适形放疗（three-dimensional conformal radiation therapy，3D-CRT）和调强放疗（intensity modulated radiation therapy，IMRT）等精确适形放疗技术的发展，基本上实现了放射治疗时避开正常组织，精确地给予肿瘤高剂量照射的目的，从而在提高放疗疗效的同时减少治疗引起的毒性作用及不良反应。

    由于精确放疗也伴有相应的特殊风险，因而对精确适形放射治疗的临床靶区（clinical target volume，CTV）勾画，较以往有更高的要求。2D放疗时代仅依靠骨性标志便足以"准确"定位，而精确适形放疗则要求更全面的放射诊断学和解剖学知识，才能正确解读影像学检查图像，从而得以准确勾画出CTV。进一步地说，若精确适形放疗技术应用不当，不但无法提高患者治疗的疗效，更会造成不可弥补的后果，如果肿瘤病灶未被全部包括于CTV，而仅接受了亚临床剂量，将显著增加肿瘤局部或区域性复发的可能。

    近10年来，许多随机临床研究结果显示，精确适形放疗可提高疗效，但同时也显露了该技术带来的严重风险。研究已证实，多种类型肿瘤的放射治疗计划及实施的质量与疗效直接相关。对治疗计划进行回顾分析结果常可发现，若计划靶区（planned target volume，PTV）和CTV照射范围不足，会使治疗不充分，进而导致不良的预后。

    尽管放射治疗学领域不乏优秀的专业书籍和出版物，但其主题大部分集中在肿瘤疾病的自然病程和放射治疗的循证医学及实践，较少专注于放射治疗靶区勾画的技术性细节。目前，本领域非常需要能提供肿瘤放疗靶区勾画指导的参考资料。本书的出版，正是为了满足肿瘤放射治疗领域中的这一需求。我们认为，通过直接和直观地学习实际病例的靶区勾画，是学习和理解放射治疗靶区勾画的较为有效的方法。因此，本书中每一章节均提供了多份放射治疗计划CT的靶区勾画示意图，每一章节的文字部分则重点讲述靶区勾画的主要知识及勾画依据。本书采用图文并茂的方式，以便读者直观地理解各类肿瘤精确放射治疗的靶区勾画技术。

    我们衷心希望《肿瘤适形及调强放射治疗靶区勾画与射野设置》一书能为肿瘤放射治疗专科从业人员，包括肿瘤放疗专科医生和正在接受住院医师培训的医生，提供具有价值的参考。同时也能对所有希望学习和了解肿瘤精确放射治疗基础知识的同道有所助益。

Nadeem Riaz, 美国 纽约

陆嘉德，中国 上海

Nancy Lee, 美国 纽约

目 录

第一部分

头颈

第一章　鼻咽癌

Nadeem Riaz , Moses Tam , Nancy Lee

Department of Radiation Oncology, Memorial Sloan-Kettering Cancer Center, New York, 10065 NY
Correspondence to: Nancy Lee. Department of Radiation Oncology, Memorial Sloan-Kettering Cancer Center, New York, 10065 NY.
Email: leen2@mskcc.org.

1　解剖与扩散模式

❖ 鼻咽是位于蝶骨及第1、2颈椎椎体前部的一个立方体腔，前方与鼻腔相连并起始于双侧后鼻孔缘，下方与口咽相接，底部为软腭的上表面（图1-1a）。

❖ 咽鼓管开口于鼻咽侧壁，其周围的一圈突起物称为咽鼓管圆枕。圆枕的后方是咽隐窝，这是鼻咽癌最常发生的部位。在一些晚期的病例中，肿瘤可以通过咽鼓管侵犯中耳（图1-1b）。

❖ 往前，鼻咽癌可侵入鼻腔（87%）（图1-2）并导致翼板的破坏（27%）。另有一些不常见的情况是肿瘤侵犯筛窦、上颌窦、眶尖。

❖ 往两侧，鼻咽癌可浸润咽旁间隙（68%），这是T分期的一个重要部分（图1-2和图1-3）。严重的咽旁间隙侵犯可导致第Ⅸ至第Ⅻ（支/对）颅神经[译者注：舌咽神经（Ⅸ）、迷走神经（Ⅹ）、副神经（Ⅺ）和舌下神经（Ⅻ）]损害。

❖ 往上，鼻咽癌可直接破坏颅底、蝶窦、斜坡（41%）。破裂孔是一个易受侵犯的结构，肿瘤可通过破裂孔向上进入到海绵窦（16%）和颅中窝，引起第Ⅲ至第Ⅵ（支/对）颅神经[译者注：动眼神经（Ⅲ）、滑车神经（Ⅳ）、三叉神经（Ⅴ）、外展神经（Ⅵ）]损害。肿瘤也可通过卵圆孔进入颅中窝、颞骨岩部（19%）、海绵窦。

❖ 鼻咽癌往后方侵犯的情况较不常见，包括椎前肌破坏（19%）和下方的口咽侵犯（21%）。

❖ 85%~90%的鼻咽癌患者单侧颈部可触诊到肿大的淋巴结，双侧颈部淋巴结肿大的发生率约为50%。

❖ 咽后淋巴结肿大在鼻咽癌中常见（图1-4）。

❖ 鼻咽癌的颈部淋巴结转移链通常包括Ⅱ~Ⅴ区的淋巴结。ⅠA区的侵犯罕见。图1-5显示的是基于磁共振成像研究的鼻咽癌颈部各区淋巴结转移发生概率。

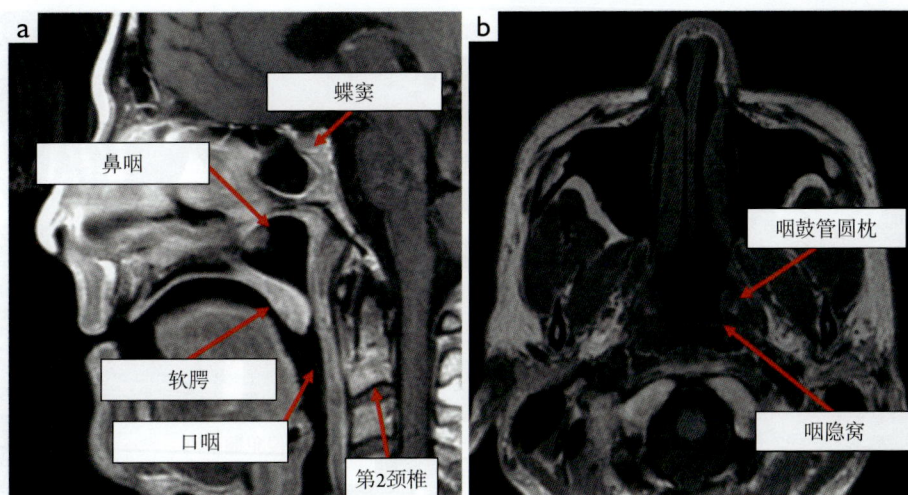

图1-1　鼻咽部解剖影像
（a）矢状位T1加权序列；（b）横断位T1加权序列。

2　与靶区勾画相关的诊断性检查

❖ 光纤电子鼻内镜检查是评价鼻咽肿物黏膜侵犯范围的最好方法。典型的鼻咽癌多为外生性肿物，然而有10%的情况是黏膜下浸润而鼻内镜无法观察到。

❖ 10%的鼻咽癌患者可合并颅神经损害，最常见的是：Ⅵ（外展神经）、Ⅴ（三叉神经）、Ⅻ（舌下神经）、Ⅸ（舌咽神经）和Ⅹ（迷走神经）支/对颅神经，相应的靶区体积应有所改变：

  ◆ 对于舌咽神经和迷走神经侵犯：靶区包括颈静脉孔。
  ◆ 对于三叉神经侵犯：靶区包括翼腭窝、海绵窦、圆孔和卵圆孔。
  ◆ 对于外展神经侵犯：靶区包括海绵窦。

❖ 磁共振成像（magnetic resonance imaging，MRI）对比电子计算机断层扫描（computed tomography，CT），能更好地评估肿瘤范围，特别是在显示颅底骨质破坏和软组织侵犯方面（Abdel Khalek Abdel Razek & King 2012）。

  ◆ T2加权快速自旋回波成像：可显示咽旁间隙侵犯、鼻旁窦侵犯、咽后淋巴结侵犯的边界范围（图1-4）。
  ◆ T1平扫序列：在矢状位上可显示斜坡骨破坏和颅底侵犯（图1-4）。骨髓受侵的典型征象是其信号低于正常骨髓信号。
  ◆ T1增强序列：可显示神经侵犯和颅内侵犯（图1-3）。

❖ 颅底部分的MRI融合图像有助于勾画大体肿瘤体积（gross tumor volume，GTV）。CT影像则可更好地显示骨皮质破坏。

❖ MRI在区分咽后淋巴结和原发肿瘤方面优于CT。

❖ 任何有增大征象的咽后淋巴结都应考虑在大体肿瘤的范围内。其他淋巴结区域出现以下情况之一应考虑为肿瘤侵犯：淋巴结中心出现坏死，包膜外侵犯，最大横断面短径大于或等于10 mm。正电子发射计算机断层扫描（positron emission tomography computed tomography，PET-CT）有助于鉴别临界情况的淋巴结是否属于肿瘤侵犯。总的原则是，考虑到鼻咽癌的高淋巴结转移率，所有可疑的淋巴结均应视为大体肿瘤。

3　模拟定位与日常摆位

❖ 使患者保持头过仰的仰卧位。固定装置应至少包括头部和颈部。条件允许时肩部也应固定以确保患者日常摆位的精确性，尤其是在应用扩大范围的调强放射治疗（intensity modulated radiation therapy，IMRT）计划时。在模拟摆位和放疗全过程中，口腔放置咬合器可保护舌部避开鼻咽部高剂量照射区。

❖ 应用3 mm层厚的静脉造影增强CT模拟扫描勾画GTV靶区和淋巴结。我们通常推荐从头顶至气管隆凸（包括脑干在内）的模拟扫描。锁骨以下至气管隆凸水平的影像可重建为5 mm层厚。等中心点通常位于杓状软骨上缘。

❖ 图像配准和MRI、PET图像融合技术的应用有助于靶区勾画，特别是对于GTV的周围可疑区域、颅底、脑干、视交叉。应当在CT扫描的所有层面都将相应的GTV、临床靶区（clinical target volume，CTV）和正

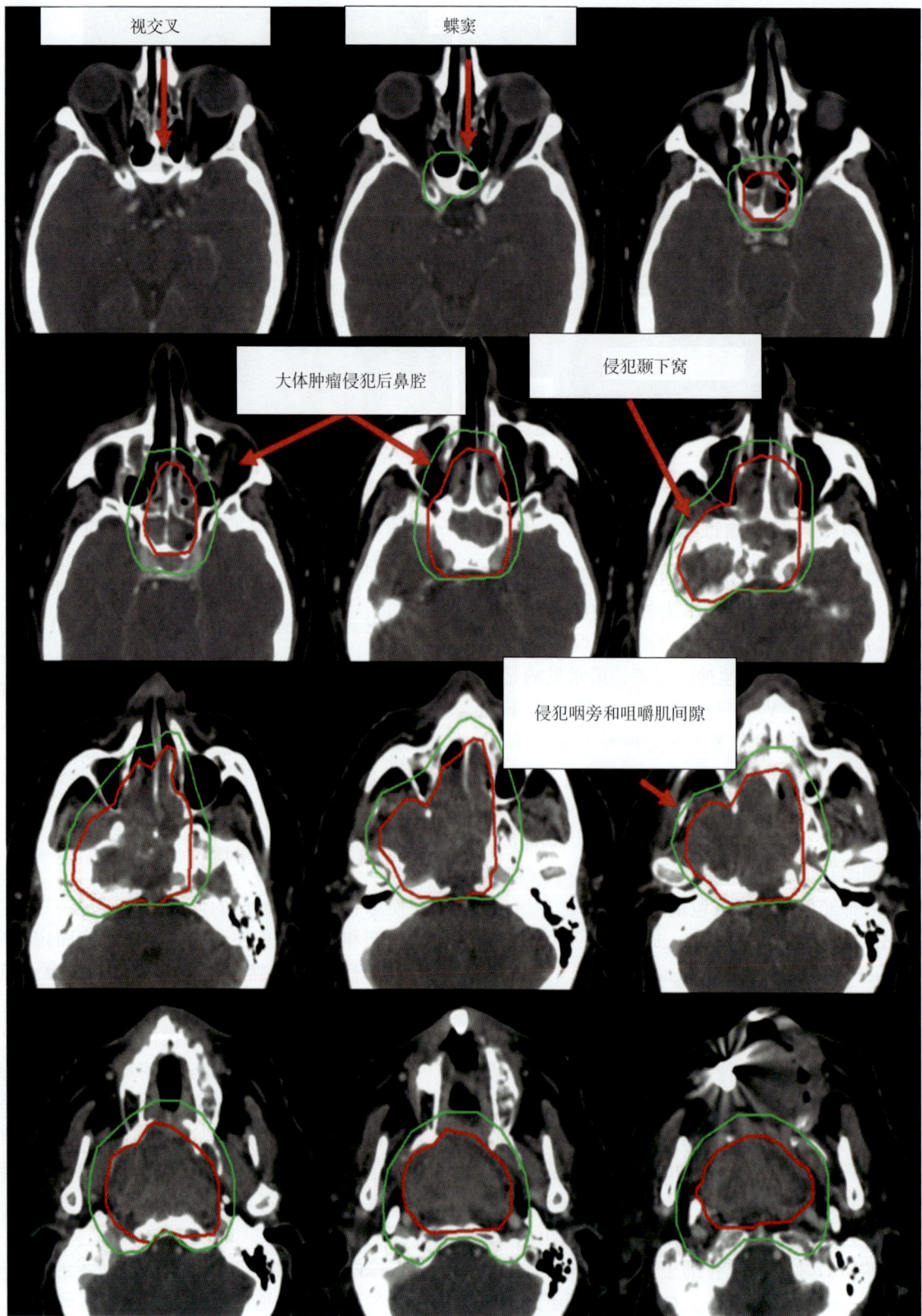

图1-2 T4N2鼻咽癌患者原发灶的GTV$_{70}$（红线）和CTV$_{59.4}$（绿线）的靶区勾画
示例仅为部分代表性图像而非全部图像。

4

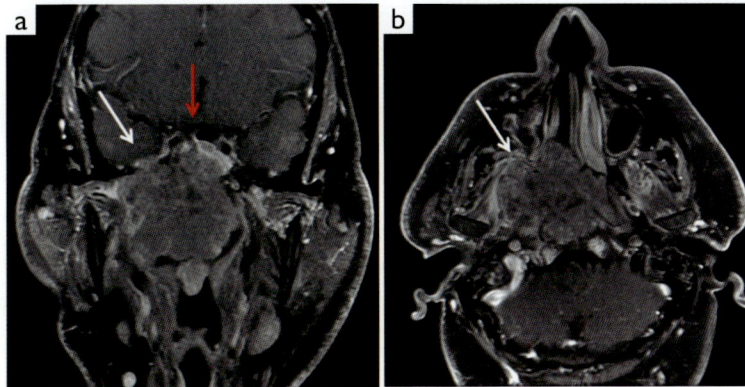

图1-3 患者的MRI影像

（a）冠状位T1加权增强序列显示肿瘤侵犯颞叶下极（白箭头）和蝶窦（红箭头）；（b）横断位T1加权增强序列显示肿瘤侵犯咽旁间隙和三叉神经第3支（白箭头）。

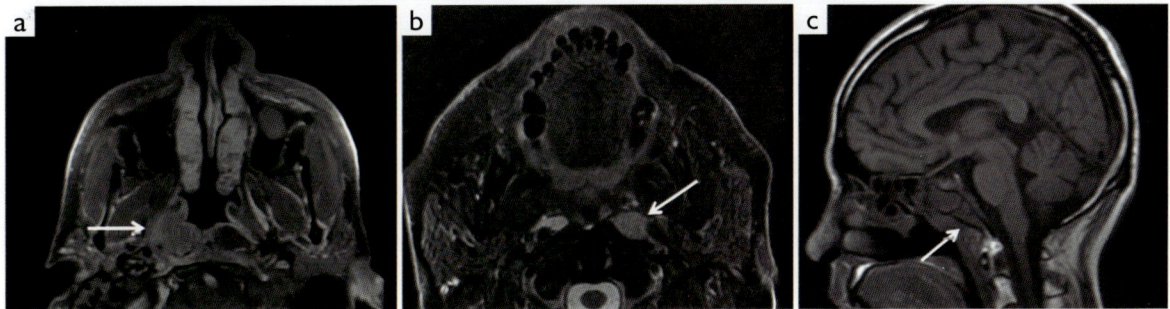

图1-4 鼻咽的MRI影像

（a）T1加权增强序列显示鼻咽右侧壁肿物侵犯椎前肌。注意该例的咽旁间隙筋膜平面是完整的（箭头所示）；（b）T2加权压脂序列显示左侧咽后淋巴结（箭头所示）。通常在CT影像上咽后淋巴结难以与原发灶区分；（c）矢状位T1加权序列显示肿瘤弥漫性浸润斜坡骨髓。

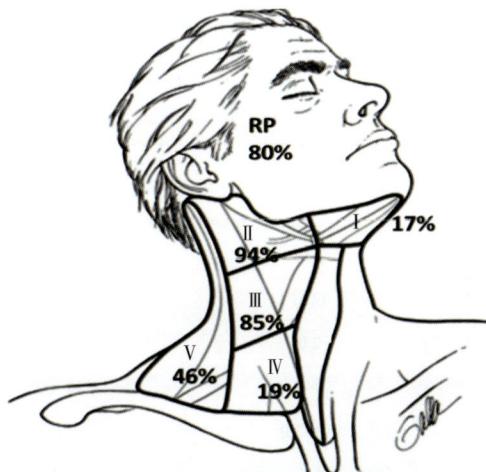

图1-5 基于202例鼻咽癌患者磁共振影像的颈部各区阳性淋巴结分布（Ng _et al._ 2007）

此图经准许转载，来自Jack Baskin _et al._（2013）图8.1。

常组织勾画出来。

❖ kV（千伏）级别的验证影像可应用于患者每日图像引导下的调整摆位以保护重要组织（脑干）使之与靶区形成一定的边界。这一技术已常规应用于我们的临床试验。

4 靶区勾画与治疗计划

❖ 根据放射治疗肿瘤学组（Radiation Therapy Oncology Group，RTOG）鼻咽癌临床试验（Lee _et al._ 2009）指南推荐的GTV和高危区域CTV靶区勾画细则显示在表1-1和表1-2中，靶区勾画的调整方案和剂量分割方案具体详见Wang _et al._的综述讨论部分（Wang _et al._ 2012）。表1-3简明地回顾了代表性的剂量分割方案。

表1-1　大体肿瘤靶区勾画推荐

靶区	定义和描述
GTV_{70}^{a}（下标70代表照射剂量）	原发灶：体格检查和影像学检查所显示的可见肿瘤病灶（参考上文MRI的重要性） 颈部淋巴结：所有短径≥1 cm或有坏死的淋巴结
CTV_{70}^{a}	GTV_{70}外扩3 mm，当大体肿瘤邻近重要结构时可减少，如脑干，外扩1 mm可接受（图1-2和图1-6）
PTV_{70}^{a}	CTV_{70}外扩3~5 mm，取决于患者的摆位误差。 在靠近脑干等重要结构时外扩1 mm是可接受的（图1-7）

[a] PTV_{70}照射剂量为2.12 Gy/f，总剂量70 Gy，33次。对于小淋巴结（如短径小于1 cm），放疗医生可考虑给予一个较低剂量的63 Gy照射（PTV_{63}）。

表1-2　高危亚临床靶区勾画推荐

靶区	定义和描述
$CTV_{59.4}^{a}$	$CTV_{59.4}$（图1-2~图1-3，图1-6~图1-11）应覆盖整个CTV_{70}外扩5 mm边界的范围和微小病灶侵犯的高危区域，具体包括： 　整个鼻咽腔 　斜坡的前1/3（肿瘤侵犯斜坡时应包括整个斜坡骨） 　颅底（确保三叉神经第3支通过的卵圆孔和圆孔在靶区内） 　翼腭窝 　咽旁间隙 　下蝶窦（T3、T4期的病例应包括整个蝶窦） 　鼻腔和上颌窦的后1/4（确保三叉神经第2支通过的翼腭窝在靶区内） 　下软腭 　咽后淋巴结 　茎突后间隙 　双颈ⅠB至Ⅴ区[b] 　T3、T4期病灶需包括海绵窦（图1-2） 　勾画靶区时应结合CT骨窗图像以免遗漏颅底孔道（图1-9）
$PTV_{59.4}^{a}$	$CTV_{59.4}$外扩3~5 mm，取决于患者的摆位误差，但在靠近脑干等重要结构时外扩1 mm是可接受的（图1-6）

[a] 高危亚临床靶区剂量（$PTV_{59.4}$）：1.8 Gy/f，总剂量59.4 Gy，33次。低危亚临床靶区（鼻咽、颅底属高危亚临床靶区，不包括在内）剂量（PTV_{54}）：1.64 Gy/f，总剂量54 Gy；如N0患者的颈部或下颈区（Ⅳ区和ⅤB区）；[b]颈部淋巴结阴性的病例可以不包括ⅠB。对于低危的颈部淋巴结阳性的病例，放疗医生也可根据具体情况选择不照射ⅠB区（如单侧咽后淋巴结或单侧Ⅳ区淋巴结，被认为是累及ⅠB区的低危情况）。同时，在颈部淋巴结阴性的病例中有一些情况是要考虑照射ⅠB区的，如肿瘤累及硬腭或鼻腔。

表1-3　一些代表性的鼻咽癌调强放疗（IMRT）剂量分割方案

	RTOG（Lee et al. 2012）	福建（Lin et al. 2009）	SKL（Su et al. 2012）	PWH（Kam et al. 2004）
大体肿瘤总剂量（Gy）	69.96	66~69.75	68.0	66~74
大体肿瘤分次剂量（Gy/f）	2.12	2.2~2.25	2.27	2.0
高危区域总剂量（Gy）	59.40	60~60.45	60.0	60
高危区域分次剂量（Gy/f）	1.80	1.95~2	2.0	1.82
低危区域总剂量（Gy）	50~54.12	54~55.8	50~54	54~60
低危区域分次剂量（Gy/f）	1.64~2.0	1.8	1.8~2.0	2
GTV外扩范围（mm）[a]	10	8~13	NA	13

SKL：华南肿瘤学国家重点实验室（中国广州）；PWH：威尔斯亲王医院（中国香港）。[a]指原发灶GTV的外扩范围，包括根据GTV外扩出来的CTV和PTV。

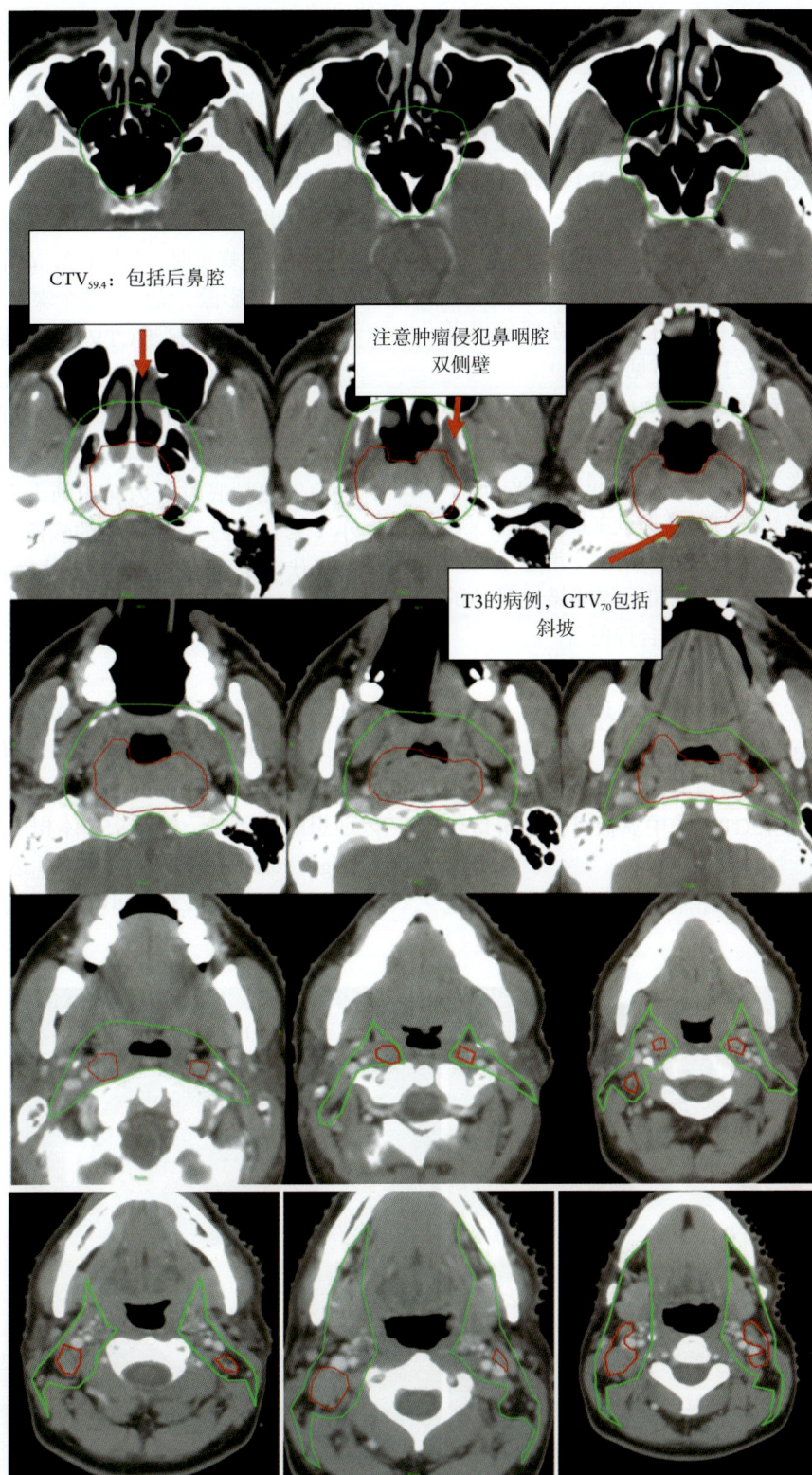

图1-6 T3N2鼻咽癌患者的GTV$_{70}$（红线）和CTV$_{59.4}$（绿线）的靶区勾画
示例仅为部分代表性图像而非全部图像。

❖ GTV根据CT、MRI、临床资料、内镜检查结果勾画，任何大于1 cm或有坏死的淋巴结应被视为是阳性淋巴结。

❖ $CTV_{59.4}$定义为微小病灶可能侵犯的高危区域，应包括所有原发灶可能扩散的路径（$CTV_{59.4}$-P）和淋巴结区域（$CTV_{59.4}$-N）。完整勾画细节见表1-2。

❖ 针对淋巴结微小病灶的$CTV_{59.4}$-N应覆盖所有高危的淋巴引流区域，包括双侧上颈深静脉区、咽后区，以及Ⅱ区、Ⅲ区、Ⅳ区、Ⅴ区的淋巴结。在部分患者中Ⅰb区也可受累（完整勾画细节见表1-2）。

❖ 下颈前区可采用前后对穿野的常规放疗照射，这一部分的靶区定义为低危的亚临床病灶。因此，可接受较低剂量的照射，通常为每次1.8 Gy，总量50.4 Gy。

❖ 放疗医生在具体调整靶区时可增加一个额外的CTV，即CTV_{63}。63 Gy这一较低的剂量可用于小淋巴结的照射，如靠近下颌骨的小淋巴结和下颈部靠近臂丛的小淋巴结可用这一中等强度剂量合理覆盖。

❖ 在示例中，高危区域$CTV_{59.4}$的范围应从蝶窦上方开始，这也是鼻咽癌往上侵犯的常见区域。

❖ 高危区域CTV还应包括后鼻腔。

❖ 图1-8中$CTV_{59.4}$包括了翼板以完整覆盖翼腭窝这一鼻咽癌常见侵犯结构。在CT影像中翼板可清晰辨认作为解剖标志。

❖ 因靶区物理设计要求线条圆滑流畅，$CTV_{59.4}$同时还包括了一些非咽旁间隙肌肉和非高危区域（详见图1-8的咽旁间隙注释和图1-9b）。

❖ 当斜坡受累时，如图1-4，高危区域CTV应包括整个斜坡骨（图1-9b）。

❖ 完整勾画高危区域的颅底部分和孔道部分时应调成骨窗可更清楚地显示结构（图1-9a）。

❖ 当肿瘤进入蝶窦时，如图1-2，高危区域CTV（图1-3为对应的MRI影像）应包括整个蝶窦。值得注意的是，在这些病例中高危区域CTV可能因紧邻视觉相关结构而有所欠量，以保证正常组织在耐受剂量范围内。

❖ 在示例中，鼻咽癌侵犯颞下窝和咀嚼肌间隙；图1-3为对应的MRI影像。

❖ 肿瘤侵犯颅底时，为保护脑干而CTV的外扩范围很小（≤1 mm）。在这样的病例中，推荐采用每日kV（千伏）级别的验证影像来精确调整摆位。

5　计划评估

❖ 在晚期的鼻咽癌病例中，我们通常优先考虑正常组织的限量而非肿瘤区域的完全覆盖，特别是脑干、脊髓、视交叉这些重要结构区域。

❖ 理想的靶区是，至少95%体积的计划靶区（planned target volume，PTV），PTV_{70}达到70 Gy的剂量，且99%体积的CTV_{70}的最小剂量应大于65.1 Gy，0.03 mL

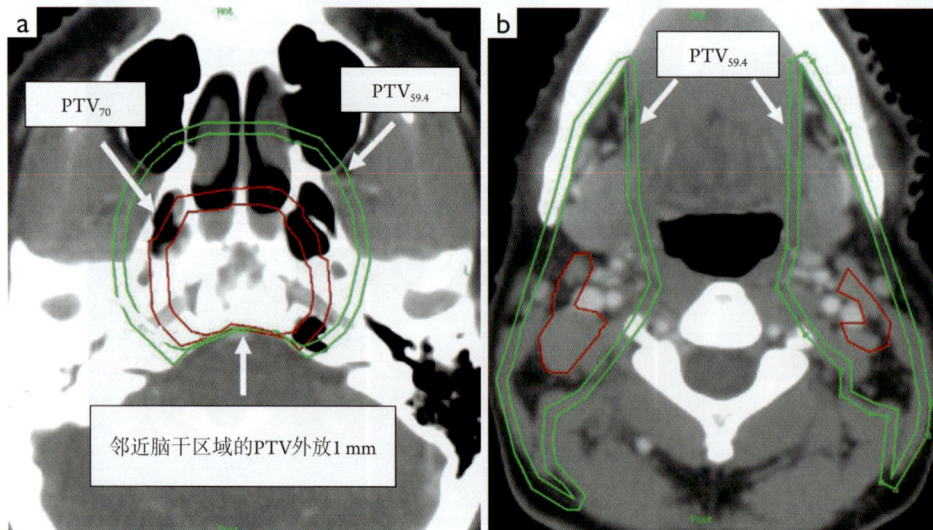

图1-7　鼻咽癌影像

（a）红线：GTV_{70}和PTV_{70}（内侧和外侧）。绿线：$CTV_{59.4}$和$PTV_{59.4}$。（b）相同颜色的线代表的靶区和（a）相同。

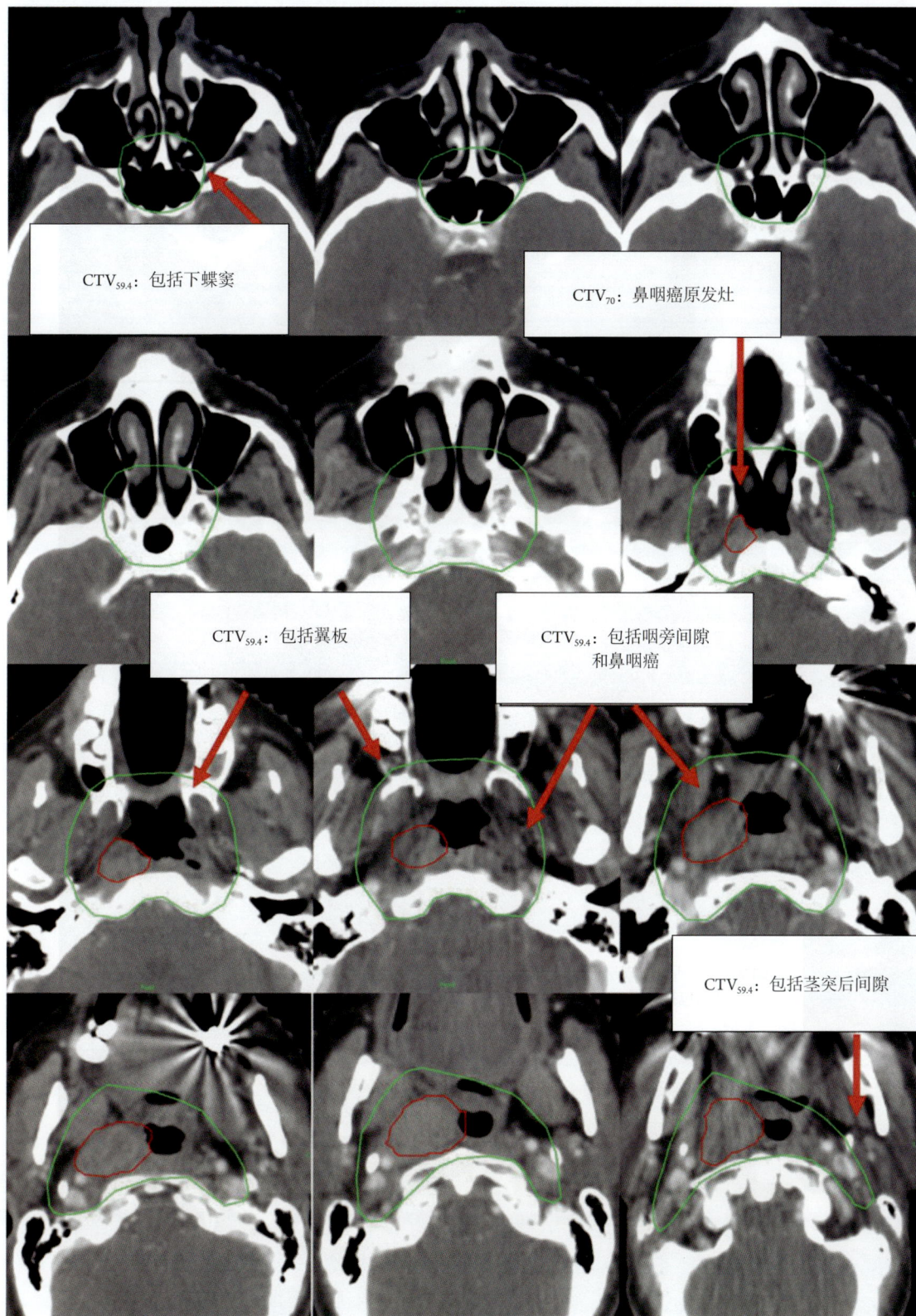

CTV₅₉.₄：包括下蝶窦

CTV₇₀：鼻咽癌原发灶

CTV₅₉.₄：包括翼板

CTV₅₉.₄：包括咽旁间隙和鼻咽癌

CTV₅₉.₄：包括茎突后间隙

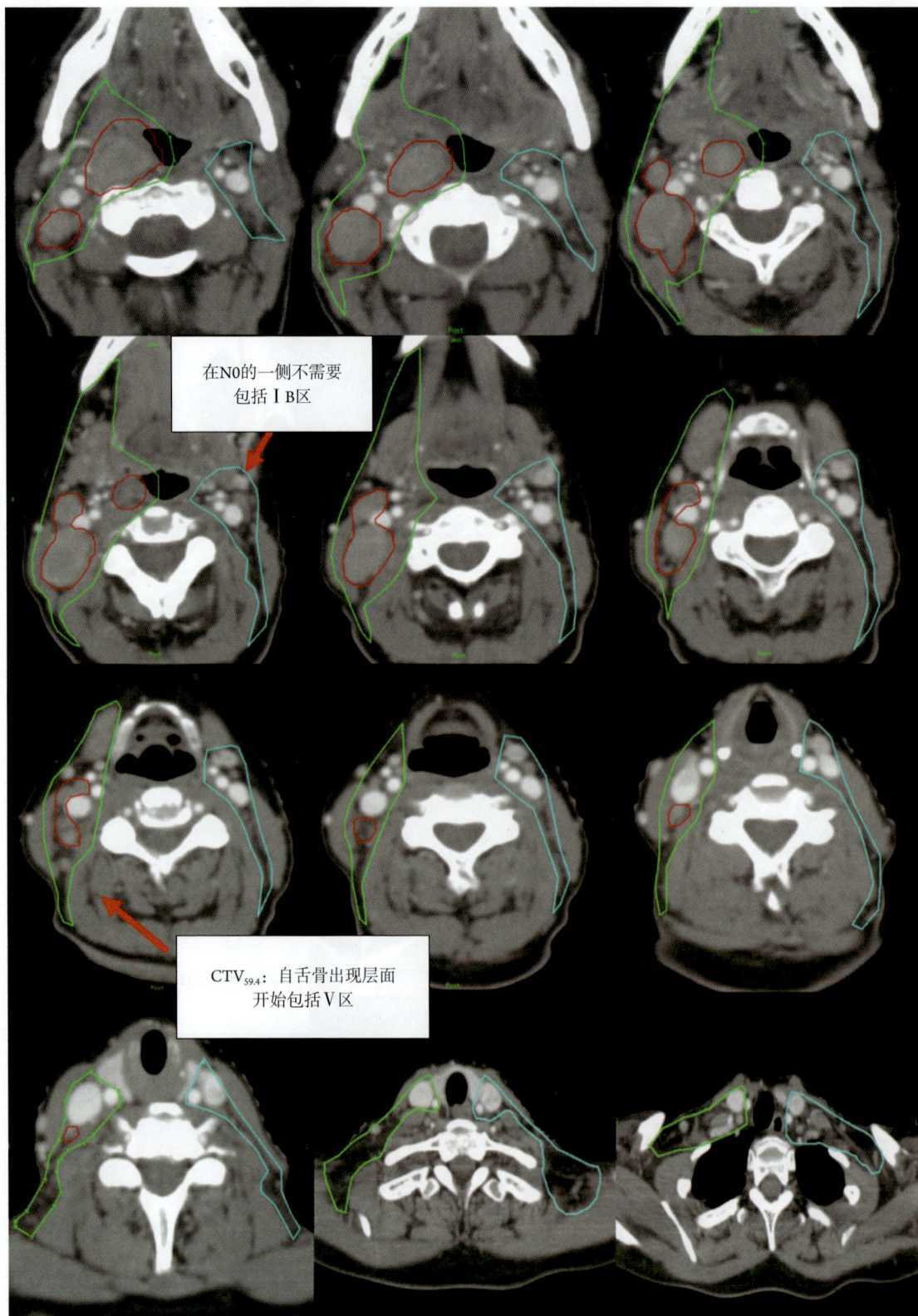

在N0的一侧不需要
包括ⅠB区

CTV$_{59.4}$：自舌骨出现层面
开始包括Ⅴ区

图1-8　T1N1鼻咽癌伴咽后和Ⅱ区淋巴结转移患者的GTV$_{70}$（红线）和CTV$_{59.4}$（绿线），自头向尾方向的靶区勾画
注意在N+（绿线）和N0（蓝线）中ⅠB区的勾画区别。示例仅为部分代表性图像而非全部图像。

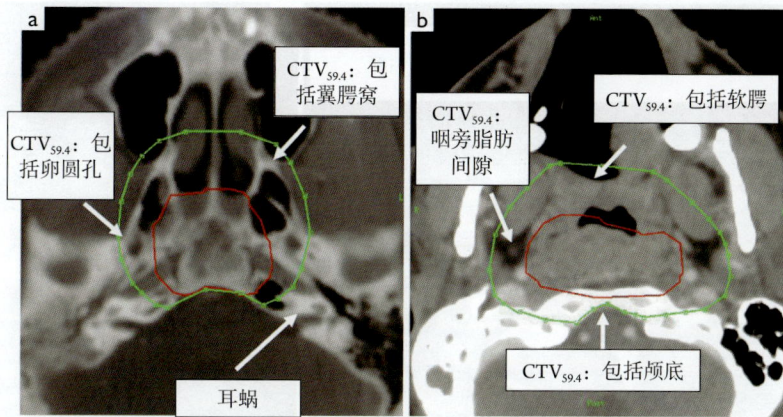

图1-9　另一例T3N2鼻咽癌患者的GTV$_{70}$（红线）和CTV$_{59.4}$（绿线）的靶区勾画
（a）骨窗；（b）软组织窗。

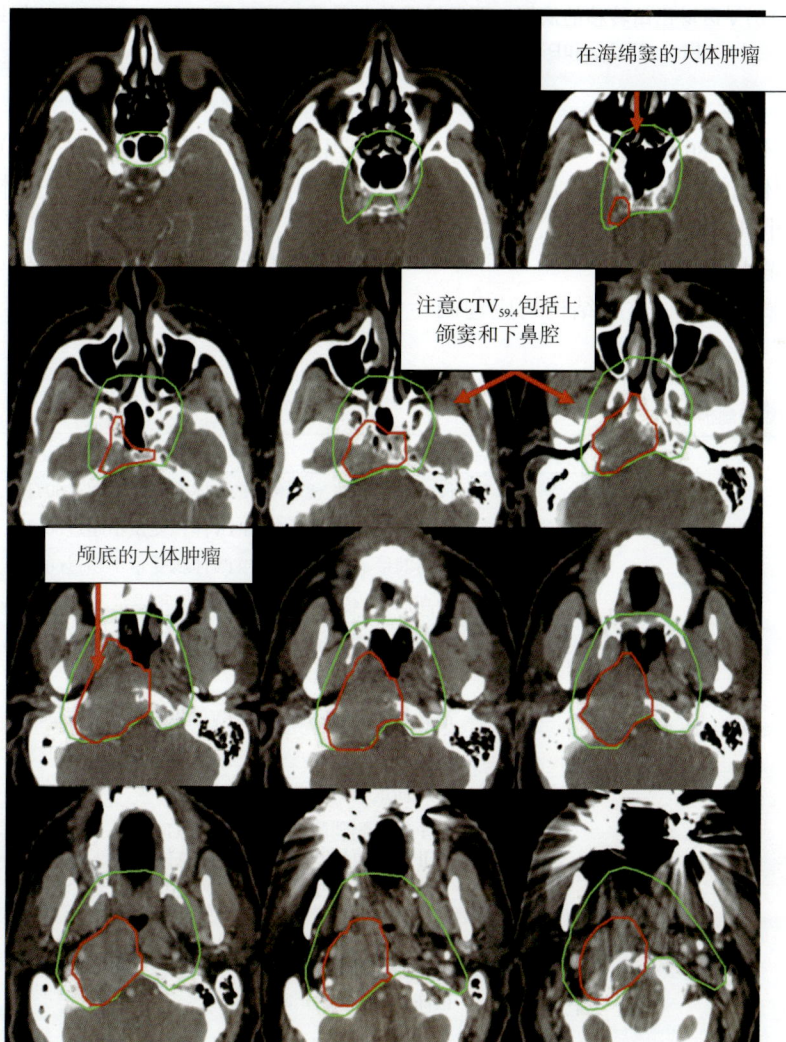

图1-10　另一病例T4N2鼻咽癌患者原发灶的GTV$_{70}$（红线）和CTV$_{59.4}$（绿线）的靶区勾画

示例仅为部分代表性图像而非全部图像。

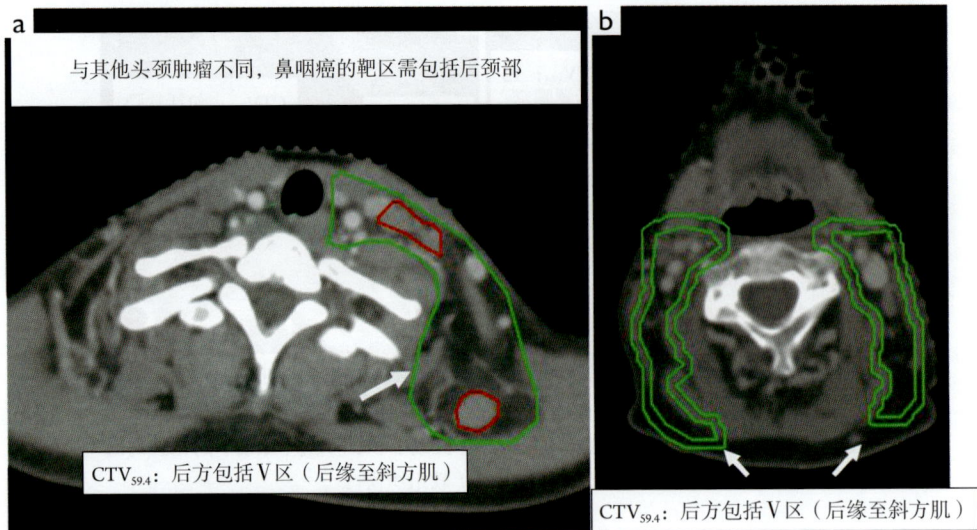

图1-11　1例Ⅴ区淋巴结转移的病例，可见Ⅴ区的剂量覆盖很重要：（a）$CTV_{59.4}$（绿线），GTV_{70}（红线）；（b）$CTV_{59.4}$和$PTV_{59.4}$（分别是内侧和外侧）

体积的PTV_{70}的最大剂量小于80.5 Gy。

❖ 对于$PTV_{59.4}$，至少95%体积的PTV_{70}达到处方剂量，且99%体积的CTV_{70}的最小剂量应大于55.2 Gy，0.03 mL体积的PTV_{70}的最大剂量小于68.3 Gy。

❖ 鼻咽被许多重要器官紧密包围，这些结构均应勾画出来并给予限制剂量（表1-4），包括脑干、脊髓、视神经、视交叉、腮腺、垂体、颞颌关节、中耳及内耳、皮肤（靶区范围的）、口腔、下颌骨、眼球、晶体、颞叶、臂丛神经、食管（包括环后区的咽部）、声门区咽部。

表1-4　调强放射治疗正常组织限制剂量

重要结构	限制剂量
脑干	最高剂量<54 Gy或1%的PTV体积受量不超过60 Gy
视神经	最高剂量<54 Gy或1%的PTV体积受量不超过60 Gy
视交叉	最高剂量<54 Gy或1%的PTV体积受量不超过60 Gy
脊髓	最高剂量<45 Gy或1 mL的PTV体积受量不超过50 Gy
下颌骨和颞颌关节	最高剂量<70 Gy或1 mL的PTV体积受量不超过75 Gy
臂丛	最高剂量<66 Gy
颞叶	最高剂量<60 Gy或1%的PTV体积受量不超过65 Gy
其他正常结构	限制剂量
口腔	平均剂量<40 Gy
腮腺	（Ⅰ）单侧腮腺平均剂量≤26 Gy （Ⅱ）或双侧腮腺有20 mL的总体积受量<30 Gy （Ⅲ）或单侧腮腺至少有50%的体积受量<30 Gy
耳蜗	V55<5%
眼球	平均剂量<35 Gy，最高剂量<50 Gy
晶体	最高剂量<25 Gy
声门区咽部	平均剂量<45 Gy
食管和环后区咽部	平均剂量<45 Gy

PTV：计划靶区体积。根据纪念斯隆-凯特林癌症中心的指南。

推荐阅读

- INT 00-99(Al-Sarraf et al. 1998): Established role of chemothcrapy in locally advanced NPC.
- RTCOG 06-15 (Lee et al. 2012): Describes RTOC treatment guidelines for NPC.
- Wang et al. (2012): Reviews differences in treatment volumes amongst published IMRT studies in NPC.
- RTOG neck contouring atlas (Gregoire et al. 2003).
- MRI and CT anatomy reference (Ahdel Khalek Abdel Razek and king 2012): MRI and CT nasopharyngeal carcinoma anatomy.

参考文献

[1] Abdel Khalek Abdel Razek A，King A. MRI and CT of nasopharyngeal carcinoma[J]. AJR Am J Roentgenol，2012，198(1)：11-18.

[2] Al-Sarraf M，LeBlanc M，Giri PG，et al.Chemoradiotherapy versus radiotherapy in patients with advanced nasopharyngeal cancer：phase III randomized Intergroup study 0099[J]. J Clin Oncol，1998，16(4)：1310-1317.

[3] Grégoire V，Levendag P，Ang KK，et al.CT-based delineation of lymph node levels and related CTVs in the node-negative neck：DAHANCA，EORTC，GORTEC，NCIC，RTOG consensus guidelines[J]. Radiother Oncol，2003，69(3)：227-236.

[4] Jack Baskin H Sr，Duick DS，Levine RA.Thyroid ultrasound and ultra-sound-guided FNA[M]. 3rd edn. New York：Springer，2013.

[5] Kam MK，Teo PM，Chau RM，et al. Treatment of nasopharyngeal carcinoma with intensity-modulated radiotherapy：the Hong Kong experience[J]. Int J Radiat Oncol Biol Phys，2004，60(5)：1440-1450.

[6] Lee N，Harris J，Garden AS，et al. Intensity-modulated radiation therapy with or without chemotherapy for nasopharyngeal carcinoma：radiation therapy oncology group phase II trial 0225[J]. J Clin Oncol，2009，27(22)：3684-3690.

[7] Lee NY，Zhang Q，Pfister DG，et al. Addition of bevacizumab to standard chemoradiation for locoregionally advanced nasopharyngeal carcinoma (RTOG 0615)：a phase 2 multi-institutional trial[J]. Lancet Oncol，2012，13(2)：172-180.

[8] Lin S，Pan J，Han L，Zhang X，et al. Nasopharyngeal carcinoma treated with reduced-volume intensity-modulated radiation therapy：report on the 3-year outcome of a prospective series[J]. Int J Radiat Oncol Biol Phys，2009，75(4)：1071-1078.

[9] Ng WT，Lee AW，Kan WK，et al. N-staging by magnetic resonance imaging for patients with nasopharyngeal carcinoma：pattern of nodal involvement by radiological levels[J]. Radiother Oncol，2007，82(1)：70-75.

[10] Su SF，Han F，Zhao C，et al. Long-term outcomes of early-stage nasopharyngeal carcinoma patients treated with intensity-modulated radiotherapy alone[J]. Int J Radiat Oncol Biol Phys，2012，82(1)：327-333.

[11] Wang T，Riaz N，Cheng S，Lu J，Lee N.Intensity-modulated radiation therapy for nasopharyngeal carcinoma：a review[J]. J Radiat Oncol，2012，1：129-146.

译者：杨婧，上海质子重离子医院放疗科

审校：蔡文杰，福建医科大学附属泉州第一医院放疗科

第二章 口咽癌

Jeremy Setton[1], Ian Poon[2], Nadeem Riaz[1], Eli Scher[1], Nancy Lee[1]

[1]Department of Radiation Oncology, Memorial Sloan Kettering Cancer Center, New York, NY; [2]Department of Radiation Oncology, University of Toronto/Sunnybrook Health Sciences Centre, Toronto, ON
Correspondence to: Nancy Lee. Department of Radiation Oncology, Memorial Sloan Kettering Cancer Center, New York, NY. Email: leen2@mskcc.org.

1 解剖与扩散模式

❖ 口咽向前与口腔相连，后部向下与喉及下咽相接，向上与鼻咽下部相连接。通常分为4部分：扁桃体区、舌根部、软腭和咽壁（图2-1）。

❖ 前部和后部的扁桃体皱襞是分别由下颌舌肌和腭咽肌所产生的黏膜皱褶形成的。这些扁桃体皱襞界定了包括腭扁桃体在内的扁桃体窝的界限。扁桃体癌最常见于前皱襞，且可以向上蔓延至软腭或向下至舌根部。其向前外侧壁蔓延则可能经咽缩肌至翼突下颌缝和磨牙后三角区。在局部晚期病例中可见向上外侧扩散至颞下间隙。

❖ 舌根部的前方为轮廓乳头。向下，会厌谷是舌根的一部分，而会厌则属于声门上喉。舌根癌可向前蔓延至口腔舌部和（或）口腔底部，或者向后/向下经会厌谷蔓延至会厌前间隙。

❖ 软腭及悬雍垂的下表面属于口咽部，而上表面是鼻咽结构。软腭肿瘤可经前扁桃体皱襞侧向/向下扩散至扁桃体，或向上蔓延至鼻咽部。

❖ 咽缩肌上部形成了口咽的后壁和侧壁。咽侧壁和后壁肿瘤可能经黏膜或黏膜下层蔓延至下咽部和（或）鼻咽部。跳跃病变并不常见。

❖ 淋巴结转移是可以预测的。同侧Ⅱ区淋巴结是最常见的转移部位。其次是Ⅲ区和Ⅳ区淋巴结及咽后淋巴结，但Ⅰ区和Ⅴ区淋巴结转移则非常罕见（图2-2）。

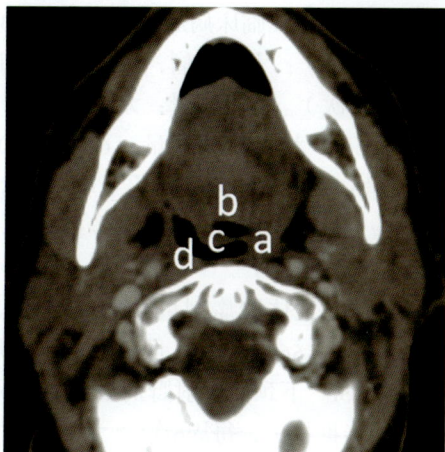

图2-1　口咽部的组成

（a）扁桃体；（b）舌根部；（c）软腭；（d）咽壁。

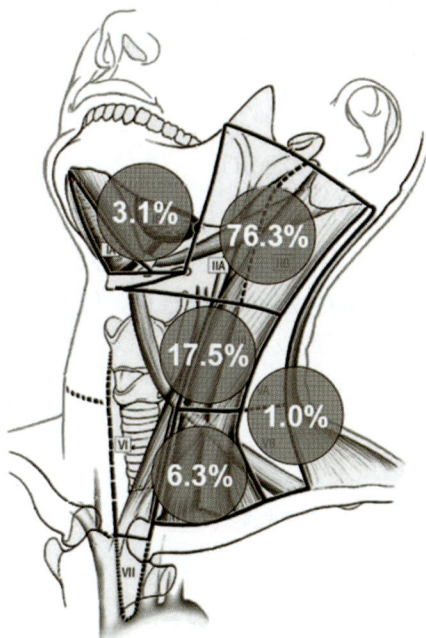

图2-2　口咽部原发肿瘤的淋巴结转移情况

T1~T2口咽部原发肿瘤CT影像学检查阳性时，通过不同水平划分对病理性淋巴结受累进行风险评估（Sanguineti等人，2009年）（图片经出版商Elsevier许可翻印）

❖ 咽后淋巴结转移的发生率随肿瘤发生解剖部位的不同而有所变化。Bussels等人研究显示原发于咽后壁（38%）和软腭（44%）的肿瘤患者，其咽后淋巴结转移发生率明显高于那些位于舌根部（13%）或扁桃体（14%）的肿瘤患者（Bussels *et al*, 2006）。

2　与靶区勾画相关的诊断性检查

❖ 需进行体格检查和影像学检查以便对大体肿瘤体积（gross tumor volume，GTV）进行勾画。

❖ 视诊、触诊和纤维喉镜检查是准确勾画黏膜侵犯范围的关键。

❖ 影像学检查可能无法正确评估黏膜的实际侵犯程度。因此，临床查体至关重要（图2-3）。

❖ 磁共振成像（magnetic resonance imaging，MRI）在软组织鉴别诊断中具有明显的优势并能减少口腔科用银汞合金摄影检查所产生的伪影。MRI能对电子计算机断层扫描（computed tomography，CT）和正电子发射断层成像（positron emission tomogfaphy，PET）所提供信息进行必要的补充，并有助于GTV和正常组织的勾画。

　◆ 压脂T2加权像：评估咽后淋巴结、咽旁间隙及会厌前间隙。

　◆ T1加权平扫：主要用于评估解剖结构，尤其是咽旁脂肪间隙的不对称。此外还可用于评估骨髓。

　◆ T1加权增强：评估周围神经侵犯。

❖ 磁共振成像需要与CT模拟定位扫描图像配准或融合。固定面膜在磁共振成像中使用可以提高图像融合精度，但可能干扰专用的头部和颈部线圈的使用。弥散加权成像（diffusion weighted imaging，DWI）提供的表观弥散系数（apparent diffusion coefficient，ADC）与组织细胞密度呈负相关。DWI对于评估淋巴结转移有较高的阴性预测值（Vandecaveye *et al*. 2009）。

❖ 在评估骨皮质受侵方面，CT仍然优于磁共振成像。推荐使用碘造影剂增强CT扫描用于肿瘤的鉴别。

❖ 氟脱氧葡萄糖-正电子发射断层扫描（fluorodeoxyglucose positron emission tomography，FDG-PET）所提供的代谢信息对CT和MRI是一个很好的补充。它已被证实可以减少观察者之间对于肿瘤靶区勾画的差异，并可作为CT或MRI诊断的补充（Syed *et al*. 2005）。

❖ 有证据表明FDG-PET所提供的代谢信息具有预测价值，且不依赖肿瘤大小和T分期（Romesser *et al*. 2012）。

❖ FDG-PET的局限性包括空间分辨率差及对小体积淋巴结转移瘤的敏感性低。在一个可疑淋巴结中氟脱氧葡萄糖（fluorodeoxyglucose，FDG）低摄取应视其为结果不可靠。

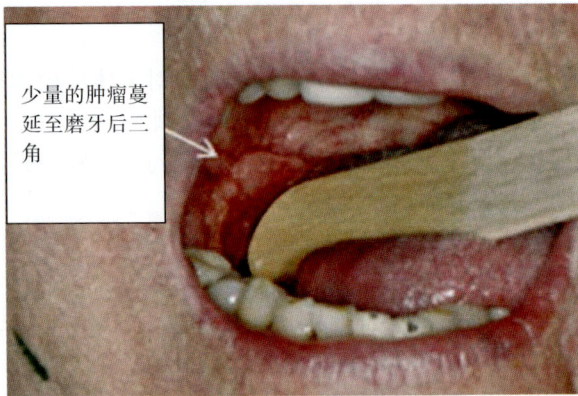

少量的肿瘤蔓延至磨牙后三角

图2-3 直接可见的黏膜扩散至前磨牙后三角区

3 模拟定位与日常摆位

❖ 患者一般仰卧位，颈后仰。固定装置（热塑膜）应能提供足够的肩部固定。并且佩戴咬合器和（或）口塞。

❖ CT模拟定位层厚2.5~3 mm，并静脉注射造影剂。等中心位点通常是放置在杓状软骨上方。

❖ 如果可能的话，MRI和PET图像应与CT模拟扫描图像进行配准或融合。

❖ 在纪念斯隆-凯特琳癌症中心（Memorial Sloan Kettering Cancer Center，MSKCC），每日通过直线加速器上的千伏级二维成像进行图像引导，每周一次采用千伏级锥形束CT进行图像引导。其他用于图像引导的替代方法，包括正交（叉）千伏级成像（"exactrac"）或直线加速器的兆伏级CT成像（"TOMO therapy"）。

❖ 根据患者日常摆位误差和图像引导，计划靶区（planning target volume，PTV）较临床靶区（clinical target volume，CTV）外扩3~5 mm。

4 靶区勾画与治疗计划

4.1 口咽癌调强放射治疗（intensity modulated radiotherapy，IMRT）剂量分割方案的选择

❖ IMRT剂量常规分割方案（33次）整体推量。大体肿瘤剂量：69.96 Gy/33f。高危亚临床病灶的剂量：59.4 Gy/33f。低危亚临床病灶剂量：54.12 Gy/33f。单程（同步加量）每周5次（Garden et al. 2013；Setton et al. 2012）。

❖ IMRT剂量常规分割方案（35次）分次推量。大体肿瘤

剂量：70 Gy/35f。亚临床病灶剂量：54 Gy/30f。初始阶段（同步推量）：大体肿瘤，2 Gy/f；亚临床病灶，1.8 Gy/f（共30次）。局部加量：大体肿瘤，2 Gy/f。

❖ RTOG 00-22。大体肿瘤剂量：66 Gy/30f。亚临床病灶剂量：54 Gy/30f。高危亚临床病灶可选剂量：60 Gy/30f。一程计划（同步推量）每周5次（eisbruch et al. 2010）。

❖ RTOG 10-16。大体肿瘤剂量：70 Gy/35f。高危亚临床病灶剂量：56 Gy/35f。低危亚临床病灶剂量：50~52.5 Gy/35f。下颈前野射野剂量：44 Gy/22f。一程计划（同步推量），每周6次。

❖ 后程加速超分割（RTOG 90-03、01-29）：共分为两阶段，最后12 d每天进行两次治疗。总治疗时间为6周。大体肿瘤和亚临床病灶：54 Gy/30f。对于大体肿瘤病灶的最后12次放疗，再给予一次1.5 Gy日常放疗剂量（至少间隔6 h，Ang et al. 2010；Beitler et al. 2014）。

4.2 分野照射与全野IMRT

❖ 对于下颈段没有病灶的患者，采用低位喉挡铅前后野放疗，与以杓状软骨上为等中心点的IMRT接野。剂量为45~50 Gy分20~25次进行，处方深度为3 cm。若肿瘤侵及下颈段或接近配准线（接野线），全颈IMRT是首选。

4.3 靶区的定义

靶区规划建议可参考（表2-1-表2-3）。

表2-1 严重疾病的靶区规划建议

靶区	定义与描述
GTV$_{70}$	原发灶：所有严重疾病均由临床检查（例如浅表但未能在影像上显现的舌根部肿瘤）和影像学检查确定 颈部淋巴结：所有可疑（>1 cm、坏死的、强化的或FDG摄取增强的）。边界可疑淋巴结可使用中间剂量（66 Gy分33次）治疗
CTV$_{70}$	典型病例有GTV$_{70}$相同（无需外扩边缘）如无法确定大体肿瘤的范围则应将边缘外扩5 mm则GTV$_{70}$+5 mm=CTV$_{70}$
PTV$_{70}$	CTV$_{70}$+3~5 mm，主要依靠患者日常摆位及影像指引的准确性

表2-2　亚临床疾病的靶区规划建议：指南概要

靶区	定义与描述
CTV$_{59.4}$	原发灶：原则上原发灶CTV$_{59.5}$应包括GTV+至少1cm边缘以保证有足够的解剖边界应对扩散，这包括骨、气体和皮肤 颈部淋巴结应包括淋巴结阳性、颈部有风险的淋巴结区： 　Ⅱ~Ⅳ区 　咽后外侧淋巴结向上至颅底/颈静脉孔 　高位Ⅱ区/乳突后间隙（详见图2-4） 在MSKCC中对保留同侧ⅠB区（淋巴结）存在争议，除非有大体肿瘤累及或原发GTV侵及口腔，否则通常能够豁免（Tam等，2013）
CTV$_{54}$	颈部淋巴结应包括淋巴结阴性、颈部有风险的淋巴结区： 　Ⅱ~Ⅳ区 　咽后外侧淋巴结向上至第1颈椎（C1） 　高位Ⅱ区/乳突后间隙应除外

表2-3　亚临床疾病的靶区规划建议：特定亚位点指南

靶区	定义与描述
扁桃体	
原发灶CTV$_{59.4}$	同侧软腭、舌根部、舌扁桃体窝。向上，同侧咽部向上至翼突内侧板（图2-5~图2-6）。向下，对晚期肿瘤GTV以下至少1cm，下到舌骨水平。如果怀疑是前外侧沿咽缩肌至翼突下颌缝扩散则考虑覆盖患侧磨牙后三角区
淋巴结CTV$_{59.4}$或CTV$_{54}$	在患者单侧T1-2，N0-1原发肿瘤（距离中心结构至少1cm）未涉及舌或软腭，可考虑同侧颈部的治疗。在这种情况下，淋巴结CTV可以局限于同侧Ⅱ~Ⅳ区，咽后侧淋巴结（图2-7）。对于淋巴结阳性的患者，治疗双侧Ⅱ~Ⅳ区和咽后外侧淋巴结（图2-8）。在MSKCC，我们对ⅠB或Ⅴ区不进行常规的治疗，除非有转移或被认为是高风险的
舌根部	
原发灶CTV$_{59.4}$	舌扁桃体窝、会厌谷、会厌前间隙（图2-9）。向上覆盖至悬雍垂顶水平。考虑囊括包括受累会厌在内的整个声门上喉（图2-9）。前方，确保整个舌根部被覆盖；通常这需要包括口腔舌部1cm范围（用在淋巴组织的信号差异帮助界定看不见的轮廓乳头）
淋巴结CTV$_{59.4}$或CTV$_{54}$	双侧Ⅱ~Ⅳ区，咽后外侧淋巴结。ⅠB区只有原发灶GTV显著扩展到口腔才进行放疗。在MSKCC中，除非有转移或被认为是高风险的否则我们对ⅠB或Ⅴ区淋巴结不做常规治疗
软腭	
原发灶CTV$_{59.4}$	整个软腭在扁桃体支柱+扁桃体窝上方、邻近鼻咽其上方为翼突内侧板。对于进展期原发灶，应考虑包括翼腭窝。确保前方覆盖范围足够，这可能需要覆盖部分硬腭。如果翼腭窝被牵涉，则需使用MRI行颅底评估
淋巴结CTV$_{59.4}$或CVT$_{54}$	双侧Ⅱ~Ⅳ区，咽后外侧至颅底倾于被囊括（图2-10）。在MSKCC，除非有转移或考虑咽壁高风险的，否则我们对ⅠB或Ⅴ区淋巴结不进行常规治疗
咽壁	
原发灶CTV$_{59.4}$	大体的上下缘边界能给出皮肤损伤的可能性。对于中晚期原发性肿瘤的患者，考虑扩大CTV范围向上包括鼻咽向下包括下咽部（图2-11）
淋巴结CTV$_{59.4}$或CTV$_{54}$	双侧Ⅱ~Ⅳ区，咽后外侧淋巴结。倾向于考虑包括咽后外侧淋巴结至颅底。在MSKCC，除非被涉及或被认为是高风险的否则对于ⅠB或Ⅴ区淋巴结我们不进行治疗

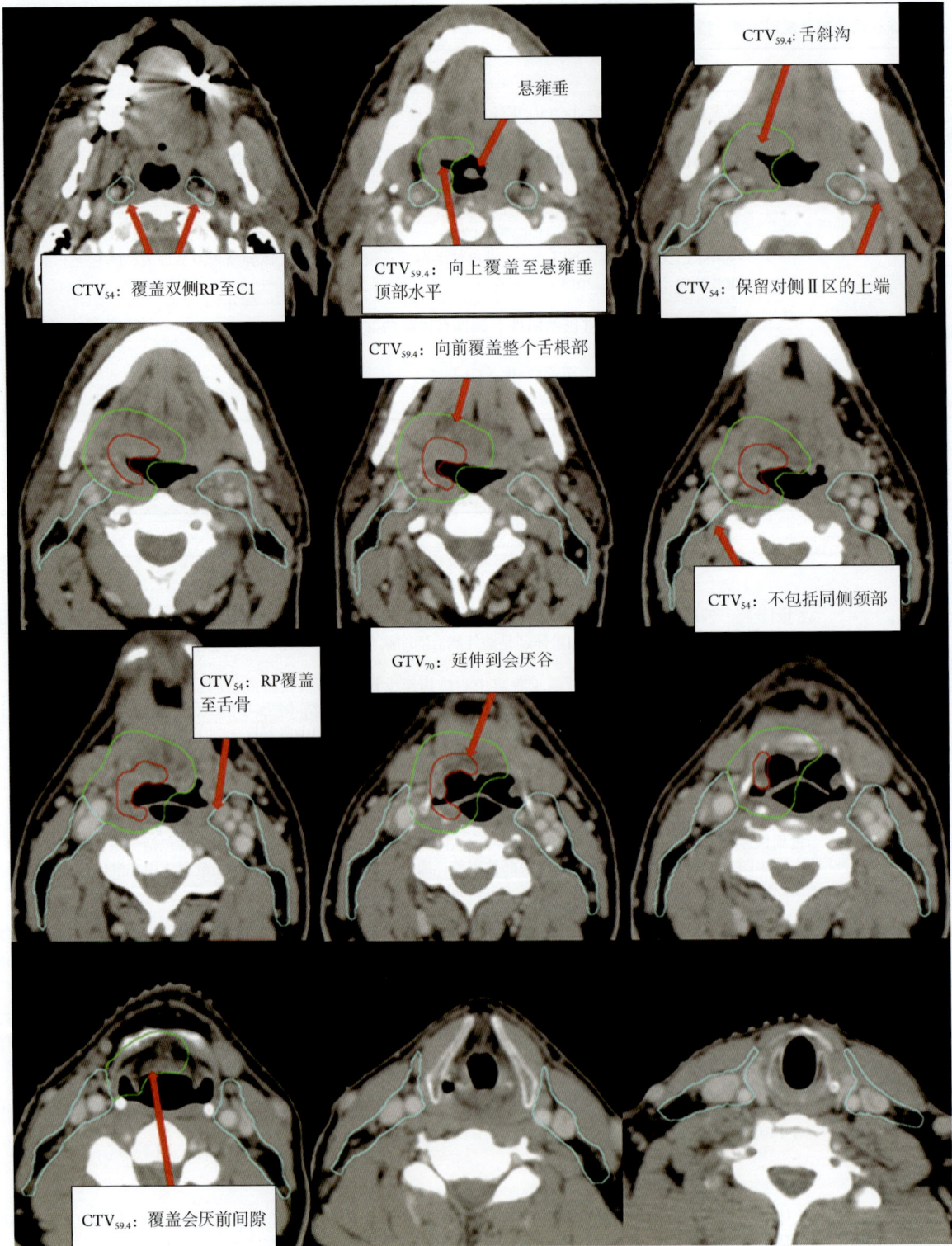

图2-4　舌根部与会厌谷鳞状细胞癌患者cT2N0靶区勾画的典型片

GTV$_{70}$（红色），CTV$_{59.4}$（绿色），CTV$_{54}$（蓝色）。

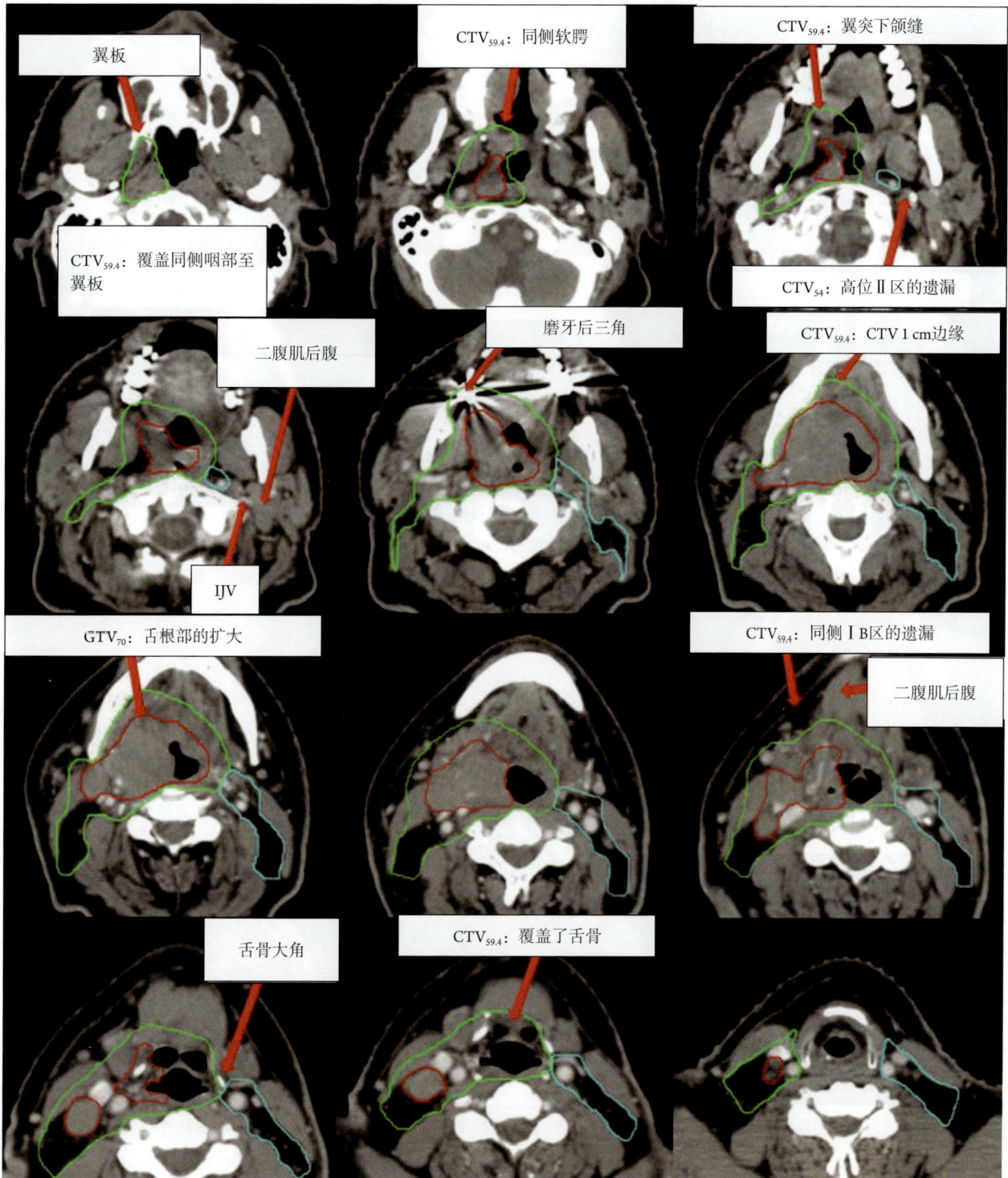

翼板

CTV$_{59.4}$：同侧软腭

CTV$_{59.4}$：翼突下颌缝

CTV$_{59.4}$：覆盖同侧咽部至翼板

二腹肌后腹

磨牙后三角

CTV$_{54}$：高位Ⅱ区的遗漏

CTV$_{59.4}$：CTV 1 cm边缘

IJV

GTV$_{70}$：舌根部的扩大

CTV$_{59.4}$：同侧ⅠB区的遗漏

二腹肌后腹

舌骨大角

CTV$_{59.4}$：覆盖了舌骨

图2-5　一位右侧扁桃体鳞状细胞癌患者cT4aN2b的典型靶区勾画

GTV$_{70}$（红色），CTV$_{59.4}$（绿色），CTV$_{54}$（蓝色）。

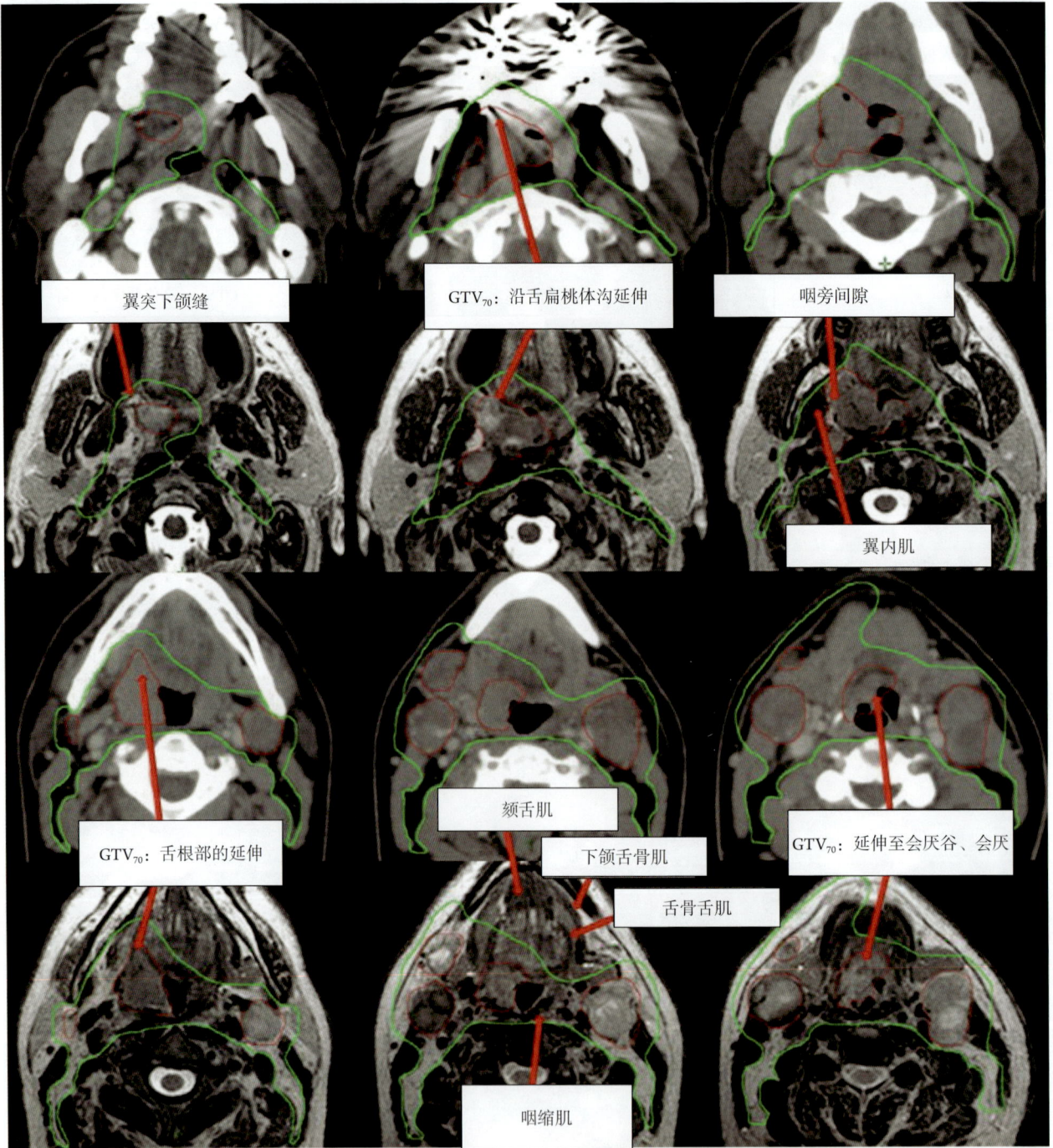

图2-6　右侧扁桃体鳞状细胞癌患者cT3N2c配准MRI/CT模拟扫描的典型轴向断层片

GTV$_{70}$（红色），CTV$_{59.4}$（绿色）

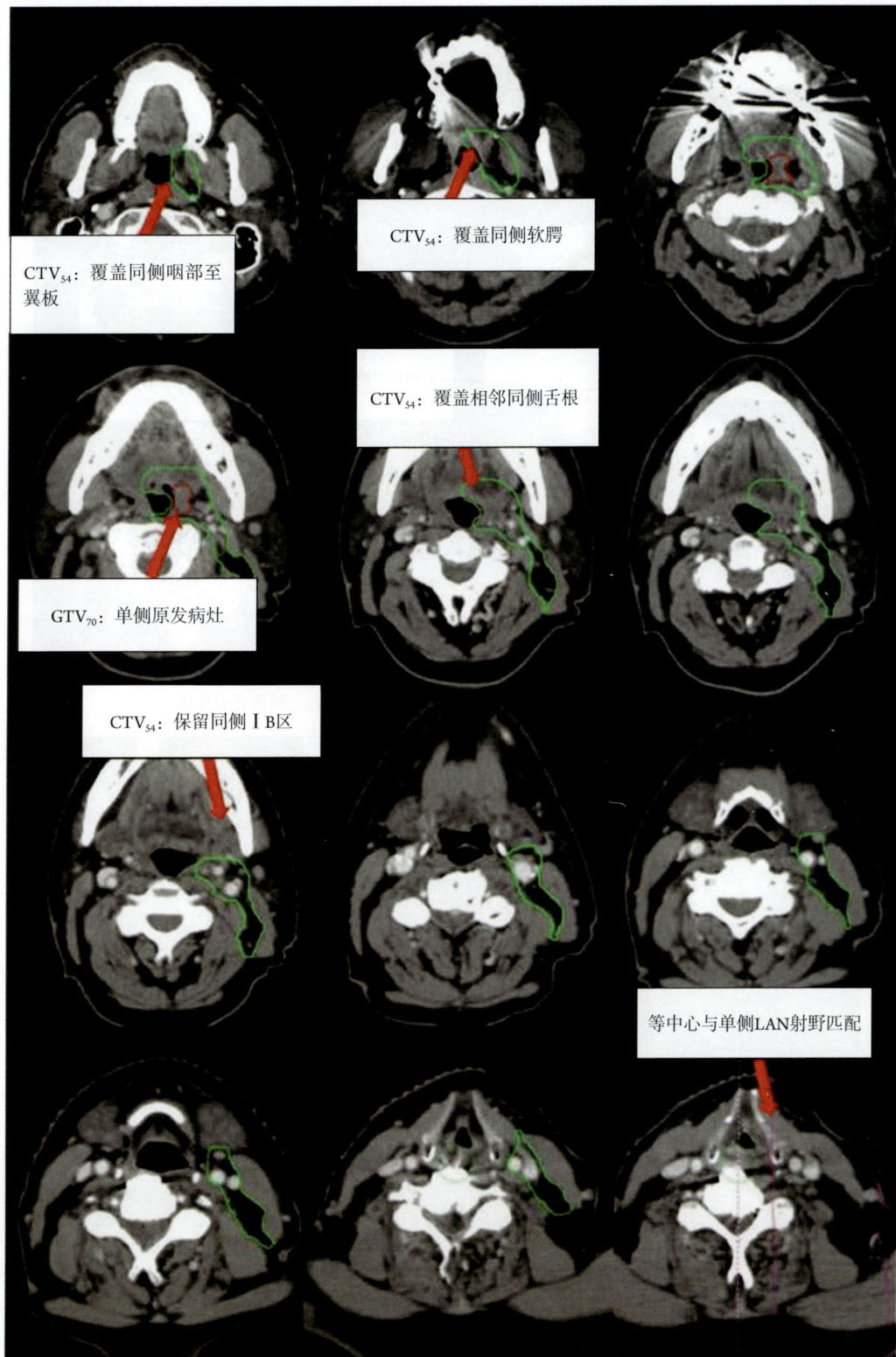

CTV₅₄：覆盖同侧软腭

CTV₅₄：覆盖同侧咽部至翼板

CTV₅₄：覆盖相邻同侧舌根

GTV₇₀：单侧原发病灶

CTV₅₄：保留同侧ⅠB区

等中心与单侧LAN射野匹配

图2-7 单侧鳞状细胞癌左扁桃体患者cT1N0典型靶区勾画片

GTV₇₀（红色），CTV₅₄（绿色）

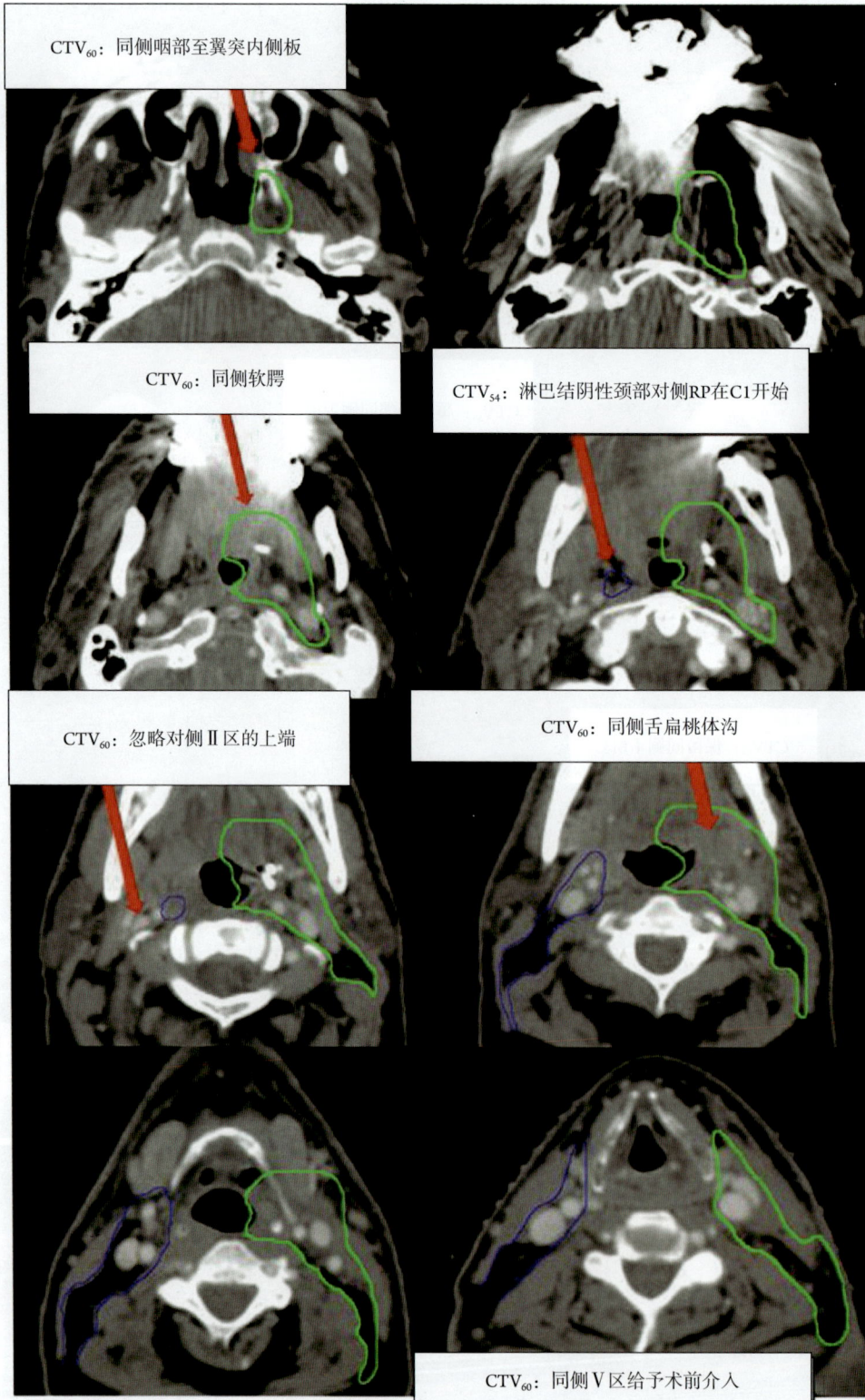

图2-8 左侧扁桃体鳞状细胞癌pT2N2b患者术后CT仿真扫描典型轴向断层片

经口腔机器人扁桃体根治术和左侧改良根治性颈淋巴结清扫术，手术切缘病理检查阴性及无囊外扩散的证据，CTV$_{60}$（绿色）CTV$_{54}$（蓝色）。

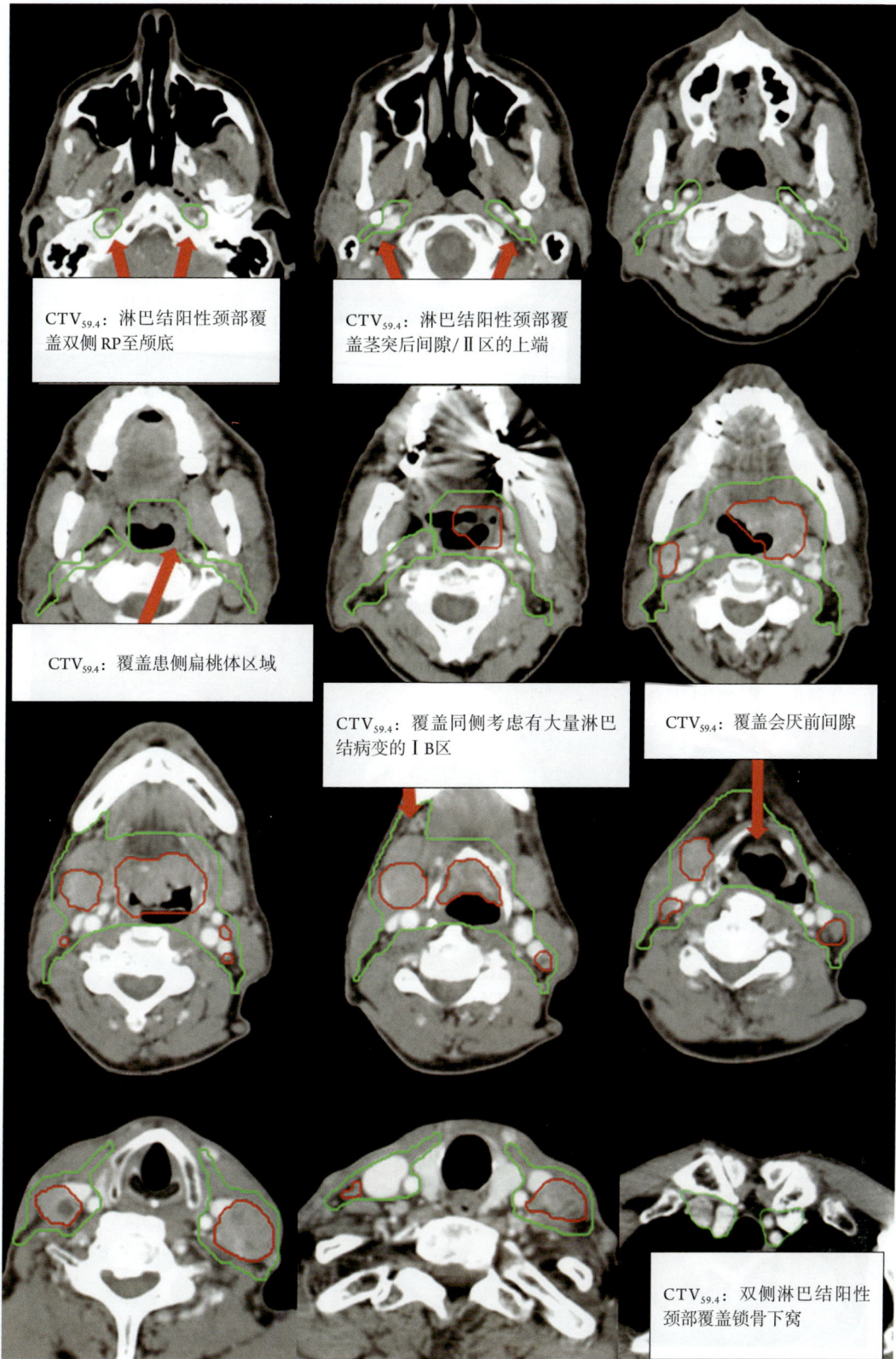

CTV₅₉.₄：淋巴结阳性颈部覆盖双侧RP至颅底

CTV₅₉.₄：淋巴结阳性颈部覆盖茎突后间隙/Ⅱ区的上端

CTV₅₉.₄：覆盖患侧扁桃体区域

CTV₅₉.₄：覆盖同侧考虑有大量淋巴结病变的ⅠB区

CTV₅₉.₄：覆盖会厌前间隙

CTV₅₉.₄：双侧淋巴结阳性颈部覆盖锁骨下窝

图2-9　舌根鳞状细胞癌患者cT3N2c靶区勾画的典型片

GTV₇₀（红色），CTV₅₉.₄（绿色）

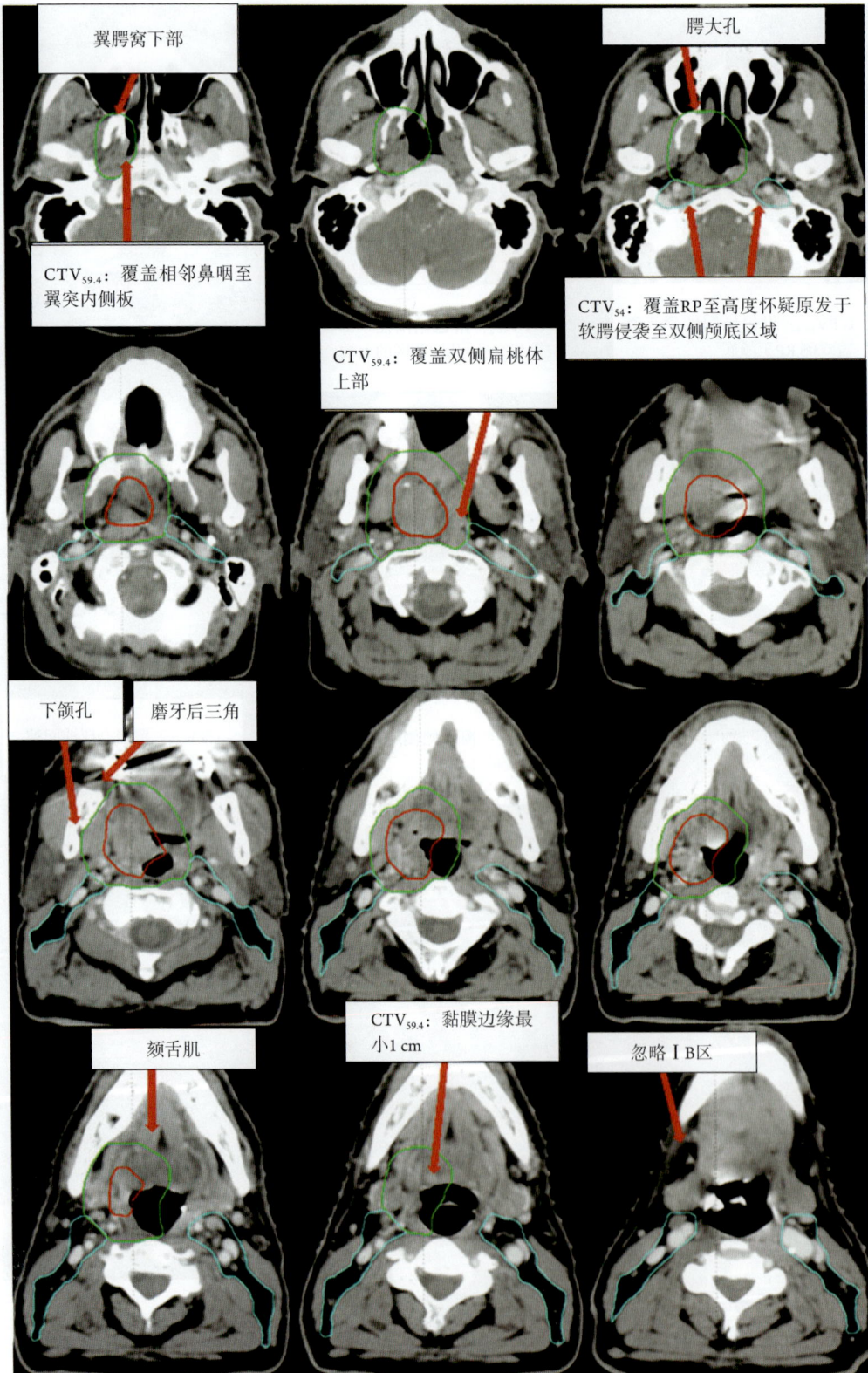

图2-10 软腭鳞状细胞癌cT3N0患者靶区勾画的典型片
GTV₇₀（红色），CTV₅₄（蓝色）

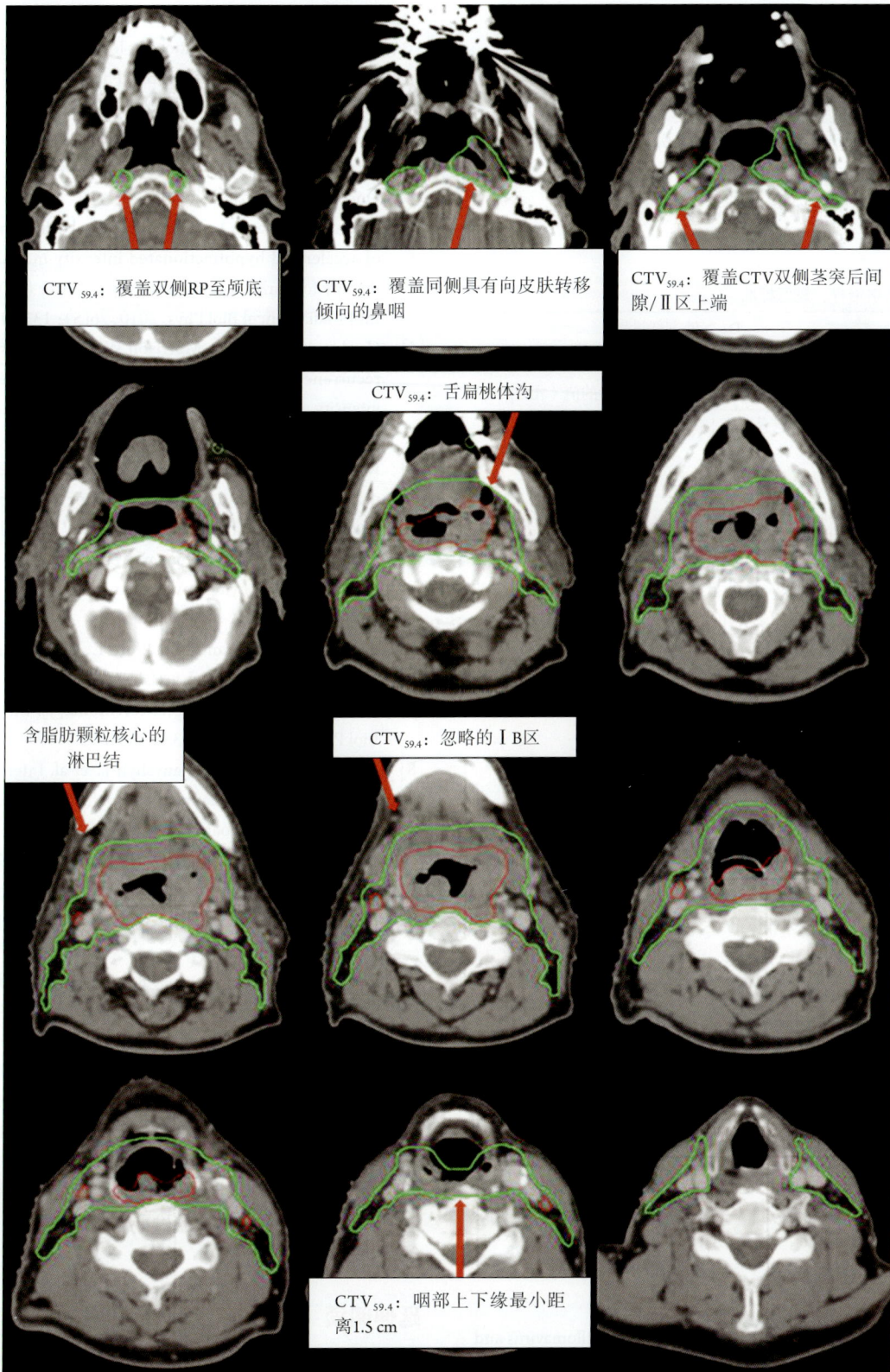

图2-11 咽后壁起源的鳞状细胞癌cT3N2患者靶区勾画的典型片

GTV_{70}（红色），$CTV_{59.4}$（绿色）

5　计划评估

IMRT计划优化遵循如下原则：重要正常组织>计划靶区>其他正常组织。

PTV的覆盖范围和剂量均一性标准列于表2-4。复核三维等剂量线以确保热点位于PTV内。

正常组织的放射剂量限制可参考表2-5。

表2-4　调强放射治疗：靶区标准

PTV覆盖	$D_{95} \geq$ 处方剂量
剂量均一性	$D_{05}PTV_{70} \leq$ 处方剂量的108%（75.6 Gy）
视神经	$D_{05}PTV_{59.4}$和$PTV_{54} \leq$ 下一更高处方剂量的值（70 Gy）

PTV：计划靶区体积。根据纪念斯隆-凯特林癌症中心的指南。

表2-5　调强放射治疗：正常组织的放射剂量限制

关键结构	剂量限制
脑干	最大剂量<54 Gy（指南），<60 Gy（极限）
视神经	最大剂量<54 Gy（极限）
视交叉	最大剂量<54 Gy（指南），<60 Gy（极限）
脊髓	最大剂量<45 Gy（指南），<50 Gy（极限）
臂丛神经	最大剂量<65 Gy（极限）
其他正常结构	剂量限制
口腔	平均剂量<40 Gy
下颌下腺	平均剂量<39 Gy
腮腺	（a）一个腺体平均剂量≤26 Gy （b）或者双侧腮腺至少20 mL的联合靶区接受剂量<20 Gy （c）一侧腺体最少50%体积接受剂量<30 Gy
耳蜗	平均剂量<45 Gy，V_{55}<5%
眼	平均剂量<35 Gy，最大剂量<50 Gy
晶体	最大剂量<25 Gy
喉部声带	平均剂量<45 Gy
无PTV下颌	最大剂量<70 Gy
下颌	无热区
食道	平均剂量<45 Gy

PTV：计划靶区体积。根据纪念斯隆-凯特林癌症中心的指南。

参考文献

[1] Ang KK, Harris J, Wheeler R, et al. Human papillomavirus and survival of patients with oropharyngeal cancer[J]. N Engl J Med, 2010, 363(1): 24-35.

[2] Beitler JJ, Zhang Q, Fu KK, et al. Final results of local-regional control and late toxicity of RTOG 9003: a randomized trial of altered fractionation radiation for locally advanced head and neck cancer[J]. Int J Radiat Oncol Biol Phys, 2014, 89(1): 13-20.

[3] Bussels B, Hermans R, Reijnders A, et al. Retropharyngeal nodes in squamous cell carcinoma of oropharynx: incidence, localization, and implications for target volume[J]. Int J Radiat Oncol Biol Phys, 2006, 65(3): 733-738.

[4] Eisbruch A, Harris J, Garden AS, et al. Multi-institutional trial of accelerated hypofractionated intensity-modulated radiation therapy for early-stage oropharyngeal cancer (RTOG 00-22)[J]. Int J Radiat Oncol Biol Phys, 2010, 76(5): 1333-1338.

[5] Garden AS, Dong L, Morrison WH, et al. Patterns of disease recurrence following treatment of oropharyngeal cancer with intensity modulated radiation therapy[J]. Int J Radiat Oncol Biol Phys, 2013, 85(4): 941-947.

[6] Romesser PB, Qureshi MM, Shah BA, et al. Superior prognostic utility of gross and metabolic tumor volume compared to standardized uptake value using PET/CT in head and neck squamous cell carcinoma patients treated with intensity-modulated radiotherapy[J]. Ann Nucl Med, 2012, 26(7): 527-534.

[7] Sanguineti G, Califano J, Stafford E, et al. Defining the risk of involvement for each neck nodal level in patients with early T-stage node-positive oropharyngeal carcinoma[J]. Int J Radiat Oncol Biol Phys, 2009, 74(5): 1356-1364.

[8] Setton J, Caria N, Romanyshyn J, et al. Intensity-modulated radiotherapy in the treatment of oropharyngeal cancer: an update of the Memorial Sloan-Kettering Cancer Center experience[J]. Int J Radiat Oncol Biol Phys, 2012, 82(1): 291-298.

[9] Syed R, Bomanji JB, Nagabhushan N, et al. Impact of combined (18)F-FDG PET/CT in head and neck tumours[J]. Br J Cancer, 2005, 92(6): 1046-1050.

[10] Tam M, Riaz N, Schupak K, et al. Sparing Bilateral Ib and Contralateral High Level II Nodes in Node-Positive (n+) Oropharyngeal Carcinoma (OPC) Improves Quality of Life on a Prospective Self-Reported Xerostomia Questionnaire[J]. Int J Radiat Oncol Biol Phys, 2013, 87(2): S437-S438.

[11] Vandecaveye V, De Keyzer F, Verslype C, et al. Diffusion-weighted MRI provides additional value to conventional dynamic contrast-enhanced MRI for detection of hepatocellular carcinoma[J]. Eur Radiol, 2009, 19(10): 2456-2466.

延伸阅读

[1] Adelstein DJ, Ridge JA, Brizel DM, et al. Transoral resection of pharyngeal cancer: summary of a National Cancer Institute Head and Neck Cancer Steering Committee Clinical Trials Planning

Meeting，November 6-7，2011，Arlington，Virginia[J]. Head Neck，2012，34(12)：1681-1703.

[2]　Denis F，Garaud P，Bardet E，et al. Final results of the 94-01 French Head and Neck Oncology and Radiotherapy Group randomized trial comparing radiotherapy alone with concomitant radiochemotherapy in advanced-stage oropharynx carcinoma[J]. J Clin Oncol，2004，22(1)：69-76.

[3]　Eisbruch A，Kim HM，Feng FY，et al. Chemo-IMRT of oropharyngeal cancer aiming to reduce dysphagia：swallowing organs late complication probabilities and dosimetric correlates[J]. Int J Radiat Oncol Biol Phys，2011，81(3)：e93-e99.

[4]　O'Sullivan B，Warde P，Grice B，et al. The benefits and pitfalls of ipsilateral radiotherapy in carcinoma of the tonsillar region[J]. Int J Radiat Oncol Biol Phys，2001，51(2)：332-343.

[5]　O'Sullivan B，Huang SH，Siu LL，et al. Deintensification candidate subgroups in human papillomavirus-related oropharyngeal cancer according to minimal risk of distant metastasis[J]. J Clin Oncol，2013，31(5)：543-550.

译者：赵爽，天津市第四中心医院检验科
审校：AME编辑部

第三章　口腔癌

Zachary Kohutek[1], Keith Unger[2], Nadeem Riaz[1], Nancy Lee[1]

[1]Department of Radiation Oncology, Memorial Sloan-Kettering, New York, NY 10065, USA; [2]Department of Radiation Oncology, Georgetown University Hospital, Washington, DC, USA
Correspondence to: Nancy Lee. Department of Radiation Oncology, Memorial Sloan-Kettering, New York, NY 10065, USA.
Email: leen2@mskcc.org.

1　解剖与扩散模式

❖ 口腔位于头颈部的最前方，口腔与口咽由一条从口咽前部的扁桃腺柱向上到软硬腭接处、向下到舌轮廓乳头形成的假想线分开。

❖ 口腔被分为包括口舌、口底、磨牙后三角区、牙槽、硬腭、颊黏膜、齿龈和唇几个亚区（图3-1）。

❖ 口舌：口舌是口腔内最常发生肿瘤的部位。它包含前2/3的舌体并向后延伸到将口腔与舌体分开的轮廓乳头。鳞状细胞癌常沿着舌的后部边界产生。口舌肿瘤可以浸润到舌内部和外部的肌肉组织、口底、神经血管束以及下颌骨。

❖ 口底：口底是由下颌舌骨肌、颏舌骨肌和下方的颏舌肌组成的半月形空间，是口腔最易发生肿瘤的第2个亚区。由于缺少实质性的筋膜屏障，口底肿瘤常呈侵袭性生长，并在进程早期就向区域淋巴结播散。大部分肿瘤起源于中线附近。这些肿瘤可以横向蔓延到下颌骨，向上蔓延至舌腹和舌神经血管并

进一步向舌背蔓延。下颌舌骨肌受侵意味着颌下腺受累，颌下腺包绕着后方肌肉的游离缘。舌下的蔓延能引起沃顿管阻塞和颌下腺炎。

❖ 磨牙后三角区：磨牙后三角区是磨牙后方一个狭小的黏膜区域。这个区域的肿瘤具有较高的淋巴结转移率。肿瘤能够侵袭颊肌、口轮匝肌和咽上缩肌，这些肌肉均附着于这个区域。肿瘤也可以向上沿着翼突下颌缝蔓延至翼板和颅底，或向下蔓延到达口底。该区域肿瘤可以在进程早期就侵犯骨质，并能够沿着齿槽神经内部三叉神经的第3支出现向神经周围播散（Yao *et al.* 2007，图3-2）。

❖ 牙槽：牙槽包括上颌和下颌牙槽及其上覆盖的黏膜。上牙槽起自上颊黏膜沟到硬腭的连接处并且以翼腭窝下方终点为后界。下牙槽起自下颊黏膜沟的颊黏膜游离缘并且以下颌骨升支为后界。和磨牙后三角区的肿瘤一样，牙槽区的肿瘤易于早期侵犯骨质。下牙槽的肿瘤能波及下颌管和下牙槽神经（图3-2）。上牙槽的肿瘤能够侵犯上颌窦

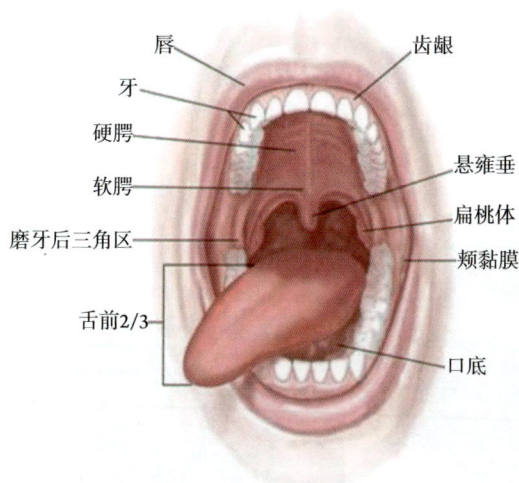

图3-1　口腔亚区图解说明

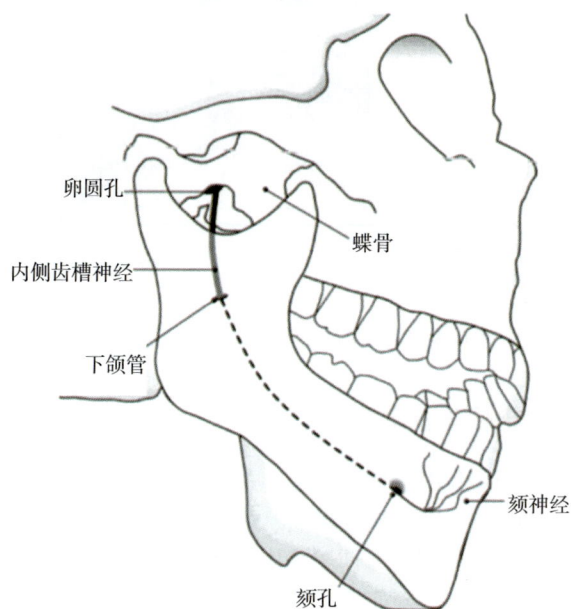

图3-2　内牙槽神经解剖

或鼻基底部。

❖ 硬腭：硬腭是一个从上牙槽内表面到上颌颚骨后缘所包绕的半月形间隙，其周围结实的骨膜是肿瘤的天然屏障。硬腭肿瘤能够通过侵犯腭大孔和初级次级颚之间的深凹到达鼻腔。肿瘤沿着腭大孔神经的外周神经侵犯最常见，可以沿着三叉神经的第2支从翼腭窝通过卵圆孔到达海绵窦和Meckel腔（Ginsberg and DeMonte 1998，图3-3）。

❖ 颊黏膜和齿龈：颊黏膜的肿瘤很少见，但侵袭性强。颊黏膜包括颊和唇的黏膜表面，从后方的翼突下颌缝到上下牙槽上方和下方。肿瘤可侵犯颊肌、颊脂肪垫或相邻的皮下组织。

❖ 唇：大部分这个区域内的肿瘤起自唇红缘并且能蔓延到相邻的皮肤和深层肌肉组织。病变位于颊沟时能够侵蚀上、下颌骨牙槽。上唇癌较下唇癌更具侵袭性。

❖ 淋巴结受累与亚区和原发肿瘤大小有关。在口腔癌中咽后淋巴结很少受累。淋巴结链常见受累包括Ⅰ～Ⅳ区（Shah 1990，图3-4）。

2　靶区勾画相关的诊断性检查

❖ 病史采集时需关注如吸烟、喝酒等风险因素以及与周围结构受侵有关的特有症状。耳痛提示三叉神经第3分支受侵。面麻提示三叉神经受侵。张口困难提示翼状肌和咀嚼肌受侵。

❖ 体格检查能够帮助确定肿瘤的侵犯程度，甚至可能优于影像学判断。体格检查包括口腔和颈部的视诊和触诊，能够最准确地确定肿瘤的黏膜浸润范围。患者在治疗前应由牙医完成牙齿评估。

❖ 电子计算机断层扫描（computed tomography，CT）是评价软组织破坏和包括翼腭窝、下颌骨和硬腭在内的骨受累程度的首选手段。假如没有CT，牙科全景片能够用来观察下颌受累情况。

❖ 磁共振成像（magnetic resonance imaging，MRI）是评估周围神经的关键，对原发肿瘤的确定也很实用。在假牙产生伪影时，MRI比CT更有帮助。T1WI能够在低信号的肿瘤与高信号的骨髓和脂肪间提供对比。但是，鳞癌在T1WI增强图像上与肌肉对比不明显，造成口舌区域肿瘤的确定困难（图3-5）。肿瘤在T1WI增强图像中显示更高信号，能够帮助识别真正的骨侵犯（高信号）和水肿（低信号，Hermans 2012）。肿瘤在T2WI上比肌肉的信号稍高。

❖ 正电子发射断层成像（positron emission tomogfaphy，PET）影像是评估口腔癌的一种新兴模式。PET在判断口腔癌淋巴结转移方面明显优于CT和MRI（Ng et al. 2006）。PET还能探测到在MRI上不可见的等信号肿瘤（图3-6）。但是，PET存在局限性，不能单独用于小转移灶肿瘤的检测。

❖ 术后MRI和PET影像能尽早发现肿瘤复发。术后影像中任何可疑的病变均应活检，如果阳性应该先手术切除

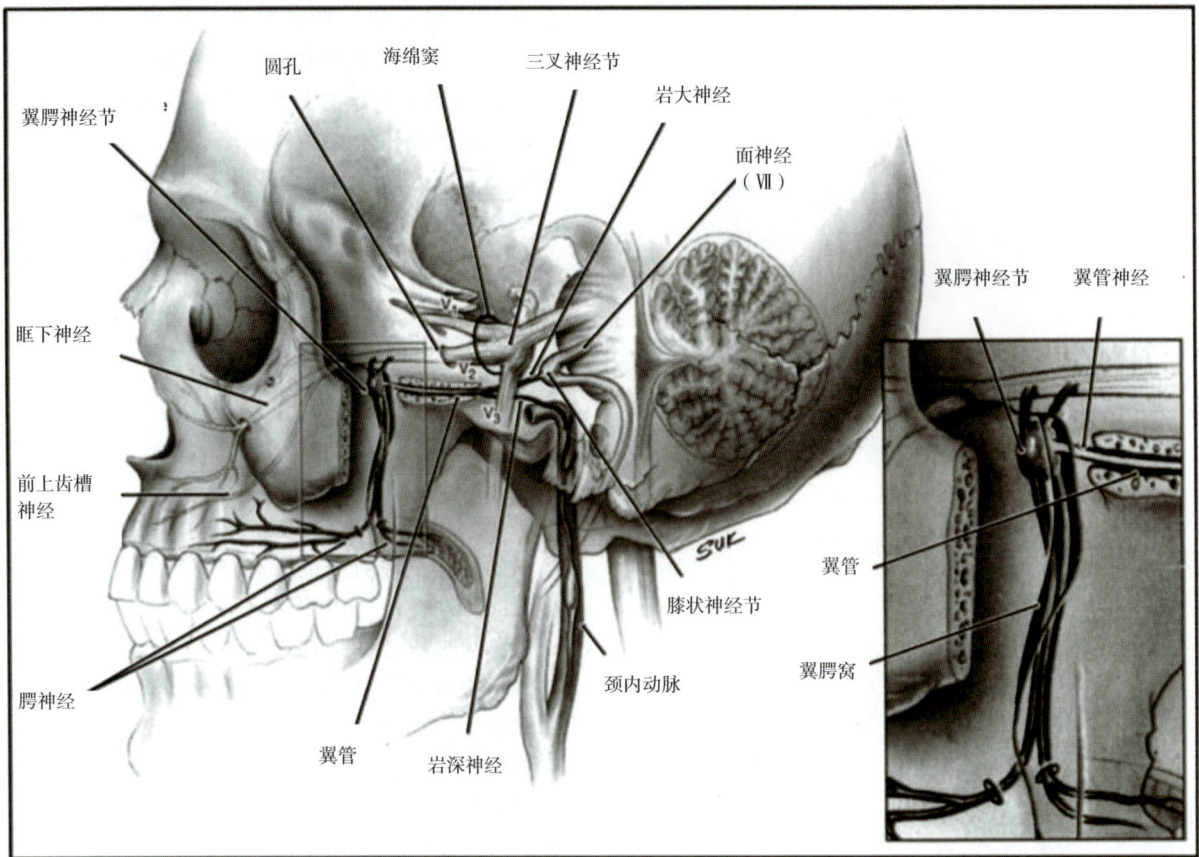

图3-3　硬腭神经支配

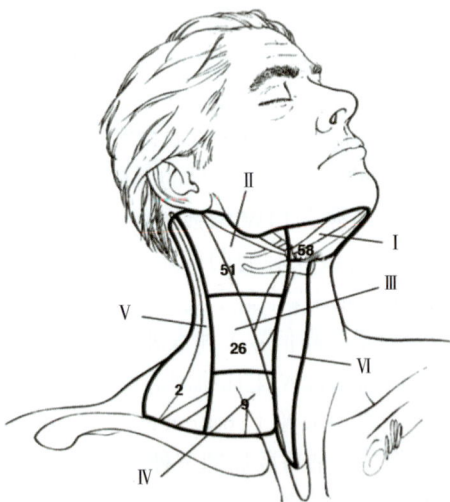

图3-4　临床淋巴结阴性的口腔癌患者中术后阳性
淋巴结分布情况

Shah总结了65例临床淋巴结阴性患者积极地切除颈部淋巴结后病理检测淋巴结阳性的情况。数字提示在每个解剖区域有阳性淋巴结的发病率（Shah 1990）。

再放疗。术前影像能够帮助判断高危CTV的区域。

3　模拟定位与日常摆位

❖ 患者模拟定位时采用仰卧位，颈部轻度过伸体位。使用五端热塑头颈肩膜固定头、颈和肩部。对于口舌癌患者，在模拟定位时使用咬块抬高硬腭可以降低口腔上部放射剂量。对于靶区为硬腭的病例，咬块有助于限制舌的放射剂量以及降低对口腔下部的放射剂量。

❖ CT模拟的层厚应等于或少于3 mm。静脉增强对靶区的确定很实用，特别是在颈部淋巴结的判断上。患者应从头顶扫至隆凸。等中心点放在杓状软骨上方。

❖ 如有条件，在模拟时获取MRI或PET扫描影像有助于确定靶区。

❖ 肿瘤靶区和正常组织靶区应该在所有存在该结构的CT层面勾画出来。在治疗前应以影像引导核实患者摆位。我们推荐每日kV摄片使摆位误差最小化，以获得更小的计划靶区（planning target volume，PTV）

30

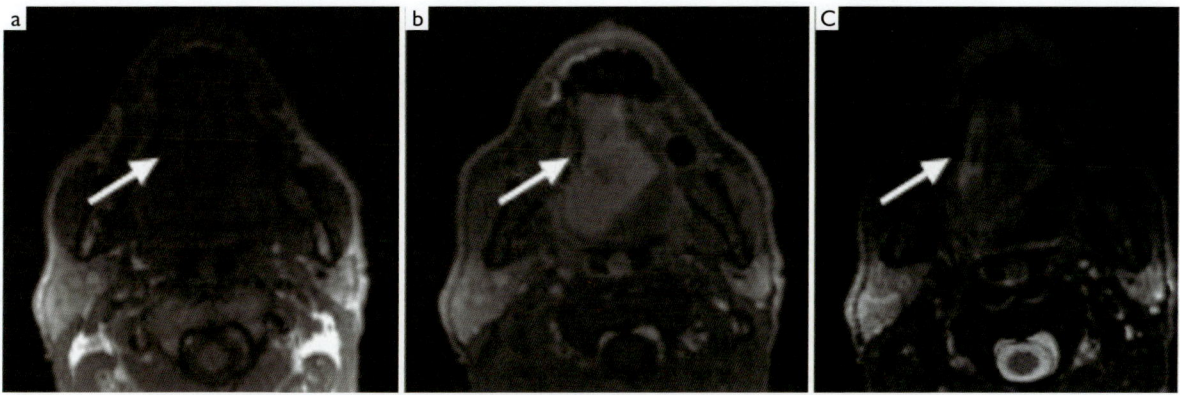

图3-5　T1WI（a），T1WI增强（b）和T2WI（c）MRI口腔舌鳞癌图像
箭头提示原发肿瘤位置。

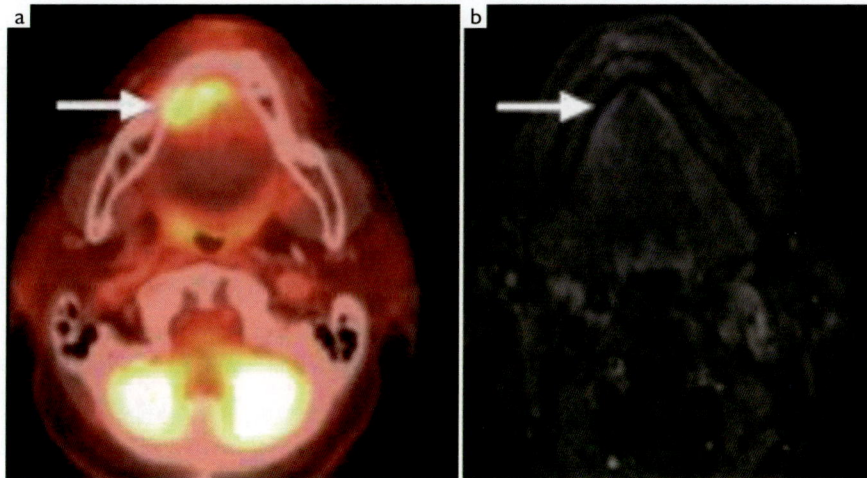

图3-6　PET-CT（a）和T1WI增强MRI（b）T1口底鳞癌图像
肿瘤在PET上出现FDG浓聚但在MRI上却不显示。箭头所指为原发肿瘤位置。

边界。颏区距颈部旋转的支点最远，其摆位的不确定性最为显著。

4　靶区勾画与治疗计划

❖ GTV$_{70}$是指原发肿瘤，由CT、MRI、PET和体格检查来确定。靶区包括所有阳性的>1 cm转移淋巴结，包含坏死中心或PET影像上的氟脱氧葡萄糖（fluorodeoxyglucose，FDG）浓聚区。高危亚临床靶区CTV$_{70}$等同于GTV$_{70}$，但是如果考虑原发肿瘤的不确定性可以外扩5 mm。

❖ 对于个别病例，中危亚临床靶区（CTV$_{59.4}$）包绕原发灶以及潜在蔓延部位。镜下高危淋巴结区也应被包绕在CTV$_{59.4}$。那些低危淋巴结区应该包绕

在CTV$_{54}$。见表3-1和表3-2详述。

❖ 在术前治疗中，中危亚临床靶区（CTV$_{60}$）应该包绕术前原发肿瘤、整个手术瘤床和显微镜下可见的高危淋巴结区。高危亚临床靶区（CTV$_{66}$）应该包含任何骨质受侵的区域、阳性边界或包膜外侵犯范围。对于个别病例，在非手术区域的低危淋巴结区应该包绕在CTV$_{54}$。见表3-2和表3-3详述。

❖ 计划靶体积（PTV）在每个剂量水平都应被定义。每个CTV都外扩3~5 mm。边界的确定取决于摆位的不确定性以及固定和治疗中的图像技术应用。

❖ 无低位颈部阳性淋巴结时，前下颈能以传统的AP或AP/PA位分开治疗，此区域被定义为低危亚临床靶区，接受50.4 Gy的低剂量，1.8 Gy/f（图3-7~图3-18）。

表3-1 口腔癌患者根治性放疗肿瘤靶区勾画范围推荐

靶区[a]	定义和描述
GTV_{70}	原发肿瘤：体格检查和影像学检查中可见的肿瘤 颈部淋巴结：体格检查和影像学检查中可见的肿瘤
CTV_{70}	$CTV_{70}=GTV_{70}+5$ mm 如果考虑原发肿瘤边界不确定性
$CTV_{59.4}$	原发肿瘤：包绕整个CTV_{70}，最多外扩10 mm 颈部淋巴结：转移的淋巴结区和邻近同侧或对侧淋巴结区的高危亚临床淋巴引流区（特定部位肿瘤推荐靶区勾画范围见表3-2）
CTV_{54}	同侧和（或）对侧未受累的低危亚临床淋巴引流区（特定部位推荐靶区勾画范围见表3-2）

[a]表示推荐处方剂量，CTV_{70}指总剂量69.96 Gy，2.12 Gy/f，33次。$PTV_{59.4}$是1.8 Gy/f，PTV_{54}是1.64 Gy/f。

表3-2 特定部位的口腔癌临床靶区勾画指南

肿瘤部位	分期	临床治疗靶区
口舌、口底	T1-T4N0	包括瘤床，舌和舌基底部。口底病灶考虑包含牙槽，因为它接近口底。如果侵犯深度>4 mm，双侧颈部均应照射（即使在双侧病变均为T1-T2N0），照射靶区考虑同侧和（或）对侧Ⅰ~Ⅳ区，并由医生来决定将其定义为低危或高危CTV
	T1-T4N1-3	包括瘤床，整体舌和舌基底部。口底病灶考虑包含牙槽，因为它接近口底。双侧颈部均应照射，照射靶区考虑同侧和（或）对侧Ⅰ~Ⅳ区，并由医生来决定将其定义为低危或高危CTV
颊黏膜	T1-T4N0	靶区内侧界要足够大，包括瘤床和全部颊黏膜，下方延伸到磨牙后三角区，上方延伸至接近眶下缘。如果肿瘤是单侧的，只照射同侧Ⅰ~Ⅳ区淋巴结引流区。否则考虑治疗双侧淋巴结引流区
	T1-T4N1-3	靶区内侧界要足够大，包括瘤床和全部颊黏膜，下方延伸到磨牙后三角区，上方延伸至接近眶下缘。同侧Ⅰ~Ⅳ区淋巴结引流区必须被照射，并依据病理发现和外科讨论考虑是否照射对侧颈部
磨牙后三角区、硬腭、牙龈	T1-T4N0	包括术前肿瘤范围和术后肿瘤瘤床。所有病例均考虑照射同侧Ⅰ~Ⅳ区淋巴结引流区，对侧颈部治疗由医生决定。硬腭肿瘤来源是小涎腺肿瘤时，根据"第八章 大涎腺肿瘤"治疗指南来指导淋巴结引流区的治疗
	T1-T4N1-3	包括术前肿瘤范围和术后肿瘤瘤床，所有病例均需要照射同侧Ⅰ~Ⅳ区淋巴结引流区，并且考虑治疗对侧颈部。硬腭肿瘤来源是小涎腺肿瘤时，根据"第八章 大涎腺肿瘤"治疗指南来指导淋巴结引流区的治疗

表3-3 口腔癌术后放疗患者靶区勾画范围推荐

靶区[a]	定义和描述
CTV_{66}	原发肿瘤：术前肿瘤范围能够指导CTV_{66}靶区的勾画。软组织受侵区域、骨受侵区域、或显微镜下阳性边界都应被包括在此靶区内 颈淋巴结：包膜外受侵区域
CTV_{60}	原发肿瘤：术前原发肿瘤和整个手术瘤床 颈部淋巴结：术前原发肿瘤和邻近同侧或对侧高危亚临床淋巴引流区（特定部位肿瘤推荐靶区勾画范围见表3-2）
CTV_{54}	同侧和（或）对侧未受累的低危亚临床淋巴引流区（特定部位肿瘤推荐靶区勾画范围见表3-2）

[a]表示推荐处方剂量。CTV_{66}是指2.0~2.2 Gy/f，CTV_{60}是指2.0 Gy/f，CTV_{54}是指1.8 Gy/f。

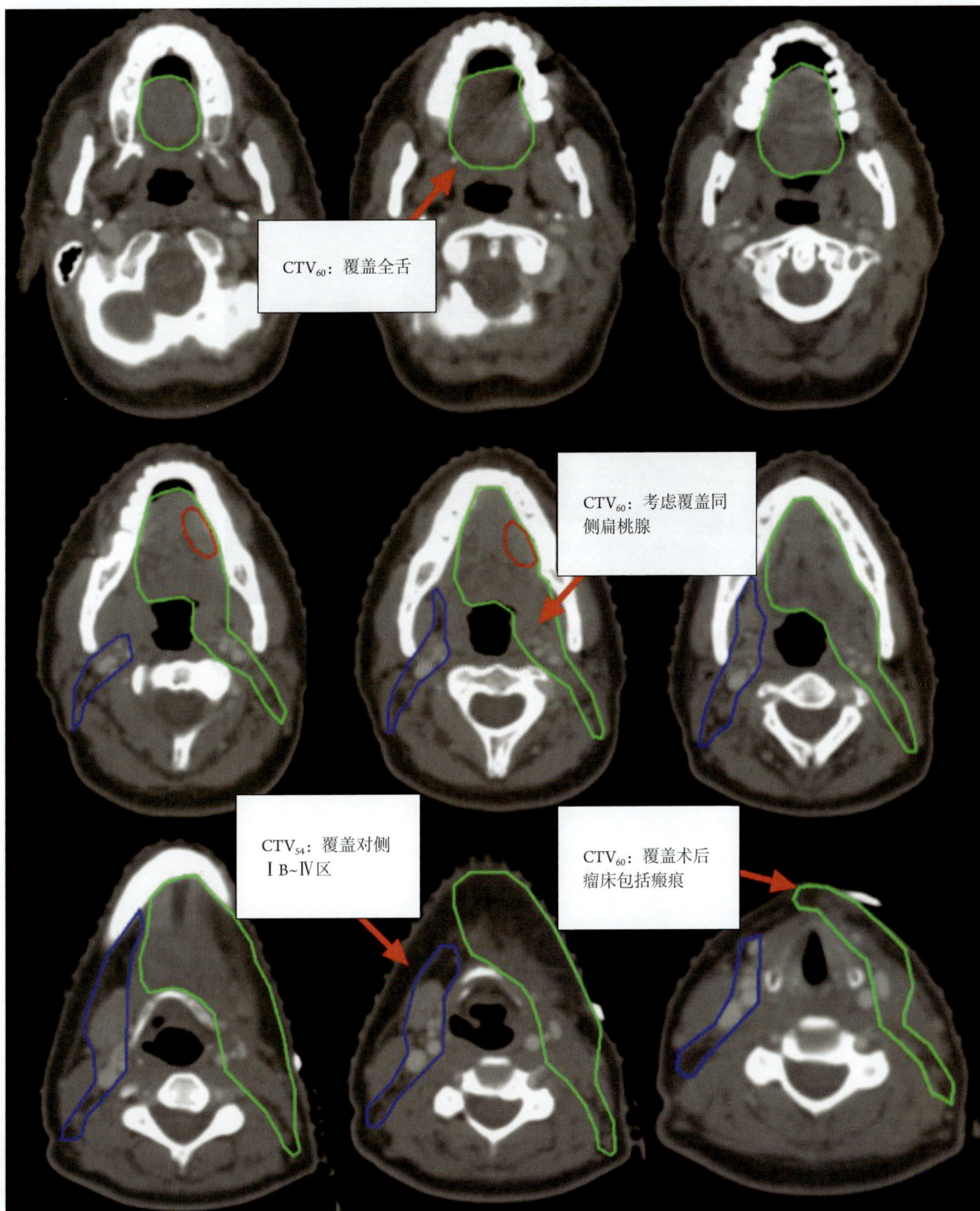

图3-7　左侧舌鳞癌CT影像

左侧舌鳞癌患者pT1N0，肿瘤最厚处4 mm，外周神经侵犯，手术切缘多发细胞异型性。根据RTOG0920患者被随机分至单纯放疗组。患者在模拟定位时无法耐受咬块。高危CTV$_{66}$以红色显示，包括切缘细胞异型区域。高危CTV$_{60}$以绿色显示，覆盖全舌和同侧 I ~Ⅳ区淋巴结引流区。即使是小的单侧肿瘤，全舌也是镜下高危区域，尤其是存在多处侵犯证据的时候。假如肿瘤位于后部，应考虑包绕同侧扁桃体。低危CTV$_{54}$以蓝色显示，包绕对侧 I B~Ⅳ区颈部淋巴结。甲状软骨水平下方的淋巴结引流区采用颈前野照射。

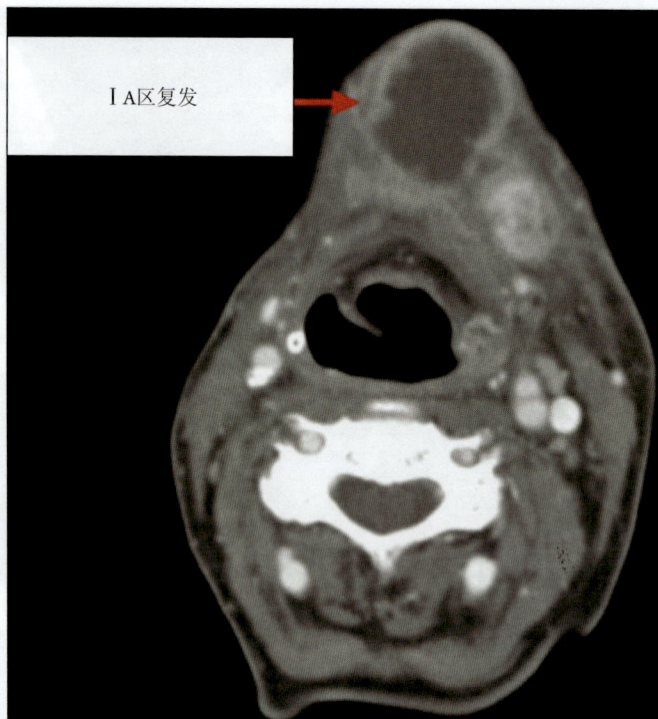

图3-8 1例T1N1口腔鳞癌术后放疗后ⅠA区肿瘤复发CT影像

在我们机构，无论舌肿瘤是否侵犯舌前1/3，常规照射ⅠA区淋巴引流区。当肿瘤未侵犯口底或舌前1/3时，ⅠA区的照射根据医生的判断决定。

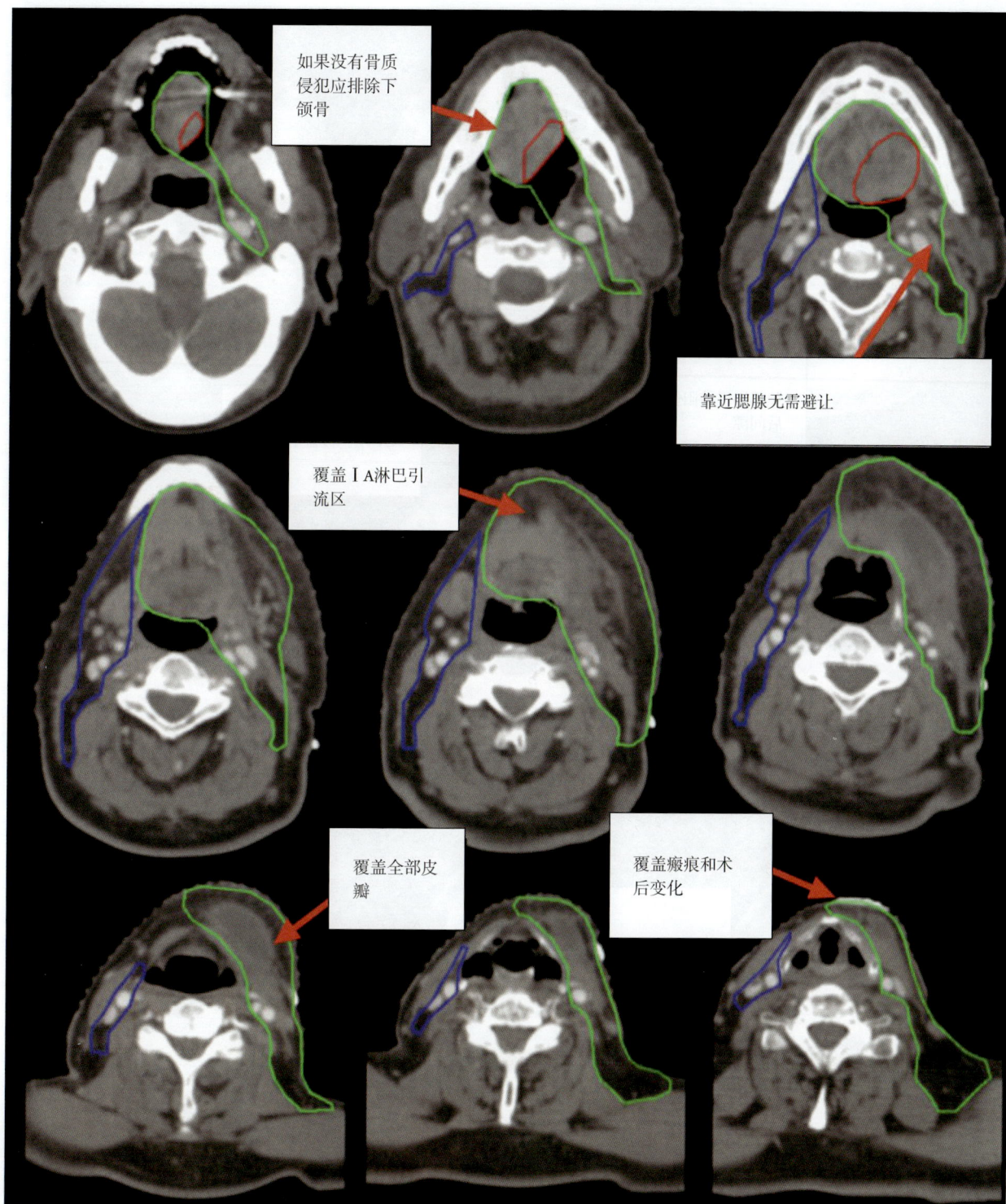

图3-9　舌鳞癌行舌部分切除加左颈淋巴结清扫术后影像

舌鳞癌患者，舌部分切除+左颈淋巴结清扫术后，pT2N1，1枚阳性淋巴结伴多处切缘距离不足，模拟定位时使用咬块。以红色显示的高危CTV_{60}，包括我们判断的切缘不足处。以绿色显示的高危CTV_{60}，覆盖全舌和所有术后变化，包括重建皮瓣，同侧近腮腺的区域应完全覆盖，无骨质侵犯时下颌骨可以排除在CTV_{60}之外。颈部高危CTV_{60}包括同侧Ⅰ~Ⅳ区以及ⅠA区。低危CTV_{54}以蓝色显示，包绕对侧ⅠB~Ⅳ区。

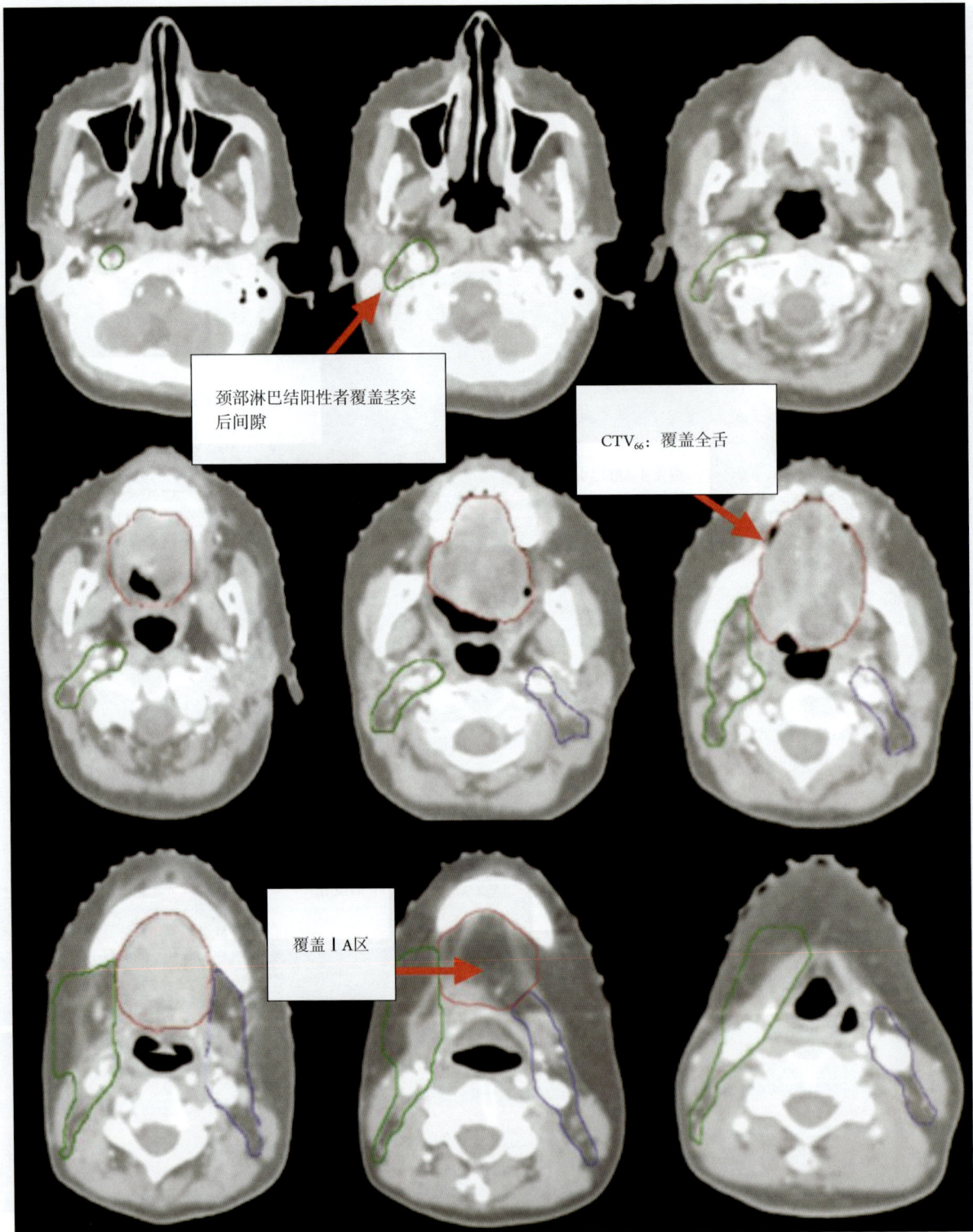

颈部淋巴结阳性者覆盖茎突
后间隙

CTV$_{66}$：覆盖全舌

覆盖ⅠA区

图3-10　口腔鳞癌行舌部分切除术后影像

口腔鳞癌患者，舌部分切除术后，pT3N2，镜下手术切缘阳性。高危CTV$_{66}$以红色显示，覆盖阳性手术切缘以及ⅠA区。高危CTV$_{60}$以绿色显示，包括同侧颈部淋巴结Ⅰ~Ⅴ区。低危CTV$_{54}$以蓝色显示，包绕未累及的对侧颈部淋巴结Ⅰ~Ⅳ区。外科手术后的颈部靶区应覆盖ⅠA区及Ⅴ区淋巴结引流区。我们在扫描前放置补偿膜使ⅠA区的剂量充分。Ⅱ区淋巴结受累时同侧茎突后间隙有颈部转移的风险。咽后淋巴结不包括在低危区。

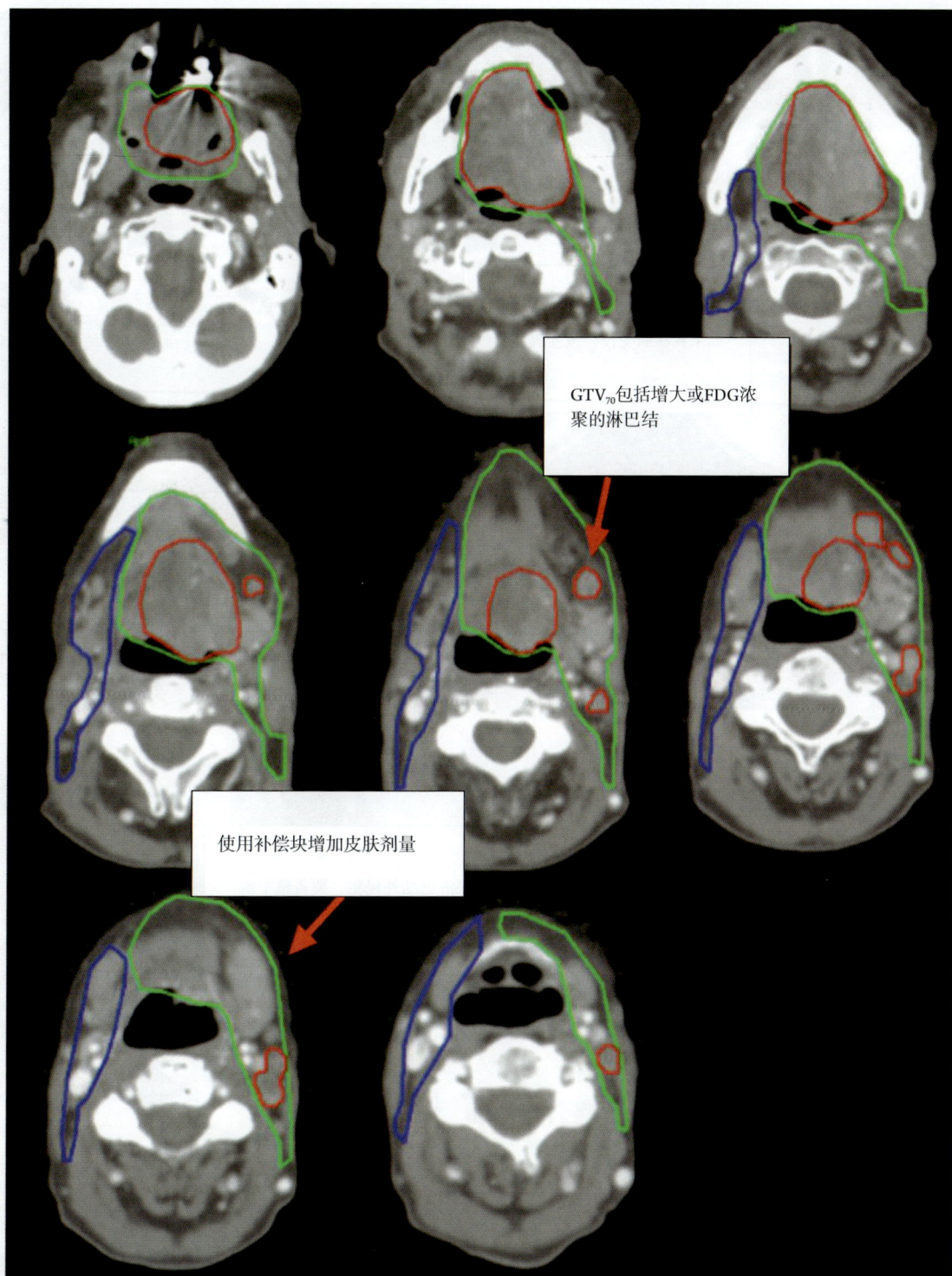

图3-11　口腔鳞癌局部扩展影像

口腔局部进展鳞癌，pT4aN2b，沿口底蔓延并且伴舌外肌受侵。考虑到需要扩大切除，患者决定接受以顺铂为基础的根治性同步放化疗。GTV$_{70}$以红色显示，包绕CT和PET上的可见肿瘤。CTV$_{70}$等同于GTV$_{70}$，如果考虑肿瘤浸润范围的不确定性则需外扩边界。高危CTV$_{59.4}$以绿色显示，包绕同侧Ⅰ~Ⅴ区淋巴结引流区。低危CTV$_{54}$以蓝色显示，包绕对侧颈部。舌肿瘤放疗的靶区应该大一些，并且在颈前使用补偿膜增加皮肤和皮下软组织剂量。

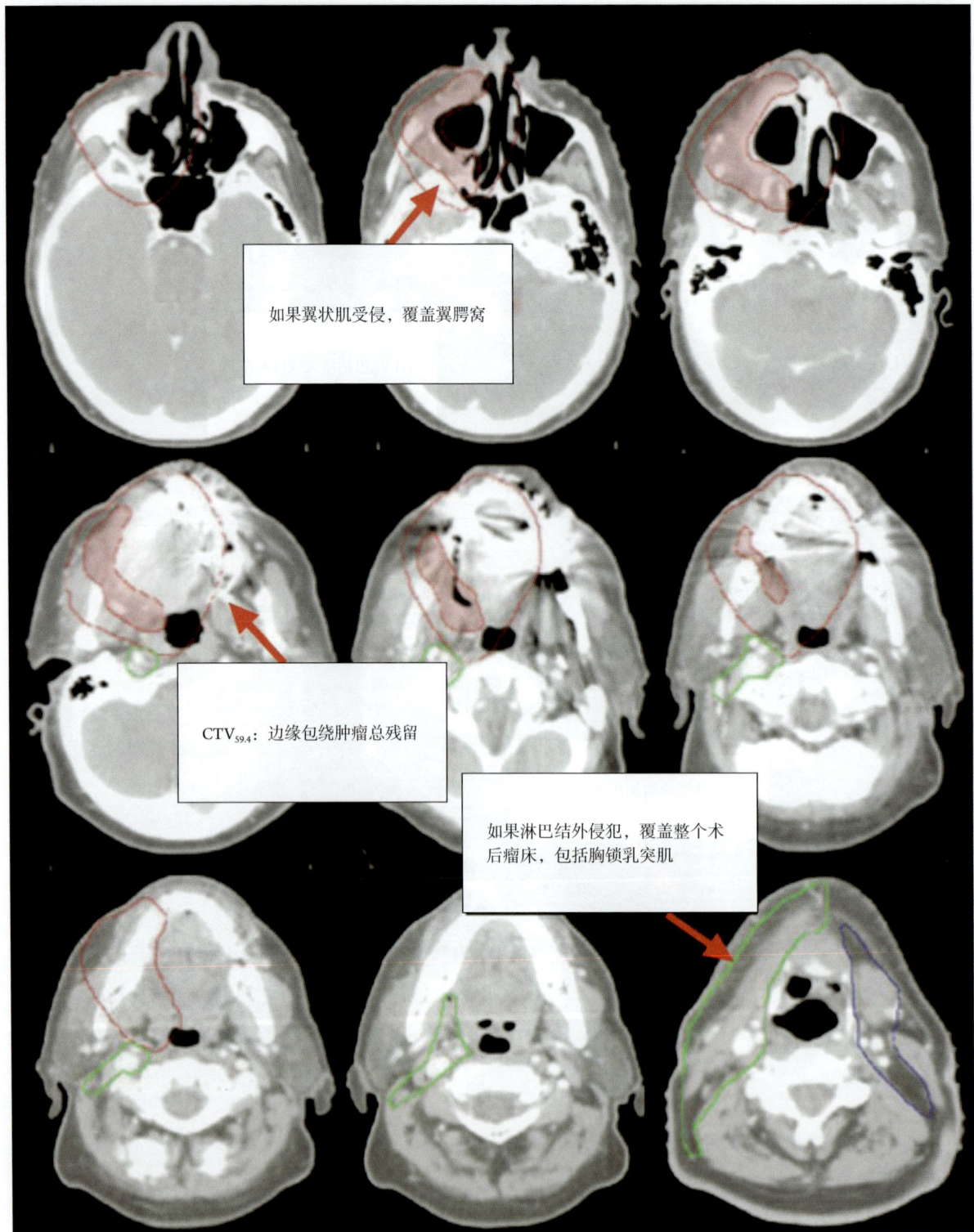

如果翼状肌受侵，覆盖翼腭窝

CTV$_{59.4}$：边缘包绕肿瘤总残留

如果淋巴结外侵犯，覆盖整个术后瘤床，包括胸锁乳突肌

图3-12　位于右磨牙后三角区鳞癌行部分切除加右颈部淋巴结清扫术后影像

磨牙后三角区鳞癌患者，局部切除+右侧颈部淋巴结清扫术后，pT4aN2b，翼内肌受侵，瘤床内有肿瘤残留。GTV$_{70}$以红色显示，根据术后发现同时参照术前、术后影像勾画。高危CTV（CTV$_{59.4}$）以红色显示瘤床区域，因翼内肌受侵所以包括翼腭窝；以绿色显示同侧颈部Ⅰ~Ⅴ区淋巴引流区，如果确认淋巴结包膜外侵犯，应完全包绕胸锁乳突肌。低危CTV$_{54}$以蓝色显示，包绕对侧Ⅰ B~Ⅳ区。

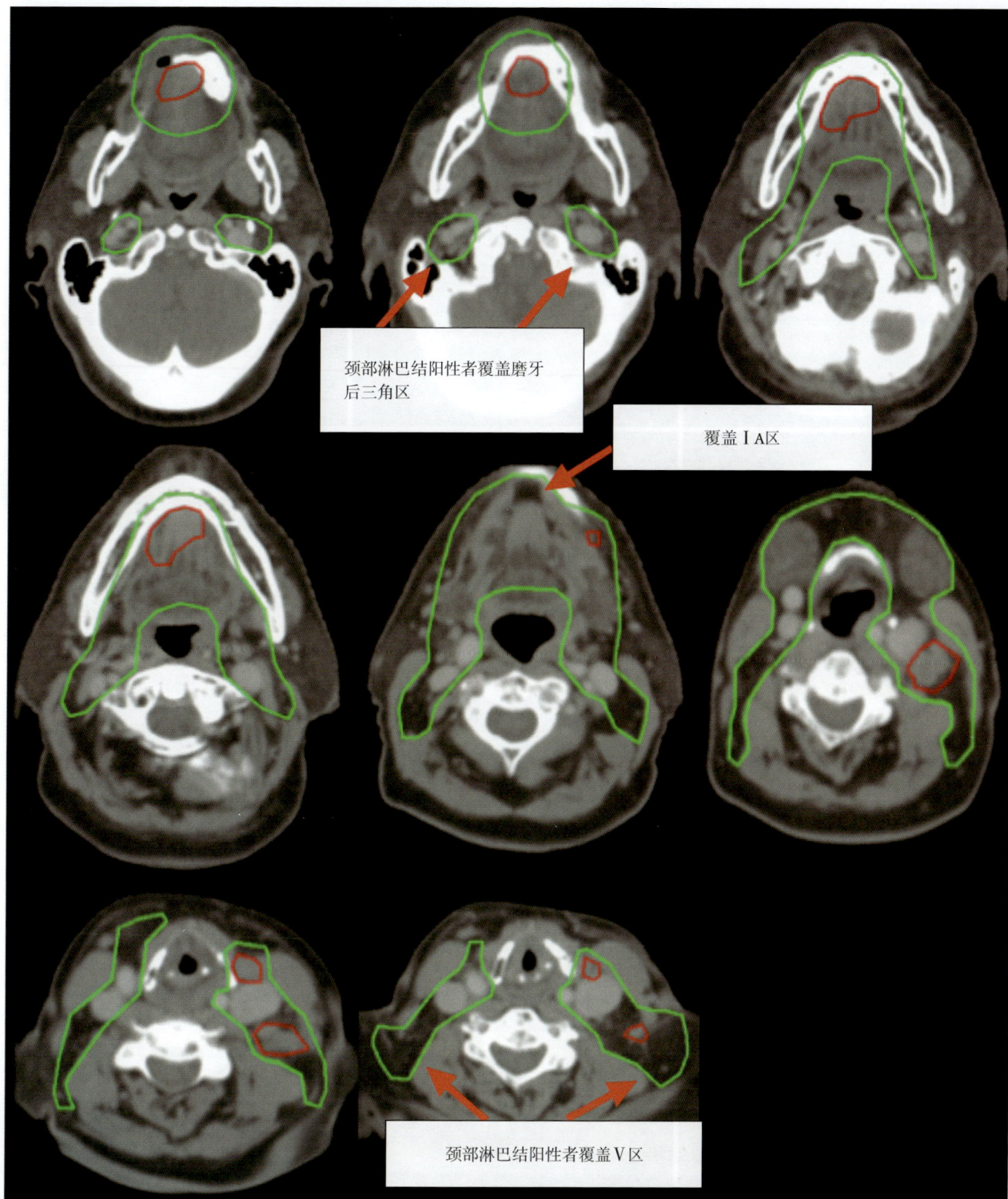

颈部淋巴结阳性者覆盖磨牙
后三角区

覆盖 I A区

颈部淋巴结阳性者覆盖 V 区

图3-13　口腔底部鳞癌局部扩展无法手术影像

口底鳞癌局部进展期患者，cT2N2c，无法手术。GTV$_{70}$以红色显示，包括原发灶和所有颈部阳性淋巴结。如果影像检查高度可信，则CTV$_{70}$等同于GTV$_{70}$。应该在颈前放置补偿膜以保证口底肿瘤的剂量充足。考虑双侧淋巴结受累，高危CTV$_{59.4}$应包绕同侧和对侧颈部，以绿色显示，包绕磨牙后三角区和 I~V 区淋巴引流区。

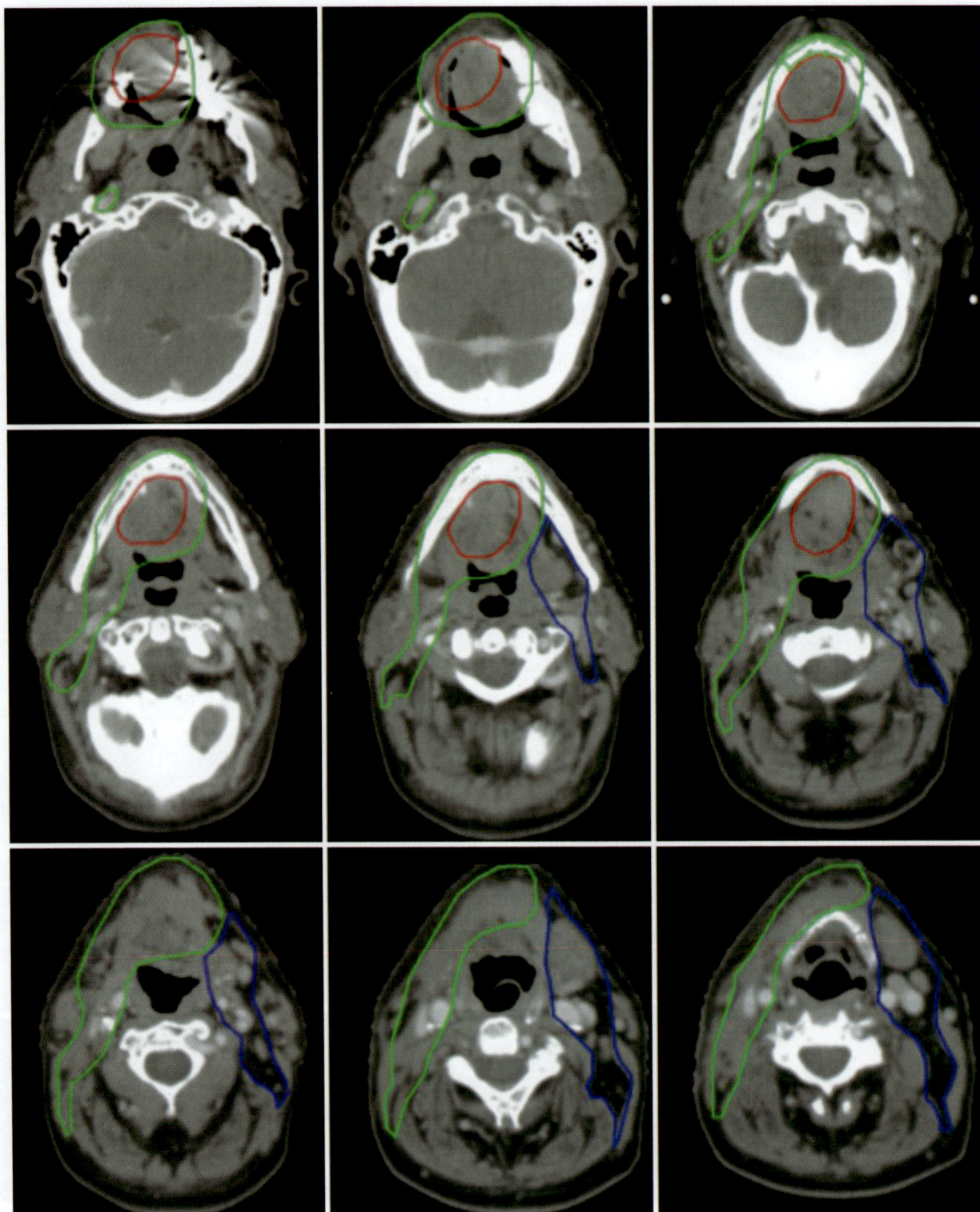

图3-14 口腔底部鳞癌行局部切除加颈部淋巴结清扫术后影像

口底鳞癌患者，局部切除+颈部淋巴结清扫术后，pT2N2b。CTV$_{66}$以红色显示，依据病理所见定义高危区域。CTV$_{60}$以绿色显示，包括整个术后瘤床和同侧Ⅰ~Ⅴ区颈部淋巴结引流区。CTV$_{54}$以蓝色显示，在原发肿瘤处包绕CTV$_{60}$向上外扩0.5~1 cm范围，同时包括临床考虑N0的对侧颈部ⅠB~Ⅳ区。

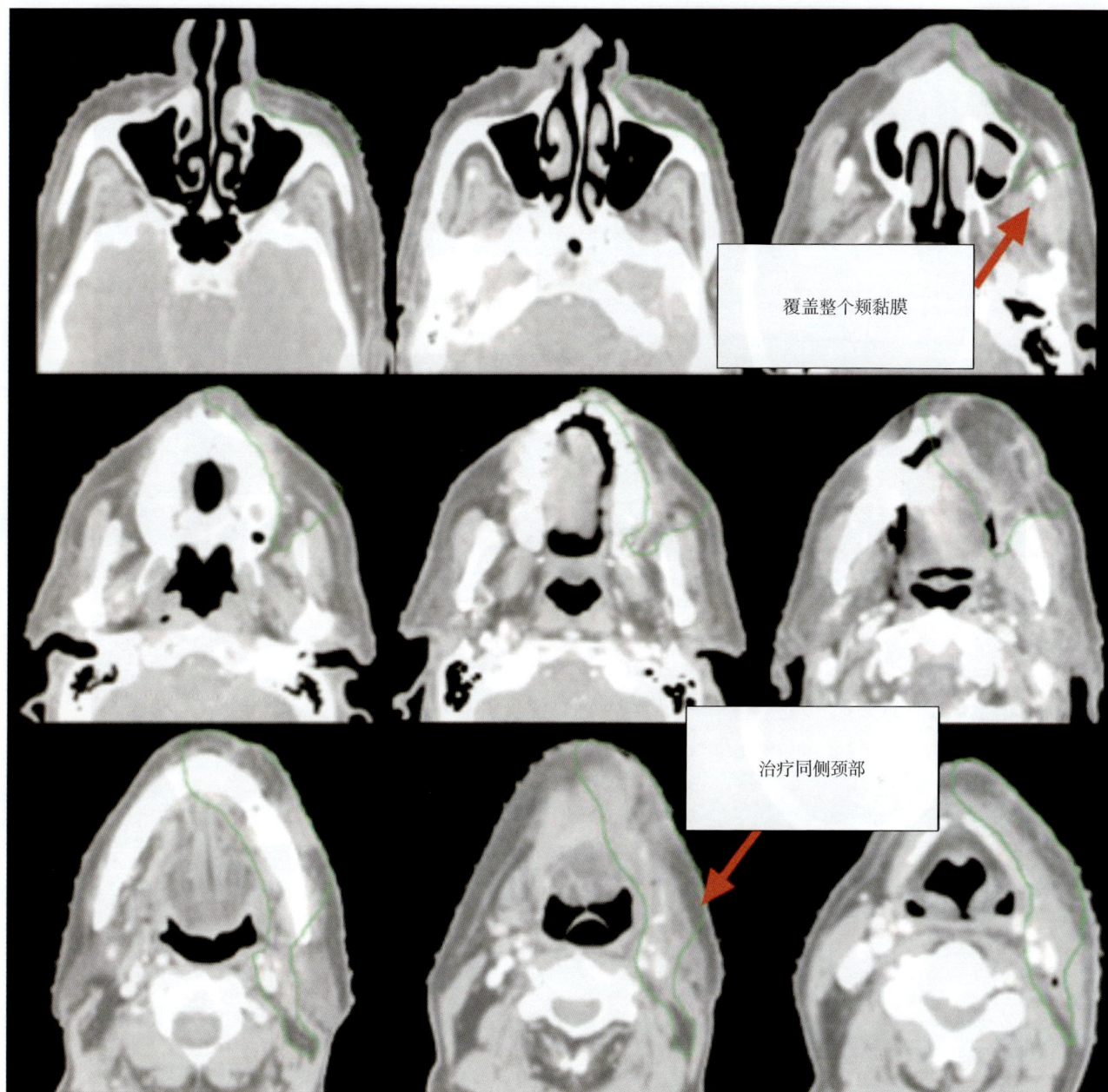

覆盖整个颊黏膜

治疗同侧颈部

图3-15 口腔颊黏膜鳞癌行局部切除、下颌骨边缘切除加左颈部淋巴结清扫术后影像

颊黏膜鳞癌患者，局部切除+下颌骨边缘切除+左颈清扫术后，pT4aN0，有极小的皮质骨侵犯，外科边缘非常清晰。高危CTV$_{60}$以绿色显示，包括同侧颈部淋巴结Ⅰ~Ⅳ区。CTV向上沿颊牙龈沟和颞下窝延伸至眶下缘（未显示），向下接近颊-齿龈沟和下颌下腺的尾部，前界在唇接合处的前方，后界在磨牙后三角区的后方。即使是小的T1肿瘤，CTV边界也要足够宽。皮肤上应放置补偿膜以保证高危CTV足够的剂量覆盖。

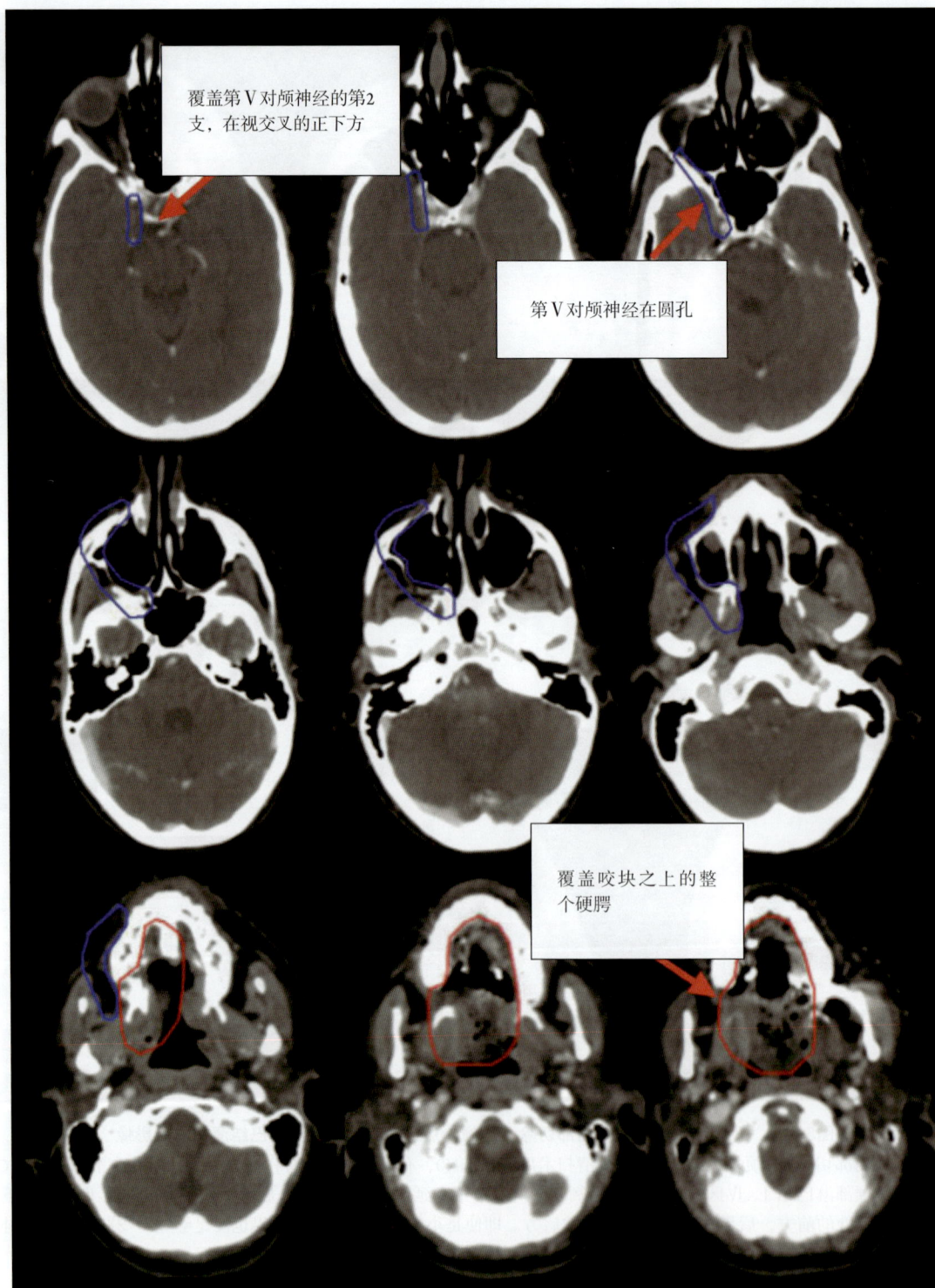

图3-16　右侧硬腭腺样囊性癌行双侧上颌骨部分切除术后影像

右侧硬腭腺样囊性癌患者，双侧上颌骨部分切除术后，pT2N0，广泛外周神经侵犯伴切缘阳性。患者按照RTOG1008方案随机分组到以顺铂为基础的放化疗。模拟时使用咬块。高危CTV$_{60}$以红色显示，包绕整个术后瘤床，考虑存在广泛的术前外周神经侵犯，同时包绕术前GTV外扩至少1.5~2 cm范围。低危CTV$_{50}$以蓝色显示，包括第V对颅神经第2支的通路，通过翼腭窝和卵圆孔到海绵窦和Meckel腔。

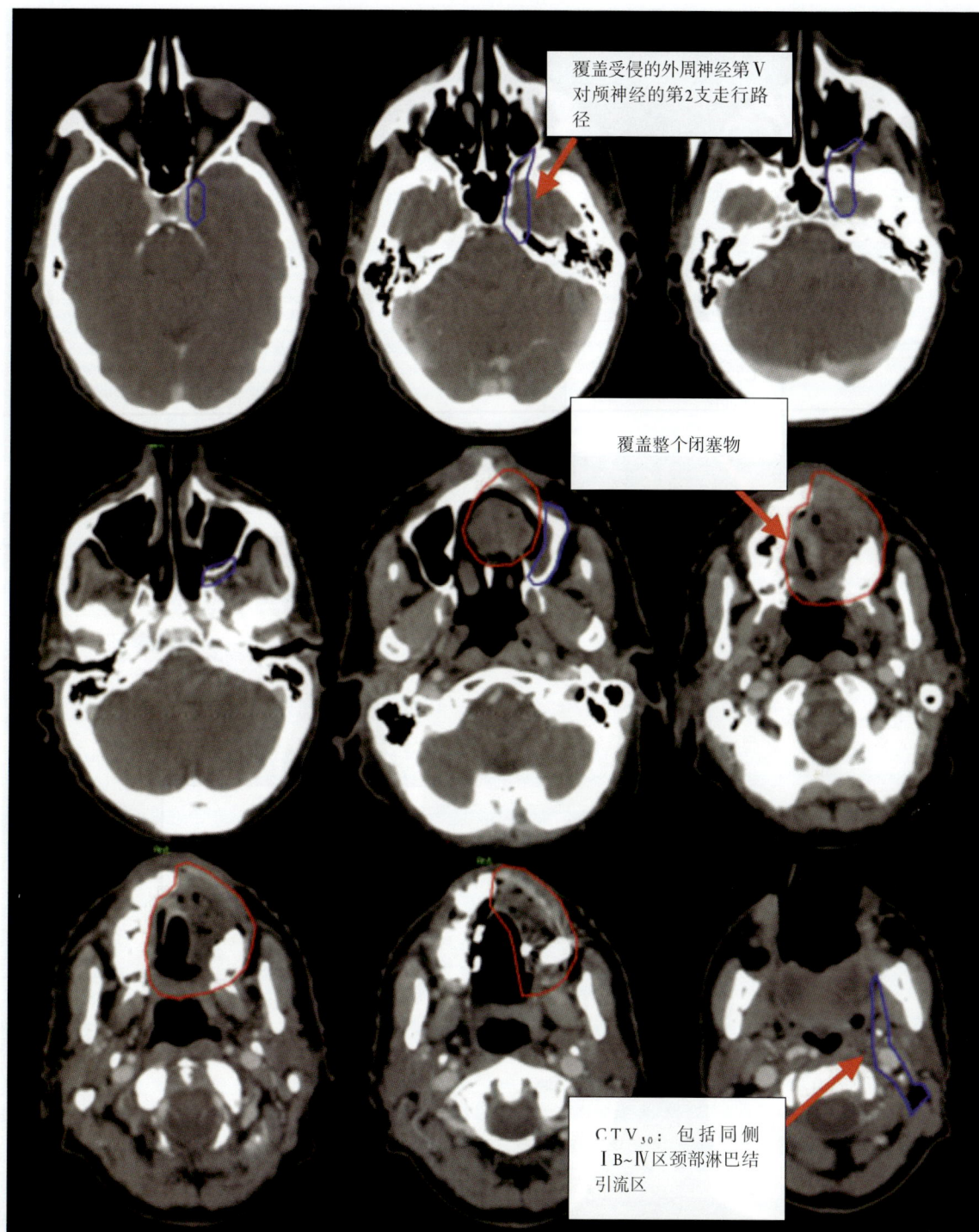

图3-17　上颌骨齿槽鳞癌行上颌骨左下部切除加缺损重建术后影像

上颌骨齿槽鳞癌患者，上颌骨左下部切除+缺损重建术后，pT4N0，有骨和外周神经侵犯。高危CTV$_{66}$以红色显示，包括原发肿瘤瘤床区域，同时覆盖填充物和术后变化区域，由于存在骨破坏，照射66 Gy。CTV$_{50}$以蓝色显示，包括同侧ⅠB~Ⅳ区颈部淋巴结引流区。当广泛的外周神经或命名的神经受侵时，CTV$_{50}$应包括颅底邻近的神经。此例中包括腭大神经，并延伸到第Ⅴ对颅神经第2支和颅底（同时见图3-3）。

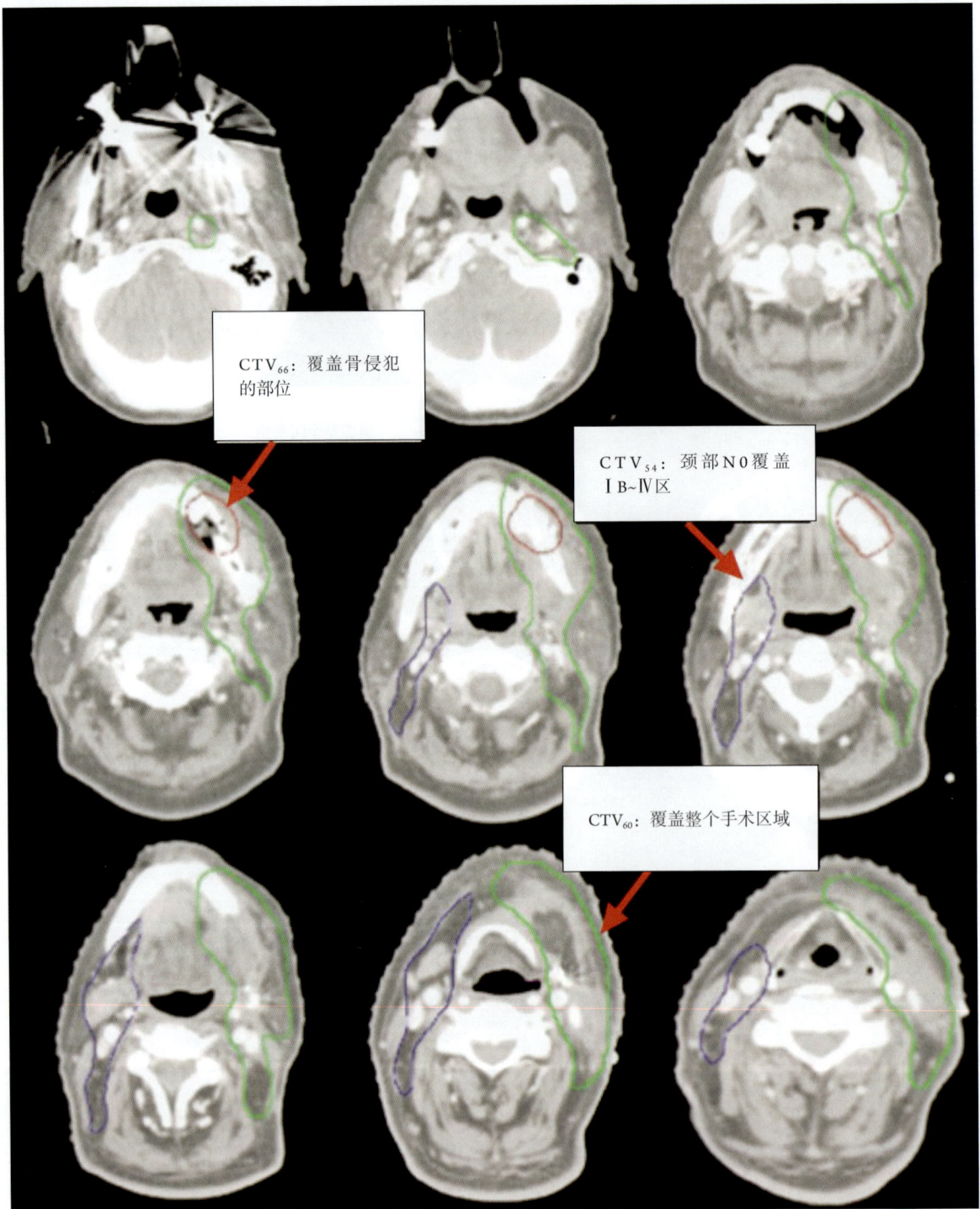

图3-18　左侧下颌牙槽鳞癌行局部切除、下颌骨边缘部分切除加左侧颈部淋巴结清扫术后影像

左侧下颌牙槽鳞癌，局部切除+下颌骨边缘部分切除+左侧颈部清扫术后，pT4aN1，骨质侵犯。高危CTV$_{66}$以红色显示，包绕被肿瘤侵犯的骨区域。高危CTV$_{60}$以绿色显示，包括术后瘤床和同侧Ⅰ~Ⅳ区颈部淋巴结引流区。低危CTV$_{54}$以蓝色显示，覆盖对侧Ⅰ~Ⅳ区颈部淋巴结引流区。

5　计划评估

❖ 如果对侧颈部淋巴结未受累，应尽量保护对侧腮腺以保存唾液腺功能。同侧腮腺和下颌下腺剂量应最大程度包绕在PTV中。

❖ 理论上至少95%的PTV接受各剂量水平的处方剂量。对于进展期肿瘤，如果必要的话，可以牺牲部分剂量覆盖以保证正常组织的限量。

表3-4　调强放射治疗：正常组织剂量限制

危及结构	限量
脑干	Max<50 Gy
视神经	Max<54 Gy
视交叉	Max<54 Gy
脊髓	Max<45 Gy或PTV 1 mL<50 Gy
下颌骨	在高剂量PTV之外Max<70 Gy，避开热点
臂丛神经	在高剂量PTV之外Max<65 Gy
其他正常结构	限量
腮腺	a Mean≤26 Gy一侧腺体 b 或至少双侧腮腺合计20 mL受量<20 Gy c 或至少一侧腺体50%受量<30 Gy
下颌下腺	Mean <39 Gy
耳蜗	Max< 50 Gy或D_{05}< 55 Gy
晶体	Max < 5 Gy
声门	Mean <45 Gy

Max，最大剂量；Mean，平均剂量。

❖ 口腔周围的应勾画的重要正常组织结构，包括脑干、脊髓、视神经、视交叉、晶体、耳蜗、腮腺、下颌下腺、下颌骨、皮肤、臂丛神经和声门。推荐正常组织限量见表3-4。

参考文献

[1] Ginsberg LE，DeMonte F. Imaging of perineural tumor spread from palatal carcinoma[J]. AJNR Am J Neuroradiol，1998，19(8)：1417-1422.

[2] Hermans R. Head and neck cancer imaging[M]. 2nd edn. Berlin/New York：Springer，2012.

[3] Ng SH，Yen TC，Chang JT，et al. Prospective study of [18F] fluorodeoxyglucose positron emission tomography and computed tomography and magnetic resonance imaging in oral cavity squamous cell carcinoma with palpably negative neck[J]. J Clin Oncol，2006，24(27)：4371-4376.

[4] Shah JP. Patterns of cervical lymph node metastasis from squamous carcinomas of the upper aerodigestive tract[J]. Am J Surg，1990，160(4)：405-409.

[5] Yao M，Chang K，Funk GF，et al. The failure patterns of oral cavity squamous cell carcinoma after intensity-modulated radiotherapy-the university of iowa experience[J]. Int J Radiat Oncol Biol Phys，2007，67(5)：1332-1341.

译者：张海鸽，河南科技大学第一附属医院放疗科
审校：AME编辑部

第四章　早期喉癌

Zachary S. Zumsteg, Nadeem Riaz, Nancy Lee

Department of Radiation Oncology, Memorial Sloan Kettering Cancer Center, New York, NY, USA
Correspondence to: Nancy Lee. Department of Radiation Oncology, Memorial Sloan Kettering Cancer Center, New York, NY, USA
Email: leen2@mskcc.org.

1 引言

美国每年有近12 000人患有喉癌，其中来源于真声带的早期喉癌（T1-2N0）接近一半。吸烟是喉癌的主要危险因素，超过95%的喉癌患者伴有吸烟史（Wydner et al. 1956）。虽然饮酒和胃食管反流病等其他危险因素，在未伴有吸烟史的情况下引发喉癌罕见，但它们在喉癌发生中也可能起一定作用。目前已经报道有人乳头瘤病毒（human pertussis vaccime，HPV）阳性的喉癌病例，但HPV在喉癌的病因学上的作用尚未明确。

喉可分为声门上区、声门区以及声门下区。声门上区包括假声带（室带）、杓状软骨、杓状会厌皱襞以及会厌。声门区包括真声带及真声带游离缘下5 mm的区域。声门下区包括声门区以下至气管上缘。不同位置的喉癌发生率有显著差异。喉癌最好发于声门区。因此，本章重点介绍早期声门癌的治疗。

早期声门癌的治疗具有争议，可供选择的治疗方法包括放射治疗、激光切除及喉部分切除术等。尽管这些方法尚没有前瞻性随机研究进行比较。但据研究发现，精确放疗不仅对喉癌有极高的根治率，可在T1N0、T2N0患者中取得分别约为90%和75%的长期局部控制率；而且能保护大多数患者的喉部，治疗后有良好的发声功能（Frata et al. 2005；Cellai et al. 2005）。此外，因放疗引起的晚期毒性作用及不良反应（如放射性喉坏死）而需进行喉切除术的可能性极小，要小于1%。

因真声带缺乏丰富的淋巴引流，早期声门癌是在头颈部肿瘤中唯一极少发生颈部淋巴结转移的肿瘤。为此，早期声门癌也是头颈部肿瘤中唯一不推荐进行选择性颈部淋巴结照射的肿瘤。因此，与其他头颈部肿瘤相比，早期声门癌更适用于小野照射，并且其发生急性和晚期毒性作用及不良反应的风险也更低。

2 诊断检查

鉴于早期和晚期声门癌治疗的显著差异，仔细的诊断性检查至关重要。全面的体格检查是必要的，包括间接纤维喉镜对全部可疑病变进行活检并确定声带的活动度。此外，还需有经验的头颈外科医生在麻醉下确定病变的黏膜浸润范围，尤其是声门下浸润，影像学和喉镜是很难检查出来的。高质量的影像学资料对于喉癌的准确分期和治疗至关重要。尽管颈部淋巴结的影像学表现导致早期声门癌治疗策略改变的可能性很小，但高分辨率的薄层电子计算机断层扫描（computed tomography，CT），对于发现包括甲状软骨侵犯在内的喉外侵犯尤为重要。因吞咽会造成运动伪影，CT扫描效果经常优于磁共振成像（magnetic resonance imaging，MRI）。正电子发射断层成像（positron emission tomogfaphy，PET）通常不用于早期喉癌的检查。

3　模拟定位与日常摆位

所有患者都应使用CT模拟定位，扫描层厚通常为3 mm。静脉增强造影虽然不要求，但可能有助于勾画颈动脉。患者体位应取仰卧位并行头部后仰，采用头颈肩面罩进行体位固定。等中心点可置于杓状软骨的顶部或者真声带的中心。

调强放射治疗（intensity modulated radiotherapy，IMRT）前推荐使用日常2D kV影像验证。此外，我中心每周用锥形束CT扫描和治疗后2D kV影像处理来确保患者定位精确。若声带前1/3或前联合受侵，且该区域PTV的任意部位的受照剂量低于处方剂量，则该区域前方应该使用组织补偿（anterior bolus）。

4　放疗技术和靶区勾画

早期声门癌的根治性放疗有两大主要技术。一是基于CT设计的常规放疗，该技术能够形成与喉轴相平行的左右对穿照射野。T1N0声门癌的对穿照射野面积为5 cm×5 cm，上界至舌骨的下缘或甲状软骨切迹上缘，下界至环状软骨底部，后界至椎体前缘，前界至颈前缘前1 cm左右（图4-1和图4-2）。T2N0声门癌的照射野下界应外扩至第1气管环，照射野面积应扩大为6 cm×6 cm。有时需要使射线束向下转角5°~10°以避免射线束穿过患者肩区，尤其是颈部相对较短或肩下缘固定困难的患者（图4-3）。通常使用15°~30°的楔形野照射以确保喉剂量分布更加均匀。对于单侧声门癌，有人提倡增加射线束从患侧射入的比重，例如患侧与健侧之比为3:2。

除了常规放疗技术，另一种技术为可以避开颈动脉而更好地保护正常组织的IMRT（Gomez et al. 2010；Rosenthal et al. 2010；Chera et al. 2010）。IMRT的大体肿瘤体积（gross tumor volume，GTV）应包括喉镜及影

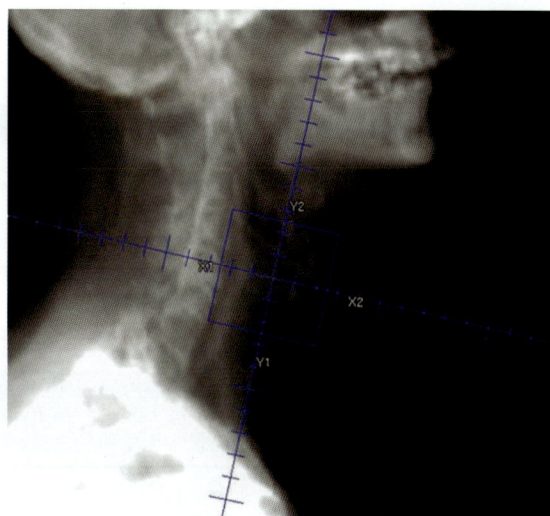

图4-1　T1N0声门癌常规放射治疗经典的5 cm×5 cm的对穿照射野

像学所确定的所有可疑病变。临床靶区（clinical target volume，CTV）应包括全喉，即前、后联合和杓状软骨。虽然梨状窝的下缘并不包括在靶区内，若其对整个靶区的增加相对较小，我中心通常将其划入CTV之中。计划靶区（planning target volume，PTV）通常是在CTV三维方向上外扩0.5~1 cm，但临近颈动脉处边缘外扩缩减为仅3 mm。IMRT的PTV上下边界应与常规放疗对应边界相似。PTV上界应达甲状软骨切迹；下界由声门癌分期决定。对于T1N0声门癌，PTV的下界通常是环状软骨底部。而T2N0声门癌，尤其是出现声门下侵犯，PTV的下界应再向下扩1 cm包括第1气管环。总体而言，PTV应包括GTV上、下界均外扩至少2 cm的范围（表4-1）。

对于照射剂量和分割方式，前瞻性随机试验建议使用2.25 Gy单次分割剂量与2 Gy相比可改善局部控制率（Yamazaki et al. 2006）。因此，我们推荐针对T1N0和T2N0声门癌分别给予63 Gy/28f和65.25 Gy/29f的分割方式。

超分割也已被用于T2N0声门癌的治疗研究。美国肿瘤放射治疗协作组（Radiation Therapy Oncology Group，RTOG）的一项关于在250例T2N0声门癌患者中比较常规70 Gy/35f（1次/d）与超分割79.2 Gy/66f（2次/d）的疗效差异的三期随机试验研究，虽然发现超分割具有提高5年局部控制率（79%比70%，$P=0.11$）以及无病生存（51%比37%，$P=0.07$）的趋势，

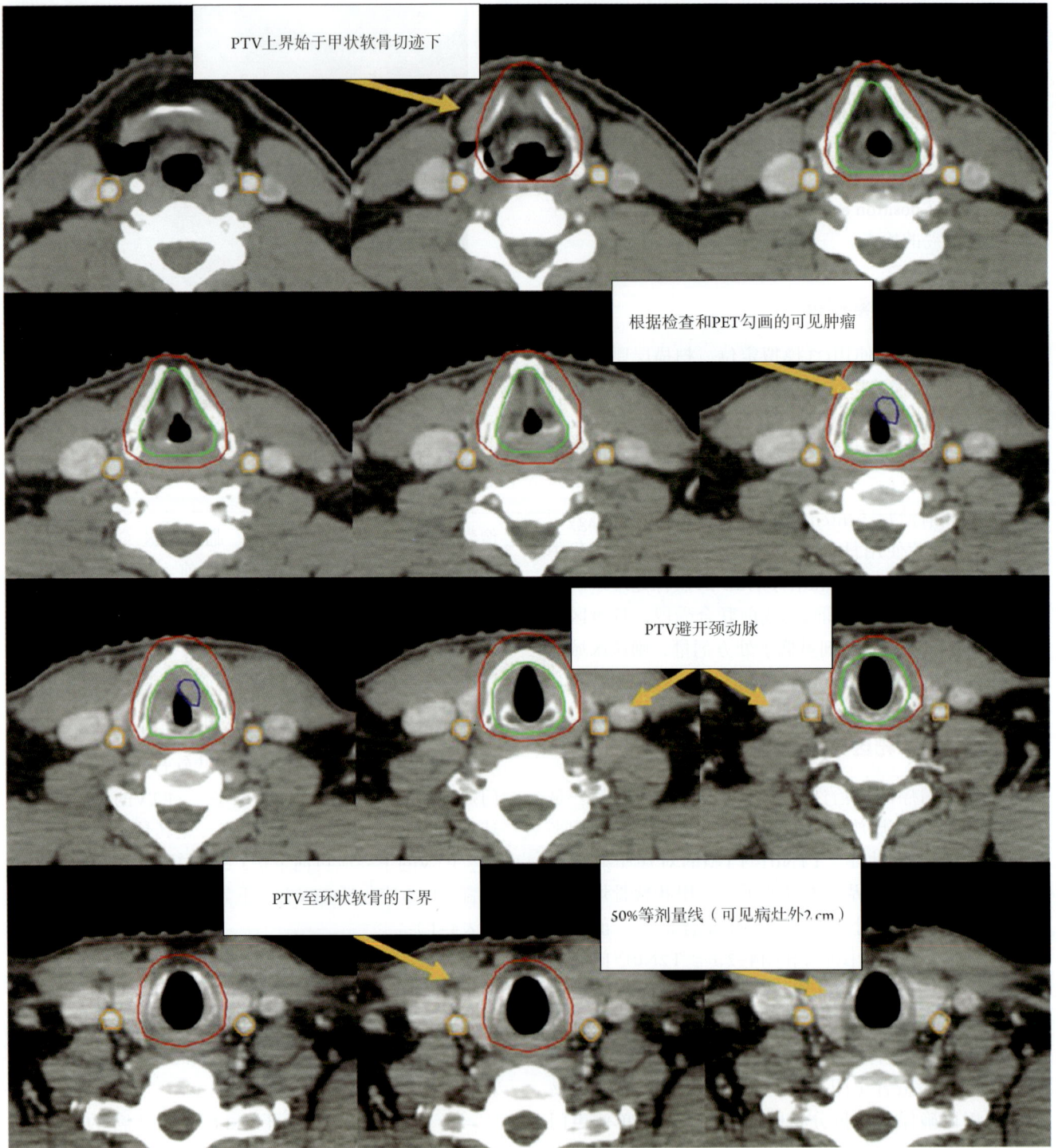

图4-2　T1N0左侧声带鳞状细胞癌

因早期声门癌淋巴结转移率较低（<5%），故无需选择性颈部淋巴结照射。示例仅为部分代表性图像，而非全部图像。GTV=蓝色线，CTV=绿色线，PTV=红色线。GTV仅为喉镜下所示病灶。T1期喉癌，CT上通常无异常表现。全喉都应包含在CTV中，包括真、假声带，前、后联合，杓状软骨、杓状会厌皱襞，以及声门下区域。PTV包括甲状软骨切迹至环状软骨底部。除后界临近颈动脉处外扩限制在3 mm，PTV的其余方向均外扩5 mm。

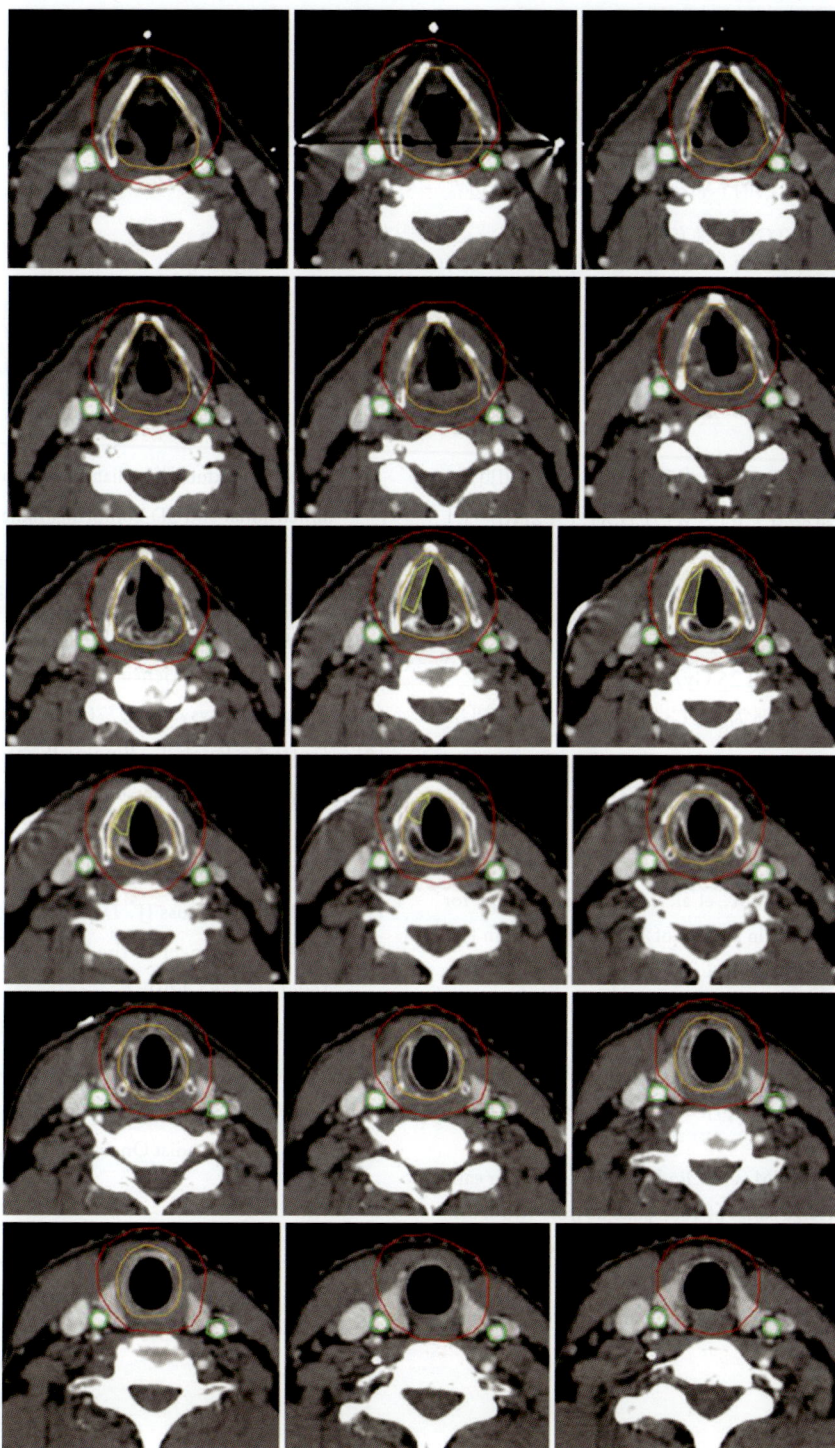

图4-3　T2N0右侧声带伴声门下受侵的鳞状细胞癌

GTV=黄色线，CTV=橘黄色线，PTV=红色线。GTV仅为喉镜下所示病灶。全喉都应包含在CTV中，包括真、假声带，前、后联合，杓状软骨、杓状会厌皱襞，以及声门下区域。注意该图梨状窝也包括在了CTV之中，这是我中心以往的惯例。然而，因梨状窝并不属于喉，为更好避开颈动脉，梨状窝不应包括在CTV之中。PTV包括甲状软骨切迹至第1气管环的下缘。除后界临近颈动脉处外扩限制在3mm，PTV的其余方向均外扩1cm。

表4-1　早期声门癌避开颈动脉的IMRT靶区勾画范围推荐

靶区	定义和描述
GTV	喉镜及影像学获得的大体肿瘤病灶
CTV	全喉，包括前、后联合及杓状软骨 CTV的上下界取决于以下各PTV的边界
PTV	在CTV三维方向上外扩0.5~1 cm，临近颈动脉处边缘外扩缩至3 mm 总体而言，PTV的上界应至甲状软骨切迹部 T1N0声门癌，PTV的下界至环状软骨底部 T2N0声门癌，PTV的下界应向下扩1 cm包括第1气管环 此外，若使用传统的边界无法达到上述要求，则PTV应调整为包括GTV的上下界均外扩至少2 cm的范围

但结果并无统计学差异（Trotti *et al.* 2006）。尽管如此，总剂量79.2 Gy/66f（2次/d）的分割方式对于T2N0声门癌患者是可供选择性的方案。

早期声门癌不推荐进行同期化疗。

- T1N0声门癌：2.25 Gy/f，总剂量63 Gy
- T2N0声门癌：常规为2.25 Gy/f，总剂量66.25 Gy
- T2N0声门癌：超分割为1.2 Gy/f，2次/d，总剂量79.2 Gy。

参考文献

[1] Cellai E, Frata P, Magrini SM, et al. Radical radiotherapy for early glottic cancer: Results in a series of 1087 patients from two Italian radiation oncology centers. I. The case of T1N0 disease[J]. Int J Radiat Oncol Biol Phys, 2005, 63(5): 1378-1386.

[2] Chera BS, Amdur RJ, Morris CG, et al.. Carotid-sparing intensity-modulated radiotherapy for early-stage squamous cell carcinoma of the true vocal cord[J]. Int J Radiat Oncol Biol Phys, 2010, 77(5): 1380-1385

[3] Frata P, Cellai E, Magrini SM, et al.. Radical radiotherapy for early glottic cancer: Results in a series of 1087 patients from two Italian radiation oncology centers. II. The case of T2N0 disease[J]. Int J Radiat Oncol Biol Phys, 2005, 63(5): 1387-1394.

[4] Gomez D, Cahlon O, Mechalakos J, et al. An investigation of intensity-modulated radiation therapy versus conventional two-dimensional and 3D-conformal radiation therapy for early stage larynx cancer[J]. Radiat Oncol, 2010, 5: 74.

[5] Rosenthal DI, Fuller CD, Barker JL Jr, et al. Simple carotid-sparing intensity-modulated radiotherapy technique and preliminary experience for T1-2 glottic cancer[J]. Int J Radiat Oncol Biol Phys, 2010, 77(2): 455-461.

[6] Trotti A, Pajak T, Emami B, et al. A randomized trial of hyperfractionation versus standard fractionation in T2 squamous cell carcinoma of the vocal cord[J]. Int J Radiat Oncol Biol Phys, 2006, 66(Suppl): S15.

[7] Wydner EL, Bross IJ, Day E. Epidemiological approach to the etiology of cancer of the larynx[J]. J Am Med Assoc, 1956, 160(16): 1384-1391.

[8] Yamazaki H, Nishiyama K, Tanaka E, et al. Radiotherapy for early glottic carcinoma (T1N0M0): results of prospective randomized study of radiation fraction size and overall treatment time[J]. Int J Radiat Oncol Biol Phys, 2006, 64(1): 77-82.

译者：张银，四川省达州市中心医院肿瘤科

审校：何玉，四川省内江市第二人民医院肿瘤中心

点评

　　本文对早期喉癌的病因、局部解剖、转移方式、治疗模式、放疗方案等进行了系统的讲解，由浅入深，循循善诱。对于不同T分期的早期喉癌，推荐了不同的分割方式及放射剂量。并强调了早期声门癌适于小野照射，不推荐进行选择性颈部淋巴结照射。文章图文并茂，对于靶区范围的讲解，更是一目了然。

——何玉

第五章　进展期喉癌

Daniel Higginson[1], Oren Cahlon[1], Bhisham Chera[2]

[1]Department of Radiation Oncology, Memorial Sloan Kettering, New York, NY, USA; [2]Department of Radiation Oncology, University of North Carolina, Chapel Hill, NC, USA

Correspondence to: Daniel Higginson. Department of Radiation Oncology, Memorial Sloan Kettering, New York, NY, USA. Email: higginsd@mskcc.org.

1　解剖与扩散模式

❖ 进展期喉癌定义为T3及以上和（或）有淋巴结转移的病例，即不适合单纯喉部照射的病例。

❖ 喉可分为3个部分：声门上区，声门区和声门下区。

❖ 声门下区包括从真声带（true vocal cords，TVCs）游离缘下5 mm到第1气管环的区域。

❖ 声门区包括真声带，前联合，后联合和真声带游离缘下5 mm范围内的区域。

❖ 声门上区包括以下结构：喉室，假声带（false vocal folds，FVCs），杓会厌皱襞和会厌（舌骨下会厌，舌骨上会厌，会厌喉面，会厌舌面）。

❖ 喉部的解剖结构可通过电子计算机断层扫描（computed tomography，CT）影像显示，可参考图5-1。

❖ 对于侵及真声带和喉室的病例，临床医生应尽量明确肿瘤中心位置，以确定其是T2N0的声门癌（应行喉局部照射）还是T2N0的声门上喉癌（应行选择性淋巴结引流区照射）。

❖ 同样，T2声门癌可侵及声门下区（达TVC下5 mm以上），只要肿瘤的主体仍然在声门。真正的声门下区喉癌非常少见（占所有喉癌病例的1%）且预后很差，应行选择性淋巴结引流区照射。

❖ 真声带的运动必须经喉镜检查并详细记录在病历中（运动正常，活动受限，声带固定）。声带固定于正中位由喉返神经受损导致，而声带固定或活动受

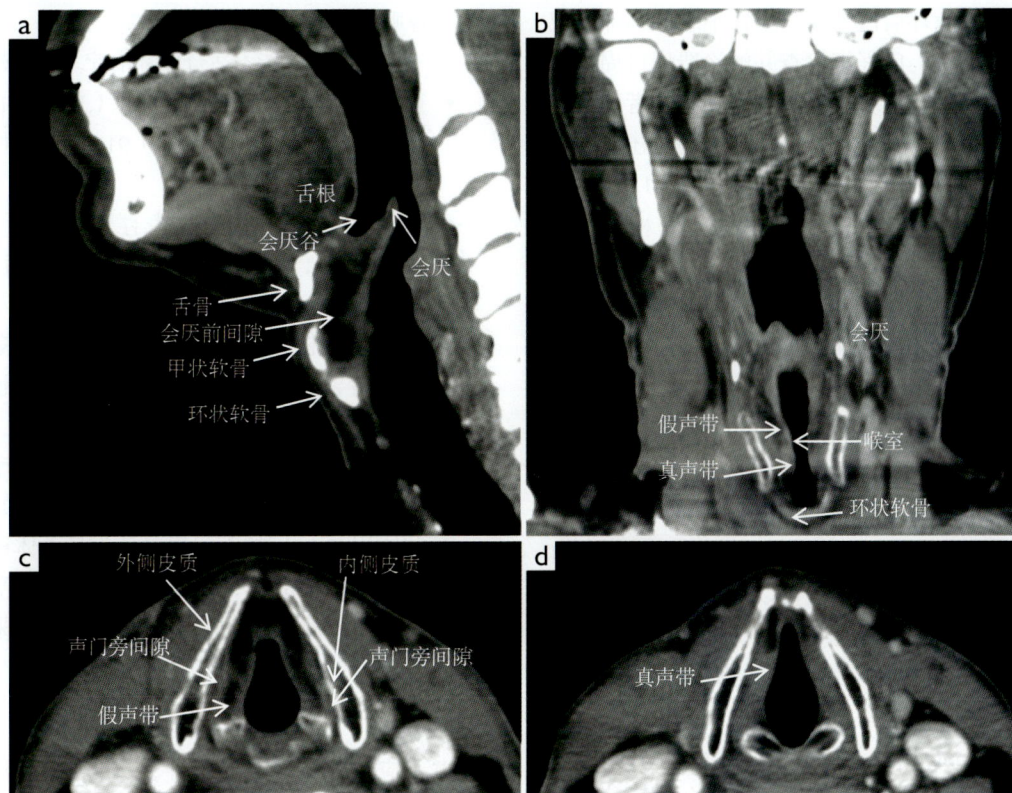

图5-1 喉部的CT影像解剖

（a）喉部矢状位CT。会厌前间隙位于会厌前声带上方区域。与声门旁间隙以及舌根相连续。舌骨将把会厌分为舌骨下会厌和舌骨上会厌两部分；（b）冠状位CT上可见假声带，真声带和中间的喉室；（c）声门旁间隙是指甲状软骨旁的脂肪组织。（c~d）假声带旁可见脂肪带而真声带没有，可以据此辨别二者。

限于两侧则由喉内肌受损所致。喉癌中常见的是声带固定或运动受限于两侧。

❖ 声门旁间隙和会厌前间隙为互通的脂肪间隙。声门旁间隙以甲状软骨为外界，真假声带为内界。会厌前间隙上界为会厌谷黏膜，前界为连接于舌骨和甲状软骨的带状肌群，后界为会厌根部，下界与声门旁间隙相连通。

❖ 喉癌常累及声门旁间隙和会厌前间隙。若其中一个间隙受累，无解剖屏障阻挡其扩散到相邻的间隙。

❖ 美国癌症联合委员会（American Joint Committee on Cancer，AJCC）癌症TNM分期（第6版）把声门旁间隙受累定为T3。仍有一些医生采用喉局部照射（limited fields）治疗T3N0（仅因声门旁间隙受累而分为T3）声门鳞癌（Dagan *et al.* 2007）。

❖ 甲状软骨上有内侧皮质和外侧皮质。仅侵及内侧皮质定义为T3，穿透甲状软骨达外侧皮质定义为T4。外侵程度只能通过CT影像来判断，必须在合适的窗宽窗位上进行评估，并由放疗科医生仔细核查。

❖ 进展期喉癌的外科术式包括全喉切除术，喉声门上水平切除术（或水平部分喉切除术）和经口激光显微手术（transorallasermicrosurgery，TLM）垂直半喉切除术。喉声门上水平切除术仅适用于无声带固定，未侵及杓状和（或）甲状软骨的病例，且患者应有良好的呼吸功能以防发生术后窒息。因手术切除的下界为喉室，镜下肿瘤下界未超过假声带者才适合这种术式。

❖ 总体上来说，T3和T4病变是TLM的禁忌证。

2 与靶区勾画相关的诊断性

❖ 采集病史时，应重点评价发声功能，吞咽功能（例如改良X线吞咽造影），呼吸功能和一般状态。对于T3患者，紧急气管切开术史是放疗后复发的危险因素，因此建议行全喉切除术。应开始戒烟干预。

❖ 专科查体时，应触诊并轻推喉部，晚期病变可能出现喉摩擦音消失提示环后区受侵。应仔细触诊颈部淋巴结。对于术后患者，应仔细检查并触诊造瘘口周围。颅神经受累较少见，但查体不可省略。嘱患者伸舌并检查是否有张口困难来判断晚期病变。同时还应触诊舌和舌根。关于区域淋巴结转移可参考表5-1。

❖ 应行纤维鼻咽喉镜检查以确定病变位置。检查时应首先确认肿瘤主体和范围，以此判断肿瘤来源：声门上区，声门或者声门下区以及其累及的部位。应反复检查声带运动情况。特别注意下咽、会厌谷和舌根是否受侵。

❖ 门诊行鼻咽喉镜检查可能对喉室，环后区和声门下区检查不充分。因此需要在麻醉下由耳鼻喉科医生进行全面检查。

❖ 影像学检查应该包括头颈部薄层（1~2 mm）增强CT扫描。会厌前和声门旁间隙受侵以及甲状软骨受侵必须经过CT检查仔细评估。查看患者是否有超过1 cm的舌根受侵，这类患者不能参加保喉的临床研究。

❖ 正电子发射计算机断层扫描（positron emission tomography computed tomography，PET-CT）并不是治疗喉癌的必须检查，但能提供更多的诊断信息，尤其体现在对可疑淋巴结的判断上。

3　器官保留与全喉切除术

❖ 在VA喉癌研究中，56%的T4患者最终进行了挽救性喉切除术，因此总体上来说建议T4的患者行全喉切除术，T1-T3的患者行保喉治疗。但实际的临床决策往往要更复杂一些。

❖ 根据我们的临床经验，经过仔细选择的T4病变可经保喉治疗获得成功，如较小的T4病变且喉功能良好

（吞咽正常，气道功能未受损）。

❖ 而一些T3病变可能不适合保喉治疗。以下建议供参考：
  ◆ 美国肿瘤放射治疗协作组（Radiation Therapy Oncology Group，RTOG）91-11试验中排除了侵及舌根大于1 cm的病变。
  ◆ 有学者提出，喉癌的生存数据有所下降的可能原因之一，就是不恰当地对晚期病变行放化疗（Olsen 2010）。
  ◆ 回顾性分析显示，因为气道原因行紧急气管切开的患者，其放化疗后局控不佳，因此这类患者可能更适合行全喉切除术。
  ◆ 回顾性分析还显示，肿瘤体积是放化疗的预后因素（Mendenhall et al. 2003）。体积>6 cm³的声门上区癌和体积>3.5 cm³的声门癌可认为是大体积肿瘤。有中心采用的标准是，体积<6 cm³的声门癌和声门上喉癌及无声带固定的6~12 cm³声门癌可以采用放化疗。

4　模拟定位与日常摆位

❖ 患者应该伸颈仰卧。双手放于身体两侧，肩关节固定并下伸。手臂绑带有助于手臂和肩部的固定，或应用可以确保头部及肩部固定的装置。使患者躺在合适的头枕上以固定头部和肩部的位置。

❖ 应使用增强CT定位且扫描层厚3 mm。扫描范围应该从头顶到隆凸。在2D和3D-CRT技术下，若没有侵犯声门下区和下咽，等中心应该放在环状软骨下缘。若有，应定在环状软骨下1 cm。

❖ 对于术后患者，若有阳性切缘或者破膜淋巴结，可于手术瘢痕处放置标记点。

❖ 有多种图像引导放射治疗（image guided radiation therapy，IGRT）方式应用于喉癌的治疗中。最常用的模式是每日kV或MV锥形束CT（cone beam CT，CBCT）验证，或者治疗最初5 d应用kV或MV锥形束CT验证，情况稳定后每2周1次。

5　靶区勾画与治疗计划

5.1　保喉治疗

❖ 通常需勾画3个临床靶区（clinical target volume，CTV）：CTV$_{70}$，CTV$_{60}$（实际为59.4~63 Gy）和CTV$_{54}$（实际为46~54 Gy）。根据临床情况，也可以不勾画CTV$_{60}$。所有3（或2）个CTV可以用一个剂量雕刻

表5-1　区域淋巴结转移			
	诊断时转移情况（CT前时代）（Linberg 1972；Candela et al. 1990）（%）	诊断时转移情况（CT时代）（Buckley and Maclennan 2000）（%）	N0患者颈淋巴结清扫后发现的隐性转移（Zhang et al. 2006）（%）
Ⅰ B	1~3	0	
Ⅱ	33~37	24	18~20
Ⅲ	26~34	19	
Ⅳ	8	14	
Ⅴ	5	2	

（dose painting）的调强放射治疗（intensity modulated radiotheragy，IMRT）计划来完成。但如果考虑到低危CTV单次剂量过低（比如1.8 Gy），也可以用两个序贯的IMRT计划来完成，一个包括CTV_{60}和CTV_{54}，另一个包括CTV_{70}。

❖ 表5-2中列举了常用的靶区勾画范围及其分割方式，但也常有一些变化。出于对远期毒性的考虑（例如喉坏死），我们不使用分次剂量达2.12 Gy，70 Gy/33f的分割模式。

❖ IMRT下高危、中危和低危区大致对应常规放疗中70 Gy，60 Gy和50 Gy区，但不同的医生对此术语的使用习惯不同。在本章中，我们使用CTV_{70}，CTV_{60}和CTV_{54}以避免混淆。

❖ 2个CTV的模式可用于所有病例，特别是无淋巴结转移的病例。3个CTV的模式更适合于存在性质不明确的淋巴结或者是对气管切开和造瘘口部位需要推量至60 Gy的情况。还需要考虑设计两个序贯的IMRT计划的可行性（剂量雕刻不涉及这个难题）。此外，剂量雕刻的计划在靶区适形度和对正常组织的保护上要更好一些。

❖ 对气管切开处推量照射的指征包括：①曾行紧急的气管切开术；②软组织受侵达Ⅵ区；③声门下区受累（特别是需要在肿瘤邻近部位行气管切开的病例）。

❖ 纪念斯隆-凯特琳癌症中心（Memorial Sloan Kettering Cancer Center，MSKCC）常用的是上面列出的3个CTV的模式，但是在北卡莱罗纳大学2个CTV的模式更常用一些。

❖ 若患者不能做同步的顺铂化疗或者西妥昔单抗治疗，应调整分割方式。以下方案供选择：
　◆ 每周6次（DAHANCA研究）。每周内选择1 d，给予患者日2次的照射，间隔6 h。使用以上任意一种剂量和分割的方式均可。
　◆ 同步增量（RTOG 90-03）。采用下午增加1次照射（与上午的治疗间隔6 h）的方式。这种方法只能采用分2个CTV，用2个序贯的计划的照射方式。低危区给予54 Gy30次，每次1.8 Gy。并在治疗最后12天，每日下午增加一次照射，予高危区1.5 Gy每次增量至72 Gy。
　◆ 超分割（RTOG 90-03）。采用1.2 Gy每日2次的分割方式。因此只能用序贯计划而非剂量雕刻。低危区57.6 Gy/48f，1.2 Gy每日2次。高危区可增加16~18次1.2 Gy每日2次推量至76.8~79.2 Gy。如果勾画了中危区，可给予64.8 Gy。注意这里高危区的剂量要低于RTOG 90-03中的剂量（81.6 Gy）。

❖ 在以上3种方案中，推荐超分割。MARCH荟萃分析中提示超分割的局控率最佳（Baujat *et al.* 2010）。在RTOG 90-03中，同步增量更易出现晚期毒性反应。

❖ 大体肿瘤体积（gross tumor volume，GTV）定义为所有从CT，MRI，临床资料和内镜检查中发现的肿瘤区域。

❖ 阳性颈部淋巴结定义为有中心坏死，破膜浸润，和（或）短径>1 cm的淋巴结。对于性质不明确的淋巴结，有FDG活性升高的应认为恶性。豆子形状或脂肪门样结构的小淋巴结多为良性。尽管咽后淋巴结肿大在喉癌中并不常见，一旦出现即使淋巴结较小也应考虑恶性。

❖ 对于T3及以上的病变，必须行双侧颈部淋巴结引流区照射（至少Ⅱ~Ⅳ区）。任何情况下，行单侧照射都是不合适的。

❖ 在IMRT以前，尽管最常见的受累部位在Ⅱ~Ⅳ区，Ⅰ~Ⅶ区都要受到至少50 Gy的照射。前下颈照射中覆盖了Ⅴ区，Ⅵ区和Ⅶ区，在水平侧野中又无法避开ⅠB区。而外科医生对于淋巴结阴性的患者，通常只清扫Ⅱ~Ⅳ区淋巴结，至今也是如此。在使用IMRT技术后，对于淋巴结阴性的患者，可以明确避免照射Ⅴ区。是否选择性照射ⅠB区，Ⅵ区和Ⅶ区在不同医生选择中差别较大。

❖ ⅠB区与喉部相邻近，在不牺牲喉部靶区覆盖的情况下，很难通过IMRT避开下颌下腺。因此，部分甚至绝大部分ⅠB区包含在照射范围内。

表 5-2　保喉治疗的治疗模式

2 个 CTV 模式	3 个 CTV 模式
CTV_{70}：全喉，原发灶，转移淋巴结	CTV_{70}：原发灶，转移淋巴结
CTV_{54}：选择性淋巴结引流区	CTV_{60}：除原发灶外喉部，受累及其邻近的淋巴结引流区，性质不明确的淋巴结，造瘘口，气管切开处 CTV_{54}：选择性淋巴结引流区
序贯：2 Gy 每日照射至46~54 Gy，再序贯 IMRT 2 Gy 每日对 CTV_{70} 的区域照射至 70 Gy	序贯：两个连续的 IMRT 计划：① CTV_{60} 60 Gy/30f，CTV_{54} 54 Gy/30f；② CTV_{70} 10 Gy/5f
剂量雕刻：54~63 Gy 分 35 次每日 1 次，CTV_{70} 分 35 次，每日 2 Gy 照至 70 Gy	剂量雕刻：对 CTV_{70}，CTV_{63}，CTV_{54} 分别给予 70 Gy，63 Gy 和 54 Gy，分 35 次，每日 1 次。或每次 2.12 Gy，1.8 Gy 和 1.64 Gy 共 33 次

❖ Ⅵ区较小，除部分甲状腺外没有特别重要的危及器官，因此会不可避免地受到高剂量的照射。我们一般对所有的病例都照射此区，但其他中心仅在以下情况照射此区：累及声门下区/声门下区癌，累及下咽，肉眼可见Ⅳ区肿大淋巴结，行紧急气管切开术，或者原发病灶侵及颈部软组织。在这些情况中，食管气管沟淋巴结（Ⅵ区的一部分）必须包括在靶区内。

❖ Ⅶ区（上纵隔）建议在淋巴结阳性，声门下受侵或下咽受侵时照射。在IMRT以前，此区域常包含在前下颈前后对穿野中，其下界为锁骨小头下1cm。

❖ 区域淋巴结受累在声门上区癌中很常见，因此无论T分期为何，都需要行选择性双颈淋巴结引流区的治疗（手术或者放疗）。Ⅵ区也应在治疗范围内，包括食管气管沟的淋巴结。也有医生对T1或T2N0的声门上癌仅行Ⅱ区和Ⅲ区治疗。

❖ 在选择性照射颈部时，Ⅱ区上界可以是二腹肌后腹与颈内静脉交界处。这是外科颈清扫术的上界，同时也是第1颈椎（C1）椎体横突下缘水平。如此可以保护同侧的腮腺。

❖ 若一侧淋巴结阳性则应包括同侧Ⅴ区。从颅底开始的全部Ⅱ区及同侧咽后淋巴结也应包括在照射野内，因为受累侧颈部有淋巴"阻塞逆流"的可能。也有医生不照射咽后淋巴结，Ⅱ区照射也未达颈静脉孔水平。

5.2 喉癌的术后放疗

❖ 存在以下病理学特征应行术后放疗：pT3-4病变，pN2-3，淋巴结包膜外浸润（extracapsular extension，ECE），近似阳性切缘或阳性切缘。神经周围浸润（perineuralinvasiveness，PNI）或淋巴血管浸润（lymphovascular space invasion，LVSI）是弱适应证，但多数情况下仍建议行术后放疗。切缘阳性和有淋巴结破膜浸润时应增加同步化疗。对于较弱的病理学指征：≥2个淋巴结，PNI或LVSI，是否增加同步化疗仍有争议。

❖ 喉造瘘口通常包括在低危区内。有声门下浸润和Ⅳ区肿大淋巴结及紧急气管切开术病史时造瘘口应补量至60~70Gy。从解剖角度，造瘘口复发属于食管气管沟淋巴结转移。

❖ 在过去，切缘阳性和有破膜淋巴结时，在术后瘢痕上放置补偿胶。使用IMRT技术后，勾画靶区有意避开皮肤以防发生严重放射性皮炎。各中心对瘢痕

处补偿胶的处理方式各有不同。可以在瘢痕上放置1~5mm厚的补偿胶。在制作计划时应考虑到补偿胶的存在，可在定位时放置补偿胶或者在做计划时模拟一个"虚拟"的补偿胶。

❖ 如果切缘阳性或者有破膜淋巴结，瘤床/相应淋巴结引流区应照射至66Gy而非60Gy。

❖ 喉癌的放射治疗，其靶区勾画与计划制订可参考表5-3~表5-8。

❖ 喉癌放射治疗病例CT影像可参考图5-2~图5-8。

表5-3 70 Gy区域勾画范围推荐

靶区	定义与描述
GTV	原发灶：体格检查和影像学所见的大体肿瘤
	颈部淋巴结：所有≥1cm和PET阳性的淋巴结，包括一些临界性质的淋巴结以防漏照
CTV$_{70}$	原发灶：GTV外扩5~10mm。如果采用2个CTV的模式，整个喉部应包括在70Gy照射区内
	淋巴结：受累淋巴结外扩6~8mm
PTV$_{70}$	CTV$_{70}$+3~5mm，视体位固定及摆位等情况而定。我们采用在线CT验证，外扩3mm

表5-4 59.4~63 Gy区域勾画范围推荐

靶区	定义与描述
CTV$_{59.4-63}$	CTV应包括全部CTV$_{70}$区域
	整个喉部，从甲状软骨上缘到环状软骨下缘
	高危淋巴结引流区，例如N+时的颈部Ⅱ~Ⅳ区
PTV$_{59.4-63}$	CTV$_{59.4-63}$+3~5mm

表5-5 低危亚临床区域勾画范围推荐

靶区	定义与描述
CTV$_{54}$	CTV$_{54}$应包括全部CTV$_{59.4-63}$
	无淋巴结转移至少照射Ⅱ~Ⅳ区，有淋巴结转移至少照射Ⅰ~Ⅴ区。详见上面的讨论部分以及表5-6对Ⅰ区，Ⅵ区，Ⅶ区和RP淋巴结的详细建议
PTV$_{54}$	CTV$_{54}$+3~5mm

表5-6 进展期喉癌的颈部治疗

靶区	勾画建议
ⅠA	不包括
ⅠB	包括全喉部的情况下很难避开。一般需包括，淋巴结阳性时必须包括同侧
Ⅱ	总是包括。如果颈淋巴结阴性，上界为二腹肌后腹与颈内静脉交界处（或C1椎体横突）。如果颈淋巴结阳性，应至颅底
Ⅲ	总是包括
Ⅳ	总是包括
Ⅴ	若同侧淋巴结阳性则包括
Ⅵ（包括食管气管沟淋巴结）	以下情况应包括：声门下浸润/原发声门下区癌，累及下咽，肉眼可见Ⅳ区肿大淋巴结，紧急气管切开术，原发肿瘤侵及颈部软组织。有些医生会常规性包括Ⅵ区，但并非全部如此
RP淋巴结	仅在同侧有巨大颈淋巴结时包括，巨大淋巴结可能导致淋巴"回流"至RP淋巴结
Ⅶ（上纵隔）	建议淋巴结阳性的病例包括此区，以及声门下及下咽受侵时

表5-7 术后喉癌放疗的处方剂量和分割

切缘阴性，无破膜淋巴结	切缘阳性和（或）有破膜淋巴结（ECE）
CTV$_{60}$：60 Gy 30 次（每次 2 Gy）	选择1：3 个 CTV，剂量雕刻。66 Gy，60 Gy 和 54 Gy 33 次
CTV$_{54}$：54 Gy 30 次（每次 1.8 Gy）	选择2：3 个 CTV，序贯照射。60 Gy 和 54 Gy 30 次（剂量调试），之后单独序贯增量 6Gy/3f
	选择3：2 个 CTV，剂量雕刻。66 Gy/33f 和 54~60 Gy/33f

表5-8 高危亚临床区域勾画范围推荐

靶区	定义和描述
CTV$_{66}$（如果有）	切缘阳性时的瘤床 存在淋巴结包膜外浸润时的瘤床+淋巴结包膜外浸润所在区域 有相应指征需推量的造瘘口
CTV$_{60}$	整个瘤床， 包括术后瘢痕有相应指征需推量的造瘘口 阳性淋巴结所在的引流区
CTV$_{54}$	CTV$_{60-66}$ 区域 选择性淋巴结引流区，至少Ⅱ~Ⅳ区 造瘘口 颈部勾画原则与保喉治疗一致。注意造瘘口在Ⅵ区内因此应包括Ⅵ区
PTV	CTVs+3~5 mm

6 计划评估

北卡罗莱纳大学剂量限制标准见表5-9。

表5-9 北卡罗莱纳大学剂量限制标准

PTVs
≥95%的PTV应接受100%处方剂量
≥99%的PTV应接受93%的处方剂量（例如，冷点）
≤20%的PTV接受了110%处方剂量（例如，热点）
正常组织
PTV外非特异组织：≤1%的体积接受>110%的处方剂量
脑干：最大剂量（1体素或0.1 mL）54 Gy
脊髓：最大剂量（1体素或0.1 mL）50 Gy
腮腺：平均剂量26 Gy和（或）50%接受30 Gy
耳蜗：平均剂量45 Gy
口腔：平均剂量39 Gy

a

CTV$_{59.4}$包括颈部大淋巴结同侧的RP淋巴结，考虑到大淋巴结可能导致淋巴逆流

II区从C1椎体横突水平开始，未包括RP淋巴结

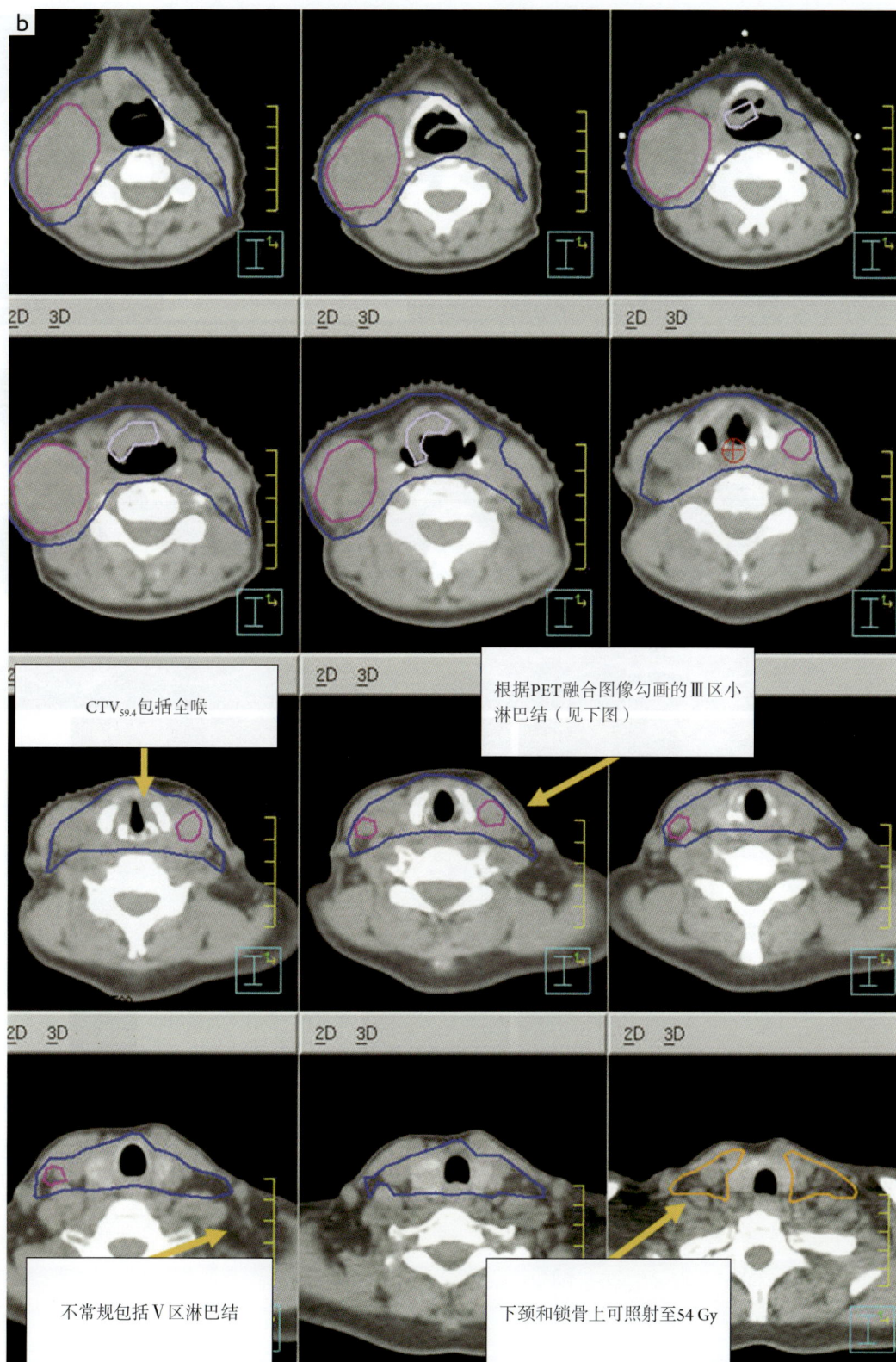

CTV₅₉.₄包括全喉

根据PET融合图像勾画的Ⅲ区小淋巴结（见下图）

不常规包括Ⅴ区淋巴结

下颈和锁骨上可照射至54 Gy

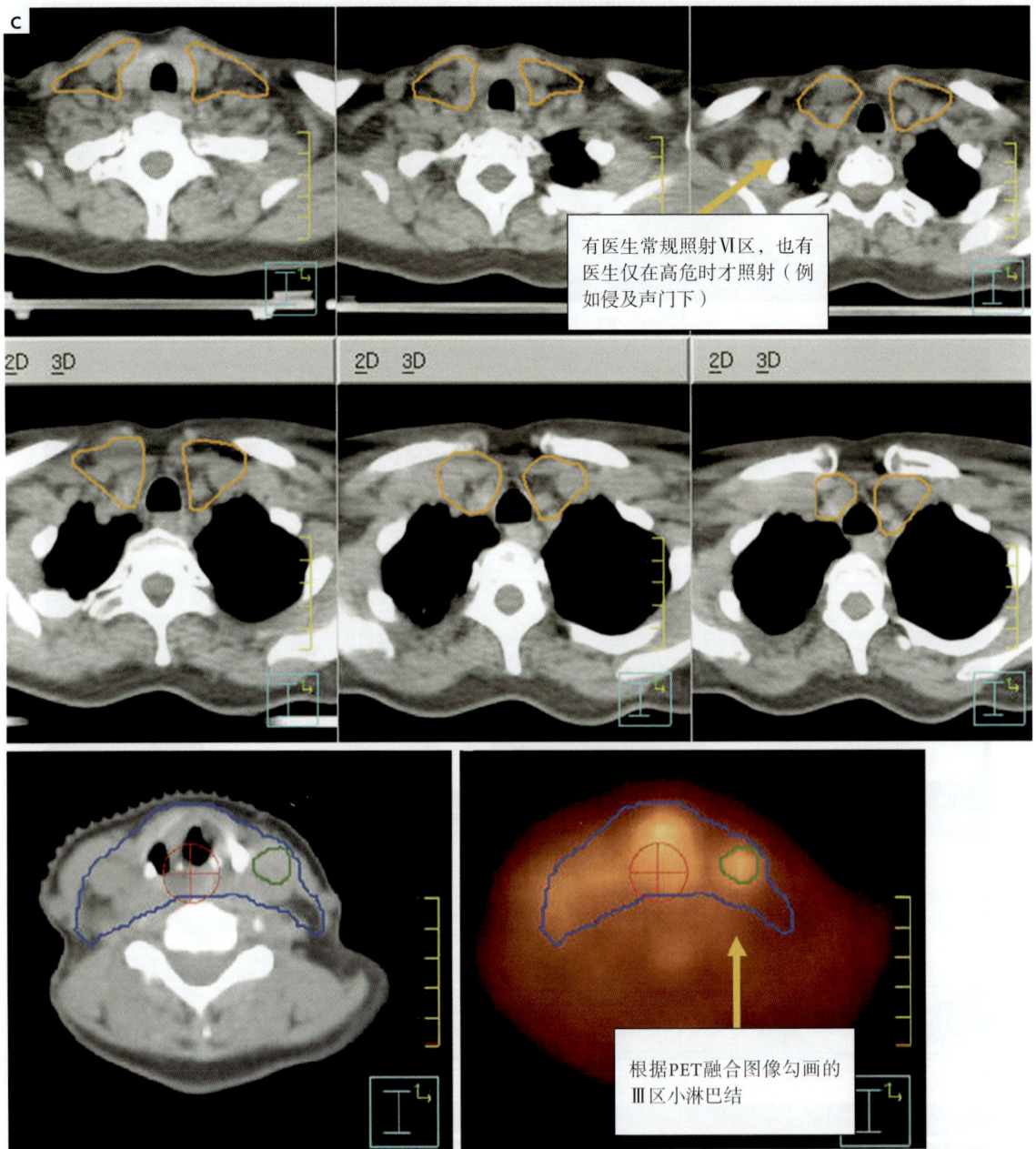

图5-2　T2N2cM0会厌鳞癌，累及右侧杓会厌皱襞和双侧颈部淋巴结

注意上图只列举了部分具有代表性的层面。此病例采用3个CTV模式。（a）GTV LN-紫红色线，GTV-浅紫色线，CTV59.4-蓝色线，CTV54-橘色线；（b）后续轴位图像；（c）后续轴位图像。下图为PET-CT图像。经PET协助勾画的GTV-绿色线。

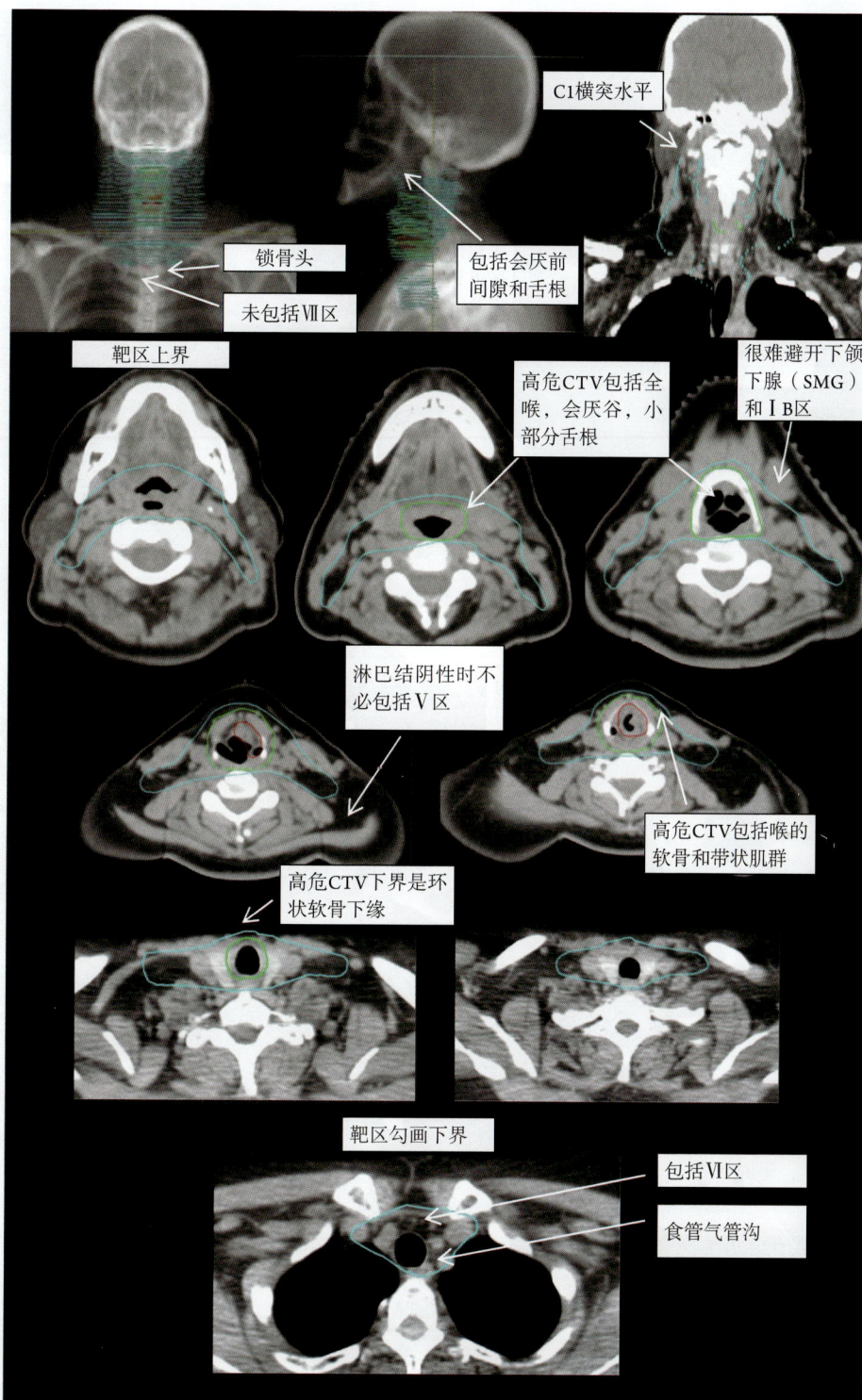

图5-3　T3N0M0声门上型喉鳞状细胞癌

因为肩部挡住了靶区，需行IMRT。上图中可见对双侧腮腺的保护。采用2个CTV的治疗模式。靶区包括Ⅱ~Ⅳ区，以及Ⅵ区和部分ⅠB区。GTV-红色线。CTV$_{70}$-绿色线。PTV$_{54}$-蓝色线。

61

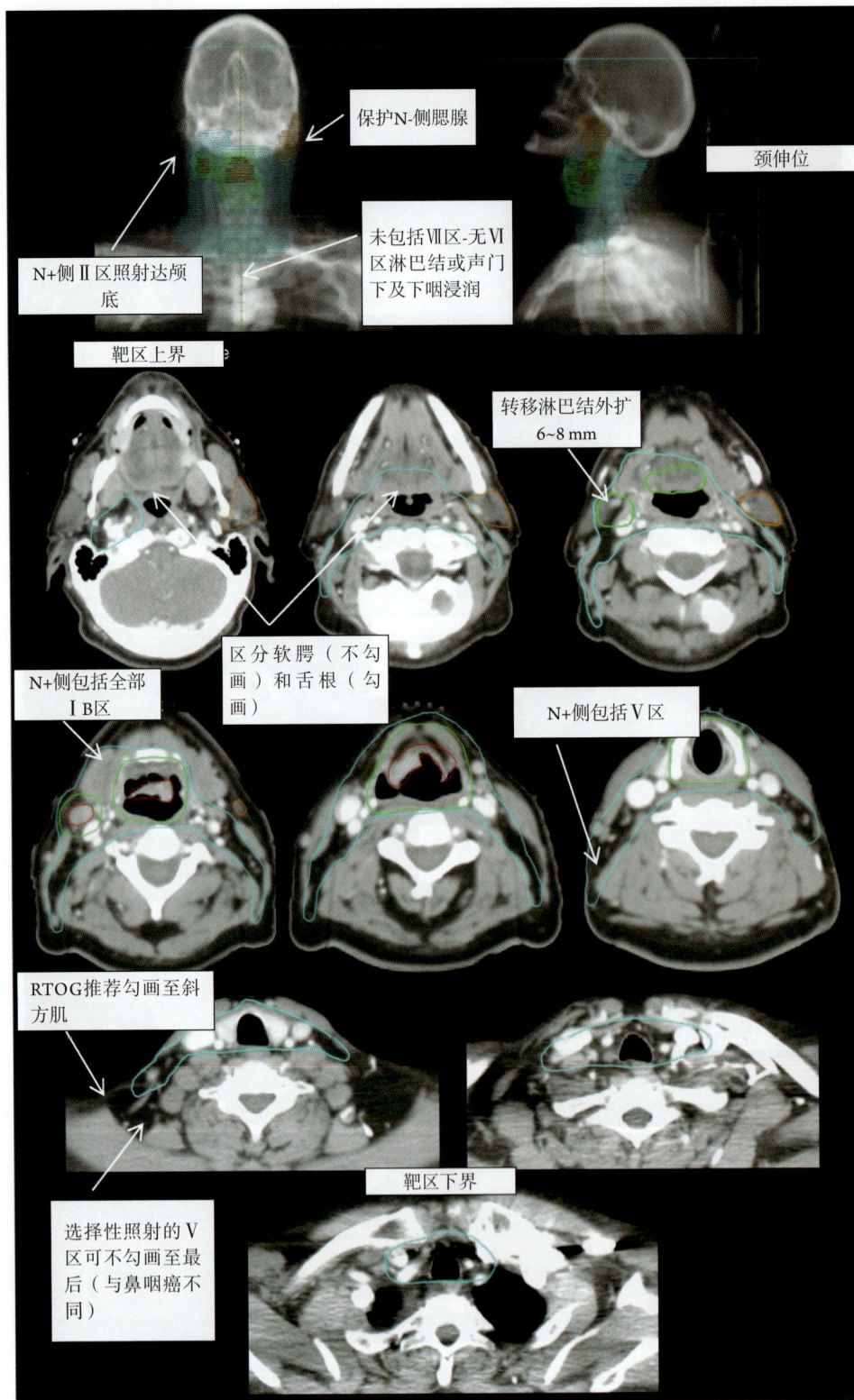

图5-4　T3N1M0声门上型喉鳞状细胞癌

采用2个CTV的治疗模式。靶区包括Ⅱ~Ⅳ区以及转移淋巴结同侧的Ⅴ区和ⅠB区，也包括Ⅵ区。尽管本病例淋巴结阳性，但未包括Ⅶ区因为未侵及声门下区和下咽，也无Ⅵ区淋巴结。GTV-红色线，CTV$_{70}$-绿色线，PTV$_{54}$-蓝色线，左侧腮腺-橘红色线。

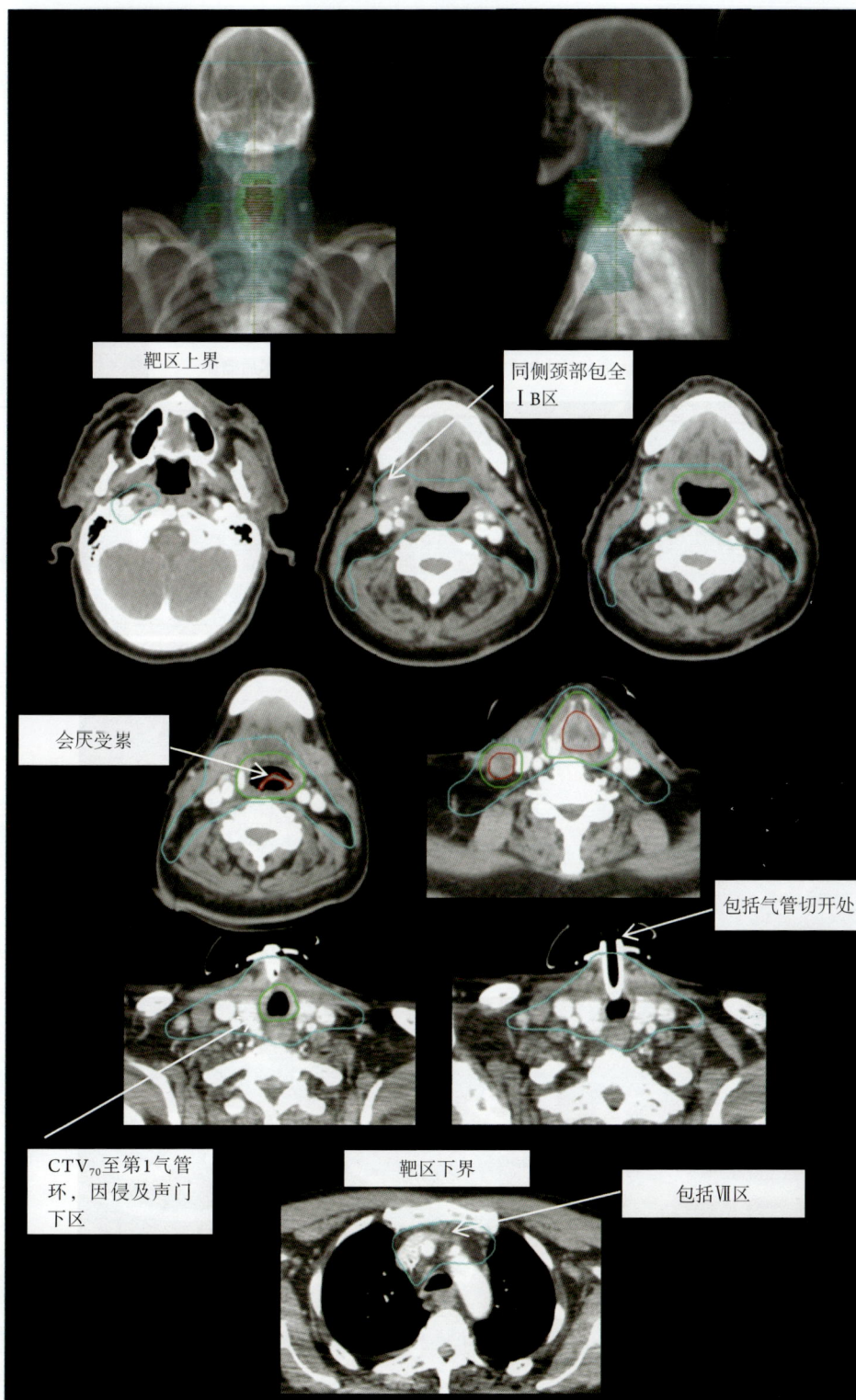

图5-5　T3N1M0声门上型喉鳞状细胞癌侵及声门下区

采用2个CTV的治疗模式。患者有紧急气管切开病史且病灶大，应行全喉切除术。但由于患者Ⅱ型呼衰不能手术。上图中可见靶区应包括气管切开处。颈部勾画Ⅱ～Ⅳ区，同侧Ⅴ区和ⅠB区。与图5-4不同的是，因为侵及声门下区，应勾画Ⅵ区。GTV-红色线，CTV$_{70}$-绿色线，PTV54-蓝色线。

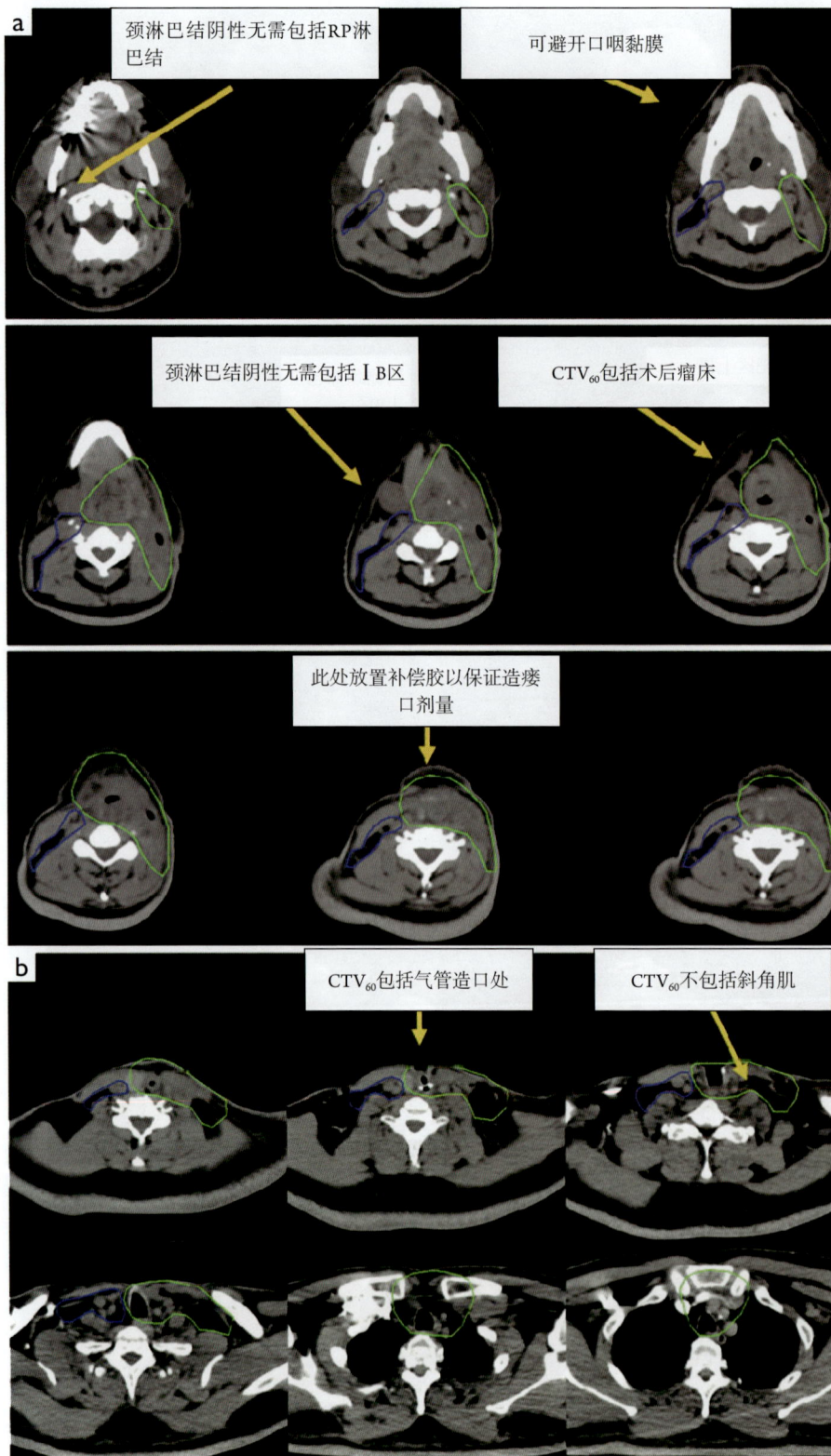

图5-6 （a，b）轴位图像上的靶区

pT4N0M0左声门型鳞状细胞癌，全喉及左颈清扫术后。行术后放疗时，高危CTV（瘤床）应照射60 Gy分次剂量2 Gy，低危区应照射54 Gy每次2 Gy。CTV₅₄-蓝色线，CTV₆₀-绿色线。

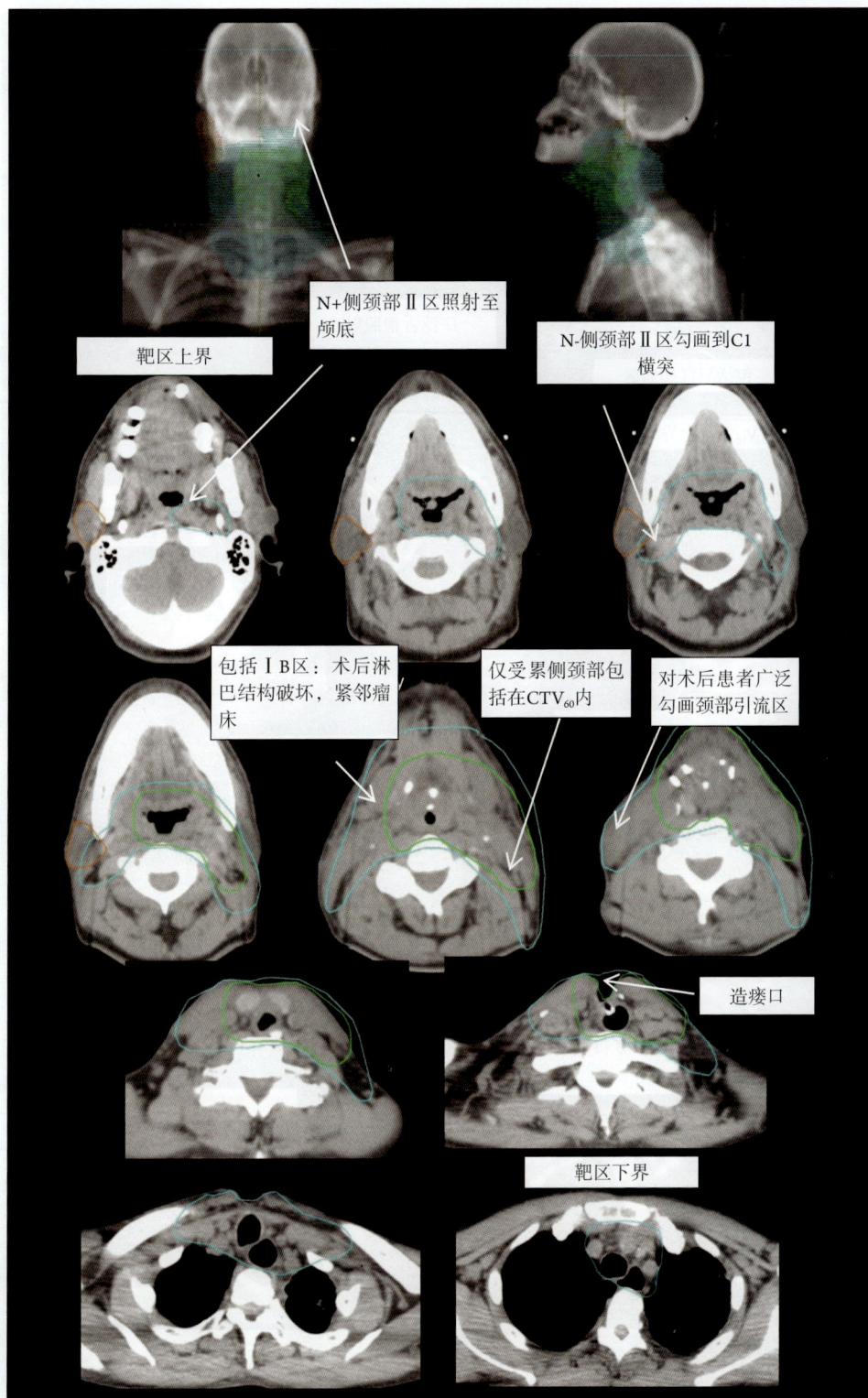

图5-7　T3N2bM0声门上鳞状细胞癌

病理结果提示：近切缘（4 mm），淋巴血管浸润阳性，左颈Ⅱ区2枚转移淋巴结，无破膜浸润。
CTV_{60}包括手术瘤床，受累侧Ⅱ区和造瘘口。受累侧Ⅱ区勾画至颅底。CTV_{60}-绿色线，CTV_{54}-蓝色
线，右侧腮腺-橘色线。

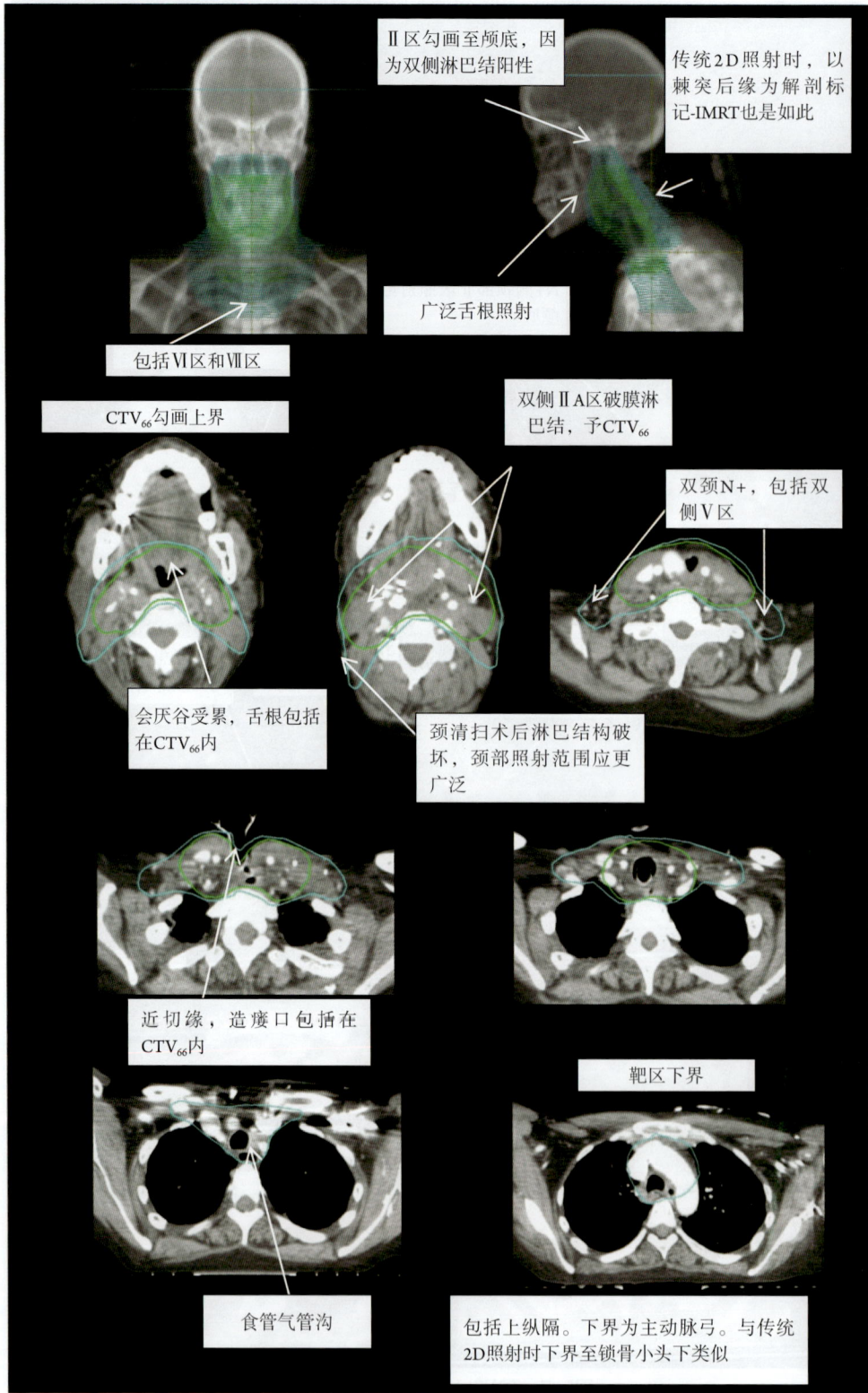

图5-8 pT4N2cM0声门上鳞状细胞癌侵及会厌谷、舌根和下咽
近切缘，双颈ⅡA区淋巴结破膜浸润。CTV₆₆-绿色线，CTV₆₀-蓝色线。因破膜淋巴结和近切缘，予66 Gy照射。双颈Ⅱ区上界达颅底。因为有破膜淋巴结，下半部分Ⅱ区照射至66 Gy。

推荐阅读

- VA Larynx Trial. Foundational trial for organ preserving radiation in advanced laryngeal cancer (The Department of Veterans Affairs Laryngeal Cancer Study Group 1991).
- RTOG 91-11. Chemoradiation for laryngeal cancer and other subsites of head and neck (Forastiere et al. 2013).
- RTOG contouring atlas (Gregoire et al. 2003).
- RTOG 1216 protocol. Current RTOG trial for post-operative radiation in head and neck cancer.
- Debate about organ preservation versus total laryngectomy (Olsen 2010).

参考文献

[1] Baujat B，Bourhis J，Blanchard P，et al. Hyperfractionated or accelerated radiotherapy for head and neck cancer[J]. Cochrane Database Syst Rev，2010，8(12)：CD002026.

[2] Buckley JG，MacLennan K. Cervical node metastases in laryngeal and hypopharyngeal cancer：a prospective analysis of prevalence and distribution[J]. Head Neck，2000，22(4)：380-385.

[3] Candela FC，Shah J，Jaques DP，et al. Patterns of cervical node metastases from squamous carcinoma of the larynx[J]. Arch Otolaryngol Head Neck Surg，1990，116(4)：432-435.

[4] Dagan R，Morris CG，Bennett JA，et al. Prognostic significance of paraglottic space invasion in T2N0 glottic carcinoma[J]. Am J Clin Oncol，2007，30(2)：186-190.

[5] Forastiere AA，Zhang Q，Weber RS，et al. Long-term results of RTOG 91-11：a comparison of three nonsurgical treatment strategies to preserve the larynx in patients with locally advanced larynx cancer[J]. J Clin Oncol，2013，31(7)：845-852.

[6] Grégoire V，Levendag P，Ang KK，et al. CT-based delineation of lymph node levels and related CTVs in the node-negative neck：DAHANCA，EORTC，GORTEC，NCIC，RTOG consensus guidelines[J]. Radiother Oncol，2003 ，69(3)：227-236.

[7] Department of Veterans Affairs Laryngeal Cancer Study Group. Induction chemotherapy plus radiation compared with surgery plus radiation in patients with advanced laryngeal cancer[J]. N Engl J Med，1991，324(24)：1685-1690.

[8] Lindberg R. Distribution of cervical lymph node metastases from squamous cell carcinoma of the upper respiratory and digestive tracts[J]. Cancer，1972 ，29(6)：1446-1449.

[9] Mendenhall WM，Morris CG，Amdur RJ，et al. Parameters that predict local control after definitive radiotherapy for squamous cell carcinoma of the head and neck[J]. Head Neck，2003，25(7)：535-542.

[10] Olsen KD. Reexamining the treatment of advanced laryngeal cancer[J]. Head Neck，2010，32(1)：1-7.

[11] Zhang B，Xu ZG，Tang PZ. Elective lateral neck dissection for laryngeal cancer in the clinically negative neck[J]. J Surg Oncol，2006，93(6)：464-467.

译者：赵欣宇，中国医科大学附属第一医院放射治疗科

审校：李光，中国医科大学附属第一医院放射治疗科

第六章 下咽癌

Benjamin H. Lok, Gaorav P. Gupta, Nadeem Riaz, Sean McBride, Nancy Y. Lee

Department of Radiation Oncology, Memorial Sloan Kettering Cancer Center, New York, NY, USA
Correspondence to: Benjamin H. Lok. Department of Radiation Oncology, Memorial Sloan Kettering Cancer Center, New York, NY, USA. Email: mcbrides@mskcc.org; leen2@mskcc.org.

1 解剖与扩散模式

❖ 下咽上起自舌骨水平，下至环状软骨下缘水平。下咽前界位于环后区，由两侧梨状窝之间的软组织构成，后界为咽后壁。

❖ 根据SEER数据库，从2000到2008年下咽的3个分区在下咽癌中所占的比例分别为梨状窝（83%），咽后壁（9%），环后区（3%）。

 ◆ 梨状窝

 · "倒梨形"结构，上界起自舌会厌皱襞，下界达环咽肌水平。外界为甲状软骨，内界为环状软骨、杓状软骨和杓会厌皱襞的外侧壁。

 · 向上，肿瘤可侵及杓状软骨和杓会厌皱襞以及声门旁、会厌前间隙。

 · 甲状舌骨膜环绕于梨状窝上部周围，有喉上神经内支穿行，甲状舌骨膜受侵可导致牵涉性的耳痛。

 · 向外，肿瘤可侵及甲状软骨进而侵及侧颈区。

 · 向内，可侵及喉内肌导致声带固定。

 · 向下，肿瘤超越梨状窝可侵及甲状腺。

 ◆ 咽后壁

 · 由咽缩肌组构成并与椎旁筋膜直接相接。其范围是从舌骨至环状软骨下缘。

 · 肿瘤可向上侵及口咽，向后侵及椎前筋膜和咽后间隙，向下侵及颈段食管。

 ◆ 环后区

 · 环后区包括杓会厌皱襞和杓状软骨的后壁至环状软骨的区域。

 · 向前，肿瘤可侵及喉部导致声带固定。

 · 向四周，肿瘤可侵及环状软骨。

 · 局部晚期的病变还可侵及食管，气管和梨状窝。

❖ 由于下咽癌易发生黏膜下扩散，包全其原发肿瘤有困难。将近60%的病例镜下扩散可达10 mm（向上），20 mm（周围及向下），25 mm（向内）（Ho et al. 1993）。

❖ 下咽淋巴网丰富，主要回流至颈静脉二腹肌淋巴结和中颈静脉链（图6-1）。

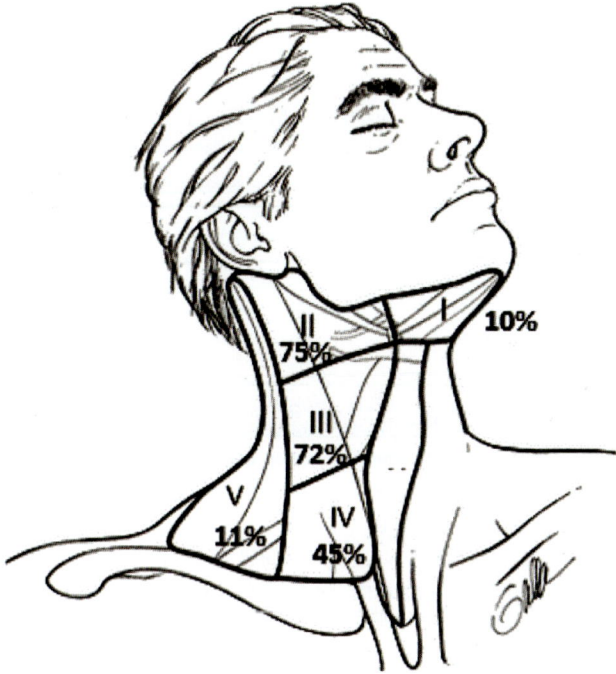

图6-1　104例患者在颈部淋巴结清扫术后颈部各区转移淋巴结分布（Candela *et al.* 1990）

- 梨状窝的淋巴液主要回流至上颈和中颈静脉链淋巴结、后颈淋巴结（posterior cervical nodes）和咽后淋巴结。
- 咽后壁的淋巴液回流至颈静脉链淋巴结和咽后淋巴结。
- 环后区的淋巴液回流至中颈和下颈静脉链淋巴结和气管旁淋巴结。

2　与靶区勾画相关的诊断性检查

❖ 各项临床检查和彻底的喉镜检查对判断下咽癌黏膜浸润范围至关重要。特别是梨状窝癌。

❖ MRI有助于勾画肿瘤的原发灶，可提示是否有潜在的软骨及食管浸润，而且有助于判断异常强化的淋巴结（Castelijns et al. 1988；Roychowdhury et al. 2000；Rumboldt et al. 2006；Wenig et al. 1995）。

❖ 正电子发射断层成像（positron emission tomogfaphy，PET）的敏感度和特异度都优于电子计算机断层扫描（computed tomography，CT）（Di Martino et al. 2000）。氟脱氧葡萄糖-正电子发射断层扫描（fluorodeoxyglucose positron emission tomography，FDG-PET）能提供代谢信息，可以辨别出看似形态学正常的淋巴结内代谢增高的肿瘤细胞（Adams et al. 1998；Schwartz et al. 2005），应包括在高剂量PTV内。

3　模拟定位与日常摆位

❖ 应用3 mm层厚的增强CT（除非患者有禁忌证）可勾画出肿瘤的原发灶、肉眼可见肿大淋巴结以及高危区域。扫描范围从颅顶到隆凸，等中心一般定在杓状软骨水平。

❖ 应用5端热塑头颈肩膜或者3端热塑头颈肩膜并固定肩部。应最大程度伸颈使口腔和下颌尽可能在照射野外，肩部应尽量下伸，以减少对射束的干扰。

4　靶区勾画与治疗计划

❖ 考虑到治疗相关的晚期不良反应，不推荐使用大分割和（或）同步整合增量。

❖ 使用剂量雕刻（dose-painting）IMRT（Lee et al. 2007），对肿瘤区予70 Gy，2 Gy/f，对高危亚临床区予59.5 Gy，1.7 Gy/f，对低危亚临床区予56 Gy，1.6 Gy/f。也可采用其他分割方式或者缩野（cone-down）IMRT的方法。

❖ 对于下咽癌，因为下颈野的连接线经常落入原发肿瘤区或受累淋巴结引流区，我们常规应用"整体（all-in-one）"IMRT。

❖ 肿瘤区（表6-1），高危亚临床区（表6-2），低危亚临床区（表6-3）的勾画范围可参见表内。早期和晚期病变的勾画原则基本一致（图6-2对比图6-3～图6-5）。对每个部位的勾画范围可参考图示例：梨状窝（图6-2～图6-3），咽后壁（图6-4），和环后区（图6-5）。

表6-1　大体肿瘤区域勾画范围推荐

靶区	定义及描述
GTV_{70}^{a}（70表示总处方剂量，单位Gy）	原发灶：所有体格检查和影像上所见的肿瘤 颈淋巴结：所有短径≥1 cm淋巴结，大体结构异常以及可疑淋巴结应包括在GTV内
CTV_{70}^{a}	通常与GTV_{70}一致（无需外扩）；如果因对肿瘤范围判断不清而需外扩，可外扩5 mm，即GTV_{70}+5 mm=CTV_{70} 对可疑的小淋巴结（例如≤1 cm），可给予低剂量66 Gy
PTV_{70}^{a}	原发灶CTV_{70}+10 mm，根据每日摆位情况而定 下咽活动度较大，不建议PTV外扩太小。咽后壁病变例外，向背侧外扩应尽量小，因为其向背侧活动度小，而且应尽量避开脊髓 淋巴结CTV_{70}+3~5 mm，取决于每日摆位准确程度

[a] 推荐的肿瘤区剂量70 Gy，2 Gy/fx

表6-2　高危亚临床区域勾画范围推荐：原发灶浸润和颈部转移淋巴结

靶区	定义和描述
$CTV_{59.5}^{a}$	原发灶：$CTV_{59.5}$包括全部CTV_{70}以及至少1 cm的外扩，同时还应将受累下咽的所有部分和邻近的上下结构都包括在内。应考虑到可能的黏膜及黏膜下浸润并归入靶区内。喉（从舌骨至环状软骨）是亚临床病灶的高危区域，应归入$CTV_{59.5}$。周围脂肪间隙，例如会厌前间隙和椎体前筋膜应包括在高危区内。 颈部淋巴结：$CTV_{59.5}$应包括淋巴结CTV_{70}至少3 mm的外扩。包括同侧Ⅰb~Ⅳ区和咽后淋巴结。若Ⅱ~Ⅳ区有肿大淋巴结，应考虑包括同侧Ⅴ区。环后区和咽后壁肿瘤接近中线，或可给予双侧颈部相同剂量的照射。有淋巴结转移的一侧，应照射咽后淋巴结，勾画范围应达到颅底颈动脉孔水平。同样地，位于茎突后间隙的颈部Ⅱ区，照射应达到二腹肌后腹与颈静脉交叉水平以上。下咽下部肿瘤侵及环后区应勾画上纵隔气管旁淋巴结。 原发灶和Ⅲ~Ⅳ区肿大淋巴结之间的组织是显微镜下黏膜下浸润的高危区域，应包括在$CTV_{59.5}$之内。
$PTV_{59.5}^{a}$	$CTV_{59.5}$+3~5 mm，根据每日摆位情况而定

[a] 示例的高危亚临床区剂量：1.7 Gy/f，总量59.5 Gy。

表6-3　低危亚临床区域勾画范围推荐

靶区	定义和描述
CTV_{56}^{a}	CTV_{56}应包括N0侧的颈部Ⅱ~Ⅳ区和咽后淋巴结。但中线肿瘤例外，若对侧淋巴结阳性，N0侧的颈部也应包括在高危区内。对于确实位于低危区的N0的颈部，Ⅱ区照射仅需至二腹肌后腹与颈静脉交叉水平。同样地，咽后淋巴结的照射可止于C1椎体水平。
PTV_{56}^{a}	CTV_{56}+3~5 mm，根据每日摆位情况而定

[a] 示例的低危亚临床区剂量：1.6 Gy/f，总量56 Gy。

5 计划评估

❖ 对于PTV_{70}，应尽量达到至少95%的体积接受处方剂量。对于CTV_{70}，99%体积所接受的最小剂量应>65.1 Gy。PTV_{70}的D0.03 mL应该<80.5 Gy。

❖ 通常优先考虑正常组织的耐受，特别是关键的危及器官。以下是我中心应用的剂量限制标准（表6-4）。

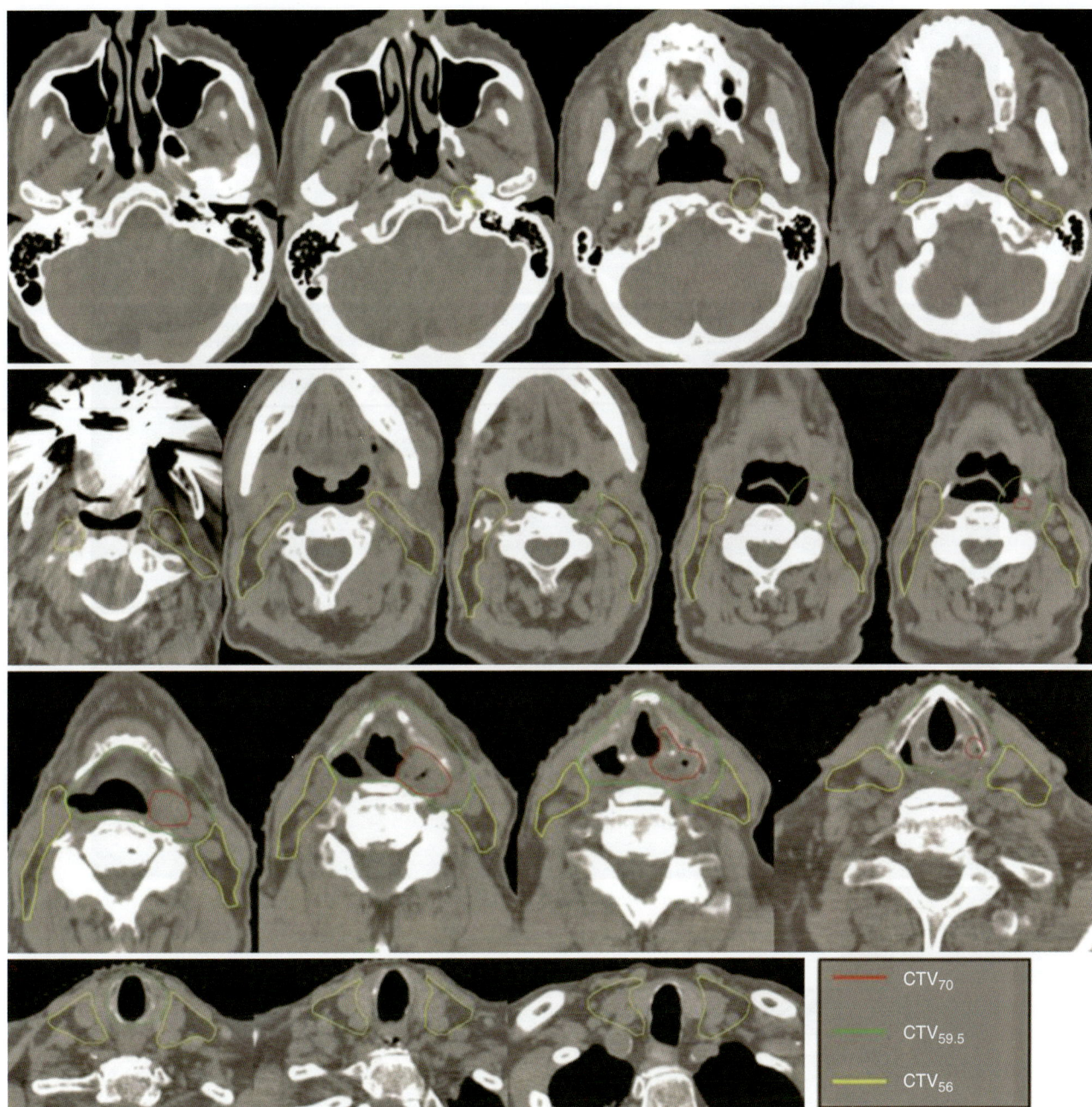

图6-2　早期T2N0左梨状窝头颈部鳞癌（HNSCC）

早期下咽癌的治疗原则在各个部位的下咽癌中都适用。应用多模态的影像资料包括增强CT，MRI，和（或）PET以尽可能明确无转移淋巴结至关重要。对于非常明确的cN0病变，可给予双颈低危剂量的照射，例如56 Gy。

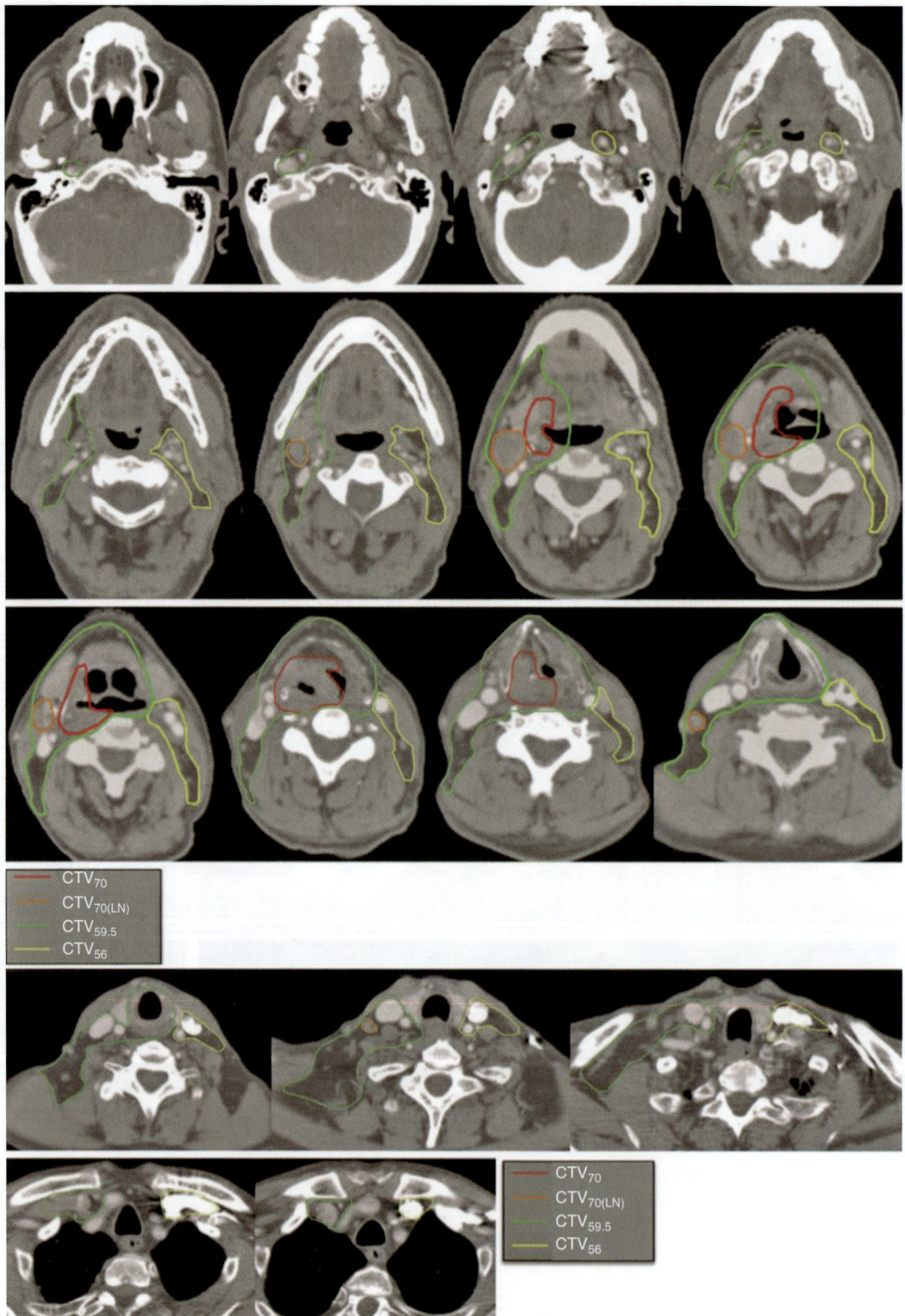

CTV₇₀
CTV₇₀₍ₗₙ₎
CTV₅₉.₅
CTV₅₆

图6-3　进展期T2N2b梨状窝头颈部鳞癌（HNSCC）

进展期下咽癌的治疗原则在各个部位的下咽癌中相似。位置较低侵及环后区的肿瘤，必须包括上纵隔的气管旁淋巴结，可考虑将颈中央区淋巴结包括在高危亚临床区内。注意对N+侧颈部应照射至颅底。

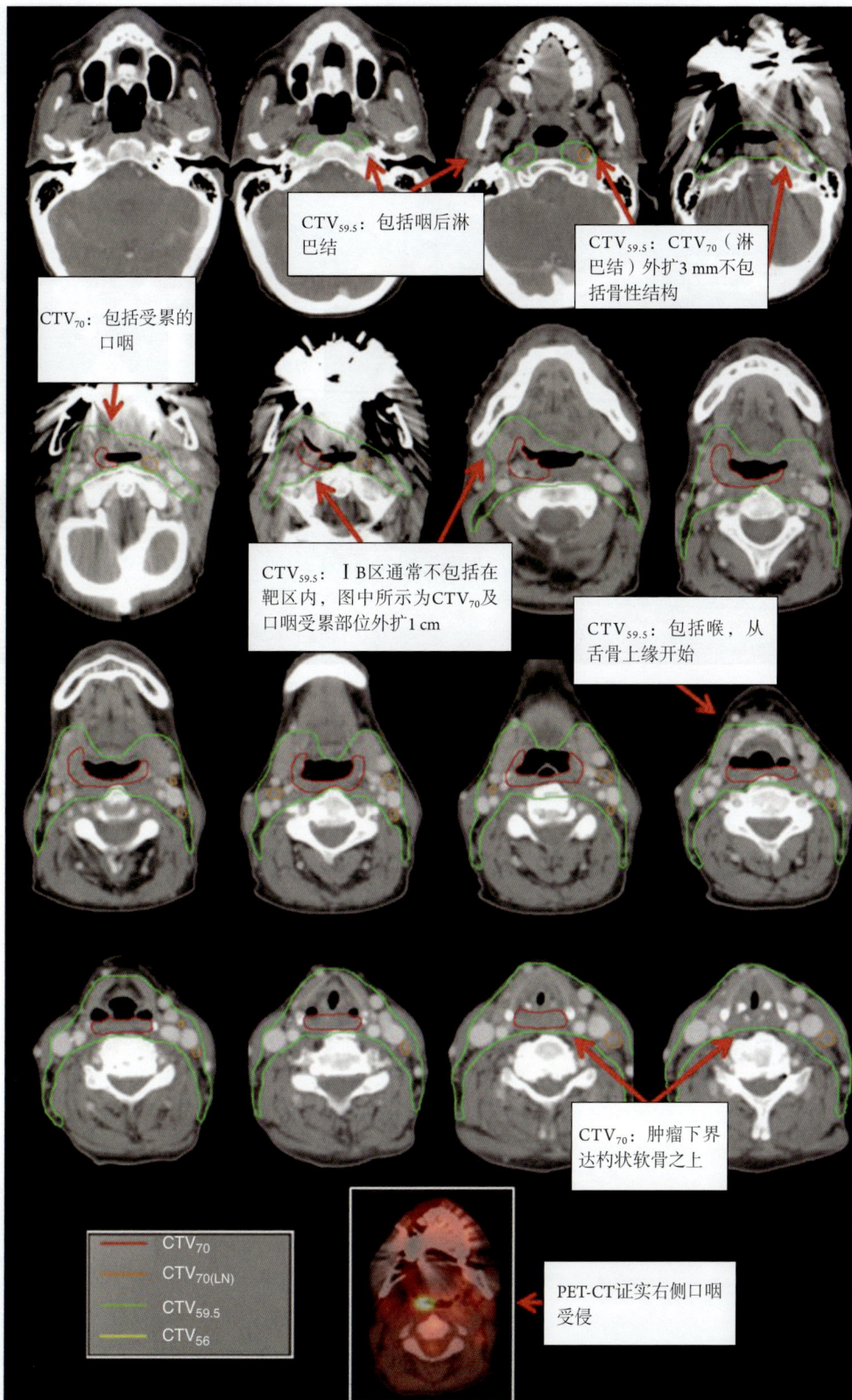

CTV$_{59.5}$：包括咽后淋巴结

CTV$_{59.5}$：CTV$_{70}$（淋巴结）外扩3 mm不包括骨性结构

CTV$_{70}$：包括受累的口咽

CTV$_{59.5}$：ⅠB区通常不包括在靶区内，图中所示为CTV$_{70}$及口咽受累部位外扩1 cm

CTV$_{59.5}$：包括喉，从舌骨上缘开始

CTV$_{70}$：肿瘤下界达杓状软骨之上

CTV$_{70}$
CTV$_{70(LN)}$
CTV$_{59.5}$
CTV$_{56}$

PET-CT证实右侧口咽受侵

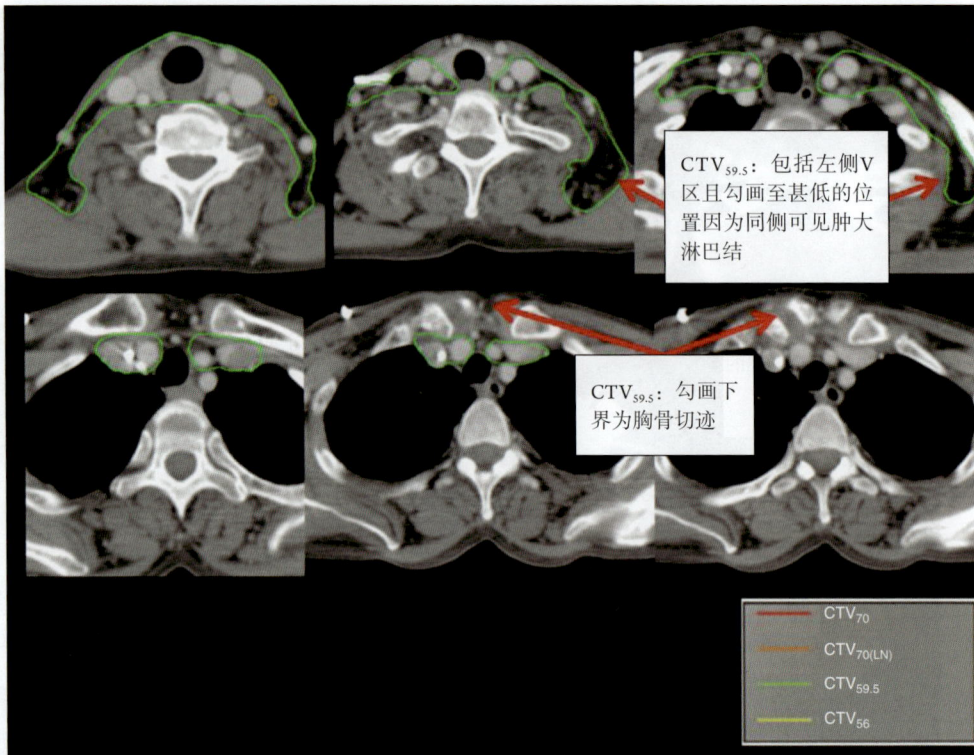

图6-4　进展期T3N2a咽后壁头颈部鳞癌（HNSCC）

PET-CT证实右侧口咽受累，左侧咽后淋巴结、左颈Ⅱ、Ⅲ和Ⅳ以及右颈Ⅱ区淋巴结代谢增高。尽管本图中勾画了Ⅴ区，但我中心并不是常规勾画Ⅴ区，而是根据每个临床医生的判断。

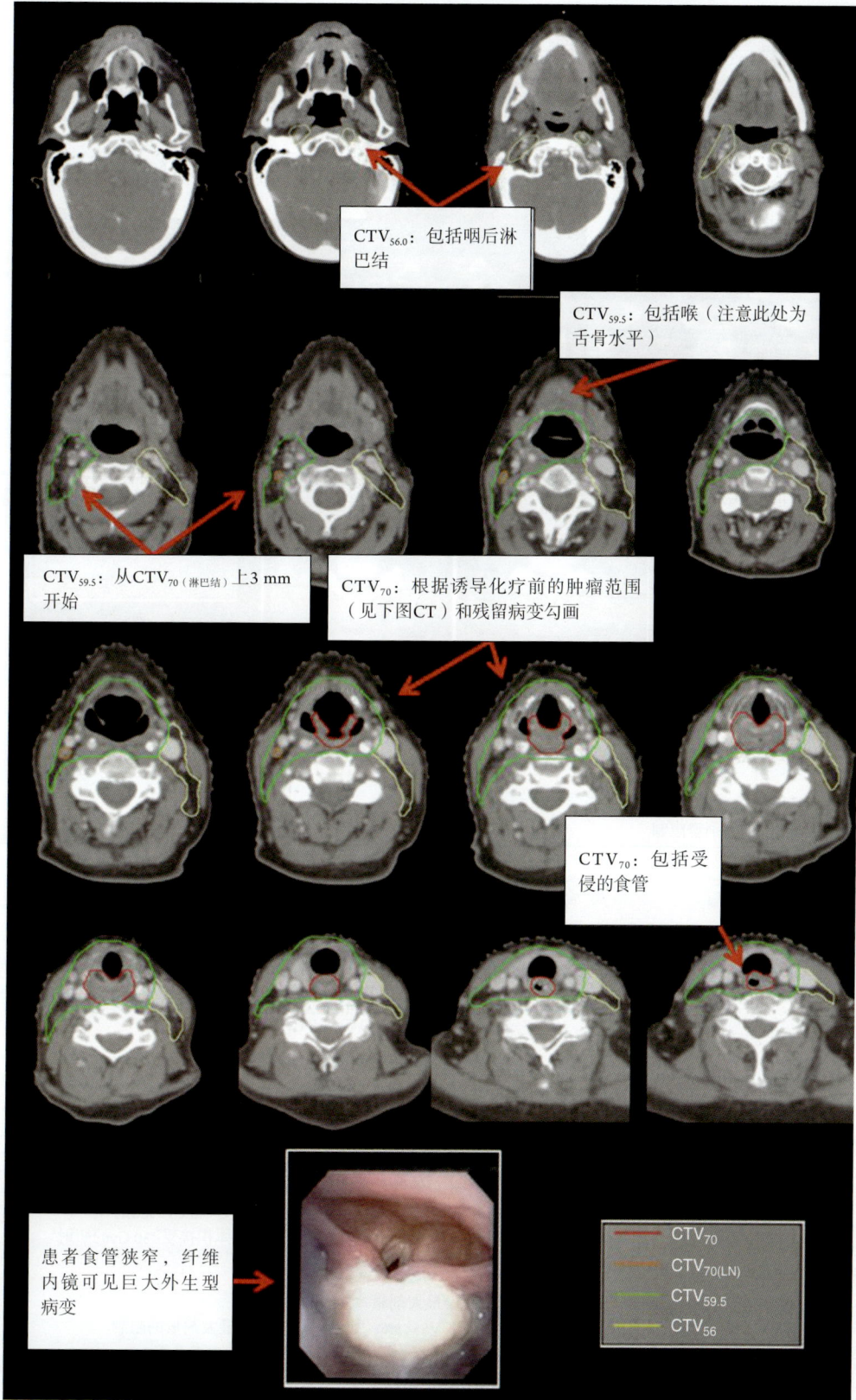

CTV₅₆.₀：包括咽后淋巴结

CTV₅₉.₅：包括喉（注意此处为舌骨水平）

CTV₅₉.₅：从CTV₇₀（淋巴结）上3 mm开始

CTV₇₀：根据诱导化疗前的肿瘤范围（见下图CT）和残留病变勾画

CTV₇₀：包括受侵的食管

患者食管狭窄，纤维内镜可见巨大外生型病变

CTV₇₀
CTV₇₀(LN)
CTV₅₉.₅
CTV₅₆

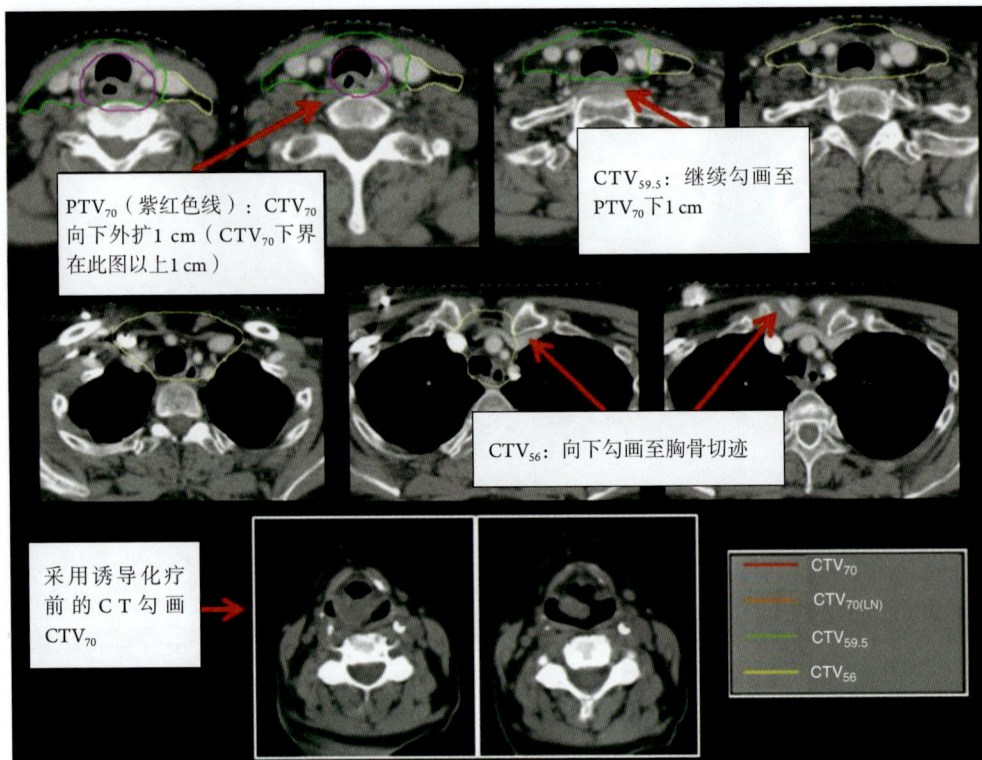

图6-5 进展期T3N1环后区头颈部鳞癌（HNSCC）行诱导化疗后

通过纤维内镜可见巨大外生型病变。根据诱导化疗前的CT及PET勾画CTV。PET显示食管受侵并包括在CTV内。

表6-4 调强放射治疗：正常组织剂量限制

关键正常组织	剂量限制
脑干	最大剂量<54 Gy或PTV的1%不超过60 Gy
视神经	最大剂量<54 Gy或PTV的1%不超过60 Gy
视交叉	最大剂量<54 Gy或PTV的1%不超过60 Gy
脊髓	最大剂量<45 Gy或PTV的1 mL不超过50 Gy
下颌骨及颞下颌关节	最大剂量<70 Gy或PTV的1 mL不超过75 Gy
臂丛神经	最大剂量<65 Gy
颞叶	最大剂量<60 Gy或PTV的1%不超过65 Gy
其他正常组织	剂量限制
口腔	平均剂量≤40 Gy
腮腺	a 单侧腺体平均剂量≤26 Gy b 或双侧腮腺至少有20 mL接受<20 Gy的照射 c 或保证有一侧腮腺至少50%体积接受<30 Gy的照射
下颌下腺	平均剂量≤39 Gy
耳蜗	a 最大剂量≤50 Gy b V55<5%，如果不能达到对最大剂量的限制
眼球	平均剂量<35 Gy，最大剂量<50 Gy
晶体	最大剂量<5 Gy

PTV：计划靶区体积。根据纪念斯隆-凯特林癌症中心的指南。

76

推荐阅读

- EORTC 24891 (Lefebvre et al. 1996): Demonstrated laryngeal preservation and equivalent overall survival with induction chemotherapy followed by radiotherapy when compared to surgery followed by radiotherapy for pyriform sinus and aryepiglottic fold cancers.

- Lee et al. (2007): Concurrent chemotherapy with IMRT experience at MSKCC for laryngeal and hypopharyngeal carcinoma.

- Prades et al. (2010): Phase III trial demonstrating increased survival in concurrent chemoradiotherapy for pyriform sinus carcinoma when compared to induction chemotherapy.

- RTOG neck contouring atlas (Gregoire et al. 2003).

参考文献

[1] Adams S, Baum RP, Stuckensen T, et, al. Prospective comparison of 18F-FDG PET with conventional imaging modalities (CT, MRI, US) in lymph node staging of head and neck cancer[J]. Eur J Nucl Med, 1998, 25(9): 1255-1260.

[2] Allen AM, Haddad RI, Tishler RB. Retropharyngeal nodes in hypopharynx cancer on positron emission tomography[J]. J Clin Oncol, 2007, 25(5): 599-601.

[3] Candela FC, Kothari K, Shah JP. Patterns of cervical node metastases from squamous carcinoma of the oropharynx and hypopharynx[J].Head Neck, 1990, 12(3): 197-203.

[4] Castelijns JA, Gerritsen GJ, Kaiser MC, et al. Invasion of laryngeal cartilage by cancer: comparison of CT and MR imaging[J].Radiology, 1988, 167(1): 199-206.

[5] Di Martino E, Nowak B, Hassan HA, et al. Diagnosis and staging of head and neck cancer: a comparison of modern imaging modalities (positron emission tomography, computed tomography, color-coded duplex sonography) with panendoscopic and histopathologic findings[J]. Arch Otolaryngol Head Neck Surg, 2000, 126(12): 1457-1461.

[6] Grégoire V, Levendag P, Ang KK, et al. CT-based delineation of lymph node levels and related CTVs in the node-negative neck: DAHANCA, EORTC, GORTEC, NCIC, RTOG consensus guidelines[J]. Radiother Oncol, 2003, 69(3): 227-236.

[7] Ho CM, Lam KH, Wei WI, et al. Squamous cell carcinoma of the hypopharynx--analysis of treatment results[J]. Head Neck, 1993, 15(5): 405-412.

[8] Lee NY, O'Meara W, Chan K, et al. Concurrent chemotherapy and intensity-modulated radiotherapy for locoregionally advanced laryngeal and hypopharyngeal cancers[J]. Int J Radiat Oncol Biol Phys, 2007, 69(2): 459-468.

[9] Lefebvre JL, Chevalier D, Luboinski B, et al. Larynx preservation in pyriform sinus cancer: preliminary results of a European Organization for Research and Treatment of Cancer phase III trial. EORTC Head and Neck Cancer Cooperative Group[J]. J Natl Cancer Inst, 1996, 88(13): 890-899.

[10] Prades JM, Lallemant B, Garrel R, et al. Randomized phase III trial comparing induction chemotherapy followed by radiotherapy to concomitant chemoradiotherapy for laryngeal preservation in T3M0 pyriform sinus carcinoma[J]. Acta Otolaryngol, 2010, 130(1): 150-155.

[11] Roychowdhury S, Loevner LA, Yousem DM, et al. MR imaging for predicting neoplastic invasion of the cervical esophagus[J]. AJNR Am J Neuroradiol, 2000, 21(9): 1681-1687.

[12] Rumboldt Z, Gordon L, Bonsall R, et al. Imaging in head and neck cancer[J]. Curr Treat Options Oncol, 2006, 7(1): 23-34.

[13] Schwartz DL, Ford E, Rajendran J, et al. FDG-PET/CT imaging for preradiotherapy staging of head-and-neck squamous cell carcinoma[J]. Int J Radiat Oncol Biol Phys, 2005, 61(1): 129-136.

[14] Wenig BL, Ziffra KL, Mafee MF, et al. MR imaging of squamous cell carcinoma of the larynx and hypopharynx[J]. Otolaryngol Clin North Am, 1995, 28(3): 609-619.

译者：赵欣宇，中国医科大学附属第一医院放射治疗科
审校：李光，中国医科大学附属第一医院放射治疗科

第七章　鼻旁窦癌

Daniel E. Spratt, Nancy Y. Lee

Memorial Sloan Kettering Cancer Center, New York, 10065, NY
Correspondence to: Daniel E. Spratt, MD. Memorial Sloan Kettering Cancer Center, New York, 10065, NY. Email: leen2@mskcc.org.

1　解剖

❖ 鼻旁窦由7块骨头（筛骨、上颌骨、腭骨、泪骨、蝶骨翼、鼻骨、下鼻甲）、4对窦腔（额窦、筛窦、上颌窦和蝶窦）及复杂的神经、血管及淋巴组织网络组成（图7-1）。

2　扩散模式

❖ 鼻旁窦肿瘤主要通过局部扩散的模式侵犯至临近的窦腔并破坏骨组织，鼻旁窦（和鼻腔）之间通过多个窦口相连，并以薄层骨质相隔开，这些为肿瘤侵犯至临近空腔提供了条件。

❖ 上颌窦（代表性例子）

❖ 内侧壁病变早期通过内侧的多孔骨质间隔侵犯鼻腔。

❖ 侧壁病变易破坏窦腔侧面骨壁，表现为上颌齿槽黏膜下肿块。

❖ 后壁病变可向后侵犯颞下窝或翼腭窝以及翼板，肿瘤可直接向上扩散或通过累及筛窦侵犯眼眶。

❖ 顶部病变可侵犯颧骨、颧弓，向内侵犯鼻腔、筛窦。

❖ 肿瘤侵犯神经分支（表7-1）常导致相应区域皮肤黏膜的麻木及感觉异常。这种情况多见于入颅的神经受到肿瘤侵犯所致。

❖ 鼻旁窦由于存在有限的毛细淋巴引流系统，因此鼻旁窦肿瘤发生淋巴结转移的概率很低，但有些情况除外，如鼻旁窦肿瘤累及有丰富淋巴引流系统的邻近区域（鼻腔、鼻咽或皮肤）。10%的患者就诊时有颈部淋巴结转移，另有10%~15%的患者在病程中会出现颈部淋巴结受累。

3　与靶区勾画相关的诊断性检查

❖ 体格检查：通过双合诊检查患者眼眶、口腔以及鼻腔，采用直接纤维内镜观察患者的鼻咽部。由于鼻旁窦肿瘤会引起颅神经尤其三叉神经麻痹，因此颅神经的功能检查显得尤为必要。通过触诊检查患者颈部淋巴结肿大情况。

表7-1　鼻旁窦的解剖

鼻窦	概述和边界	血液供应及神经支配
额窦	位于前额眶上额骨内 漏斗形结构 前组筛窦气房向上的延伸 窦腔后壁将其与前颅窝分开 眶顶构成其底壁	眼动脉分支：眶上动脉及滑车上动脉 三叉神经第1分支：眶上神经和滑车上神经
蝶窦	位于头部中间蝶骨内 毗邻多个关键的结构：上邻垂体、侧邻视神经和颈动脉，底接翼管神经 可延伸至枕骨大孔	蝶腭动脉及其分支，而蝶骨平面则由筛后动脉供应 三叉神经第1分支、第2分支
上颌窦	锥形结构（底壁沿鼻腔走行，尖端侧向深入颧弓） 顶壁即为眶底，底壁由上颌齿槽突及硬腭组成 窦腔后内侧壁为翼腭窝（容纳重要的血管神经及与颅底孔道相通） 窦腔后外侧壁为颞下窝	颌内动脉分支（眶下、齿槽、腭大、蝶腭动脉） 三叉神经第2分支、眶下神经及腭大神经
筛窦	位于双眼之间的筛骨内，形成多个气房（6~15） 形如金字塔，被薄层筛窦板分隔。 内邻中鼻甲、侧邻眼眶内侧，顶接额骨前方，后临蝶骨、腭骨眶突	眼动脉分支：筛前、后动脉（颈内动脉系统）及颌内动脉终末分支蝶腭动脉（颈外动脉系统） 三叉神经第1分支（V1）主要支配筛窦上部，三叉神经第2分支（V2）支配下部。通过翼管神经支配副交感神经

❖ 影像学检查已经取代手术探查，对鼻旁窦肿瘤进行分期以及侵犯范围的评估。最有价值的检查手段是电子计算机断层扫描（computed tomography，CT）及磁共振成像（magnetic resonance imaging，MRI）检查，CT检查可以更清楚地明确早期骨皮质的受侵情况，而MRI在辨认软组织受累方面更有优势。相比MRI，CT可以更好地评估细薄的骨质改变，如鼻旁窦和眼眶的骨质；而MRI检查可以更好地显示细微的神经周围侵犯以及颅神经孔道的受累改变。

❖ 鼻旁窦肿瘤的手术方式是通过鼻内镜手术或者通过开放性经皮或经口的手术方式。Caldwell-Luc手术已经成为治疗上颌窦病变的主要手术方式。

4　模拟定位与日常摆位

❖ 患者取仰卧位，头部过伸。固定装置至少要包括患者头部以及颈部。为了确保患者每日定位的准确性，尤其对采用全颈调强放射治疗（intensity modulated radiotherapy，IMRT）的患者，肩部也最好进行相应的固定。为了将舌头推离鼻咽的放疗高剂量区域，在模拟定位时及全程放疗中最好在口中放入一个口塞。

❖ 为了更好地指导GTV靶区尤其是颈部淋巴结靶区勾画，提倡采用3 mm层厚、静脉造影的增强CT扫描进

行模拟定位。通常推荐的扫描范围从头顶包括颅脑到隆凸的位置。从锁骨下到隆凸水平可采用5 mm层厚进行重建，等中心点通常放在杓状软骨正上方。

5　靶区勾画基本原则

❖ 手术方式（面中掀翻术、鼻侧切除术、颅面联合术及鼻内镜术）会使肿瘤放射治疗的靶区复杂化。如果采用颅面联合手术，额部移植物应该包含在肿瘤靶区内，而手术过程中植入指示标记物将有利于对肿瘤放疗靶区的勾画。

❖ 评估术前CT或MRI以明确肿瘤的初始范围，这些区域均应包括在高危临床靶区（clinical target volume，CTV）内。为了明确CTV范围即包括了所有原发肿瘤病灶以及亚临床病灶，详细的手术过程记录及病理报告是必要的。除非有医学禁忌，所有患者均应接受MRI检查来帮助勾画肿瘤的靶区。

❖ 腺样囊性癌属于高度嗜神经性肿瘤，因此其放疗靶区需要包括神经出入颅底的传入、传出部分。神经母细胞瘤主要起源于上鼻腔，早期就有侵犯筛板和前颅窝的倾向，因此在勾画靶区时应包含这些区域。

❖ 鼻旁窦肿瘤淋巴结转移并不常见，因此除非治疗医

生慎重考虑后决定选择性颈部放疗，否则无需进行治疗。但是存在如下情况时选择性颈部放射治疗是需要的，包括神经母细胞瘤；高级别的晚期鳞状细胞癌尤其是肿瘤起源于上颌窦，或肿瘤侵犯腭部或鼻咽黏膜；侵及面颊皮肤或鼻前端；侵及上颌牙龈或上齿槽。根据临床情况，颈部淋巴结放疗范围可

包括单侧或双侧 I b~IV 区域。V 区淋巴结是否需要放疗取决于原发肿瘤的部位（如筛窦癌侵犯鼻咽是需要照射 V 区的）。

❖ 肿瘤靶区包括大体肿瘤高危及低危靶区勾画，详见表7-2及表7-3。

❖ 鼻旁窦癌放射治疗病例CT影像可参考图7-2~图7-4。

表7-2 大体肿瘤靶区勾画建议

靶区	定义及描述
GTV_{70}	临床检查及影像学检查（CT和MRI）所获得的所有大体肿瘤体积，PET可以帮助进一步确定肿瘤范围
CTV_{70}	通常和GTV_{70}的范围是相同的。如果由于大体肿瘤体积的不确定性需要外扩一定的边界，建议外扩3~5 mm，因此GTV_{70} + 3~5 mm = CTV_{70}
PTV_{70}	根据舒适程度将CTV_{70}外扩3~5 mm即为PTV_{70}，但是当靠近重要的正常组织时外扩范围可以缩小到1 mm

表7-3 高危及低危亚临床靶区勾画建议

靶区	定义及描述	
靶区	筛窦	上颌窦
CTV_{66}	肿瘤种植或切缘阳性区域	
CTV_{60}	CTV_{60}应该包含来自大体肿瘤镜下浸润的高危区域，尽管CTV_{60}需要根据具体病例来评估勾画，但常规边界推荐如下：	
	上界：如果筛板未被切除，筛窦肿瘤的CTV_{60}应该包括筛板，反之如果切除了，CTV_{60}上界应包括硬脑膜或手术移植物，至少延伸到筛板上界上10 mm或包括原始大体肿瘤体积	
	下界：至下鼻甲，如果靶区的下界存在距原发灶周围有10 mm的外扩距离，那么整个硬腭区域可以不包括在靶区内	下界：至下颌骨下缘及硬腭，但应包括距原发灶周围10mm内的区域。
	侧界：鼻腔、筛窦及同侧上颌窦，如有指征应延伸至同侧眼直肌	侧界：如果鼻中隔未受累，至鼻中隔即可
	后界：至蝶窦，如果肿瘤原发灶侵犯范围靠近鼻咽或存在颈部淋巴结转移时，咽后淋巴结也应该包含在靶区内	后界：应包括翼腭窝和颞下窝，特别注意勾画咀嚼肌间隙和眶下裂
PTV_{66}[a]	根据患者日常定位的舒适程度将CTV_{66}外扩3~5 mm，推荐采用影像学检查以减少随机和系统误差，当靶区毗邻重要正常组织时可将其外扩边界进一步修正缩小至1 mm	
PTV_{60}[a]	根据患者日常定位的舒适程度将CTV_{66}外扩3~5 mm，但当靶区毗邻重要正常组织时可将其外扩边界进一步修正缩小至1 mm	

[a]代表高危亚临床肿瘤靶区放疗剂量：术后多采用2 Gy/f，总量60 Gy或66 Gy（凡是手术区域都需要至少2 Gy/f的分割剂量），对于未手术的颈部及需要预防性放疗的颅神经走行区域，推荐分割剂量1.8 Gy/f，总量54 Gy（PTV_{54}）。采用同步加量的根治性放疗联合化疗时，推荐剂量为1.8 Gy/f至59.4 Gy和1.64 Gy/f至54 Gy。PTV_{70}的推荐分割剂量可以选择2 Gy或2.12 Gy/f。

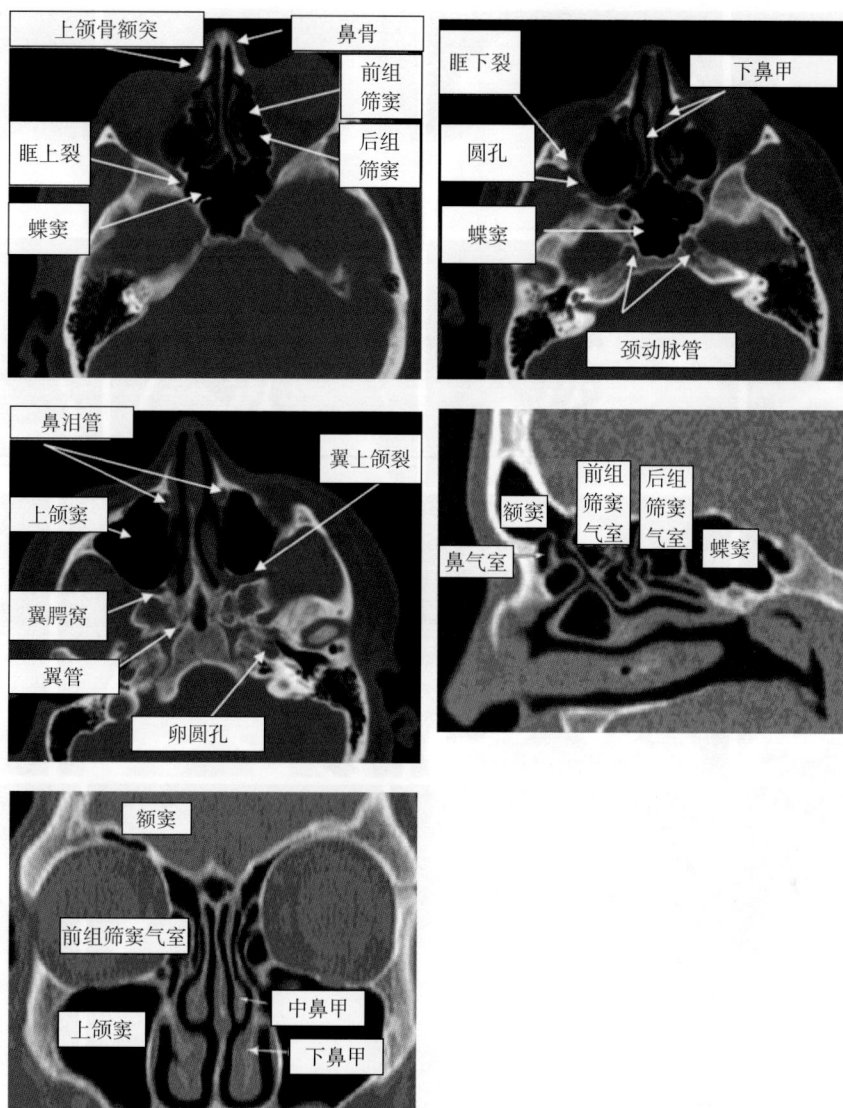

图7-1　不同轴位的CT层面显示的代表性正常解剖结构

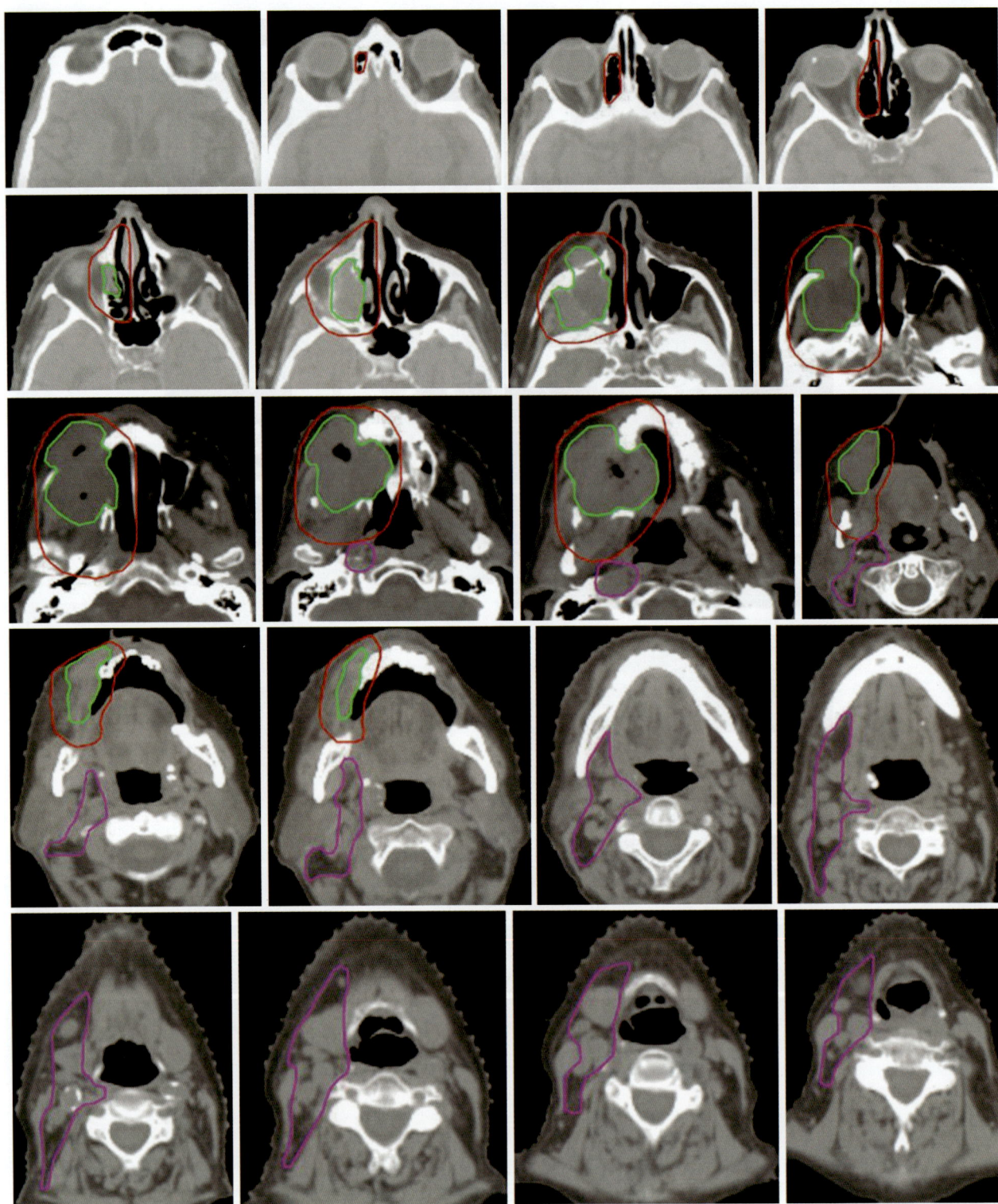

图7-2 91岁，T4aN0，上颌窦鳞癌患者

该患者拒绝手术，采用放化综合治疗。图中绿色区域为GTV，红色区域为高危亚临床病灶范围，由于肿瘤局限于右侧上颌窦及硬腭，并考虑到患者高龄，只给予了单侧颈部放疗，图中粉红色区域代表同侧颈部淋巴结CTV范围。

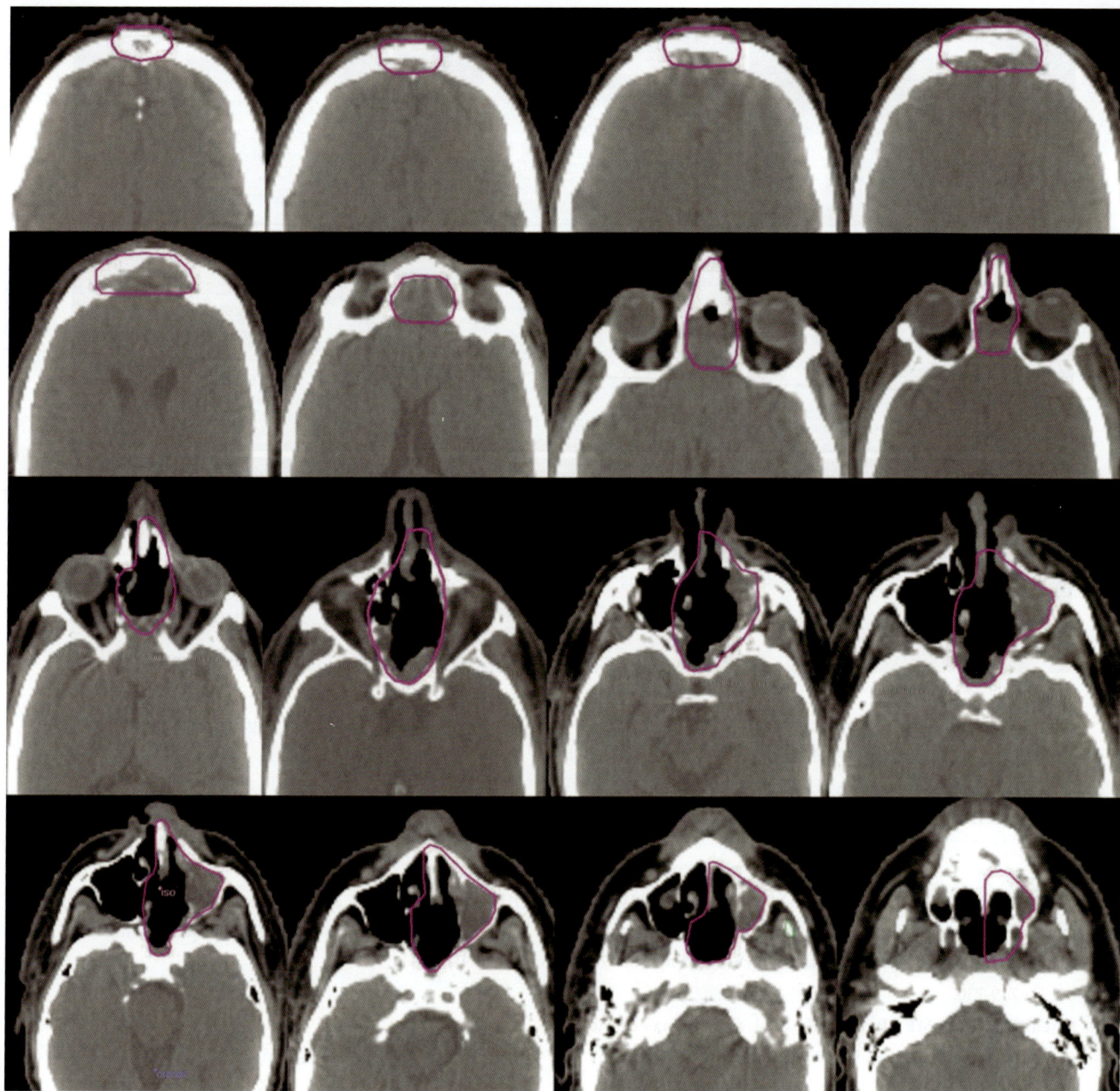

图7-3 43岁，pT4aN0，筛窦鳞癌患者

该患者接受了筛窦和蝶骨切除、鼻腔及前颅窝开放术，术后行辅助放化疗。图中粉红色区域为CTV，因病理显示为低级别的肿瘤且没有颈部淋巴结受累，故颈部未做放疗。

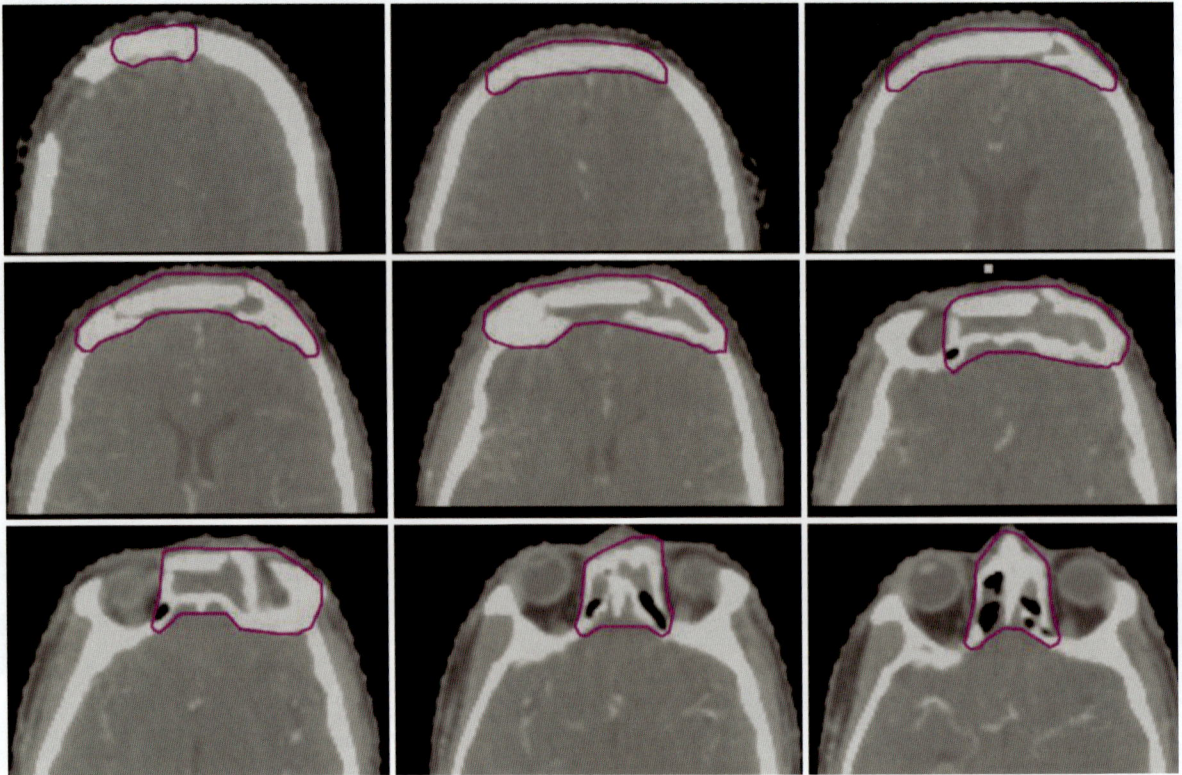

图7-4 36岁，额窦鳞癌患者

该患者接受全额窦切除及自体颅骨移植术，术后切缘阳性，行术后辅助放疗。粉红色区域为CTV，因为病理显示为高分化的肿瘤，且无神经周围侵犯及颈部淋巴结转移，所以未做辅助化疗或颈部预防性放疗。

参考文献

[1] Bristol IJ，Ahamad A，Garden AS，et al. Postoperative radiotherapy for maxillary sinus cancer：long-term outcomes and toxicities of treatment[J]. Int J Radiat Oncol Biol Phys，2007，68(3)：719-730.

[2] Chen AM，Daly ME，Bucci MK，et al. Carcinomas of the paranasal sinuses and nasal cavity treated with radiotherapy at a single institution over five decades：are we making improvement?[J].Int J Radiat Oncol Biol Phys，2007，69(1)：141-147.

[3] Le QT，Fu KK，Kaplan MJ，et al. Lymph node metastasis in maxillary sinus carcinoma[J]. Int J Radiat Oncol Biol Phys，2000，46(3)：541-549.

译者：燕丽，复旦大学附属眼耳鼻喉科医院放疗科
审校：AME编辑部

第八章　大涎腺肿瘤

Yiat Horng Leong[1], **Eli Scher**[2], **Nancy Lee**[2], **Ivan WK Tham**[1]

[1]National University Health System, Singapore, Singapore; [2]Department of Radiation Oncology, MSKCC, New York, NY, USA
Correspondence to: Ivan WK Tham. National University Health System, Singapore, Singapore. Email: ivan_wk_tham@nuhs.edu.sg.

1　解剖与扩散模式

1.1　腮腺

❖ 腮腺是成对的不规则楔形单叶器官，位于耳前区皮肤和皮下组织的深部。

❖ 腮腺腔包含腮腺腺体和相关的血管、神经、淋巴管，以下为各边界标志：

　◆ 上界-颧弓

　◆ 下界-茎突、茎突肌、颈内动脉、颈内静脉

　◆ 前界-咬肌前缘

　◆ 后界-乳突及外耳道

❖ Stensen导管即腮腺导管，走行于前方，开口位于上颌第2磨牙水平的颊黏膜。

❖ 面神经从位于乳突尖内侧与茎突外侧之间的茎乳孔出颅底。先分出3支运动神经到茎突舌骨肌、耳后、二腹肌后腹，之后横行进入腮腺后方，将腮腺一分

为二，厚大者位于面神经浅面，薄小者位于面神经深面。在腮腺内，面神经腮腺神经丛分叉为向上的颞面支和向下的颈面支，然后形成了5大分支：颞支、颧支、颊支、下颌缘支、颈支。

❖ 腮腺存在两层淋巴结引流系统。浅层由3~20个淋巴结组成，引流腮腺、外耳道、耳廓、头皮、眼睑和泪腺的淋巴。深层深埋于腮腺组织，引流腮腺、外耳道、中耳、鼻咽和软腭的淋巴。腮腺浅、深两层淋巴都最终汇入颈浅、颈深淋巴引流系统。

❖ 主要浸润模式是沿腮腺的解剖边界局部浸润腮腺周围组织。神经周围浸润可沿面神经侵犯至茎乳孔。

1.2　颌下腺

❖ 颌下腺左右各一个，位于二腹肌前腹、后腹和下颌骨下缘形成的颌下三角内。它在下颌支的内侧和下缘，被下颌舌骨肌包裹，形成较小的浅部和较大的深部。

❖ 颌下腺管穿过腺体内侧面，从下颌舌骨肌、舌骨舌肌之间穿行至颏舌肌，开口于口底的舌系带两侧。

❖ 颌下腺管出颌下腺时，舌下神经居下，舌神经居上。面神经的下颌支和颈支位于外侧。这些神经提供了一个沿神经周围蔓延至颅底的潜在通路。因此，以上神经存在神经周围侵犯时，其延伸至颅底的路径应包含在临床靶区（clinical target volume，CTV）内。

2　与靶区勾画相关的诊断影像

❖ 涎腺肿瘤应行头颈部增强电子计算机断层扫描（computed tomography，CT）或磁共振成像（magnetic resonance imaging，MRI）扫描，扫描范围为颅底到锁骨。头颈部图像扫描应尽可能采用放射治疗时的体位。

❖ 腮腺的MRI信号强度在T1加权序列上是高信号(亮)，介于脂肪和肌肉信号之间，在T2加权序列上接近脂肪信号。颌下腺含脂肪较少，T1和T2加权序列上接近肌肉的信号强度。

❖ 由于对腺体内软组织差异显示的优越性，MRI较CT在辨别和勾画肿瘤病变更具优势。在T1加权图像上能对肿瘤边界、浸润深度和浸润模式作出准确评估。结合抑脂技术的T1加权增强图像能更好地显示神经周围侵犯、骨破坏及脑膜浸润情况。在显示钙化时，CT比MRI更有用。

❖ 检查胸部和肝脏CT可以完成系统分期。正电子发射计算机断层扫描（positron emission tomography computed tomography，PET-CT）成像比传统检查对远处转移更敏感，并且在分期上具有越来越重要的作用。然而，相比于MRI，PET-CT的空间和软组织分辨率较低（接近颅底时更为明显），因此，它不应该取代头颈部MRI。

3　模拟定位与日常摆位

❖ 患者为仰卧位，头后伸。模具固定包括头颈部至肩部。需用线标记手术瘢痕。

❖ CT模拟定位扫描范围为头顶至隆凸，感兴趣区层厚取3 mm，其余部位层厚取5 mm。

❖ 静脉增强CT有助于勾画大体肿瘤体积（gross tumor volume，GTV），尤其是对颈部淋巴结。建议与MRI图像相融合，MRI通常选用钆增强T1加权序列矢状面图像。

❖ 对于所有根治性放疗患者均应考虑采用图像引导的放疗技术。一般最初的4次放疗需用锥形束CT图像引导，之后每周使用1次锥形束CT。通常对计划靶区（planning target volume，PTV）进行图像配准，但如果局部晚期病例中高剂量PTV毗邻脑干等重要解剖结构时，重要解剖结构应优先于PTV进行图像配准。

❖ 由于体重下降或肿瘤/术区的变化，放疗期间出现身体轮廓改变是可以预料的。需重新进行个人化的制模固定和CT模拟定位。目前，没有证据证明自适应放疗(比如随肿瘤缩小而减少剂量或靶区)改善了治疗指数。因此不建议采用自适应放疗。

4　靶区勾画与治疗计划

根治性放疗的剂量见表8-1和表8-2。姑息性放疗的剂量与临床实际情况紧密相关，必须个体化设计。经典的大分割放疗剂量包括：

❖ 20 Gy /5f，1周
❖ 30 Gy/10f，2周

表8-1　大体肿瘤靶区勾画推荐	
靶区	定义和描述
GTV$_{70}$[a]（70表示照射剂量）	腮腺或颌下腺原发灶：所有临床体检及影像学可及病灶 颈淋巴结：所有短径≥1 cm或者伴中心坏死的淋巴结
CTV$_{70}$	GTV$_{70}$外扩5 mm，即GTV$_{70}$+5 mm=CTV$_{70}$ 对于可疑的小淋巴结（如<1 cm），考虑给予较低剂量63~66 Gy
PTV$_{70}$	相对应于治疗中心的外扩边界（若采用图像引导技术则外扩可适当缩小） 一般CTV$_{70}$+ 3~5 mm = PTV$_{70}$

[a]建议大体肿瘤照射剂量70 Gy，2 Gy/f。

表8-2 高危亚临床病灶靶区勾画推荐

靶区	定义和描述
CTV_{60}	腮腺和颌下腺CTV_{60}应包括完整GTV或术后瘤床 腮腺术后瘤床边界 上界：颧弓 前界：咬肌 外界：颈部软组织 内界和下界：茎突深部 后界：乳突 颌下腺术后瘤床边界 参考对侧颌下腺，包括全部术后瘤床、所有术后改变 强烈推荐对术后肿瘤残留区或切缘阳性者局部加量6~10 Gy。鼓励外科医生术中使用钛夹标记协助定位
CTV_{50}	临床颈淋巴结阳性者 选择性同侧颈部淋巴引流区照射（Ⅰb~Ⅴ区）50 Gy 临床颈淋巴结阴性者 同侧颈部：高级别或大肿瘤（T3~T4）至少包括Ⅰb~Ⅲ区。腺样囊性癌或腺泡细胞癌淋巴结转移少见，故一般不需选择性淋巴引流区照射 对侧颈部 腮腺肿瘤：当临床有可疑高危因素时考虑放疗，如多发淋巴结<1 cm 颌下腺肿瘤：肿瘤接近中线者放疗对侧颈部Ⅰ~Ⅲ区
PTV_{60}	相对应于治疗中心的外扩边界（若采用图像引导技术则外扩可适当缩小） 一般CTV_{60}+ 3~5 mm = PTV_{60}

❖ 14 Gy/4f，2 d或4 d，1月后重复该计划，使总剂量达28 Gy/8f（共2周期，脊髓受照剂量在可耐受范围内），或者42 Gy/12f（共3周期，避开脊髓）。

❖ 40 Gy/16f/ 3½ w

❖ 50~55 Gy/20f，4周

5 计划评估

❖ 对于表浅肿瘤或浸润皮肤的肿瘤，应采用0.5~1 cm厚的组织补偿垫以确保足够的表面覆盖。

❖ 大体肿瘤及高危亚临床病灶靶区勾画推荐详见表8-1和表8-2。

❖ 调强放射治疗（intensity modulated radiotherapy，IMRT）计划参数遵循头颈部放射治疗标准规范。正常组织限量遵循《临床正常组织效应定量分析（QUANTEC）》。值得注意的是，双侧照射时的腮腺平均剂量<25 Gy。单侧照射，对侧腮腺剂量限制应更为严格，平均剂量<20 Gy（图8-1~图8-12）。

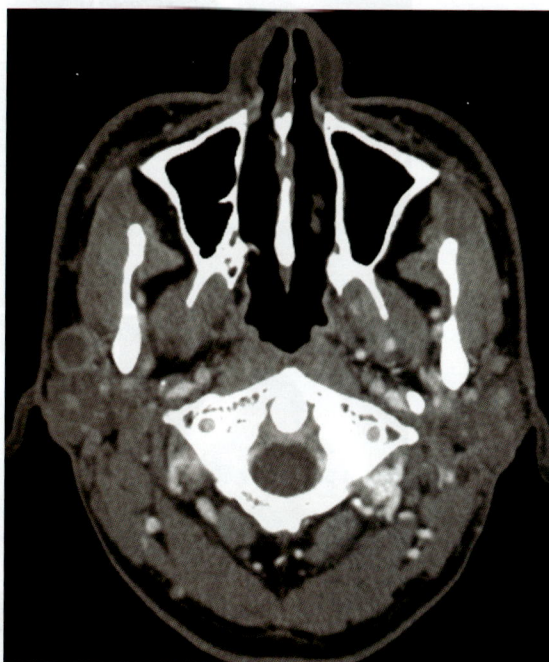

图8-1 既往有右颞部皮肤鳞状细胞癌手术史患者的增强CT横断面图像

目前出现同侧腮腺肿块，活检证实为转移性鳞癌。

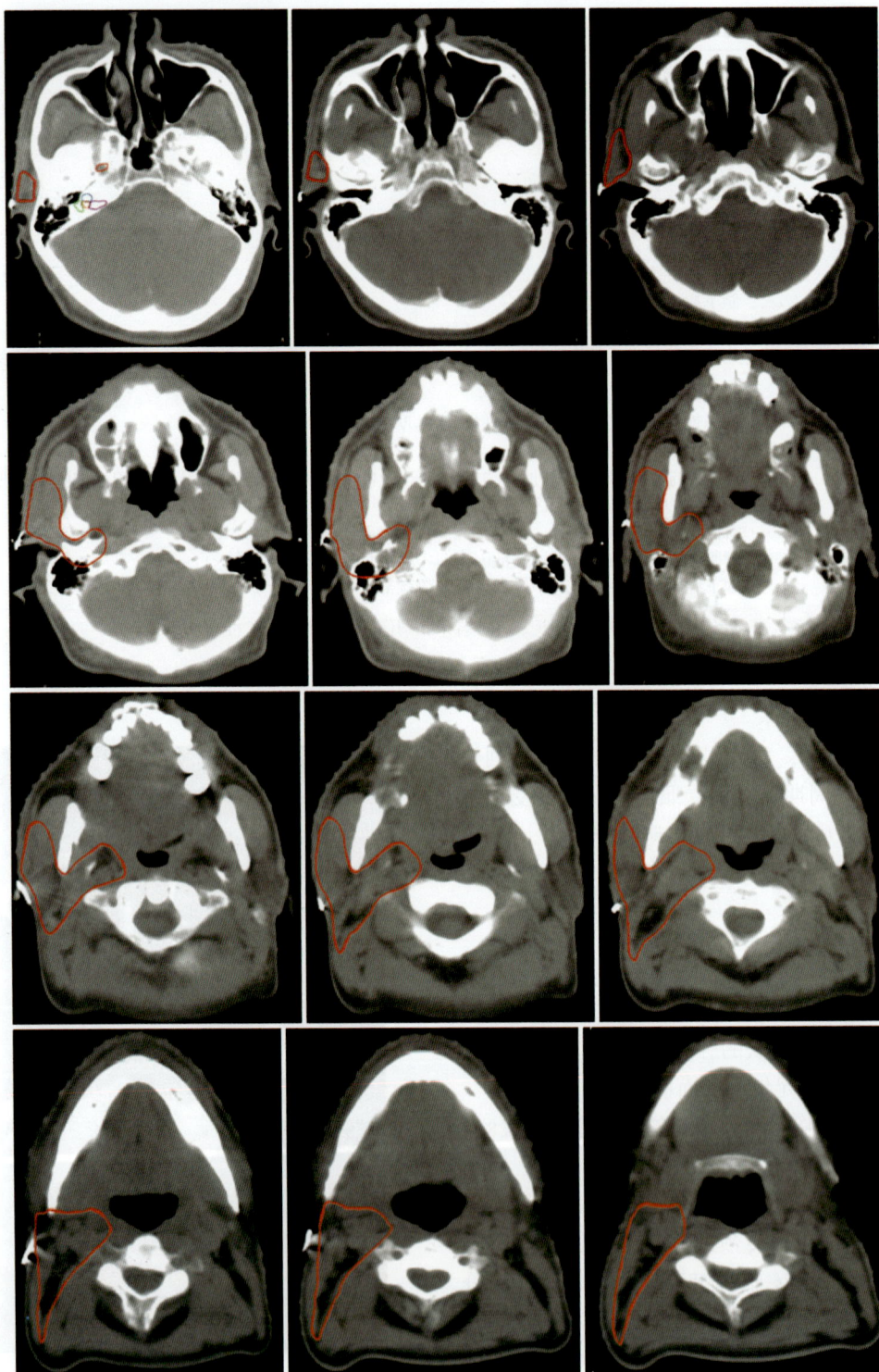

图8-2 同一例患者行腮腺浅叶切除术后，切缘阴性

面罩固定下3 mm扫描层厚的CT模拟图像。以上为代表性层面，未包括所有图像。注意：原颞部皮肤癌手术区域也应行放疗，可选电子线联合IMRT或3D-CRT，或与转移部位整体行IMRT或3D-CRT，尤其当原发灶治疗在1年内时推荐采用第2种方法。

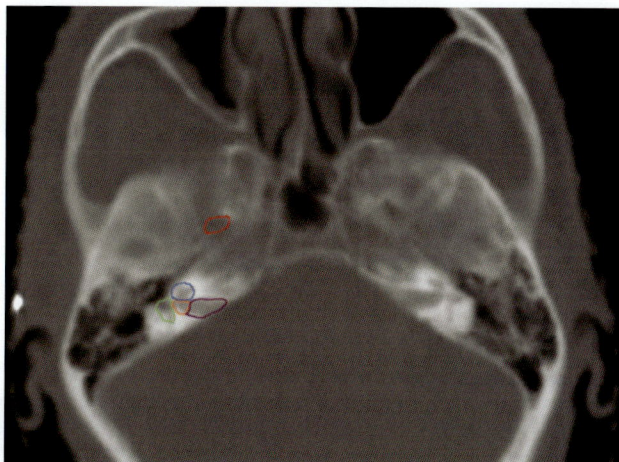

图8-3　颅底

勾画颅底结构时应使用骨窗。结构标识如下：红线-卵圆孔；蓝线-耳蜗；橙线-前庭；紫线-内耳道；绿线-半规管。

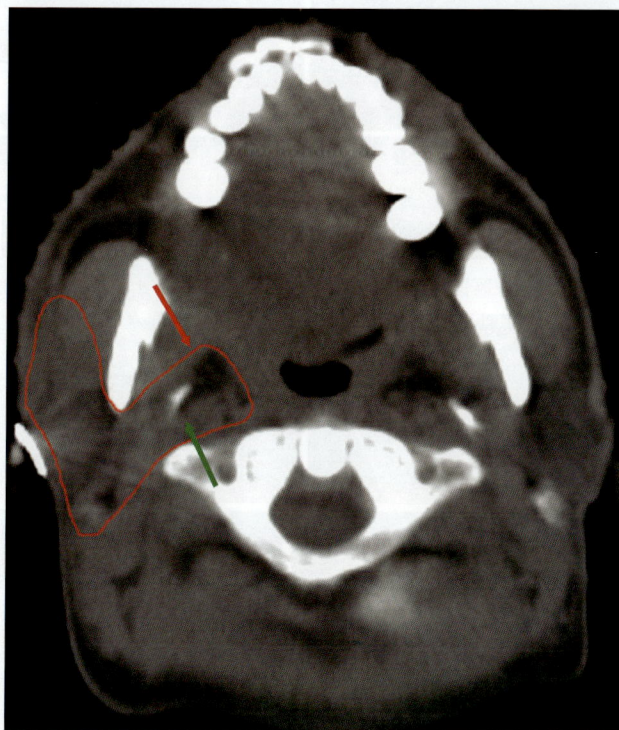

图8-4　咽旁间隙（红色箭头所示）

咽旁间隙是一个从颅底到舌骨水平的间隙，基本被脂肪填充。较大或深叶的腮腺肿瘤放疗时应将咽旁间隙包括在靶区内。茎突后间隙（绿色箭头所示），位于茎突后外侧，颈淋巴结可转移至此，CTV_{60}应包括此间隙。

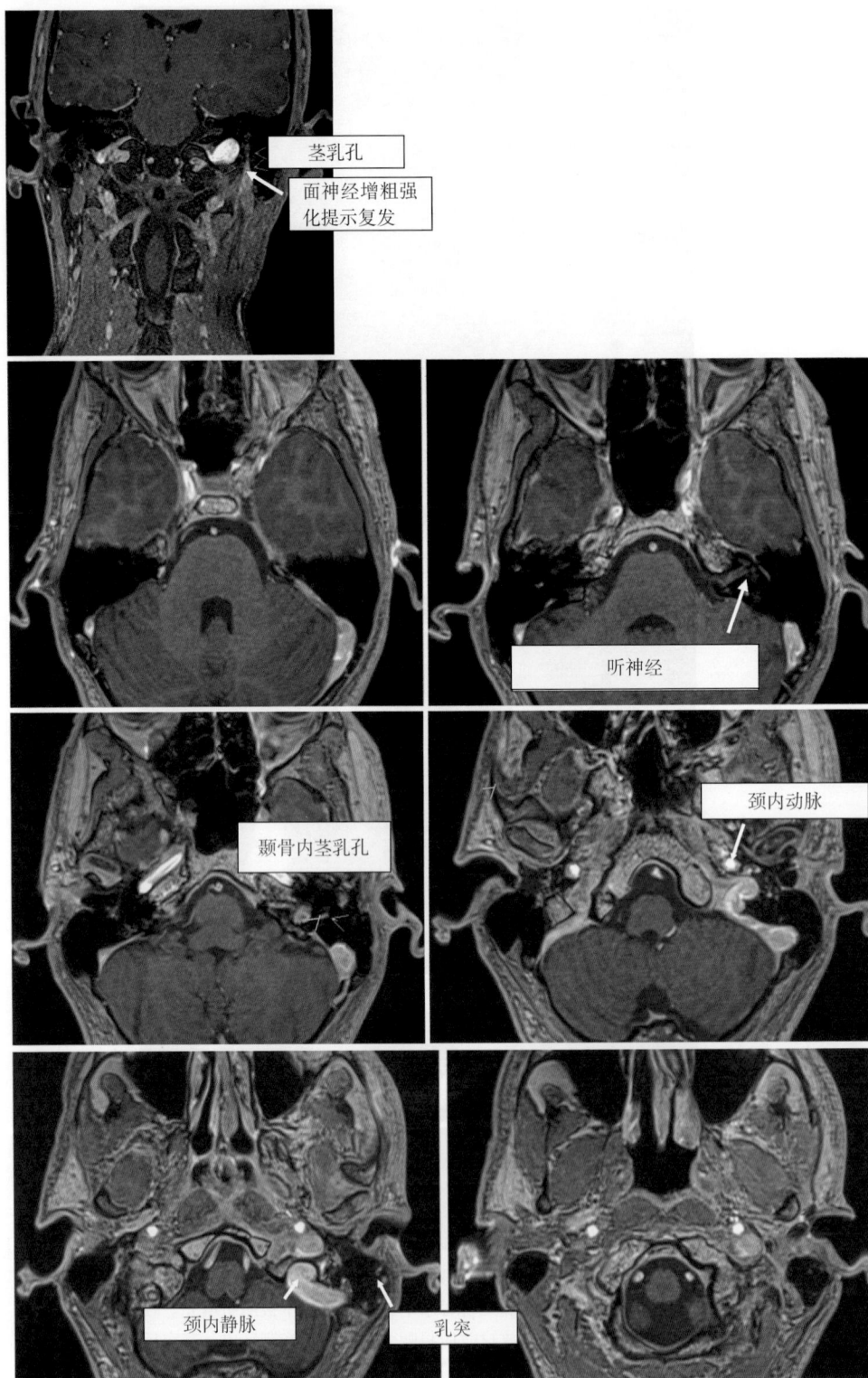

图8-5 茎乳孔

注意图中T1加权MRI增强图像所示神经周围复发模式：复发的左侧腮腺黏液表皮样癌经由茎乳孔（绿色箭头所示）侵犯左侧面神经。当腮腺肿瘤累及面神经或病理组织学为腺样囊性癌时，靶区需包括面神经。注意包括面神经的颞骨内走行部分，从内耳道经由面神经管延伸至茎乳孔。

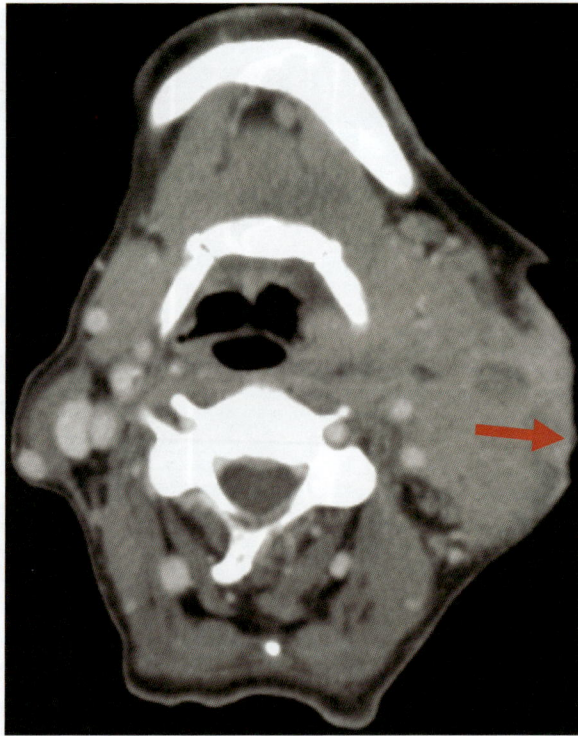

图8-6 皮肤

若临床或影像学（红色箭头所示）提示皮肤浸润，靶区应将其包括，并使用组织补偿垫。如手术期间发生肿瘤细胞溢出（个人意见供参考：不一定由肿瘤包膜不完整引起的，也可能是手术导致的肿瘤种植引起），靶区应包括手术瘢痕。

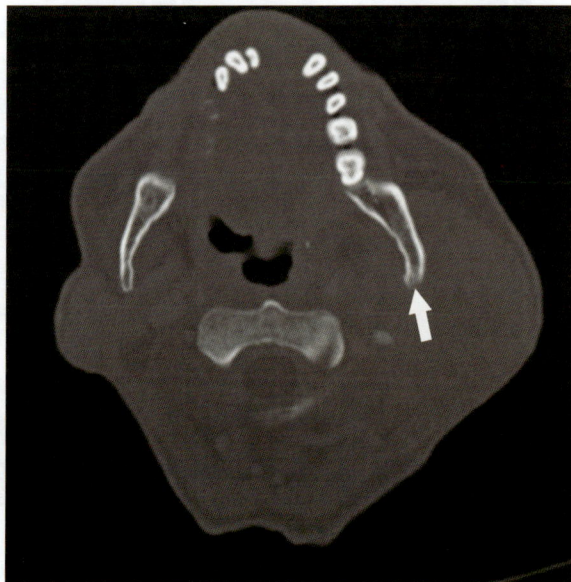

图8-7 下颌骨

在CT骨窗上评估骨受累情况，若必要则包括在CTV内。白色箭头显示左下颌支后方骨膜反应，提示已被肿瘤累及。

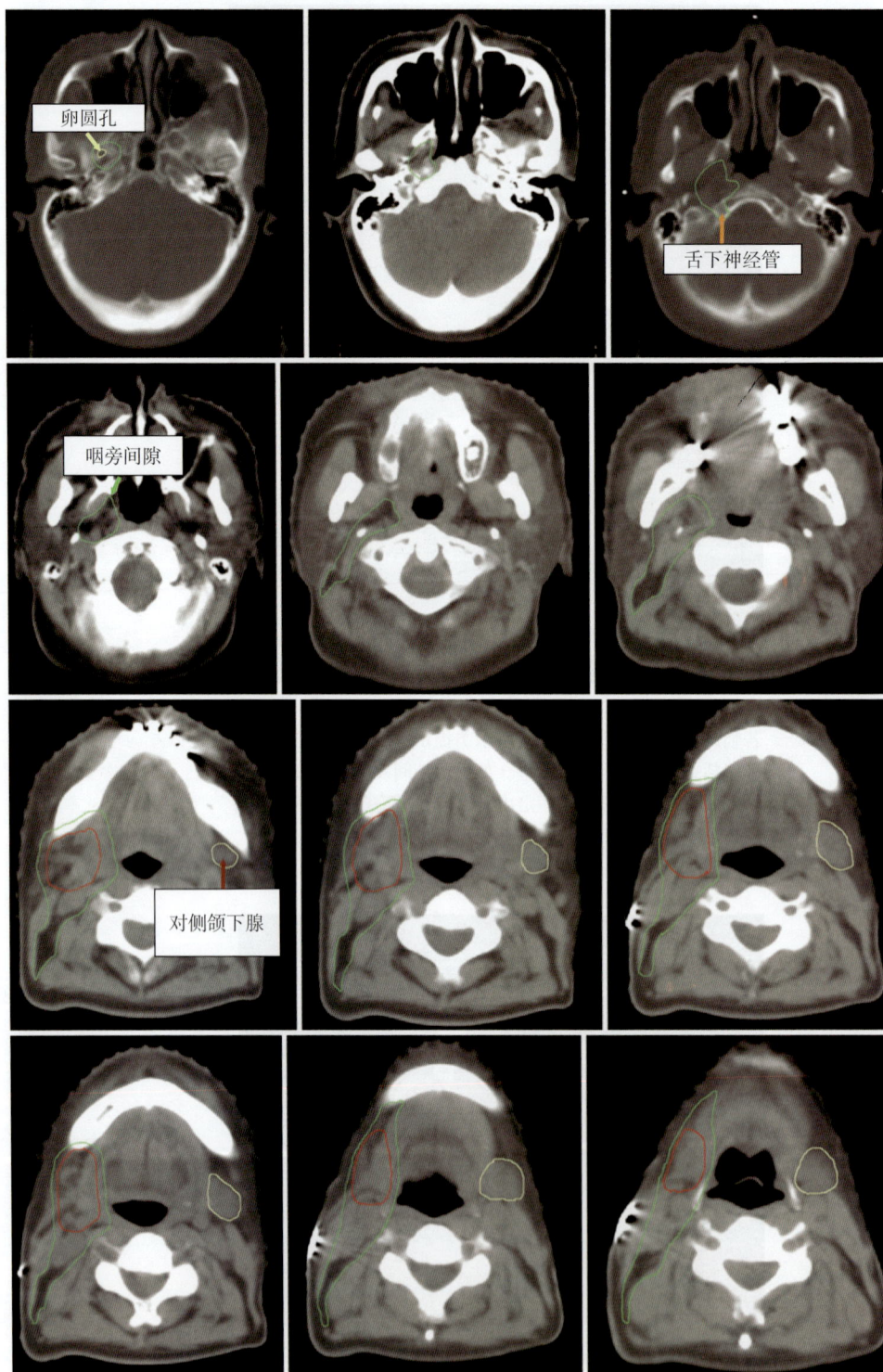

图8-8 颌下腺

1例cT1N1M0右颌下腺高级别黏液表皮样癌完整切除术后（切缘阴性）患者的CT模拟定位选图。结构如下：红线–CTV$_{60-66}$(术区)，绿线–CTV$_{50-54}$(同侧淋巴结引流区和直达颅底的咽旁间隙)。舌神经和舌下神经至颅底区域应当包括在靶区内，尤其是当这些神经受累时。舌神经起源于卵圆孔处的三叉神经下颌支（V$_3$），走行于咽旁间隙达颌下腺内侧，最后终止于舌。

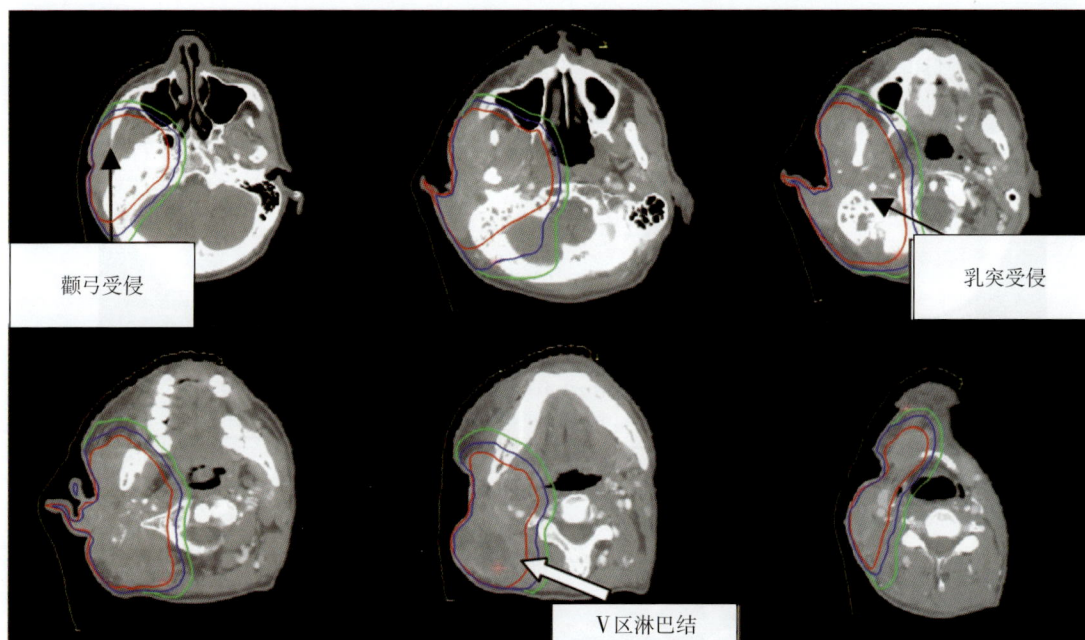

图8-9　无法手术的腮腺汗腺癌

图像选取CT模拟的代表性层面。该患者有右颞部汗腺癌病史，目前在同侧腮腺出现无法手术的复发病灶，并已远处转移。高剂量CTV（55 Gy/20f，4周）包括广泛的骨受侵区域以及右侧颈部淋巴结Ⅰ、Ⅱ、Ⅲ、Ⅳ区。同侧颈部其余部分照射50 Gy。靶区如下：红线示GTV，绿线示第一阶段的CTV_{54}，蓝线示第2阶段加量的CTV。使用0.5 cm厚组织补偿垫，确保靶区充分覆盖皮肤。

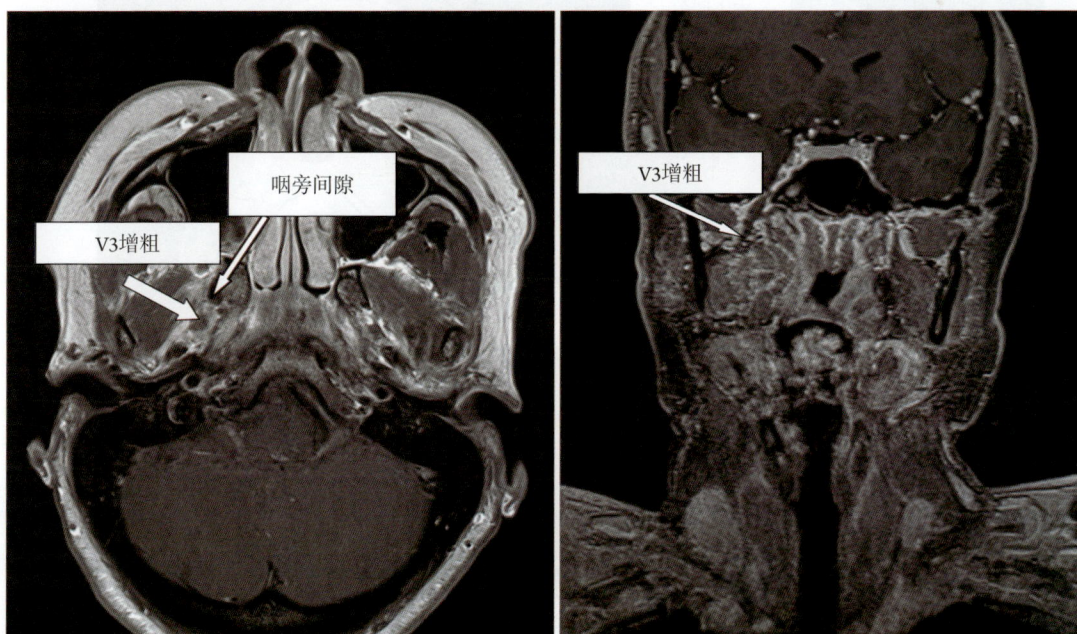

图8-10　患者既往有右腮腺腺泡癌病史，目前咽旁间隙复发，卵圆孔T1加权增强MRI图像
注意：右侧三叉神经下颌支（V_3）受侵后异常增粗。

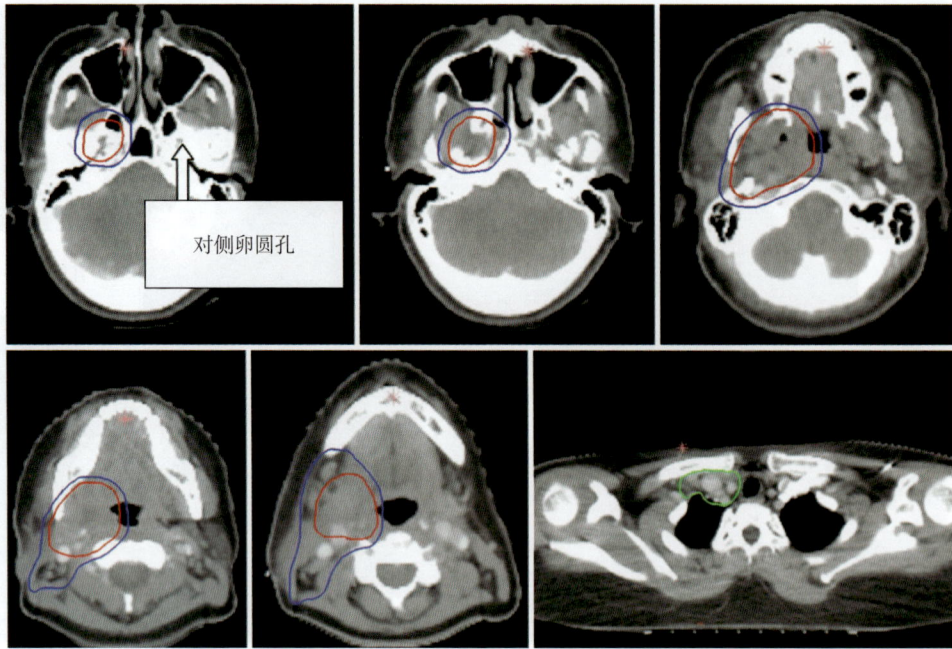

图8-11 同一患者的CT模拟图像

该影像为图8-10同一患者，因神经周围复发的风险大，高剂量PTV包括了三叉神经下颌支（V3）至卵圆孔区域。鉴于肿瘤复发，选择性照射同侧颈部淋巴结引流区。靶区如下：红线示PTV$_{70}$，蓝线示PTV$_{60}$，绿线示PTV$_{50}$。更多细节可查阅颅神经章节。

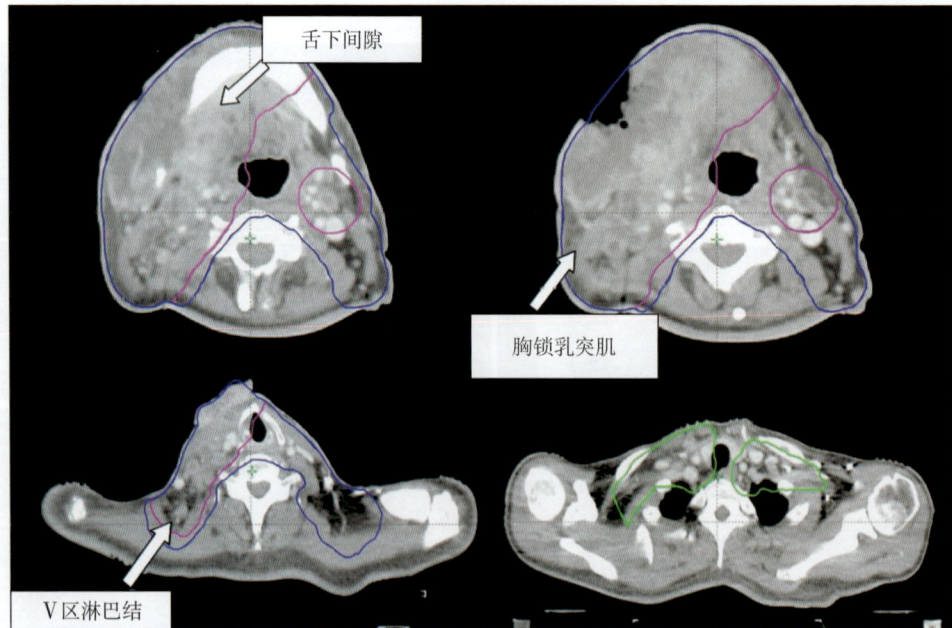

图8-12 无法手术的颌下肿瘤

选图为CT模拟图像代表性层面。患者出现右颌下蕈伞型肿瘤，活检证实为低分化癌。局部广泛浸润而无法手术。右侧的胸锁乳突肌、舌下间隙、舌骨舌肌、咬肌均受侵。右侧下颌骨骨质破坏。右颈部Ⅱ~Ⅴ区淋巴结以及左颈部Ⅱ区淋巴结均增大。靶区如下：紫红线示PTV$_{70}$，蓝线示PTV$_{60}$，绿线示PTV$_{50}$。使用0.5 cm厚组织补偿垫(图中未显示)。

推荐阅读

- Adelstein DJ, Koyfman SA, El-Naggar AK, Hanna EY (2012) Biology and management of salivary gland cancers. Semin Radiat Oncol 22(3): 245-253.

- Andry G, Hamoir M, Locati LD, Licitra L, Langendijk JA (2012) Management of salivary gland tumors. Expert Rev Anticancer Ther 12(9): 1161-1168.

- Grégoire V, Ang K, Budach W, Grau C, Hamoir M, Langendijk JA, Lee A, Le QT, Maingon P, Nutting C, O'Sullivan B, Porceddu SV, Lengele B (2013) Delineation of the neck node levels for head and neck tumors: a 2013 update. DAHANCA, EORTC, HKNPCSG, NCIC CTG, NCRI, RTOG, TROG consensus guidelines. Radiother Oncol. pii: S0167-8140(13)00514-00518.

- Marks LB, Yorke ED, Jackson A et al (2010) Use of nor-mal tissue complication probability models in the clinic. Int J Radiat Oncol Biol Phys 76(3 Suppl): S10-S19.

译者：崔剑雄，武警四川省总队医院肿瘤科

审校：AME编辑部

第九章　甲状腺肿瘤

Paul B. Romesser, Nancy Y. Lee

Department of Radiation Oncology, Memorial Sloan Kettering Cancer Center, New York, NY, USA
Correspondence to: Nancy Y. Lee. Department of Radiation Oncology, Memorial Sloan Kettering Cancer Center, New York, NY, USA. Email: leen2@mskcc.org

1　解剖与扩散模式

❖ 甲状腺是高血供的内分泌器官，位于前下颈部，介于第5颈椎（C5）与第1胸椎（T1）之间（Strandring 2005；Harnsberger *et al.* 2011）。

❖ 腺体包括了右叶、左叶及连接其间狭窄的峡部。从峡部向上直达舌骨水平的锥体叶可见于约40%的患者中（Harnsberger *et al.* 2011）。

❖ 腺叶呈圆锥形，其尖部向外侧倾斜靠近甲状软骨板之斜线（Strandring 2005）。

❖ 甲状腺组织的小游离团块可能出现于腺叶或峡部表面，成为甲状旁腺。

❖ 注意，腺体表面中部毗邻喉和气管。后外侧表面临近颈动脉鞘并与颈总动脉重叠。

❖ 甲状腺的结缔组织包膜薄而深入腺体实质，并将腺叶分为不规则的小叶。腺泡含有一个胶质核心，主要由碘化甲状蛋白构成的，是滤泡上皮细胞（滤泡细胞）产生的甲状腺素（T4）的非活性存储。

❖ 甲状腺实质也还含有C细胞，可产生肽类激素——降钙素。

❖ 因恶性或良性病变导致的甲状腺肿大可导致气管、喉返神经受压或颈静脉怒张（Strandring 2005）。

❖ 通常由甲状腺上、下动脉供血。

- 甲状腺上动脉通常起始于颈外动脉的第1分支（常见的解剖变异可见其起始部位低至颈总动脉），并分为前、后两支动脉。前支动脉可与对侧甲状腺上动脉前支形成吻合（Oertli and Udelsman 2012）。相对的，后支动脉可与甲状腺下动脉的上支形成吻合（Oertli and Udelsman 2012）。

- 甲状腺下动脉可分为上下两支。上支与甲状腺上动脉的后支形成吻合。下支动脉为腺体下部供血。

❖ 大约3%的人群出现甲状腺最下动脉，起源于动脉弓或头臂干动脉（Harnsberger *et al.* 2011）。

❖ 静脉回流通常通过3对静脉：甲状腺上静脉、中静脉、下静脉（Strandring 2005；Harrison *et al.* 2014）。

- 甲状腺上静脉出现于腺体上方，与甲状腺下动脉并行进入颈动脉鞘，回流入颈内静脉。

- 甲状腺中静脉引流腺体下方血液，出现于外侧，回流入颈内静脉。

- ◆ 气管静脉丛来源于甲状腺下静脉，位于甲状腺下部与气管前方。

❖ 甲状腺腺体内淋巴回流形成丰富的网络，意味着高概率出现多灶病变和淋巴结结外侵犯（Harrison *et al.* 2014）。

❖ 甲状腺淋巴管与气管丛形成交通到达甲状腺峡部浅面的喉前淋巴结（颈淋巴Ⅵ区），并到达气管前和气管旁淋巴结（胸淋巴结Ⅱ组，Ⅲ组，Ⅳ组）（Strandring 2005）。

❖ 腺体外侧由与甲状腺下静脉伴行的淋巴管引流至颈深淋巴结。

❖ 并且，甲状腺淋巴液可能直接回流至胸导管。

❖ 许多重要神经走行与甲状腺紧邻。

- ◆ 喉外神经由喉上神经分出，是迷走神经的一个分支，支配环甲肌（Oertli and Udelsman 2012）。损伤可导致发声构音障碍（Oertli and Udelsman 2012）。

- ◆ 喉返神经也是迷走神经的一个分支，支配其余的喉部肌肉结构及声带和声带下区的感觉（Oertli and Udelsman 2012）。喉返神经左右侧走行不同。右侧从锁骨下动脉后方绕行后，倾斜向上到达甲状软骨下部的气管食管沟（Oertli and Udelsman 2012）。左侧由主动脉弓后方绕行后沿气管食管沟到达喉。喉返神经与甲状腺下动脉位置关系紧密而多变，紧贴或走行于Berry韧带（甲状软骨与环状软骨间的筋膜附件）中（图9-1~图9-3）。

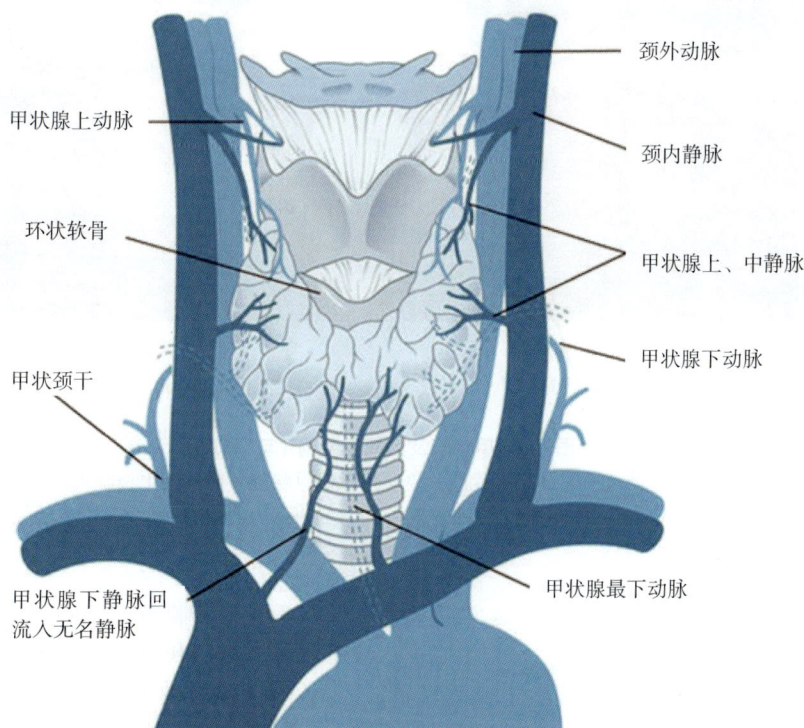

图9-1　甲状腺的动脉供应与静脉回流

甲状腺上下动脉分布来源于颈外动脉和甲状颈干。罕见情况下，头臂动脉可分出甲状腺最下动脉进入甲状腺峡部的下缘。甲状腺上动脉通常为颈外动脉的第1分支，因与喉上神经关系紧密而作为此神级及运动支的标志。喉外神经易受甲状腺切除术或局部进展期甲状腺癌的直接压迫而损伤。甲状腺静脉回流如其他器官一样多变。总体来说，甲状腺上中静脉回流至颈内静脉，而甲状腺下静脉回流至头臂静脉（From Springer reference https://www.springerim-ages.com/Images/MedicineAndPublicHealth/2-ACE0101-14-001A）

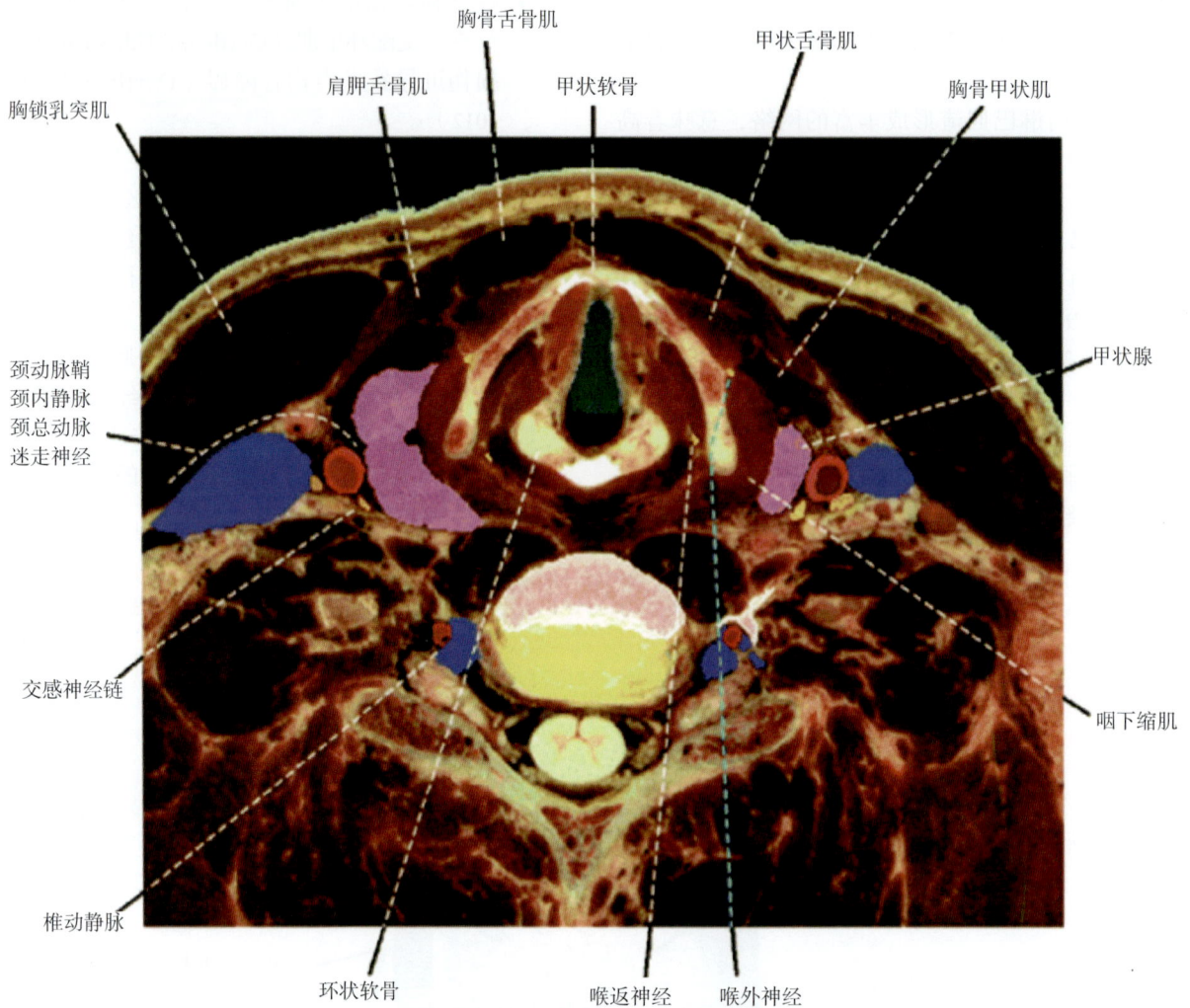

图9-2 甲状腺及其周围结构（环状软骨水平）

颜色标识主要动脉（红色）、静脉（蓝色）和神经（黄色）。粉色标识甲状腺。甲状腺上极临近的重要结构有颈动脉鞘和交感神经链。

（From Springer reference: Oertli and Udelsman 2012. http://link.springer.com/chapter/10.1007%2F978-3-642-23459-0_2/fulltext.html）

2 与靶区勾画相关的诊断性检查

❖ 应进行头颈部重点查体与X线成像检测，用于诊断、分期及治疗方案的制订。

❖ 所有患者都应进行颈部CT（增强更佳）检测，虽然有可能延迟适宜患者的核素治疗。扫描范围包括上纵隔对于评估上纵隔淋巴结病变情况具有重要意义。

❖ 如怀疑颈部食管侵犯，钆增强颈部MRI可辅助诊断。

❖ 实验室检测应包括全血细胞计数、全面代谢指标、

促甲状腺激素（thyroid-stimulating hormone，TSH）、三碘甲状腺氨酸（T3）、游离T4和甲状腺球蛋白。

❖ 因甲状腺非未分化癌的根治手段为手术切除，所有患者均应由资深头颈外科医生评估手术切除可能性。

3 一般治疗注意事项

❖ 甲状腺恶性肿瘤由临床最广泛的侵袭性肿瘤类型组成。高分化肿瘤患者具有极佳的预后，而未分化癌则致死率高。

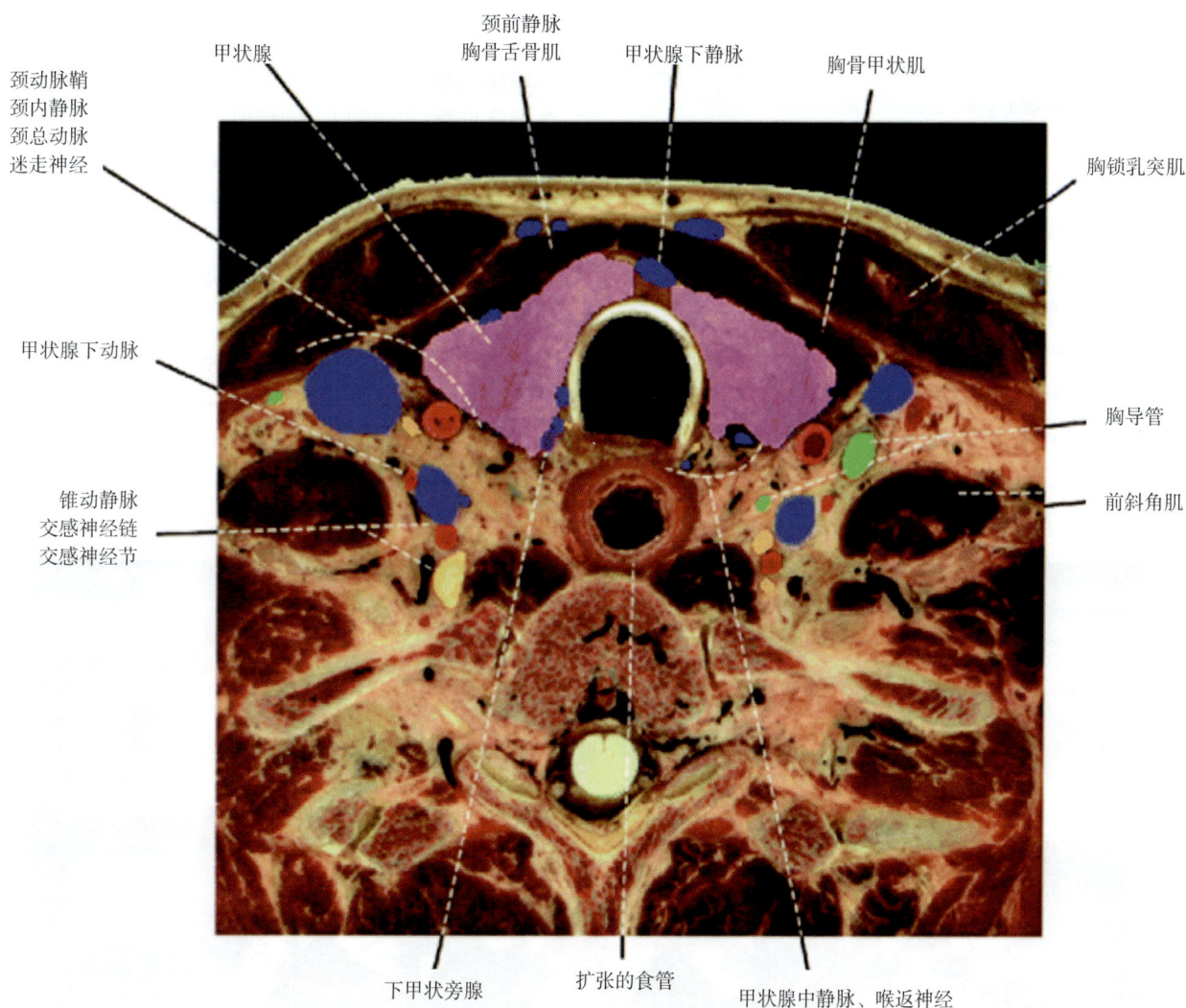

图9-3　甲状腺及其周围结构（第三气管环水平）

注意甲状腺后内侧与喉返神经和甲状腺中静脉的关系。胸导管（绿色）在回流入左侧颈内和锁骨下静脉的时候可表现为不扩张。甲状腺下动脉环形走形。右下甲状旁腺（紫色）显然临近喉返神经和甲状腺中静脉。主要神经（黄色）、动脉（红色）、静脉（蓝色）和甲状腺（粉色）已标识。（From Springer reference: Oertli and Udelsman 2012. http://link.springer.com/chapter/10.1007%2F978-3-642-23459-0_2/fulltext.html）

❖ 外照射在甲状腺分化癌中的作用仍有争议，但在髓样癌和未分化癌中意义明确。

❖ 目前尚无前瞻性研究评价甲状腺分化癌中外照射的价值。

◆ 多项单中心研究显示外照射可提高术后镜下和肉眼残留及不可切除患者的局部控制率。

❖ 伴有甲状腺外或仅有结外侵犯的病理分化良好的甲状腺癌患者的术后放疗目前仍有争议，而更常采用其他治疗方式，如放射性碘。

❖ 对于任何放射性碘不摄取或髓样癌怀疑镜下和肉眼残留的患者，均应考虑术后放疗。

❖ 未分化癌患者由于预后差，需立即推荐至三级癌症中心（tertiary cancer center）进行多学科管理。

❖ 调强放疗是甲状腺癌术后或根治放疗推荐技术，可降低治疗相关死亡率（Schwartz *et al.* 2009）。

4 模拟定位与靶区勾画原则

❖ 实施准确的调强放疗，效果依赖于肿瘤的位置（图9-4~图9-8）。

❖ 由于多数患者经历多次头颈外科手术，影像学可能难于辨识。

❖ 氟脱氧葡萄糖-正电子发射断层扫描（fluorodeoxyglucose positron emission tomography，FDG-PET）有助于勾画未分化癌和放射性碘不摄取的分化癌。

  ◆ FDG与放射性碘摄取相反，因此对于放射性碘不摄取的高分化癌患者可受益（Wang *et al.* 2001；Grunwald *et al.* 1999）。

❖ 通常推荐正电子发射计算机断层扫描（positron emission tomography computed tomography，PET-CT）定位。建议适应碘增强造影剂，然而需进行上述的临床判断。

❖ 通常推荐3 mm或以下的层厚。

❖ 使用热塑面模固定（orfitindustries, wijnegem, belgium）。

  ◆ 固定头、颈、肩部优于仅固定头、颈部。

❖ 头应轻后仰以保护口腔。

❖ 临床或影像学证实的巨大肿块应治疗7 000 cGy（Lee and Lu 2012）。

❖ 镜下残留应治疗6 600 cGy（Lee and Lu 2012）。

❖ 高危区域，包括术区或瘤床、术后甲状腺体积、气管食管沟和重要的淋巴区域（包括舌骨头侧水平以上）照射量为6 000 cGy。

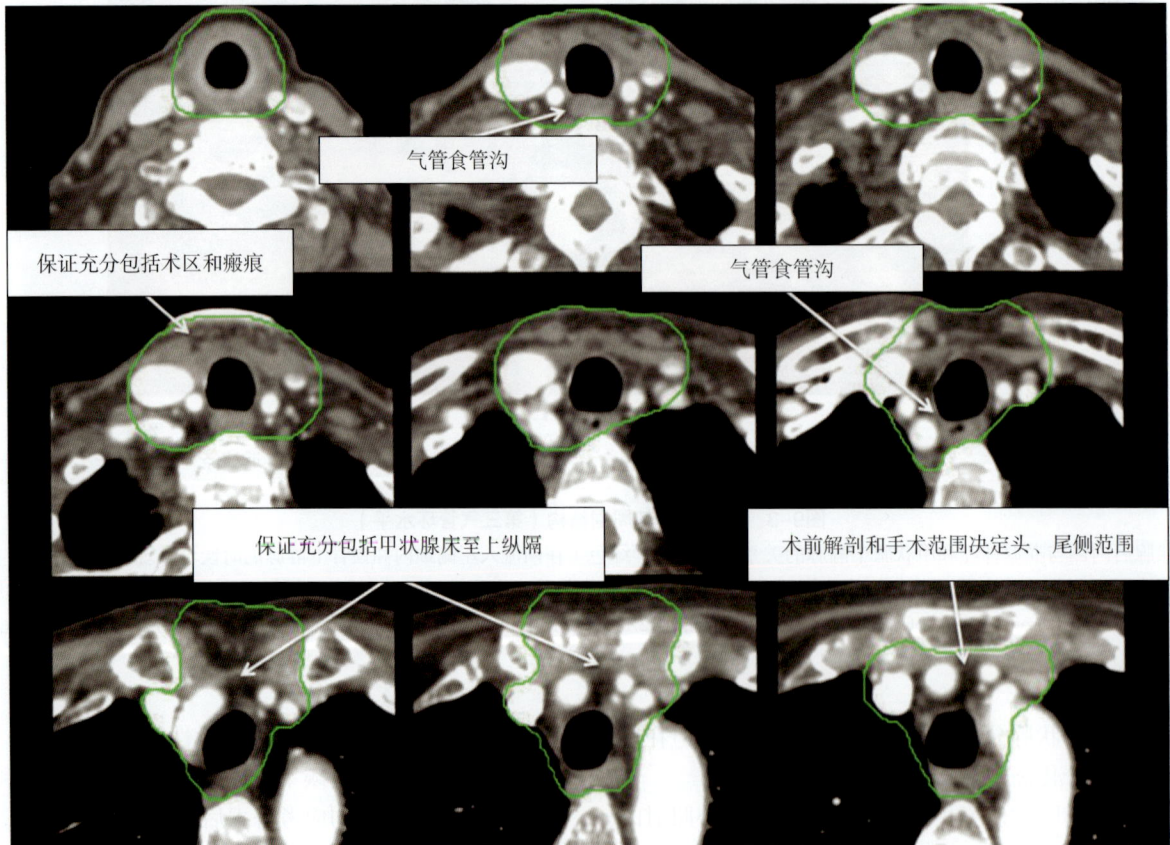

图9-4　1例甲状腺髓样癌术后影像

75岁女性，1.5 cm甲状腺髓样癌行甲状腺全切术后镜下切缘阳性，拒绝再次手术。推荐行术后放疗降低局部复发风险。CTV₆₀标识为绿色。因其病变为早期且无颈部淋巴结侵犯证据，未行颈部淋巴结清扫术及颈部放疗。仅显示代表性层面，非全部层面。

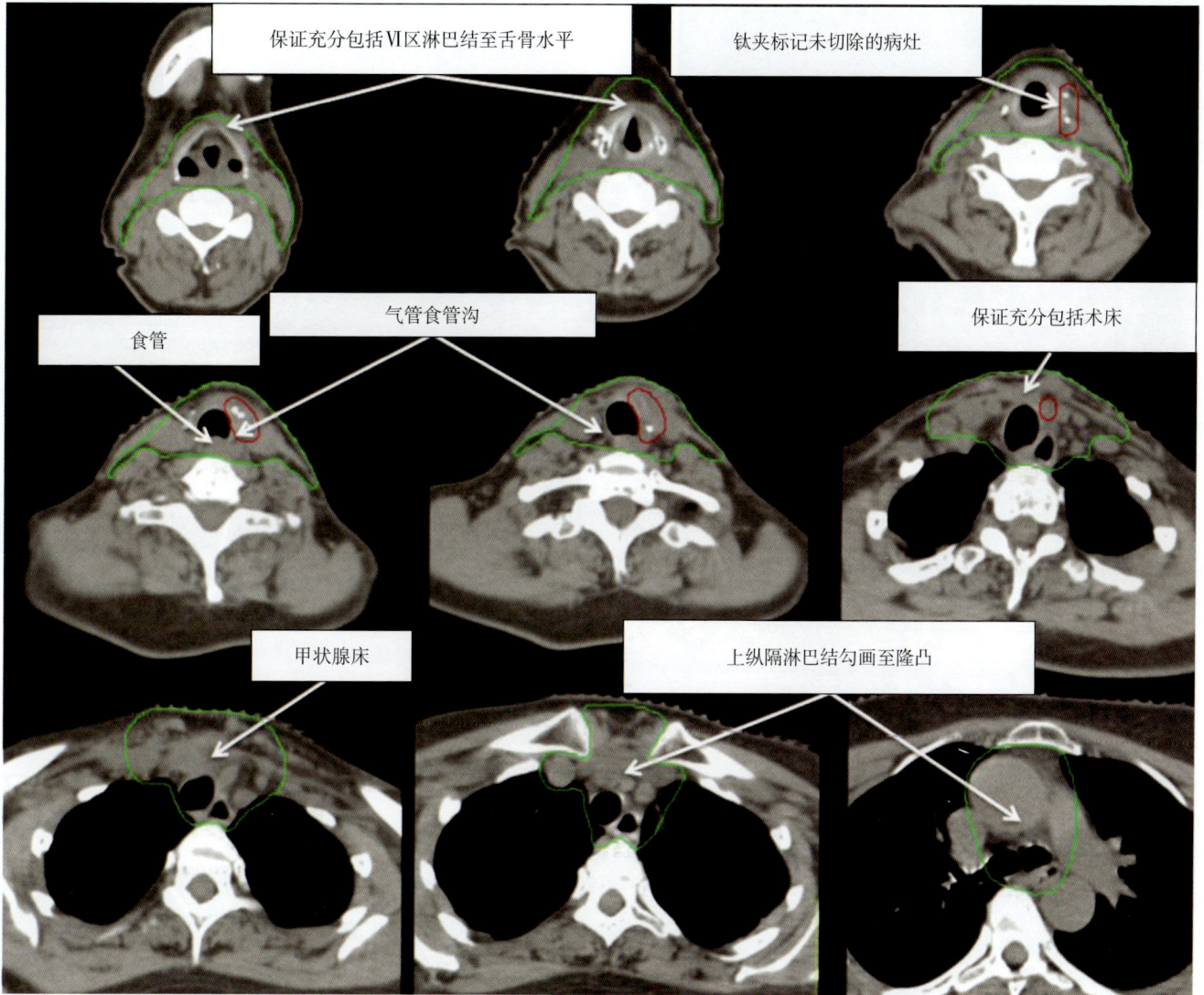

图9-5　1例多复发乳头状癌影像

59岁女性，多发复发乳头状癌，高细胞型变异，行重复性甲状腺全切和左颈部清扫后，肉眼残留病灶侵犯喉返神经和左侧声门下喉腔。推荐根治性放疗范围：甲状腺床，重要间隙和颈部Ⅱ~Ⅳ区。临床靶区CTV_{70}红色标识，CTV_{60}为绿色。注意忽略Ⅳ区的变化是考虑到放疗后行放射性碘评估及治疗为微转移。

❖ 低危区域，包括上、下气管旁淋巴结水平和未侵犯的颈部淋巴结区域照射量为5 400 cGy。经过与外科医生的彻底讨论后，在一些患者中忽略的侧颈被认为是低危区，具有外科挽救可能性。

❖ 患者的治疗计划可同步推量或后程推量的IMRT计划治疗30~35次。

❖ 病变及危险区域建议靶区详见表9-1和9-2。

❖ 正常组织建议限制剂量详见表9-3。

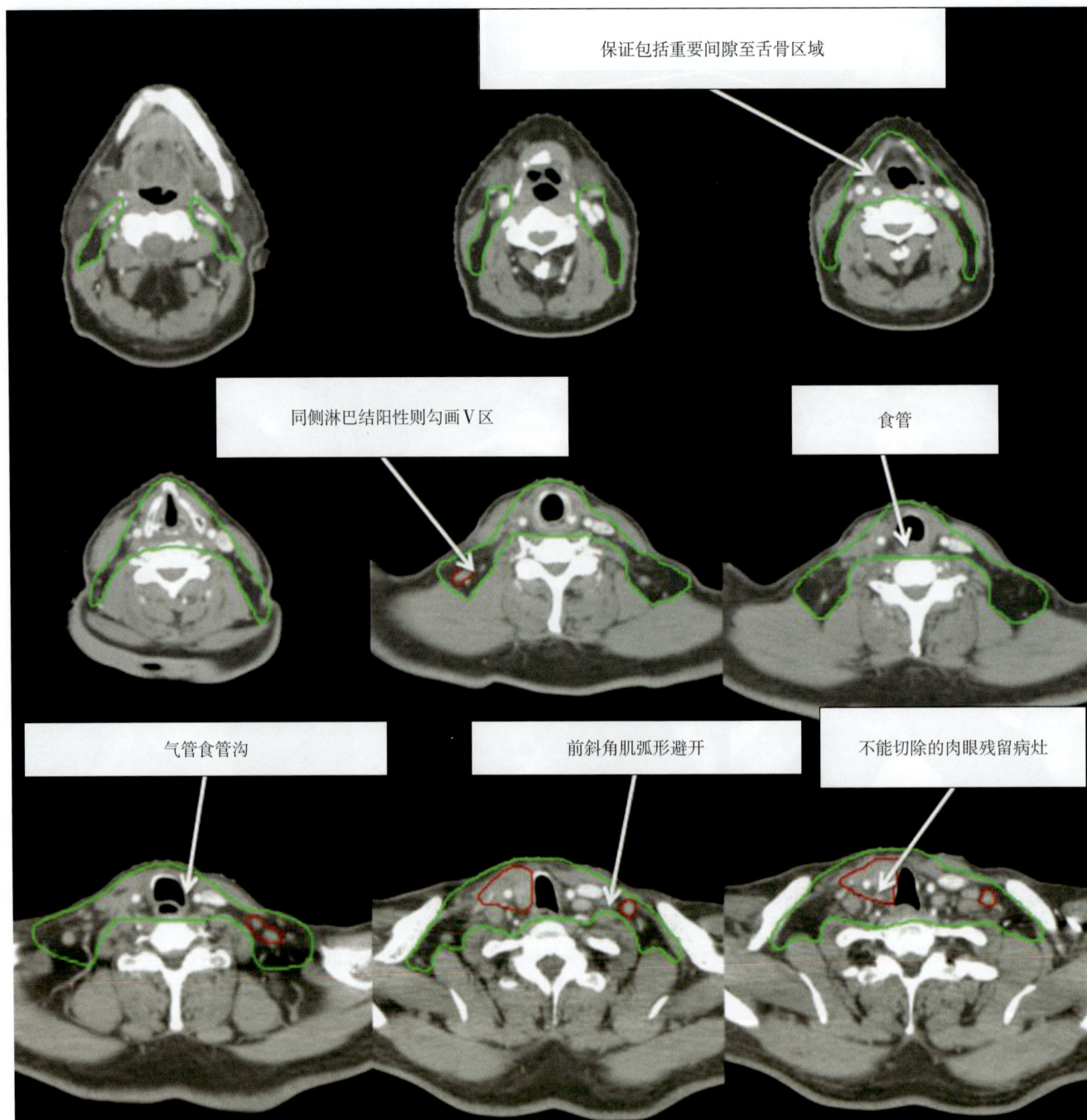

保证包括重要间隙至舌骨区域

同侧淋巴结阳性则勾画Ⅴ区

食管

气管食管沟

前斜角肌弧形避开

不能切除的肉眼残留病灶

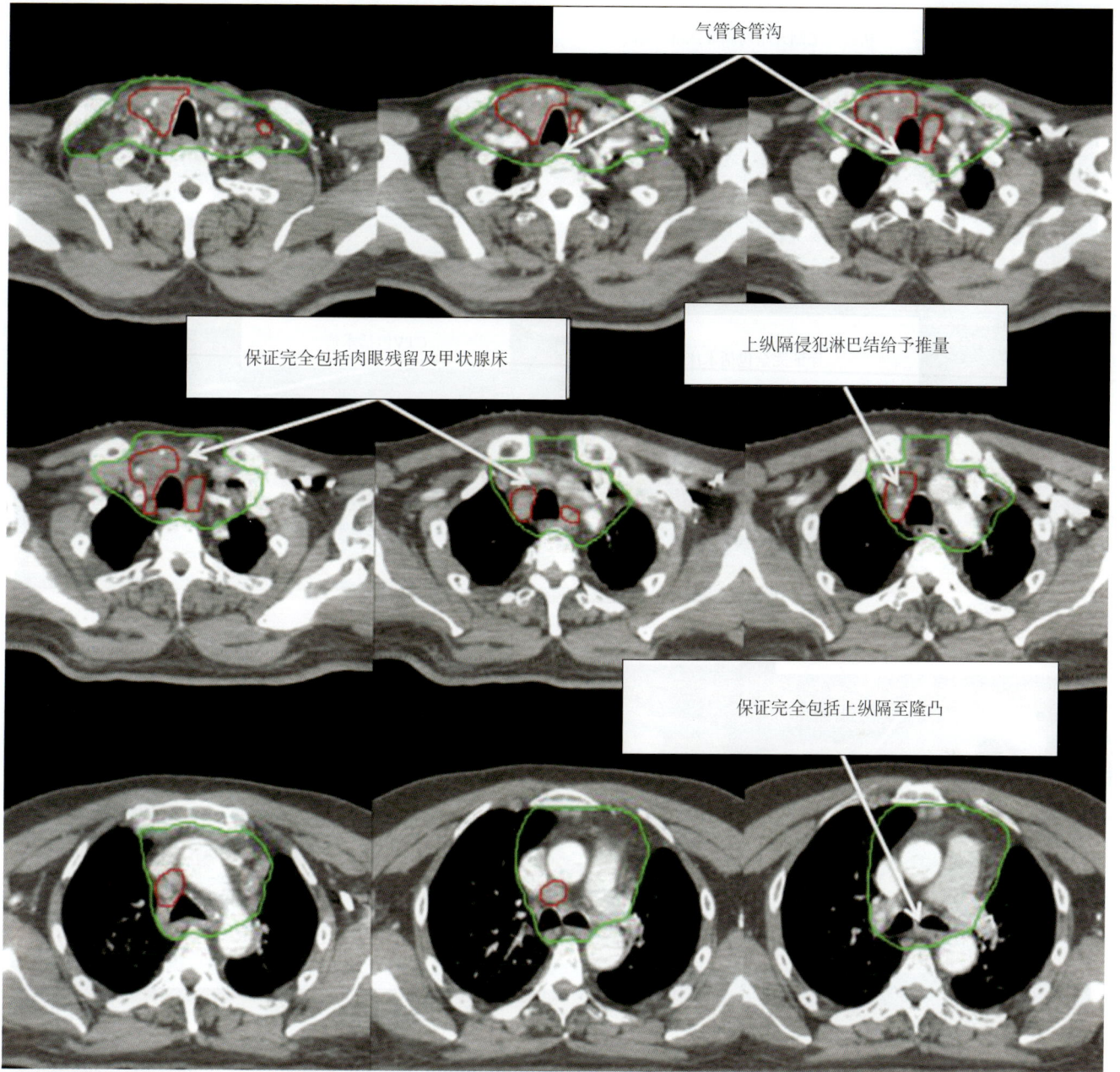

气管食管沟

保证完全包括肉眼残留及甲状腺床

上纵隔侵犯淋巴结给予推量

保证完全包括上纵隔至隆凸

图9-6 甲状腺乳头状癌术后多次复转移影像

58岁男性，多次复发转移乳头状癌行多次手术后，目前局部复发不能切除且多发纵隔淋巴结转移。推荐可见局部进展病灶行多柔比星同步放化疗。CTV$_{70}$标识为红色，CTV$_{60}$标识为绿色。仅显示代表性层面，非全部层面。

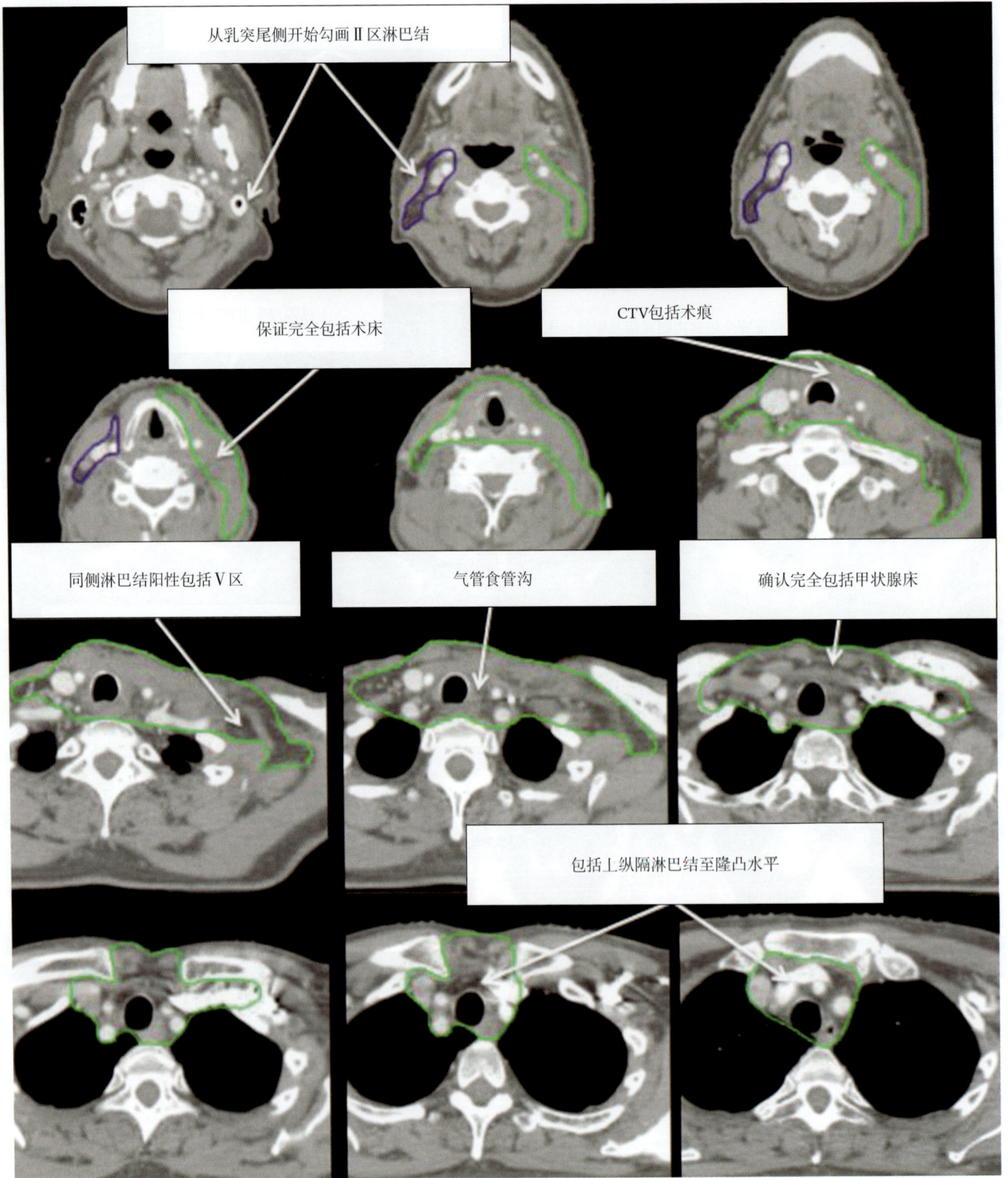

图9-7　甲状腺乳头状癌术后及放疗后影像

69岁男性出现左颈部腺体肿大。细针抽吸符合甲状腺乳头状癌。随后行全甲状腺切除和左颈清扫。病理为乳头状癌，高细胞型变异，同时左颈6/122个淋巴结未分化癌浸润伴结外侵犯。甲状腺内未发现未分化病灶。术后推荐行多柔比星同步放化疗。临床靶区CTV$_{60}$标识为绿色，CTV$_{54}$标识为蓝色。仅显示代表性层面，非全部层面。

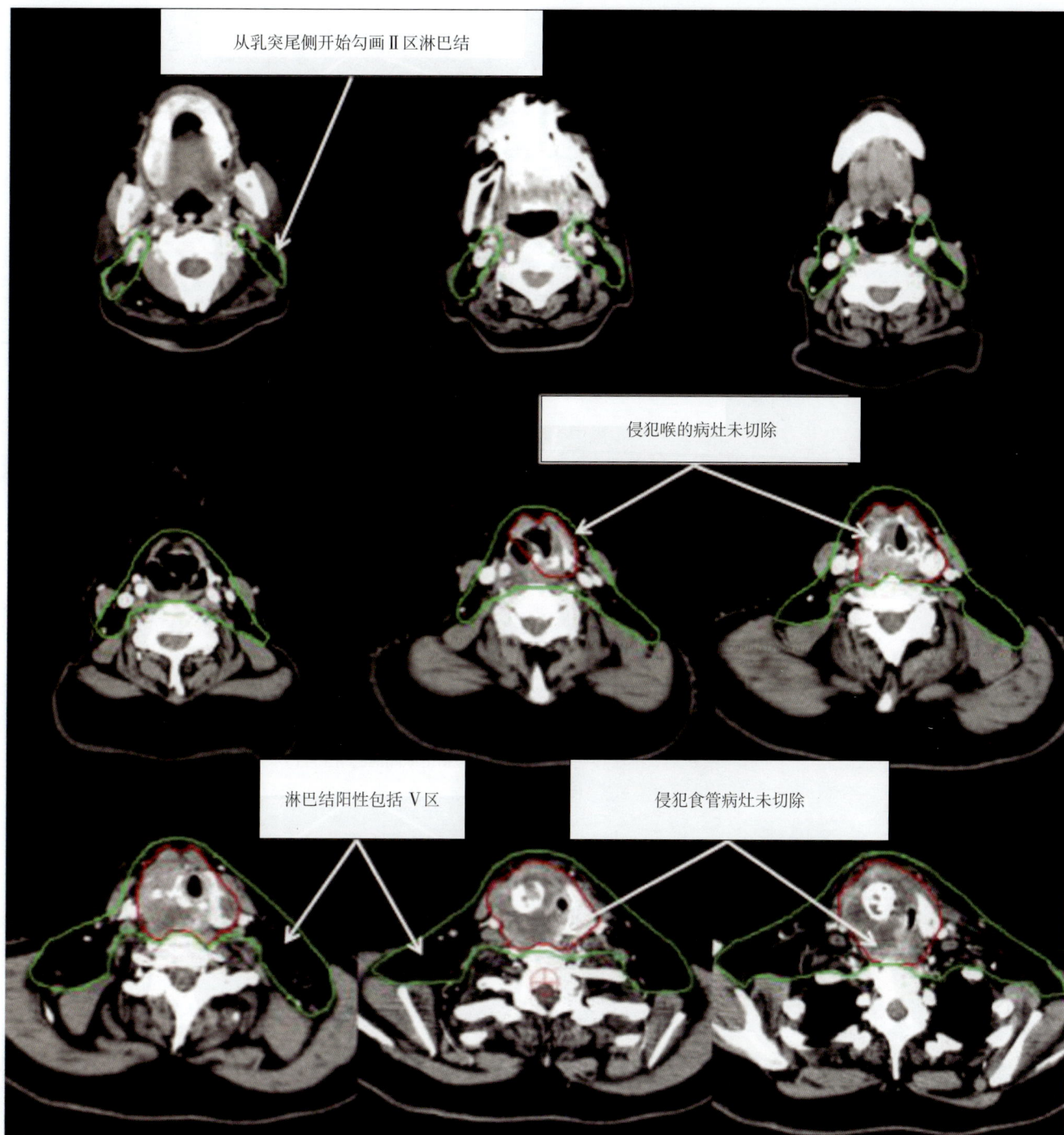

从乳突尾侧开始勾画Ⅱ区淋巴结

侵犯喉的病灶未切除

淋巴结阳性包括Ⅴ区

侵犯食管病灶未切除

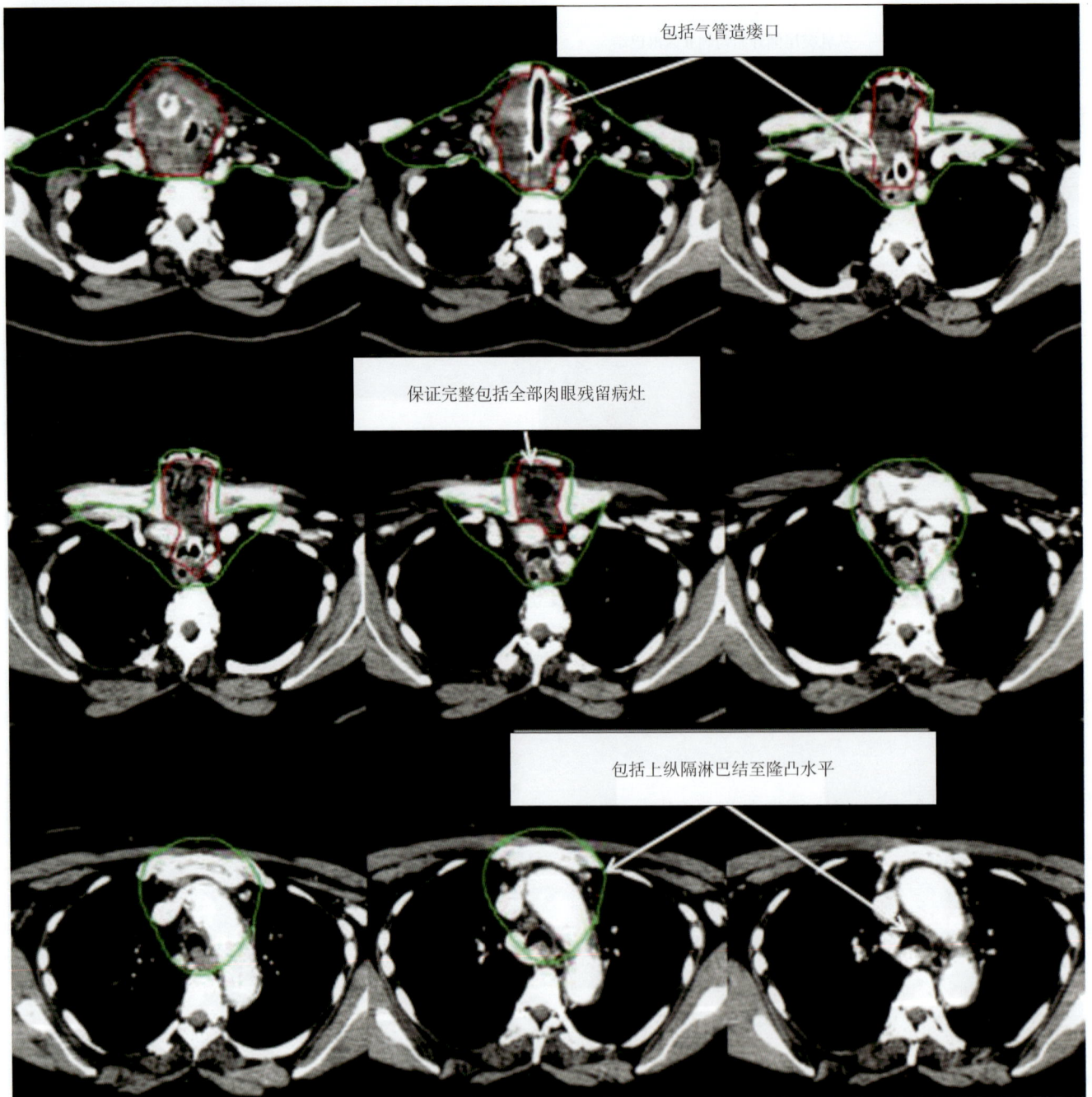

包括气管造瘘口

保证完整包括全部肉眼残留病灶

包括上纵隔淋巴结至隆凸水平

图9-8　不可切除的甲状腺癌经放化疗后影像

73岁女性，不可切除的未分化甲状腺癌侵犯气管和食管。多学科评估、讨论后为预防进一步局部进展，推荐根治性多柔比星同步放化疗。临床靶区CTV$_{70}$标识为红色，CTV$_{60}$标识为绿色。胸骨柄不常规包括入危险体积，但本例患者因颈前巨大肿块病变而包括了胸骨柄。仅显示代表性层面，非全部层面。

表9-1　肿瘤靶区范围建议

靶区	定义与描述
GTV$_{70\sim66}$[a]	原发灶：体检和影像可见的所有病灶 颈部淋巴结：≥1 cm或中央坏死的所有淋巴结
CTV$_{70\sim66}$[a]	通常和GTV$_{70\sim66}$一样。如果因肿瘤病灶不确定而需要外放边界，GTV$_{70\sim66}$外放3~5 mm为CTV$_{70\sim66}$ 如GTV临近脊髓，为保护脊髓可接受外放1 mm边界 小于1 cm的可疑淋巴结，稍低剂量CTV$_{66}$可供考虑
PTV$_{70\sim66}$[a]	CTV$_{70\sim66}$+3~5 mm（根据日常患者体位变异）如CTV临近脊髓，可接受1 mm边界

[a]推荐肿瘤治疗剂量为70 Gy，如担心臂丛、喉、脊髓、肺、食管毒性，也可考虑给予66 Gy。而肿瘤切除术后因切缘阳性考虑肿瘤残留时，瘤床或担心区域可给予66 Gy。

表9-2　推荐亚临床危险区域的靶区范围

靶区	定义与描述
CTV$_{60\sim54}$[a]	原发灶：应包括气管食管沟和任何CTV$_{70\sim66}$周围>5 mm边界术后应包绕瘤床、术床和侵犯侧的气管食管沟 如行气管造瘘，应包括造瘘口至皮肤表面。如并未临近肿瘤或瘤床（见表9-1，考虑切缘阳性），上喉部（声带/杓状软骨及以上）和后食管最好排除于靶区外 颈部：在局部进展或淋巴结阳性病变通常包括颈部Ⅱ~Ⅶ区淋巴结。上纵隔（胸淋巴结区Ⅱ、Ⅲ、和Ⅳ）应包括至隆凸水平。Ⅴ区应在颈部淋巴结阳性时包括，但在颈部淋巴结阴性临床怀疑低的时候不包括颈部淋巴结阴性的患者，如果与外科医生彻底讨论确定为低危区后侧颈可被忽略，具有外科手术挽救的可行性 Ⅰ区和咽后淋巴结在颈部巨大病灶时可包括
PTV$_{60\sim54}$[a]	CTV60~54+3~5 mm（根据日常患者体位变异）如CTV临近脊髓，可接受1 mm边界

[a]推荐亚临床危险区域剂量：60 Gy。根据主管医生的判断，未侵犯淋巴结区域可以考虑为低危亚临床区域给予54 Gy。

表9-3　正常组织剂量限制

危及器官	限制
腮腺	平均剂量<26 Gy
喉	平均剂量<45 Gy
食管	平均剂量<34 Gy
臂丛	最大剂量点<65 Gy
脊髓	最大剂量点<45 Gy
肺	平均剂量<21 Gy，V20<37%，正常组织并发症概率<25%

[a]基于目前应用于纪念斯隆-凯特琳癌症中心的指南。

参考文献

[1] Grünwald F, Kälicke T, Feine U, et al.Fluorine-18 fluorodeoxyglucose positron emission tomography in thyroid cancer：results of a multicentre study[J]. Eur J Nucl Med, 1999, 26(12)：1547-1552.

[2] Harnsberger HR, Osborn AG, Ross JS, et al. Diagnostic and surgical imaging anatomy[M]. Salt Lake：Amirsys, 2011.

[3] Harrison LB, Sessions SB, Kies MS.Head and Neck Cancer：A Multidisciplinary Approach[M]. 4th edn. New York：Lippincott Williams & Wilkins, 2014.

[4] Lee NY, Lu JJ. Target volume delineation and field setup：a practical guide for conformal and intensity-modulated radiation therapy[M]. New York：Springer, 2012.

[5] Oertli D, Udelsman R.Surgery of the thyroid and parathyroid glands[M]. New York：Springer, 2012.

[6] Schwartz DL, Lobo MJ, Ang KK, et al. Postoperative external beam radiotherapy for differentiated thyroid cancer：outcomes and morbidity with conformal treatment[J]. Int J Radiat Oncol Biol Phys, 2009, 74(4)：1083-1091.

[7] Strandring S.Gray's anatomy：the anatomical basis of clinical practice[M]. 39th edn. New York：Elsevier Churchill Livingstone, 2005.

[8] Wang W, Larson SM, Tuttle RM, et al.Resistance of [18f]-fluorodeoxyglucose-avid metastatic thyroid cancer lesions to treatment with high-dose radioactive iodine[J]. Thyroid, 2001, 11(12)：1169-1175.

译者：陈鑫，陕西省人民医院放疗中心
审校：张海鸽，河南科技大学第一附属医院放疗科

第十章　原发灶不明的头颈部转移性鳞癌

John Cuaron, Nadeem Riaz, Nancy Lee

Department of Radiation Oncology, Memorial Sloan Kettering, New York , NY, USA
Correspondence to: Nancy Lee. Department of Radiation Oncology, Memorial Sloan Kettering, New York , NY, USA.
Email: leen2@mskcc.org

1　解剖与扩散模式

❖ 原发灶不明的头颈部转移性鳞癌（squamous cell carcinoma of unknown primary in the head and neck, SQCUP）定义为全面检查后未能发现明确原发肿瘤病灶的头颈部淋巴结鳞癌。

❖ 可能存在隐秘原发病灶的部位包括鼻咽、口咽、喉以及下咽（图10-1）。

❖ 头颈部转移性鳞癌患者在全面检查后，最常见的原发病灶部位（约90%）为扁桃体以及舌根（Cianchetti *et al.* 2009）。

❖ 头颈部转移性鳞癌的淋巴转移途径分布见图10-2。最常见的部位为Ⅱ区及Ⅲ区淋巴结。

2　与靶区勾画相关的诊断性检查

❖ 在诊断为原发灶不明的头颈部转移性鳞癌之前，应对患者进行全面的检查以查找原发病灶。至少应包括以下检查：详细的体格检查（包括颅神经的检查），鼻咽、口咽、喉以及下咽的光学纤维内镜检查，横断面影像检查[至少为高分辨率增强电子计算机断层扫描（computed tomography，CT）]。掌握患者详细的病史，包括吸烟史，对于确定肿瘤的高危因素以及除外锁骨以下部位来源的原发病灶（如胸部、妇科、胃肠道等）是至关重要的。直接膀胱内镜检查可能有助于发现原发病灶。

❖ 人乳头瘤病毒（human papillomna virus，HPV）和EB病毒（Epstein-Barr Virus，EBV）检测有助于确定可能的原发肿瘤病灶位置。

❖ 对于鼻咽、口咽、喉以及下咽所有可疑病灶均应该进行相应位置的病理活检，既往推荐的对于表面正常的黏膜进行盲目活检，仅偶尔有助于发现原发肿瘤病灶。

❖ 其他检查手段未能发现原发灶的病例中，正电子发射计算机断层扫描（positron emission tomography computed tomography，PET-CT）能够发现其中25%的原发病灶，其灵敏度、特异性以及准确率分别为88.3%，74.9%和78.8%（Rusthoven *et al.* 2004）。

❖ PET-CT应尽可能在活检前进行，以降低活检相关的

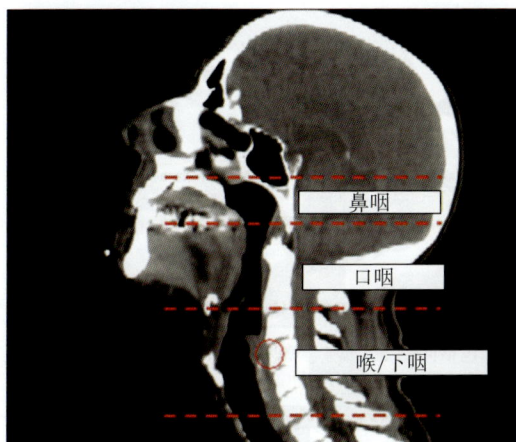

图10-1 头颈部转移性鳞癌可能的隐秘原发病灶部位
红色圆圈代表的是调强适形放疗计划的等中心水平。红色虚线标记了鼻咽、口咽、喉以及下咽的解剖学分界。

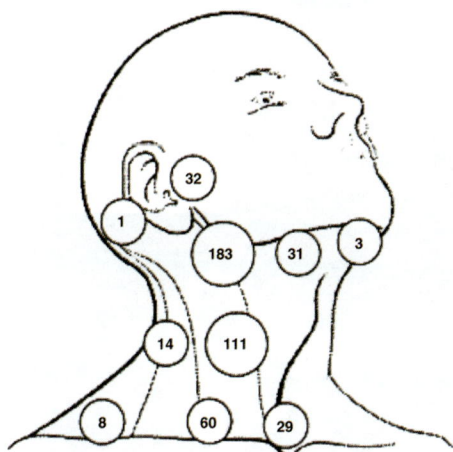

图10-2 头颈部转移性鳞癌易发生淋巴结转移区域的分布情况
共352例患者。

假阳性率。

❖ 在头颈部淋巴结勾画的章节中提供了更多的影像诊断细节来协助评价淋巴结的受累情况。

3 模拟定位与日常摆位

❖ 患者取仰卧头过仰体位。辅助固定的模具需至少固定头颈部，尽可能使用头颈肩面罩固定，这样能够保证日常摆位的准确性，减少摆位误差，尤其在使用大野调强放射治疗（intensity modulated radiotheragy，IMRT）治疗计划时更是如此。

❖ CT扫描图像以3 mm层厚，应配合静脉注射增强药物进行扫描，有助于更好的判断大体肿瘤体积（gross tumor volume，GTV）、临床靶区（clinical target volume，CTV）范围，尤其是淋巴结的勾画。推荐定位扫描图像范围从头顶开始包括头部，下界至隆凸水平。从锁骨下到隆凸的图像可以5 mm层厚重建。

❖ 在勾画靶区时，应使用MRI和PET扫描图像融合技术来提高靶区勾画准确度，尤其是感兴趣的区域，包括GTV、颅底、脑干以及视交叉等。扫描图像所有层面中的GTV、CTV以及正常组织均应勾画。

4 靶区勾画与治疗计划

❖ 通常推荐对双侧颈部以及咽部高危区域进行照射（表10-1）。

❖ 通常情况下，淋巴结阳性的一侧颈部应包括颈部淋巴结（ⅠB~Ⅴ区）和咽后淋巴结引流区。对侧颈部的Ⅱ~Ⅳ区淋巴结及咽后淋巴结均应完成预防照射剂量（50~54 Gy），根据病情需要也可考虑将ⅠB区和Ⅴ区淋巴结包括在内（图10-3~图10-6）。

表10-1 推荐靶区

靶区名称	定义与描述
GTV$_{70}$[a]（下角标70代表照射剂量）	所有短径≥1 cm的淋巴结、FDG显著摄取的病灶或活检阳性的病灶。GTV应该包括任何可疑的淋巴结
PTV$_{70}$[a]	GTV$_{70}$+3~5 mm根据各机构日常摆位误差外扩
CTV$_{鼻咽}$[b]	上界：颅底；下界：软腭；前界：鼻后孔；后界：咽后壁 两侧咽隐窝均应包含在内
CTV$_{口咽}$[b]	上界：软腭；下界：会厌谿底部（或舌骨）；前界：舌根应包括在内，但口腔内舌部分不需包括，侧界扁桃体应包括在内，后界整个咽后壁均应包括在内
CTV$_{喉及下咽}$[b]	上界：舌骨；下界：环状软骨下缘
PTV$_{黏膜}$[b]	根据各机构日常摆位误差在黏膜表面CTV外扩3~5 mm
CTV$_{颈部淋巴结}$[c]	淋巴结阳性同侧咽后淋巴结及ⅠB~Ⅴ区淋巴结。淋巴结阴性颈部包括咽后淋巴结及Ⅱ~Ⅳ淋巴结。
PTV$_{颈部淋巴结}$[c]	根据各机构日常摆位误差在颈部淋巴结CTV基础上外扩3~5mm

术后患者，手术切除后颈部应给予2 Gy/f，总量60~66 Gy的照射。[a]对于大体肿瘤推荐照射2.12 Gy/f，总剂量69.96 Gy。[b]对于高度怀疑原发灶可能大的黏膜表面给予照射1.64 Gy/f或1.8 Gy/f，总剂量54~60 Gy。[c]高危亚临床区剂量，1.8 Gy/f，总剂量59.4 Gy。低危亚临床区给予1.64 Gy/f，总剂量54 Gy。

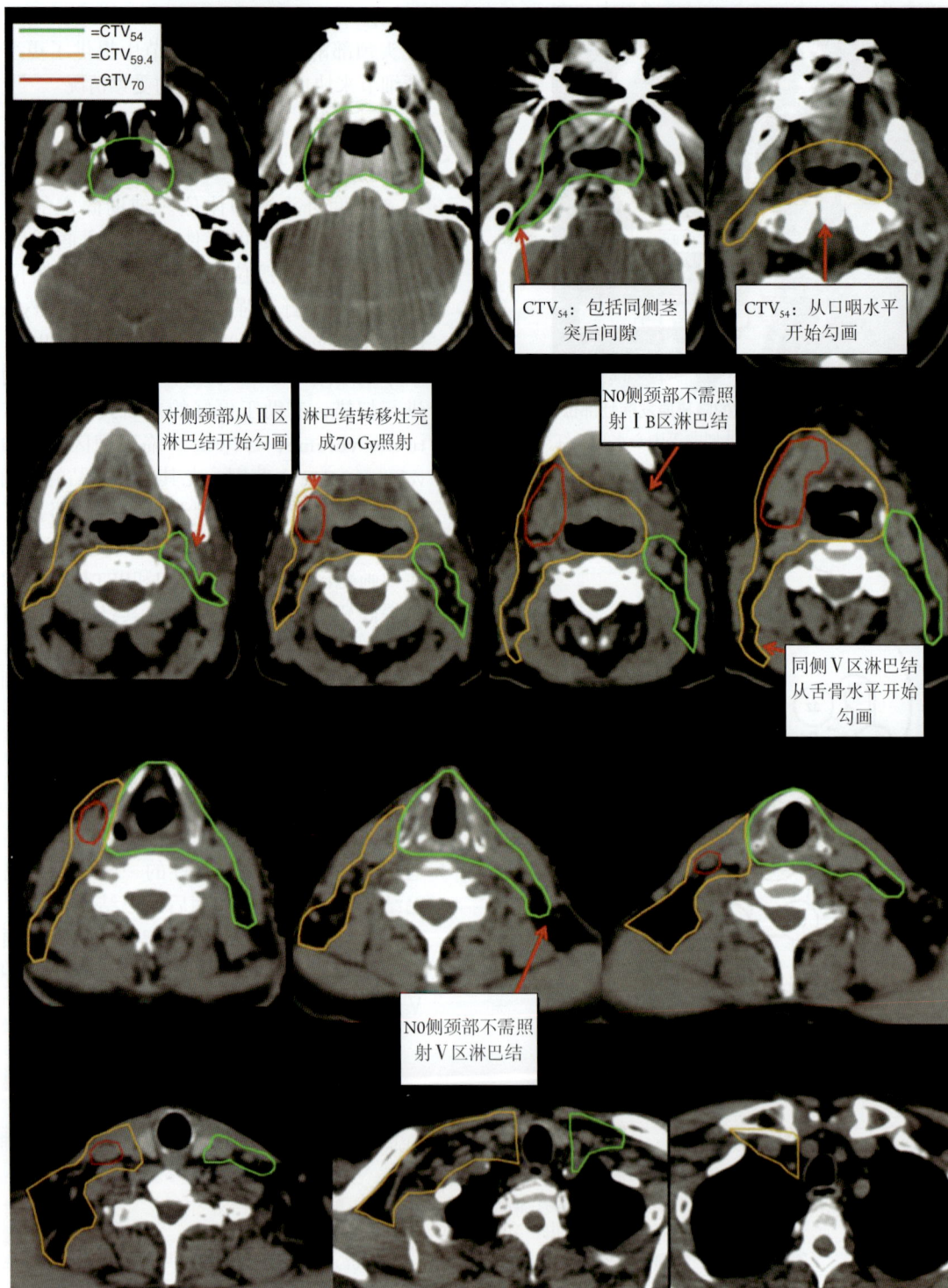

图10-3 原发灶不明的头颈部转移鳞癌

52岁男性患者，TxN2bM0原发灶不明的头颈部转移性鳞癌。患者右颌下淋巴结切除活检病理示转移性鳞癌。PET-CT结果显示右颈ⅠB区、Ⅱ区以及Ⅳ区多个高代谢淋巴结。右侧舌根也有不对称的摄取，但该部位的活检结果为阴性。该患者接受了同步放化疗，鼻咽、喉以及淋巴结阴性的左颈部完成54 Gy照射（CTV₅₄—绿色线）。因高度怀疑口咽原发灶可能，口咽及右颈部完成59.4 Gy照射（CTV₅₉.₄—橙色线）。淋巴结转移灶使用同步增量技术完成70 Gy照射（GTV₇₀—红色线）。图示选择的为代表性层面，并未包括所有扫描层面。

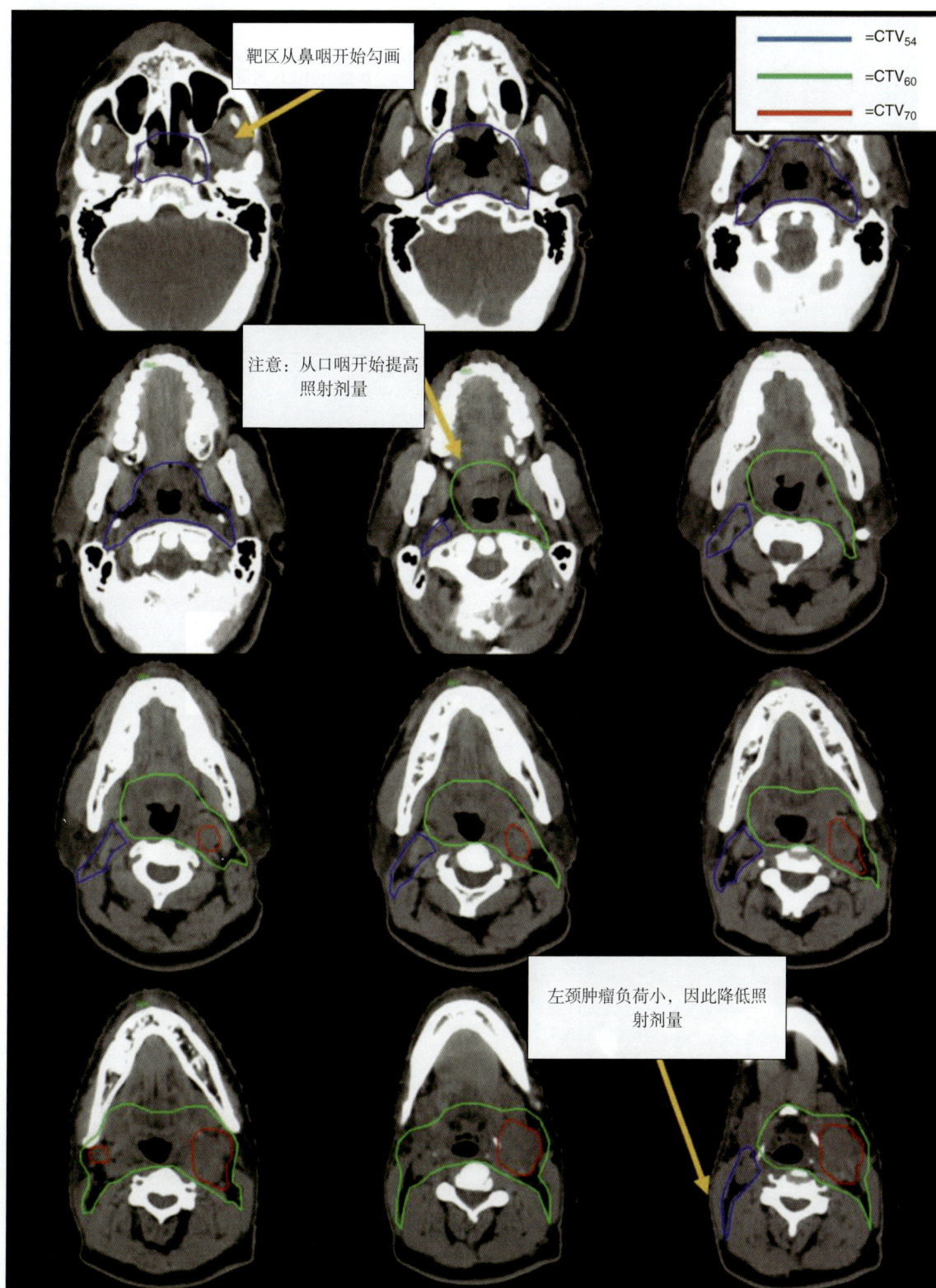

靶区从鼻咽开始勾画

注意：从口咽开始提高
照射剂量

左颈肿瘤负荷小，因此降低照
射剂量

=CTV_{54}

=CTV_{60}

=CTV_{70}

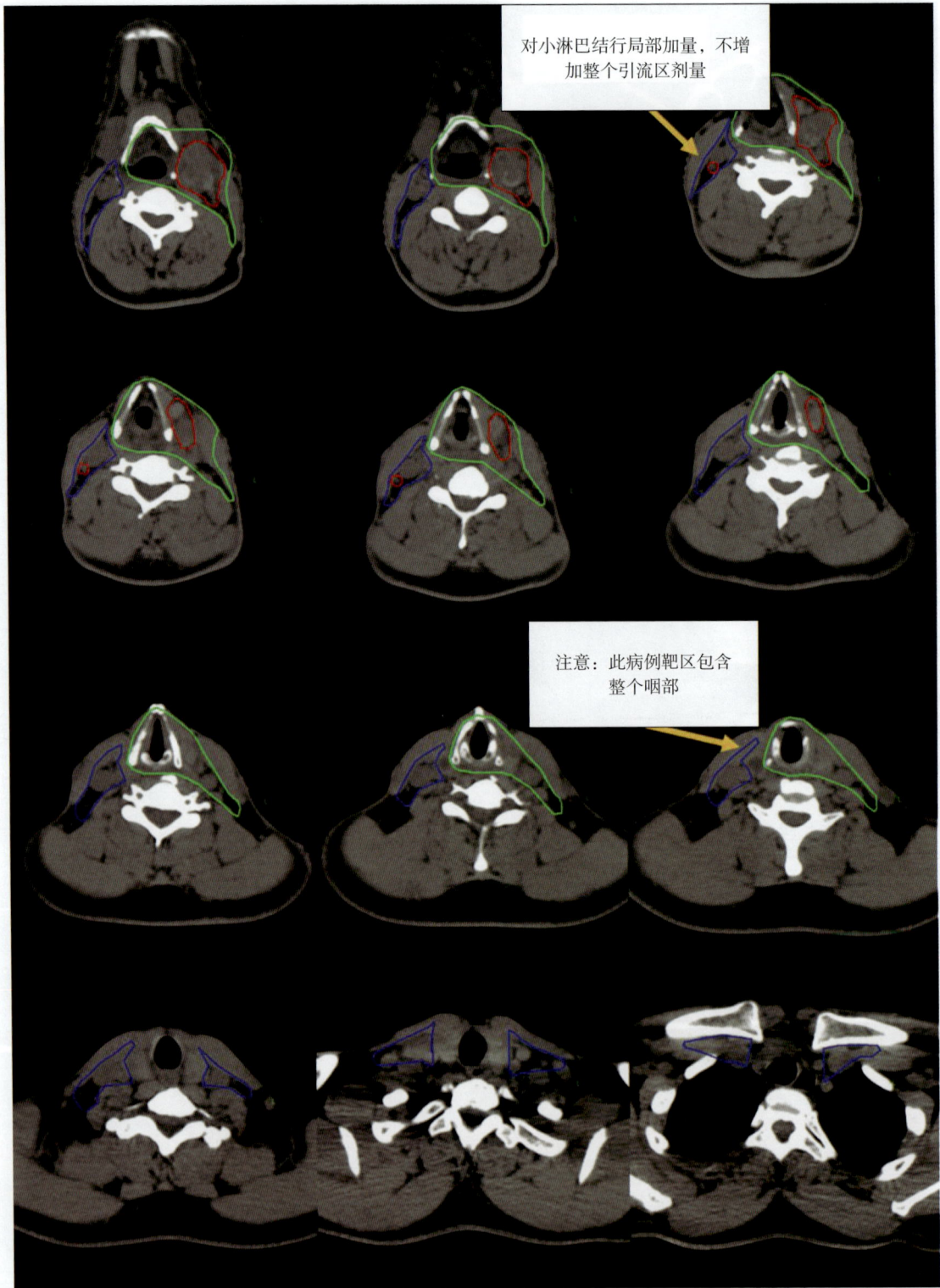

对小淋巴结行局部加量，不增加整个引流区剂量

注意：此病例靶区包含整个咽部

图10-4　原发灶不明的头颈部转移鳞癌根治性放化疗影像

50岁男性患者，TxN2c鳞癌，拟行根治性治疗。切取活检示左颈淋巴结包膜外受侵。HPV原位杂交检测和p16检测结果均为阴性。该患者接受了根治性放化疗。CTV_{70}为红色线，CTV_{60}为绿色线，CTV_{54}为蓝色线。图示仅为代表性层面，并未包括所有扫描层面。

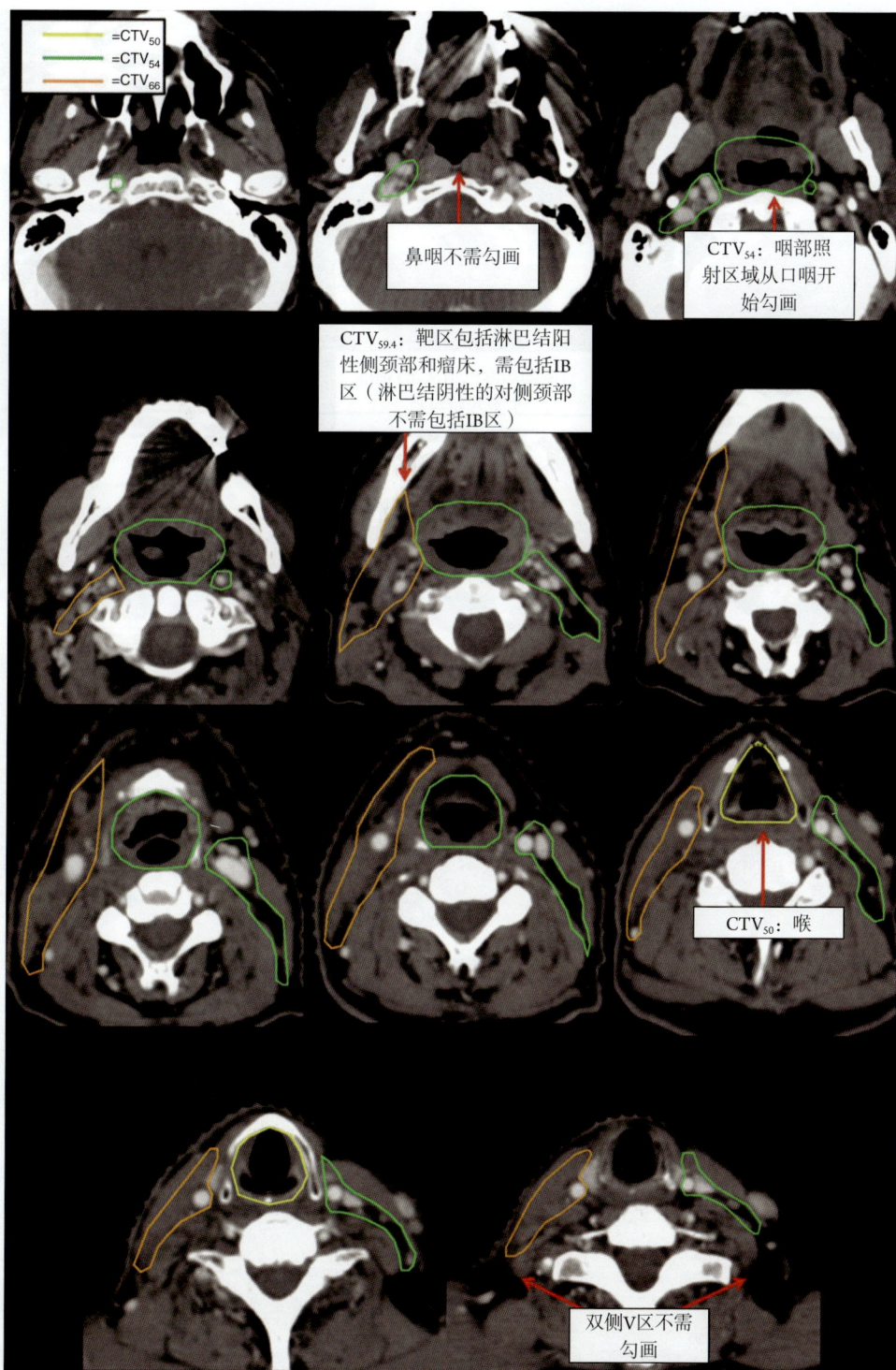

图10-5　原发灶不明头颈部转移鳞癌术后放化疗影像

64岁男性患者，TxN2bM0鳞状细胞癌。该患者接受了扁桃体切除术及右侧颈部淋巴结清扫术，术后病理证实切除的21个淋巴结中2枚淋巴结为转移性且包膜外受侵。p16免疫组化检测和HPV原位杂交检测为阳性。考虑患者肿瘤HPV阳性且高度怀疑口咽原发灶可能，鼻咽和双侧Ⅴ区淋巴结并未包括在照射区内，并且喉部降低了照射剂量至50 Gy（CTV$_{50}$—黄色线）。口咽和左颈部完成54 Gy照射（CTV$_{54}$—绿色线），右颈完成66 Gy照射（CTV$_{66}$—橙色线）。图示仅为代表性层面，并未包括所有扫描层面。

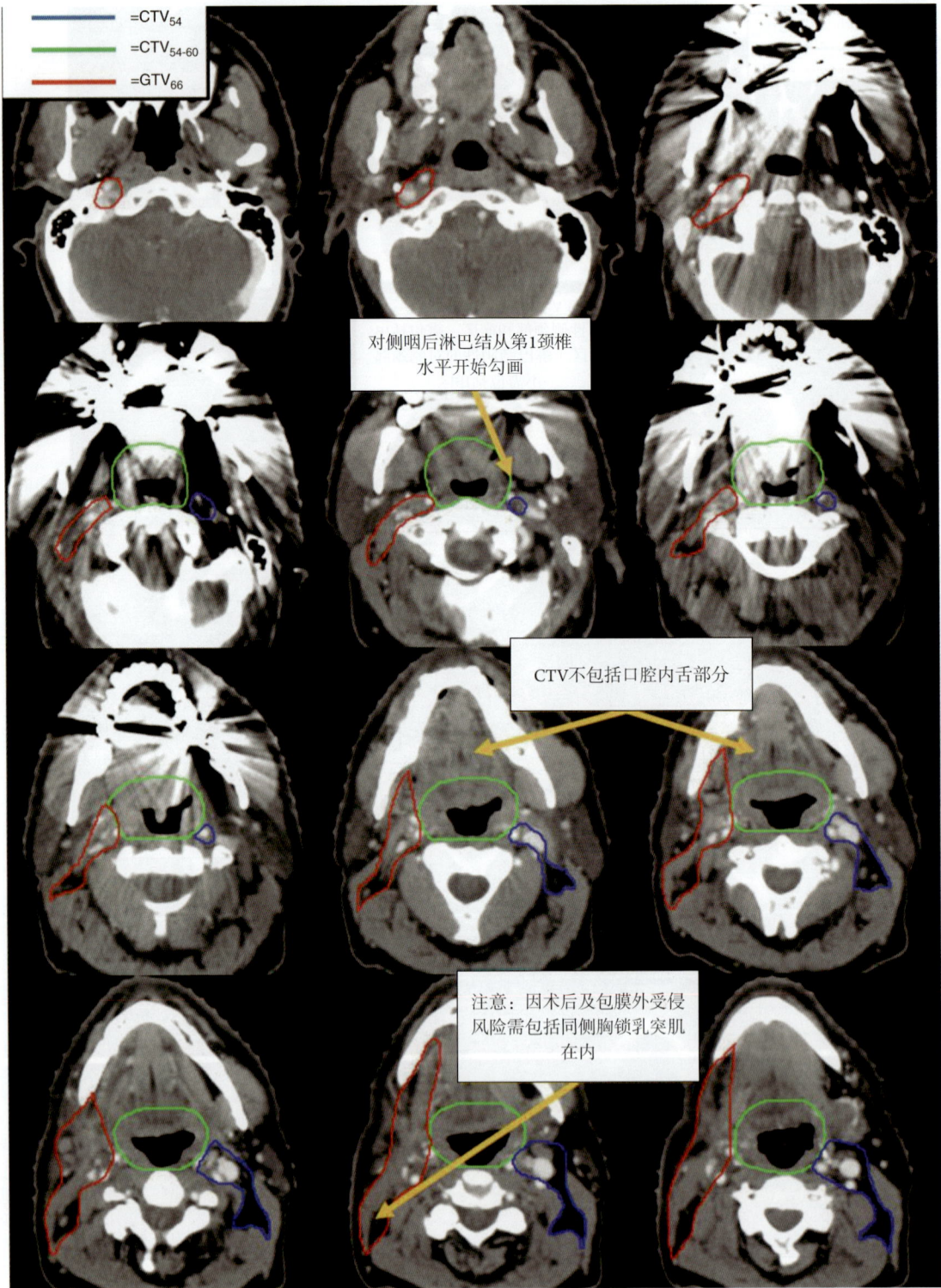

对侧咽后淋巴结从第1颈椎水平开始勾画

CTV不包括口腔内舌部分

注意：因术后及包膜外受侵风险需包括同侧胸锁乳突肌在内

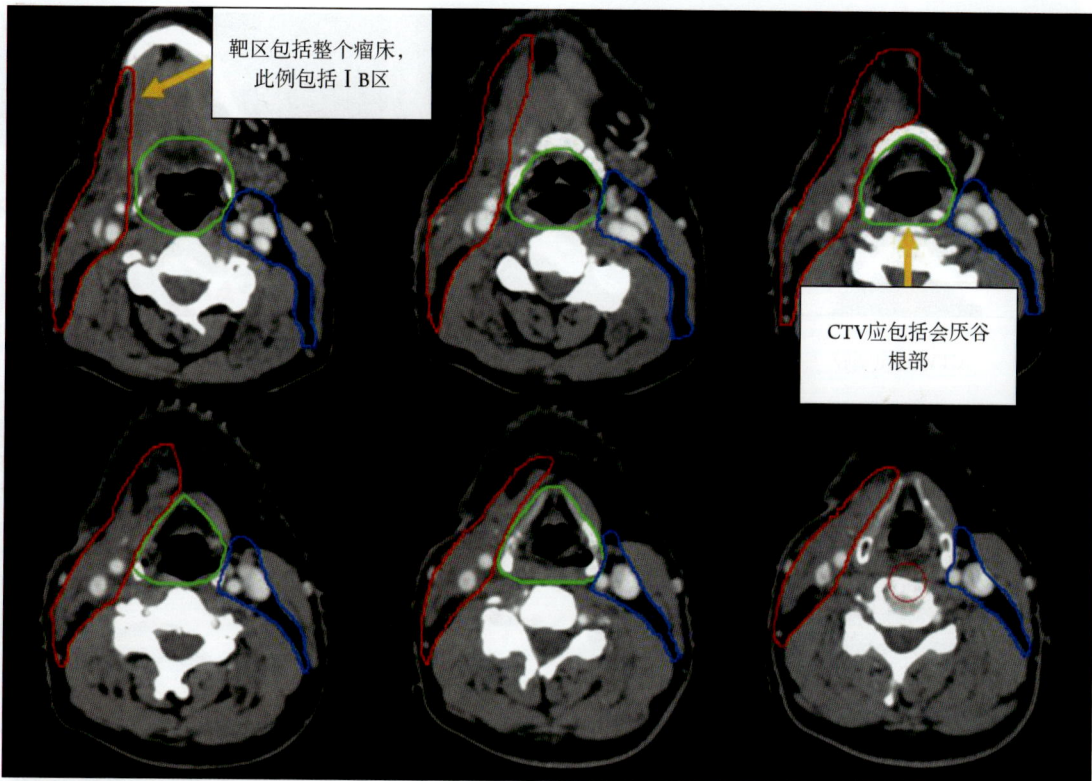

图10-6　原发灶不明头颈部转移性鳞癌术后经放化疗影像

62岁男性患者，TxN2a期，原发灶不明，拟行术后治疗。患者接受了双侧扁桃体切除术及右颈淋巴结清扫术，右颈切除1枚4.6 cm大小Ⅱ区淋巴结。注意淋巴结阳性一侧与对侧淋巴结靶区勾画的差别。CTV_{66}为红色线，CTV_{54-60}为绿色线，CTV_{54}为蓝色线。图示仅为代表性层面，并未包括所有扫描层面。

❖ 对于仅照射淋巴结阳性的同侧颈部区域淋巴结，目前尚存争议。一些单个机构的研究结果提示仅照射患侧颈部的患者，对侧颈部转移的概率很低，并且无进展生存期（progress free survival，PFS）及总生存期（overall survival，OS）并无显著差异（Grau et al. 2000；Ligey et al. 2009；Lu et al. 2009；Perkins et al. 2012；Weir et al. 1995）。然而另外一些研究结果表明更广泛的照射体积能改善预后（Reddy and Marks1997）。

❖ 咽部的照射范围应根据个体情况而定，目前尚无统一定论。根据淋巴结的转移模式能够进一步帮助确定咽部的照射范围。

◆ 一些学者提倡当没有下颈淋巴结受侵时不需要照射喉部（Barker et al. 2005），见图10-7所示。

◆ 对于HPV阳性的患者仅照射口咽即可（图10-5）；然而当怀疑鼻咽原发灶可能时，鼻咽也需要包括在照射区域内，近期研究数据表明HPV阳性的鼻咽癌患者预后较差（Stenmark et al. 2013）。

◆ EBV阳性的患者可能仅需要照射鼻咽。

❖ 当对原发灶可能来源存在明显不确定性时，整个咽部都应该包括在照射区域内。

❖ 对于术后的患者，当淋巴结包膜外浸润时（extracapsular extension，ECE），应考虑同步放化疗。对于根治性放疗，晚期淋巴结转移癌也应考虑同步放化疗（图10-8~图10-9）。

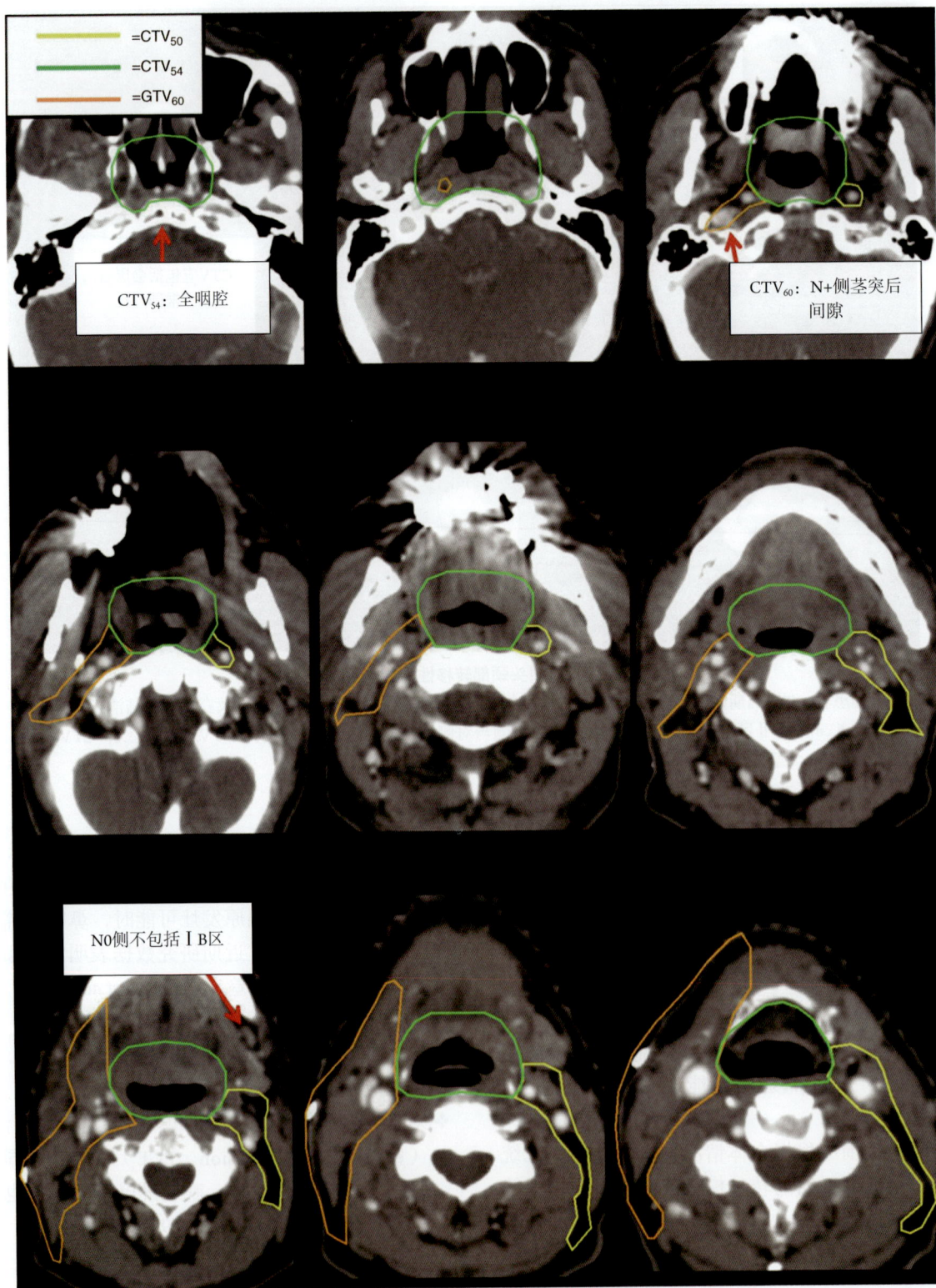

=CTV_{50}
=CTV_{54}
=GTV_{60}

CTV_{54}：全咽腔

CTV_{60}：N+侧茎突后间隙

N0侧不包括ⅠB区

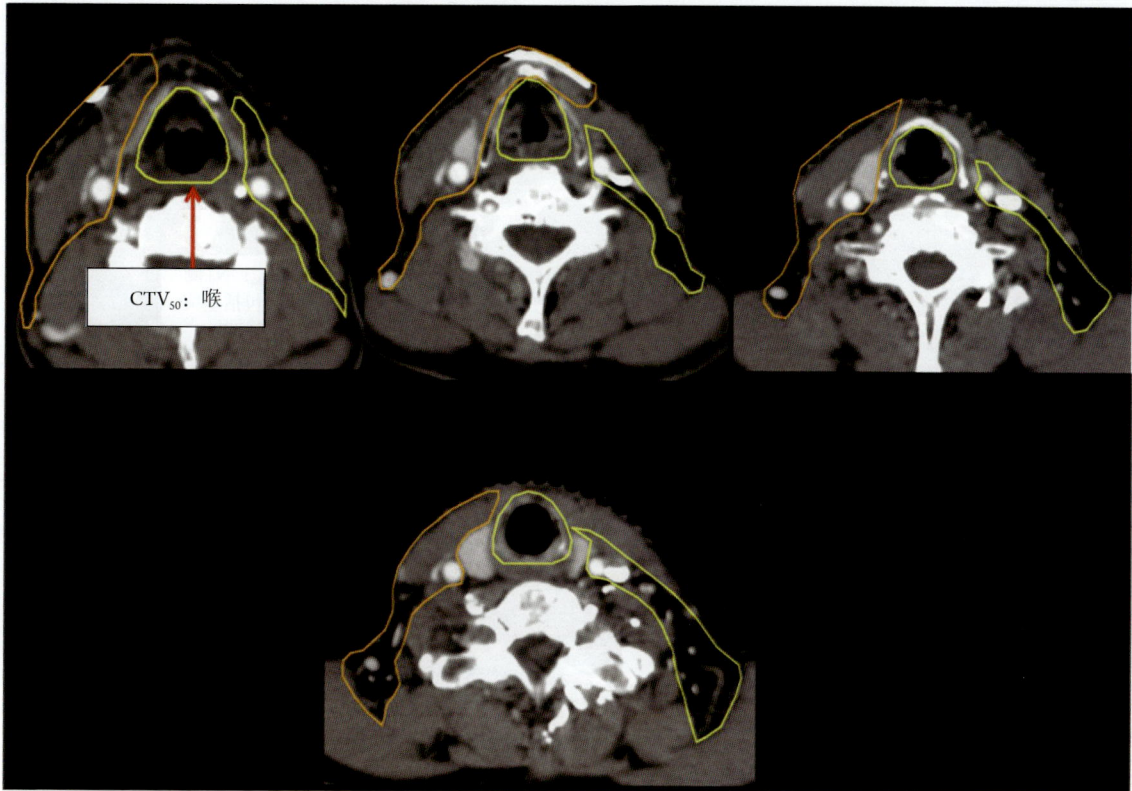

图10-7 原发灶不明的头颈部转移性鳞癌术后及放疗影像

76岁男性患者，TxN1M0原发灶不明的头颈部转移性鳞癌。该患者行右颈淋巴结清扫术，术后病理示26枚淋巴结中1枚Ⅲ区淋巴结阳性，无包膜外受侵。检查发现鼻咽腔饱满，但影像学检查、活检以及EBV检测均未能证实鼻咽原发病灶。但高度怀疑鼻咽原发肿瘤可能。对患者全咽腔给予照射，总剂量54 Gy（CTV₅₄—绿色线）。喉部及左颈部照射50 Gy（CTV₅₀—黄色线），瘤床及右颈部照射60 Gy（CTV₆₀—橙色线）。图示仅为代表性层面，并未包括所有扫描层面。

5 计划评估

❖ 处方剂量包绕95%的PTV是比较理想的计划（D95%≥Rx）。

❖ 5%受到高剂量照射的PTV中，其剂量不应超过处方剂量的108%（D_{05}≤108% Rx）。

❖ 咽部及颈部周围的重要正常组织需要勾画用于剂量限制（表10-2）。这些正常组织包括脑干、脊髓、视神经、视交叉、腮腺、垂体、颞下颌关节、中耳内耳、皮肤（靶区范围内）、口腔、下颌骨、眼球、晶体、颞叶、臂丛、食管（包括咽部环后区）和声门。

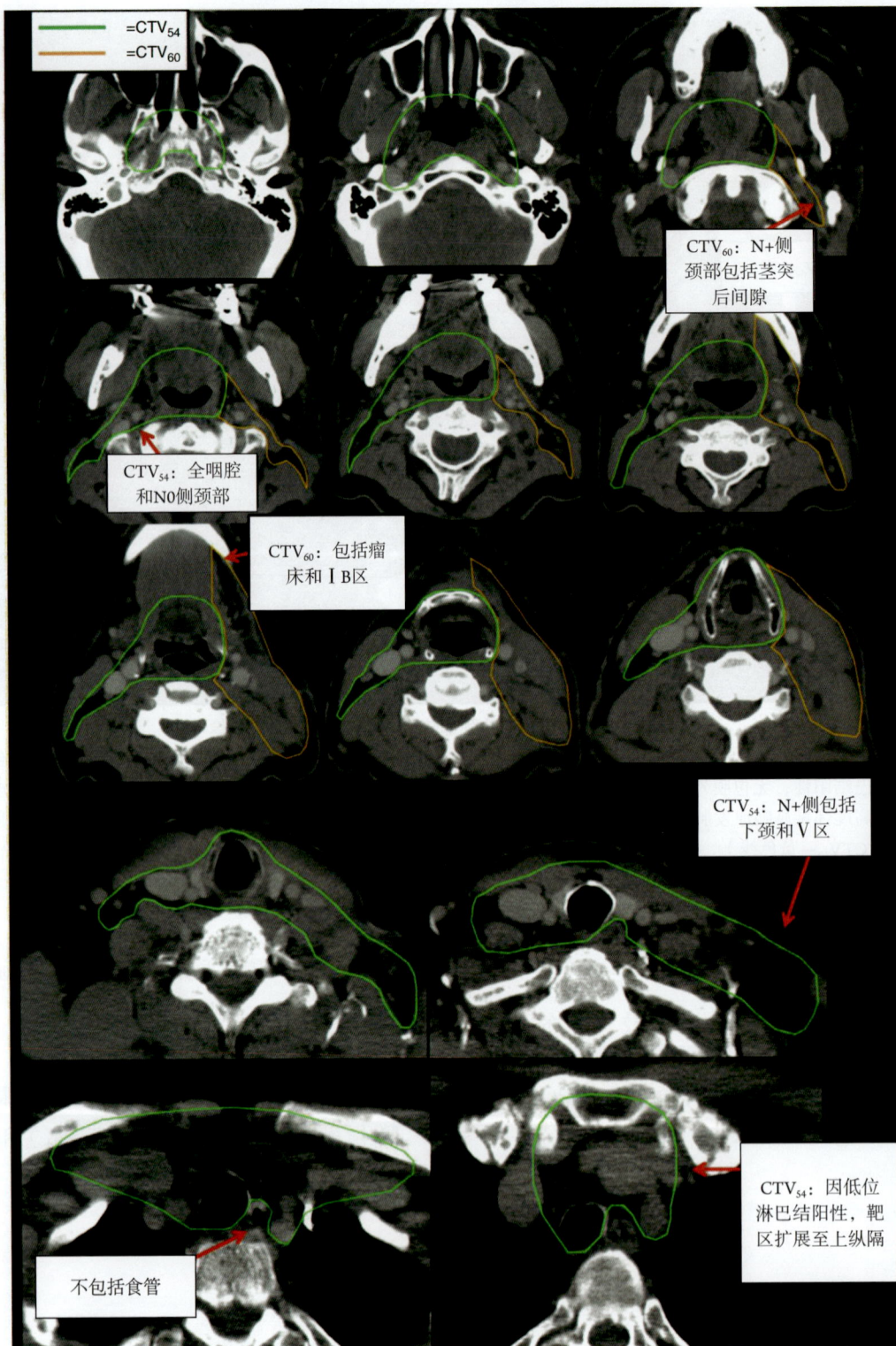

图10-8 原发灶不明的头颈部转移性鳞癌术后放化疗影像

57岁男性患者，TxN1M0原发灶不明的头颈部转移性鳞癌。该患行左颈改良根治清扫术，结果示44枚淋巴结中2枚左侧颈后三角区淋巴结阳性且包膜外受侵。患者接受同步放化疗。全咽腔及右颈接受54 Gy照射（CTV$_{54}$—绿色线），左上颈和术后瘤床区照射60 Gy（CTV$_{60}$—橙色线），左下颈照射54 Gy。图示仅为代表性层面，并未包括所有扫描层面。

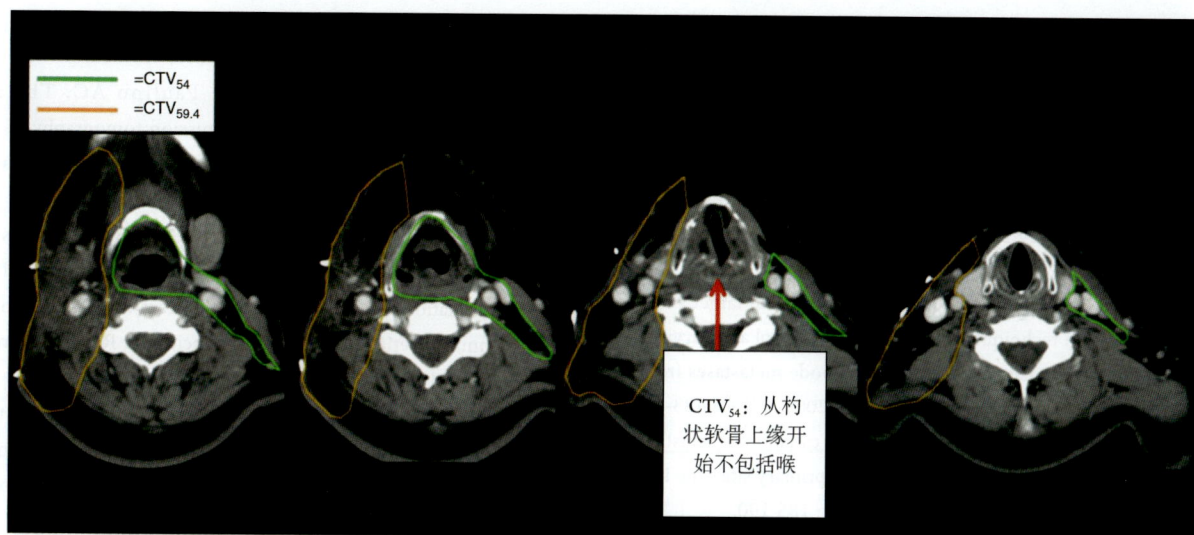

图10-9 原发灶不明的头颈部转移性鳞癌术后放化疗影像

56岁男性患者，TxN3M0原发灶不明的头颈部转移性鳞癌。该患者在淋巴结切除后行术后放化疗。瘤床和患侧颈部照射66 Gy（CTV$_{66}$—橙色线）。全咽腔照射54 Gy（CTV$_{54}$—绿色线），并未包括喉部。图示仅为代表性层面，并未包括所有扫描层面。

表10-2 调强适形放疗正常组织剂量限制

关键结构	剂量限制
脑干	最大 <50 Gy 或 1%PTV 不能超过 60 Gy
视神经	最大 <54 Gy 或 1%PTV 不能超过 60 Gy
视交叉	最大 <54 Gy 或 1%PTV 不能超过 60 Gy
脊髓	最大 <45 Gy 或 1 mL PTV 不能超过 50 Gy
下颌骨及颞下颌关节	最大 <70 Gy 或 1 mL PTV 不能超过 75 Gy
臂丛	最大 <65 Gy
颞叶	最大 <60 Gy 或 1%PTV 不能超过 65 Gy
其他正常结构	剂量限制
口腔	平均 <40 Gy
腮腺	(a) 一侧腺体平均 ≤ 26 Gy (b) 或双侧腮腺至少 20 mL 的腺体照射剂量 <20 Gy (c) 或一侧腮腺至少 50%<30 Gy
耳蜗	(a) 最大 <50 Gy (b) 或 V$_{55}$<5%
眼球	平均 <35 Gy，最大 <50 Gy
晶体	最大 <5 Gy
食管咽部环后区	平均 <45 Gy

PTV：计划靶区体积。根据纪念斯隆 - 凯特林癌症中心的指南。

推荐阅读

- Gillison ML，D'Souza G，Westra W et al (2008) Distinct risk factor profiles for human papillomavirus type 16-positive and human papillomavirus type 16-negative head and neck cancers. J Natl Cancer Inst 100：407-420.
- Mendenhall WM，Mancuso AA，Werning JW (2012) Unknown head and neck primary site. In：Gunderson LL，Tepper JE，Bogart JA (eds) Clinical radiation oncology，3rd edn. Saunders/Elsevier，Philadelphia，pp 723-729.
- Nieder C，Gregoire V，Ang KK (2001) Cervical lymph node metastases from occult squamous cell carcinoma：cut down a tree to get an apple? Int J Radiat Oncol Biol Phys 50：727-733.
- Strojan P，Ferlito A，Medina JE et al (2011a) Contemporary management of lymph node metastases from an unknown primary to the neck：I. A review of diagnostic approaches. Head Neck.
- Strojan P，Ferlito A，Langendijk JA et al (2011b) Contemporary management of lymph node metastases from an unknown primary to the neck：II. A review of therapeutic options. Head Neck.

参考文献

[1] Barker CA，Morris CG，Mendenhall WM. Larynx-sparing radiotherapy for squamous cell carcinoma from an unknown head and neck primary site[J]. Am J Clin Oncol，2005，28(5)：445-448.

[2] Cianchetti M, Mancuso AA, Amdur RJ, et al. Diagnostic evaluation of squamous cell carcinoma metastatic to cervical lymph nodes from an unknown head and neck primary site[J]. Laryngoscope, 2009, 119(12): 2348-2354.

[3] Grau C, Johansen LV, Jakobsen J, et al. Cervical lymph node metastases from unknown primary tumours. Results from a national survey by the Danish Society for Head and Neck Oncology[J]. Radiother Oncol, 2000, 55(2): 121-129.

[4] Ligey A, Gentil J, Créhange G, et al. Impact of target volumes and radiation technique on loco-regional control and survival for patients with unilateral cervical lymph node metastases from an unknown primary[J]. Radiother Oncol, 2009, 93(3): 483-487.

[5] Lu X, Hu C, Ji Q, et al. Squamous cell carcinoma metastatic to cervical lymph nodes from an unknown primary site: the impact of radiotherapy[J]. Tumori, 2009, 95(2): 185-190.

[6] Perkins SM, Spencer CR, Chernock RD, et al. Radiotherapeutic management of cervical lymph node metastases from an unknown primary site[J]. Arch Otolaryngol Head Neck Surg, 2012, 138(7): 656-661.

[7] Reddy SP, Marks JE. Metastatic carcinoma in the cervical lymph nodes from an unknown primary site: results of bilateral neck plus mucosal irradiation vs. ipsilateral neck irradiation[J]. Int J Radiat Oncol Biol Phys, 1997, 37(4): 797-802.

[8] Rusthoven KE, Koshy M, Paulino AC. The role of fluorodeoxyglucose positron emission tomography in cervical lymph node metastases from an unknown primary tumor[J]. Cancer, 2004, 101(11): 2641-2649.

[9] Stenmark MH, et al. High frequency of HPV-Associated Nasopharyngeal Carcinoma (NPC) in North American Patients: association with poor prognosis [abstract]. In: Proceedings of the annual meeting of the American Society for Radiation Oncology, Atlanta[Z]. 22-25 Sept 2013, Abstract No. 194.

[10] Weir L, Keane T, Cummings B, et al. Radiation treatment of cervical lymph node metastases from an unknown primary: an analysis of outcome by treatment volume and other prognostic factors[J]. Radiother Oncol, 1995, 35(3): 206-211.

译者：卢姗，哈尔滨医科大学附属肿瘤医院放疗科

审校：马秀梅，上海交通大学医学院附属仁济医院放疗科

点评

　　本章节主要论述原发灶不明的头颈部转移性鳞癌的放射治疗原则和具体诊治规范。对这类患者，要特别关注全面细致的检查，从相应的阳性体征和检查检验结果中认真分析、综合考虑，制定个体化治疗方案。全文论述详细，有很强的针对性和实用性，同时应用图例对放射治疗细节进行具体分析，对临床应用具有实际指导意义。

——马秀梅

第十一章　局部晚期及高危皮肤恶性肿瘤

Christopher A. Barker

Department of Radiation Oncology, Memorial Sloan Kettering Cancer Center, New York, New York 10065 USA
Correspondence to: Christopher A. Barker. Department of Radiation Oncology, Memorial Sloan Kettering Cancer Center, New York, New York 10065 USA. Email: barkerc@mskcc.org

1　解剖与扩散模式

皮肤分为两层：即表浅且较薄的表皮和深在且较厚的真皮。

表皮（平均厚度0.05 mm）包含角化细胞（基底细胞和鳞状上皮细胞）、黑色素细胞和朗格汉斯细胞等。有如毛发和腺体导管的结构贯穿表皮。

真皮（平均厚度2 mm）包含Merkel细胞、淋巴管和血管、神经、肥大细胞、成纤维细胞、巨噬细胞和树突状细胞等。有如毛囊、汗腺和小肌肉的结构存在于真皮内。

表皮和真皮由基底膜分隔。

皮下组织位于真皮深面，同样包含淋巴管、血管、神经、脂肪以及连接皮肤与皮下肌肉、骨和软骨的其他组织（图11-1）。

皮肤的厚度（表皮和真皮）在眼睑（0.5 mm）与手掌/脚掌（4 mm）的厚度之间。

皮肤覆盖几乎身体所有的外表面，平均面积为1.79 m²（男性1.91 m²；成年女性1.71 m²）（Sacco et al. 2010）。体表面积可通过身高和体重使用Dubois方法估算：

体表面积（m²）=体重（kg）$^{0.425}$×身高（cm）$^{0.725}$×0.007184。

手掌皮肤表面积估计为全身体表面积的0.5%（Rhodes et al. 2013）。

皮肤的淋巴管位于真皮内，引流至皮下的淋巴管并最终汇集到区域淋巴结。值得注意的是，某些区域的皮肤的淋巴液会引流到多个淋巴结。

一个交互式的工具可用于预测发生于[头颈部(http://sites.bioeng.auckland.ac.nz/hrey004/head/)、躯干及四肢(http://sites.bio-eng.auckland.ac.nz/hrey004/)]的原发性皮肤癌的淋巴引流部位（图11-2~图11-6）。

不同类型的皮肤癌有各自不同的扩散倾向。

局部扩散可以沿着皮面和皮下组织发生（鳞状细胞癌，尤其是硬化性或结缔组织增生亚型；基底细胞癌，尤其是浸润或硬斑亚型；血管肉瘤），也可以沿皮肤神经[鳞状细胞癌、基底细胞癌、黑色素瘤，尤其是结缔组织增生和（或）嗜神经亚型]发生局部扩散，还可以直接侵袭皮下和深部组织（鳞状细胞癌、基底细胞癌，特别是深部浸润亚型）。

区域扩散可以通过真皮的引流淋巴管到达淋巴结（Merkel细胞癌、黑色素瘤、血管肉瘤、鳞状细胞癌，特别是深部浸润亚型）。

远处扩散可由血液系统扩散（Merkel细胞癌、黑色素瘤、鳞状细胞癌，特别是那些有区域扩散的肿瘤）。

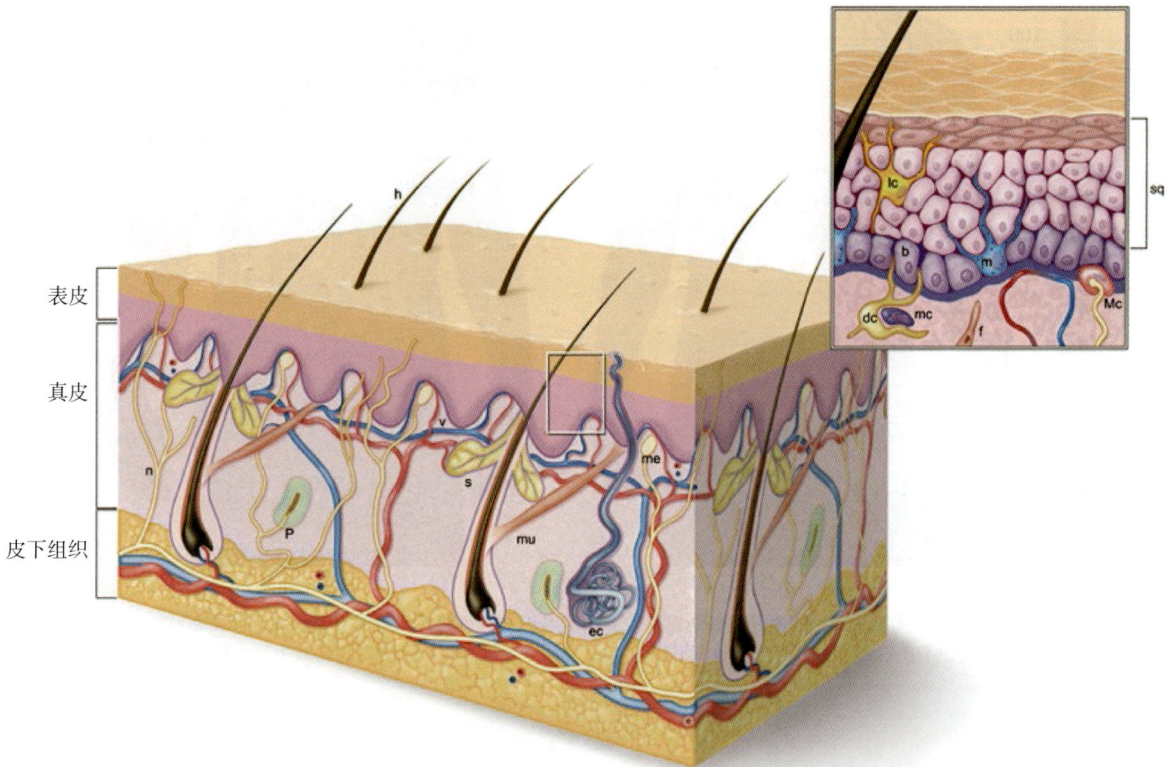

图11-1 皮肤的构成
（sq）鳞状细胞，（b）基底细胞，（m）黑色素细胞，（f）成纤维细胞，（dc）树突细胞，（lc）朗格罕细胞，（mc）肥大细胞，（Mc）梅克尔细胞，（h）毛发，（n）神经，（P）环层小体，（v）血管，（s）皮脂腺，（mu）肌肉，（ep）立毛肌，（ec）小汗腺，（Me）触觉小体。[本图引用获纪念斯隆-凯特琳癌症中心（MSKCC）授权]。

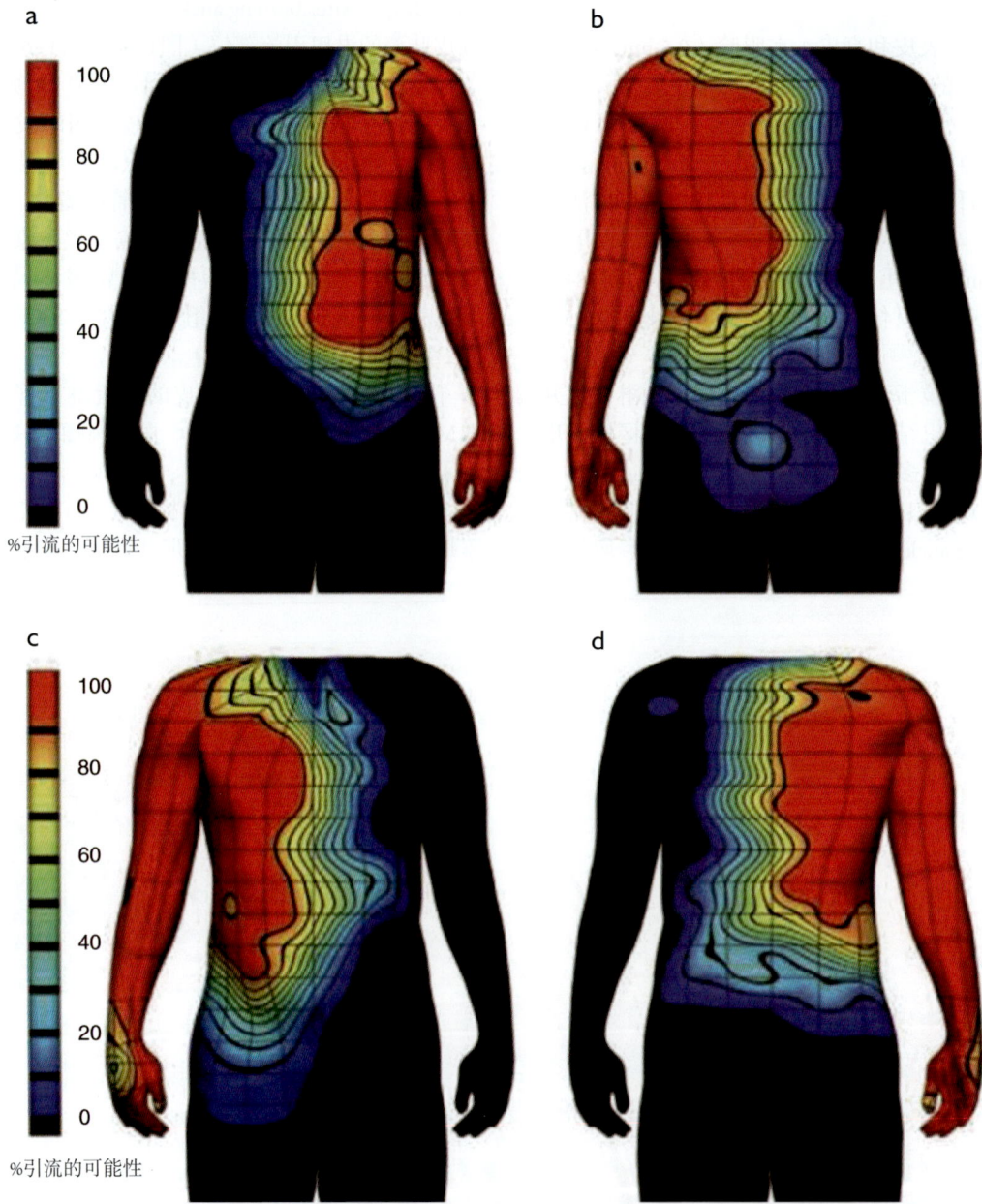

图11-2　不同原发部位的皮肤癌其淋巴引流到腋窝淋巴结的可能性示意图 (Reynolds *et al.* 2007)
引流至左腋窝淋巴节（a，b）。引流至右腋窝淋巴节（c，d）。不向腋窝引流的皮肤区域为黑色标记。（a，c）前面观（b，d）后面观。

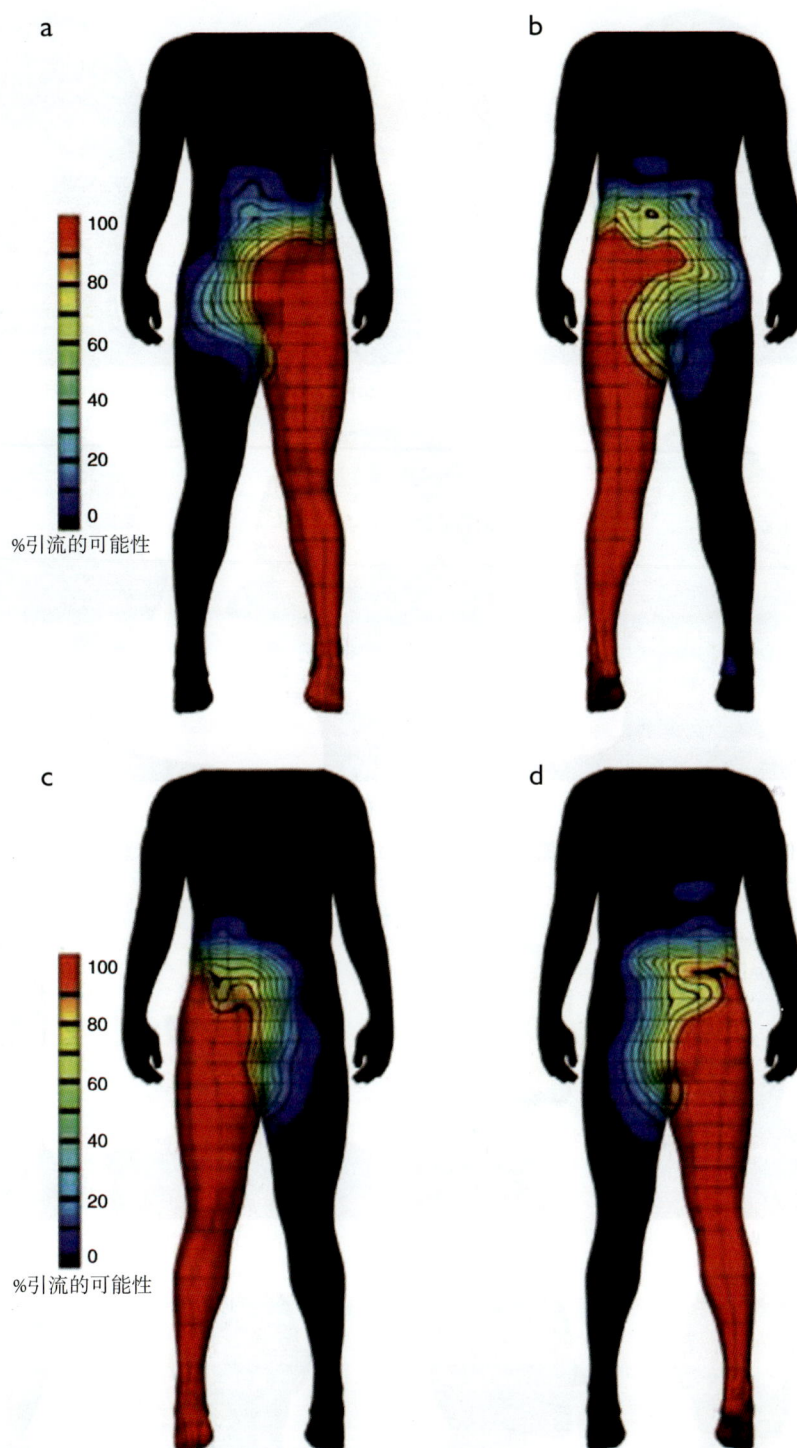

图11-3　不同原发部位的皮肤癌其淋巴引流到腹股沟淋巴结的可能性示意图
（Reynolds *et al.* 2007）
引流至左侧腹股沟（a，b）；引流至右侧腹股沟（c，d）。（a，c）前面观，
（b，d）后面观。

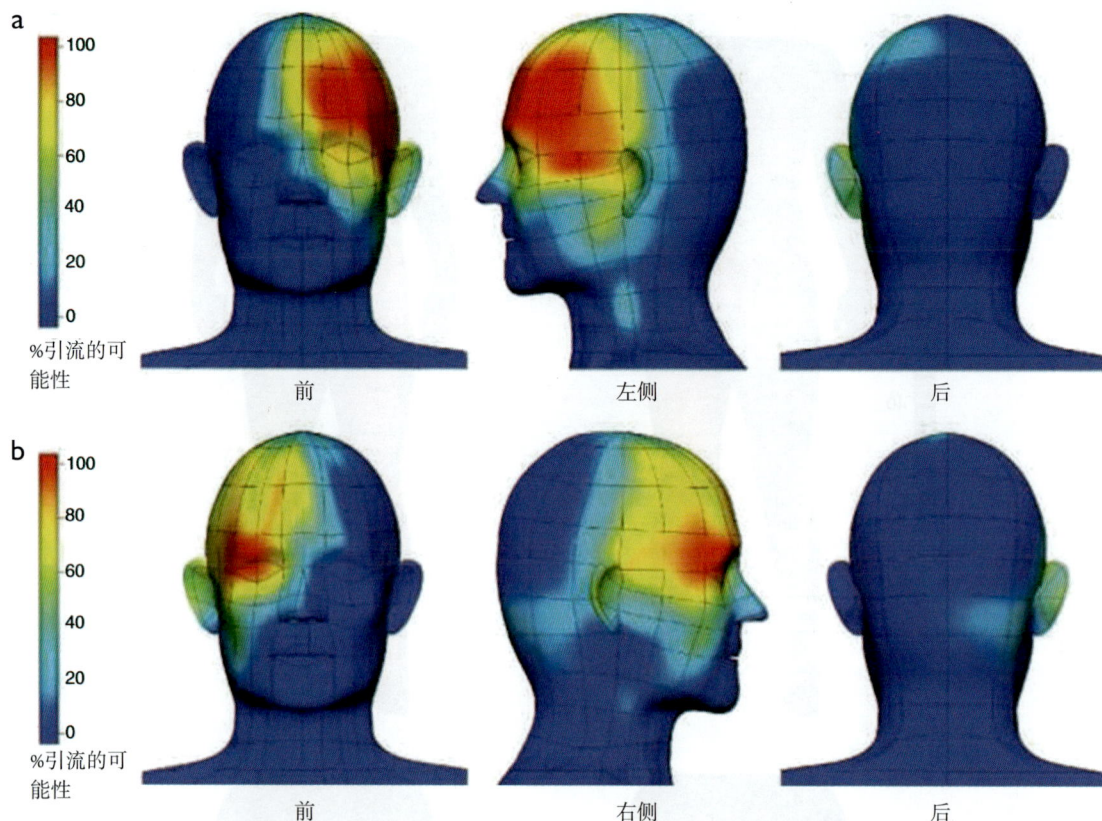

图11-4　不同原发部位皮肤癌其淋巴引流至左侧（a）和右侧（b）耳前淋巴结的可能性示意图（Reynolds *et al.* 2009）

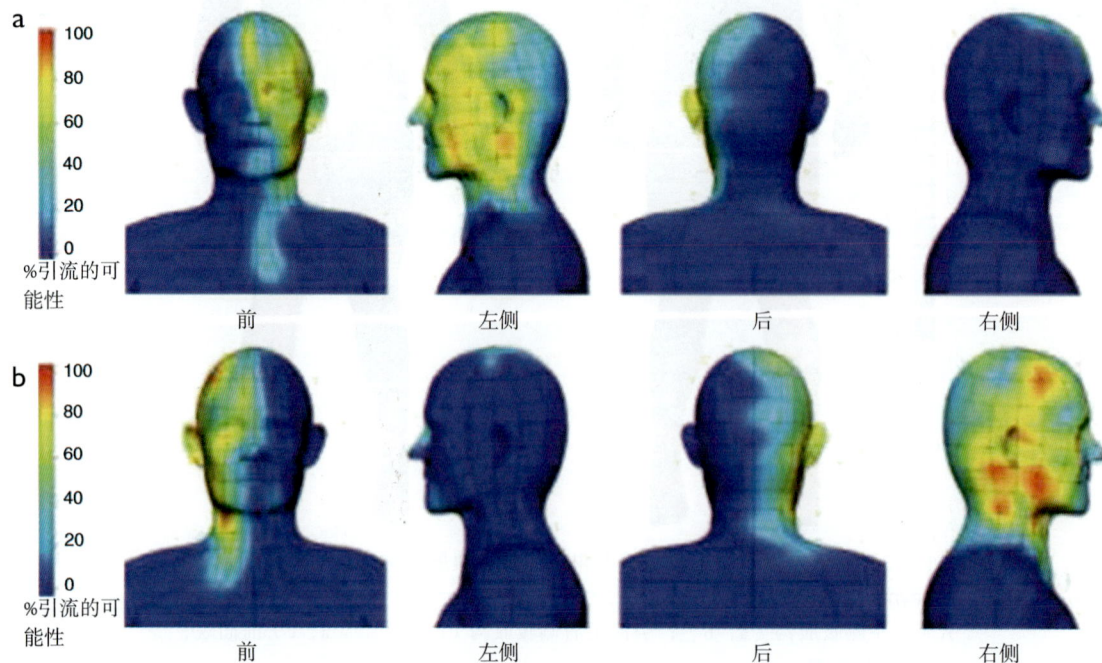

图11-5　不同原发部位的皮肤癌其淋巴引流至左侧（a）及右侧（b）上颈部（Ⅱ区）淋巴结的可能性示意图（Reynolds *et al.* 2009）

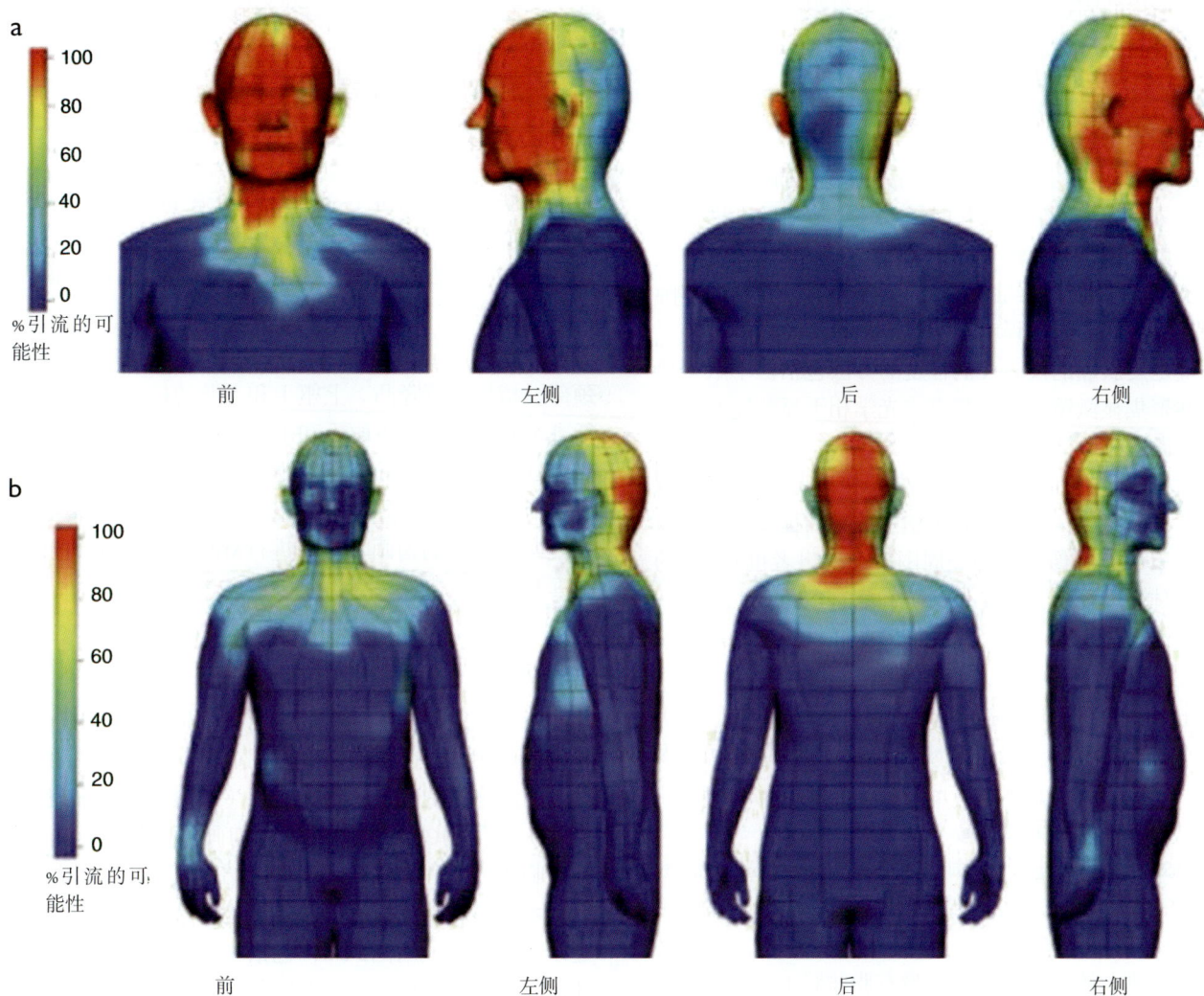

图11-6 不同原发部位的皮肤癌其淋巴引流至前颈部（耳前、颏下、Ⅰ~Ⅳ区，a）或后颈部（耳后、枕下、Ⅴ区、锁骨上）的可能性示意图（Reynolds *et al.* 2009）

2 与靶区勾画相关的诊断性检查

2.1 临床评估

症状评估是至关重要的，以帮助确定皮肤癌患者是否具有高风险特征。

局部神经症状如疼痛、感觉异常、麻木、感觉迟钝、瘙痒和蚁行感都可以预示嗜神经癌。如果有这些症状应常规查询疑诊，并进一步检查。

体格检查发现局部神经症状的异常是诊断潜在性嗜神经皮肤癌的必须条件，当异常表现出现时，应该对力量、感觉、或反射障碍立即进行进一步评估。

对高风险区域淋巴引流区进行检查也至关重要，原发性皮肤癌达到或接近中线时需要进行双侧淋巴引流区的检查。

在明亮的光线下（不同角度的灯光投影）对皮肤进行直视或放大检查是确定浅表病变浸润程度的最好方式。仔细观察癌症皮肤的颜色、质地、皱褶、毛囊和毛发的生长方式且与正常皮肤作比较，这对诊断也是有帮助的。

对皮肤的触诊还可以帮助勾画浅表病变的范围。鼓励用戴手套的手指从皮肤病变的相对面（唇、耳朵、面颊）进行触诊。通过沿皮肤表面移动病灶可以判断病变与其下结构的固定性。皮肤癌与皮下组织的固定提示肿瘤局部浸润，需要进一步检查评估。

2.2 影像评估

鼓励使用标准化的临床数字显像对皮肤癌进行分类并记录其外观，但在操作时需要注意适当的亮度、位置、对焦、曝光和变焦（Bhatia 2006）。

伍德灯（波长在约365 nm的紫外光）可以帮助勾画色素性皮肤癌的扩散程度（Paraskevas *et al.* 2005）。

确定皮肤癌的浅表浸润程度的方法包括但不限于反射式共聚焦显微镜、高频超声、光学相干显微镜和活体荧光显微镜。

对于嗜神经性皮肤癌，钆增强MRI能够为神经周围浸润（perineuralinvasiveness，PNI）的评估提供帮助。通常情况下，有影像学上神经周围扩散的患者也有PNI的症状或体征（临床PNI或cPNI）和病理PNI（pPNI），但是，影像学上缺乏神经周围扩散的证据并不能排除嗜神经性皮肤癌症的可能。

电子计算机断层扫描（computed tomography，CT）是评估皮质骨较好方式，同时也是确定骨局部浸润程度的优选手段，磁共振成像（magnetic resonance imaging，MRI）可识别骨髓受累情况。

MRI和CT±正电子发射断层成像（positron emission tomogfaphy，PET）对区域淋巴结转移的评估都有价值。当淋巴结表现出形态异常（代谢活跃、中央坏死、不规则包膜、形状圆润但没有脂肪脐）或大小异常（短径> 10 mm）时，考虑为癌症浸润（Schwartz，*et al.* 2009）。

2.3 组织取样

通过肿瘤对浅层网织状真皮组织进行穿刺活检是诊断皮肤癌的优选方法，而不要采用刮取活检。刮取活检可用于美容敏感区或某些特定人群，然而，在判断肿瘤浸润深度和高风险的组织病理学特征时，采用刮取活检往往比较困难。

一些"浸润"型皮肤癌可以是隐匿性的，在界限不清的皮肤癌的周围进行定位活检可以帮助确定肉眼不可见病变的侵犯范围。

在没有区域淋巴结转移的临床证据时，应该考虑前哨淋巴结活检，这些情况包括皮肤黑色素瘤厚度>0.75 mm、所有的Merkel细胞癌（不管大小或厚度）、厚度>2 mm的皮肤鳞状细胞癌。

3 模拟定位与日常摆位

3.1 一般原则

皮肤癌的放疗定位高度依赖于靶区部位和放疗技术。模拟定位采用CT（±PET，±MRI），在没有医学禁忌情况下，推荐静脉增强，邻近胃肠道的靶区则建议患者口服造影剂。当靶区包含颅神经或颅底时，扫描层厚最好为2 mm，或者3 mm。头颈部扫描范围应包括全部颈部，指导气管隆凸。上躯干和上肢的扫描范围应该包括乳突直到全肺，下躯干和下肢的扫描范围应该包括腘窝直到髂嵴。扫描的等中心放置于靶区中心。

为了更好地指导靶区或相关靶区（神经、神经节、高代谢肿瘤）的勾画，应该进行MRI、PET与CT的图像配准和融合。

3.2 皮肤表面的靶区

在模拟定位之前，应该重新检查患者，使用一次性无菌标记物在皮肤表面做上标记，提示皮肤癌的表浅侵犯范围，在标记物上放置坐标点（不透射线且带有粘性的线）以帮助CT图像上的靶区勾画。值得注意的是，具有临床或病理依据证实为淋巴结包膜外侵的患者，靠近手术瘢痕的真皮组织属于高风险区域。对这类患者，应该在手术瘢痕周围2 cm，包括瘢痕本身（切口和引流部位）放置定位标记点，对既往的放疗部位也应该使用定位标记点在皮肤表面做好标记。

对于具有高风险真皮侵犯的皮肤、交通淋巴管或区域淋巴结，应该在制作体位固定设备前使用合适的组织补偿物，补偿物的厚度取决于不同的放疗技术（一般来说，当适形计划的射线束的角度与皮肤表面呈非直角时，我们采用0.5 cm厚度的补偿物；当射线束偶然照射皮肤表面时，对单野和平行对穿野我们采用1.0~1.5 cm补偿物）。组织补偿物应该放置于有风险的皮肤表面与体位固定设备之间，并且尽可能将组织补偿物固定于体位固定设备之上，以保证摆位的可重复性。当皮肤表面属于高危部位时，鼓励对患者进行剂量学测定以确认皮肤表面是否获得足够的剂量，该方法在采用高度调强放疗技术[如调强放射治疗（intensity modulated radiotheragy，IMRT）]时尤为重要（Price *et al.* 2006）。

3.3 头颈部的靶区

对头颈部的皮肤癌，通常采用仰卧位并用热塑膜固定，在某些情况下，对于位于后部的靶区，可以采用俯卧位。若单纯治疗颈部淋巴引流区，建议颈部采用过伸体位，在治疗V1、V2颅神经或颅底肿瘤时，颈部应保持在正中位置，硬腭与床面垂直，在这种情况下也可以使用眼球固定和口腔支架。

3.4 上躯干或上肢的靶区

上躯干或上肢的皮肤癌患者在定位时采取仰卧位并以发泡剂"alpha cradle"固定。在某些情况下，对位于后部的靶区采用俯卧位可能更为合适；当靶区位于腋窝时，同侧手臂放置于对侧，由于患者常常年龄较大且近期刚接受腋窝手术治疗，导致手臂的外展能力受限，因此这种体位有助于手臂最大程度的伸展；如果患者没有以上情况，最大手臂外展是一种可接受的、替代的体位固定方法。CT孔径和直线加速器臂架允许的话，手臂应该尽量外展使腋下皮肤无褶皱，这有助于减少腋窝皮炎的发生。沿上肢长轴或位于肘窝的靶区，有可能必须旋转手臂和固定手部。

3.5 下躯干或下肢的靶区

下躯干或下肢的皮肤癌患者在定位时采取仰卧位并以发泡剂"alpha cradle"固定。在某些情况下，对位于后部的靶区采用俯卧位可能更为合适；靶区位于腹股沟的患者，同侧髋部应该外展（"蛙腿"）。CT孔径和直线加速器臂架允许的话，腿部应该尽量外展使腹股沟皮肤无褶皱，这有助于减少腹股沟皮炎的发生。沿下肢长轴或位于腘窝的靶区，有可能必须旋转腿部和固定足部。

3.6 日常摆位

摆位依赖于治疗的解剖部位。一般来说，对于头部及颈部的皮肤癌，采用每天正交千伏级影像进行摆位，这在照射颅神经和颅底时尤为重要。对于四肢和躯干的皮肤癌，采用每周MV级影像进行摆位。

4 靶区勾画与治疗计划(图11-7~图11-11)

GTV-T–肿瘤（临床体检或影像上可见肿瘤）。

GTV-N–淋巴结(临床体检或影像上明显可见淋巴结)。

CTV-T–瘤周（邻近原发肿瘤的皮肤表面亚临床病变[从原发灶沿皮肤表面的径向距离，参照表11-1]、更深层结构包括真皮、真皮下及深筋膜）；有临床证据表明肿瘤深部浸润时，可能需要更大的CTV-T（例如，当原发肿瘤侵犯鼻窦时，邻近鼻窦的结构可能需要包括在CTV-T里面）。

CTV-IT–"交通"淋巴系统（位于原发肿瘤和淋巴引流区之间<20 cm的真皮淋巴系统的亚临床病变）。

CTV-N–淋巴结（淋巴引流区的亚临床病变，参见图11-2~图11-6，图11-12~图11-14以及表11-2）[1]。

CTV-lpPNI–病理上局限性神经周围受侵（原发肿瘤周围2 cm的亚临床病变）。

CTV-epPNI–病理上广泛的神经周围浸润（CTV-局限性神经周围受侵范围、感觉皮区和运动肌节，直到远端椎间孔起源处）。

CTV-cPNI–临床上神经周围浸润（CTV-广泛性神经周围受侵范围+脑干或脊髓的神经通路起始处。

PTV–依赖于各放疗中心的固定装置和日常摆位，但一般为2~10 mm，头颈部较小而躯干和四肢较大（表11-3）。

5 计划评估

对于皮肤癌常规分割模式下标准的治疗目标已经列在这本教材的其他章节。皮肤癌大分割放疗的前瞻性研究已经使用特定的剂量限定，详述如下：

美国肿瘤放射治疗协作组（Radiation Therapy Oncology Group，RTOG）限定：使用标准照射野的TROG 96.06和02.0研究（图11-12~图11-14，如前已详述）在采取2.4 Gy×20次，总量48 Gy的放射方案时，同样对数个器官和组织进行剂量限制。

脑和脊髓≤40 Gy。

肠（小体积）、臂丛神经、下颌骨、喉≤45 Gy。

股骨颈、肠（V1000 cm³）≤35 Gy。

MDACC剂量限制：MDACC的关于头颈部皮肤黑色素瘤辅助放疗的Ⅱ期临床研究对数个器官和组织进行了

---

[1] 对于原发性皮肤癌治疗后1年内淋巴结复发的患者，如果可行且之前未进行过放疗，通常对原发肿瘤和引流淋巴管进行放疗。

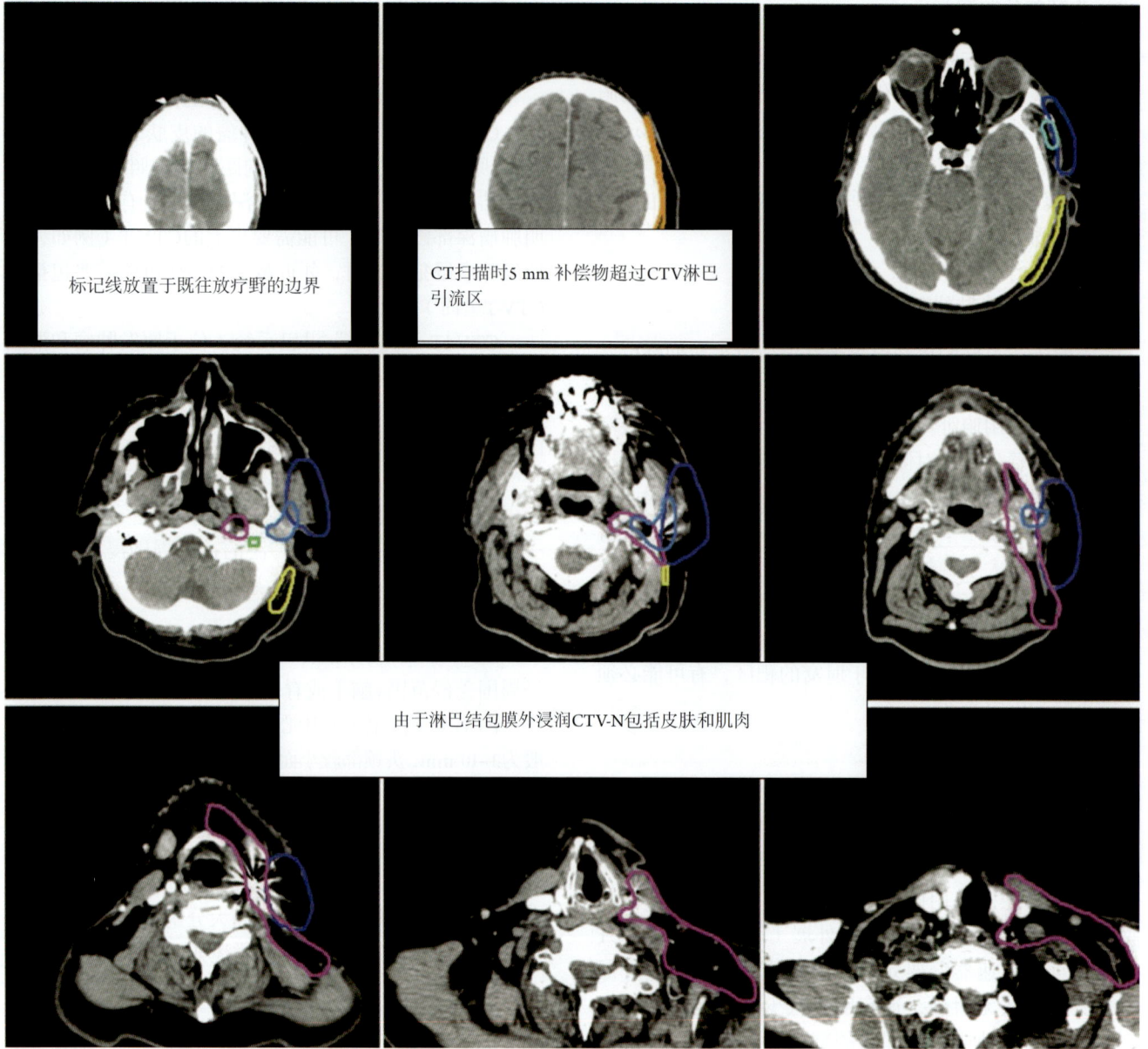

图11-7 头脚方向CT轴位显示-75岁的男性的头顶皮肤鳞状细胞癌[rpT0N2bM0R0]CTV的靶区勾画

该患者曾经接受了原发肿瘤的广泛切除和对头顶部的术后辅助放疗，后出现左颈部淋巴引流区及耳前淋巴结复发。他接受了左颈部淋巴引流区转移灶切除术和左腮腺浅叶切除术。术后病理显示左颈部真皮和腮腺内的鳞状细胞癌，淋巴结内未见癌。辅助放疗靶区：左颈部淋巴引流区（橙色、非病变皮肤；深蓝色、游离皮瓣）、左耳前（浅蓝色）、耳后（黄色）和颈部（Ⅰb~Ⅴb，粉红色）淋巴结、面神经（绿色），放疗剂量为60 Gy/30f，对手术切除部位（天蓝色和浅蓝色）采用缩野技术补量至70 Gy/35f，7周。请注意这些仅是一些代表性图像，并未包括定位CT所有的图像。

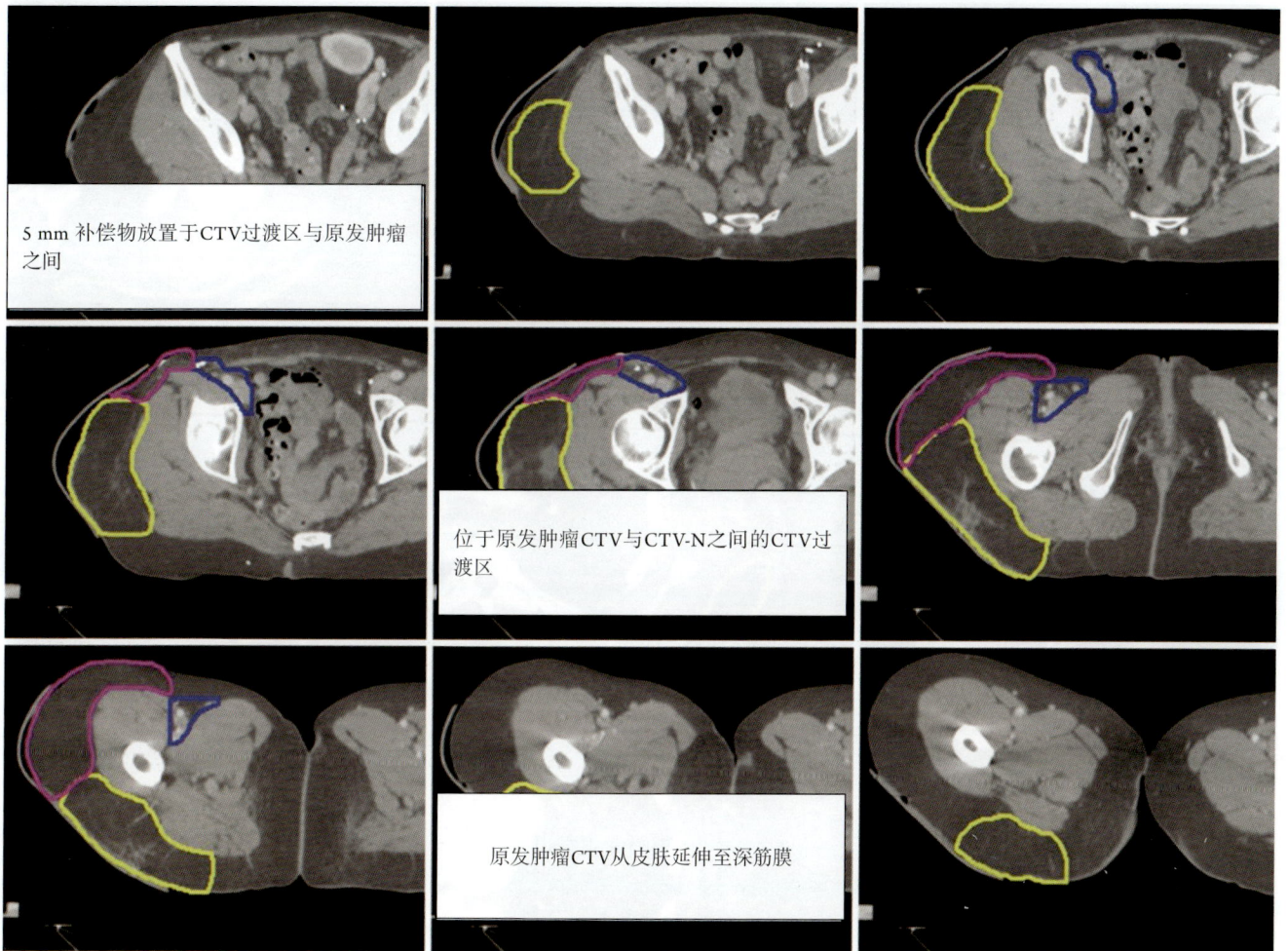

图11-8　头脚方向CT轴位显示一54岁女性的大腿左后皮肤Meckel细胞癌[pT2N1aM0R0]的CTV靶区勾画

该患者有肾移植（注意左侧盆腔内肾脏）病史，患者接受广泛性原发肿瘤切除术及左腹股沟淋巴结前哨淋巴结活检。病理学诊断为4.5 cm大小的细胞癌伴前哨淋巴结微转移。辅助放疗靶区：左后大腿肿瘤原发部位（黄色）、"交通"淋巴结（粉红色）、左腹股沟淋巴结（蓝色）。其放疗剂量为50 Gy/25f，对已切除部位采用缩野技术补量至60 Gy/30f，6周。请注意这些仅是一些代表性图像，并未包括定位CT所有的图像。

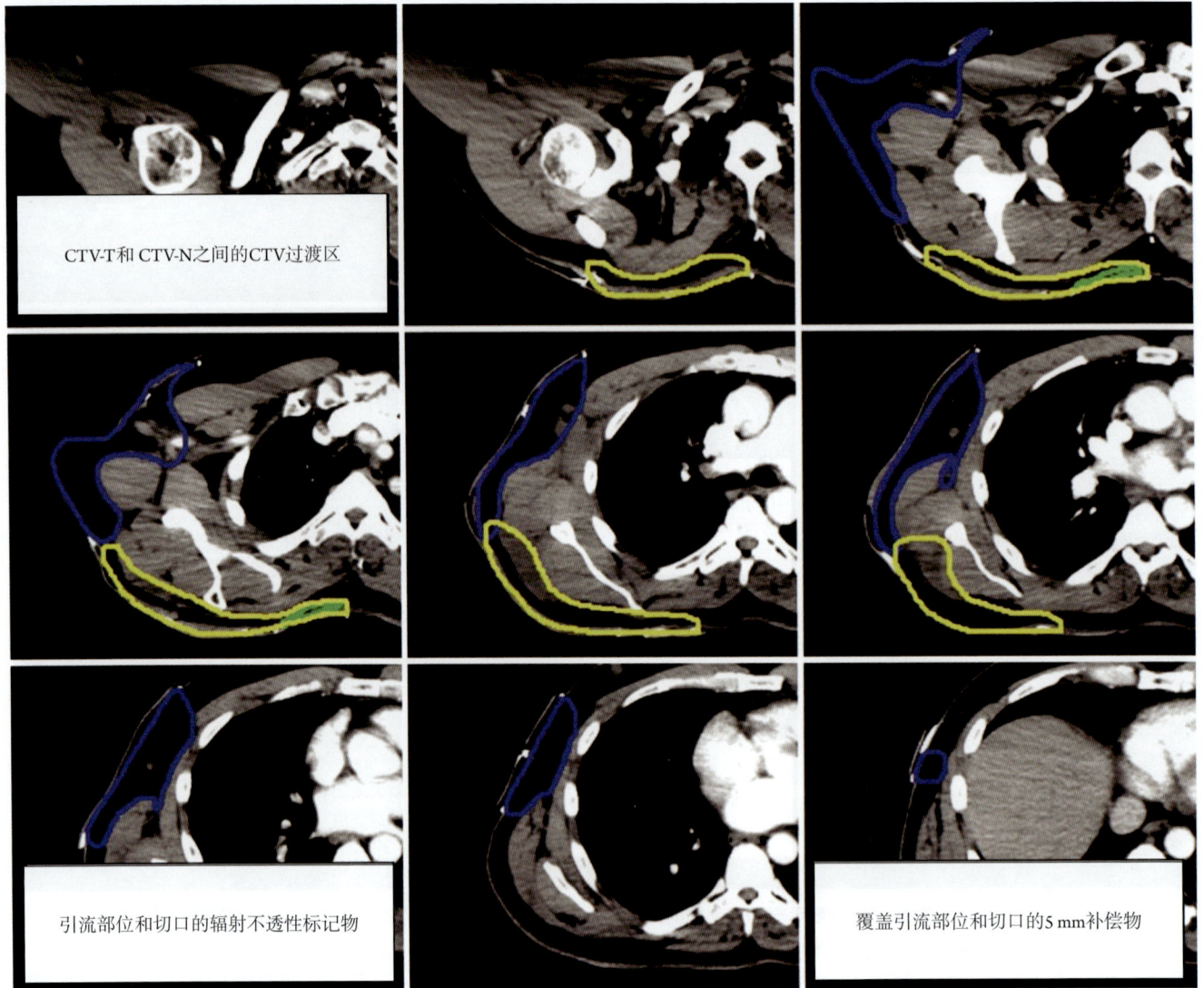

图11-9　头脚方向CT轴位显示一54岁男性的右后躯干部位皮肤基底细胞癌[rpT0N2M0R0]的CTV靶区勾画

该患者有HIV病史，经历两次（和复发）肿瘤切除术。随后在原发肿瘤与右侧腋窝淋巴引流区之间的后背部过渡淋巴引流区出现复发。过渡区转移灶和腋窝淋巴结切除术后病理显示为基底细胞癌，淋巴结内未见癌。辅助放疗靶区：左后背部原发肿瘤（绿色）、"交通"淋巴结（黄色）、腋窝（蓝色）。放疗剂量为60 Gy/30f，对已切除部位采用同步加量技术至60 Gy/30f，6周。请注意这些仅是一些代表性图像，并未包括定位CT所有的图像。

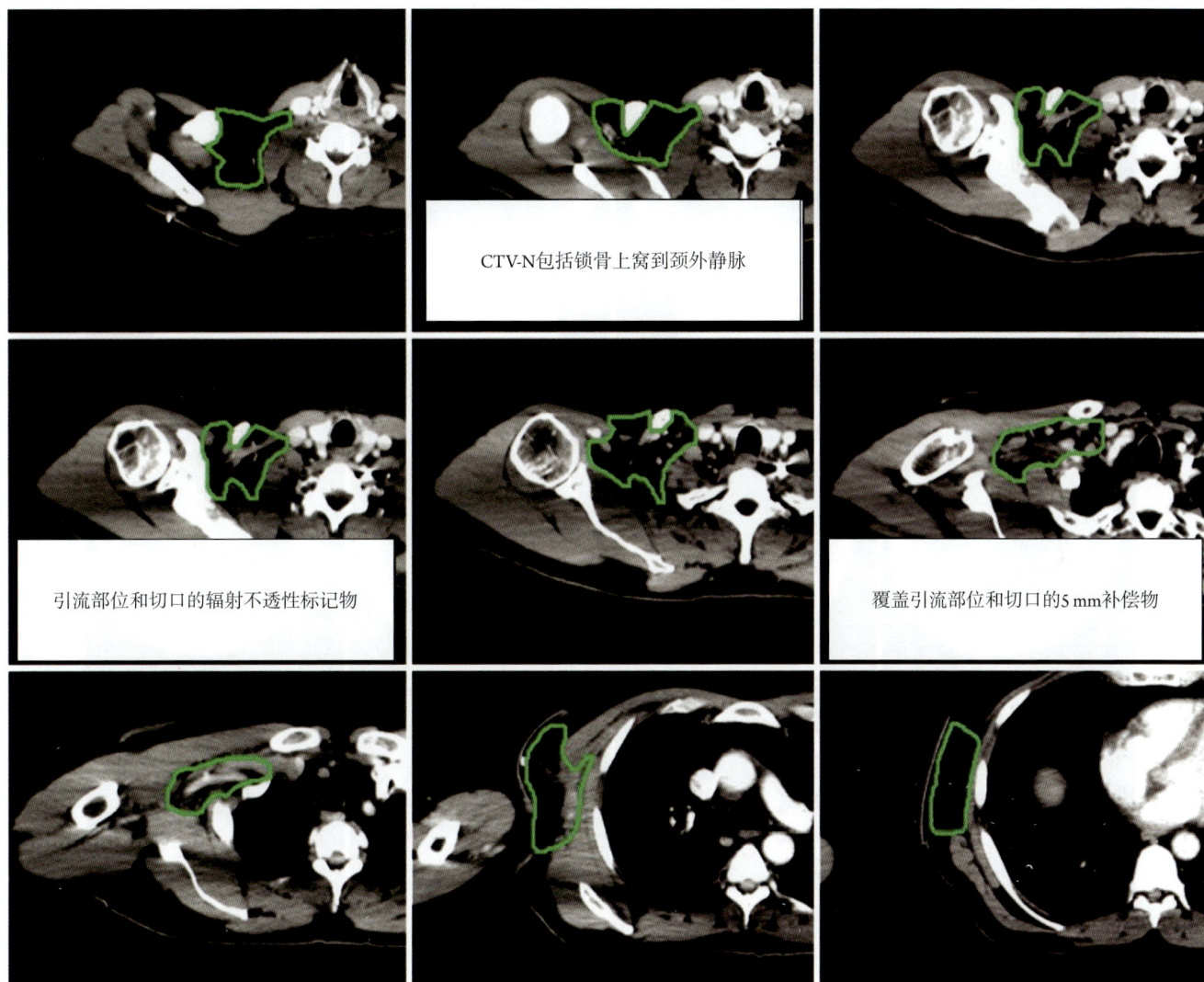

图11-10 头脚方向CT轴位显示一55岁男性的右肩部皮肤黑色素瘤[pT4bN2bM0R0]的CTV靶区勾画

该患者接受了原发肿瘤的局部广泛切除术和腋窝淋巴结清扫术，病理提示黑色素瘤累及3个淋巴结，最大为5.3 cm，伴有淋巴结包膜外侵。辅助放疗靶区：右侧腋窝及锁骨上窝（绿色）。患者要求缩短治疗疗程，因此给予的方案为30 Gy/5f，2.5周。请注意这些仅是一些代表性图像，并未包括定位CT所有的图像。

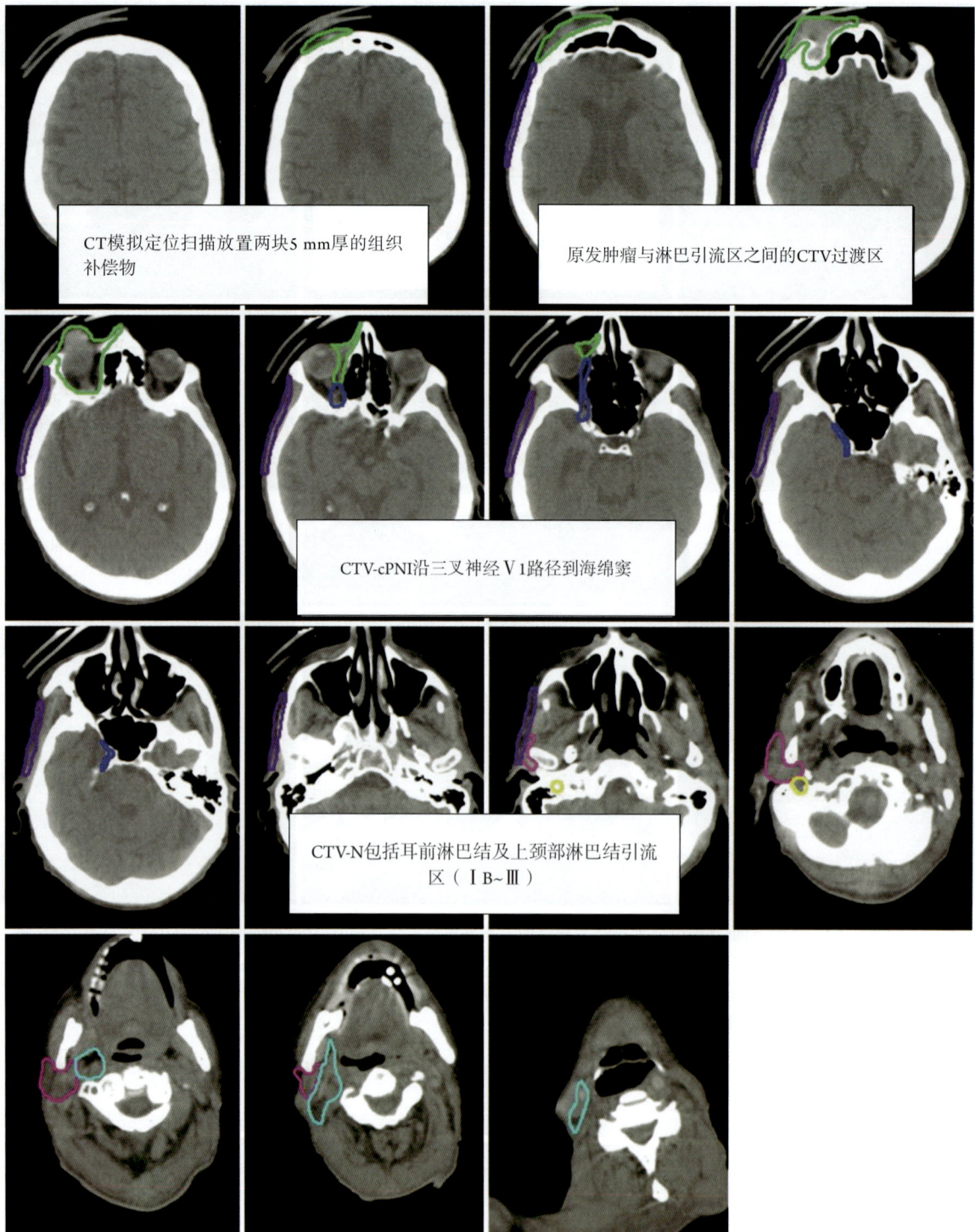

图11-11 头脚方向CT轴位显示一79岁男性的右侧眉头部位鳞状细胞癌[cT3N0M0]的CTV靶区勾画

影像显示眶上切迹处沿三叉神经（V1）右眼支远端神经周围受侵，给予下列靶区根治性放疗56 Gy/23f：原发肿瘤（绿色）、三叉神经V1支（蓝色）、"交通"淋巴结（紫色）、耳前（粉红色）、上颈部淋巴结（ⅠB~Ⅲ，天蓝色）、面神经（黄色）。采用缩野技术（电子线和眼内防护）对原发肿瘤加量至86 Gy/43f，8.6周。请注意这些仅是一些代表性图像，并未包括定位CT所有的图像。

表11-1 CTV在GTV基础上外扩的距离 (不超越自然解剖)

皮肤癌	GTV到CTV距离 (mm)
低危鳞状细胞癌/基底细胞癌	4
高危鳞状细胞癌/基底细胞癌	20
原位黑色素瘤	5
纤维增生性黑色素瘤	20
Meckel细胞癌	40

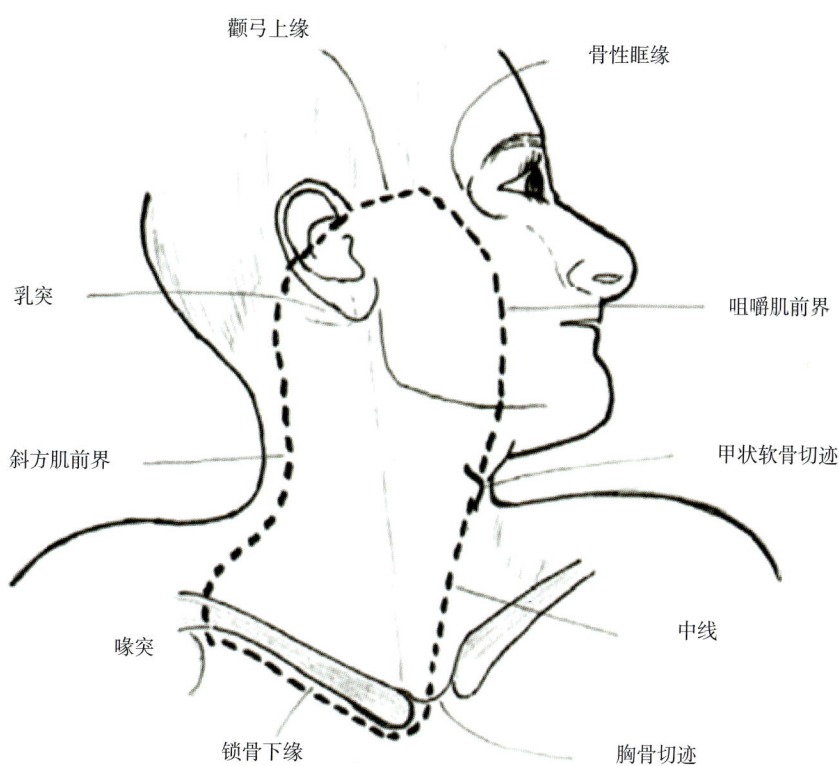

图11-12 皮肤黑色素瘤转移至耳前、颈部淋巴结行淋巴结清扫术后辅助电子束放射治疗的皮肤表面边界 (Burmeister *et al.* 2006)

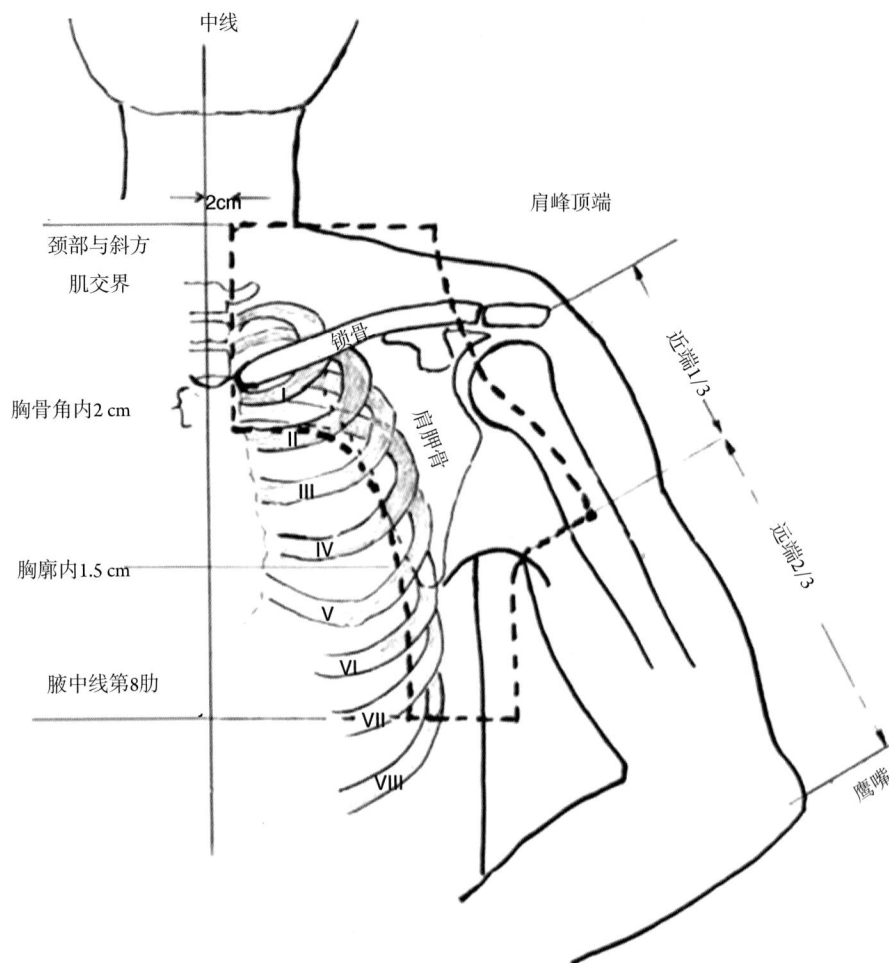

图11-13 皮肤恶性黑色素瘤转移至腋窝淋巴行淋巴结清扫术后辅助高能光子线放射治疗的射野边界（Burmeister *et al.* 2006）

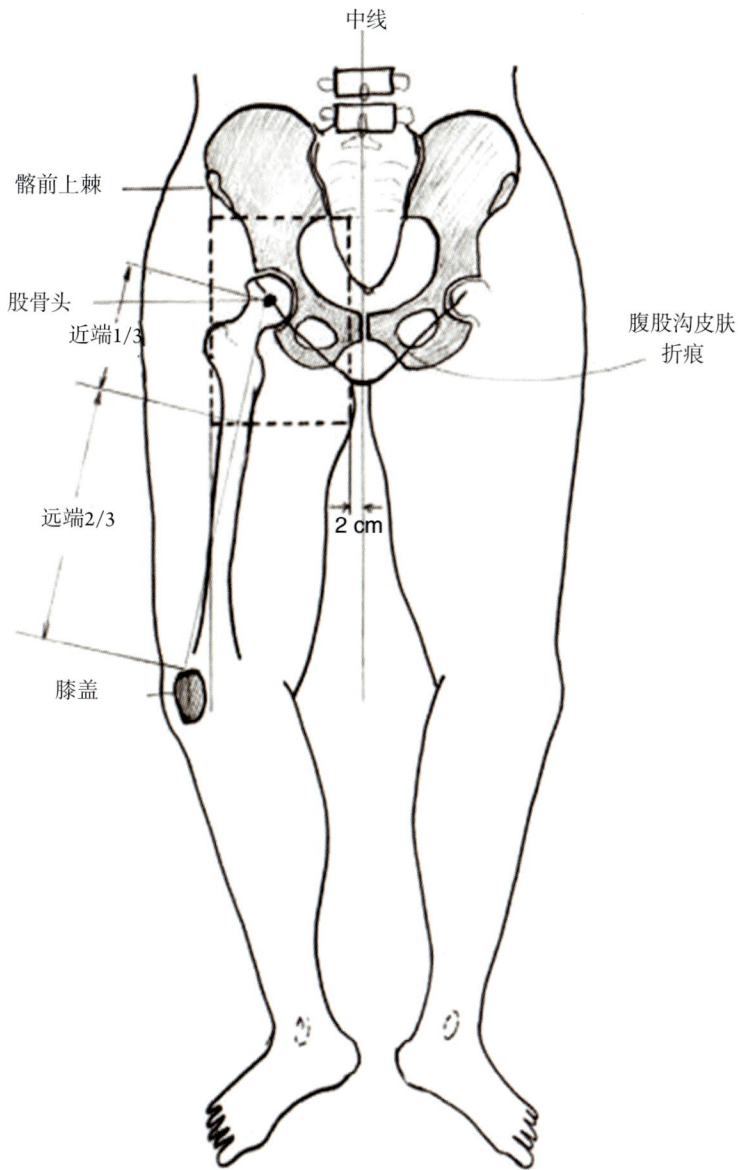

图13-14 皮肤恶性黑色素瘤转移至腹股沟淋巴行淋巴结清扫术后辅助高能光子线放疗的射野边界 (Burmeister et al. 2006)

表11-2 皮肤鳞状细胞癌转移至耳前/腮腺区的高危颈部淋巴引流区的专家共识 (O'Hara et al. 2011)

原发灶位置	颈部高危淋巴引流区
面部	Ⅰ~Ⅲ及颈外静脉淋巴结
前头皮及外耳	Ⅱ~Ⅲ及颈外静脉淋巴结
后头皮及颈部	Ⅱ~Ⅳ及颈外静脉淋巴结

表11-3 部分局部晚期及高危皮肤恶性肿瘤的剂量和分割方案

疾病	来源	部位	手术情况	总剂量(Gy)	分割次数(次)	边界
Merkel细胞癌	NCCN (2014a)	原发灶	R0切除	50~56	25~28	尽可能5 cm
	NCCN (2014a)	原发灶	R1切除	56~60	28~30	尽可能5 cm
	NCCN (2014a)	原发灶	R2切除或不可切除	60~66	30~33	尽可能5 cm
	Jouary et al. (2012)	原发灶	深达肌肉周围筋膜≥1.5 cm的局部切除	60	30	尽可能沿切口周围3 cm
	NCCN (2014a)	淋巴引流区	临床N0,未取样或切除	46~50	23~25	
	NCCN (2014a)	淋巴引流区	临床N0,取样但阴性(腋窝或腹股沟)	未提及放疗		
	NCCN (2014a)	淋巴引流区	临床N0,取样但阴性(头颈部)	46~50	23~25	
	NCCN (2014a)	淋巴引流区	临床N0,取样阳性(腋窝及腹股沟)	50	25	
	NCCN (2014a)	淋巴引流区	临床N0,取样阳性(头颈)	50~56	25~28	
	NCCN (2014a)	淋巴引流区	临床N+,未切除	60~66	30~33	
	NCCN (2014a)	淋巴引流区	临床N+,已切除(腋窝或腹股沟)	50~54	25~27	
	NCCN (2014a)	淋巴引流区	临床N+,已切除(头颈部)	50~60	25~30	
	Jouary et al. (2012)	淋巴引流区	临床N0,未取样或切除	50	25	
黑色素瘤	TROG	淋巴引流区	临床N+,已切除	48	20	
	MDACC	淋巴引流区	临床N+,已切除	30	5	
基底细胞癌/鳞状细胞癌	NCCN (2014b)	原发灶	未处理,肿瘤<2 cm	64	32	1~1.5 cm
	NCCN (2014b)	原发灶	未处理,肿瘤<2 cm	55	20	1~1.5 cm
	NCCN (2014b)	原发灶	未处理,肿瘤<2 cm	50	15	1~1.5 cm
	NCCN (2014b)	原发灶	未处理,肿瘤<2 cm	35	5	1~1.5 cm
	NCCN (2014b)	原发灶	未处理,肿瘤≥2 cm	66	33	1.5~2 cm
	NCCN (2014b)	原发灶	未处理,肿瘤≥2 cm	55	20	1.5~2 cm
	NCCN (2014b)	原发灶	已切除	60	30	1.5~2 cm
	NCCN (2014b)	原发灶	已切除	50	20	1.5~2 cm
	Mendenhall et al.(2009)	原发灶	肿瘤大、侵犯骨/软骨或复发,未治疗	71.5	35	
	Mendenhall et al. (2009)	原发灶	肿瘤大、微小或可疑侵犯骨/软骨,未治疗	66	35	
	Mendenhall et al.(2009)	原发灶	中至大的内眦、眼睑、鼻腔或耳廓部位的肿瘤	60.5	30	
	Mendenhall et al.(2009)	原发灶	沿眼、鼻或耳的薄小病变	55	20	
	Mendenhall et al.(2009)	原发灶	皮肤中等大小病变	50.5	15	
	Mendenhall et al.(2009)	原发灶	皮肤小病变	44	10	
	Mendenhall et al.(2009)	原发灶	皮肤小病变	33	5	
	Mendenhall et al.(2009)	原发灶	手术切缘阳性	50.5	15	

续表11-3

疾病	来源	部位	手术情况	总剂量（Gy）	分割次数（次）	边界
鳞状细胞癌	NCCN (2014b)	淋巴引流区	临床N0，未取样或切除	50	25	
	NCCN (2014b)	淋巴引流区	临床N+，未切除（腋窝或腹股沟）	66	33	
	NCCN (2014b)	淋巴引流区	临床N+，未切除（头颈部）	66~70	33~35	
	NCCN (2014b)	淋巴引流区	已切除，包膜外侵未知（腋窝及腹股沟）	54	27	
	NCCN (2014b)	淋巴引流区	已切除，包膜外侵未知（腋窝及腹股沟）	60	30	
	NCCN (2014b)	淋巴引流区	已切除，包膜外侵未知（头颈部）	56	28	
	NCCN (2014b)	淋巴引流区	已切除，包膜外侵未知（头颈部）	60~66	30~33	
	Mendenhall et al.(2009)	淋巴引流区	已切除，切缘阴性	60	30	
	Mendenhall et al.(2009)	淋巴引流区	已切除，切缘阳性	66~70	33~35	
	Mendenhall et al.(2009)	淋巴引流区	已切除，切缘阳性	74.4	62 (bid)	

剂量限制，该方案（30 Gy=6 Gy×5次）的后续临床应用已经在其他非头颈肿瘤有具体描述。

脑、脊髓、肠≤24 Gy。

推荐阅读

- Melanoma (Burmeister et al. 2006, 2012；Ang et al. 1990, 1994).
- Basal cell and squamous cell carcinoma (O'Hara et al. 2011；Mendenhall et al. 2009；Brantsch et al. 2008).
- Merkel cell carcinoma (Jouary et al. 2012).
- Perineural invasion (Balamucki et al. 2013；Barnett et al. 2013；Gluck et al. 2009).

参考文献

[1] Ang KK, Byers RM, Peters LJ, et al. Regional radiotherapy as adjuvant treatment for head and neck malignant melanoma. Preliminary results[J]. Arch Otolaryngol Head Neck Surg, 1990, 116(2): 169-172.

[2] Ang KK, Peters LJ, Weber RS, et al. Postoperative radiotherapy for cutaneous melanoma of the head and neck region[J]. Int J Radiat Oncol Biol Phys, 1994, 30(4): 795-798.

[3] Balamucki CJ, DeJesus R, Galloway TJ, et al. Impact of radiographic findings on for prognosis skin cancer with perineural invasion[J]. Am J Clin Oncol, 2015, 38(3): 248-251.

[4] Barnett CM, Foote MC, Panizza B. Cutaneous head and neck malignancies with perineural spread to contralateral cranial nerves: an argument for extending postoperative radiotherapy volume[J]. J Clin Oncol, 2013, 31(18): e291-e293.

[5] Bhatia AC. The clinical image: archiving clinical processes and an entire specialty[J]. Arch Dermatol, 2006, 142(1): 96-98.

[6] Brantsch KD, Meisner C, Schönfisch B, et al. Analysis of risk factors determining prognosis of cutaneous squamous-cell carcinoma: a prospective study[J]. Lancet Oncol, 2008, 9(8): 713-720.

[7] Burmeister BH, Mark Smithers B, Burmeister E, et al. A prospective phase II study of adjuvant postoperative radiation therapy following nodal surgery in malignant melanoma-Trans Tasman Radiation Oncology Group (TROG) Study 96.06[J]. Radiother Oncol, 2006, 81(2): 136-142.

[8] Burmeister BH, Henderson MA, Ainslie J, et al. Adjuvant radiotherapy versus observation alone for patients at risk of lymph-node field relapse after therapeutic lymphadenectomy for melanoma: a randomised trial[J]. Lancet Oncol, 2012, 13(6): 589-597.

[9] Ellis F. Tolerance dosage in radiotherapy with 200 kV X rays[J]. Br J Radiol, 2014, 15(180): 348-350.

[10] Gluck I, Ibrahim M, Popovtzer A, et al. Skin cancer of the head and neck with perineural invasion: defining the clinical target volumes based on the pattern of failure[J]. Int J Radiat Oncol Biol Phys, 2009, 74(1): 38-46.

[11] Jouary T, Leyral C, Dreno B, et al. Adjuvant prophylactic regional radiotherapy versus observation in stage I Merkel cell carcinoma: a multicentric prospective randomized study[J]. Ann Oncol, 2012,

23(4): 1074-1080.

[12] Mendenhall WM, Amdur RJ, Hinerman RW, et al. Radiotherapy for cutaneous squamous and basal cell carcinomas of the head and neck[J]. Laryngoscope, 2009, 119(10): 1994-1999.

[13] National Comprehensive Cancer Network. Merkel Cell Carcinoma[Z/OL]. http://www.nccn.org/professionals/physician_gls/pdf/mcc.pdf. Accessed May 28, 2014.

[14] National Comprehensive Cancer Network. Basal Cell and Squamous Cell Skin Cancers[Z/OL]. http://www.nccn.org/professionals/physician_gls/pdf/nmsc.pdf. Accessed May 28, 2014.

[15] O'Hara J, Ferlito A, Takes RP, et al. Cutaneous squamous cell carcinoma of the head and neck metastasizing to the parotid gland--a review of current recommendations[J]. Head Neck, 2011, 33(12): 1789-1795.

[16] Paraskevas LR, Halpern AC, Marghoob AA. Utility of the Wood's light: five cases from a pigmented lesion clinic[J]. Br J Dermatol, 2005, 152(5): 1039-1044.

[17] Price S, Williams M, Butson M, et al. Comparison of skin dose between conventional radiotherapy and IMRT[J]. Australas Phys Eng Sci Med, 2006, 29(3): 272-277.

[18] Reynolds HM, Dunbar PR, Uren RF, et al. Three-dimensional visualisation of lymphatic drainage patterns in patients with cutaneous melanoma[J]. Lancet Oncol, 2007, 8(9): 806-812.

[19] Reynolds HM, Smith NP, Uren RF, et al. Three-dimensional visualization of skin lymphatic drainage patterns of the head and neck[J]. Head Neck, 2009, 31(10): 1316-1325.

[20] Rhodes J, Clay C, Phillips M. The surface area of the hand and the palm for estimating percentage of total body surface area: results of a meta-analysis[J]. Br J Dermatol, 2013, 169(1): 76-84.

[21] Sacco JJ, Botten J, Macbeth F, et al. The average body surface area of adult cancer patients in the UK: a multicentre retrospective study[J]. PLoS One, 2010, 5(1): e8933.

[22] Schwartz LH, Bogaerts J, Ford R, et al. Evaluation of lymph nodes with RECIST 1.1[J]. Eur J Cancer, 2009, 45(2): 261-267.

译者：金超超，黄石市中医医院肿瘤科
审校：陆合明，广西壮族自治区人民医院放疗科

第十二章 头颈部肿瘤中颈部的靶区勾画

Joanne Zhung[1], Eli Scher[2], Nancy Lee[2], Ruben Cabanillas[3]

[1]Department of Radiation Oncology , Tufts Medical Center, New York, NY, USA; [2]Department of Radiation Oncology, Memorial Sloan-Kettering, New York, NY, USA; [3]Department of Radiation Oncology, Institute of Molecular and Oncological Medicine of Asturias (IMOMA) , Oviedo , Spain
Correspondence to: Joanne Zhung. Department of Radiation Oncology , Tufts Medical Center, New York, NY, USA.
Email: jzhung@gmail.com

1 解剖与扩散模式

在头颈部区域，调强放射治疗（intensity modulated radiotheragy，IMRT）可最大限度地实现靶区覆盖和降低口腔干燥、吞咽困难等正常组织的毒性。头颈部肿瘤最常见的淋巴结高危区域包括Ⅰ～Ⅶ区以及双侧的咽后淋巴结。

临床上对于局限于一侧的T1-2N0的口咽癌（肿瘤中心距体中线>1 cm），无明显的软腭或舌受累，仅行颈部同侧治疗是合理的，这对位于腮腺、颊黏膜、磨牙后三角区、齿龈和舌的早期癌同样适用（O'Sullivan B等，2001）。分期早，T1-2的声门型喉癌也不需额外的颈部预防性照射。

病理阳性的同侧下一站淋巴结区域必须包含在靶区内，通常淋巴结转移阳性（N+）患者靶区包括ⅠB～Ⅴ区和咽后淋巴结。

对于临床淋巴结转移阴性（N0）的咽部肿瘤（鼻咽、口咽和下咽），以及声门上癌、高危的鼻旁肿瘤，咽后淋巴结应该有选择地包括。考虑到局部区域复发率低及其咽缩肌备用功能（Feng等，2010），本章节未就中央咽后淋巴结进行阐述。但是，对咽底或大部咽后淋巴结受累推荐包括中央及两侧。N0患者咽后淋巴结通常起于第1颈椎（C1）下缘，止于舌骨上缘。N+患者，特别是存在Ⅱ区以上淋巴结肿大患者，咽后淋巴结往上要到颅底。常规包及未受累咽后淋巴结会增加咽缩肌照射剂量，因此需要我们慎重对待。

为减少腮腺受照量，对于N0患者，位于Ⅱ区以上以及RS淋巴结区域（Ⅱ区头骨向上延续至颅底）可缩小，Ⅱ区可开始于二腹肌后腹跨过颈内静脉处（通常位于C1水平）。N+患者，Ⅱ区以及RS淋巴结区域要上至颅底（图12-1~图12-2）。由于淋巴回流，RS主要的高

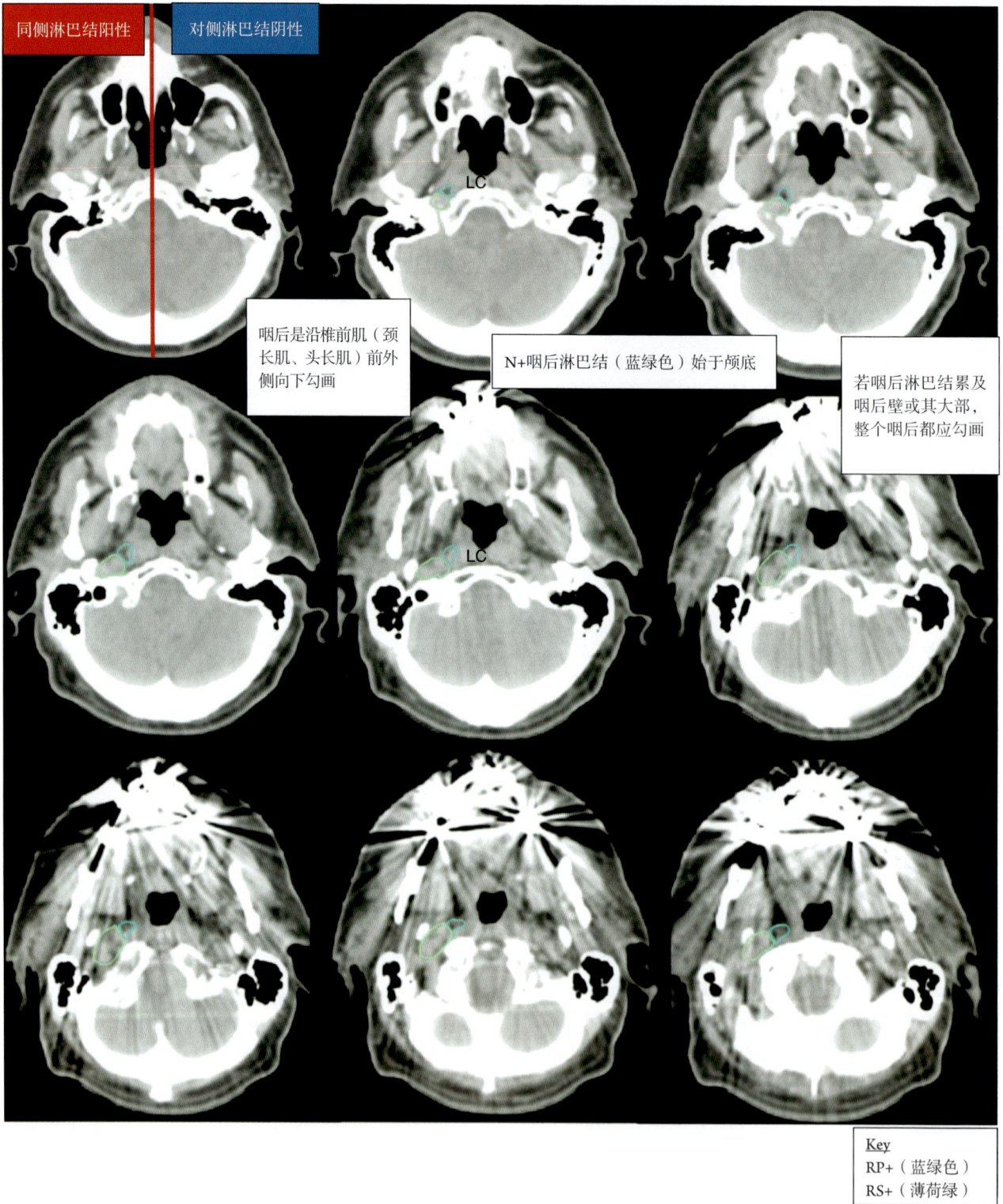

同侧淋巴结阳性　　对侧淋巴结阴性

咽后是沿椎前肌（颈长肌、头长肌）前外侧向下勾画

N+咽后淋巴结（蓝绿色）始于颅底

若咽后淋巴结累及咽后壁或其大部，整个咽后都应勾画

Key
RP+（蓝绿色）
RS+（薄荷绿）

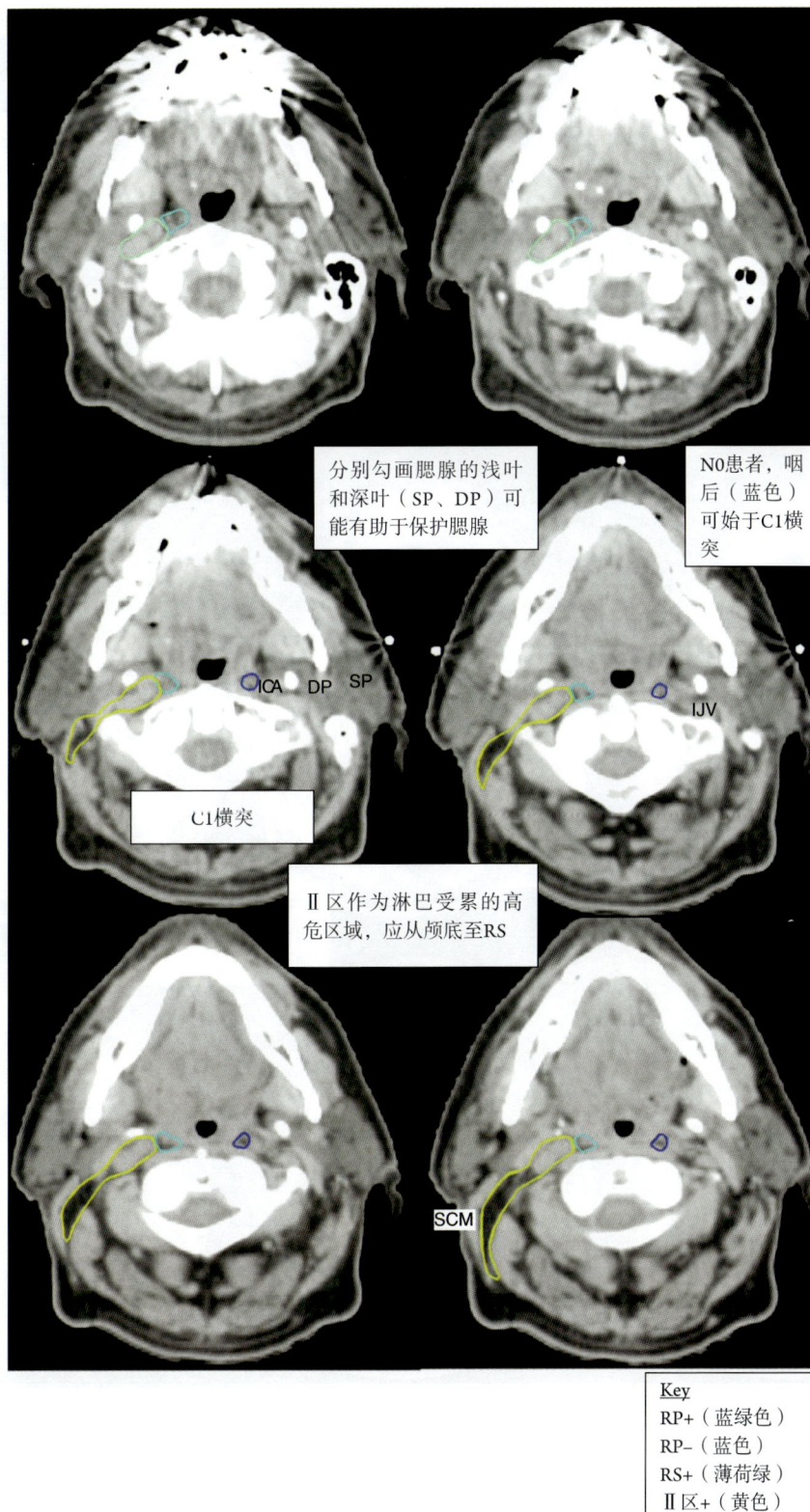

分别勾画腮腺的浅叶和深叶（SP、DP）可能有助于保护腮腺

N0患者，咽后（蓝色）可始于C1横突

ICA　DP　SP

IJV

C1横突

Ⅱ区作为淋巴受累的高危区域，应从颅底至RS

SCM

Key
RP+（蓝绿色）
RP–（蓝色）
RS+（薄荷绿）
Ⅱ区+（黄色）

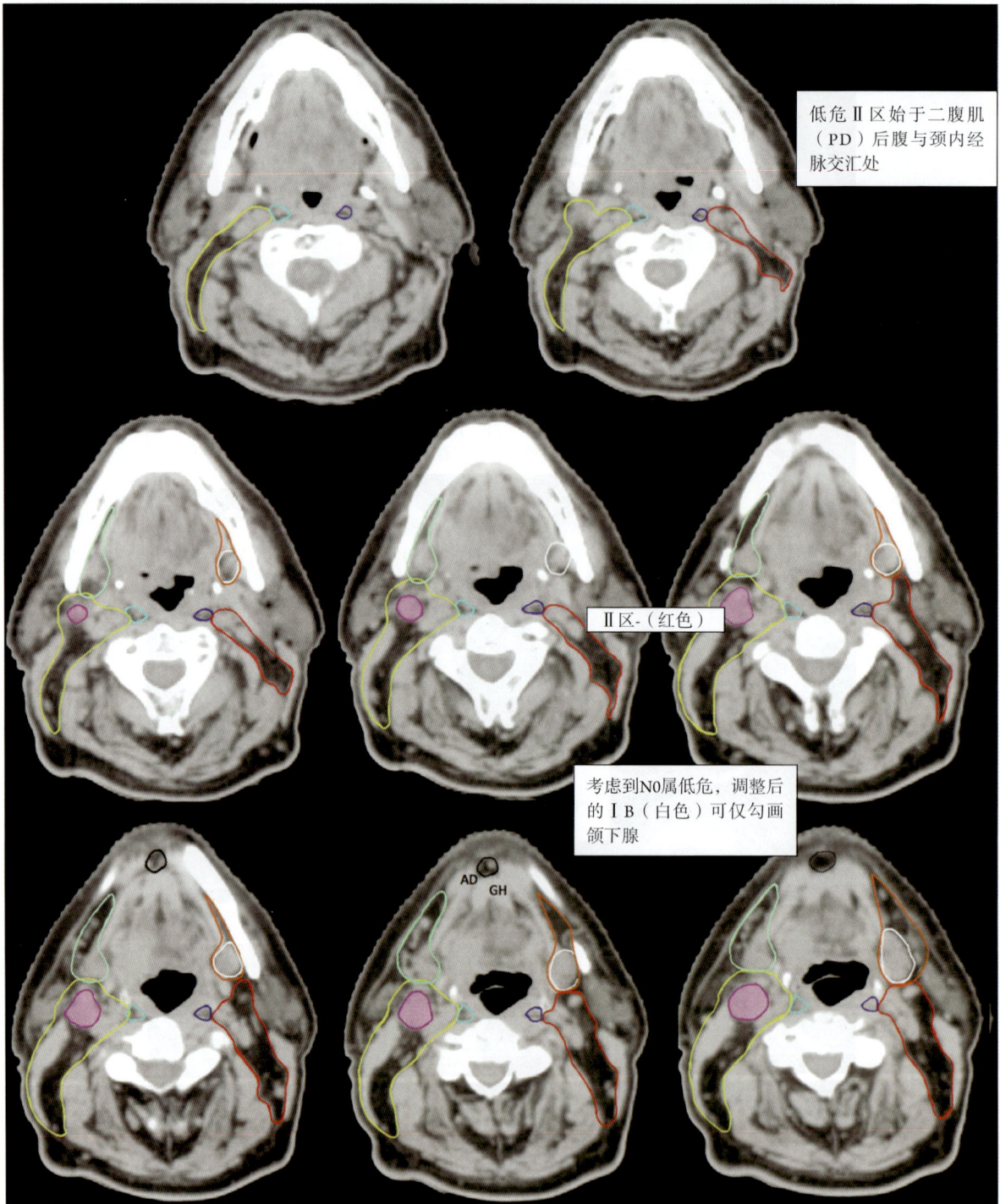

低危Ⅱ区始于二腹肌（PD）后腹与颈内经脉交汇处

Ⅱ区-（红色）

考虑到N0属低危，调整后的ⅠB（白色）可仅勾画颌下腺

Key
RP+（蓝绿色）　Ⅱ区-（红色）
RP-（蓝色）　　Ⅰb区+（薄荷绿）
Ⅱ区+（黄色）　Ⅰb区-（橙色）
Ⅰa区（黑色）　受累淋巴结（品红色）
调整后的Ⅰb区（白色）

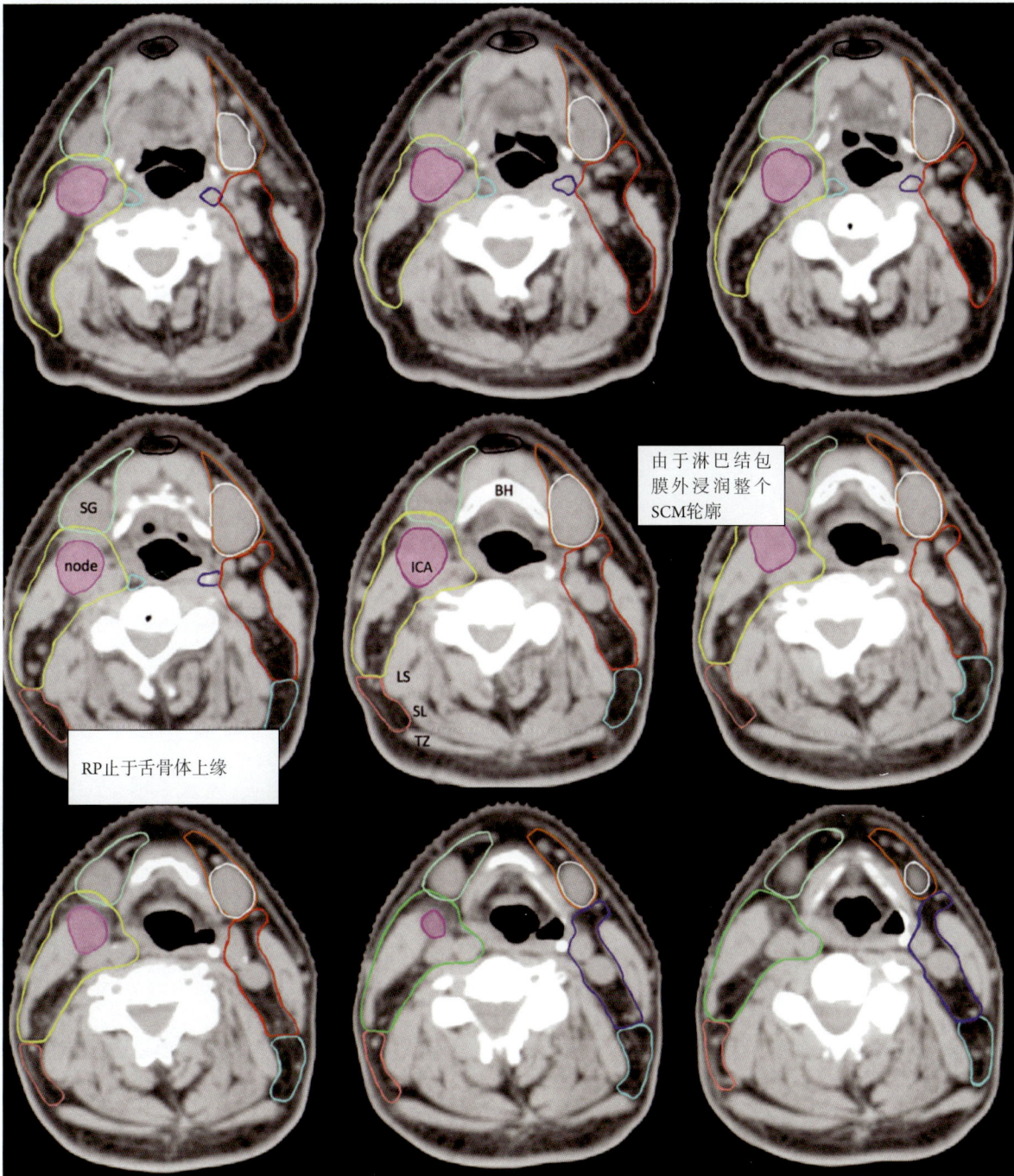

由于淋巴结包
膜外浸润整个
SCM轮廓

RP止于舌骨体上缘

Key
RP+（蓝绿色）　Ⅰb区+（薄荷绿）
RP-（蓝色）　　Ⅰb区-（橙色）
Ⅱ区+（黄色）　受累淋巴结（品红色）
Ⅰa区（黑色）
调整后的Ⅰb区（白色）
Ⅲ区+（绿色）　Ⅲ区-（蓝色）
Ⅴ区+（粉红色）Ⅴ区-（蓝绿色）

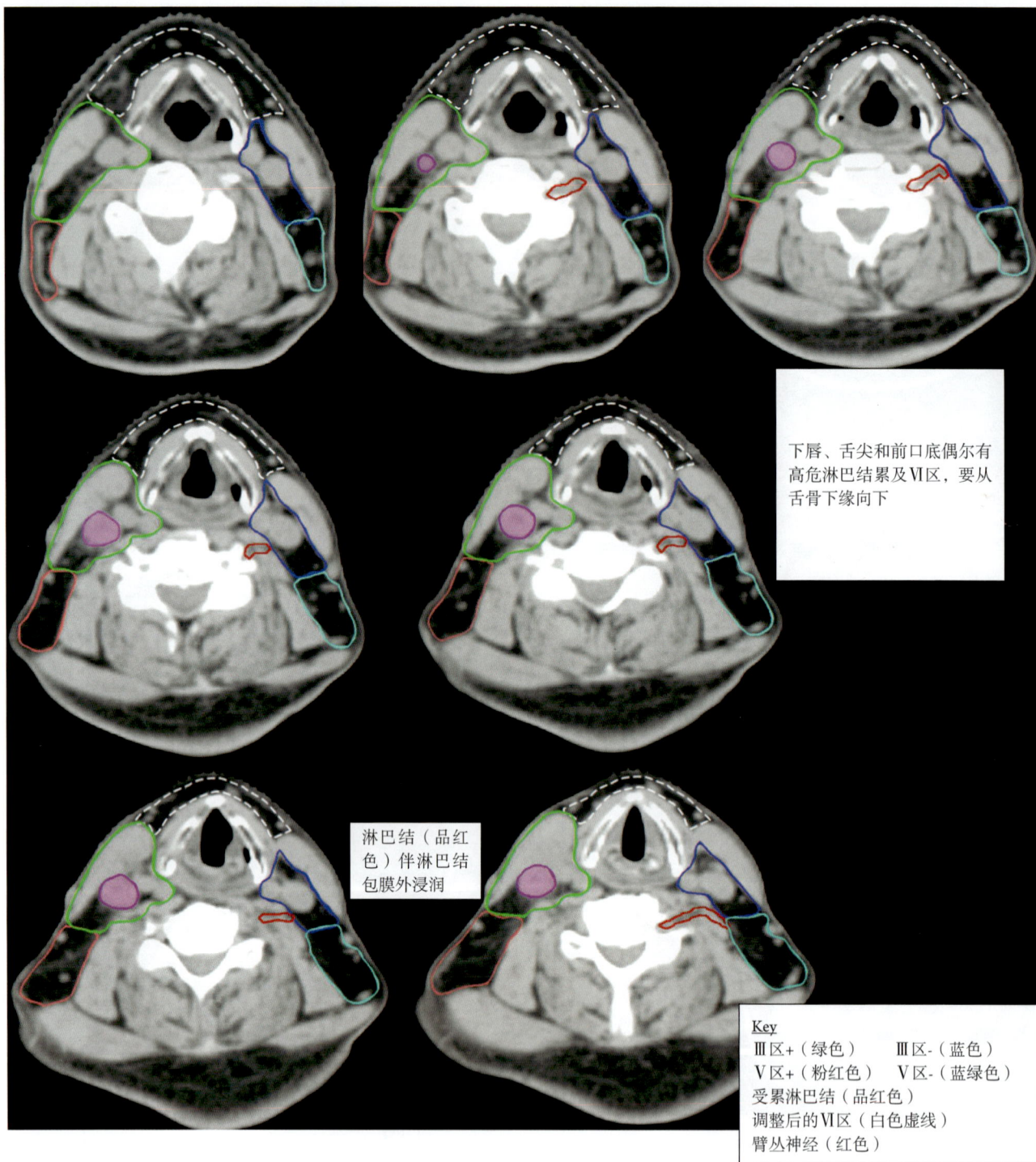

下唇、舌尖和前口底偶尔有高危淋巴结累及Ⅵ区，要从舌骨下缘向下

淋巴结（品红色）伴淋巴结包膜外浸润

Key
Ⅲ区+（绿色）　　　Ⅲ区-（蓝色）
Ⅴ区+（粉红色）　　Ⅴ区-（蓝绿色）
受累淋巴结（品红色）
调整后的Ⅵ区（白色虚线）
臂丛神经（红色）

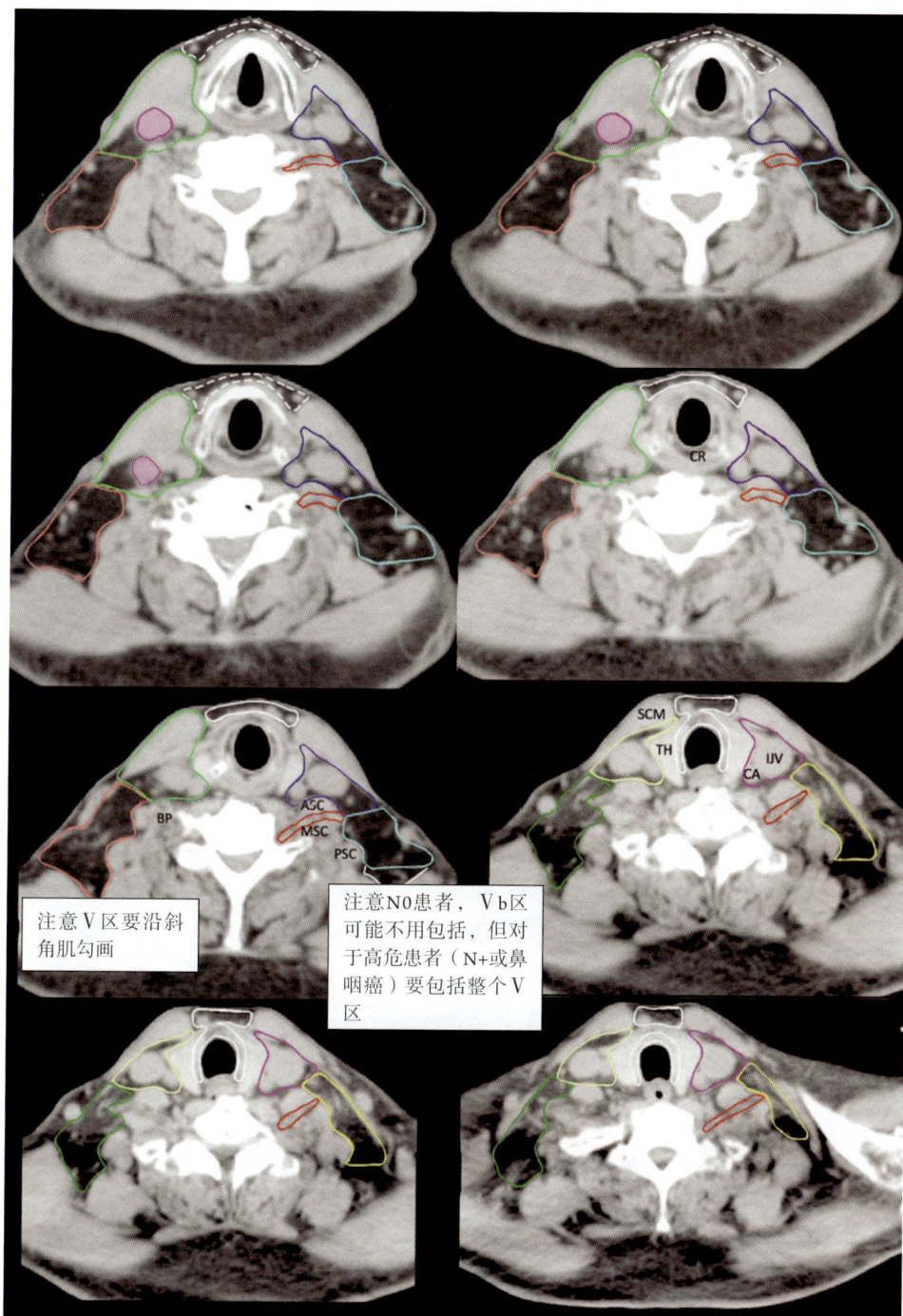

注意Ⅴ区要沿斜角肌勾画

注意N0患者，Ⅴb区可能不用包括，但对于高危患者（N+或鼻咽癌）要包括整个Ⅴ区

Key
Ⅲ区+（绿色）　　Ⅲ区-（蓝色）
Ⅳ区+（黄色）　　Ⅳ区-（品红色）
Ⅴ区+（粉红色）　Ⅴ区-（蓝绿色）
SCV+（绿色）　　SCV-（黄色）
受累淋巴结（品红色）
调整后的Ⅵ区（白色虚线）
Ⅵ区（白色实线）
臂丛神经（红色）

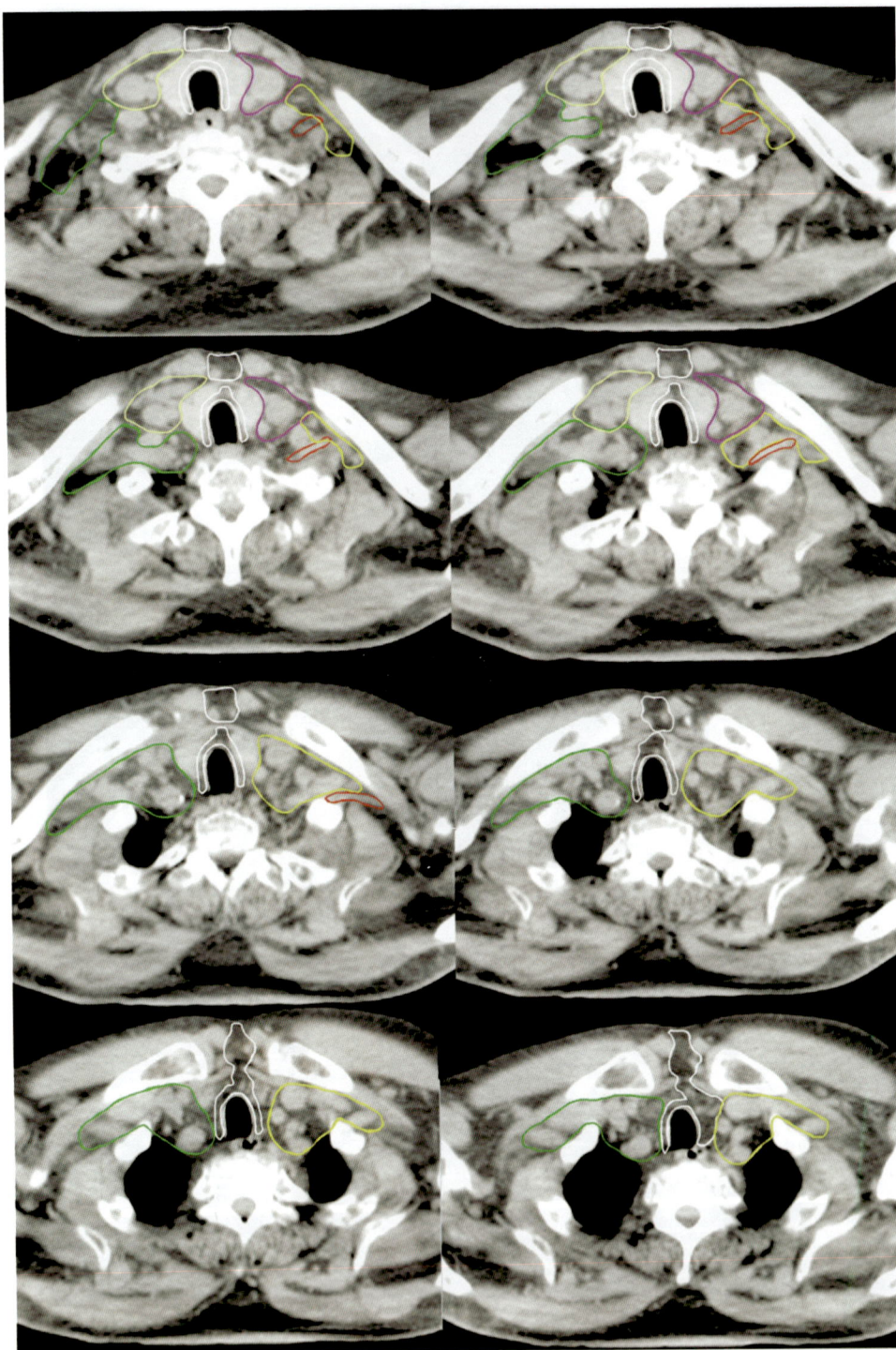

Key
Ⅳ区+（黄色） Ⅳ区-（品红色）
Ⅴ区+（粉红色） Ⅴ区-（蓝绿色）
SCV+（绿色） SCV-（黄色）
Ⅵ区（白色）
臂丛神经（红色）

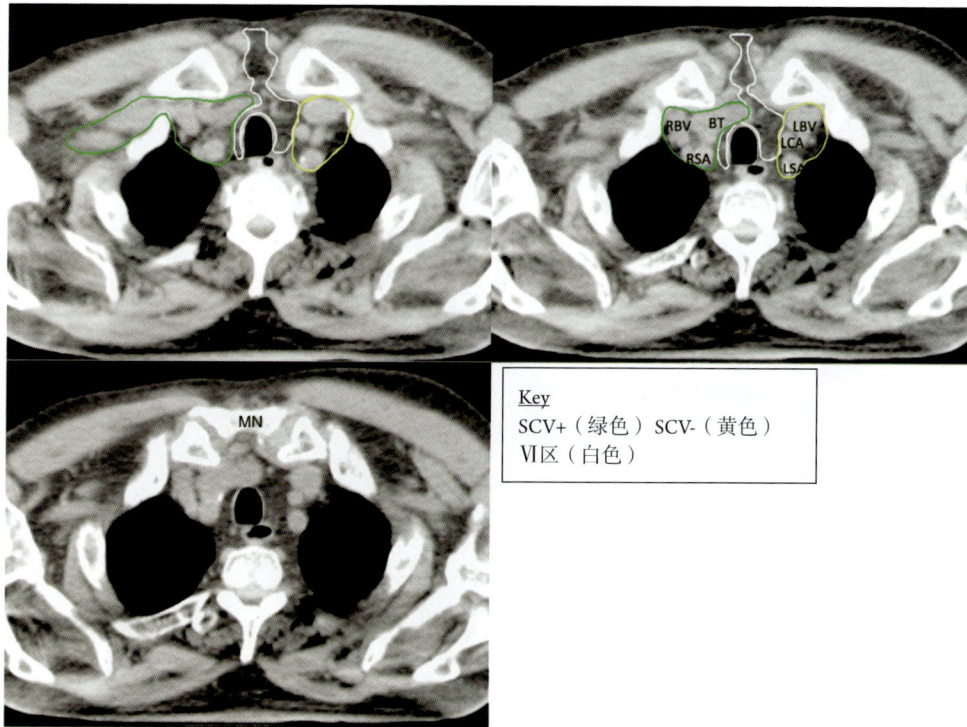

图12-1 颈部完整的靶区勾画

CT显示的是伴有Ⅱ、Ⅲ区多个淋巴结及包膜外肌肉受侵的患者。左侧描述的是淋巴结阳性（右颈）的勾画，右侧是淋巴结阴性（左颈）的勾画。LC头长肌，PD二腹肌的后腹，AD二腹肌的前腹，GH颏舌肌，ECA颈外动脉，ICA颈内动脉，IJV颈内静脉，CA颈总动脉，SCM胸锁乳突肌，SP腮腺的浅叶，DP腮腺的深叶，SG颌下腺，BH舌骨，TZ斜方肌，LS肩胛提肌，SL头夹肌，CR环状软骨，ASC前斜角肌，BP臂丛，MSC中斜角肌，PSC后斜角肌，BT头臂干，RBV右头臂静脉，RSA右锁骨下动脉，LBV左头臂静脉，LCA左颈总动脉，LSA左锁骨下动脉。

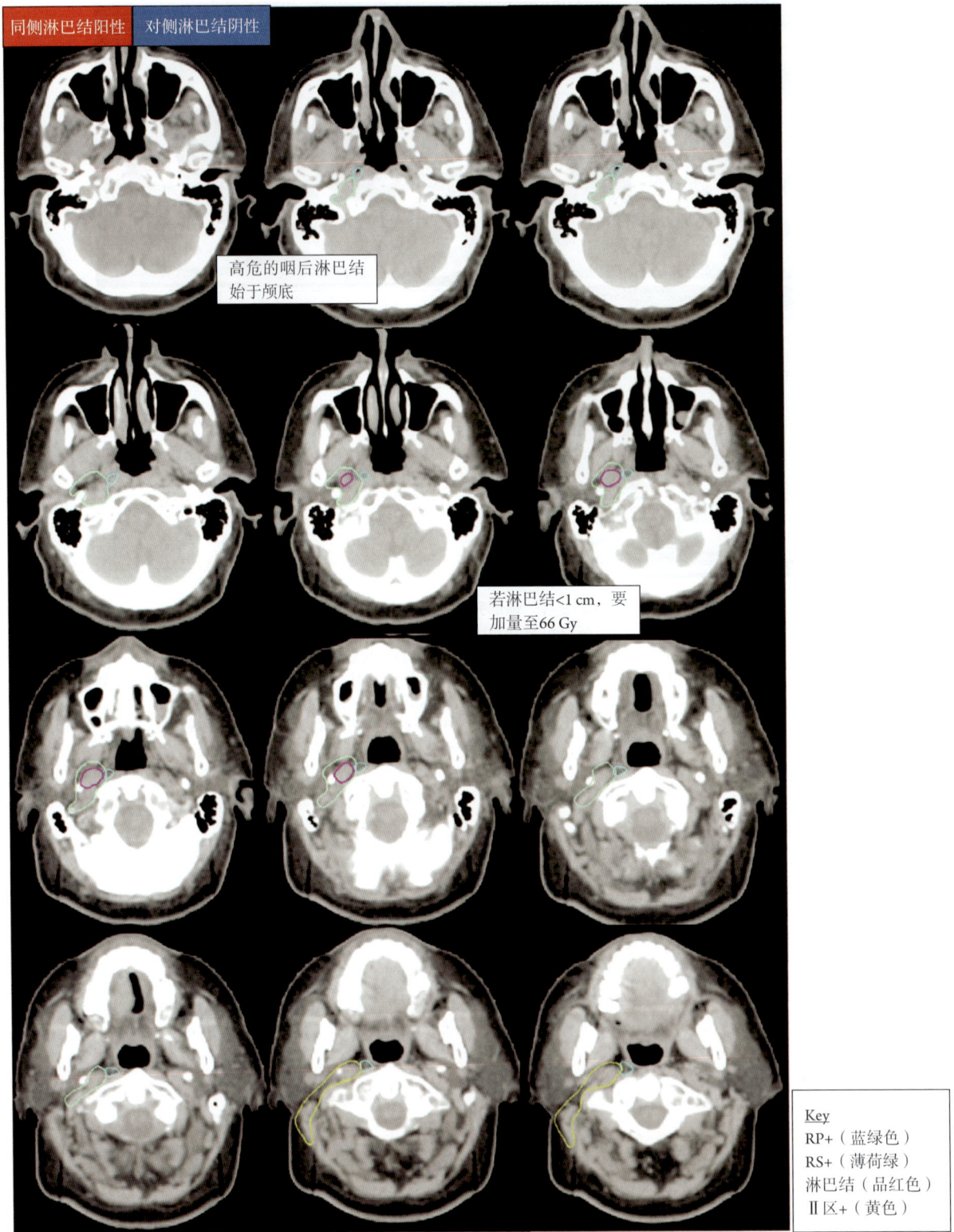

同侧淋巴结阳性　对侧淋巴结阴性

高危的咽后淋巴结始于颅底

若淋巴结<1 cm，要加量至66 Gy

Key
RP+（蓝绿色）
RS+（薄荷绿）
淋巴结（品红色）
Ⅱ区+（黄色）

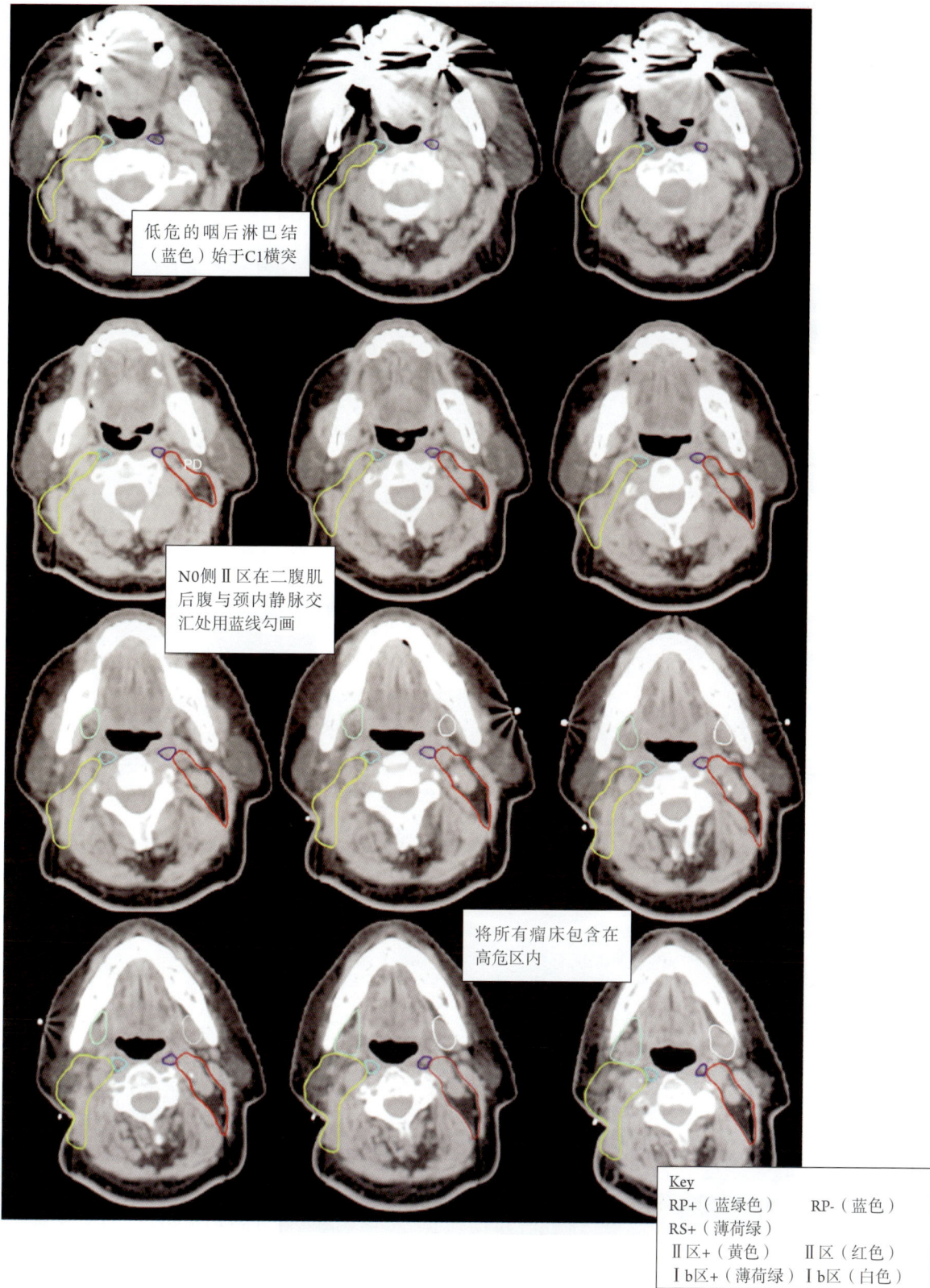

低危的咽后淋巴结（蓝色）始于C1横突

N0侧Ⅱ区在二腹肌后腹与颈内静脉交汇处用蓝线勾画

将所有瘤床包含在高危区内

Key
RP+（蓝绿色）　　RP-（蓝色）
RS+（薄荷绿）
Ⅱ区+（黄色）　　Ⅱ区（红色）
Ⅰb区+（薄荷绿）Ⅰb区（白色）

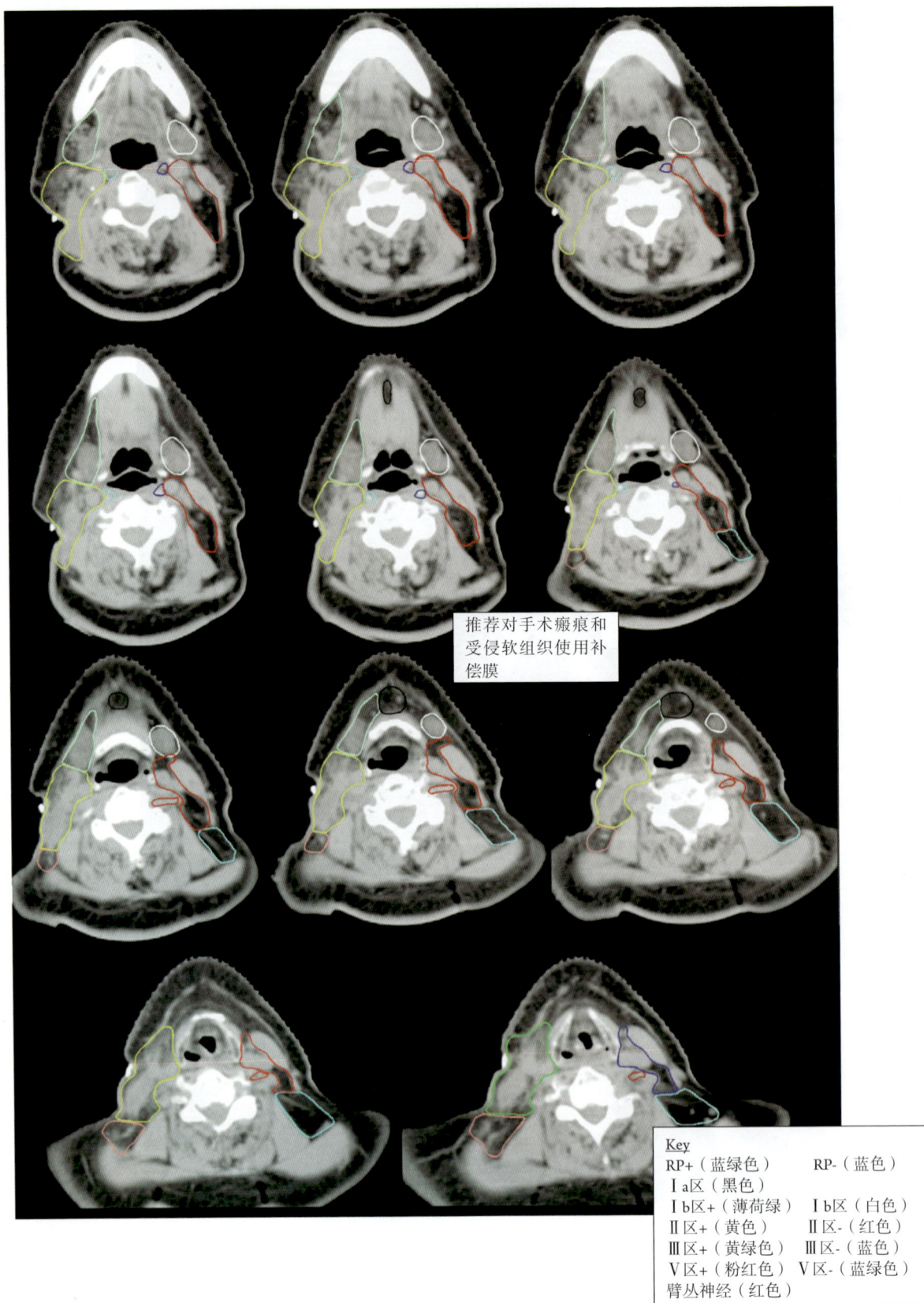

推荐对手术瘢痕和
受侵软组织使用补
偿膜

Key
RP+（蓝绿色）　　　　RP-（蓝色）
Ⅰa区（黑色）
Ⅰb区+（薄荷绿）　Ⅰb区（白色）
Ⅱ区+（黄色）　　Ⅱ区-（红色）
Ⅲ区+（黄绿色）　Ⅲ区-（蓝色）
Ⅴ区+（粉红色）　Ⅴ区-（蓝绿色）
臂丛神经（红色）

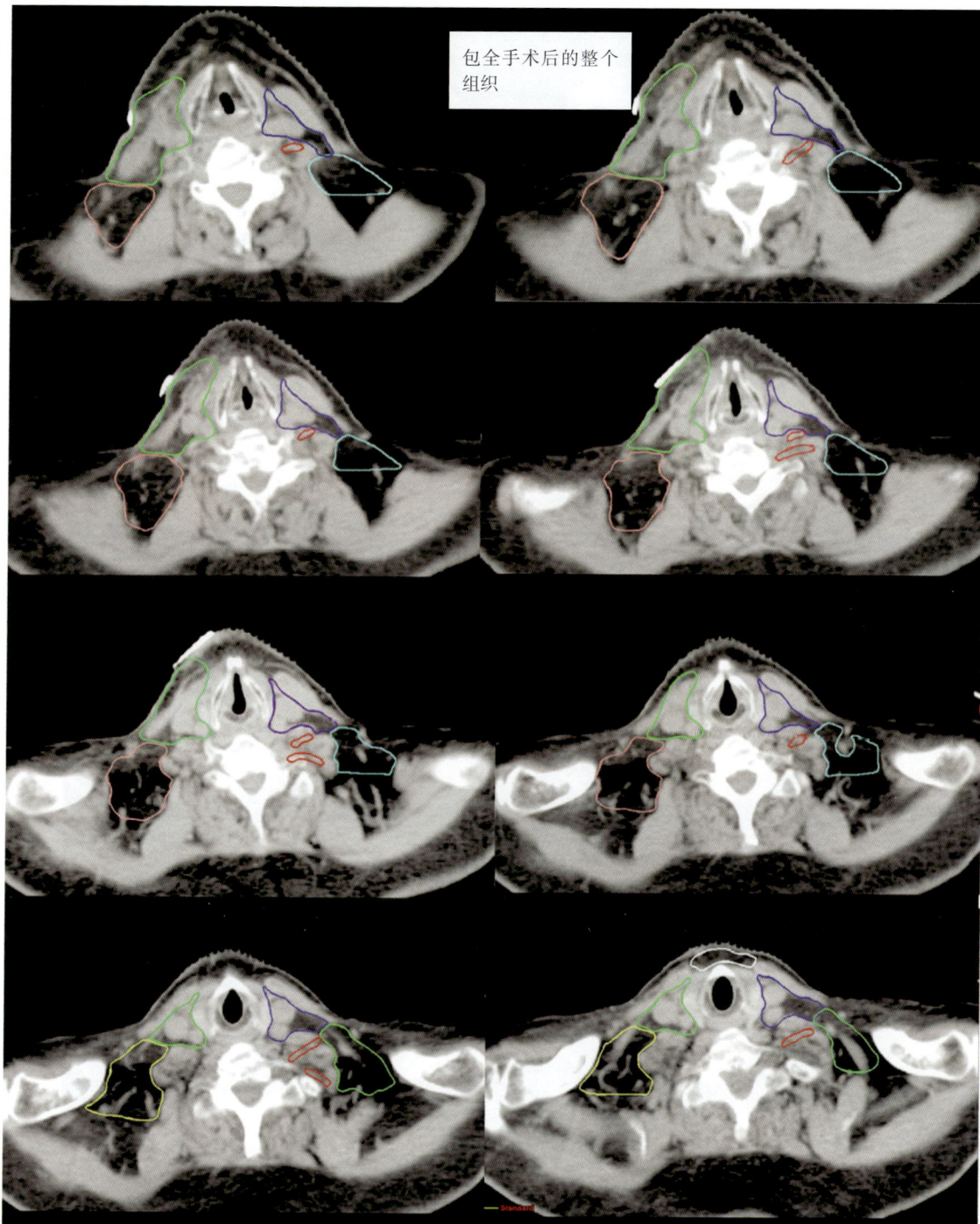

包全手术后的整个组织

Key
Ⅲ区+（黄绿色）　Ⅲ区-（蓝色）
Ⅰb区+（薄荷绿）　Ⅰb区（白色）
Ⅴ区+（粉红色）　Ⅴ区-（蓝绿色）
SCV+（黄色）　　SCV-（绿色）
Ⅵ区（白色）
臂丛神经（红色）

153

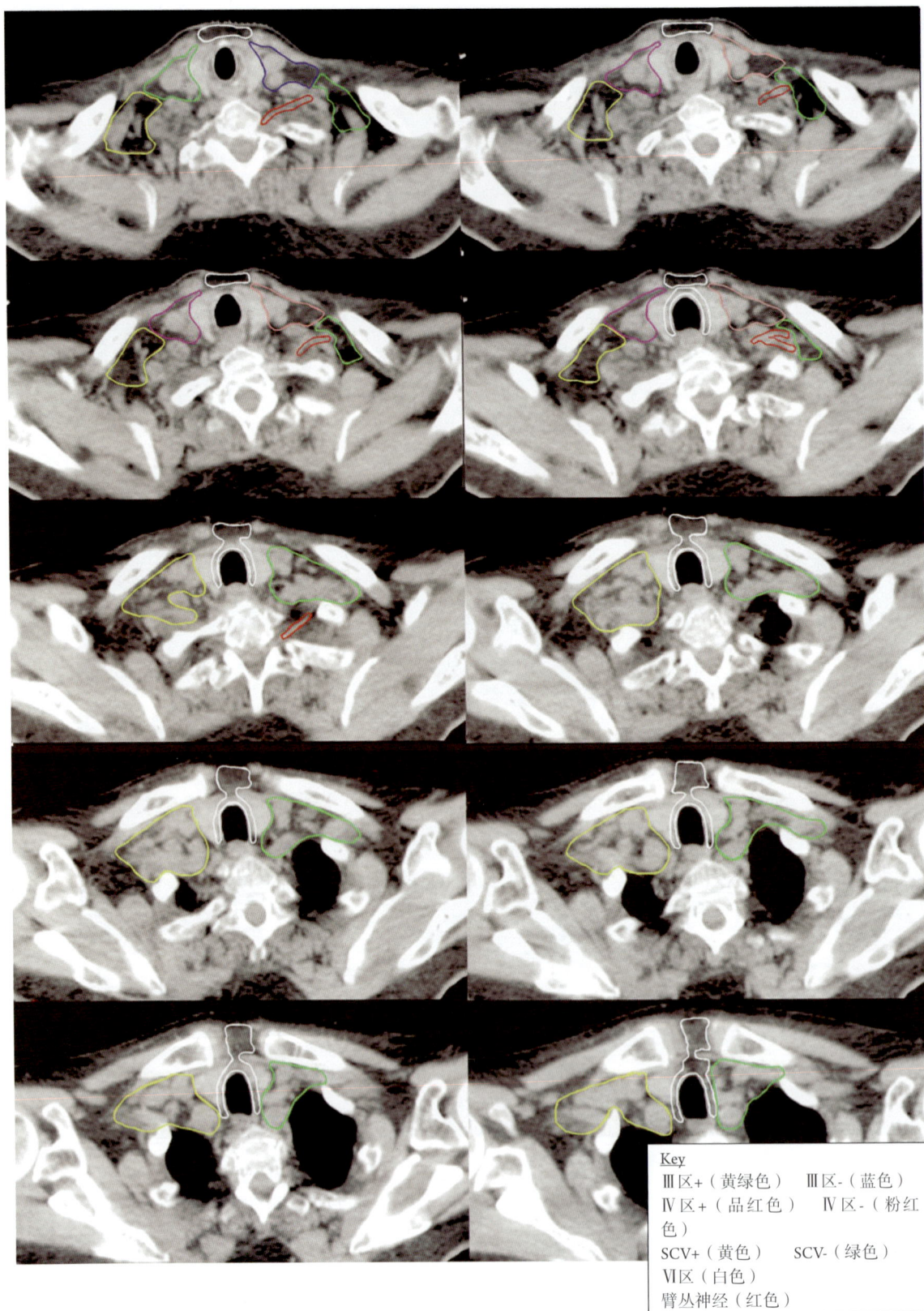

Key
Ⅲ区+（黄绿色）　　Ⅲ区-（蓝色）
Ⅳ区+（品红色）　　Ⅳ区-（粉红色）
SCV+（黄色）　　SCV-（绿色）
Ⅵ区（白色）
臂丛神经（红色）

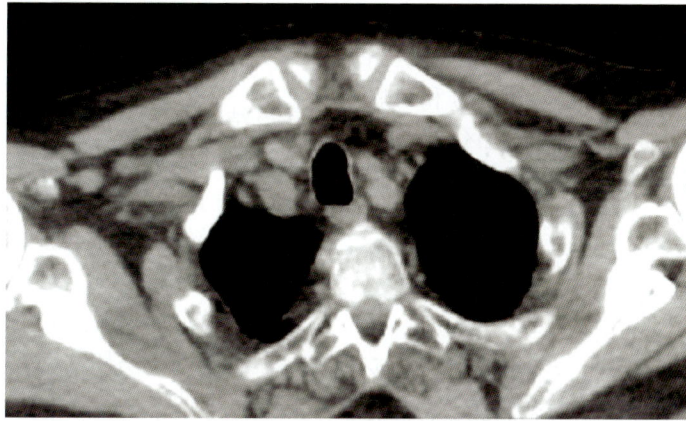

注意受累的颅神经:

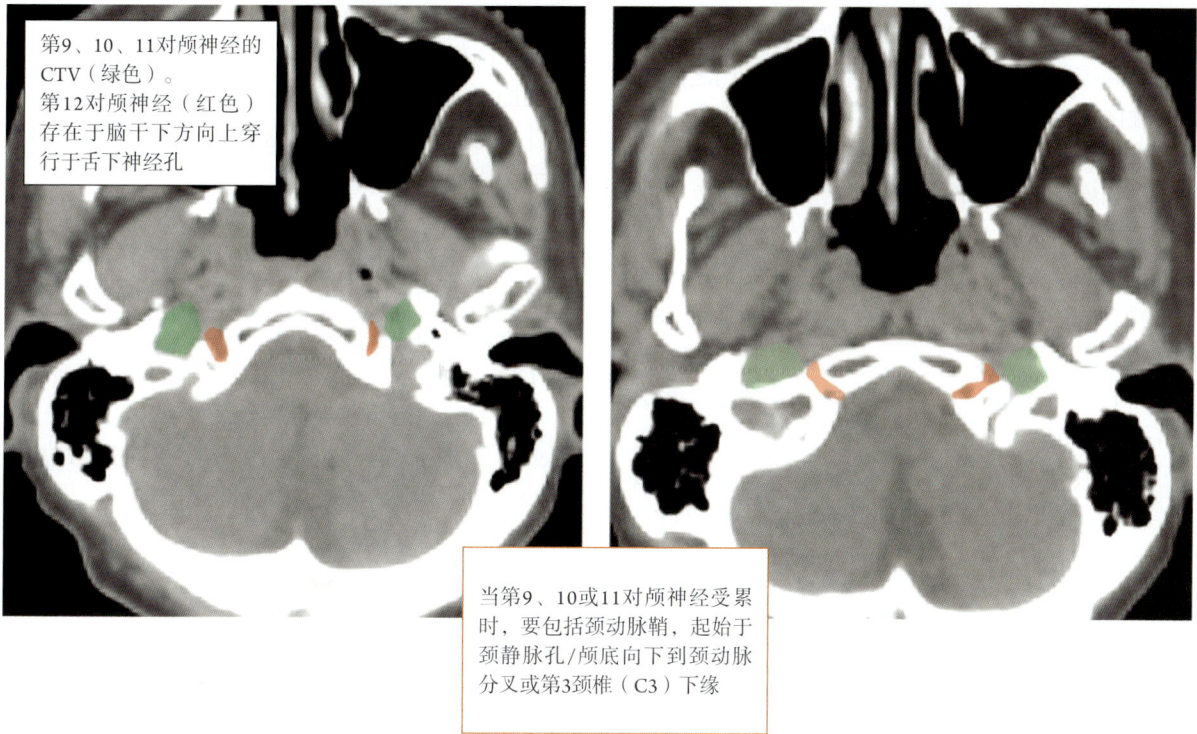

第9、10、11对颅神经的CTV(绿色)。

第12对颅神经(红色)存在于脑干下下方向上穿行于舌下神经孔

当第9、10或11对颅神经受累时,要包括颈动脉鞘,起始于颈静脉孔/颅底向下到颈动脉分叉或第3颈椎(C3)下缘

图12-2 术后淋巴区域的勾画

这例患者经改良的颈清扫,切除了胸锁乳突肌,Ⅱ区有包膜外侵犯,同侧胸骨受累。每个淋巴引流区的勾画包含受累淋巴结/左侧阳性区(患者右侧)和未受累、右侧阴性区(患者左侧)。

危区域包括鼻咽以及Ⅱ区大部区域。

Ⅰ区是口腔癌淋巴结转移的高危区域。Ⅰa区引流来自口腔前方诸如唇、下颌骨前方、舌前方和口底。Ⅰb区是口腔癌、鼻腔前方和面颊部最高危区域。

基于沿颈内动脉和颈内静脉的引流模式，Ⅱ、Ⅲ、Ⅳ区淋巴结引流区是绝大部分头颈部黏膜癌的照射部位。Ⅱ、Ⅲ区是鼻咽癌、口咽癌、下咽癌和喉癌的好发转移区域，Ⅳ区是下咽癌、喉癌和甲状腺癌的好发部位。

对于N0的口腔癌、口咽癌、下咽癌和喉癌患者，Ⅴ区受累较少。甲状腺癌、鼻咽癌、腮腺癌和有皮肤受侵的肿瘤要注意包括Ⅴb区。

累及声门下的喉癌和甲状腺癌要包括Ⅵ区。

甲状腺癌要包括Ⅶ区，从头臂静脉到隆凸之间由淋巴结阳性区域向下延伸。

锁骨上淋巴结区域包括部分历史上提到的"Ho三角"。鼻咽癌是双侧锁骨上淋巴结转移的最高危肿瘤。

颈部的外科清扫可能优于放射治疗，这取决于原发肿瘤的部位和治疗（表12-1）。所有的手术区域要包括在临床靶体积中，镜下阳性切缘或ECE要包括在肿瘤高危靶区中。

因淋巴回流改变，位于单侧接受同侧颈部清扫的N+患者应保证给予双侧术后照射。

欧洲癌症研究和治疗组织（European Organzation for Research and Treatment of Cancer，EORTC）22931和美国肿瘤放射治疗协作组（Radiation Therapy Oncology Group，RTOG）9501指出包膜外受侵和切缘阳性强烈推荐术后化放疗。

2　与靶区勾画相关的诊断性检查

对大部分患者来说，临床查体、强化电子计算机断层扫描（computed tomography，CT）和正电子发射断层成像（positron emission tomogfaphy，PET）扫描是最佳的方式。PET扫描对CT扫描不够标准但对有氟脱氧葡萄糖（fluorodeoxyglucose，FDG）摄取的小淋巴结有帮助。要注意PET融合可能因患者移动出现偏差，若与CT无关应仔细评估其不一致性。当其他影像检查无法作出诊断时，超声结合细针穿刺对分期也会有帮助。

若患者无法行增强CT、淋巴结特征不清楚或CT上靶区勾画有难度时，磁共振成像（magnetic resonance imaging，MRI）也可能有帮助。

3　模拟定位与日常摆位

3 mm层厚CT扫描和静脉增强对比可很好地区分淋巴结和血管。推荐患者仰卧位，头颈肩架固定以降低口腔受照剂量。热塑膜面罩用于固定患者的鼻子、下巴和前额。肩部下拉或其他可重复使用装置用于减小射野干扰及保证足够的颈部暴露。CT模拟扫描向上应包含原发病在内的充分区域，向下至隆凸水平。

确定原发灶的图像融合如MRI和（或）PET也有助于颈部受累病灶的勾画。由于患者无与CT扫描体位（颈部伸展、肩部下拉）一致的PET图像，在图像融合时要重视原发灶及转移淋巴结的融合。

在勾画颈部淋巴结部分时应使用纵隔窗。

图像引导放射治疗（image guided radiation therapy，IGRT）在减少计划靶区（planning target volume，PTV）外扩边界也是推荐的，这取决于患者体位的可重复性及治疗机器的性能。

为减少放疗相关的言语障碍，尽量避免照射声门喉部。在照射全颈时有两种技术：扩大的IMRT野和分野：上方为IMRT野，下方为一个颈前野（图12-3）。分野的优势在于可明显降低喉和咽缩肌下方的平均剂量（Caudell等，2010），但是对于喉癌、下咽癌、原发灶不明的头颈部癌或当原发灶或转移淋巴结位于共线位置或喉下方时，这一技术不予推荐。对于上述患者，扩大的IMRT照射野可提供极佳的靶区覆盖，尽管分野技术对共线区域失败或剂量偏低也会有益（Lee等，2007）。

4　靶区勾画与治疗计划

剂量雕刻IMRT和常规IMRT之间分割方案可能发生变化（表12-2）。对靶区GTVnd和CTVs建议详见表12-3～表12-5。

5　计划评估

脊髓是颈部唯一需要优先考虑大于靶区覆盖的器官。臂丛神经（Hall等，2008）、腮腺、颌下腺、下颌骨、颞颌关节和括约肌在评价靶区覆盖时也需要适当地权衡一下。

偶尔有颅神经受侵时，要保证颅骨基底部的覆盖。在这种情况下，脑干较靶区覆盖也要优先考虑。

理想当中，至少95% PTV要达到处方剂量，99% CTV接受的最小剂量应>93%的处方剂量，PTV的最大剂

表12-1　颈清扫类型

颈部手术实施	定义
根治性切除	整体清扫Ⅰ~Ⅴ区、胸锁乳突肌、颈内静脉、副脊神经
改良根治性切除	清扫Ⅰ~Ⅴ区但至少保留一个未受累的非淋巴结构[胸锁乳突肌、颈内静脉、和（或）副神经]
选择性切除	清扫Ⅰ~Ⅴ区，至少保留一个淋巴结区域
类型	
肩胛舌骨上颈清扫	常用于口腔癌，清扫Ⅰ~Ⅲ区，偶尔出现跳跃性转移，清扫至Ⅳ区（被称为扩大的肩胛舌骨上颈清扫）
双侧颈清扫	常用于口咽癌、下咽癌和喉癌：Ⅱ~Ⅳ区
颈前清扫	伴有高危因素的甲状腺癌：Ⅵ区

方案选自美国2001年头颈学会。

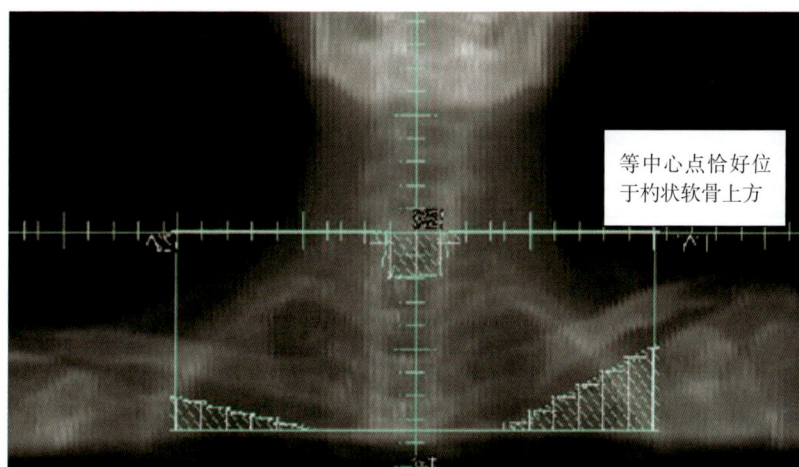

图12-3　下颈前野的射野

表12-2　颈部IMRT剂量分割模式

	同步剂量雕刻 IMRT	术后剂量雕刻 IMRT	根治剂量雕刻 IMRT
	总剂量/单次剂量（Gy）		
GTV	69.96/2.12，66/2.0[a]，70/2.0[b]	70/2.0[c]	69.96/2.12
CTV$_{高危}$	59.4/1.8 59.5/1.7[b]	66~60/2.2~2.0	59.4/1.8
CTV$_{低危}$	54/1.64 56/1.70[b]	54/1.8非手术切除	56/1.7
可选的CTV			
CTV$_{下颈}$	50.4/1.8		

[a]淋巴结小或可疑受累；[b]无同步加量时的建议剂量；[c]术后大体肿瘤残留。

表12-3　淋巴结受累的靶区建议

靶区	定义和描述
同步或根治性剂量雕刻IMRT	
GTV$_{70}$	颈部淋巴结：临床受累、淋巴结≥1 cm、中央坏死、FDG高摄取或有病理证实。包括所有可疑或有问题的淋巴结。
GTV$_{66}$	受累的淋巴结小可给予66 Gy
CTV$_{70或66}$	GTV无边界。若边界不明或图像质量差要考虑GTV$_{70或60}$+5~10 mm外扩
PTV$_{70或66}$	CTV$_{70}$+3~5 mm，可酌情修改
术后IMRT	
CTV$_{术后66}$	包膜外侵犯。对于大体肿瘤残留可能需要70 Gy
PTV$_{术后66}$	CTV$_{术后66}$+3~5 mm，可酌情修改

表12-4　高危淋巴结的靶区建议

靶区	定义和描述
同步或根治性剂量雕刻IMRT	
CTV$_{59.4}$	通常要包括受累淋巴结上、下各一个区域。若有ECE，整个受累肌肉或肌肉的上、下至少一个区域要包括在内
PTV$_{59.4}$	CTV$_{59.4}$+3~5 mm，可酌情修改
术后IMRT	
CTV$_{术后60}$	无ECE，淋巴结阴性，要包括整个瘤床。若有ECE，要包括整个肌肉（上、下至少各包一个区域）。可能要包对侧，这取决于原发肿瘤的位置。
PTV$_{术后60}$	CTV$_{术后60}$+3~5 mm，可酌情修改

表12-5　低危淋巴结的靶区建议

靶区	定义和描述
同步或根治性剂量雕刻IMRT	
CTV$_{54-56}$	同侧和（或）对侧低危区
PTV$_{54-56}$	CTV$_{54-56}$+3~5 mm，可酌情修改
术后IMRT	
CTV$_{术后54}$	对侧，偶尔也包括同侧未受累的、低危的、未行清扫的区域
PTV$_{术后54}$	CTV$_{术后54}$+3~5 mm，可酌情修改

量不应超过115%。

　　颈部几个正常的危及器官应仔细勾画来计算受量。脊髓应从C1开始到第4胸椎（T4）或靶区下界下2 cm。未受累的咽缩肌应按Levendag等（2007年）的建议进行勾画。咽喉应从舌骨至环状软骨，要包括杓状软骨。重要结构若超过治疗组织的长度，上、下应勾画2 cm范围。具体详见表12-6。

　　PRV或称计划危及器官体积可能也要生成，如脊髓外扩5 mm、脑干外扩3 mm。

6　淋巴结阴性和淋巴结阳性的靶区勾画

　　N−和N+患者的靶区勾画见图12-1和表12-7。

表12-6　调强放射治疗：正常组织剂量限制

靶区覆盖	限制
PTV$_{GTV}$	D$_{95}$≥处方剂量（70 Gy） D$_{05}$≤108%的处方剂量
PTV$_{CTV高危}$	D$_{95}$≥处方剂量（59.4 Gy） D$_{05}$≤GTV的处方剂量
PTV$_{CTV低危}$	D$_{95}$≥处方剂量（54 Gy） D$_{05}$≤CTV$_{高危}$的处方剂量
危及器官	**限制**
脊髓	最高<45 Gy，或PRV超过50 Gy的体积不能超过1 mL
脑干	最高<54 Gy，或PRV超过60 Gy的体积不能超过1%
咽缩肌	V$_{50}$<33%，V$_{60}$<15%，平均剂量小于45 Gy
臂丛神经	最高<66 Gy，D05<60 Gy
下颌骨和颞下颌关节	最高<70~66 Gy，或超过75 Gy的体积不能超过1 mL
口腔	平均剂量<40 Gy，若未累及要<30 Gy
腮腺	a 每个腮腺平均受量≤26 Gy b 两个腮腺<20 Gy的总体积至少在20 mL c 一个腮腺接受<30 Gy的体积至少在50%
颌下腺	平均受量<39 Gy
声门区	平均受量<45 Gy，若未累及要<20 Gy
食管/环后区	平均受量<45~30 Gy

基于纪念斯隆-凯特琳癌症中心指南和RTOG 1016。D$_{最高}$=0.03 mL或3 mm×3 mm×3 mm。

表12-7　头颈部肿瘤的靶区勾画

区域	上/下	中央/两侧	前/后
两侧RPLN	颅底或C1横突下缘→舌骨上缘	头长肌两侧→颈内动脉内缘	咽部黏膜下筋膜→椎前肌（颈长肌、头长肌）
RS	颈静脉孔→C1下缘（Ⅱ区顶部）	颈内动脉内侧→腮腺深叶	咽旁间隙→颅底和C1横突
ⅠA	下颌骨基底部→舌骨体	二腹肌前腹之间的间隙	颈阔肌→颏舌骨肌
ⅠB	颌下腺上方→舌骨体	二腹肌/下颌骨内侧缘和颈阔肌后缘	颈阔肌→颌下腺后缘
Ⅱ	C1横突下缘（续于RS淋巴引流区）→舌骨体下缘	颈内动脉内缘，锥旁肌→SCM	颈内动脉前缘/SG→SCM后缘
Ⅱ（低危）	二腹肌后腹与颈内静脉交汇处	同上	同上
Ⅲ	舌骨下缘→环状软骨下缘	颈内动脉内缘和斜角肌→SCM	SCM前缘→SCM后缘
Ⅳ	环状软骨下缘→胸锁关节上2 cm	甲状腺，颈内动脉和斜角肌→SCM	SCM前缘→SCM后缘
Ⅴa	舌骨上缘→CT片中包含颈部血管切面	椎旁肌→颈阔肌和皮肤	SCM后缘→斜方肌前缘
Ⅴb	环状软骨上缘→CT片中包含颈部血管切面	同上	斜方肌前缘→斜方肌后缘
Ⅵ	甲状软骨后缘（前口底的舌骨、舌尖或下唇肿瘤）→胸骨柄	气管→SCM内缘/甲状腺	颈阔肌→甲状软骨/甲状-舌骨膜/食管前缘
SCV	Ⅳ/Ⅴ区下界→胸骨柄上缘	SCM后缘/颈动脉内缘/锁骨端内缘→斜方肌上缘、锁骨内缘	SCM/锁骨→颈动脉后缘/斜角肌前缘

推荐阅读

- Gregoire V et al (2003) CT based delineation of lymph node levels and related CTVs in the node-negative neck: DAHANCA, EORTC, GORTEC, NCIC, RTOG consensus guidelines. Radiother Oncol 69(3): 227-36.

- Gregoire V et al (2006) Proposal for the delineation of the nodal CTV in the node-positive and the post-operative neck. Radiother Oncol 79(1): 15-20.

- Gregoire V et al (2013) Delineation of the neck node levels for head and neck tumors: A 2013 update, DAHANCA, EORTC, HKNPCSG, NCIC CTG, NCRI, RTOG, TROG consensus guidelines. Radiother Oncol. Epub ahead of print.

- Mourad WF et al (2013). Cranial nerves IX-XII contouring atlas for head and neck cancer. RTOG .org. Retrieved 5 Oct 2013 from http://www.rtog.org/LinkClick.aspx?fi leticket=B7fuSx-B1GU%3D&tabid=229.

- Young B (2011) Neuroanatomy modules: skull base CT. Retrieved 13 Nov 2013 from http://headneckbrainspine.com/Skull-Base-CT.php.

参考文献

[1] Caudell JJ, Burnett OL 3rd, Schaner PE, et al. Comparison of methods to reduce dose to swallowing-related structures in head and neck cancer[J]. Int J Radiat Oncol Biol Phys, 2010, 77(2): 462-467.

[2] Feng FY, Kim HM, Lyden TH, et al. Intensity-modulated chemoradiotherapy aiming to reduce dysphagia in patients with oropharyngeal cancer: clinical and functional results[J]. J Clin Oncol, 2010, 28(16): 2732-2738.

[3] Hall WH, Guiou M, Lee NY, et al. Development and validation of a standardized method for contouring the brachial plexus: preliminary dosimetric analysis among patients treated with IMRT for head-and-neck cancer[J]. Int J Radiat Oncol Biol Phys, 2008, 72(5): 1362-1367.

[4] Lee N, Mechalakos J, Puri DR, et al. Choosing an intensity-modulated radiation therapy technique in the treatment of head-and-neck cancer[J]. Int J Radiat Oncol Biol Phys, 2007, 68(5): 1299-1309.

[5] Levendag PC, Teguh DN, Voet P, et al. Dysphagia disorders in patients with cancer of the oropharynx are significantly affected by the radiation therapy dose to the superior and middle constrictor muscle: a dose-effect relationship[J]. Radiother Oncol, 2007, 85(1): 64-73.

[6] O'Sullivan B, Warde P, Grice B, et al. The benefits and pitfalls of ipsilateral radiotherapy in carcinoma of the tonsillar region[J]. Int J Radiat Oncol Biol Phys, 2001, 51(2): 332-343.

译者：景绍武，河北医科大学第四医院放疗科
审校：王军，河北医科大学第四医院放疗科

第十三章　颅神经肿瘤

Ryan Lanning[1], Robert Young[2], Christopher Barker[1], Nancy Lee[1]

[1]Department of Radiation Oncology, Memorial Sloan Kettering Cancer Center, New York, NY, USA; [2]Department of Radiology, Memorial Sloan Kettering Cancer Center, New York, NY, USA

Correspondence to: Nancy Lee. Department of Radiation Oncology, Memorial Sloan Kettering Cancer Center, New York, NY, USA. Email: leen2@mskcc.org

1　引言

对于肿瘤放疗科医生而言，了解和识别头颈部肿瘤的颅神经走行方面的知识，对确定病变累及范围和临床治疗靶区都是至关重要的。肿瘤累及神经通路包含两个过程：一是神经周围受侵，是指肿瘤细胞直接侵犯与原发病灶临近的神经；二是神经周围的扩散，是指肿瘤细胞沿着神经的走行路径顺向或逆向进行扩散，是一个转移的过程。

2　解剖结构和靶区勾画

2.1　重要的孔、窝、腔、管

了解相关的解剖标志能够帮助明确颅神经的走行，从而在对临床病例进行勾画时能准确识别可能受侵的颅神经或需要避开的结构。值得注意的标志包括颅底的孔、骨性管道，以及在解剖学上包含由脑干发出的许多颅神经的窝和腔。表13-1从内容物和解剖学边界方面定义了主要的孔、窝和腔。图13-1~图13-3在电子计算机断层扫描（computed tomography, CT）平扫影像中标出了这些结构。

表13-1 与颅神经有关的重要的孔、窝、腔和管

名称	内容物	解剖学位置
眶上孔	眶上神经（CN V₁）和血管	额骨—眼眶以上，眉弓以下
眶上裂	动眼神经（CN Ⅲ）、滑车神经（CN Ⅳ）、三叉神经眼支（CN V₁）和展神经（CN Ⅵ）、眼静脉、来源于海绵窦神经丛的交感纤维	蝶骨大小翼之间
视神经管	视神经（CN Ⅱ）和眼动脉	蝶骨体和蝶骨小翼上部
海绵窦	动眼神经（CN Ⅲ）、滑车神经（CN Ⅳ）、三叉神经眼支（CN V₁）、三叉神经上颌支（CN V₂）、外展神经（CN Ⅵ）、颈内动脉、交感神经丛	蝶鞍外侧，蝶骨体上部，颞骨岩尖部前方
圆孔	上颌神经（V₂）	蝶骨的前内部，眶上裂的下外侧
眶下裂	上颌神经（V₂）颧支和翼腭神经节升支	眶底部的蝶骨和上颌骨交界处
内耳道	面神经（CN Ⅶ）、前庭蜗神经（CN Ⅷ）、面神经（CN Ⅶ）的中间神经支	颞骨岩部后部开口
Meckel腔ᵃ	三叉神经（CN Ⅴ）	内侧为斜坡、上内侧为海绵窦外侧壁、上外侧为小脑幕、下外侧为颞骨岩尖
翼腭窝	上颌神经（V₂）、翼管神经（岩大神经与岩深神经的交汇处）、上颌动脉终端、翼腭神经节	前侧为上颌骨颞下面、后侧为翼突根部、内侧为腭骨、外侧为翼上颌裂、下侧为腭骨锥突
腭鞘管	上颌神经（V₂）的咽支	蝶骨与居于鼻咽至翼腭窝之间的腭骨的相接处
颧面孔	上颌神经（V₂）的颧神经分支	颧骨颊部/外侧面
卵圆孔	下颌神经（V₃）、岩小神经（舌咽神经Ⅸ的分支）、副脑膜动脉、源于海绵窦的导静脉、耳神经节	蝶骨大翼后部，圆孔后外侧，棘孔前内侧
蝶腭孔	鼻腭神经（V₂）、蝶腭血管	腭骨上缘突起和蝶骨体上侧
翼/翼管	神经（岩大神经和岩深神经的交汇处）、翼管动脉、翼管静脉	蝶骨翼内板以内
棘孔	下颌神经（V₃）的脑膜支、脑膜中动脉	卵圆孔后内侧，下颌窝内侧，咽鼓管前方
岩大孔	岩大神经（Ⅶ）、脑膜中动脉岩部分支	由起源于颞骨岩部前表面的面神经管斜向延伸
鼓室小管	鼓室神经或舌咽神经（Ⅸ）	位于颞骨嵴内的分隔颈动脉管和颈静脉孔的小管
颈动脉管	颈内动脉、颈动脉神经丛	颞骨内、颈静脉孔前外侧，咽鼓管中外侧
颈静脉孔	神经部—舌咽神经（CN Ⅸ）、鼓室神经和舌下窦 血管部—迷走神经（CN Ⅹ）、副神经（CN Ⅺ），迷走神经的耳支或称Arnold神经、颈内静脉上球部、咽升动脉和枕动脉的脑膜分支	颞骨岩部和枕骨交界处的颈动脉管的后部，神经部为其前内部，血管部为较大的后中部
腭大孔	腭大神经（V₂）、腭降血管	起于翼腭窝下部的腭大管的终止处的小孔，穿过蝶骨和腭骨到达硬腭后角
眶下孔	眶下神经（V₂）、血管	开口于位于眶下缘下方的上颌骨
舌下神经管	舌下神经（CN Ⅻ）	枕骨大孔上部，枕骨基底部和颈静脉突之间
腭小孔	腭小神经（V₂）	腭大孔后方，腭骨锥突内
下颌孔	下牙槽神经（V₃）和动脉	开口于下颌骨下颌支内表面
颏孔	颏神经（V₃）和血管	下颌骨的前表面

ᵃMeckel腔的边界较为模糊，通常无法通过常规CT显示。鉴于其位于三叉神经3个分支交界处的重要性，当怀疑三叉神经周围受侵时，应了解Meckel腔的情况。运用T1w SPGR（T1加权扰相梯度回波序列）或T2w（T2加权序列）MRI扫描，Meckel腔在生成的图像上分别显示为低信号空腔区和含水的高信号区（图13-4）。

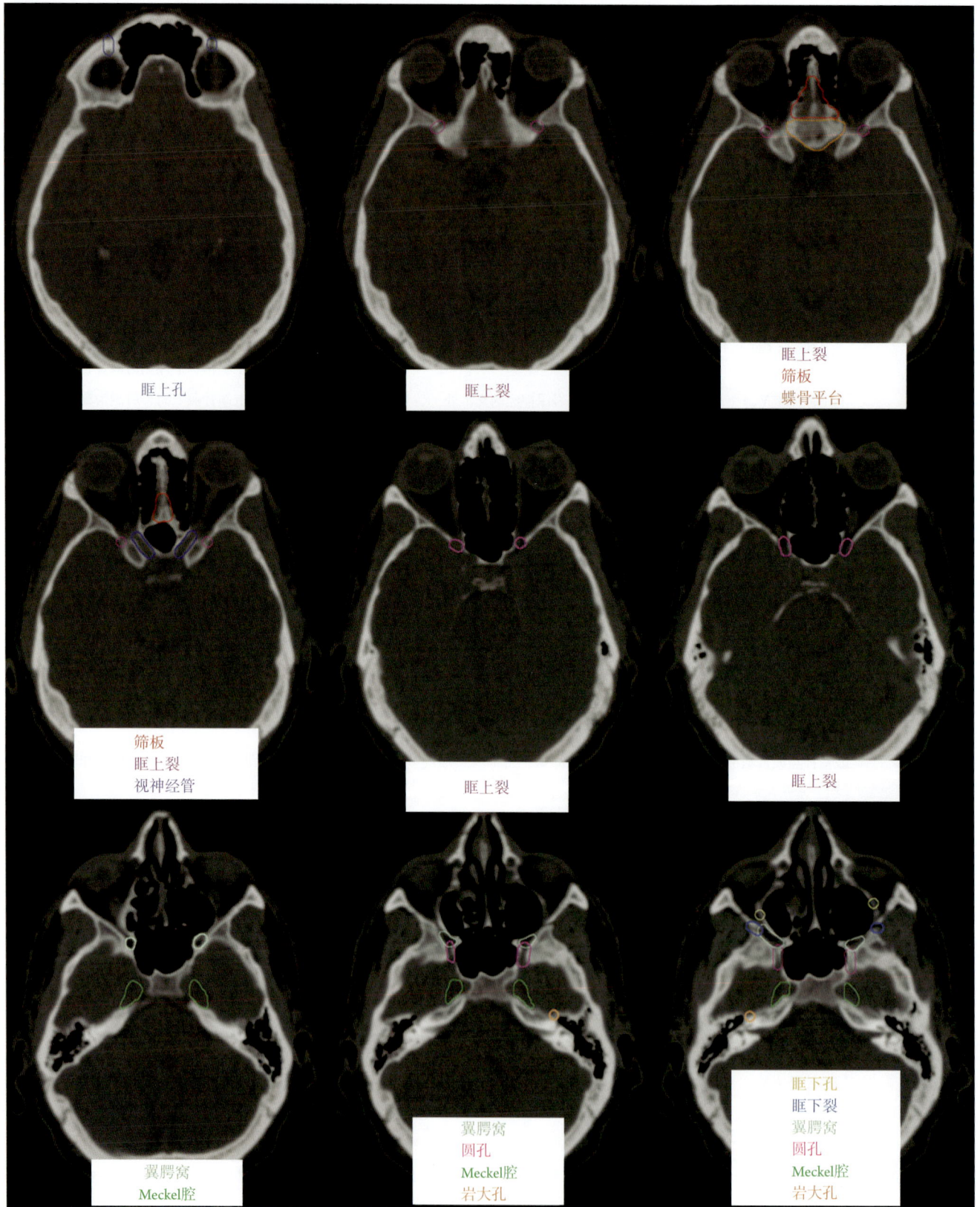

图13-1 颅骨和颅底中重要的孔、窝、管

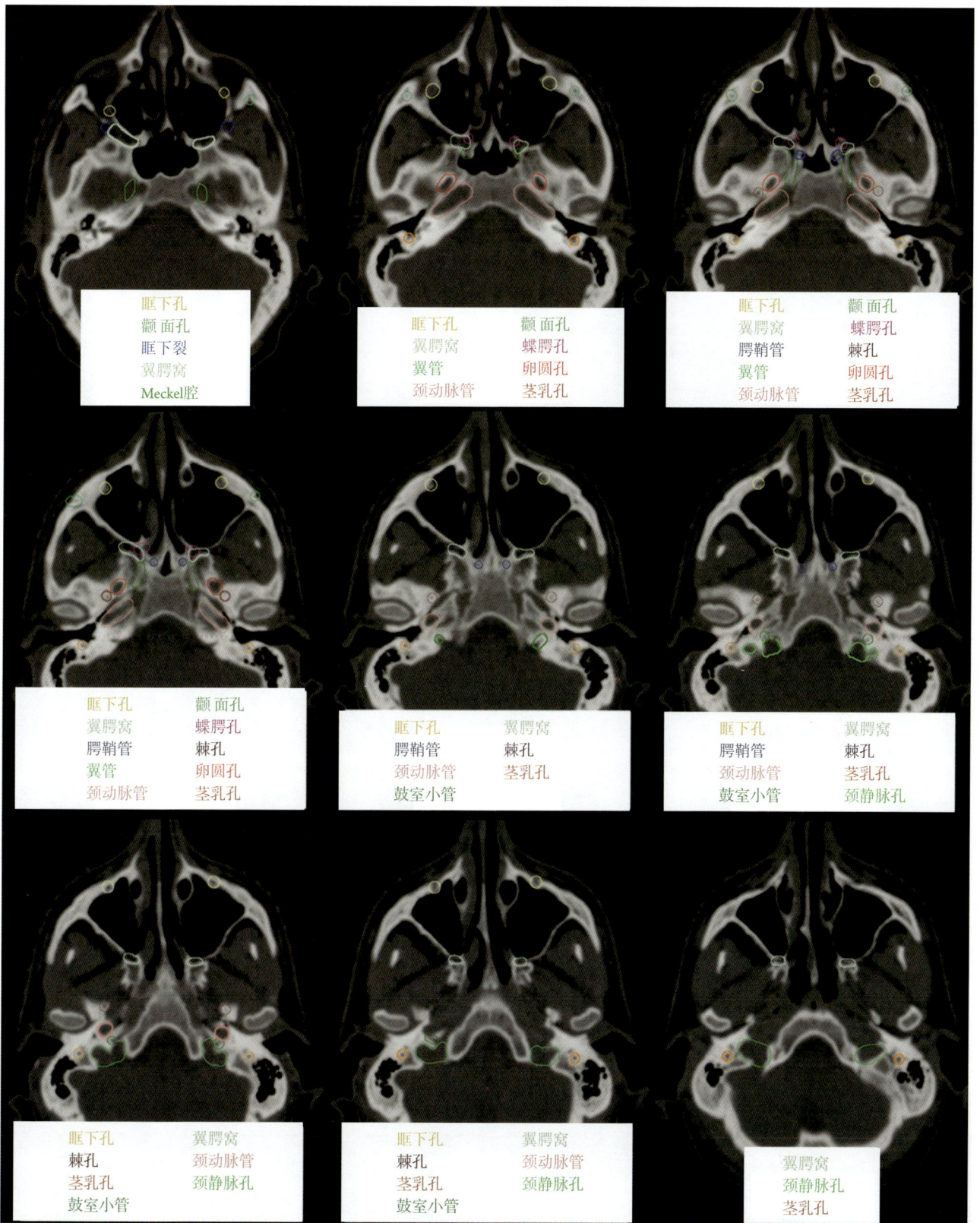

图13-2 颅骨和颅底中重要的孔、窝、管

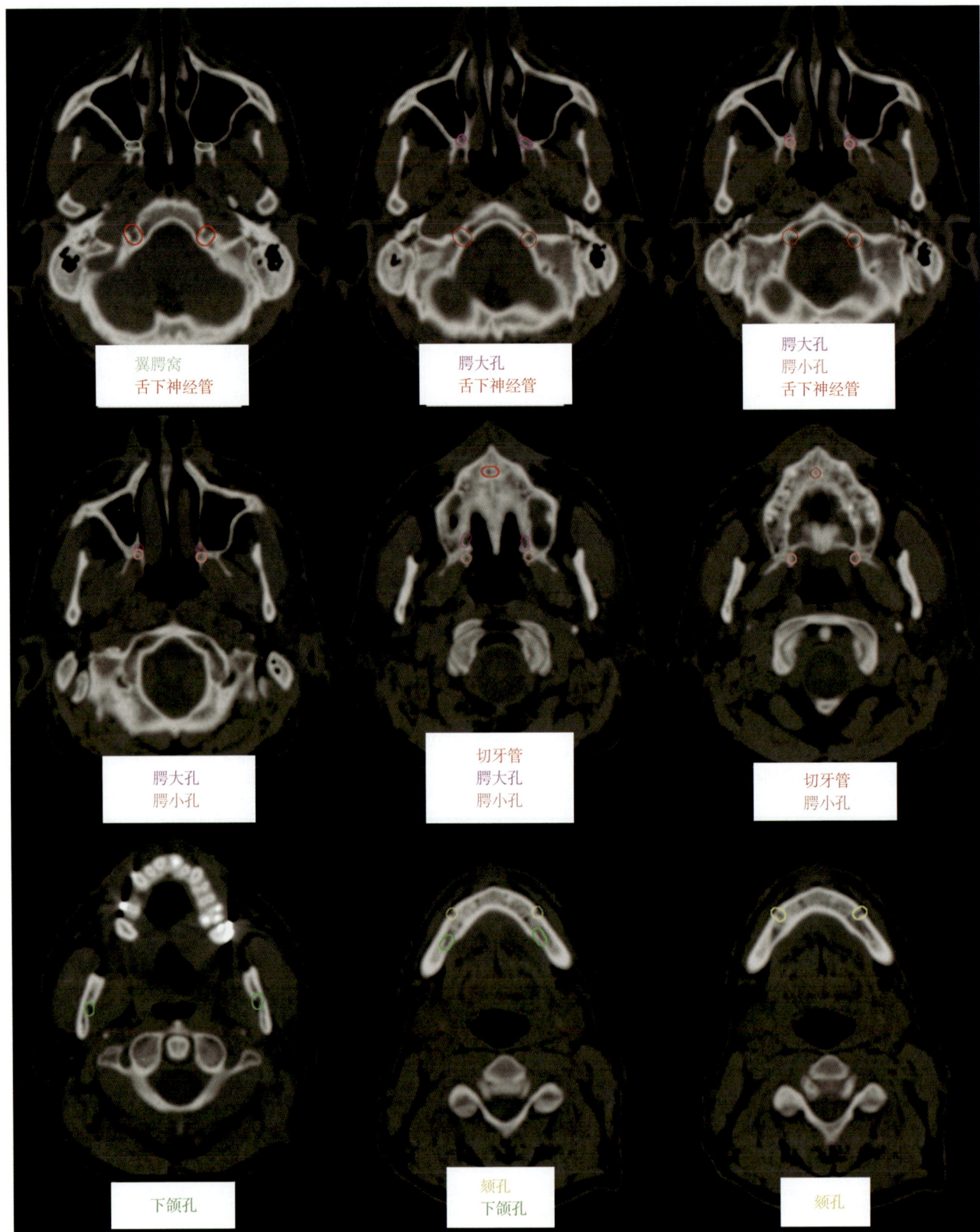

图13-3 颅骨和颅底中重要的孔、窝、管

翼腭窝
舌下神经管

腭大孔
舌下神经管

腭大孔
腭小孔
舌下神经管

腭大孔
腭小孔

切牙管
腭大孔
腭小孔

切牙管
腭小孔

下颌孔

颏孔
下颌孔

颏孔

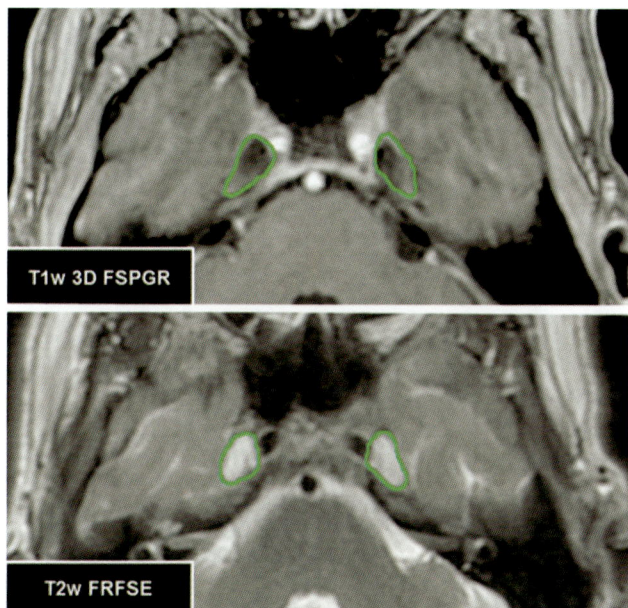

图13-4　包含三叉神经节的Meckel腔

在许多MRI序列上都很容易辨认包含有三叉神经节的Meckel腔。在此图中，Meckel腔（绿色）在T1w FSPGR（T1加权快速扰相梯度回波序列）图像上呈低信号结构，在T2w FRFSE（T2加权快速恢复快速自旋回波序列）图像上可见高信号结构。

2.2　颅神经的走行

嗅神经（CN I）：筛骨的筛板是确定嗅神经位置的主要标志。它构成了鼻腔的顶壁。筛板上的筛孔是起源于鼻腔顶部、鼻中隔上部和上鼻甲的无数嗅神经的通道。嗅神经穿过筛板后，再经过硬脑膜和蛛网膜下隙，最终止于位于额叶基底下方的嗅球。

　　在放射治疗计划中并不常规对嗅神经进行识别，但在对某些颅底肿瘤治疗时可能非常重要，例如最近匹兹堡大学医学中心（the University of Pittsburgh Medical Center，Gande *et al.* 2014年）报道的嗅沟脑膜瘤和嗅神经母细胞瘤，其筛板如图13-1所示。

视神经（CN II）：眼球中视网膜神经节细胞的轴突是视神经的基础，视神经起源于其穿过巩膜的地方，从后内侧穿过上直肌下方和内、外直肌之间，沿着位于蝶骨内的视神经管走行，最后离开眼眶。在颅内，视神经从上中部到达眼动脉和颈内动脉的终末段。视神经止于位于蝶鞍上部、垂体柄前部和第三脑室视隐窝下部的视交叉处。视网膜中央动脉和静脉在被膜内随视神经走行，直至分别汇入眼动脉和眼上静脉。

　　视神经并非常见的治疗靶区，除非因某种疾病而受

累（见案例6）。更常见的情况是为了评估治疗计划而将其作为危及器官（OAR）进行勾画。勾画视交叉的最好办法是采用T1弥散加权MR。图13-5显示了视神经走行中所涉及的上述结构。

动眼神经（CN III）：动眼神经起源于两种核团（躯体和内脏运动神经），位于中脑上丘水平和中脑导水管前方。动眼神经离开中脑进入位于基底动脉内侧的脚间窝，并立即从大脑后动脉和小脑上动脉之间穿过。动眼神经进入位于颈内动脉外侧和滑车神经上方的海绵窦，再经眶上裂进入眼眶。动眼神经在眶上裂处分为上下两支，为相应的眼外肌提供运动神经支配。下支中含有的副交感神经纤维进入睫状肌和瞳孔括约肌。

　　动眼神经通常不会被单独勾画，海绵窦受侵时，其内的所有结构都会成为危及器官，整个区域也都将作为靶区。图13-6显示了动眼神经进入眼眶的路径。

滑车神经（CN IV）：滑车神经运动核位于下丘平面的中脑导水管周围灰质内。滑车神经自中脑背侧发出，从前外侧经大脑后动脉和小脑上动脉之间穿过，进入位于动眼神经下外方的海绵窦侧壁。滑车神经在前床突和动眼神经下方穿过眶上裂中部进入眼眶。

　　与动眼神经一样，通常也不单独勾画滑车神经。如果在临床上或影像学上存在动眼神经受侵，通常整个海绵窦的内容物都会受累而需要治疗。图13-7显示了滑车神经进入眼眶的大致路径。

三叉神经（CN V）：三叉神经起源于4个神经核，即1个运动神经核、3个感觉神经核。有关这些运动和感觉神经核的位置及路径的讨论超出了本章的范围，相关内容可参见其他文献（Bathla and Hegde 2013；Moore and Dalley 1999）。三叉神经起源于脑桥，由两条独立的神经构成：较小的运动神经根和较大的感觉神经根。神经根汇聚后进入Meckel腔（图13-8），其中的感觉支汇入三叉神经节，运动支向内侧走行并重新与V_3的感觉支汇合，从而形成下颌神经。三叉神经节分出3支：眼神经（V_1）、上颌神经（V_2）和下颌神经（V_3）的感觉支。V_1和V_2支都于滑车神经和动眼神经的下外侧经过海绵窦侧壁。

❖　眼神经（V_1）通过眶上裂进入眼眶，在此分为数支终末支：泪腺神经、额神经和鼻睫神经。泪腺神经沿着外直肌上缘走行，终于泪腺。额神经穿过外直肌中部，向上到达上直肌，最后终止并被命名为滑车上神经和眶上神经。鼻睫神经从眼眶中部穿过，直至分为终末分支，为鼻腔和鼻窦提供感觉神经支配。

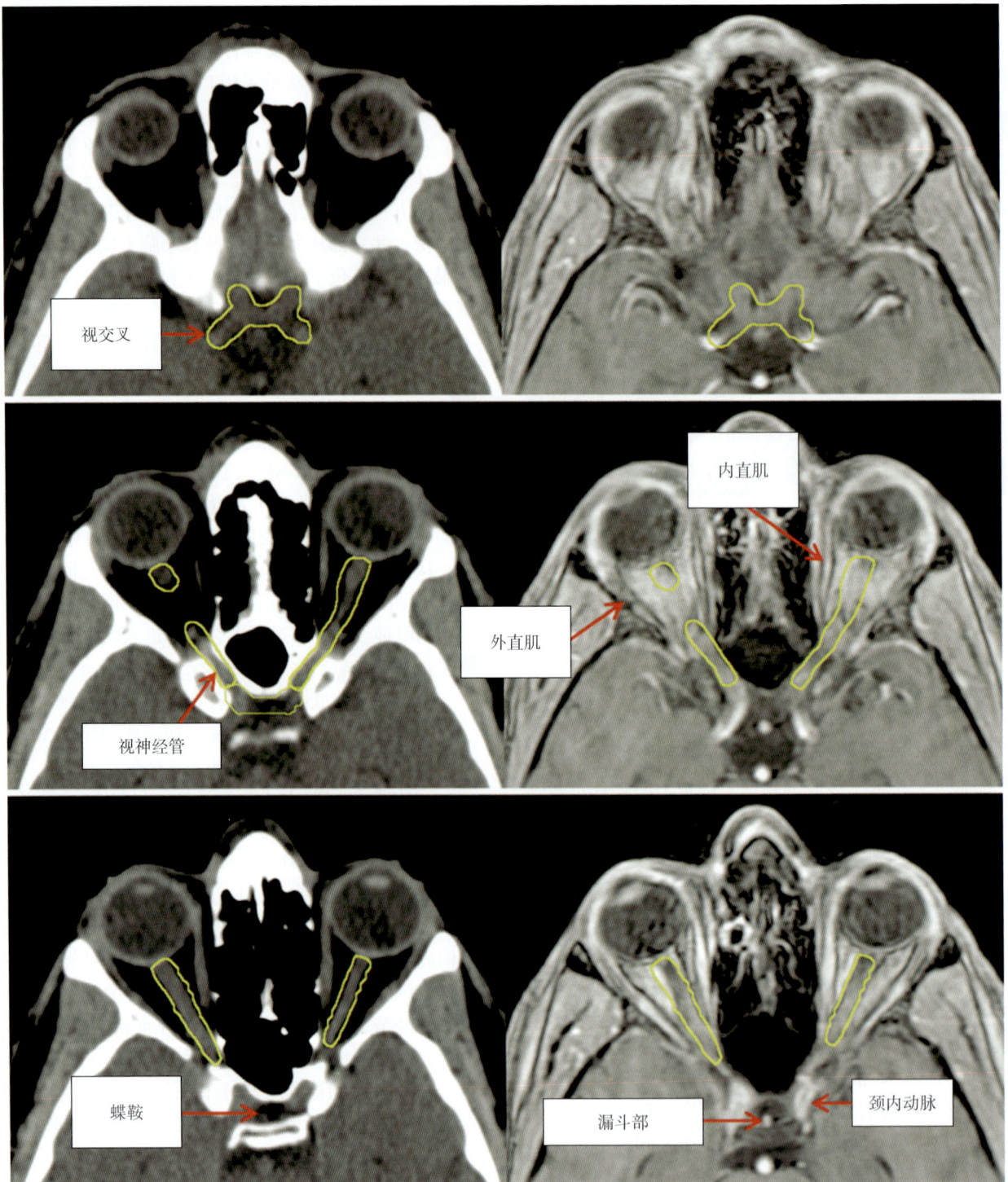

图13-5　视神经（黄色）至视交叉的走行路径
左侧图像为平扫CT，与右侧T1w 3D FSPGR（T1加权三维快速扰相梯度回波序列）MRI图像对应。

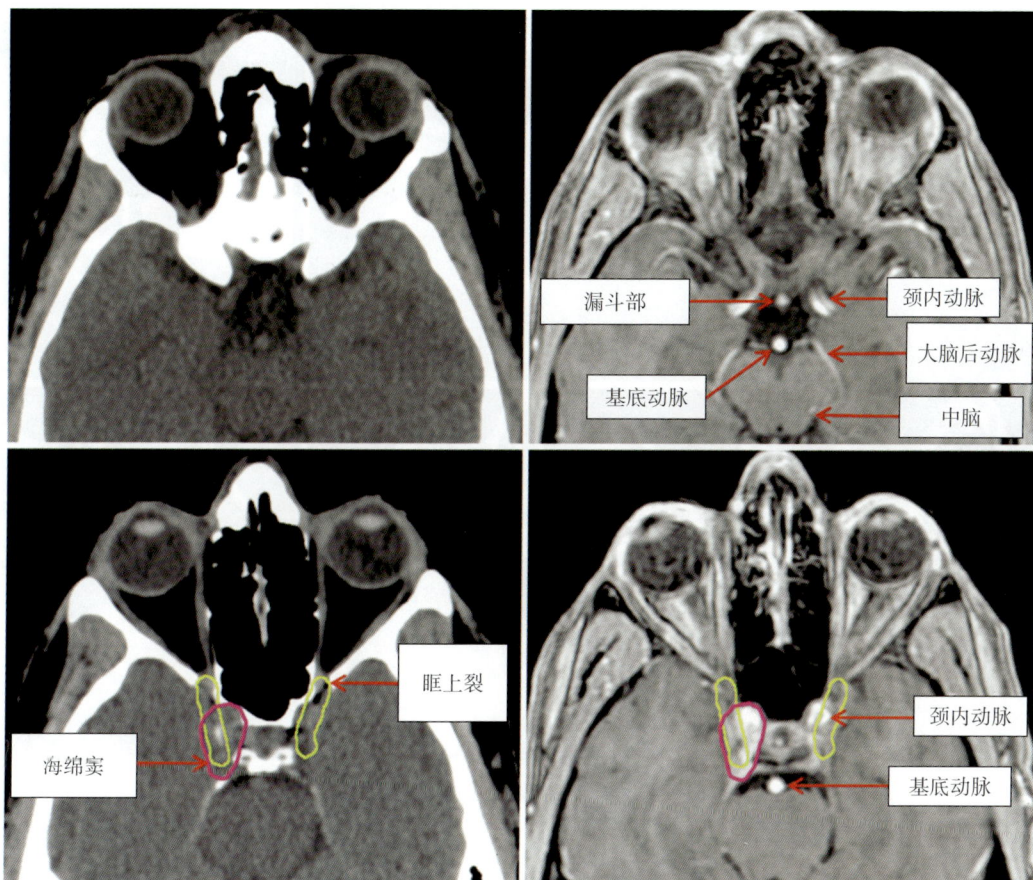

图13-6　动眼神经的走行路径

动眼神经（黄色）从中脑经过海绵窦，最后通过眶上裂进入眼眶。左侧图像为平扫CT，与右侧T1 3D FSPGR（T1加权三维快速扰相梯度回波序列）MRI图像相对应。

如果存在沿眼神经（V_1）周边扩散的病灶，临床靶区（clinical target volume，CTV）将几乎包括整个眼眶至Meckel腔的区域，这覆盖了沿终末分支顺行和逆行蔓延的病灶。如图13-9所示，泪腺神经的CTV包括外直肌，并向上延伸，最终包括了位于更上层面的泪腺。额神经的CTV包括眼动脉和上直肌，还包括了位于更上方的眶上孔。鼻睫神经沿眼眶内壁发出多个分支，CTV应将其包括在内。

- 上颌神经（V_2）经过海绵窦后，从圆孔离开，进入翼腭窝。在进入圆孔前，上颌神经分支出脑膜中神经，后者进入棘孔。在翼腭窝内，上颌神经形成终末分支：颧神经、腭大神经、腭小神经、鼻腭神经、后上牙槽神经和眶下神经。颧神经通过眶下裂进入眼眶，是颧骨和颞骨表面皮肤的感觉神经。上颌神经的蝶腭分支直接连于翼腭神经节，并延伸至腭大神经和腭小神经。腭大神经从翼腭窝向下走

行，通过腭大孔进入硬腭。腭小神经走行路径与之相似，并穿过腭小孔支配软腭、扁桃体及悬雍垂。后上牙槽神经在进入眶下沟前起源于上颌神经，下行支配部分牙龈和牙齿。眶下神经经眶下裂进入眼眶，经眶下管出眶下孔，支配下睑、上唇和部分鼻前庭。

有关上颌神经的CTV如图13-10所示。此CTV包括了除鼻腭神经和后上牙槽神经以外的上颌神经的所有主要分支。当翼腭窝有大体肿瘤累及时，在CTV中包含这些分支就显得尤为重要（见案例6）。如将鼻腭神经包含在CTV内，则会包括从鼻中隔下行至硬腭前部的切牙孔的区域。由于神经位置的多变性，并且除非存在神经周围受侵，神经难以在磁共振成像（magnetic resonance imaging，MRI）上显示的原因，所以神经周围的骨性结构都应包括在CTV内。

- 下颌神经（V_3）通过卵圆孔从Meckel腔下部出来。

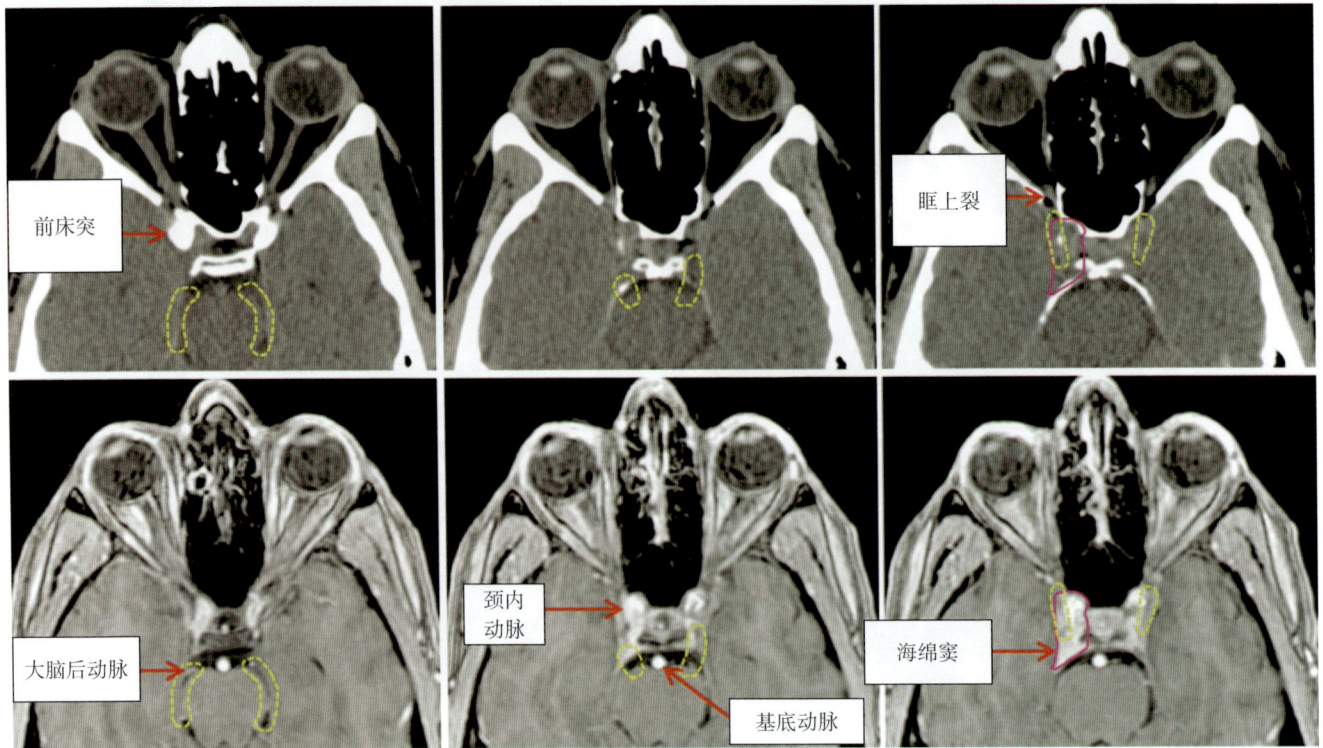

图13-7 滑车神经（黄色虚线）的大致路径

从背侧中脑通过海绵窦，最后穿过前床突下方的眶上裂进入眼眶。上排图像为平扫CT，与下排T1w 3D FSPGR（T1加权三维快速扰相梯度回波序列）MRI图像相对应。

离开卵圆孔后，下颌神经分成前支和后支。前支发出分支支配咬肌、颞深部、颊部、翼内肌、翼外肌。后支分支出耳颞神经、舌神经和下牙槽神经，以及至下颌舌骨肌和二腹肌前腹的运动分支。下牙槽神经进入下颌孔，为下颌牙提供感觉支配，然后作为颏神经通过颏孔离开下颌骨，最终到达下唇和颏。

可通过内含血管的咽旁间隙来确定下颌神经（V_3）的CTV，MRI的T2加权像显示最为清晰（图13-11）。CTV起于Meckel腔上方，包括卵圆孔和与下颌孔相关的咽旁间隙，以及沿舌动脉的舌下间隙。如果存在神经周围浸润，由V_3支配的肌肉也应包含在CTV中（案例2和案例5）。

展神经（CN Ⅵ）：展神经起于第4脑室底附近的脑桥内侧，毗邻面神经的运动核团。它经过位于脑桥延髓交界处的桥池处，沿基底动脉向前走行，在颞骨岩部折向走行后经Dorello管（图13-12）进入海绵窦。在海绵窦中，展神经紧靠颈内动脉后外侧及动眼神经和滑车神经内侧。通过眶上裂内侧进入眼眶支配外直肌。其穿过

海绵窦的大致走行路径如图13-13所示。

除非是进行如图13-12所示的非常精细的扫描，展神经一般很难被显示。如果出现临床累及，整个海绵窦都应包括在CTV内。

面神经（CN Ⅶ）：面神经起源于两个单独的神经核，从小脑脑桥角处离开脑干。其运动组分来自于脑桥背侧的运动神经核。

感觉神经通常被称为中间神经，起源于三叉神经脊束核、上涎核和孤束核。运动神经和感觉神经都穿过小脑脑桥池，进入内耳道。面神经与前庭蜗神经伴行，直至进入Fallopian面神经管，并向前外侧延伸。在膝状神经节处，该神经会突然转向形成第1个膝。在此处，岩大神经会从面神经中分支出来，然后穿过岩大孔入颅中窝，直至翼管，并在此形成翼管神经，最后到达翼腭神经节。面神经向后沿鼓室内侧壁延伸，在此发出镫骨肌神经。在鼓室末端处神经向下转90°，形成第2个膝，进入颞骨乳突部。在此节段，面神经发出鼓索并最终汇入三叉神经下颌支的舌神经，传导舌前2/3的味觉冲动。面神经随后经茎乳孔出颅，进入腮腺，最终形成6个终

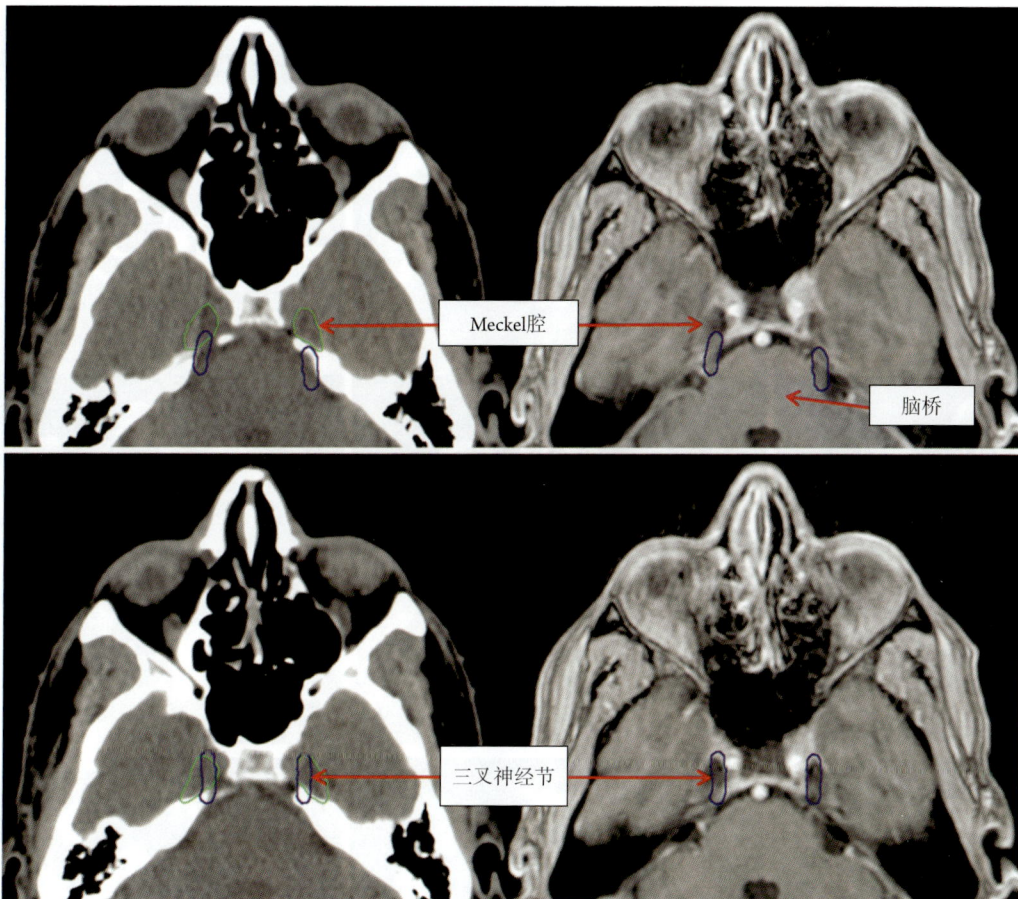

图13-8　如图所示，三叉神经干起源于脑桥（蓝色），进入Meckel腔，在此形成三叉神经节。左侧图像为平扫CT，与右侧T1w 3D FSPGR（T1加权三维快速扰相梯度回波序列）MRI图像相对应

未分支：耳后支、颞支、颧支、颊支、下颌缘支和颈支。关于面神经解剖结构和走行路径的更多信息，请参考其他文献（Gilchrist 2009；Veillona et al. 2010）。

如果面神经受累，CTV通常会包括整个腮腺，因为6个终末分支均位于其实质内。CTV也会向上经茎乳孔延伸至颞骨乳突部。基于临床考虑，在CTV中包含鼓索可能也很重要。除非肿瘤沿面神经周围扩散至茎乳孔，CTV应止于第2膝部以下，以减少对内耳和耳蜗的额外毒性。案例1显示了与面神经有关的CTV。颞骨乳突部内的神经走行如图13-14所示。

前庭蜗神经（CN Ⅷ）（图13-15）：前庭蜗神经由两组独立的神经纤维组成，即前庭神经和蜗神经。4个前庭神经核位于脑桥和延髓之间的第四脑室底外侧。两个蜗神经核位于延髓头侧，毗邻小脑下脚。前庭蜗神经于脑桥延髓交界处离开脑干，穿过桥小脑角池，于面神经外侧进入内耳道。穿过内耳道后，前庭

蜗神经分支为蜗神经和前庭神经两个分支，并各自形成神经节（图13-15c）。

耳蜗神经节收集来自Corti器的传入纤维，而前庭神经节收集来自半规管的椭圆囊、球囊和壶腹部毛细胞的传入纤维。关于前庭蜗神经的详细论述请参考其他文献（Landau and Barner 2009）。

舌咽神经（CN Ⅸ）：舌咽神经起源于位于延髓的4个神经核，这4个神经核是与迷走神经和副神经共享的。它们分别是疑核（传出）、下泌涎核（传出）、孤束核（传入）和三叉神经脊束核（传入）。舌咽神经从延髓的后外侧发出，向前外侧穿过桥小脑池，然后从颈静脉孔内侧穿过，朝下前方延伸至迷走神经和副神经。在颈静脉孔，舌咽神经形成上、下（岩）舌咽神经节。在此处，鼓室神经（又名Jacobsen神经）从岩神经节分出，进入鼓室小管，支配中耳，并通过岩小神经支配腮腺的分泌功能，同时与三叉神经下颌支（V₃）的耳颞分

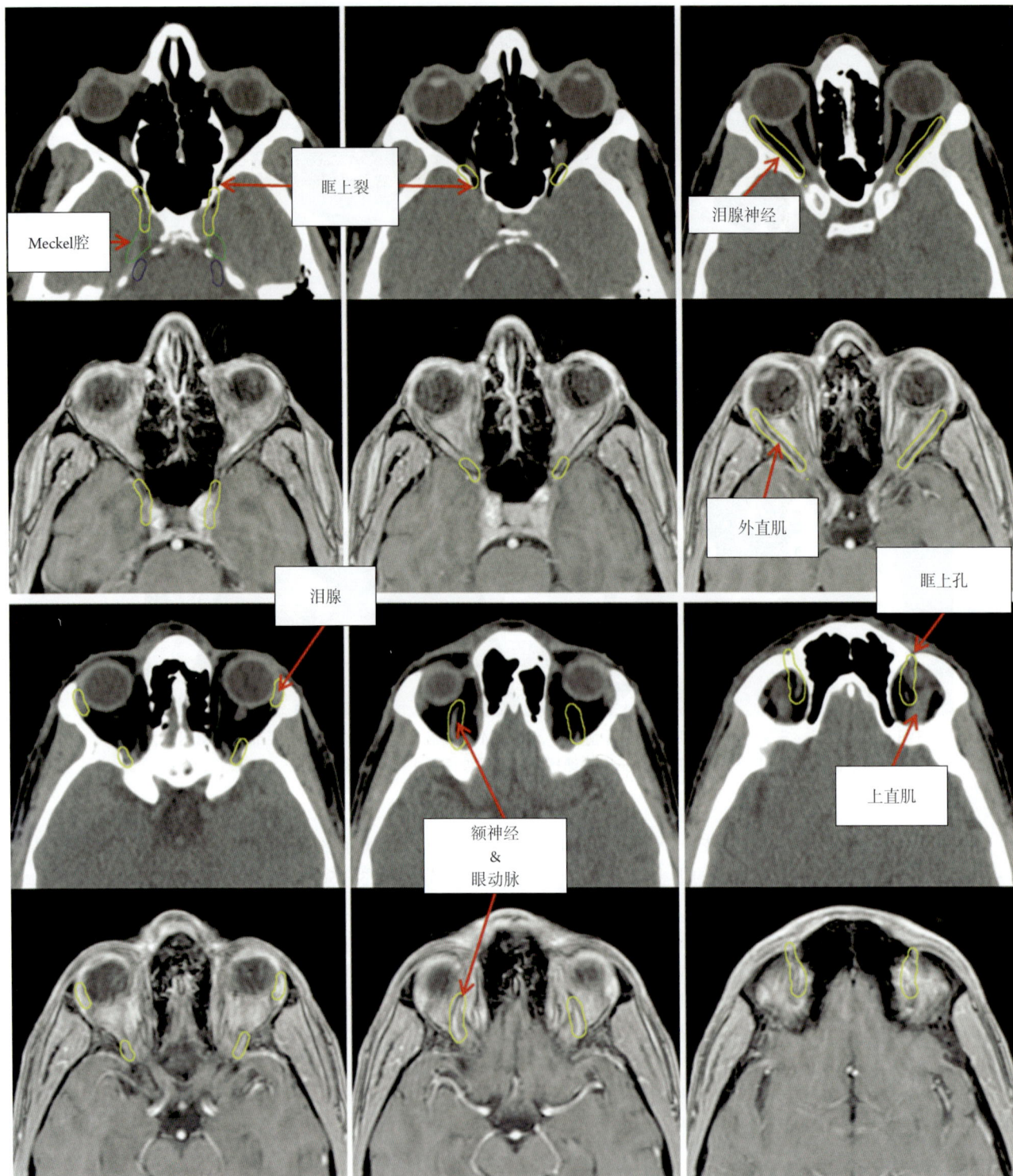

图13-9 三叉神经（CN Ⅴ）眼支（CN Ⅴ₁）离开Meckel腔后的大致走行路径和分支

上部图像为平扫CT，与下部的T1w 3D FSPGR（T1加权三维快速扰相梯度回波序列）MRI图像相对应。黄色部分为眼支（Ⅴ₁）。

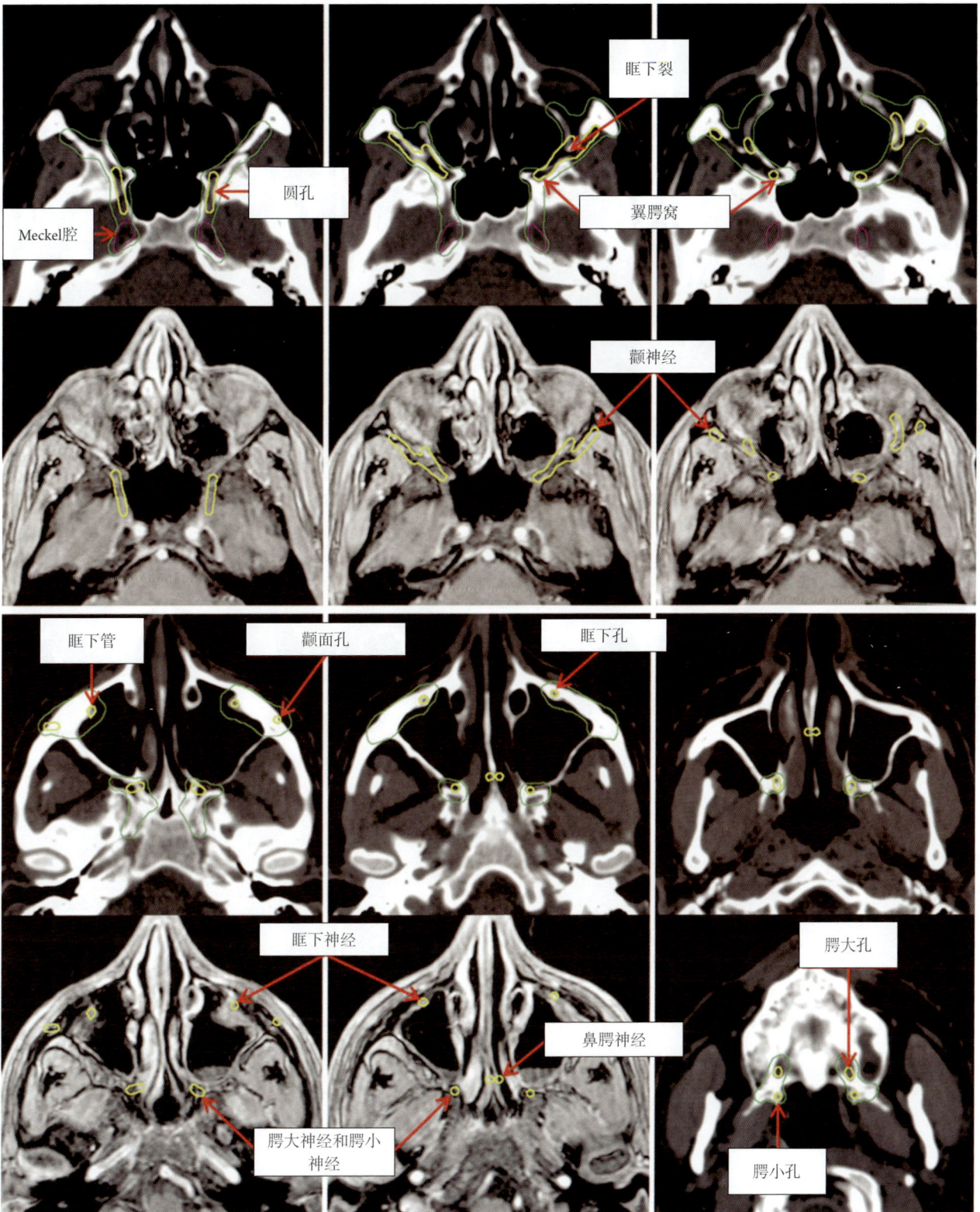

图13-10　三叉神经（CN Ⅴ）上颌支（CN Ⅴ₂）离开Meckel腔后的走行路径和分支

图中绿色部分是CTV。上部图像为平扫CT，与下部的T1w 3D FSPGR（T1加权三维快速扰相梯度回波序列）MRI图像相对应。黄色部分为上颌支（V₂）。

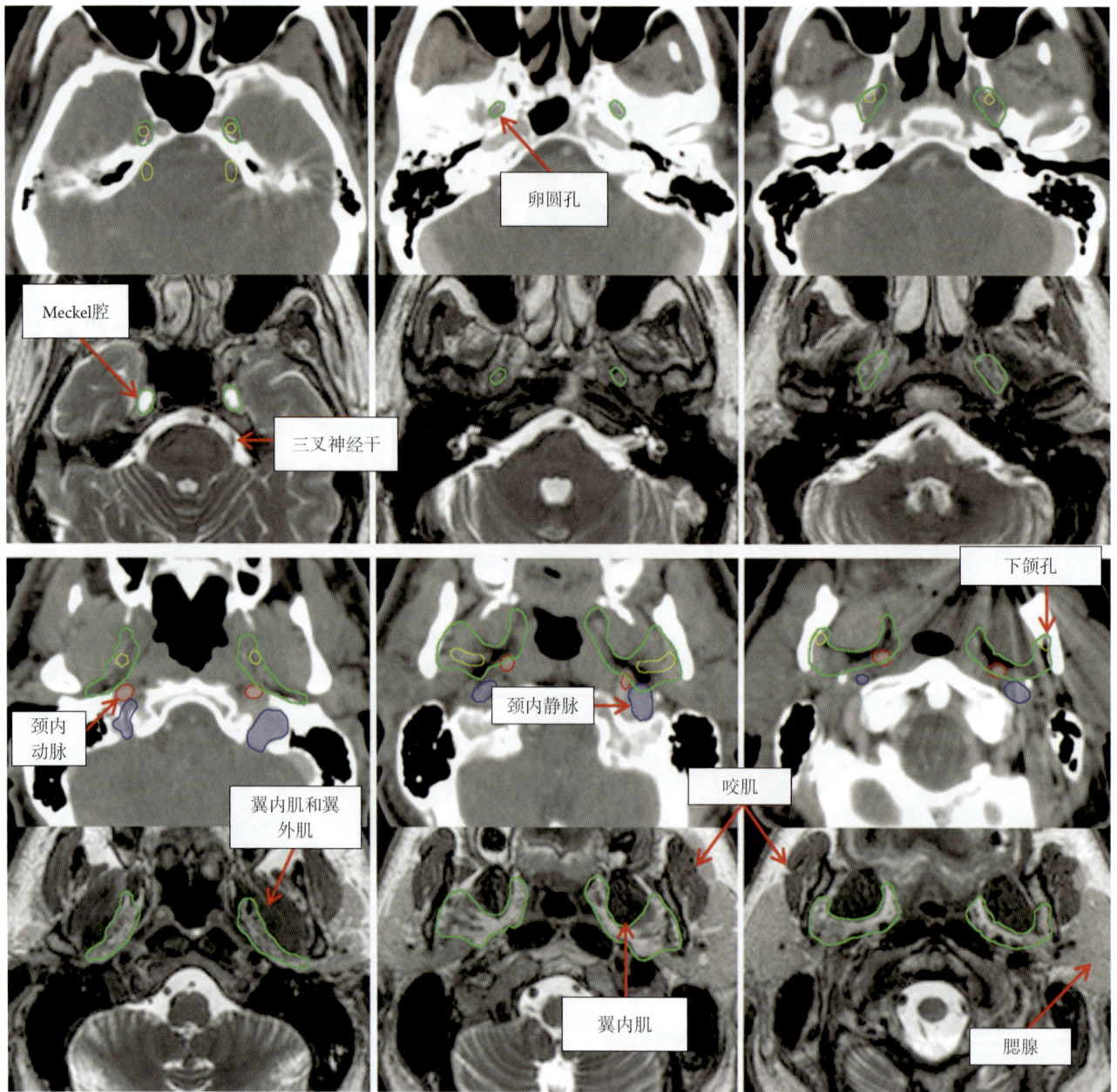

图13-11　三叉神经（CN Ⅴ）下颌支（CN Ⅴ₃）（黄色）离开Meckel腔后的走行路径

图中绿色部分是CTV。上部图像为增强CT，与下部的T2加权三维MRI图像相对应。

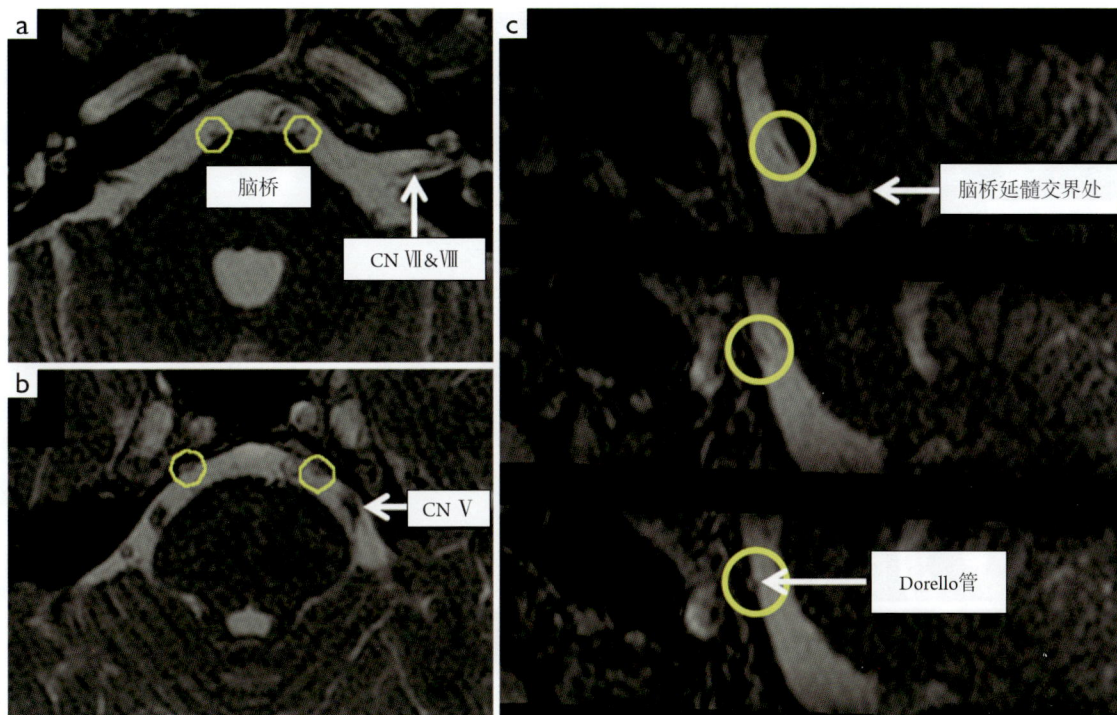

图13-12　展神经走行路径MRI影像

在MRI 3D FIESTA（三维稳态进动平衡序列）中，（a）显示展神经（CN Ⅵ）离开脑桥延髓交界处，（b，c）显示展神经在桥池上方走行后进入Dorello管。图中也显示了其他颅神经。黄色圆圈内为展神经。

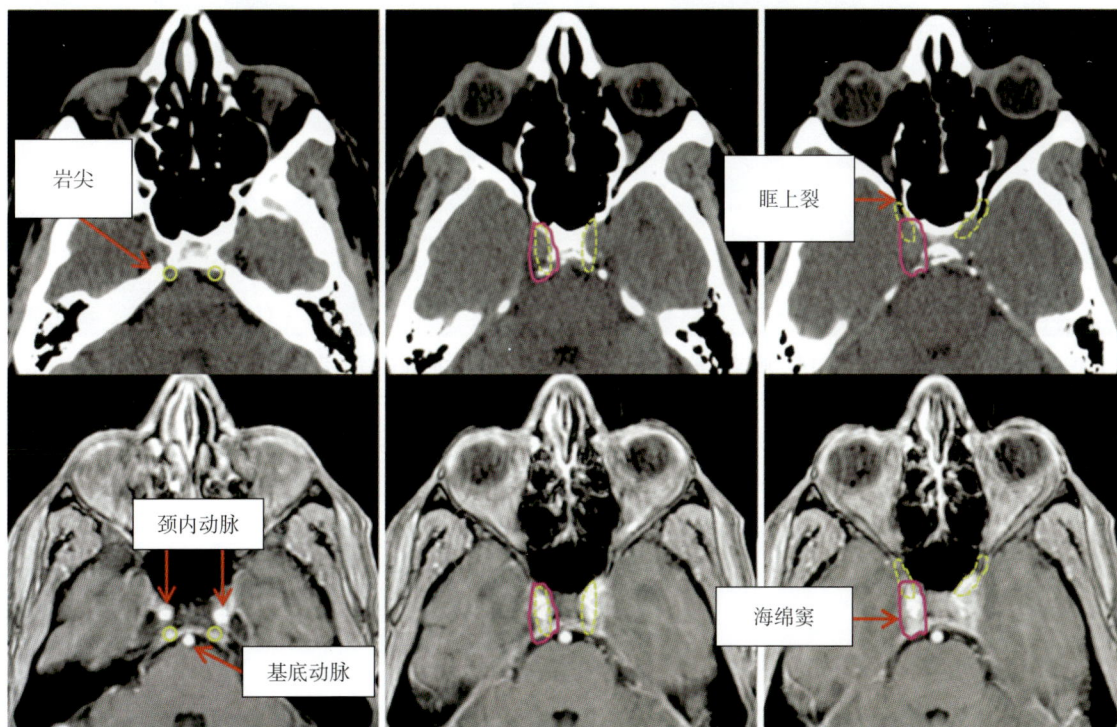

图13-13　展神经（黄色虚线）在进入Dorello管后及穿过岩尖后的大致路径

上部图像为平扫CT，与下部的T1w 3D FSPGR（T1加权三维快速扰相梯度回波序列）MRI图像相对应。

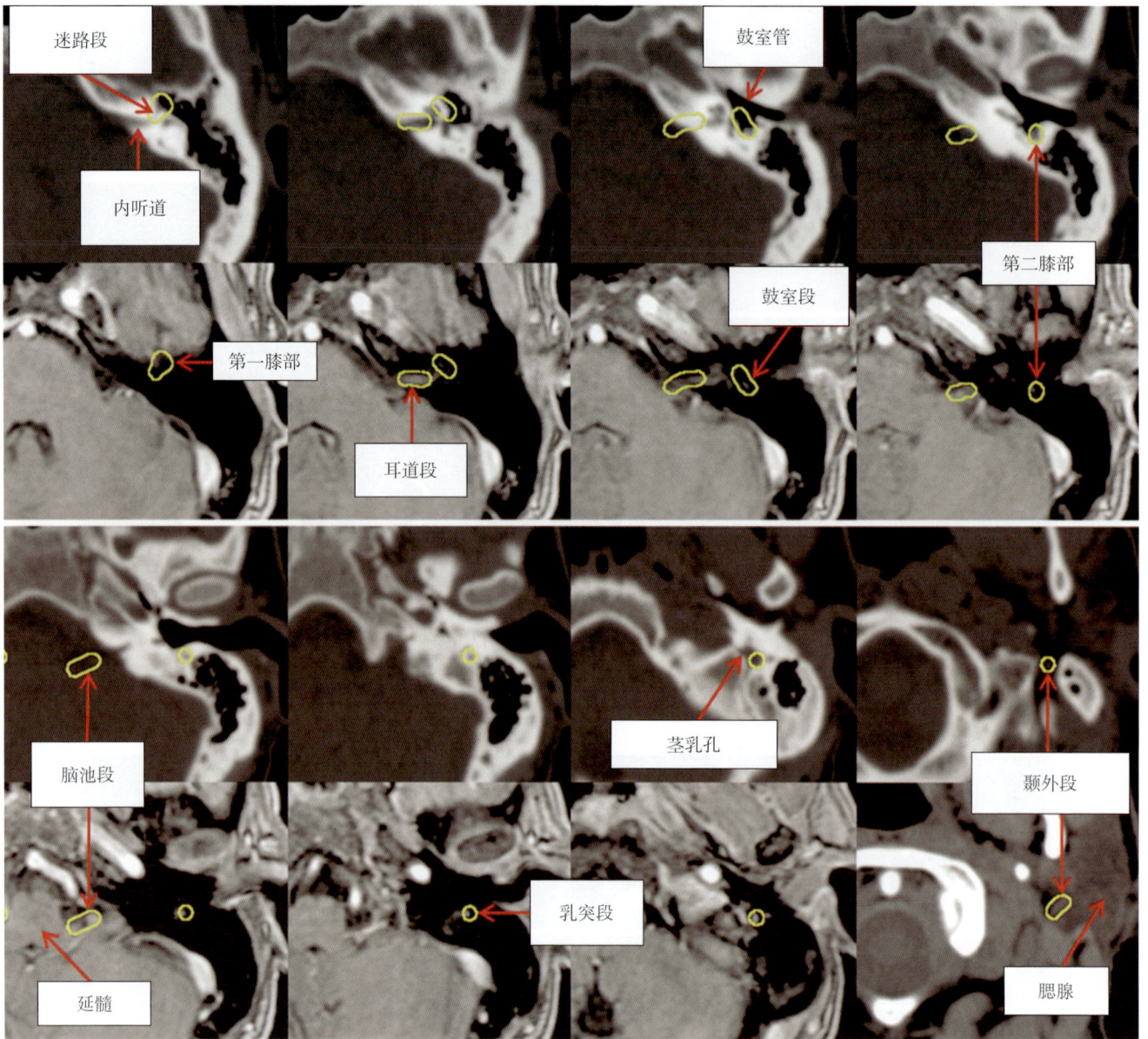

图13-14　通过颞骨乳突部的横断位图像显示的面神经的走行路径

上部图像为平扫CT，与下部的T1w 3D FSPGR（T1加权三维快速扰相梯度回波序列）MRI图像相对应。

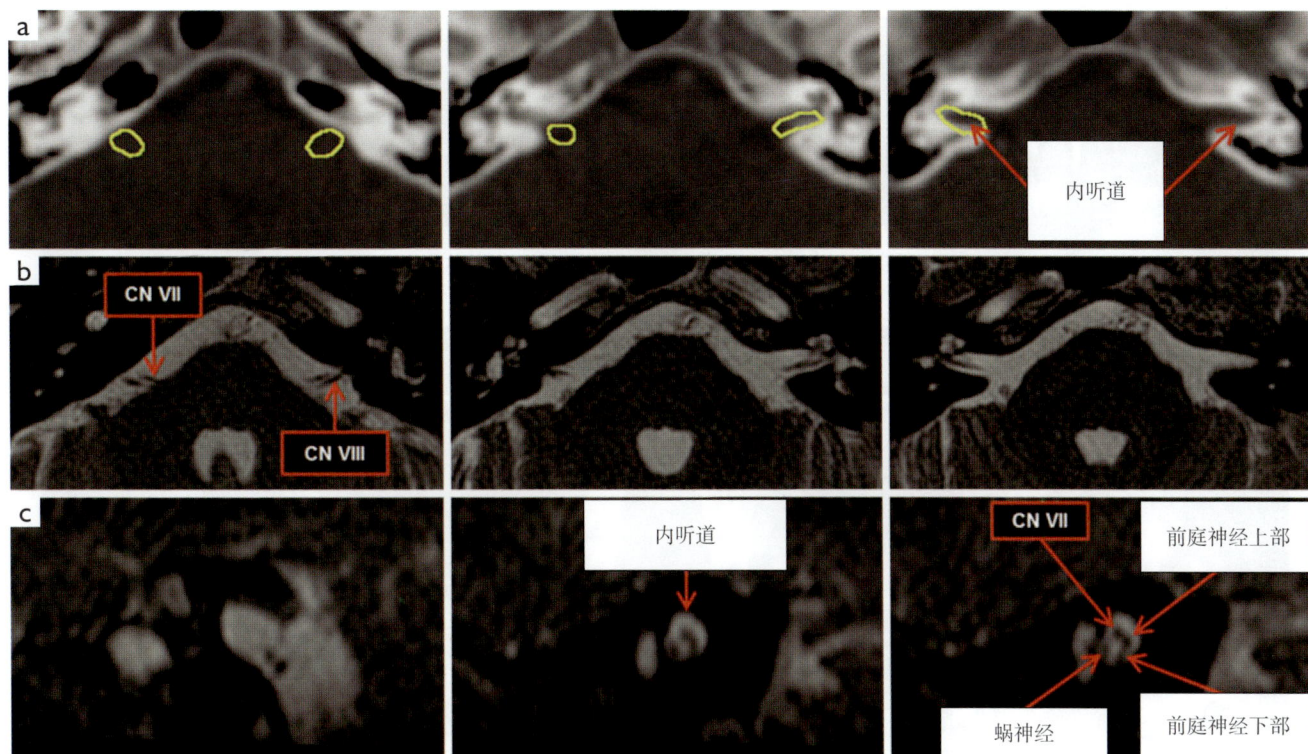

图13-15　前庭蜗神经走行路径

在平扫CT（a）和相对应的 MRI T2加权（b）横断位上，显示了前庭蜗神经（CN Ⅷ）的走行路径。在经过内听道的矢状位上，显示了前庭蜗神经分支为蜗神经和前庭神经两个分支（c）。

支相交通。从颈静脉孔中出来后，舌咽神经从颈内静脉和颈内动脉之间穿过。在茎突下方，舌咽神经向外侧走行，然后向前绕过颈内动脉，到达并支配茎突咽肌。舌咽神经穿过咽旁间隙的内侧面，发出终末支支配咽、扁桃体、舌感觉，并作为颈动脉体和颈动脉窦的内脏感觉分支。关于舌咽神经解剖结构和走行路径的更多信息，请参考其他文献（Erman *et al.* 2009；Roldan-Valadez *et al.* 2014）。

在颅底和第1颈椎水平，舌咽神经、迷走神经和副神经相互伴行，仅需一个CTV即可全部囊括（图13-16）。在RTOG图谱中提供了对这些后组颅神经进行勾画的指导建议（http://www.rtog.org/CoreLab/ ContouringAtlases/HNAtlases.aspx），其他文章也对此发表了详细论述（Mourad *et al.* 2013）。简要地说，CTV从颈静脉孔开始，包括颈内动脉和颈内静脉。舌咽神经在神经部隔室从颈静脉孔内侧穿过。向下勾画时，CTV应包含颈内动脉外扩3 mm的区域，以确保将包含有后组颅神经的颈动脉鞘勾画在内。颈内静脉的前部也应勾画在内。在茎突末

端水平，舌咽神经的CTV应包括颈动脉鞘和茎突咽肌（图13-17）。CTV在这一水平还应包括咽旁间隙内侧。靶区继续延伸，直至茎突咽肌的肌纤维消失在咽壁附近的咽旁间隙内侧为止。

迷走神经（CN Ⅹ）：迷走神经以位于舌咽神经下方的一系列神经根起源于脑干延髓部。如前所述，迷走神经与舌咽神经及副神经共享一群神经核。迷走神经随舌咽神经进入颈静脉孔，沿颈内静脉后内壁下行。在颈静脉孔内，迷走神经形成迷走神经上神经节（或称颈静脉上神经节），耳支又称Arnold神经由此起源，支配外耳道表面皮肤的感觉。离开颈静脉孔后，迷走神经在C1横突水平形成迷走神经下神经节（或称结状神经节），其中包含许多内脏传入纤维。在颅外，迷走神经位于舌下神经外侧，走行于颈动脉鞘内的颈内动脉与颈内静脉间，从结状神经节发出咽支和喉上神经的神经纤维，两者均越过颈内动脉并支配咽和喉内的固有肌。迷走神经接着从后外侧绕过颈总动脉进入胸腔。在头颈部解剖中值得注意的是，右迷走神经在主动脉弓水平发出右喉返神经，包绕右锁骨下动脉后上行，经气管食管沟

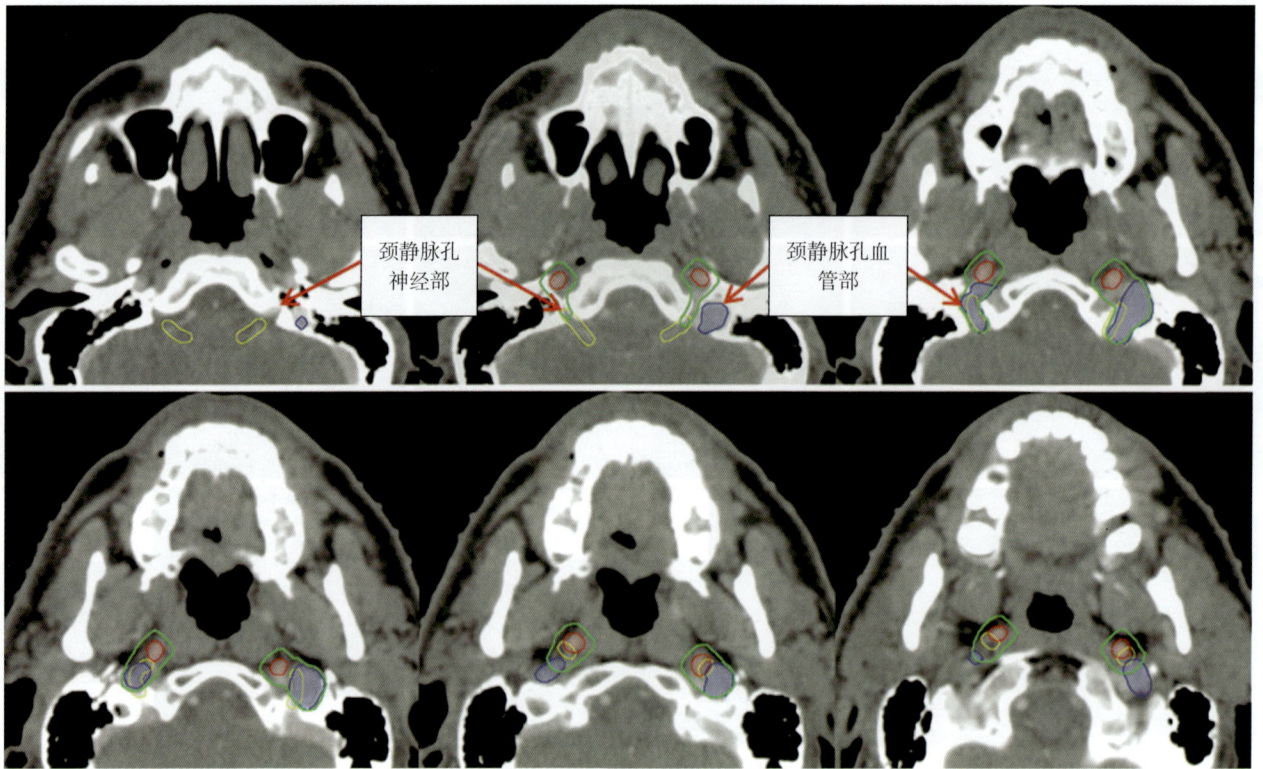

图13-16 舌咽神经、迷走神经和副神经出颈静脉孔走行路径

舌咽神经、迷走神经和副神经全部通过颈静脉孔（jugular foramen, JF）出颅，三者共同走行部分的CTV以绿色标注。还在CTV中标注了颈内动脉（红色）和颈内静脉（蓝色）。黄色部分为舌咽神经。

至喉部，并支配它。左喉返神经更长，因为它在上行至喉部前会钩绕主动脉弓。关于迷走神经对内脏器官的神经支配的描述，请参考其他文献（Moore and Dalley 1999）。

迷走神经上部的CTV与上述舌咽神经的CTV相同。在舌咽神经于第1颈椎（C1）水平或茎突尖水平离开颈动脉鞘后，迷走神经的CTV继续向下延伸，以颈内动脉外扩3 mm为界（包括一部分颈内静脉）见图13-18所示。根据RTOG后组颅神经图谱，CTV止于第3颈椎（C3）水平下方。当该水平以下的区域存在受累时，CTV应根据实际情况扩展。

副神经（CN XI）：副神经脊根由颅内和脊髓共同起源。副神经脑根起源于与舌咽神经和迷走神经共用的延髓疑核。脊根起源于前4或前5个颈髓的背角神经根，汇聚形成脊根后经枕骨大孔入颅。脊根和脑根临时汇成副神经，并下行穿出颅底。出颅后，脑根分离出来，并汇入迷走神经，经结状神经节，支配软腭、咽、喉和食管的横纹肌。脊根继续向下和向后走行，绕过颈内静脉，到达颈后三角，最终形成支配胸锁乳突肌和斜方肌的终末分支。第2颈椎至第4颈椎（C2~C4）段的感觉纤维于颈

后三角处汇入脊根，提供痛觉和本体觉的神经纤维。关于副神经的更多信息，请参考其他文献（Massey 2009）。

舌下神经（CN XII）：舌下神经起源于延髓的舌下神经核，在橄榄核和锥体束之间以若干神经根发出。这些神经根穿过蛛网膜下腔，至椎动脉后方，再汇集成束后经舌下神经管离开后颅窝。脑膜支起源于颅底，由舌下神经分出，经舌下神经管返回至硬脑膜后部，并支配之。接着，包含C1~C2脊神经纤维的颈丛分支汇入舌下神经。这部分神经纤维最终再次从舌下神经分出，汇入颈袢，支配舌骨下肌群。该神经与迷走神经和副神经伴行，向下走行至颈内动脉后内侧。它最终会经由颈内动脉和颈内静脉之间，向外走行至咽旁间隙内的颈外动脉。在下颌角，该神经深入至二腹肌后腹深面，进入舌下间隙和舌动脉下方。在这一水平，舌下神经最终形成支配舌内肌和舌外肌的分支。

RTOG图谱同样描述了舌下神经的临床靶区。CTV的上界起源于舌下神经管，并包括颈内动脉外扩3 mm的区域（图13-19）。在二腹肌前腹和颈总动脉水平，应扩展CTV以包括咽旁间隙内侧以及颈内

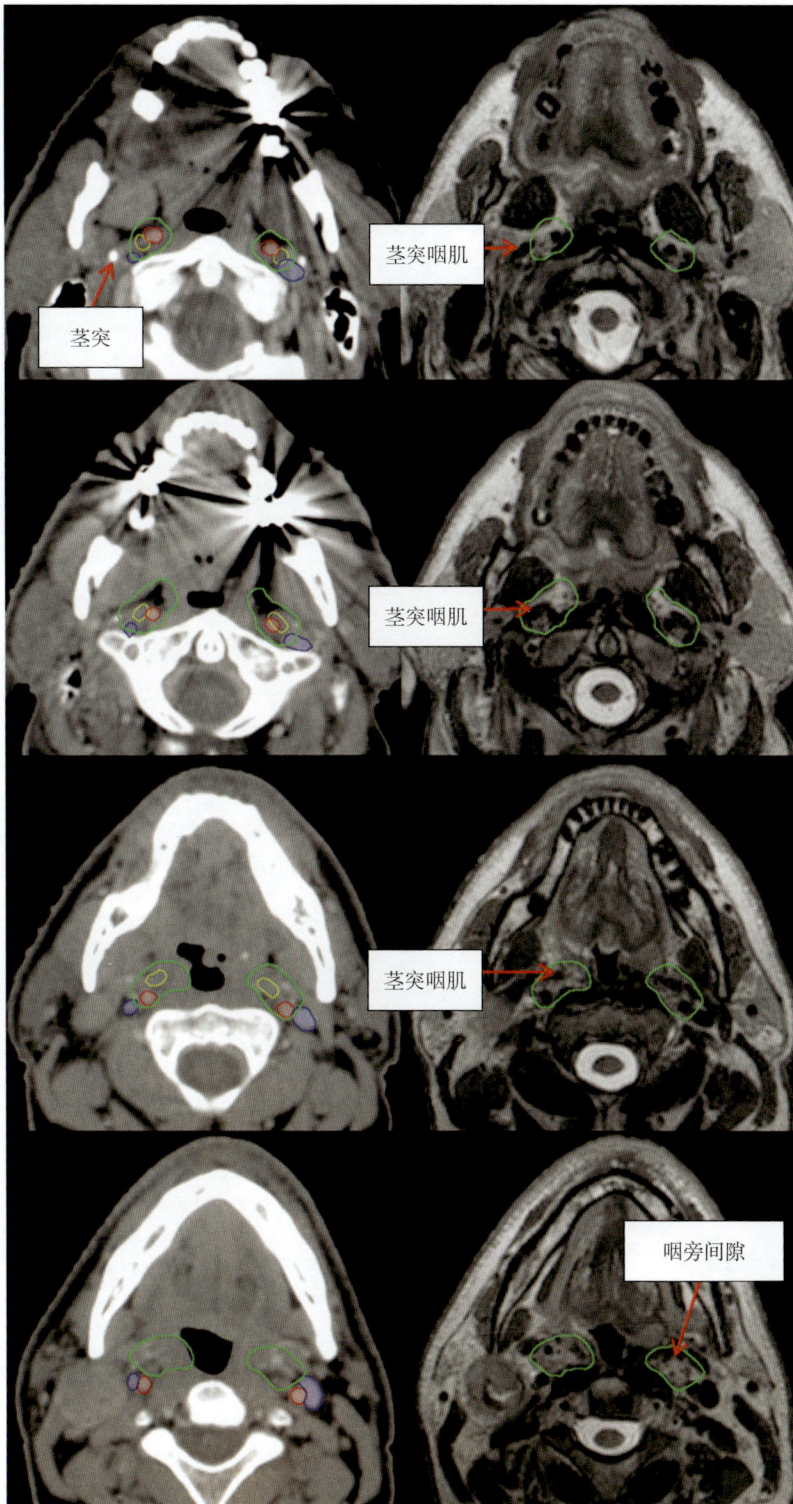

图13-17　舌咽神经走行路径

在增强CT（左）和相对应的T2加权MRI（右）图像上显示了舌咽神经（CN Ⅸ）的
CTV（绿色）。还标注了颈内动脉（红色）和颈内静脉（蓝色）相对于舌咽神经走
行路径（黄色）的位置。

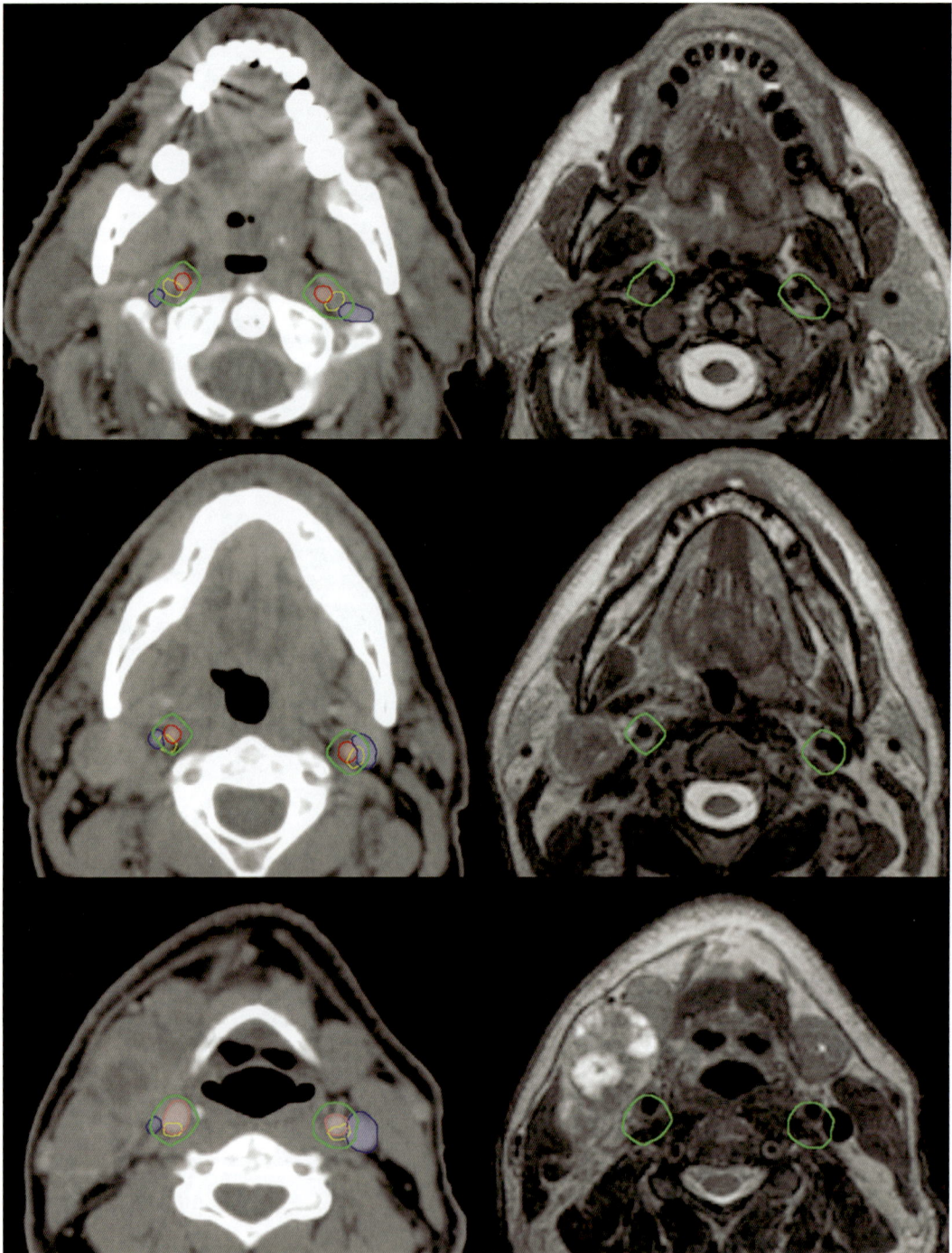

图13-18 舌咽神经、迷走神经直行路径

增强CT（左）和相对应的T2加权MRI（右）的横断位图像显示在舌咽神经离开颈动脉鞘后迷走神经的CTV（绿色）。同时显示了与迷走神经走行路径（黄色）毗邻的颈内动脉（红色）、颈内静脉（蓝色）和颈总动脉（粉色）。

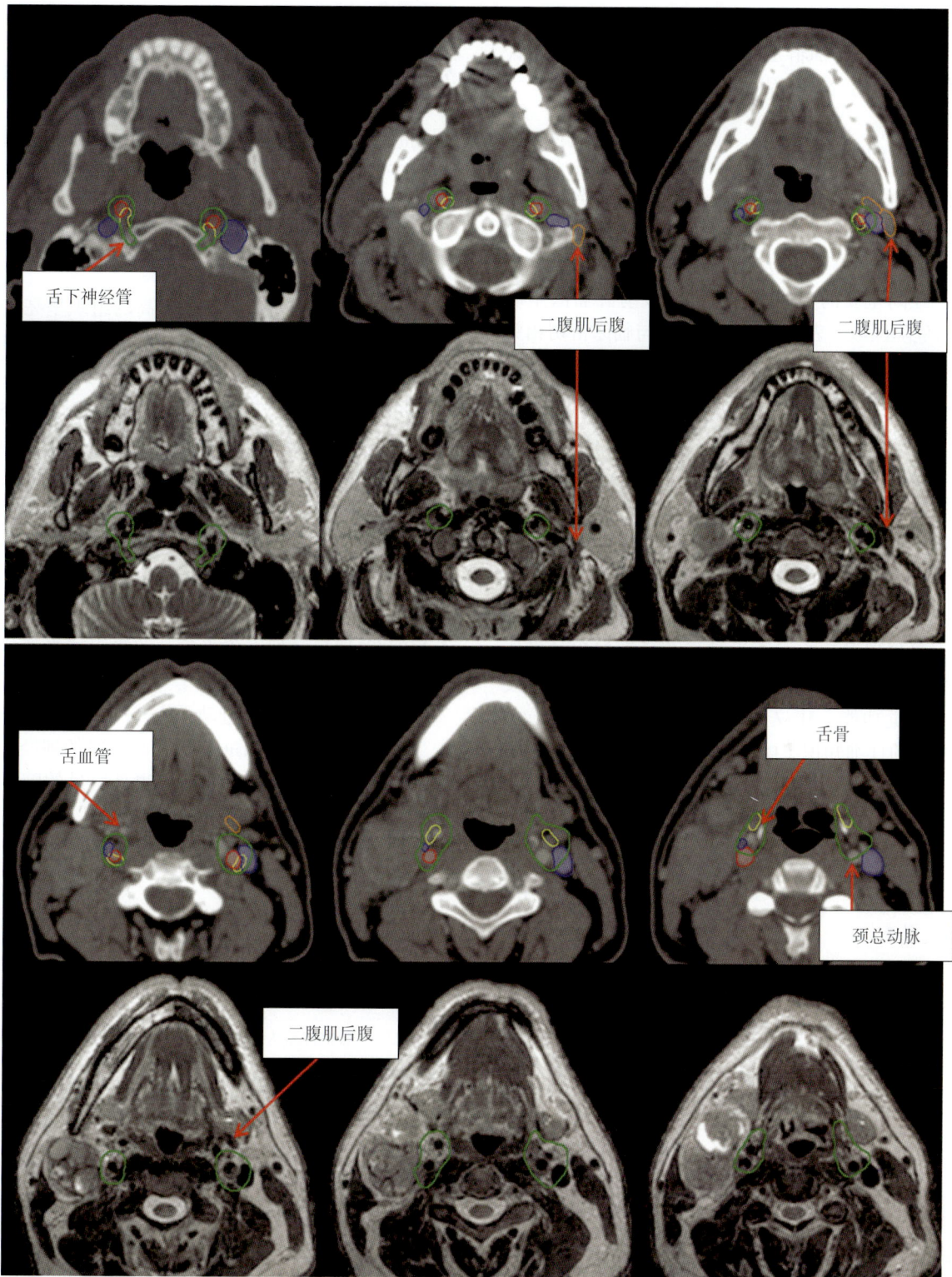

图13-19 舌下神经走行路径

增强CT（上）和相对应的T2加权MRI（下）的横断位图像显示了舌下神经（CN Ⅻ）离开舌下神经管后的CTV（绿色）。同时显示了与舌下神经走行路径（黄色）毗邻的颈内动脉（红色）、颈内静脉（蓝色）和颈总动脉（橙色）。

动脉的前部。CTV应包括二腹肌前腹以下的咽旁间隙以及沿着舌下肌群走行的舌动脉，直至舌底。舌骨角随吞咽而运动，因而并非理想的参考标记。

2.3 颅神经间的交通支

不仅颅神经的主要走行路径可能会受到疾病的累及，颅神经间的交通支也可作为癌细胞顺行或逆行扩散的通道。在特定的颅神经存在临床或影像学上受累时，了解颅神经间主要的交通支将有助于放射肿瘤医生确定潜在的危险区域。表13-2列出了一些与临床密切相关的颅神经间的交通。还有众多的交通支因人而异。有关这些少见的交通支的知识可参考其他文献（Shoja *et al.* 2014a，b）。

3 体格检查

判断在头颈部恶性肿瘤中是否存在潜在的颅神经受累时，放射肿瘤学家应进行详细的临床检查，这是非常重要的。了解每一对颅神经的感觉运动支配，对明确神经是否受侵以及病变是否沿神经蔓延而侵犯神经所支配的组织，都是十分重要的。表13-3列出了颅神经及其运动和感觉功能。建议读者通过其他资料获取有关颅神经检查的详细知识（Damondaran *et al.* 2014；Swartz 2002）。

4 影像学

❖ CT扫描：非常适合对颅神经或其分支出入颅底的孔进行成像。为了便于识别解剖结构，在设计治疗计划时，CT的层厚应为2 mm或更薄。CT脑池造影通常用于判断患者是否存在脑脊液漏，也可用于识别起源于脑干的颅神经（Roldan-Valadez *et al.* 2014）。脊髓造影不常规用在治疗计划中，除非病灶非常靠近脊髓。

❖ MRI T1加权序列：脂肪含量高的组织呈亮色，水肿和含水量高的组织呈暗色。钆造影剂在T1加权图像中呈亮色。

  ◆ FSPGR 3D（快速扰相梯度回波，Fast Spoiled Gradient Echo）：高分辨率成像，可用于颅神经的所有节段的成像（Borges and Casselman 2010）。

  ◆ 增强扫描：对于分辨颅神经周围的恶性侵犯和炎症至关重要。抑脂的T1加权可为脂肪含量较高的组织（如眼眶）中的神经节段提供最佳成像（Morani *et al.* 2011）

❖ MRI T2加权序列：含水量高的组织如水肿和肿瘤组织在T2加权像上呈亮色。

  ◆ FIESTA 3D（稳态进动平衡，Fast Imaging Employing Steady State Acquisition）：颅神经的神经纤维显示为低信号，在脑池部被周边高信号的脑脊液所包

表13-2 颅神经间重要的交通支

神经	交通	神经支配	解剖结构	关注部位
岩大神经（图13-20）	$V_2 \leftrightarrow VII$	泪腺、腭（味觉）、鼻腔、咽（副交感神经）	裂孔处的膝状神经节→沿颞骨→Meckel腔→在翼管处加入岩深神经→翼腭窝→V_2	肿瘤累及翼腭窝或Meckel腔
岩小神经（图13-21）	$IX \leftrightarrow VII$	腮腺（副交感神经）	鼓室神经丛→颞骨裂隙→中颅窝底→卵圆孔→耳神经节→腮腺	肿瘤累及腮腺或卵圆孔
耳颞神经（图13-22）	$V_3 \leftrightarrow VII$（颞面神经） $V_3 \leftrightarrow V_2$（颧颞神经）	腮腺、耳郭和颞部皮肤的感觉	三叉神经下颌支（V_3）离开卵圆孔后→夹持脑膜中动脉→沿下颌支后缘进入腮腺→深入颞浅动脉的上方和后方	腮腺
鼓索（图13-23）	$VII \leftrightarrow V_3$（舌神经）	舌前2/3味觉。下颌下腺和舌下腺的副交感神经	VII（茎乳孔出口附近）→岩鼓裂→颞下窝→舌神经	累及腮腺、舌、小涎腺的肿瘤
沿舌外肌的交通支	V_3（舌神经）$\leftrightarrow XII$	舌前2/3的感觉，以及舌的运动	—	累及舌、舌根、小涎腺的肿瘤

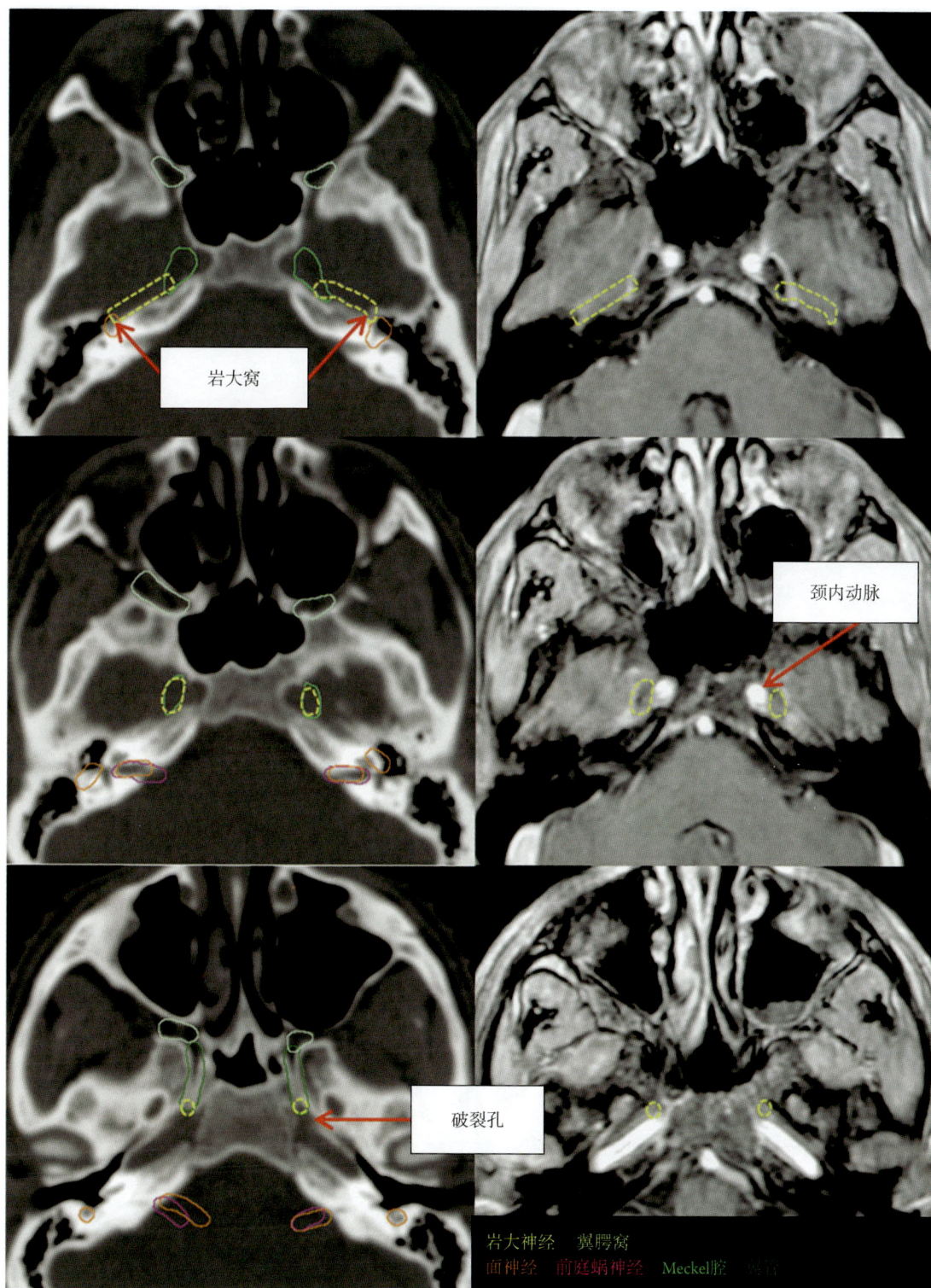

岩大窝

颈内动脉

破裂孔

岩大神经　翼腭窝
面神经　前庭蜗神经　Meckel腔

图13-20　连接面神经（Ⅶ）和位于翼腭窝内的三叉神经上颌支（Ｖ2）的岩大神经的走行路径
岩大神经穿过Meckel腔和翼管到达翼腭窝。左图为平扫CT，右图为相对应的T1w 3D FSPGR（T1加权三维快速扰相梯度回波序列）MRI图像。

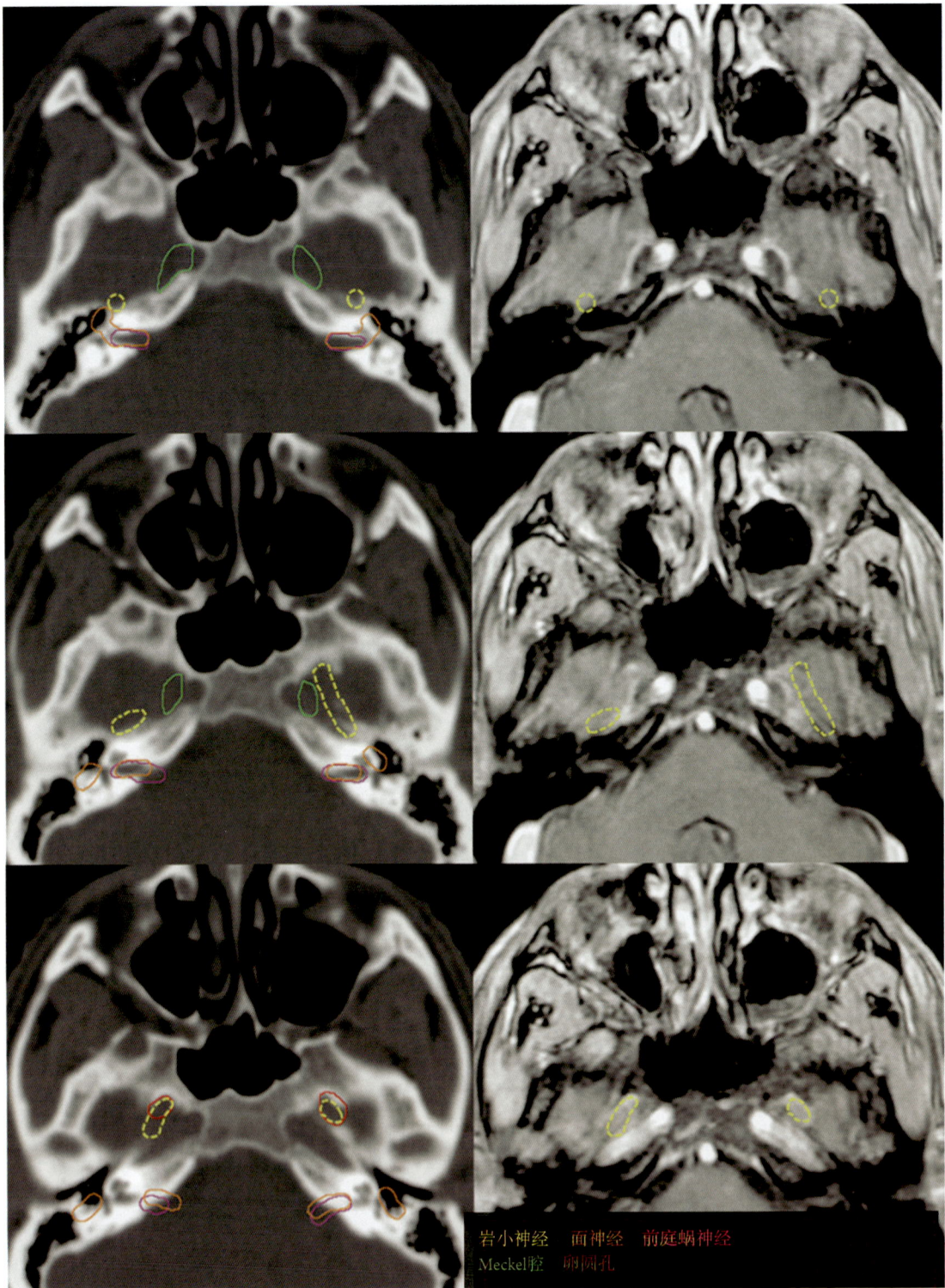

图13-21　连接舌咽神经（Ⅸ）和面神经（Ⅶ）的岩小神经的走行路径

岩小神经从鼓室神经丛通过位于颞骨的裂隙进入中颅窝底，穿过卵圆孔和耳神经节到达腮腺。左图为平扫CT，右图为相对应的T1w 3D FSPGR（T1加权三维快速扰相梯度回波序列）MRI图像。

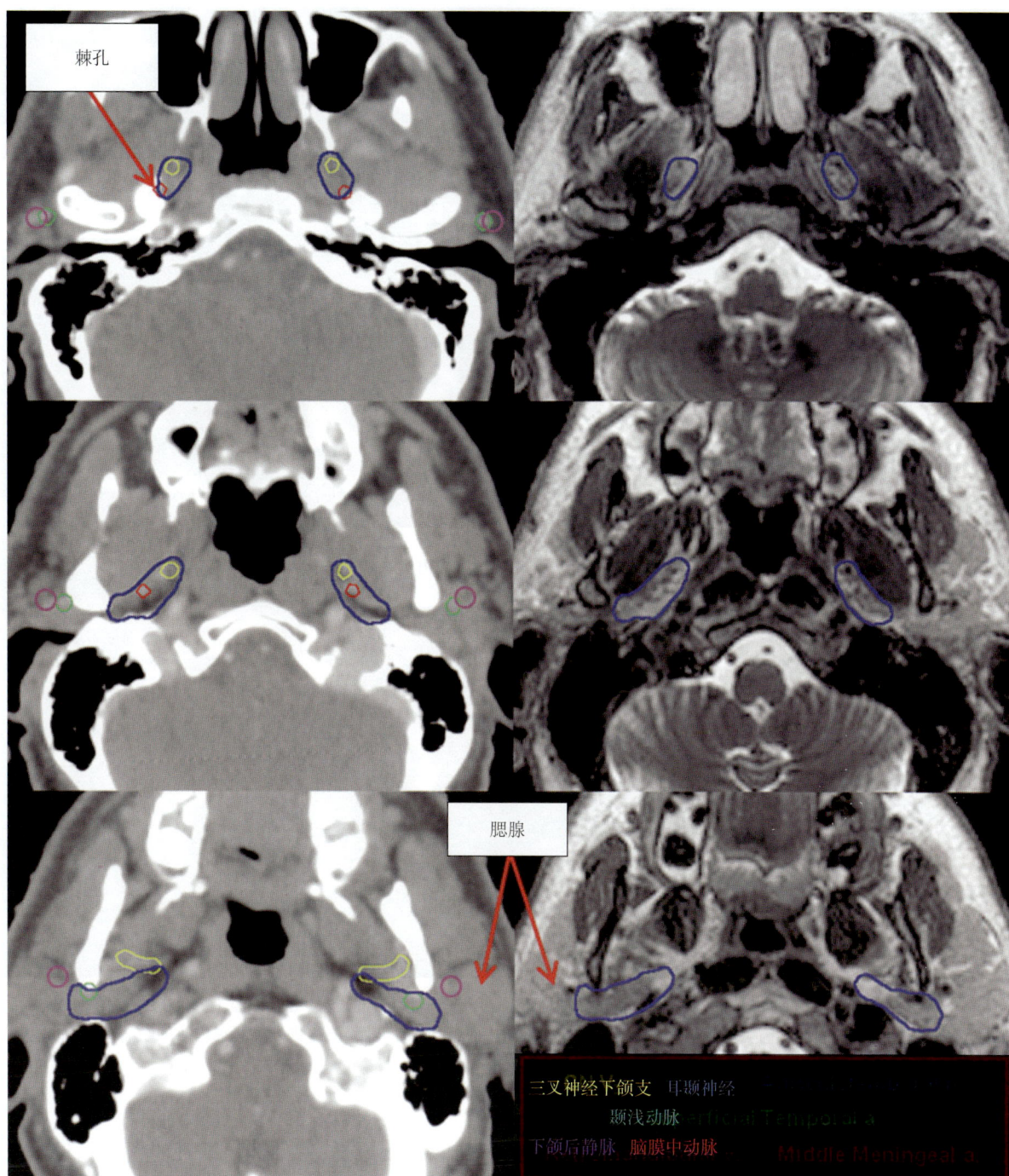

棘孔

腮腺

三叉神经下颌支 耳颞神经
颞浅动脉 Superficial Temporal a.
下颌后静脉 脑膜中动脉 Middle Meningeal a.

图13-22 连接三叉神经下颌支（V₃）至面神经（Ⅶ）和三叉神经上颌支（V₂）的耳颞神经（ATN）的走行路径

耳颞神经起源自三叉神经下颌支（V₃），在离开卵圆孔后立即发出的两个神经根，两个神经根夹持脑膜中动脉，沿下颌支后缘进入腮腺实质。如果有肿瘤累及，CTV应包括腮腺，并随颞浅动脉向上延伸。左图为平扫CT，右图为相对应的T2加权三维增强MRI图像。

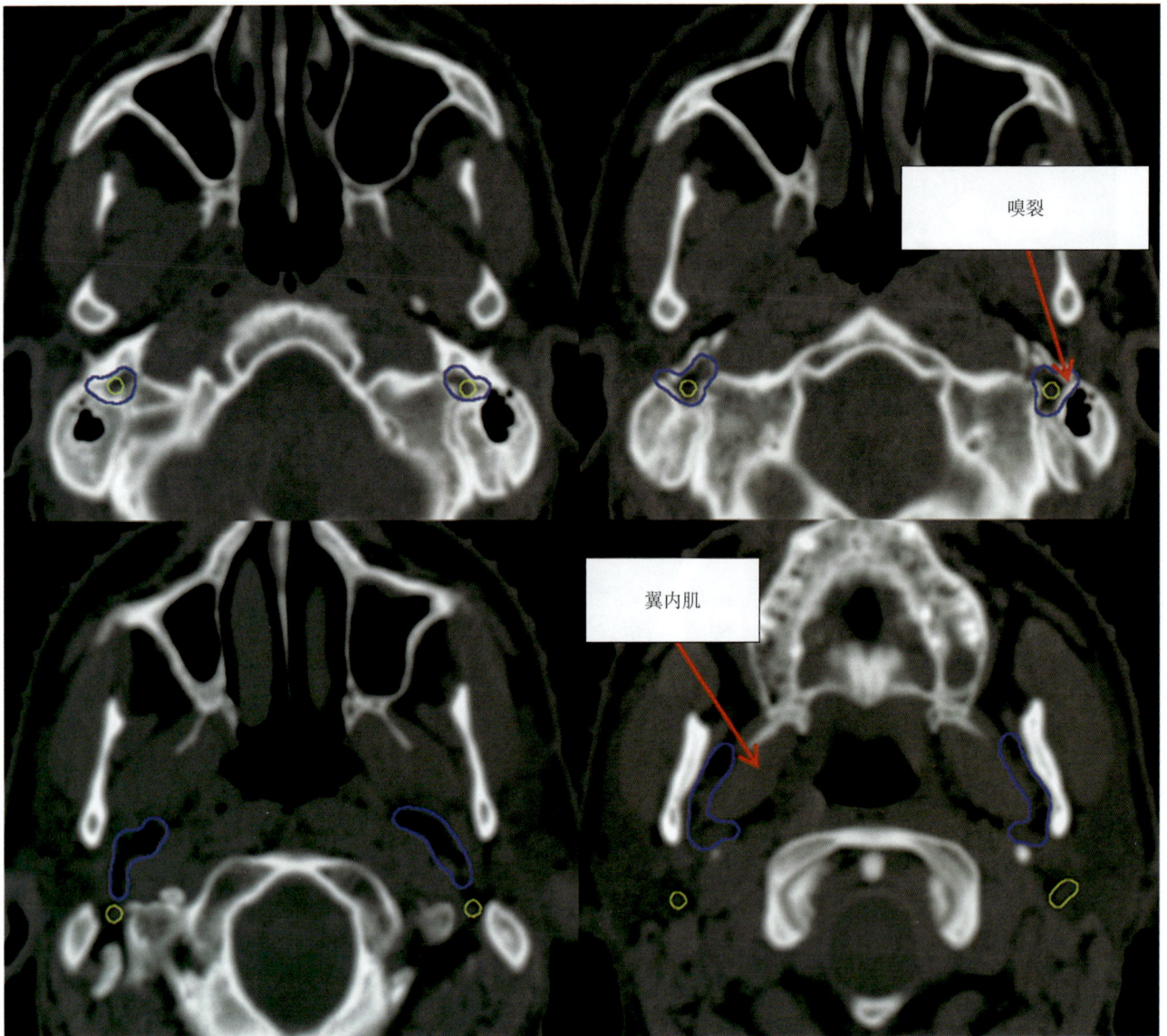

图13-23　连接面神经（Ⅶ，黄色）和三叉神经下颌支（V₃）舌神经分支的鼓索神经（蓝色）的CTV
鼓索在临近茎乳孔颅外部的嗅裂（箭头所示）水平与面神经相连，随后穿过咽旁间隙，最终进入临近翼内肌的咀嚼肌外侧间隙，在此与舌神经分支相连。

绕（Morani et al. 2011），也被其他高信号的结构如腮腺（Li et al. 2012）所包绕。为获得最佳影像，图像层厚应为亚毫米级（Alves 2010）。类似的序列还包括相长相干稳态序列（constructive interference in steady state，CISS）（引自Borges 2008）。

❖ 上述序列名称还有很多相似的别名，取决于不同的设备制造厂家。

❖ 神经周围受侵：颅神经穿行的颅底孔道内或周围的脂肪组织消失提示神经周围受侵（Borges 2008；Moonis et al. 2012）。在CT上，会表现为骨性孔道扩大或受破坏等改变。神经周边及孔道处的脂肪在强化前的T1加权MRI图像上显示最佳。结构不规则提示神经周围受侵。沿神经走行扩散的肿瘤在钆造影增强后的T1加权图像上显示最佳。

表13-3　颅神经的感觉运动支配

颅神经		躯体运动神经	感觉神经	内脏运动神经
I	嗅神经	-	嗅觉	-
II	视神经	-	视觉	-
III	动眼神经	上直肌、内直肌、下直肌、下斜肌、上睑提肌	-	瞳孔括约肌—瞳孔收缩睫状肌—调节
IV	滑车神经	上斜肌	-	
V	眼神经（V$_1$）	-	角膜、额部皮肤、头皮、眼睑、鼻、鼻腔和鼻窦黏膜	
	上颌神经（V$_2$）	-	上颌骨和上唇表面的皮肤、上颌牙、鼻黏膜、上颌窦、腭	
	下颌神经（V$_3$）	咀嚼肌（颞肌、咬肌和翼肌）、二腹肌前腹、腭帆张肌、鼓膜张肌	下颌骨和下唇表面的皮肤、下颌牙、颞颌关节、口腔黏膜、舌前2/3	
VI	展神经	外直肌	-	
VII	面神经	面部表情肌和头皮、镫骨肌、茎突舌骨肌和二腹肌后腹	外耳道皮肤、舌前2/3、舌黏膜、口底、腭	下颌下腺、舌下腺、泪腺
VIII	前庭神经	-	平衡—半规管、椭圆囊、球囊	-
	蜗神经	-	听觉	-
IX	舌咽神经	茎突咽肌	外耳皮肤、舌后1/3、腮腺、颈动脉体与颈动脉窦、咽、中耳	腮腺
X	迷走	咽缩肌、喉内肌、腭舌肌、腭肌、食管上2/3的横纹肌	耳廓、外耳道、后颅窝的硬脑膜；味觉——会厌、腭，舌底、咽、喉、气管、支气管、心脏、食管、胃、肠道	
XI	副神经	胸锁乳突肌、斜方肌；软腭、咽、喉的横纹肌	-	
XII	舌下神经	舌内肌与舌外肌（茎突舌肌、舌骨舌肌和颏舌肌）、甲状舌骨肌和颏舌骨肌	后颅窝的硬脑膜	

5　靶区勾画与治疗计划

5.1　原发肿瘤部位和危及的颅神经

颅神经受累的风险取决于头颈部肿瘤的原发部位。此外，某些特定类型的肿瘤更倾向于发生神经周围浸润（perineural invasion，PNI）和扩散。腺样囊性癌（Gomez *et al.* 2008）、鼻咽癌（Chang *et al.* 2005）、鼻腔鼻窦癌（未分化型）（Gil *et al.* 2009）、鳞状细胞癌、唾液腺癌以及腺癌有更易沿神经周围浸润的特性。而在肉瘤或恶性黑色素瘤中，神经周围浸润却很少见。进一步的研究表明，较小的神经更易受到恶性肿瘤细胞的侵犯（Gil *et al.* 2009）。值得注意的是，在皮肤恶性肿瘤中，分布于皮肤和肌层的颅神经也面临着神经周围浸润和扩散的风险（Gluck *et al.* 2009）。表13-4 显示了头颈部肿瘤的原发部位及其与颅神经周围侵犯风险的关系。

表13-4 头颈部肿瘤的原发部位与对应的高危颅神经

部位	高危颅神经	途径
舌根	XII	舌下神经
颊部	V_2、V_3、VII	颧面神经（V_2） 颞深神经（V_3） 耳颞神经（V_3） 面神经的颧支和颞支（VII）
耳	V_3、VII	耳大神经、耳颞神经
筛窦	II、III、IV、V_1、VI	鼻睫神经（V_1） 视神经（II） 眼外肌运动神经（III、IV、VI）
眼睑	V_1（上部） V_2（下部）	眶上神经（V_1） 眶下神经（V_2）
前额	V_1	眶上神经（V_1）
额窦	V_1	眶上神经（V_1）
泪腺	V_1	泪腺神经（V_1）
下唇与颏	V_3、VII	颏神经（V_3） 下颌缘神经（VII）
下颌骨	V_3	下牙槽神经（V_3）
上颌窦	V_2	上牙槽神经（V_2）
鼻腔	V_2	直接蔓延至翼腭窝
鼻咽（Chang *et al.* 2005; Lu *et al.* 2001）	V、VI（II、III、IV、VII少见）	直接蔓延至Meckel腔、海绵窦和颈动脉间隙
鼻（Barnett *et al.* 2013）	V_1（鼻梁）或 V_2（鼻孔）	眶上神经（V_1） 眶下神经（V_2）
口腔（颊部）	V_3、VII	下颌神经（V_3）及面神经（VII）的颊支
口腔（口底）	V_3	舌神经（V_3）
腭	V_2	腭大神经和腭小神经（V_2）
腮腺	V_3、VII、IX	耳颞神经（V_3） 面神经分支（VII） 岩小神经（IX）
磨牙后三角	V_3、V_2、IX	舌神经和下牙槽神经（V_3） 岩小神经（V_2） 舌咽神经（IX）的咽支
蝶窦	II、III、IV、V、VI（海绵窦综合征）	直接浸润
下颌下腺和舌下腺	V_3、XII	舌神经（V_3） 舌下神经（XII）
颞部	V_2、VII	颧神经（V_2） 颞支（VII）
扁桃体（腭）	V_2、IX	腭小神经（V_2） 舌咽神经（IX）
上唇	V_2、VII	眶下神经（V_2） 面神经（VII）颊支

改编自Moonis *et al.*（2012），Gluck *et al.*（2009），Ibrahim *et al.*（2007）。

5.2　颅神经靶区的处方剂量

颅神经靶区的剂量是根据纪念斯隆-凯特琳癌症中心（Memorial Sloan Kettering Cancer Center，MSKCC）所制定的方案（表13-5）。

表13-5　MSKCC（Memorial Sloan Kettering Cancer Center）针对颅神经受侵进行调强放射治疗的剂量分割方案

靶区	总剂量/分次剂量（Gy）	定义和描述
GTV_{70}	—	图像上存在大体可见的神经周围受侵（T1加权增强MRI）检查中发现有颅神经受侵的临床表现
CTV_{70}	—	CTV_{70}= GTV_{70}或GTV_{70}外扩至少5 mm
PTV_{70}	69.96/2.12	CTV_{70}外扩3~5 mm，依据患者的固定方式和体位
CTV_{60-66}	66.0/2.0	术后病理确定的神经周围受侵的区域
	59.40/1.80	由于受大体病灶的累及，神经损伤或被切除的区域
		影像学上没有大体肿瘤累及的证据
		镜下有神经周围侵犯
CTV_{50-54}	54.12/1.64	神经周围受侵的低风险区
	50.0/2.0	受累神经所支配的结构已被手术切除
		在临近颅神经末端分支的走行路径上未见神经周围受侵

PTV为CTV外扩3~5 mm，具体取决于患者的体位和每日的验证图像。治疗靶区通常包括颅底的孔，但不包括进入脑干的颅神经根。位于孔周围的治疗靶区的边界通常可尽量减小，除非在CT图像上有孔的骨质受侵的证据。

6　案例

❖ **案例1**（图13-24）：左腮腺腺样囊性癌pT2N2b，行左腮腺切除和左颈淋巴结清扫术后。术中发现面神经有大体受侵，分离了切缘与面神经颈支。术后病理提示神经周围受侵、切缘阳性。
  ◆ 高危颅神经：三叉神经下颌支（V_3）、面神经（Ⅶ）、舌咽神经（Ⅸ）
  ◆ PTV_{66}，应包括腮腺、茎乳孔处及以上的面神经、耳颞神经。术后没有大体病灶残留，故没有PTV_{70}。
  ◆ 考虑到耳颞神经和岩小神经之间的交通支，三叉神经下颌支（V_3）和舌咽神经（Ⅸ）都存在神经周围受侵的风险，故都应包含在PTV_{54}中。
  ◆ 当没有临床或影像学上的证据提示病变沿神经播散时，CTV_{54}的区域应只包括咽旁间隙，而不应括神经支配的区域。
  ◆ 三叉神经下颌支的终末分支（下牙槽神经和舌神经）不应包括在任何CTV中。

❖ **案例2**（图13-25）：右舌下腺腺样囊性癌pT2N0（Ⅱ期）行标准局部切除术，为包括下颌舌骨肌、舌神经、整个右下颌下腺在内的右半舌切除。术后病理提示广泛的神经周围浸润、淋巴管受侵、近切缘阳性，无淋巴结转移。MRI未显示三叉神经下颌支的终末分支存在神经周围受侵的迹象。
  ◆ 高危颅神经：三叉神经上颌支（V_2）、三叉神经下颌支（V_3）、鼓索（面神经，Ⅶ）、舌下神经（Ⅻ）。
  ◆ CTV_{60}应包括术后瘤床区（图中只显示了靠下的层面，未完全显示），但不包括颅神经。
  ◆ 在较上层面，CTV_{54}应包括Meckel腔、圆孔、翼腭窝、卵圆孔及茎乳孔，这包含了三叉神经上颌支（V_2）、三叉神经下颌支（V_3）和鼓索（面神经，Ⅶ）
  ◆ 在颅底，CTV_{54}应包括舌下神经管，以及舌下神经和翼板（翼腭窝），再向下包括从下颌孔到颏孔的右侧下颌骨区域。不需将面神经进入腮腺实质的部分包括在内。
  ◆ 不需将由三叉神经下颌支（V_3）支配的咀嚼肌包括在靶区内，但部分翼肌应包括在低剂量的CTV内。

❖ **案例3**（图13-26）：右硬腭腺样囊性癌pT2cN0，行双侧部分上颌骨标准局部切除。术中发现肿瘤质硬，侵及右侧至中线的硬腭表面黏膜，并靠近前磨牙和磨牙。术后病理示神经周围、神经内的广泛浸润以及硬腭受侵。MRI显示无神经周围侵犯。
  ◆ 高危颅神经：三叉神经上颌支（V_2）。
  ◆ PTV/CTV_{66}应包括硬腭以及腭大神经、腭小神经、鼻腭神经、后上牙槽神经直至翼板（翼腭窝）水平，根据术后体积的大小CTV_{66}应该在右侧向下继续延伸。
  ◆ PTV/CTV_{50}应包括三叉神经上颌支（V_2）分出的眶下神经和颧神经，这些分支不直接支配上颌牙和硬腭，也不穿过翼板。
  ◆ PTV_{50}应向上扩展，通过圆孔，并进入Meckel腔。

❖ **案例4**（图13-27）：左下颌下腺腺样囊性癌pT2N2b标准局部切除术后。病理提示软组织中有散在的肿瘤细胞，并有神经周围浸润。

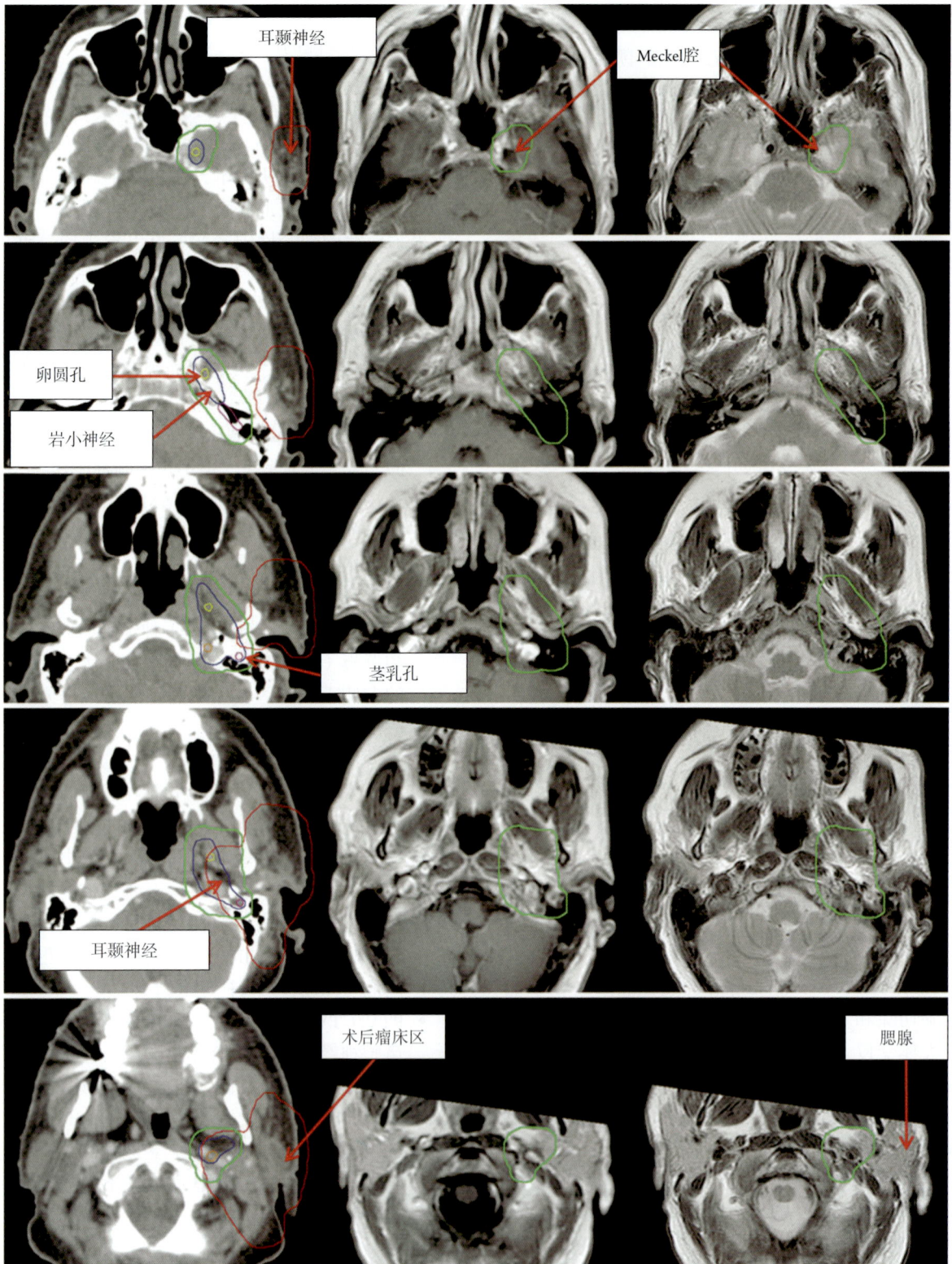

图13-24　案例1

PTV$_{66}$=红色。PTV$_{54}$=绿色。CTV$_{54}$=蓝色。三叉神经下颌支（CN V$_3$）=黄色。面神经（Ⅶ）=紫色。舌咽神经（Ⅸ）=橙色。脑部MRI图像为术前获得。第1列为CT增强序列影像，第2列为MRI增强T1加权序列影像，第3列为MRI T2加权抑脂序列图像。

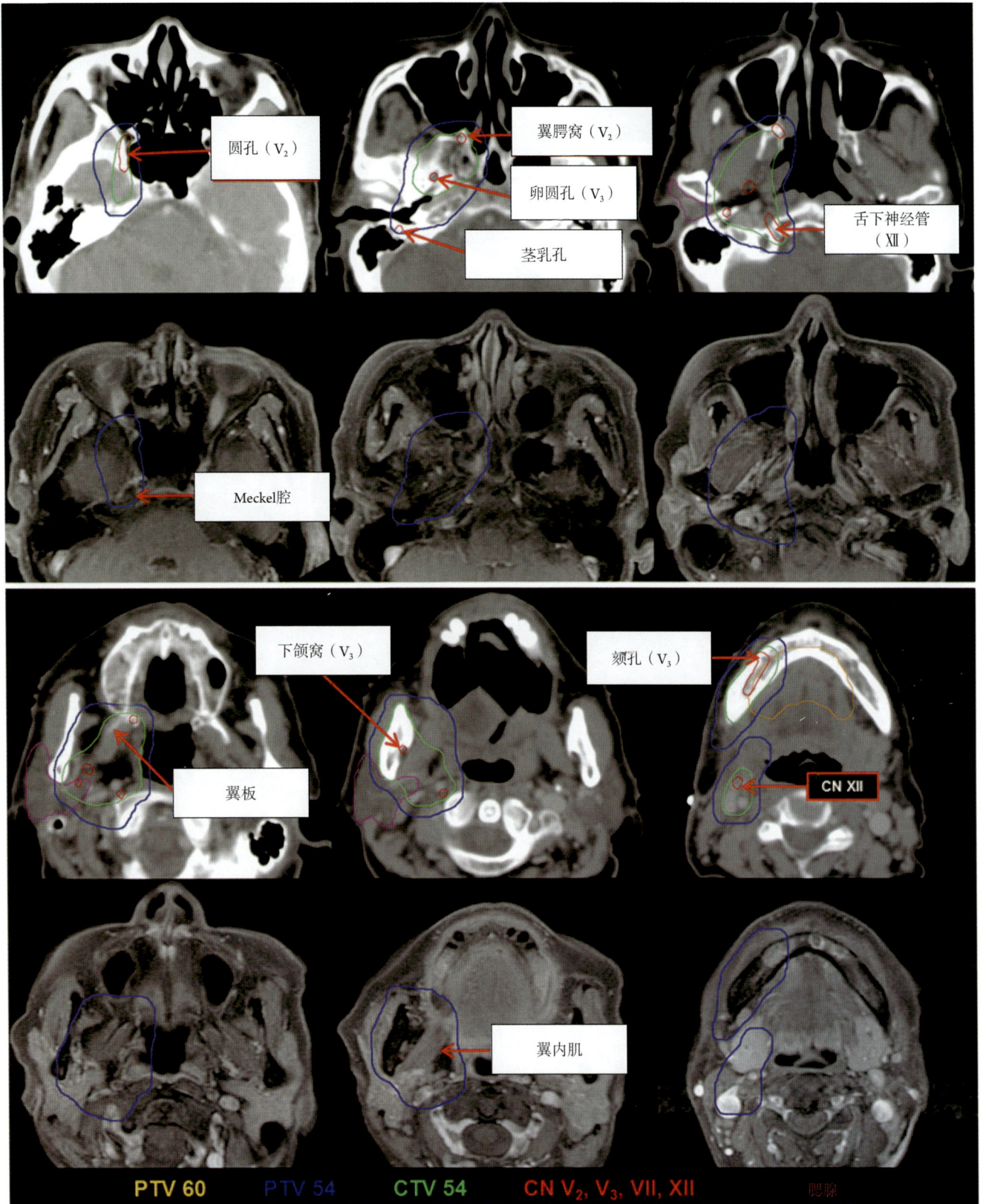

图13-25　案例2

上排为CT增强序列图像。下排为口腔部MRI增强T1加权抑脂序列影像。

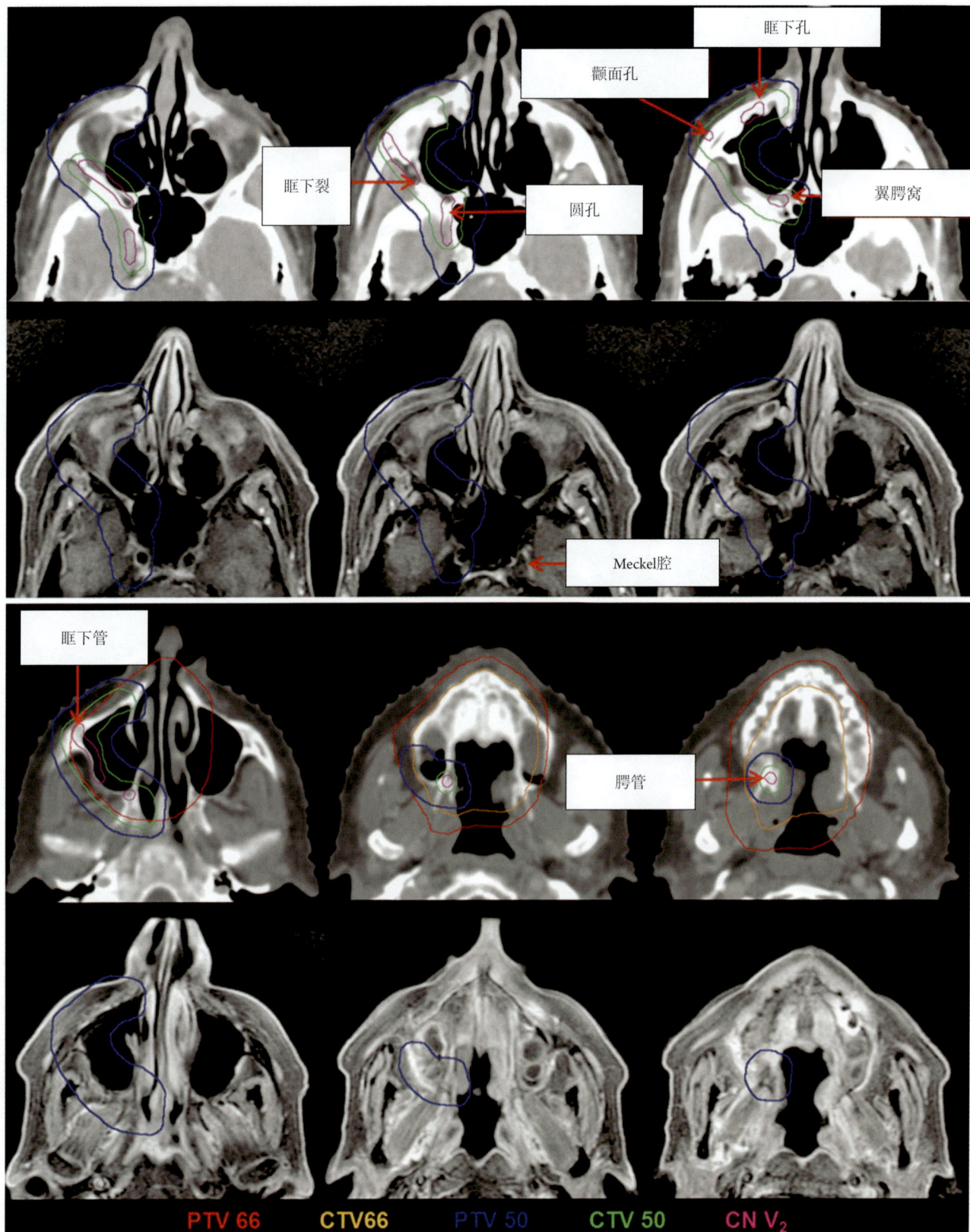

图13-26　案例3

上排为CT增强序列图像。下排为口腔部MRI增强T1加权抑脂序列影像

- 高危颅神经：三叉神经下颌支（V_3）、舌下神经（$Ⅻ$）、鼓索（面神经，$Ⅶ$）。
- CTV_{54}起始于卵圆孔上方，稍向下延伸，包括舌下神经管和茎乳孔。
- 考虑到存在散在的肿瘤细胞、并存在神经周围以及淋巴结侵犯，PTV_{66}起始于舌下神经管水平下方，包括舌下神经和鼓索所在的咽旁间隙区域。

- 在较下层面，PTV_{66}包括大部分Ⅱ区淋巴结、三叉神经下颌支（V_3）的舌神经和下牙槽神经、以及舌根部邻近下颌下腺瘤床区（此处仍残留有散在的肿瘤细胞）（PTV_{70}）的舌神经（$Ⅻ$）终末分支。PTV/CTV_{54}包括了颅神经的高危区。值得注意的是，由于存在三叉神经下颌支（V_3）下牙槽神经，下颌骨也应包括在治疗区内。

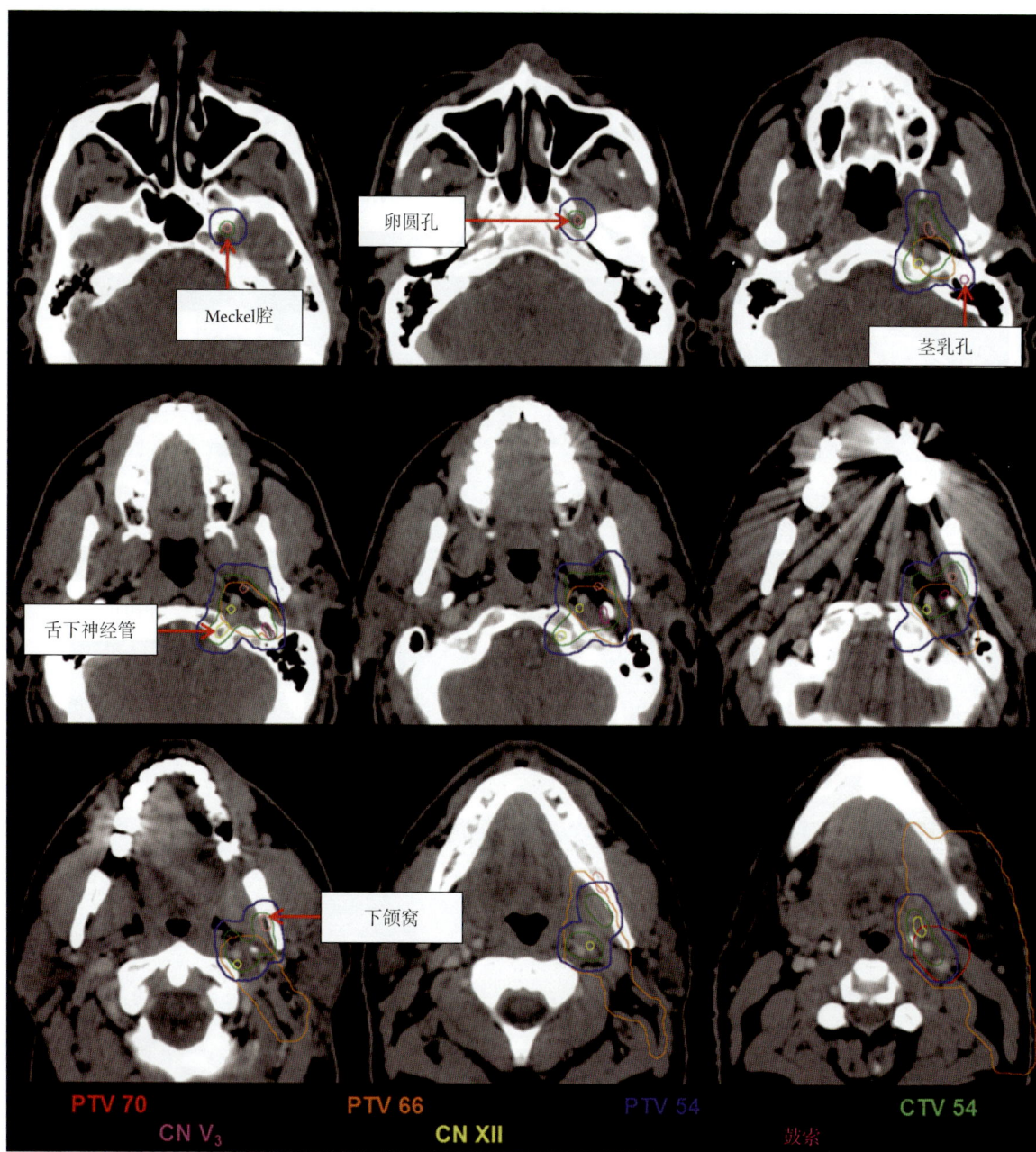

图13-27　案例4
CT 增强序列影像

191

❖ 案例5（图13-28）：左舌下腺腺样囊性癌pT3N0标准局部切除术后，病理示神经周围受侵，切缘阳性。MRI提示肿瘤沿三叉神经下颌支（V₃）扩散至Meckel腔的下部层面。

- 高危颅神经：三叉神经下颌支（V₃）、鼓索（面神经，Ⅶ）、舌下神经（Ⅻ）。
- GTV₇₀沿三叉神经下颌支（V₃）由Meckel腔，经卵圆孔、下颌孔，终于颏孔。PTV₇₀由GTV外扩约1 cm。需要特别提醒的是，神经周围受侵的区域已被包含在GTV₇₀靶区的较上层面内。

- 考虑到镜下浸润的高危因素，PTV₆₆包括了PTV₇₀和三叉神经下颌支（V₃）支配的肌群（翼肌和二腹肌前腹）。位于下方的原发部位旁的左侧舌根和左侧舌下区也包括在内。

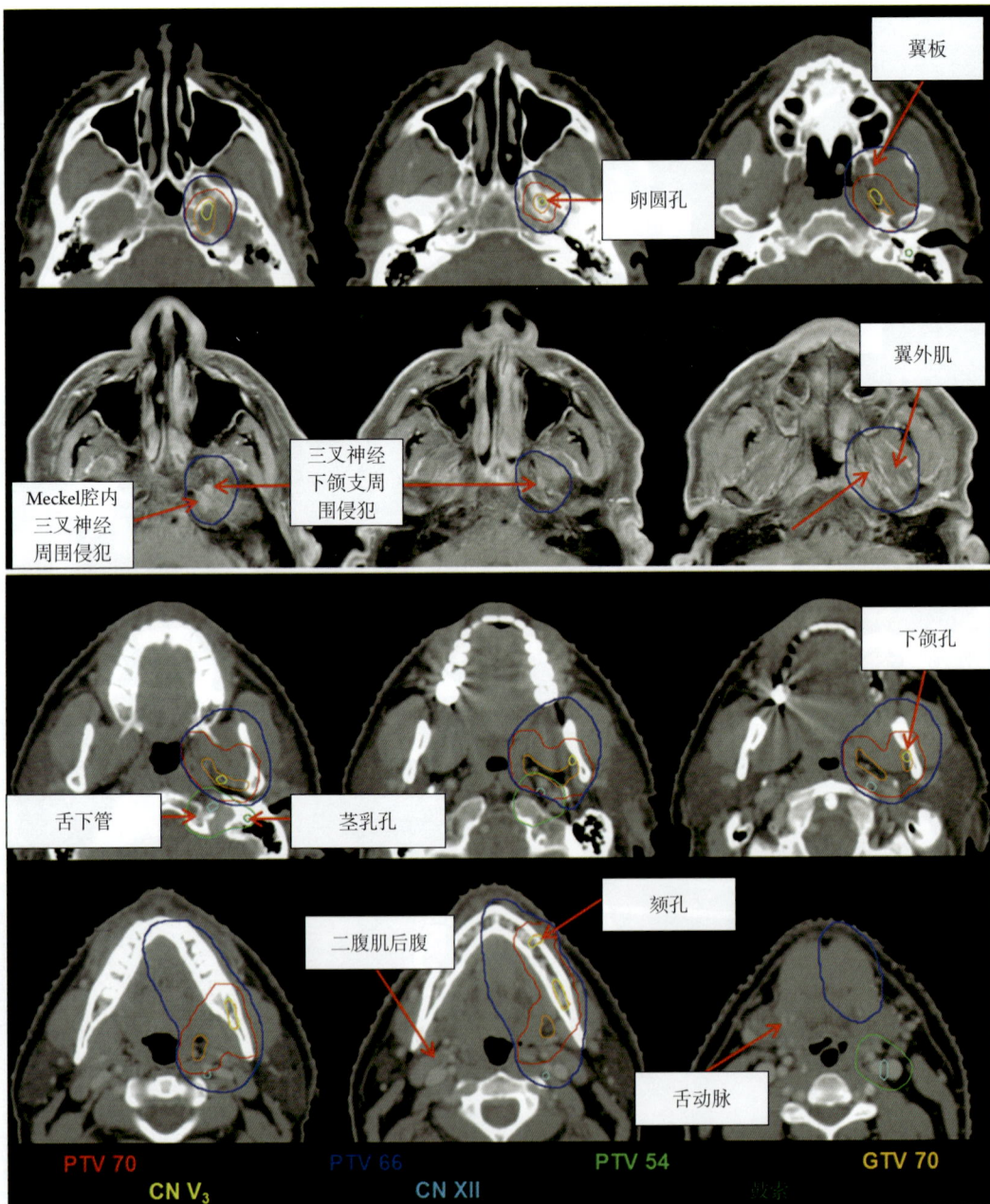

图13-28　案例5
第2排为口腔部的MRI T1加权增强序列影像

- PTV$_{54}$包括舌下神经（Ⅻ）的上部和下部以及位于茎乳孔的鼓索的上部。

❖ 案例6（图13-29）：上唇腺样囊性癌pT2Nx全层标准局部切除术后，病理示神经周围受侵，切缘阳性。眶部MRI提示肿瘤沿左侧三叉神经上颌支（V$_2$）扩散，累及左侧海绵窦，并扩展至左侧圆孔和左眶裂。

- 高危颅神经：视神经（Ⅱ）、动眼神经（Ⅲ）、滑车神经（Ⅳ）、三叉神经上颌支（V$_2$）、展神经（Ⅵ）。

- GTV$_{70}$包括肿瘤累及的海绵窦、视神经（Ⅱ）和从圆孔到翼板（翼腭窝）水平的三叉神经上颌支（V$_2$）的近端。

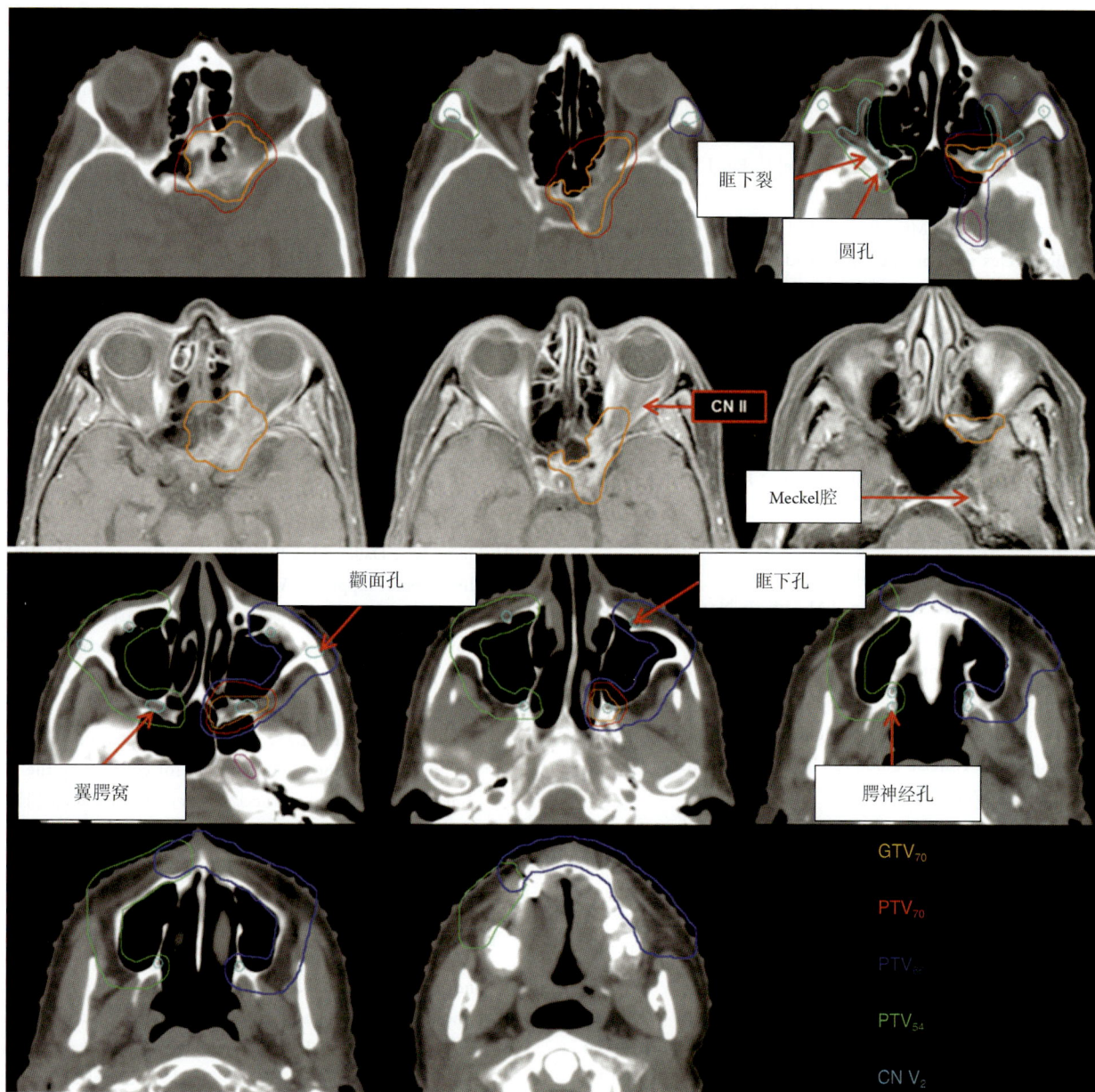

图13-29　案例6
第2排为眶部的MRI T1加权增强序列影像

◆ PTV$_{66}$包括Meckel腔、翼板（翼腭窝），以及左侧三叉神经上颌支（V$_2$）发出的颧面神经、眶下神经、腭大神经、腭小神经。考虑到原发部位受累，左侧上唇、整个上唇、以及鼻前庭下部都包括在PTV$_{66}$内。

◆ 考虑到沿皮肤表面扩散和沿神经逆行扩散的可能性，PTV$_{54}$包括了右侧三叉神经上颌支（V$_2$）的细小分支。考虑到PTV$_{54}$为低危区，故无需包括Meckel腔。

参考文献

[1] Alves P.Imaging the hypoglossal nerve[J]. Eur J Radiol, 2010, 74(2): 368-377.

[2] Barnett CM, Foote MC, Panizza B. Cutaneous head and neck malignancies with perineural spread to contralateral cranial nerves: an argument for extending postoperative radiotherapy volume[J]. J Clin Oncol, 2013, 31(18): e291-e293.

[3] Bathla G, Hegde AN. The trigeminal nerve: an illustrated review of its imaging anatomy and pathology[J]. Clin Radiol, 2013, 68(2): 203-213.

[4] Borges A. Skull base tumours part I: imaging technique, anatomy and anterior skull base tumours[J]. Eur J Radiol, 2008, 66(3): 338-347.

[5] Borges A, Casselman J. Imaging the trigeminal nerve[J]. Eur J Radiol, 2010, 74(2): 323-340.

[6] Chang JT, Lin CY, Chen TM, et al. Nasopharyngeal carcinoma with cranial nerve palsy: the importance of MRI for radiotherapy[J]. Int J Radiat Oncol Biol Phys, 2005, 63(5): 1354-1360.

[7] Damodaran O, Rizk E, Rodriguez J, et al. Cranial nerve assessment: a concise guide to clinical examination[J]. Clin Anat, 2014, 27(1): 25-30.

[8] Erman AB, Kejner AE, Hogikyan ND, et al. Disorders of cranial nerves IX and X[J]. Semin Neurol, 2009, 29(1): 85-92.

[9] Gande A, Kano H, Bowden G, et al. Gamma Knife radiosurgery of olfactory groove meningiomas provides a method to preserve subjective olfactory function[J]. J Neurooncol, 2014, 116(3): 577-583.

[10] Gil Z, Carlson DL, Gupta A, et al. Patterns and incidence of neural invasion in patients with cancers of the paranasal sinuses[J]. Arch Otolaryngol Head Neck Surg, 2009, 135(2): 173-179.

[11] Gilchrist JM. Seventh cranial neuropathy[J]. Semin Neurol, 2009, 29(1): 5-13.

[12] Gluck I, Ibrahim M, Popovtzer A, et al. Skin cancer of the head and neck with perineural invasion: defining the clinical target volumes based on the pattern of failure[J]. Int J Radiat Oncol Biol Phys, 2009, 74(1): 38-46.

[13] Gomez DR, Hoppe BS, Wolden SL, et al. Outcomes and prognostic variables in adenoid cystic carcinoma of the head and neck: a recent experience[J]. Int J Radiat Oncol Biol Phys, 2008, 70(5): 1365-1372.

[14] Ibrahim M, Parmar H, Gandhi D, et al. Imaging nuances of perineural spread of head and neck malignancies[J]. J Neuroophthalmol, 2007, 27(2): 129-137.

[15] Landau ME, Barner KC. Vestibulocochlear nerve. Semin Neurol[J]. 2009, 29(1): 66-73.

[16] Li C, Li Y, Zhang D, et al. 3D-FIESTA MRI at 3 T demonstrating branches of the intraparotid facial nerve, parotid ducts and relation with benign parotid tumours[J]. Clin Radiol, 2012, 67(11): 1078-1082.

[17] Lu TX, Mai WY, Teh BS, et al. Important prognostic factors in patients with skull base erosion from nasopharyngeal carcinoma after radiotherapy[J]. Int J Radiat Oncol Biol Phys, 2001, 51(3): 589-598.

[18] Massey EW. Spinal accessory nerve lesions[J]. Semin Neurol, 2009, 29(1): 82-84.

[19] Moonis G, Cunnane MB, Emerick K, et al. Patterns of perineural tumor spread in head and neck cancer[J]. Magn Reson Imaging Clin N Am, 2012, 20(3): 435-446.

[20] Moore KL, Dalley AF. Clinically oriented anatomy[M]. 4th edn. Philadelphia: Lippincott Williams & Wilkins, 1999.

[21] Morani AC, Ramani NS, Wesolowski JR. Skull base, orbits, temporal bone, and cranial nerves: anatomy on MR imaging. Magn Reson Imaging Clin N Am. 2011 Aug;19(3): 439-456.

[22] Mourad WF, Young BM, Young R, et al. Clinical validation and applications for CT-based atlas for contouring the lower cranial nerves for head and neck cancer radiation therapy[J]. Oral Oncol, 2013, 49(9): 956-963.

[23] Roldan-Valadez E, Martinez-Anda JJ, Corona-Cedillo R. 3T MRI and 128-slice dual-source CT cisternography images of the cranial nerves a brief pictorial review for clinicians[J]. Clin Anat, 2014, 27(1): 31-45.

[24] Shoja MM, Oyesiku NM, Griessenauer CJ, et al. Anastomoses between lower cranial and upper cervical nerves: a comprehensive review with potential significance during skull base and neck operations, part I: trigeminal, facial, and vestibulocochlear nerves[J]. Clin Anat, 2014, 27(1): 118-130.

[25] Shoja MM, Oyesiku NM, Shokouhi G, et al. A comprehensive review with potential significance during skull base and neck

operations，Part II：glossopharyngeal，vagus，accessory，and hypoglossal nerves and cervical spinal nerves 1-4[J]. Clin Anat，2014，27(1)：131-144.

[26] Swartz MH.Textbook of physical diagnosis：history and examination[M]. 4th edn. Philadelphia：Saunders，2002.

[27] Philadelphia Veillona F，RamosTaboada L，Abu-Eid M，et al. Imaging of the facial nerve[J]. Eur J Radiol，2010，74：341-348.

译者：谭志博，北京大学深圳医院放射治疗科
审校：陆合明，广西壮族自治区人民医院放疗科

第二部分
乳腺

第十四章　早期乳腺癌

Sagar Patel, Brian Napolitano, Shannon M. MacDonald

Harvard Radiation Oncology Program, Department of Radiation Oncology, Massachusetts General Hospital
Correspondence to: Shannon M. MacDonald, MD. Harvard Radiation Oncology Program, Department of Radiation Oncology, Massachusetts General Hospital. Email: smacdonald@partners.org.

1　计划与靶区勾画的总原则

　　加用适当补偿的野中野三维适形放疗（3D-CRT）或保证乳腺组织剂量均匀性的调强放疗（IMRT）是现代早期乳腺癌放疗的标准技术。在这之前，尽管X线二维放疗已经取得了较好的结果，但是它具有一定的局限性：一方面它不能使用更先进的补偿方式进一步提高剂量均匀性；另一方面，它不能直观的通过剂量-体积直方图（dose-volume histogram，DVH）来直观的显示诸如冠脉前降支和心室等正常组织的实际受量。目前，最高级别的证据显示，乳腺癌放疗的最佳治疗模式是全乳放疗联合局部术腔（瘤床区）补量（Fisher *et al.* 1998，2002）。此外，系列随机对照研究显示了全乳大分割放疗疗效和常规分割放疗的毒性类似（Whelan *et al.* 2010），且大分割放疗疗程短，一般仅为3~4周，而靶区范围与常规分割相同。然而，上述系列随机对照研究仅包含了早期侵袭性乳腺癌患者。虽然关于原位癌或已经化疗后的早期乳腺癌患者的前瞻性研究很少，但回顾性数据已经显示大分割放疗在这些患者中的安全性、耐受性和局部控制作用良好（Ciervide *et al.* 2012；Hathout *et al.* 2013）。尽管目前部分乳腺加速照射（accelerated partial breast irradiation，APBI）还不是标准治疗，但可作为某些不能接受疗程长达几周放疗的患者的备选方案。迄今为止，几项已经发表临床试验确立了早期侵袭性乳腺癌的安全性和有效性。美国肿瘤放射治疗协作组（Radiation Therapy Oncology Group，RTOG）/美国乳腺与肠道外科辅助治疗研究组（National Surgical Adjuvant Breastand Bowel Project，NSABP）的随机对照研究已经完成，但结果还未发布。美国放射肿瘤学会年会（American Society for Radiation Oncology，ASTRO）已发表相关共识，可以作为APBI的应用指南（Smith *et al.* 2009）。

2 放疗前检查

除了详细了解病史和全面的查体，为了明确诊断和分期，精确制订计划，放疗前还应包括进行必要的影像和病理检查。所有患者在初诊时均应行乳腺钼靶、乳腺超声和乳腺磁共振成像（magnetic resonance imaging，MRI）。制订放疗计划前应复阅上述影像资料。图像引导下的活检往往能确诊癌症。保乳的标准术式如下：对导管原位癌行单纯区段切除，对早期浸润性癌行区段切除联合前哨淋巴结活检。放疗前，应复习病理资料确保足够的切缘，同时确认是否为早期乳腺癌，若为早期乳腺癌，其需要放疗的范围包括全乳腺，而不需要包括区域淋巴结。如果可能，术中应在瘤床区置入标记以协助术后放疗时勾画出瘤床区。

3 解剖/影像

了解乳腺解剖、熟悉乳腺影像，对于放射肿瘤专家精确定义乳腺组织和乳腺高危复发区域是至关重要的。女性乳腺位于胸肌前方，由小叶、导管、脂肪和结缔组织组成，导管网络连接小叶及乳头，小叶和导管被脂肪、韧带和结缔组织包绕。乳腺癌来源于导管（导管癌）或小叶（小叶癌）。乳腺钼靶是标准的筛查方法。乳腺钼靶扫描包括两个位相：头脚位（CC）和侧斜位（medio lateral-oblique，MLO）。MLO应包括胸肌至乳头水平。制订放疗计划前应复习这些影像帮助决定乳腺高危区域，辅助勾画术腔/瘤床位置。对于乳腺钼靶显示异常区域或可触及的病变行超声检查常常有助于制订治疗计划。MRI和断层成像有时也是可选的影像技术。MRI是某些选择性高危女性的筛查工具。此外，在确诊乳腺癌后，使用MRI可以更好地定义肿瘤区，排除非肿瘤区。MRI提供俯卧位时的三维立体影像。MRI同时有助于确定乳腺组织的原发部位，如果可能，在制订放疗计划时应复习MRI影像。最近，数字乳腺断层技术被引进乳腺X线筛查，断层技术影像是通过计算机软件合成数字探测器捕获的投影成像，再利用乳腺X线照射技术提供三维影像，最终呈现出全乳腺的薄层切片图像。跟MRI类似，这些图像以3D形式较好地显示了乳腺肿瘤的位置。

4 靶区勾画

早期乳腺癌行全乳照射时，靶区包括患侧全乳腺和术腔，而行部分乳腺照射时，靶区包括术腔，术腔的临床靶区（clinical target volume，CTV）和计划靶区（planning target volume，PTV）。危及器官（organs at risk，OAR）应包括心脏、肺、冠状动脉前降支和左心室。靶区勾画如表14-1。

乳腺组织勾画应包括所有可见腺体组织及金属丝（如果使用的话）包绕的组织或下垂组织。对于某些有组织皱褶的患者，确定乳腺的侧界或上界比较困难。对这些病例，骨性标记比较有用，但应确保所有腺体组织包括在射野体积内。术腔应包括所有可见的术后改变和术夹（如果外科医生放置的话）。如果很难确定术后改变区域，应摄乳腺X线片，使用超声和MRI。尽管乳腺癌不易在电子计算机断层扫描（computed tomography，CT）上显示，但术前CT仍是有意义的，如果患者有术前CT，应复习术前CT。所有左侧乳腺癌患者均应勾画心脏。多数医生从肺血管以下开始勾画心脏，如能辨认左心室和左前降支（图14-1），也应勾画上述二者，这在CT平扫中辨识上述二者是比较困难的。

表14-1 推荐的早期乳腺癌全乳放疗和APBI靶体积

靶体积	定义与描述
乳腺	乳腺组织界定需要做一定的临床参考。行CT定位时应使用金属丝环绕乳腺组织。勾画时应包括所有乳腺腺体组织，上界为锁骨头下，第二肋出现的层面；下界为乳腺组织消失处；内界为胸骨缘，不超过中线；外界为腋中线，但依据乳腺下垂情况决定。前界为皮肤或皮下几毫米（为了剂量报告），后界为胸肌和胸壁肌肉，靶区不应包括这些肌肉和肋骨
术腔	术后血肿、外科夹及明显不同的腺体组织均应包括在内。对比对侧乳腺很有帮助，尤其是没有术后积液和（或）手术标记时。制订计划前应复习所有影像资料来帮助确定靶区，靶区不应超出乳腺组织
术腔CTV[a]	术腔外放1.0~1.5 cm，该靶区不应超出体表或进入胸肌和（或）胸壁肌肉
术腔PTV[a]	术腔CTV外放摆位误差和预计患者移动范围（通常为0.5~1.0 cm）。该体积可能会超出患者体表或进入胸肌和（或）胸壁肌肉，此时需要作出调整，以确保该靶区符合剂量报告要求

[a]仅针对APBI；对全乳放疗者，术腔仅是局部加量的靶区。

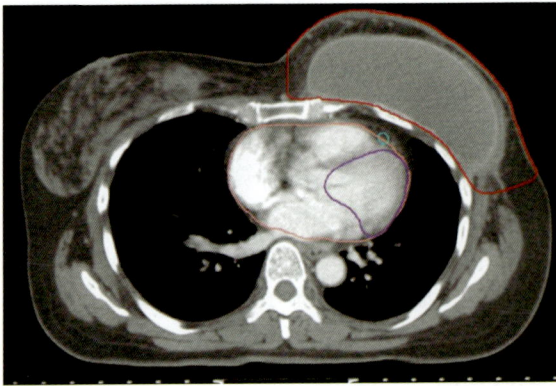

图14-1 心脏勾画

心脏勾画包括左心室、左前降支和心脏

5 仰卧位

对于仰卧定位，患者应手臂上举，使用乳腺托板，推荐头部自然平卧，保证患者舒适体位之后，获得完整乳腺体积的CT图像。推荐扫描范围从下颌至上腹，CT层厚≤3 mm。有些医生喜欢在乳腺组织边界放置金属丝，另外一些医生在乳腺组织下2 cm放置金属丝来帮助确定下界。大多数标志物在定位CT和正侧位数字重建图像（digitally reconstructed radiograph，DRR）均可以显影。血清肿通常能在CT上辨别，但在切口上放置金属丝对确定血清肿的位置更有帮助。然而，仍应注意的是，由于切口不总是与血清肿一致，由于美容的需要，切口经常会离乳腺癌位置有一定距离。所有乳腺腺体组织和危及器官均应勾画（图14-2），医生或剂量师确定切线野。射野应包绕所有乳腺组织，平行于胸壁。治疗实施时，应充分利用机架角、准直器和多叶光栅（multi-leave collimators，MLC）或金属挡块，达到治疗乳腺组织，给血清肿合适的外扩边缘，同时最好地避开心脏和肺。选择给予切线野后，还要合理应用组织补偿以确保剂量均匀性。某些治疗中心利用楔形板做组织补偿。此外，还可以要求剂量师做更多的工作，例如利用MLC子野补偿，以确保在治疗室治疗时提供更好更有效的剂量输出。这个概念就是通过增加1或2个射野阻挡高剂量区但不减少其他乳腺区域和手术部位的剂量覆盖，从而减少高剂量区的剂量。MLC被加到任何被保护区域（如心脏）的射野边缘，射野的能量不变。为了完成这个目标，每个射野均被拷贝命名为子野。从BEV窗显示剂量，高剂量区被单独标记和显示（图14-3）。射线经MLC叶片位置修正后覆盖此等剂量体积，通常每个子野的MU数很小，减少8%以内的热点剂量通常需要2~4个子野。另外一个选择是调强放射治疗（intensity modulated radiotheragy，IMRT）。IMRT利用逆向调强优化计划，通过软件系统限制剂量和治疗计划，运行多次迭代运算直到达到最优计划。该过程减少了剂量学的劳动强度，能够达到剂量均匀的计划，但是比较昂贵。

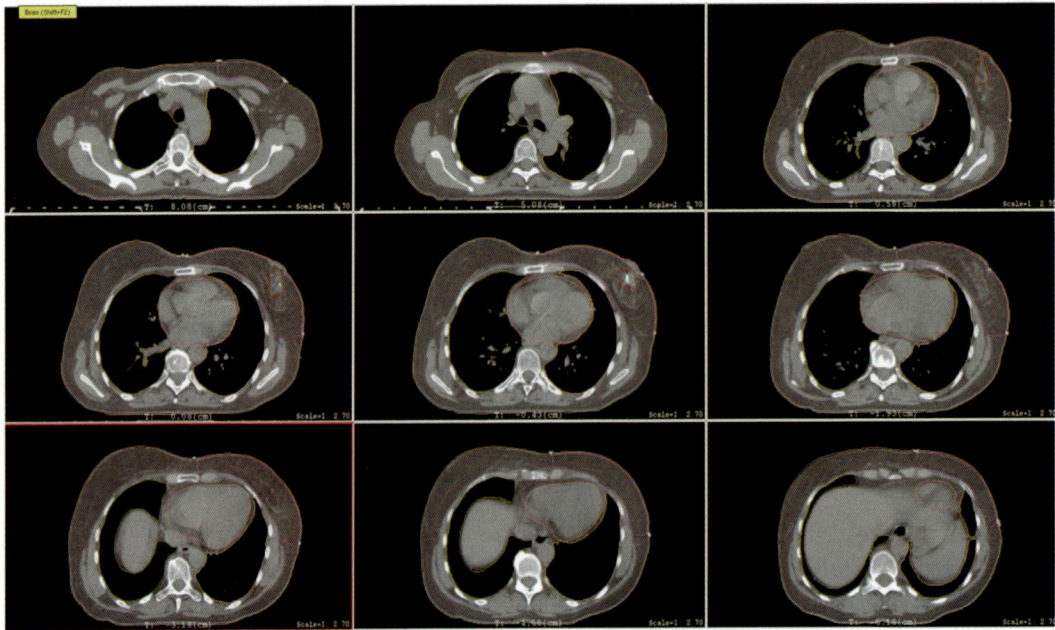

图14-2 女性左侧乳腺癌Ⅰ期，仰卧轴位图像

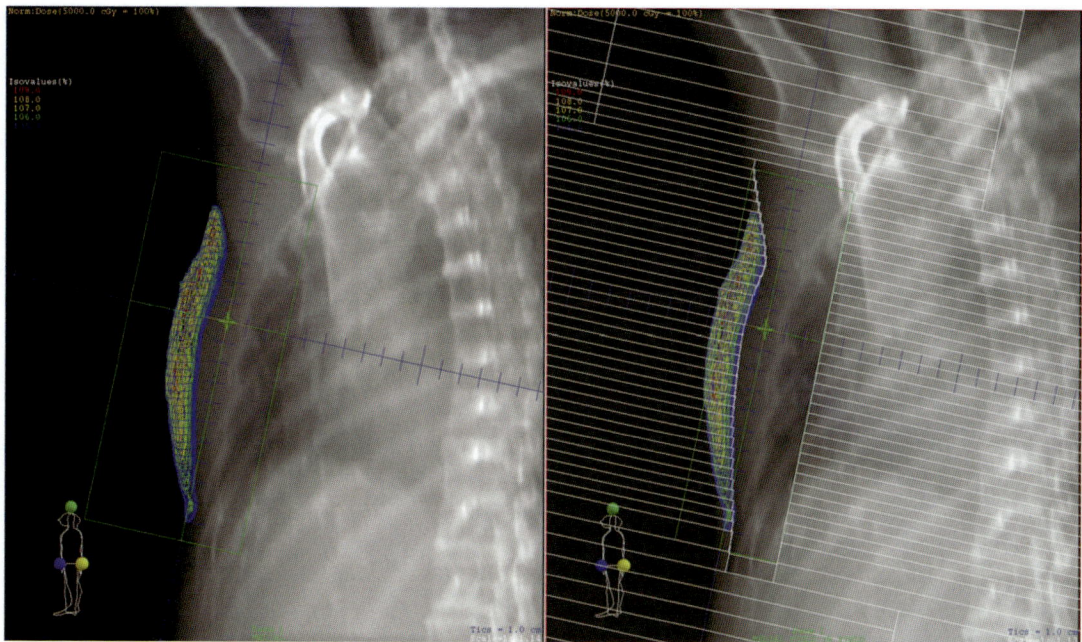

图14-3　MLC子野补偿

从BEV窗显示剂量，高剂量区被单独标记和显示，射线经MLC叶片位置修正后覆盖此等剂量体积。

对左侧乳腺癌患者，呼吸门控技术的应用越来越广泛。该技术要求患者深吸气后屏住一小段时间（30 s到1 min），这会使心脏离开胸壁，使乳腺/胸壁剂量覆盖更好，同时保护心脏（图14-4）。

该技术对很多人有帮助，但并不是对所有患者都是理想的方法。对某些患者是看不到改进的（图14-5），还有些患者认为保持这种体位很有压力。

该技术的实施要求必须保证患者在治疗与计划时深呼吸的一致性。如ABC呼吸控制或呼吸门控等反馈系统的应用对于重复性有帮助。此外，可视RT也作为一种正在研究中的被验证方法。

6　俯卧位

乳房下垂和（或）瘤床接近胸壁和重要脏器（心脏/肺）的患者可能会从俯卧位获益，俯卧乳腺定位减少了乳房下的脱屑及皮肤损害，为大乳房女性带来更均匀的剂量分布和更少的高剂量热点。此外，应用该体位之后，多数患者也能获得更好的心脏保护，但不是所有人都能在此方面获益。

俯卧位时，选择合适的患者至关重要。不是所有患者俯卧位时都舒适，所以摆位重复性也更具有挑战性。关键是只有当患者俯卧时相对舒适，才能允许每天重复同一体位。有背部或颈部骨科外伤的患者不是俯卧位的理想候选者。许多乳腺癌患者已经做过俯卧位乳腺MRI，这对于评估她们是否耐受俯卧位治疗很有帮助。除此之外，由于乳腺板的应用，可能使患者所占空间太大无法获得完整的CT图像：乳腺托板把患者抬高于常规CT检查床，即便是大孔径CT也不可能获取患者完整的图像。

在我们医院，我们在CT定位前在患者身上放置标记。患者仰卧位时，医生在乳腺野上缘锁骨头侧缘、体中线及乳腺组织下方2 cm分别放置标记。患者俯卧位时，在腋中线和乳腺放置放射显影标记（图14-6）。

患者在俯卧乳腺板上趴下时头和上肢会下垂，为了更好的重复性，可以在板上放置一个蓝色小Vac-Lok袋，患者俯卧位时可以双手放在头上。患者可抓住把手以利于重复体位。一旦患者位于舒服体位，放出Vac-Lok袋中的气体（图14-7）。推荐患者头偏向患侧，这有助于减少患侧乳腺的过度旋转并置于托板开放处。好的体位是保持双肘在板上，减少腋窝皮肤皱褶，保持上臂舒适。楔形板放在患者脚踝处可以舒适体位，保持重复性。

乳腺组织必须完全、均匀垂落在托板开放孔处，保证乳腺组织低于托板，这会导致身体向患侧乳腺的扭

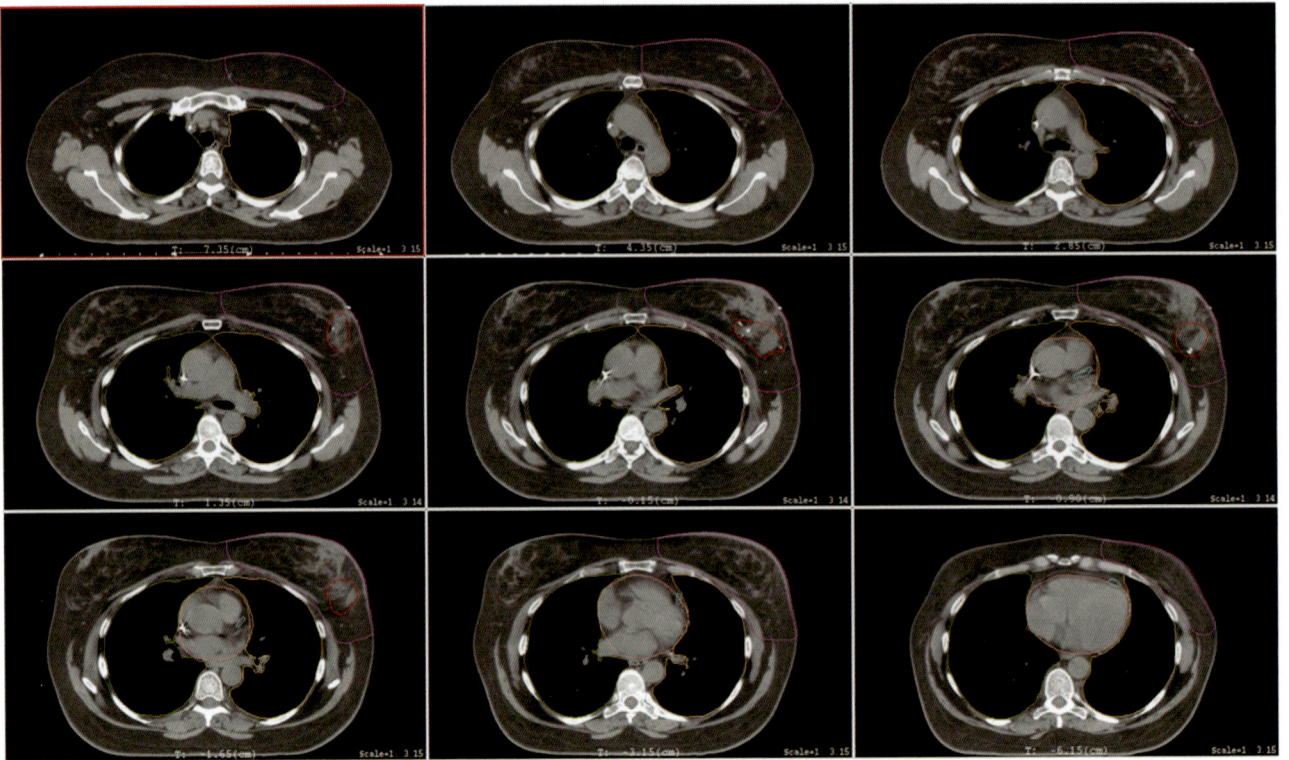

图14-4 仰卧位轴位图像演示呼吸控制技术
在计划和治疗过程中患者深吸气，导致心脏离开胸壁，增加了乳腺和心脏间的距离。

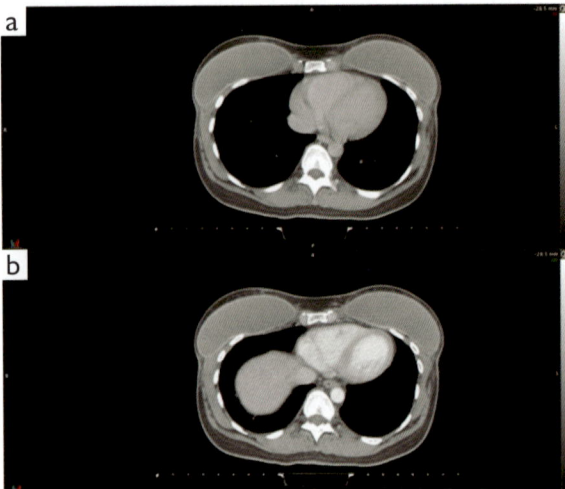

图14-5 图像显示呼吸控制无效的病历
（a）呼吸控制扫描；（b）自由呼吸扫描。

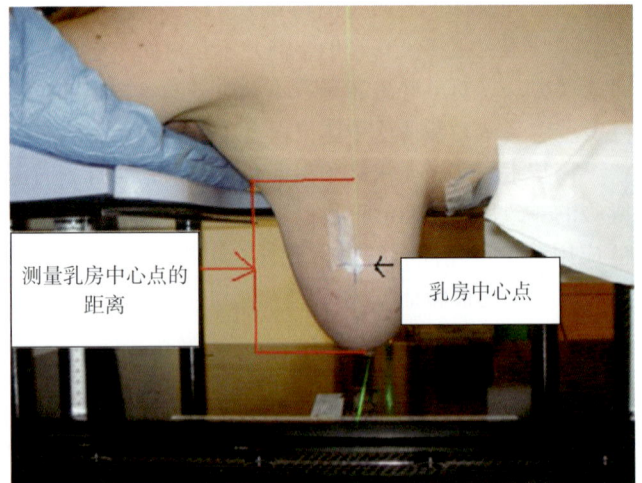

图14-6 俯卧乳腺放疗定位
乳腺应均匀水平放入开放处，至关重要。放射显影标记放在乳腺中心，对定义等中心和重复性有益。

测量乳房中心点的距离

乳房中心点

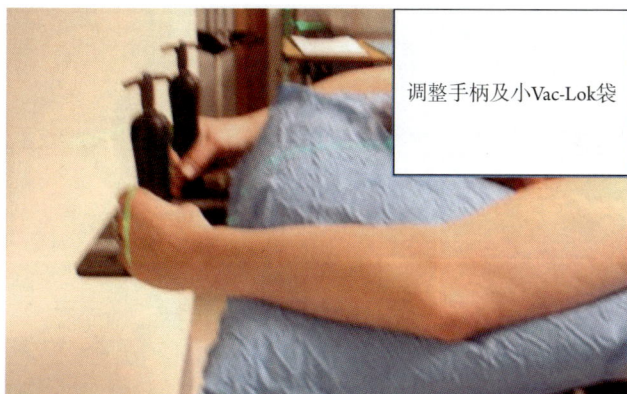

调整手柄及小Vac-Lok袋

图14-7 俯卧乳腺放疗定位。使用小Vac-Lok袋和手臂抓手有助于提高重复性

转。扫描前，尽量保持脊柱伸直，探查片有助于保证患者尽量伸直。等中心应放在乳腺标记距离中线皮肤表面3 cm处，CT图像扫描层厚≤3 mm。由于乳腺组织下垂，乳腺勾画会与仰卧位不同（图14-8），如上所述的

MLC补偿切线野可以完成一个剂量均匀的治疗计划。

7 部分乳腺加速照射（APBI）

仰卧位或俯卧位均可以完成APBI。重复性对这些患者非常重要，以保证术腔及适当边缘得到足够的处方剂量。术腔应包括血清肿、外科夹及乳腺组织明显异常部分。尤其当乳腺血肿液体和(或)外科夹不明显时，对比对侧乳腺非常有用。制订计划前应复习所有影像资料。APBI的CTV应包括术腔并外扩1.0~1.5 cm，不能超出体表或进入胸肌、肋骨或胸壁肌肉。PTV应根据本中心摆位误差变化，ABPI标准的PTV一般边缘外扩1.5 cm。PTV与乳腺的体积比应<1:3，PTV不能跨越中线到对侧乳腺。危及器官（OAR）包括心脏、肺、冠状动脉前降支和左心室。我们多使用小切线野和前野电子线射野技术。多数剂量通过光子小切线野实现，大约20%由电子线提供（图14-9，图14-10），其他技术包括俯卧位APBI仅用小切线和多野非共面光子射野。

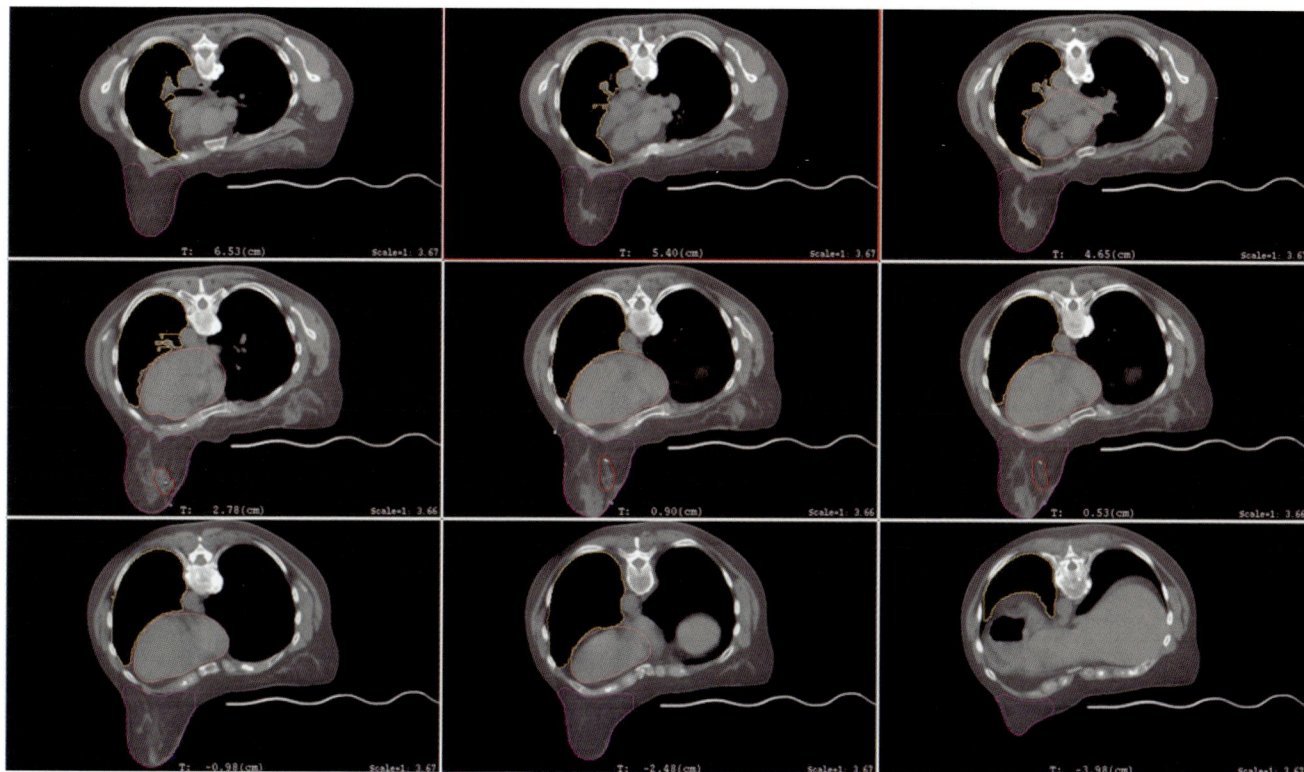

图14-8 女性左乳癌俯卧位的轴位图像

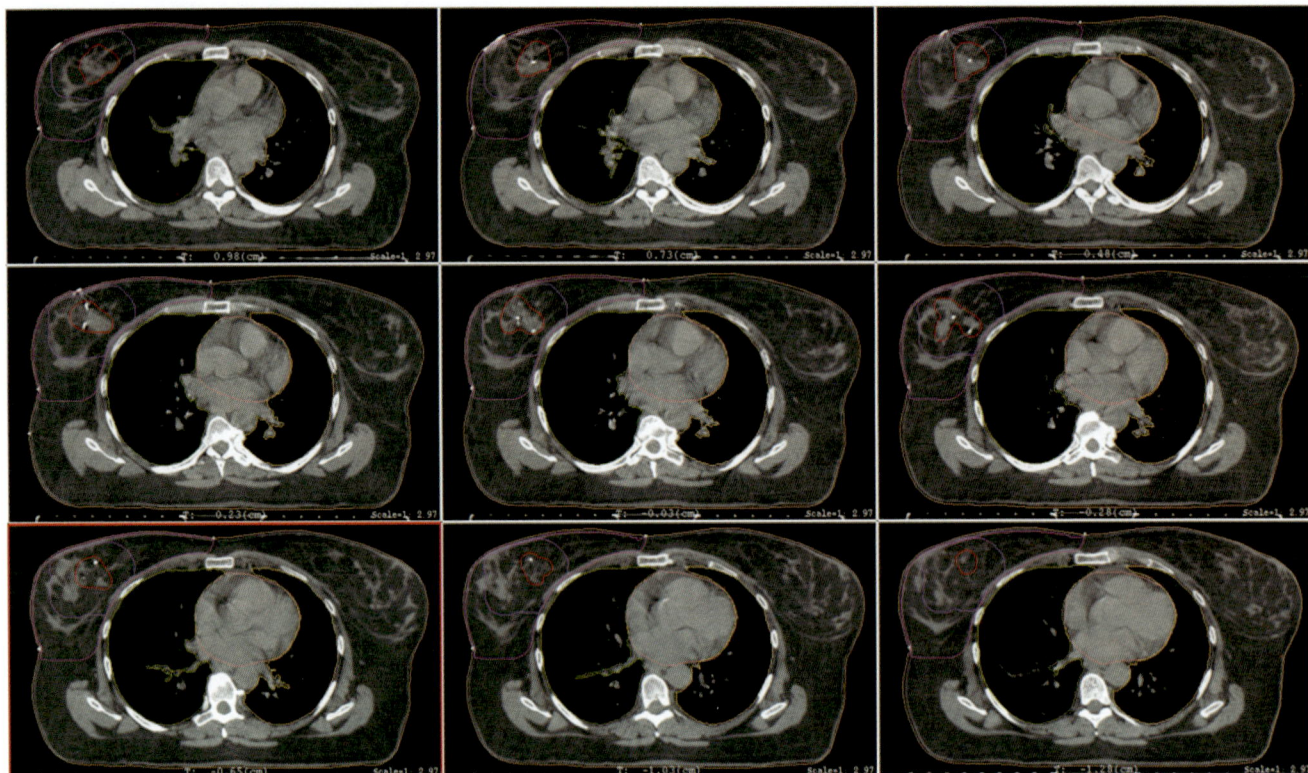

图14-9 仰卧定位，部分乳腺放疗的轴位图像

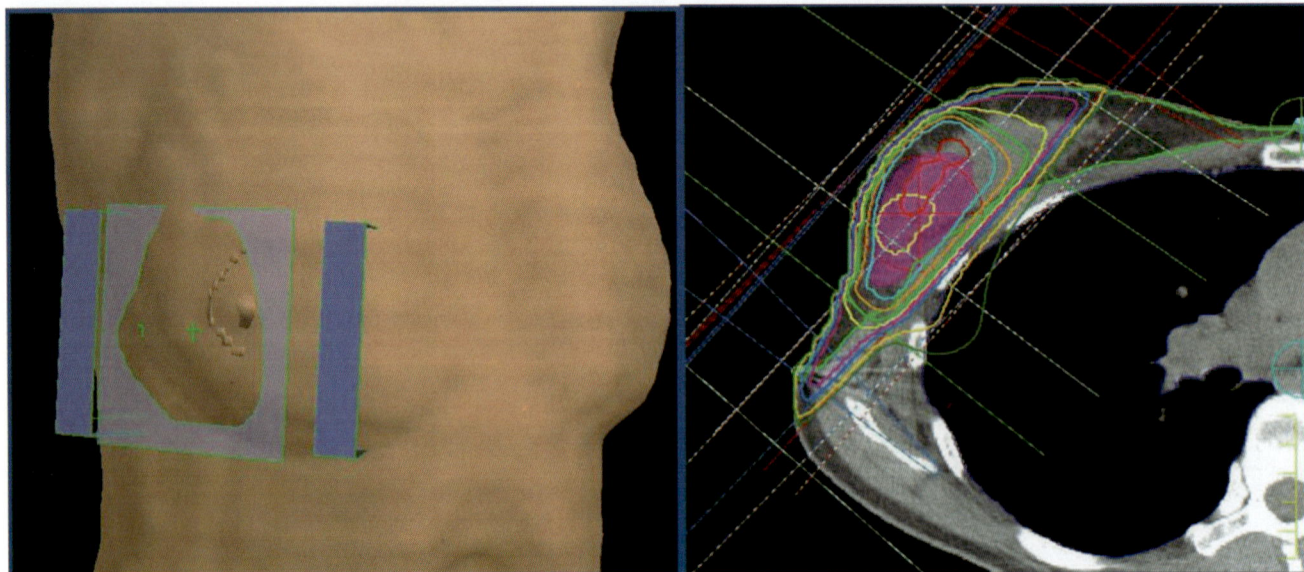

图14-10 代表性射线角度及小切线和电子线射野的APBI计划

参考文献

[1] Ciervide R，Dhage S，Guth A，et al. Five year outcome of 145 patients with ductal carcinoma in situ (DCIS) after accelerated breast radiotherapy[J]. Int J Radiat Oncol Biol Phys，2012，83(2)：e159-e164.

[2] Fisher B，Dignam J，Wolmark N，et al.Lumpectomy and radiation therapy for the treatment of intraductal breast cancer：findings from National Surgical Adjuvant Breast and Bowel Project B-17[J].J Clin Oncol，1998，16(2)：441-452.

[3] Fisher B，Anderson S，Bryant J，et al. Twenty-year follow-up of a randomized trial comparing total mastectomy，lumpectomy，and lumpectomy plus irradiation for the treatment of invasive breast cancer[J]. N Engl J Med，2002，347(16)：1233-1241.

[4] Hathout L，Hijal T，Théberge V，et al. Hypofractionated radiation therapy for breast ductal carcinoma in situ[J]. Int J Radiat Oncol Biol Phys，2013，87(5)：1058-1063.

[5] Smith BD，Arthur DW，Buchholz TA，et al. Accelerated partial breast irradiation consensus statement from the American Society for Radiation Oncology (ASTRO)[J]. J Am Coll Surg，2009，209(2)：269-277.

[6] Whelan TJ，Pignol JP，Levine MN，et al. Long-term results of hypofractionated radiation therapy for breast cancer[J]. N Engl J Med，2010，362(6)：513-520.

译者：李庆霞，河北省人民医院肿瘤科
审校：惠周光，中国医学科学院肿瘤医院放射治疗科

点评

多项荟萃分析显示，在早期乳腺癌中，保乳术联合术后放疗可以达到与既往改良根治术类似的效果，且有更好的美容效果。近年来，我国的保乳术的普及率亦逐年升高。几乎所有的保乳术的患者[除了≥70岁，雌激素受体（ER）阳性且孕激素受体（PR）阳性者之外]均需要行术后放疗。同时，乳腺癌患者的预期寿命较长，如何保证后续的生活质量，也是我们需要关注的问题。本章详细向我们阐述了保乳术后定位、勾画靶区、摆位重复性等问题，对现行的全乳放疗和前沿的部分乳腺照射均做了总领性的说明，对临床医生具体工作的实施提供了细节化的参考。

——惠周光

第十五章　局部晚期乳腺癌

Alice Ho[1], Ase Ballangrud[2], Guang Li[3], Kate Krause[4], Chun Siu[4], Simon N. Powell[1]

[1]Department of Radiation Oncology, Memorial Sloan-Kettering Cancer Center, New York, NY, USA; [2]Memorial Sloan Kettering, NY, NY; [3]Department of Medical Physics, Memorial Sloan Kettering, NY, NY; [4]Department of Radiation Onoclogy, Memorial Sloan Kettering, NY, NY

Correspondence to: Alice Ho. Department of Radiation Oncology, Memorial Sloan-Kettering Cancer Center, New York, NY, USA. Email: hoa1234@mskcc.org.

1　靶区勾画一般原则

❖ 患者电子计算机断层扫描（computed tomography，CT）模拟定位双手臂上举绕头，α支架或乳腺托架固定，无需静脉增强。

❖ 乳腺结构完整的患者，定位扫描前在体表放置金属丝标记乳腺边界。

❖ 患者的扫描范围从环状软骨到金属丝标记的乳腺下界下5 cm，扫描范围应包括全部肺组织。

❖ 计划靶区（planning target volume，PTV）定义为所有乳腺组织，胸壁，同侧腋窝Ⅰ~Ⅲ组淋巴结，同侧锁骨上淋巴结，同侧胸肌淋巴结和同侧内乳淋巴结，如图15-1~图15-6所示。

❖ 胸壁或乳腺表面每日放置3~5 mm组织补偿膜，详见表15-1。

表15-1　疾病区域推荐的靶区范围

靶区	定义与描述
CTV	放射治疗肿瘤学组图集,定义的乳腺组织或胸壁，同侧区域淋巴结,相关淋巴引流区，有镜下受侵风险的胸壁肌肉/皮肤
PTV	CTV内侧扩3~5 mm，外侧扩5~10 mm，向后3~5 mm，向上，下及向前（包括皮肤）扩5~10 mm。若PTV包括了肺组织，医生自行进行适当调整

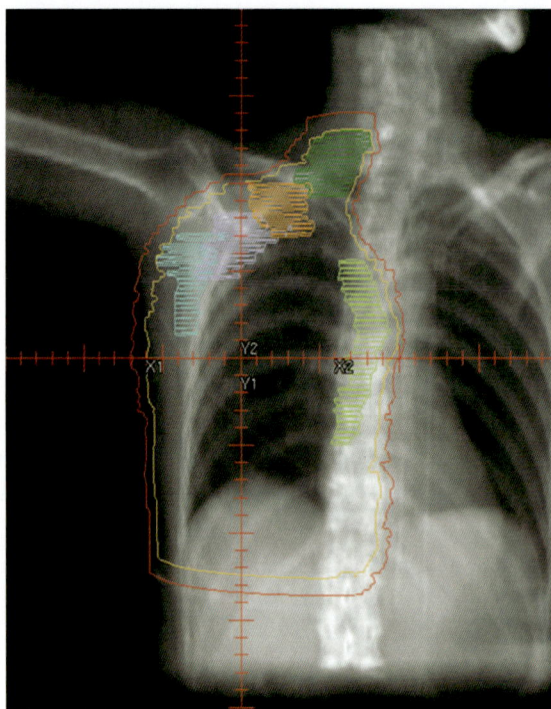

图15-1 冠状位观

红色为PTV，浅橙色为CTV，蓝色为腋窝Ⅰ组淋巴结，浅紫色为Ⅱ组淋巴结，深橙色为Ⅲ组淋巴结，绿色为锁骨上淋巴结，黄绿色为内乳淋巴结。

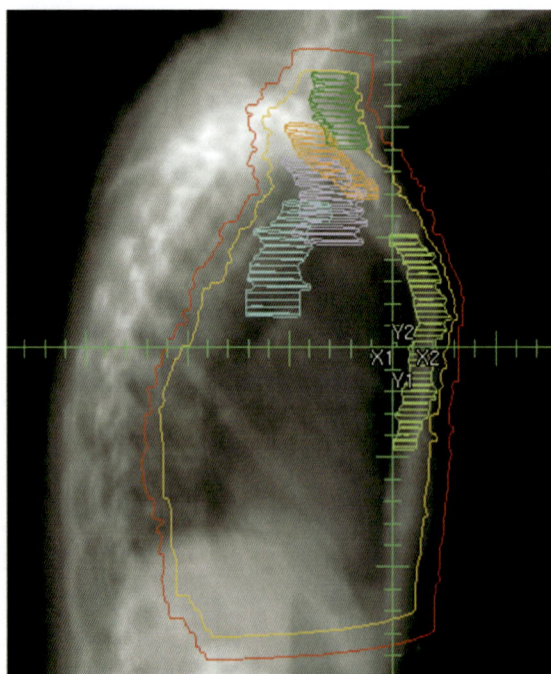

图15-2 矢状位观

红色为PTV，浅橙色为CTV，蓝色为腋窝Ⅰ组淋巴结，浅紫色为Ⅱ组淋巴结，深橙色为Ⅲ组淋巴结，绿色为锁骨上淋巴结，黄绿色为内乳淋巴结。

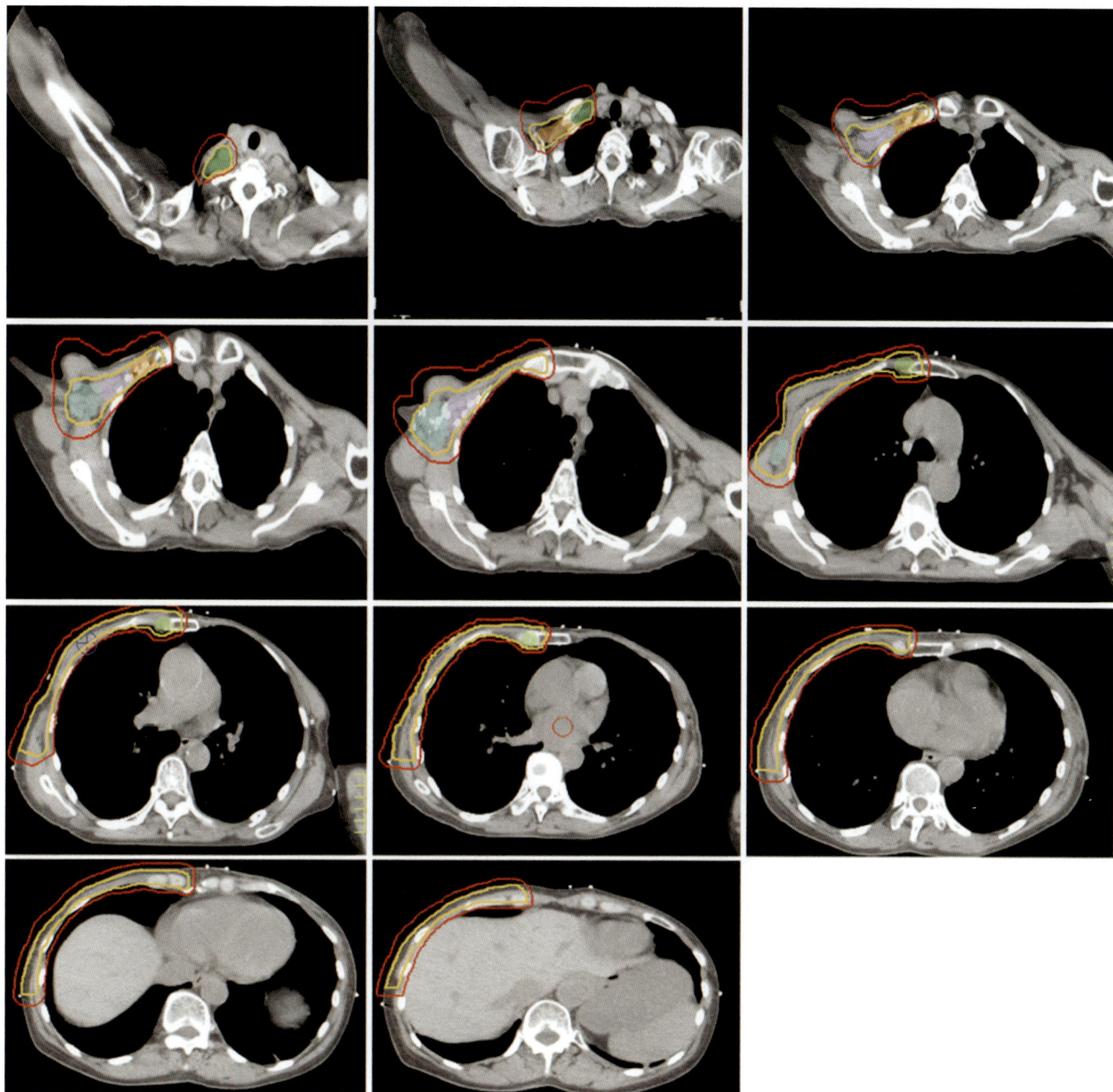

图15-3　头尾方向轴位断层图像

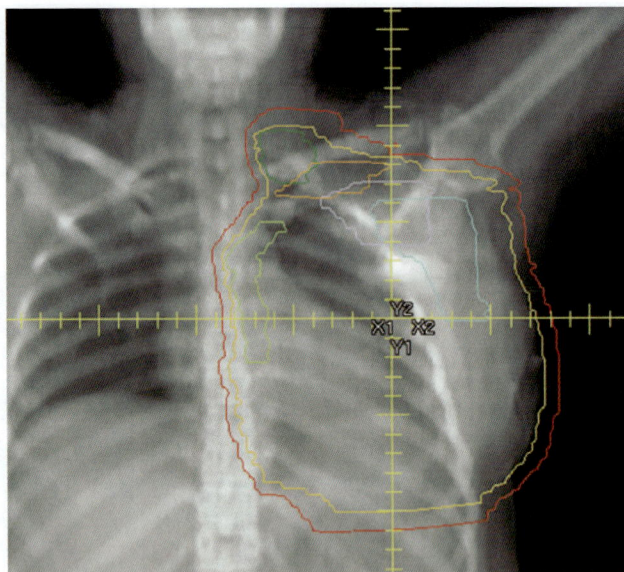

图15-4　冠状位观

红色为PTV，浅橙色为CTV，蓝色为腋窝Ⅰ组淋巴结，浅紫色为
Ⅱ组淋巴结，深橙色为Ⅲ组淋巴结，绿色为锁骨上淋巴结，黄绿
色为内乳淋巴结。黄色为心脏，深紫色为对侧乳腺。

2　模拟定位和摆位验证

模拟定位是制订放疗计划的第一步，需要在模拟定位时确定患者治疗时的体位。该体位需满足如下条件：①充分暴露治疗区域，方便布野，减少正常组织的受照，避免机架与治疗床、患者的碰撞；②加了固定装置后体位舒适，方便患者在治疗时保持仰卧位；③重复性好，治疗时可以利用体表标记、身体与床的相对位置和图像引导来重复出治疗体位。三维适形放疗（3D-CRT）和调强放射治疗（intensity modulated radiotherapy，IMRT）的计划设计均需要患者的三维CT影像（Leibel *et al.* 2002；Aird and Conway2002）。也可以指定采集其他辅助影像，方便在肿瘤区域勾画和定位时更加清晰的区分肿瘤和周围正常组织。

纪念斯隆-凯特琳癌症中心（Memorial Sloan Kettering Cancer Center，MSKCC）制订的方案中，调强放射治疗的患者都以仰卧位躺在乳腺托架（CIVICO Medical Solutions，Kalona，Iowa）或体模上。患者身体上倾5~10度，双臂上举。临床医生用铅丝将乳腺照射区和手术刀口标记出来。拍摄CT时，先在透视平片中核查患者位置，接着从乳腺标记铅丝下5 cm开始扫描。需要注意的是，CT图像必须包全双肺，因为在后面的计划设计阶段，我们需要对双肺的剂量-体积直方图

（dose-volume histogram，DVH）进行评估。螺旋CT扫描时，让患者保持自由呼吸。首先，用室内激光灯去确定治疗中心的位置，中心点在重建CT上应该可见；接着，用室内激光灯确定其他标记点位置，分别在锁骨线的中间和两侧，治疗区中线和下界的两端做纹身标记，如图15-7所示。3个纹身标记在锁骨附近，2个纹身标记在中线，2个纹身标记在下界。这7个纹身标记用于在每次治疗的时候摆正患者的身体，重复出定位时的体位。另外做一个在下界中心的纹身标记，用来反映等中心的左右偏移（下界的中心纹身标记也可用于测定等中心在进出床和升降床方向的偏移，但是单看纹身标记只能反映其左右偏移）。在患者从下界线中心标记移动到等中心的时候，分别读取两个位置的源皮距（source skin distance，SSD）。需要两个模拟室的治疗师分别填写和核对定位文档，填写内容包括：乳腺托架的倾角，旋钮的位置，手臂支架的位置，关节固定附件的大小，以及等中心的坐标。其中，等中心的坐标由设计计划的剂量师复查。在将用于IMRT计划数据传到物理组之前，模拟室的治疗师需要核查详细的摆位说明。

2.1　乳腺推量照射的模拟定位

保乳患者术后术腔推量，模拟CT图像用于选择电

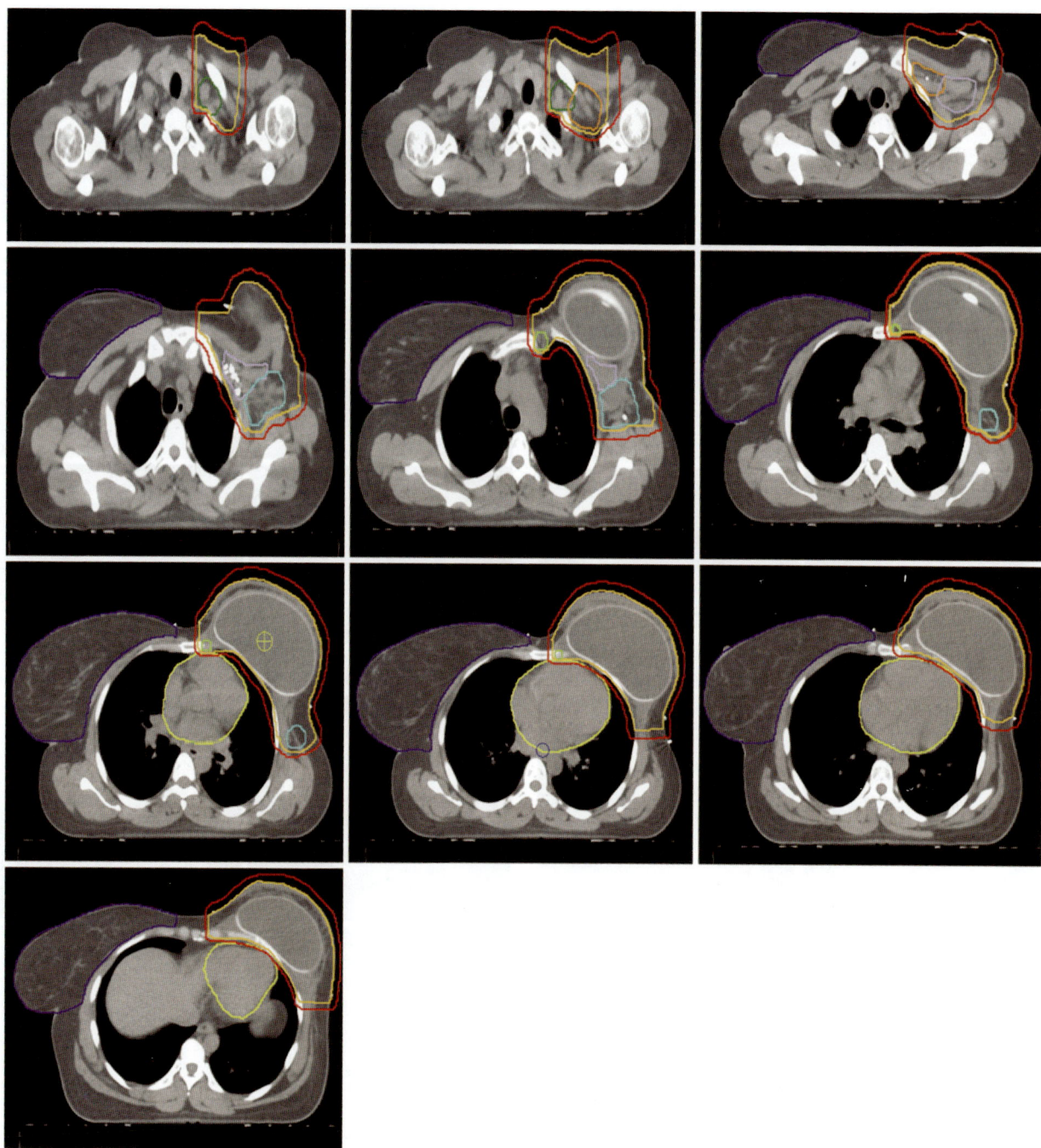

图15-5 头尾方向轴位断层图像

子射线束角度，限光筒，能量和个性化组织补偿膜单次快注（bolus）。推量野采用单前野（图15-8）。手工计算90%的等剂量线。推量治疗在乳腺和区域淋巴结IMRT治疗之后。推量治疗用传统摆位进行验证，无需进行图像引导放射治疗（image guided radiation therapy，

IGRT）。

3 治疗实施

生成、审批及检查治疗计划后，准备执行IMRT治疗计划。在MSKCC制定的方案中，采用IGRT技术验证

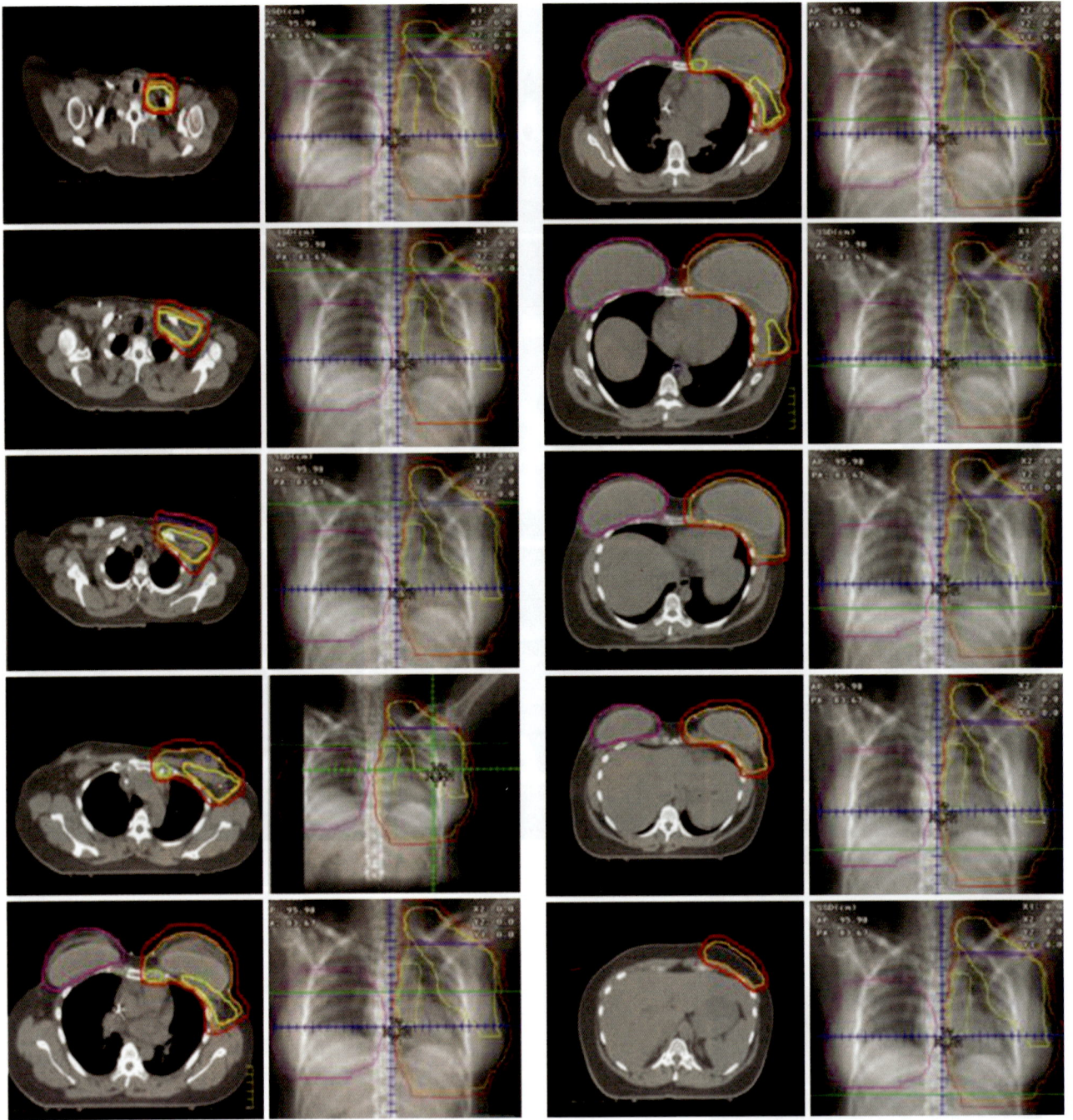

图15-6 头尾方向轴位和冠位断层图像

红色PTV，浅橙色CTV，黄色为腋窝Ⅰ、Ⅱ、Ⅲ组淋巴结及锁骨上淋巴结，黄绿色为内乳淋巴结，粉色为对侧植入假体，紫色为每日组织补偿填充的上界。

摆位准确性，而实施IGRT技术时，采用光表面成像进行皮肤表面的外轮廓配准。另外，若不能获得alignRT，应用正交2DkV成像进行肋骨配准。计划者在CT模拟定位图像上勾画出适当的区域，针对这一区域进行外轮廓

配准，和（或）采用正侧位两个垂直的数字重建图像（digitally reconstructed radiograph，DRR）进行骨性结构的2DKV配准。

MSKCC制定的方案中，在患者IGRT摆位之前，通

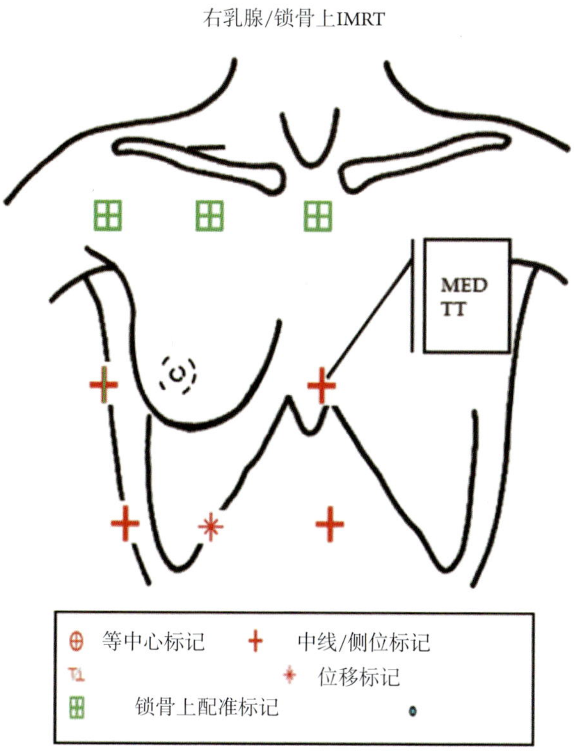

图15-7　接受多野IMRT乳腺患者的每日摆位体表标记

右乳腺IMRT患者的摆位图解。内侧的体表标记是等中心移位的起始点。

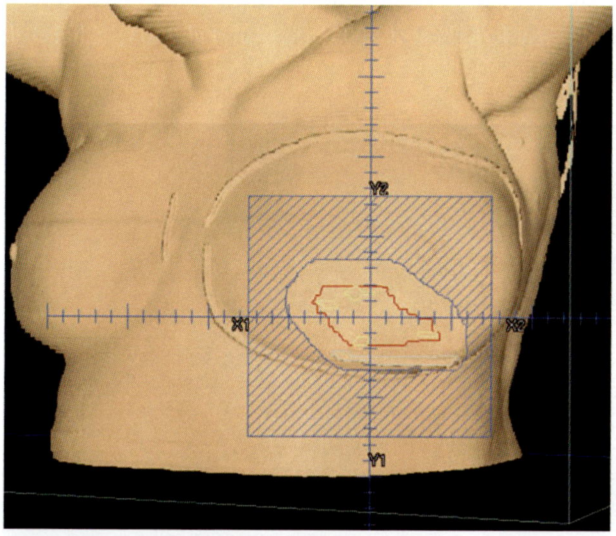

图15-8　瘤床推量的3D观

内侧电子线野自定义剪影（蓝色）包括了瘤床（褐红色），银夹（浅绿色）和手术瘢痕（灰色）。

常先用传统的体表标记进行摆位，体表标记提供了可靠的治疗体位评估(Li *et al.* 2012)。与自由呼吸模拟定位相似，行IGRT时并未予以呼吸门控或呼吸运动控制。8个体表标记（锁骨上3个，内侧2个，侧边2个，下界等中心位移1个，图15–7）用于核查：中间3个体表标记核查轴位，侧位2个体表标记核查旋转，纵隔标记和ISO位移标记摆位移动定位等中心。等中心定位后，与模拟CT图像测量结果进行比对，核查SSD。

3.1　AlignRT

IGRT首选AlignRT光学表面成像。这种成像方式是基于摄像机的立体图像捕捉，三角划分算法进行三维表面重建，与定位CT中的体表轮廓进行快速的匹配校准（图15–9）。AlignRT提供诸多优于X线成像的优势，包括非电离辐射源，实时在线，大视野，乳腺皮肤3D表面匹配。每秒1~3帧3D表面图像捕获，提供实时表面配准，给出治疗床移位参考。配准结果给出6个自由度（DOF），包括患者身体的旋转，可手动调整或者6维床调整。在治疗室内完成上述操作，期间无需关闭治疗室门。同时核查手臂和颏下位置，以及模拟体位的重复性。另外，受患者肌肉伸展的影响，需要特别关注同侧手臂位置校准，以使乳腺变形最小 (Bert *et al.* 2006)。因为局部晚期患者的靶区包括腋窝和锁骨上淋巴结，所以AlignRT具有重要优势。在MSKCC制定的方案基础上，我们设计了一套乳腺摆位的两步程序：第1步，移动手臂和颏下，核查校准手臂和颏下；第2步，将治疗床移位至等中心进行乳腺校准。上述3个移位中，任何一个位移>5 mm，则需要用2DkV影像重新核对骨性标志。

3.2　二维千伏（2DkV）成像

根据乳腺IMRT方案，日常2DkV成像也用于IGRT摆位。2DkV摆位时，扫描一组左侧斜位LAO(45°)和右侧斜位RAO(135°)，另一组侧位RL(270°)和前后位PA(180°)。骨性标记配准时，模拟CT重建DRR图像，配准同侧肋骨和前肋。用内部骨性标志（肋骨）进行X线配准，因为内部骨性标志邻近乳腺且相对刚性，受呼吸运动影响小（通常<5 mm)。但是，2DX线图像不能对手臂和颏下位置进行准确验证，若无IGRT验证，只能依靠传统摆位进行核查。

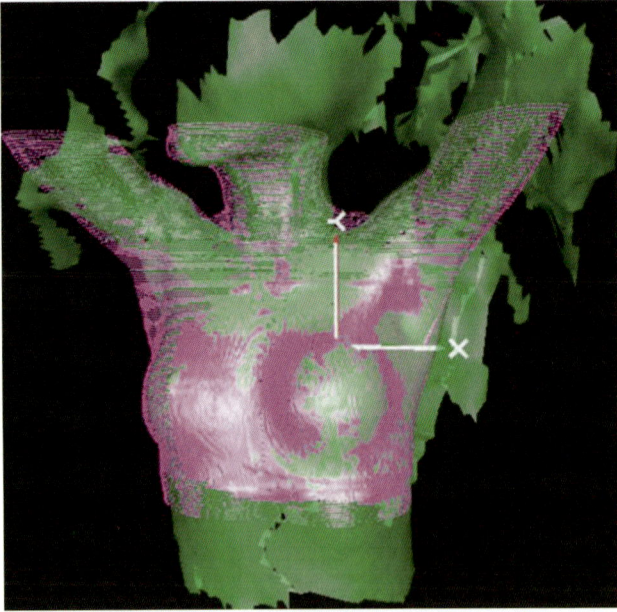

图15-9 日常摆位验证AlignRT

一位左侧乳腺癌患者的IMRT摆位实例，用AlignRT表面图像与模拟CT参考图像勾画的外轮廓进行校准。实体粉色区域是CT勾画的ROI，绿色表面是治疗中采集的摆位表面图像。手臂下巴颈部区域与ROI表面校正较好。

由于AlignRT用3D皮肤表面标记进行配准，2DkV用2D骨性投影配准，相对于床的移位，两者结果仅有细微的差别。以往，X线成像是已经建立的临床标准，当AlignRT引导的摆位和传统摆位和间误差为>5 mm时，用2DkV方法作为临床标准进一步验证。由于IMRT计划通常用7~9野，所以全乳腺精确定位成像对计划实施非常关键(Goddu et al. 2009a)。因此，与传统切线野更重视胸壁配准不同，IMRT还需要进行皮肤外轮廓配准，以使接受IMRT的患者能得到满意的剂量分布和实际剂量覆盖。我们的临床经验是，AlignRT摆位更适用于中等体型的乳腺癌患者。对于肥胖或消瘦女性，用AlignRT可能出现较大变形，这种变形会导致配准误差。仰卧位时，乳腺组织变形总是存在且不能有效确切的得到校正。但是，由于胸壁伸展导致组织变形，用AlignRT，在治疗时重复同侧手臂位置，可使组织变形最小，而2DkV摆位经常忽略这一步骤。另外，由于身体旋转改变了乳腺在肋骨的位置，所以旋转也很重要。由于存在组织变形，外轮廓配准准确性不如刚性解剖，如头部（头颈部癌症患者）(Schoffel et al. 2007；Li et al. 2011)，因此可能导致3~5 mm的摆位误差。报道显示不同方向

的摆位误差所致剂量测定结果大相径庭，最大的误差敏感区域位于胸壁，此处有急剧的剂量跌落(Goddu et al. 2009a)。

在上述IGRT摆位程序中，不能用常规的3个或4个DOF治疗床矫正身体旋转，除非手动调整患者位置或用带有3向旋转调整的6个DOF治疗床（沿垂直轴偏移，沿着纵轴转动，沿侧轴倾跌）。AlignRT和2DkV图像均可观察到身体旋转，而AlignRT可以量化6个DOF旋转。由于仅用患者部分表面ROI进行配准，所以兴趣区的局部表面可能变形，旋转和平移有时混淆。乳腺IMRT摆位，身体旋转在任何方向需控制在3°以内；否则，治疗师需要手动调整以改善配准。

4 治疗计划

4.1 传统的三维适形计划

胸壁或重建乳腺的标准放疗技术是平行相对切线野，锁骨上和腋窝淋巴结采用经典的与切线野衔接的前斜野（图15-10）。若靶区包括内乳淋巴结，则用更宽的切线野或在中央内乳区补充与原切线野衔接的矩形电子线野（图15-11）。为达到靶区剂量覆盖，这些传统治疗技术通常导致较多体积的肺和心脏受高剂量照射，而切线野外的正常组织很少受照。用切线野和衔接放疗野的放疗计划，可能产生非均一性高剂量区（Klein et al. 1994；van der Laan et al. 2005；Severin et al. 2003；Chui et al. 2005）。

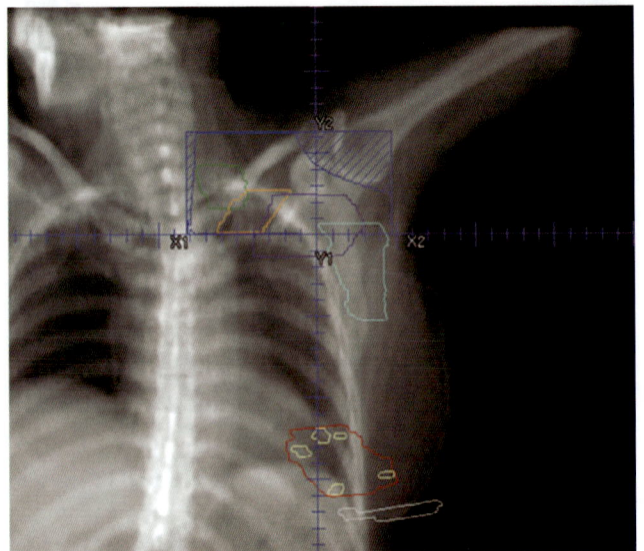

图15-10 锁骨上野和淋巴结靶区的冠状位观

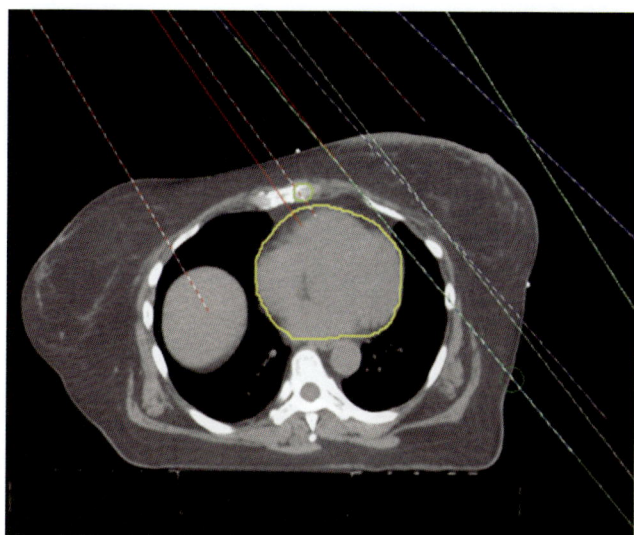

图15-11　三野射束的轴位观

内侧面电子束（红色），匹配的两个侧面平行相对切线野（蓝和绿）。

4.2　IMRT治疗计划

迄今为止，有用多野IMRT，螺旋断层调强放疗（tomotherapy，TOMO），容积旋转调强放疗（volume modulated arc therapy，VMAT）治疗乳腺癌的报道（Jagsi *et al.* 2010；Goddu *et al.* 2009b；Jin *et al.* 2013）。为改善靶区剂量适形度和剂量覆盖率，上述计划技术应用了不同于

传统技术的多束调强野或多弧技术。上述新方法不可避免的增加了正常组织的低剂量照射体积，例如对侧肺。图15-12是用传统放疗技术和模拟8野IMRT计划的DVH图比较。图15-13是两个计划的轴位和矢状位等剂量线，显示IMRT胸壁剂量覆盖更佳。相对而言，传统治疗计划在电子线和切线野衔接位置出现了胸壁剂量亏量点。IMRT计划用多野射束，心脏和肺低剂量辐射区增大，500 cGy等剂量线包括同侧半个胸部。正常器官低剂量临床效应不明显，两个计划都达到了这些器官的剂量限制要求（详细如下）。两个计划的DVH显示，与传统放疗计划比较，IMRT计划PTV剂量热点更低，同侧肺V20更低，心脏V25更高，尽管剂量目标是V25<25%。对侧肺的受照剂量满足V20<8%，但是，仍高于传统放疗计划。

IMRT计划采用间隔30°的8~10野设计，为避免照射对侧乳腺，后斜野和内前斜野采用弧形关铅门技术。为了避免肩部受到照射，和减小体位误差所致的影响，后斜野设计需关闭上部分铅门。PTV的上部分用4~5个前斜野治疗。所有IMRT野用6 MV光子。个性化3 mm的单次快注（bolus）用于增加胸壁皮肤剂量。

用MSKCC的IMRT剂量标准将计划最优化，处方剂量50 Gy/25f。这些参数均为MSKCC的实践指南（表15-2），我们用IMRT计划和实施积累了越来越多的经验。而且，将患者特殊需求作为IMRT计划评价的必要部分。

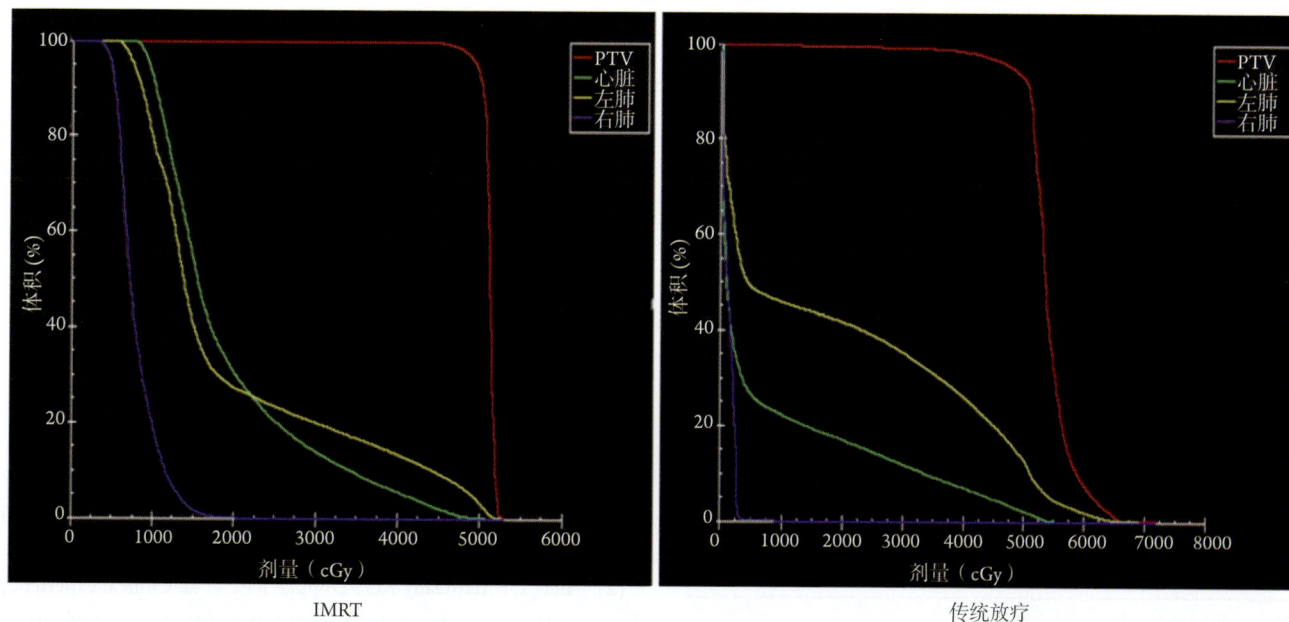

图15-12　传统放疗与8野IMRT治疗计划的DVH图

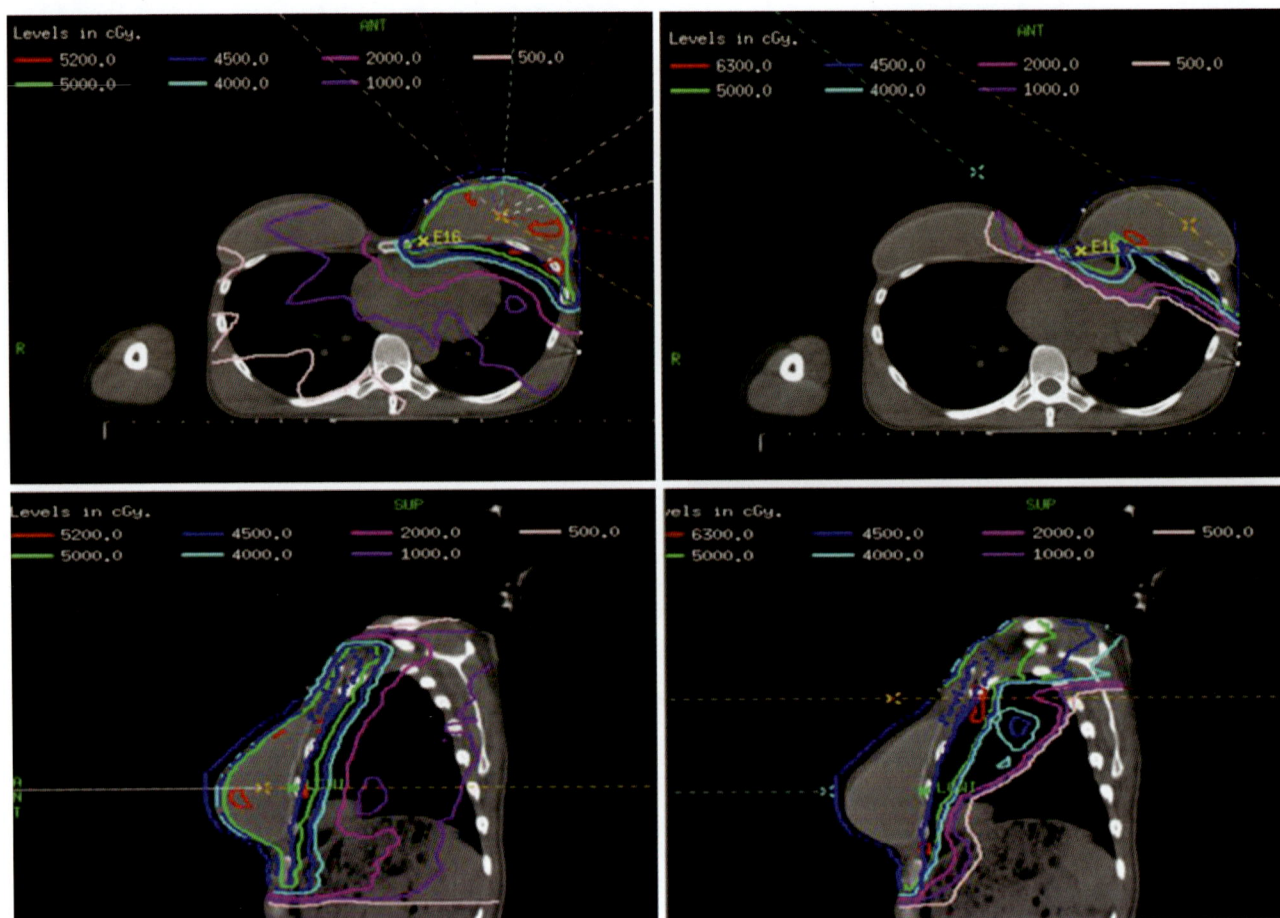

图15-13　传统放疗与8野IMRT治疗计划的轴位和矢状位等剂量线

表15-2　MSKCC乳腺癌IMRT计划剂量指引	
PTV D_{05}	≤ 110%
同侧肺 V20 Gy	≤ 30%
同侧肺 D_{mean}	≤ 22 Gy
对侧肺 V20 Gy	≤ 8%
心脏 V25 Gy	≤ 25%
心脏 D_{mean}	≤ 20 Gy
心脏 D_{max}	≤ 53 Gy
对侧乳腺 D_{mean}	≤ 5 Gy
甲状腺 D_{mean}	≤ 20 Gy
食管 D_{max}	≤ 50 Gy
臂丛神经 D_{max}	<53 Gy

D_{mean}，平均剂量；D_{max}，最大剂量。

推荐阅读

- Dijkema IM，Hofman P，Raaijmakers CP et al（2004）Locoregional conformal radiotherapy of the breast：delineation of the regional lymph node clinical target volumes in treatment position. Radiother Oncol 71：287-295.
- White J，Tai A，Arthur D et al（2011）Breast cancer atlas for radiation therapy planning：consensus definitions. Radiat Ther Oncol Group. http://www.rtog.org/CoreLab/ContouringAtlases/BreastCancerAtlas.aspx.

参考文献

[1] Aird EG，Conway J. CT simulation for radiotherapy treatment planning[J]. Br J Radiol，2002，75（900）：937-949.

[2] Bert C，Metheany KG，Doppke KP，et al. Clinical experience with a 3D surface patient setup system for alignment of partial-

breast irradiation patients[J]. Int J Radiat Oncol Biol Phys, 2006, 64(4): 1265-1274.

[3] Chui CS, Hong L, McCormick B. Intensity-modulated radiotherapy technique for three-field breast treatment[J]. Int J Radiat Oncol Biol Phys, 2005, 62(4): 1217-1223.

[4] Goddu SM, Yaddanapudi S, Pechenaya OL, et al. Dosimetric consequences of uncorrected setup errors in helical Tomotherapy treatments of breast-cancer patients[J]. Radiother Oncol, 2009, 93(1): 64-70.

[5] Goddu SM, Chaudhari S, Mamalui-Hunter M, et al. Helical tomotherapy planning for left-sided breast cancer patients with positive lymph nodes: comparison to conventional multiport breast technique[J].Int J Radiat Oncol Biol Phys, 2009 , 73(4): 1243-1251.

[6] Jagsi R, Moran J, Marsh R, et al. Evaluation of four techniques using intensity-modulated radiation therapy for comprehensive locoregional irradiation of breast cancer[J]. Int J Radiat Oncol Biol Phys, 2010, 78(5): 1594-1603.

[7] Jin GH, Chen LX, Deng XW, et al. A comparative dosimetric study for treating left-sided breast cancer for small breast size using five different radiotherapy techniques: conventional tangential field, filed-in-filed, tangential-IMRT, multi-beam IMRT and VMAT[J]. Radiat Oncol, 2013, 8: 89.

[8] Klein EE, Taylor M, Michaletz-Lorenz M, et al. A mono isocentric technique for breast and regional nodal therapy using dual asymmetric jaws[J]. Int J Radiat Oncol Biol Phys, 1994, 28(3): 753-760.

[9] Leibel SA, Fuks Z, Zelefsky MJ, et al. Intensity-modulated radiotherapy[J]. Cancer J, 2002, 8(2): 164-176.

[10] Li G, Ballangrud A, Kuo LC, et al. Motion monitoring for cranial frameless stereotactic radiosurgery using video-based three-dimensional optical surface imaging[J]. Med Phys, 2011, 38(7): 3981-3994.

[11] Li G, Mageras G, Dong L, et al. Image-guided radiation therapy[M]//Khan FM, Gerbi BJ (eds) Treatment planning in radiation oncology.Philadelphia: Lippincott Williams & Wilkins, 2012: 229-258.

[12] Schöffel PJ, Harms W, Sroka-Perez G, et al. Accuracy of a commercial optical 3D surface imaging system for realignment of patients for radiotherapy of the thorax[J]. Phys Med Biol, 2007, 52(13): 3949-3963.

[13] Severin D, Connors S, Thompson H, et al. Breast radiotherapy with inclusion of internal mammary nodes: a comparison of techniques with three-dimensional planning[J]. Int J Radiat Oncol Biol Phys, 2003, 55(3): 633-644.

[14] van der Laan HP, Dolsma WV, van't Veld AA, et al. Comparison of normal tissue dose with three-dimensional conformal techniques for breast cancer irradiation including the internal mammary nodes[J]. Int J Radiat Oncol Biol Phys, 2005, 63(5): 1522-1530.

译者：罗云秀，海南省肿瘤医院放疗科
　　　王东东，海南省肿瘤医院
审校：惠周光，中国医学科学院肿瘤医院放射治疗科

点评

在常规放疗时代，放疗在乳腺癌中取得了比较满意的疗效，同时积累了大量的宝贵经验。无论是改良根治术后的单野常规照射，还是保乳术后的切线野照射，以及内乳的电子线衔接照射，都是当时比较成熟的技术，得以广泛的应用，成就了经典。近年来，随着IMRT，VMAT，TOMO 等新技术的引入，国际上各个单位亦开展了相关的研究，但因多野和多弧技术以及断层技术使用后，不可避免的增加了低剂量区的体积，故而目前新技术的获益仍待观察。在中国医学科学院肿瘤医院，对于乳腺癌改良根治术后患者，胸壁野仍采用单前野照射，能够最大化的降低肺和心脏的受照剂量；而保乳术后采用的调强计划仍然以70%以上的切线野权重为主，辅以30%以下的调强计划。然而新技术从整体来说，也有一定发挥优势的潜力。本章节介绍了纽约的MSKCC在此方面的一些尝试，以及在摆位重复性方面的一些经验性总结，对我们开展该方面的研究有一定的帮助。

——惠周光

第三部分

胸部

第十六章 局部进展期非小细胞肺癌和小细胞肺癌

Daniel Gomez, Peter Balter, Zhongxing Liao

Department of Radiation Oncology, MD Anderson Cancer Center, Houston, TX, USA
Correspondence to: Daniel Gomez. Department of Radiation Oncology, MD Anderson Cancer Center, Houston, TX, USA.
Email: DGomez@mdanderson.org; zliao@mdanderson.org.

1 解剖及扩散模式

❖ 肺癌起源于肺实质或气管支气管树。后者由气管逐渐向左右两侧分支成主支气管和叶支气管。

❖ 肺表面被两层胸膜（脏层和壁层）包绕，其间有潜在的腔隙。

❖ 纵隔位于胸腔中央，内含心脏、大血管、胸腺、食管和区域淋巴结。其区域淋巴结上至锁骨上区，下至膈肌。不同的组织有不同的淋巴结分区方案，在北美和欧洲最广泛使用的是Mountain-Dresler修订版美国胸科协会淋巴结地图（MD-ATS，Mountain and Dresler 1997），参见图16-1。

❖ 原发性肺恶性肿瘤的播散通常是先经区域淋巴结（N1-N3淋巴结站）、然后经血行转移至远处；最常见的远处转移灶为脑、肾上腺、骨、对侧肺、肝和心包。但实际上，几乎身体所有器官都可能被侵袭，而且许多已经发生远处播散的肿瘤并无之前已经侵犯区域淋巴结的证据。

❖ 非小细胞肺癌和小细胞肺癌均使用美国癌症联合会TNM分期标准，但两者在远处播散方面有不同倾向。这两种类型的肺癌在诊断和转移特征方面有以下不同表现：

◆ 非小细胞肺癌在初诊时常常仅表现为一个原发病灶，而小细胞肺癌则常合并纵隔受累。

◆ 除了小细胞肺癌通常表现出纵隔大病灶，非小细胞肺癌中的亚型：鳞癌也常有相似特征。

2 与靶区勾画相关的诊断性检查

❖ 非小细胞肺癌的靶区勾画取决于以下技术手段提供的指标：胸部电子计算机断层扫描（computed tomography，CT）造影，正电子发射计算机断层扫描（positron emission tomography computed tomography，PET-CT）成像；特别是对非小细胞肺癌与纵隔相关的综合性评估，可以采用纵隔镜检查或支气管内超声支气管镜（endobronchial ultrasound，EBUS）检查。

❖ 在增强CT图像上，短径1 cm或以上的淋巴结定义为

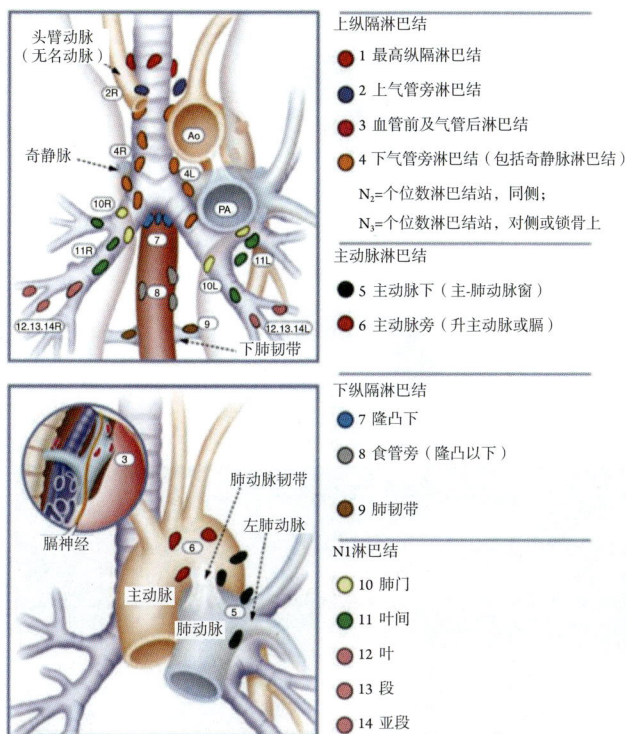

头臂动脉
（无名动脉）

奇静脉

膈神经

主动脉

肺动脉

上纵隔淋巴结
- 🔴 1 最高纵隔淋巴结
- 🔵 2 上气管旁淋巴结
- 🔴 3 血管前及气管后淋巴结
- 🟤 4 下气管旁淋巴结（包括奇静脉淋巴结）

N₂=个位数淋巴结站，同侧；
N₃=个位数淋巴结站，对侧或锁骨上

主动脉淋巴结
- ⚫ 5 主动脉下（主-肺动脉窗）
- 🔴 6 主动脉旁（升主动脉或膈）

下纵隔淋巴结
- 🔵 7 隆凸下
- ⚫ 8 食管旁（隆凸以下）
- 🟤 9 肺韧带

N1淋巴结
- 🟡 10 肺门
- 🟢 11 叶间
- 🟣 12 叶
- 🔴 13 段
- 🔴 14 亚段

图16-1 Mountain-Dresler淋巴结分期系统[摘自Mountain and Dresler（1997），已获版权许可]

影像学阳性（即恶性转移）淋巴结。

❖ 与CT相比，PET图像为20%患者的靶区勾画提供了新证据，且使大约15%~30%的患者分期上升（Nawara *et al.* 2012；Bradley *et al.* 2004）。

❖ PET-CT扫描被合用于靶区勾画，以提高诊断敏感性；增强CT则可以帮助区分被血管包绕的受累淋巴结。

❖ 基于不同的患者人群，PET-CT扫描的假阳性率高达30%（De Ruysscher *et al.* 2012；De Ruysscher 2011），因此，靶区勾画时需要尽可能获得淋巴结阳性的组织学证据，尤其是如果靶区是否包含该淋巴结会明显影响正常组织的受量时。

❖ 另外，胸部各正常组织（肺、食管、主动脉）的本底水平有可能差异较大（Chen *et al.* 2013），在做放疗计划时要特别注意（图16-2）。

3 模拟定位与日常摆位

❖ 体位固定时，通常让患者将手举过头顶以增加可能的照射野设置方向。上半身模具向下延展以固定整

个胸部。

❖ 模拟定位CT采用2.5~3 mm层厚。当需要区分肿瘤和血管等纵隔结构时，可以考虑静脉注射造影剂。

❖ 4DCT有助于评估肿瘤运动。若呼吸规律且幅度≥1 cm，患者可以在"自由呼吸"下进行治疗，也就是说治疗中患者按平常静息状态下规律呼吸即可。如果呼吸不规律或者>1 cm，则需要进行呼吸管理，可以采用深呼吸屏气技术（深呼气或深吸气后屏住呼吸时放疗）或者门控技术，在呼吸循环的某个阶段进行放疗。这两种措施都能显著减小随呼吸肿瘤运动较明显的放疗靶区的体积（Muirhead *et al.* 2010；Underberg *et al.* 2005）。

❖ 深呼吸屏气技术需要患者在至少15 s的屏气过程中维持治疗体位不动，这对大多数肺癌患者来说较难实现。

❖ 4D CT扫描的范围通常是从胸廓入口到膈肌下缘。

❖ 如果可以获得，推荐使用PET-CT图像融合，尤其是在肿瘤合并肺不张或直接毗邻重要结构时。每天使用千伏级影像校对体位时，我们采用iCTV到计划靶区（planning target volume，PTV）5 mm的外放边界；如每天使用锥形束CT（cone beam CT，CBCT）校对体位，则外放边界采用3 mm。

❖ 可以用MRI和PET图像配准和融合帮助靶区勾画，特别是当感兴趣区包绕GTV、颅底、脑干和视交叉时。GTV、临床靶区（clinical target volume，CTV）及正常组织必须在每个可以见到这些结构的CT层面上逐层勾画。

❖ 在作者的工作单位，常规每天使用千伏级影像、每周使用CT扫描进行治疗体位校准（锥形束CT或滑轨CT）。每天的CT扫描用于毗邻脊髓的肿瘤等需要特别精准定位、或肿瘤体积处于快速变化中、抑或骨性标志无法正确反映体内的解剖部位等情况。既往研究表明每日千伏级影像校对体位下每次治疗之间的位置变化大约为5 mm（Nelson *et al.* 2008），而CBCT则为3 mm左右。上述数据是作者工作单位制订靶区外放边界的基础（Borst *et al.* 2007）。

4 靶区勾画与治疗计划

❖ 非小细胞肺癌的靶区勾画仅需包含受肿瘤累及的区域。这是因为已发表的文献表明在使用适形技

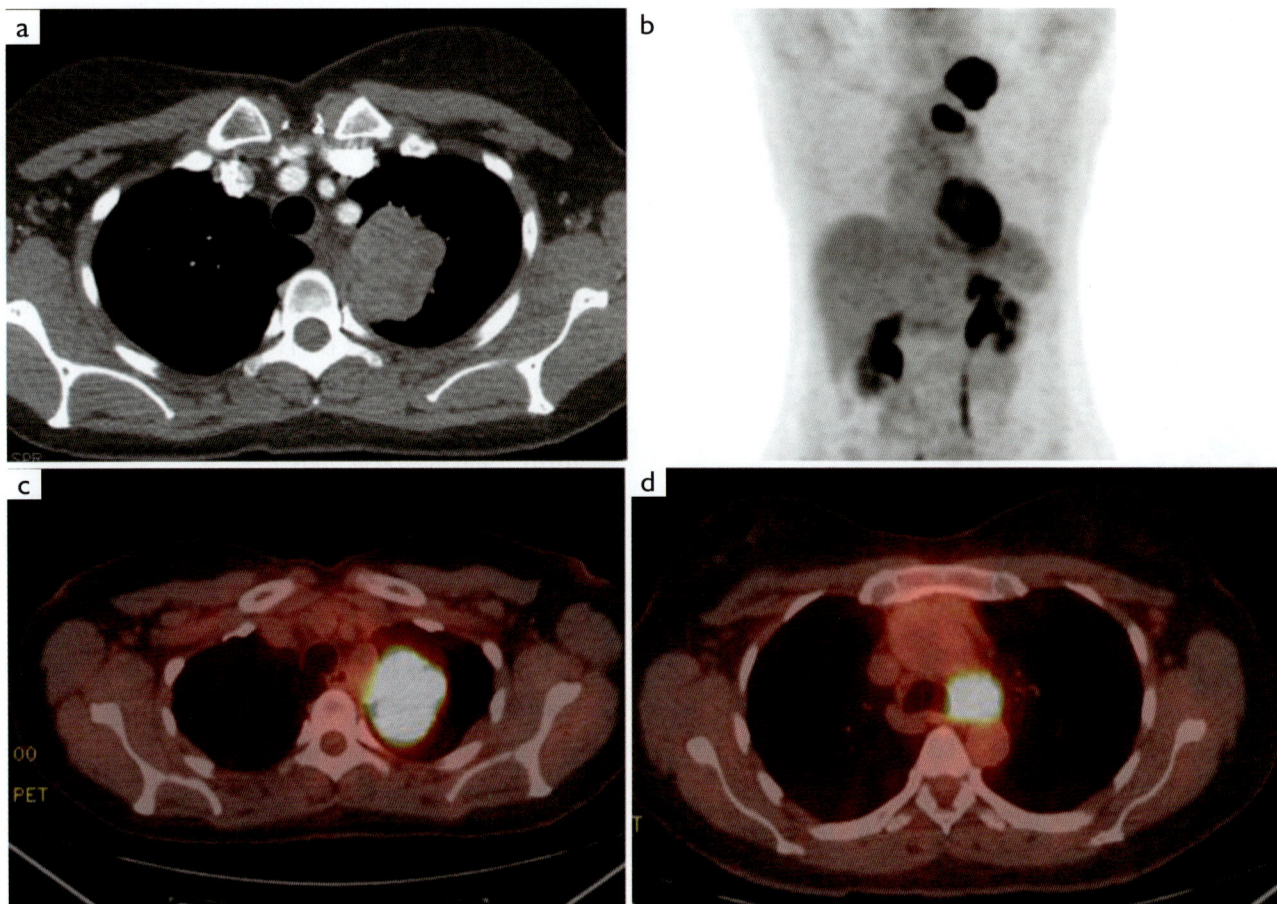

图16-2 局部进展期非小细胞肺癌 PET-CT 影像
（a）CT图像；（b）PET图像；（c，d）PET-CT融合图像。

术和医生对疾病的全面评估下，区域淋巴结复发较少见（Rosenzweig et al. 2001，2007）。美国肿瘤放射治疗协会（Radiation Therapy Oncology Group，RTOG）一项针对剂量对生存的影响的随机临床试验则推荐累及野加同侧肺门照射（RTOG 0538）。

❖ 呼吸运动的计算在放疗计划中十分重要。继CT模拟时评估呼吸运动后，国际辐射单位与测量委员会（International Commission on Radiation Units and Measurements，ICRU）推荐的放疗体积标准定义如下：

  ◆ 大体肿瘤体积（gross tumor volume，GTV）是大体肿瘤，包括原发肿瘤和淋巴结。

  ◆ 临床靶区（clinical target volume，CTV）是可见病灶+亚临床播散的危险区域。对非小细胞肺癌使用累及淋巴结照射时，该体积一般指包括该受累淋巴结的整个区域。例如，隆凸下淋巴结受侵时，该淋巴结将被纳入iGTV，iCTV则将扩大至隆凸下淋巴结站（区域）所包括的全部范围。同时需要根据解剖学边界修改CTV（如修去骨骼、动脉等）。已有研究在非小细胞肺癌中建立了CT可见淋巴结外围的亚临床播散范围（Giraud et al. 2000），不过尚未在小细胞肺癌中观察到该现象。但亚临床播散采用GTV外放0.5~1.0 cm。边界通常可以被接受。

  ◆ 内靶区（internal target volume，ITV）是临床靶区体积+呼吸运动。

  ◆ 计划靶区（planning target volume，PTV）是ITV+每日摆位误差。作者工作单位对所有局部进展期患者均每日使用影像校正体位。

❖ 作者工作单位通常会对标准治疗体积进行微调——当扩大靶区以包括呼吸运动时，采用扩大GTV不是CTV

的方法。从可行性的角度而言，这种技术的优势在于，存在不连续的肿瘤时能比较容易地在模拟CT上评估肿瘤运动。也就是说，当采用从CTV扩大至iCTV时，这个区域连同其内也许还包含的其他解剖空间（例如淋巴结区域）都一并外扩了，这将降低对靶区真实运动评价的准确度。靶区勾画包含如下定义：

- GTV-大体肿瘤体积。
- 内大体肿瘤体积（internal gross tumor volume，iGTV）-大体肿瘤及其运动，由4维定位CT扫描测量而得。
- 内临床靶区（internal clinical target volume，iCTV）-iGTV扩展以包含受累淋巴结的亚临床播散病灶，以及该淋巴结所在的淋巴结站的区域。
- PTV-CTV加外放边界以包含每日摆位误差。

❖ 图16-3比较了这2种靶区外扩方法并获得了近乎相同的PTV。因为扩展的是GTV而非涵盖了亚临床病灶的CTV，勾画iGTV会使PTV略有缩小。由此导致的差异很微小，而且作者工作单位采用这种方法在局部进展期非小细胞肺癌中观察到相似、甚至有所改善的局部区域控制（Liao *et al.* 2010）。

❖ 在最大投影图像（maximal projection image）上勾画靶区以保证合适的肿瘤覆盖。在"平均"图像上勾画正常组织。

❖ 对于接受诱导化疗后肿瘤缩小的患者，作者工作单位规定如下：

- 肺实质病灶：勾画化疗后的靶区体积作为GTV；化疗前体积是否要包括在CTV内由医生判断决定。
- 受侵淋巴结：勾画化疗后的淋巴结体积作为GTV，而整个淋巴结站的区域（向头-脚方向扩展）作为CTV。

5 案例：局部进展期非小细胞肺癌及小细胞肺癌

❖ 边界扩展如下：GTV至CTV=8 mm，CTV至PTV=

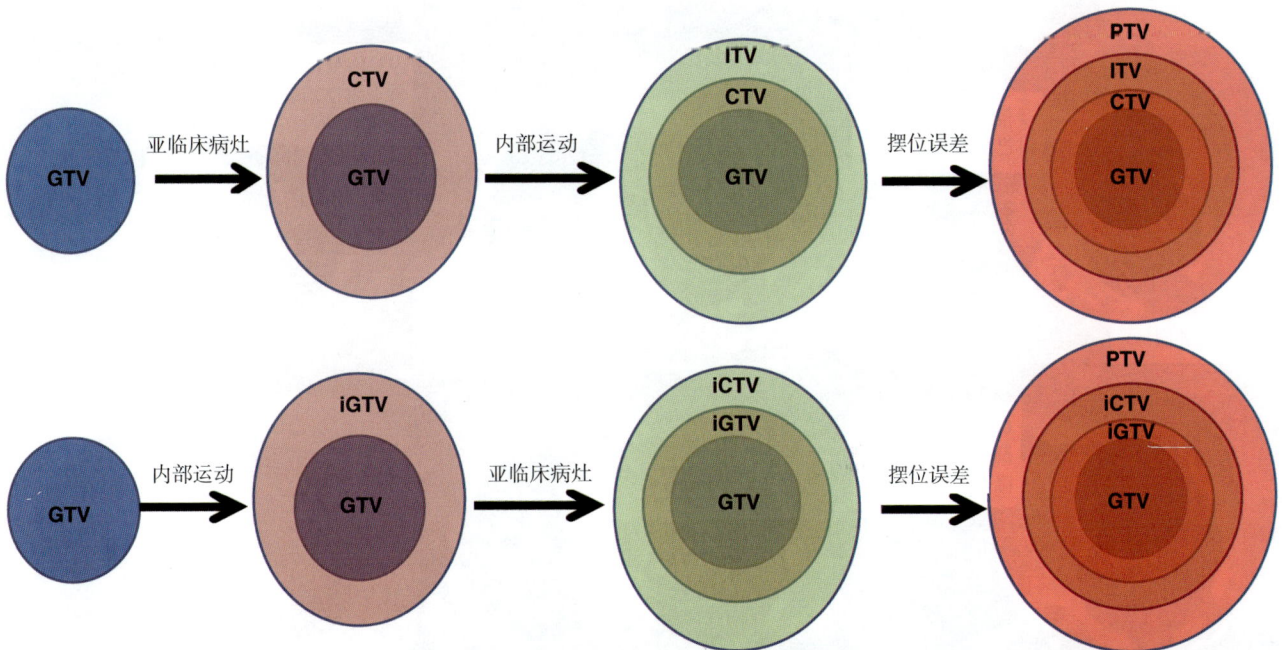

图16-3 考虑呼吸运动的两种不同的勾画方式
（上图）ICRU标准定义靶区体积，考虑了肿瘤活动；（下图）MDACC在部分患者中采用的变异方式。

5 mm。采用每日千伏级影像和每周CBCT影像指导对位，以使骨性标志相符。

❖ CTV中修去血管、食管和骨骼。直接毗邻胸壁的肿瘤需要考虑勾画延伸入胸壁的部分（图16-4）。

❖ 采用累及淋巴结照射技术时，若有原发肿瘤（特别是中央型）和纵隔淋巴结同时受侵，可以考虑选择性照射同侧肺门。

❖ 对于鳞癌患者，从GTV到CTV可以使用6 mm的外放边界（腺癌患者则是8 mm）。这是基于此前一项病理研究，在95%的肿瘤中，该边界可以涵盖从影像

学所示的大体肿瘤到组织学上的亚临床扩展间的距离（图16-5，Giraud *et al.* 2000）。

❖ 和位于肺的下半部、靠近膈肌的肿瘤相比较，处于肺上半部肿瘤呼吸动度较小；类似地，体积较大的肿瘤其呼吸运动也较小。

❖ 使用肺窗勾画肺实质病变，使用腹窗勾画纵隔淋巴结。

❖ 对于肺尖肿瘤，勾画时必须囊括臂神经并注意剂量限制（图16-6）。

❖ 对于较高位置的锁骨上或下颈部肿瘤，需要勾画喉

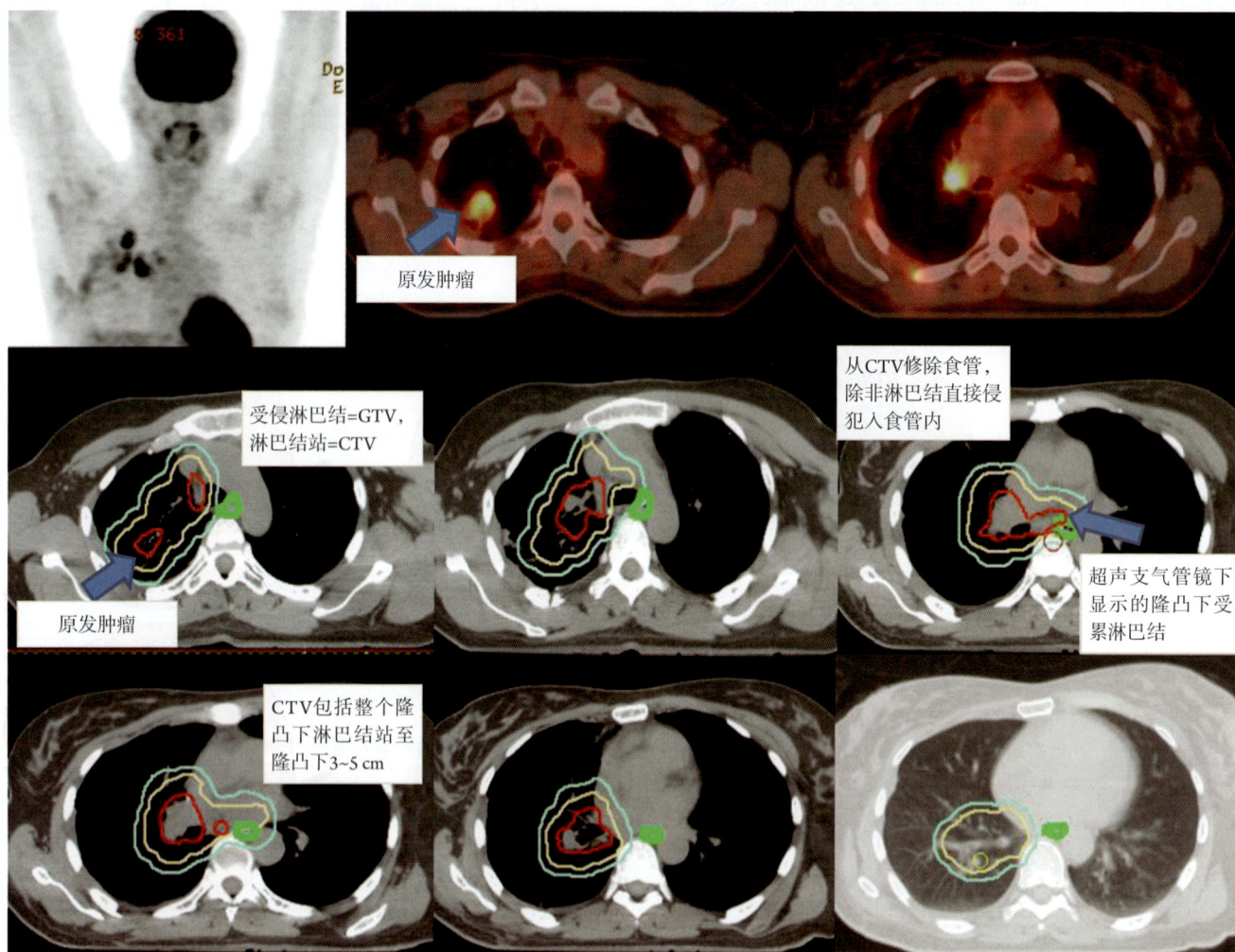

图16-4　右上肺腺癌伴多站淋巴结转移靶区影像

一位罹患右上肺腺癌伴多站纵隔淋巴结转移（T2N2M0）的52岁女性。受侵淋巴结=GTV，淋巴结站=CTV。患者接受66 Gy/33f的同步放化疗（红色：GTV；米色：CTV；蓝色：PTV；绿色：食管）。

部作为正常组织之一。

❖ 双侧肺门受侵的患者，肺门可以分开勾画，但是要保护位于中间的隆凸下区域内的组织结构仍然相当困难（图16-7）。

❖ 鉴于小细胞肺癌通常表现为大肿块，食管常不得不被包含入治疗区域内，特别是当存在大体积的隆凸下淋巴结时（图16-8）。

❖ 累及野照射、肿瘤运动控制、以及靶区（GTV、CTV、ITV）勾画的原则，在局部进展期的非小细胞肺癌和小细胞中均一致。

❖ 可以接受0.5~1.0 cm作为GTV到CTV的外放边界。

❖ 根据RTOG 0538研究方案，治疗可以考虑包括同侧肺门。

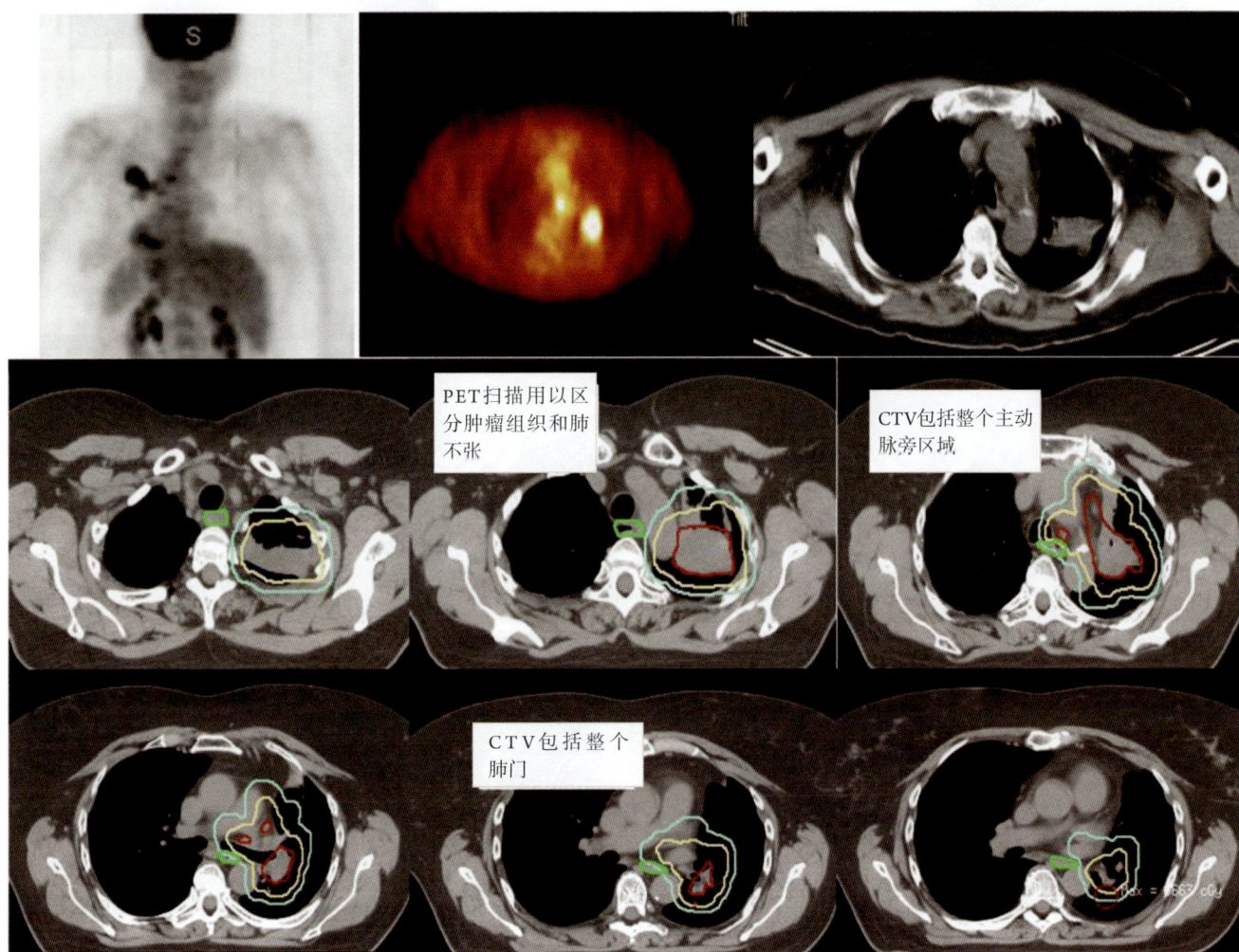

PET扫描用以区分肿瘤组织和肺不张

CTV包括整个主动脉旁区域

CTV包括整个肺门

图16-5　左上肺鳞癌行放化疗靶区影像
一位罹患左上肺鳞癌（T3N2M0）的69岁女性。患者接受了70 Gy/35f的同步放化疗（红色，iGTV；米色，iCTV；蓝色，PTV）。

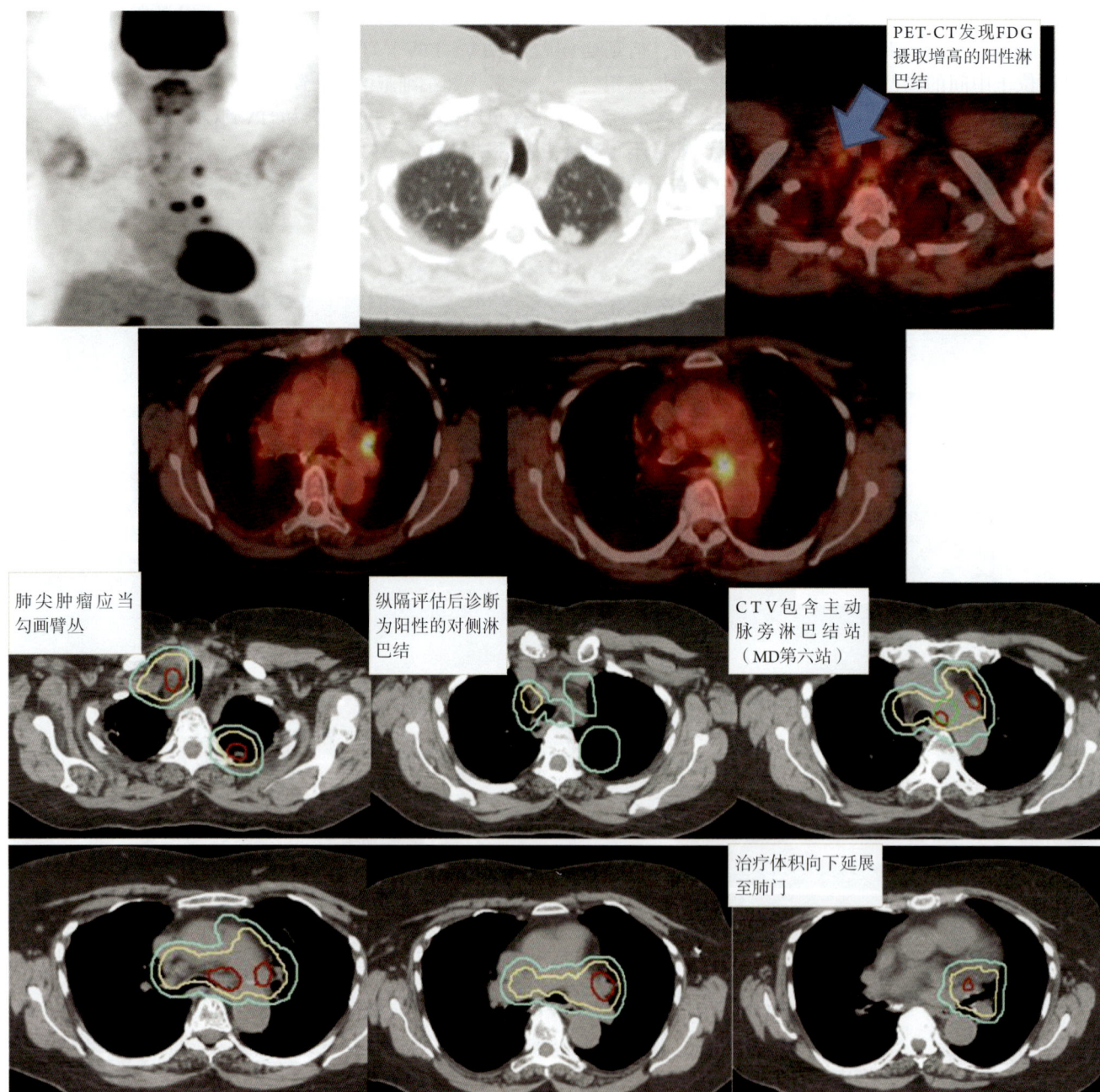

图16-6　左上肺腺癌行靶区放化疗影像

一位罹患左上肺腺癌（T1N3M0）的78岁女性，伴有经纵隔镜诊断阳性的对侧淋巴结，推荐60 Gy/30f的同步放化疗。（红色，iGTV；米色，iCTV；蓝色，PTV）。

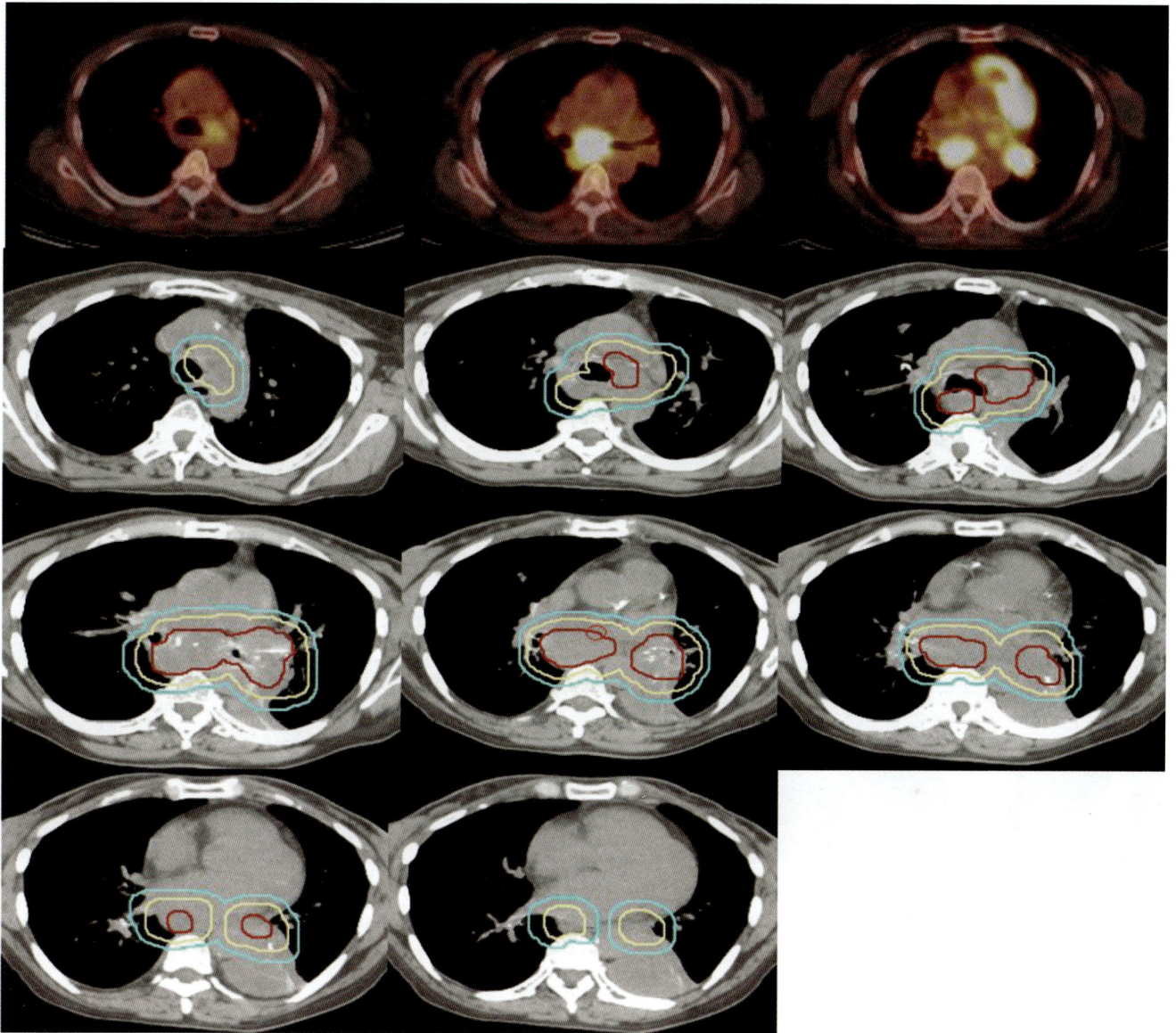

图16-7　左下肺肿瘤行靶区放化疗影像

一位罹患左下肺肿瘤的57岁女性，原发灶直径3.5 cm并与肺门连续，伴FDG摄取增高左气管旁/主肺动脉窗和隆凸下转移淋巴结。该患者接受了总量66 Gy/33f的同步放化疗（红色；iGTV；米色：iCTV；蓝色：PTV）。

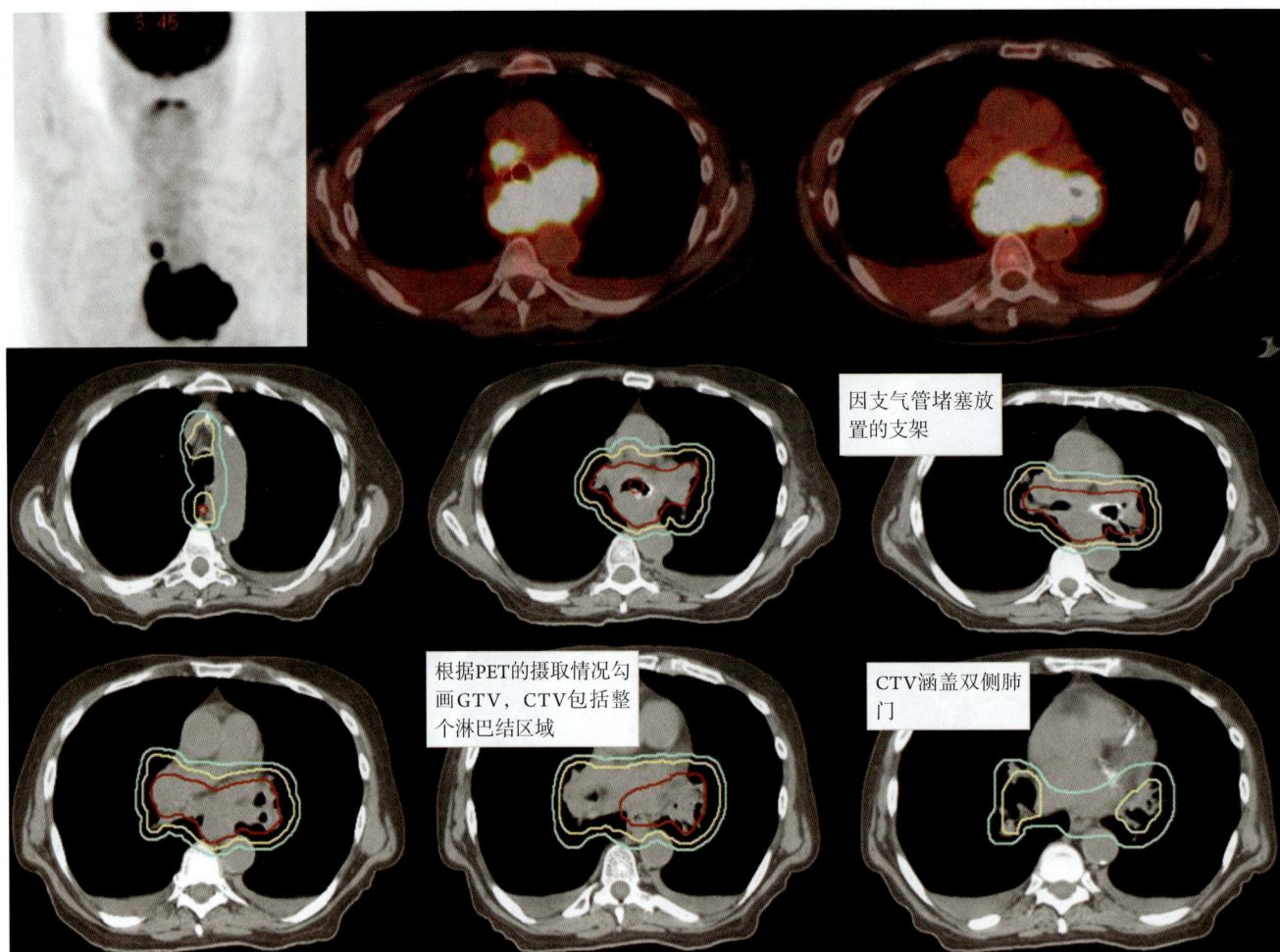

图16-8 中央型小细胞肺癌行靶区放化疗影像

一位罹患局限期小细胞肺癌（TXN3M0）的65岁男性，伴非恶性胸腔积液和纵隔大肿块。因支气管堵塞而接受支架植入，随后接受了积极放疗并化疗。（红色：iGTV；米色：iCTV；蓝色：PTV）。

参考文献/推荐阅读

[1] Borst GR, Sonke JJ, Betgen A, et al. Kilo-voltage cone-beam computed tomography setup measurements for lung cancer patients; first clinical results and comparison with electronic portal-imaging device[J]. Int J Radiat Oncol Biol Phys, 2007, 68(2): 555-561.

[2] Bradley J, Thorstad WL, Mutic S, et al. Impact of FDG-PET on radiation therapy volume delineation in non-small-cell lung cancer[J]. Int J Radiat Oncol Biol Phys, 2004, 59(1): 78-86.

[3] Chen GH, Yao ZF, Fan XW, et al. Variation in background intensity affects PET-based gross tumor volume delineation in non-small-cell lung cancer: the need for individualized information[J]. Radiother Oncol, 2013, 109(1): 71-76.

[4] De Ruysscher D. PET-CT in radiotherapy for lung cancer[J]. Methods Mol Biol, 2011, 727: 53-58.

[5] De Ruysscher D, Nestle U, Jeraj R, et al. PET scans in radiotherapy planning of lung cancer[J]. Lung Cancer, 2012, 75(2): 141-145.

[6] Giraud P, Antoine M, Larrouy A, et al. Evaluation of microscopic tumor extension in non-small-cell lung cancer for three-dimensional conformal radiotherapy planning[J]. Int J Radiat Oncol Biol Phys, 2000, 48(4): 1015-1024.

[7] Liao ZX, Komaki RR, Thames HD Jr, et al. Influence of technologic advances on outcomes in patients with unresectable, locally advanced non-small-cell lung cancer receiving concomitant chemoradiotherapy[J]. Int J Radiat Oncol Biol Phys, 2010, 76(3): 775-781.

[8] Mountain CF, Dresler CM. Regional lymph node classification for lung cancer staging[J]. Chest, 1997, 111(6): 1718-1723.

[9] Muirhead R, Featherstone C, Duffton A, et al. The potential clinical benefit of respiratory gated radiotherapy (RGRT) in non-small cell lung cancer (NSCLC)[J]. Radiother Oncol, 2010, 95(2): 172-177.

[10] Nawara C, Rendl G, Wurstbauer K, et al. The impact of PET and PET/CT on treatment planning and prognosis of patients with NSCLC treated with radiation therapy[J]. Q J Nucl Med Mol Imaging, 2012, 56(2): 191-201.

[11] Nelson C, Balter P, Morice RC, et al. A technique for reducing patient setup uncertainties by aligning and verifying daily positioning of a moving tumor using implanted fiducials[J]. J Appl Clin Med Phys, 2008, 9(4): 110-122.

[12] Rosenzweig KE, Sim SE, Mychalczak B, et al. Elective nodal irradiation in the treatment of non-small-cell lung cancer with three-dimensional conformal radiation therapy[J]. Int J Radiat Oncol Biol Phys, 2001, 50(3): 681-685.

[13] Rosenzweig KE, Sura S, Jackson A, et al.Involved-field radiation therapy for inoperable non small-cell lung cancer[J]. J Clin Oncol, 2007, 25(35): 5557-5561.

[14] Underberg RW, Lagerwaard FJ, Slotman BJ, et al. Benefit of respiration-gated stereotactic radiotherapy for stage I lung cancer: an analysis of 4DCT datasets[J]. Int J Radiat Oncol Biol Phys, 2005, 62(2): 554-560.

译者：徐越清，武汉大学中南医院肿瘤学科2020届研究生

审校：茅静芳，复旦大学附属肿瘤医院放疗科

第十七章 非小细胞肺癌立体定向消融放疗与术后放疗

Daniel Gomez, Peter Balter, Zhongxing Liao

Division of Radiation Oncology, University of Texas MD, Anderson Cancer Center, Houston TX 77030
Correspondence to: Daniel Gomez. Division of Radiation Oncology, University of Texas MD, Anderson Cancer Center, Houston TX 77030. Email: dgomez@mdanderson.org.

1　解剖与扩散模式

❖ 肺癌起源于肺实质或者气管支气管树。后者由气管逐渐向左右两侧分支成主支气管和叶支气管。

❖ 肺表面被两层胸膜（壁层和脏层）包绕，其间有潜在的腔隙。

❖ 纵隔位于胸腔中央，包含心脏、大血管、胸腺、食管和区域淋巴结。其区域淋巴结上至锁骨上区，下至膈肌。不同的组织有不同的淋巴结分区方案，在北美和欧洲最广泛使用的是Mountain和Dresler修订版美国胸科协会淋巴结地图（MD-ATS）（Mountain and Dresler 1997）。

❖ 目前已经发表了几个以电子计算机断层扫描（computed tomography，CT）为基础的纵隔淋巴结分区图谱，其中由密歇根大学研究者发表的包含1~11站淋巴结的图谱非常优异（Chapet *et al.* 2005），见图17-1和表17-1。

❖ 原发性肺恶性肿瘤的扩散模式通常是先通过区域淋巴结（N1~N3水平），然后经血行转移至远处。最常见的远处转移部位是脑、肾上腺、骨、对侧肺、肝、心包。然而实际上，全身几乎所有器官都可能被侵犯，而且许多已经发生远处播散的肿瘤并没有首先发生区域性淋巴结受侵的证据。

2　与靶区勾画相关的诊断性检查

❖ 立体定向消融放疗（stereotactic ablative radiotherapy，SABR）

　◆ SABR主要用于T1-T2、没有淋巴结转移的肿瘤。

　◆ 因此其分期检查的目的是排除局部进展或者远处转移，包括胸部CT扫描和正电子发射计算机断层扫描（positron emission tomography computed tomography，PET-CT）。T2或更高分期的患者推荐磁共振成像（magnetic resonance imaging，

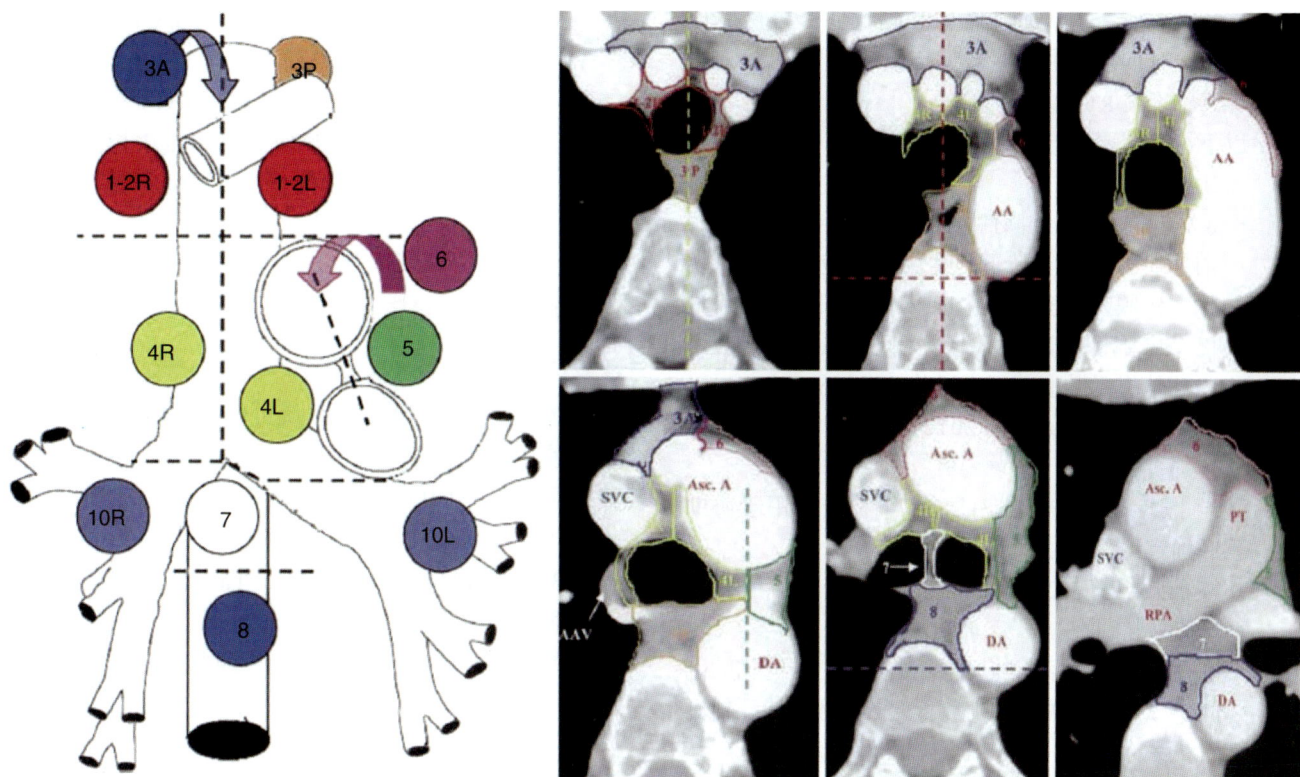

图17-1 纵隔淋巴结地图（摘自 Chapet *et al.*, 2005）

表17-1 纵隔淋巴结的解剖边界描述（Chapet *et al.* 2005）

淋巴结站点	解剖边界描述
1R: 最高纵隔淋巴结	下界：头臂（左无名）静脉上缘水平线（该静脉在此向上向左穿过气管中线前方）
2R与2L: 上气管旁淋巴结	上界：第1站淋巴结下缘 下界：主动脉弓上缘的水平切线
3: 血管前与气管后淋巴结	血管前与气管后淋巴结分别为3A与3P；位于中线的淋巴结属于同侧淋巴结
4R与4L: 右、左下气管旁淋巴结	4R: 上界：主动脉弓上缘的水平切线；下界：右主支气管延长线；左界：气管中线，包裹于纵隔胸膜中 4L: 上界：主动脉弓上缘的水平切线；下界：左上叶支气管上缘水平的左主支气管延长线；右界：气管中线；左界：肺动脉韧带，包裹于纵隔胸膜中
5: 主动脉下（主-肺动脉窗）	位于肺动脉韧带、主动脉或左肺动脉间，靠近肺动脉第一分支，包裹于纵隔胸膜中
6: 主动脉旁淋巴结	位于升主动脉与主动脉弓的前外侧方，或者主动脉弓上缘切线下方的无名动脉前外侧方
7: 隆凸下淋巴结	位于气管隆凸下方（脚侧），与下叶支气管及肺内动脉无关
8: 食管旁淋巴结	位于食管旁，中线左或右侧，除外隆凸下淋巴结
10: 肺门淋巴结	位于近端的叶淋巴结，纵隔胸膜反折线远端，靠近右侧中间支气管；在影像上，增大的肺门和叶间淋巴结均可导致肺门阴影
11: 叶间淋巴结	位于叶支气管之间

MRI）。所有患者均应考虑纵隔评估，尤其是T2或以上分期以及中央型病变者。

❖ 术后放疗（PORT）

◆ 以下情况需要进行术后放疗：

· R1与R2切除。

· N2或者N3淋巴结阳性，术前或术后病理确诊。

· 前期研究同样支持下列情况下的使用：近缘切除，包膜外侵犯，多个N1淋巴结阳性，切除淋巴结中阳性的比例高，不完整的纵隔评估，术中评估提示肿瘤残留高风险（Urban *et al.* 2013；Osarogiagbon and Yu 2012；Lopez Guerra *et al.* 2013）。

◆ 基于上述术后放疗适应证，以下检查应用于协助靶区确定：

· 术前胸部增强CT与PET-CT扫描。

· 术前纵隔评估。

· 手术记录，包括①肺切除和纵隔淋巴结清扫的范围；②术中所见肿瘤扩散程度的描述；③评估可能的残余病灶，并在相应位置放置金属夹。

· 手术病理报告，包括①边缘情况以及边缘阳性的位置（如支气管残端，肺实质切缘等）；②取样的淋巴结数量和分站；③阳性的淋巴结站。

· 术后影像学检查（PET-CT或胸部CT扫描）。术后早期（2~3个月内）的PET-CT所显示的氟脱氧葡萄糖（fluorodeoxyglucose，FDG）摄取增高往往是术后改变的反映。但如果术中担心肿瘤残留时，术后影像学检查可以协助判断需要放疗加量的区域。

3 模拟定位与日常摆位

❖ 立体定向消融放疗（SABR）

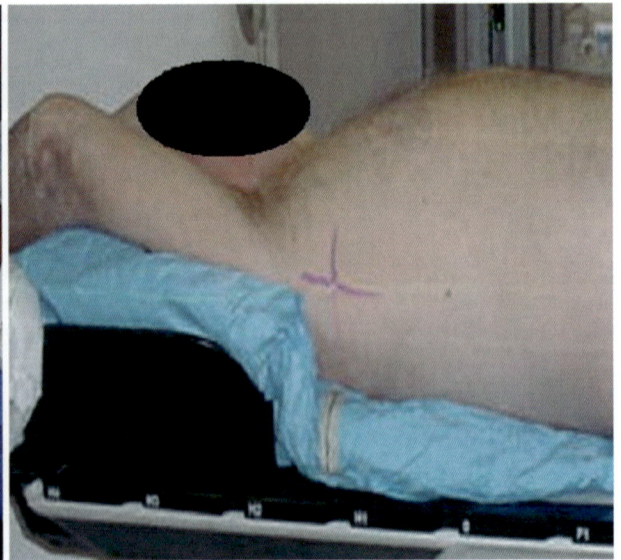

◆ 体位固定：多种固定系统可用于SABR。早期SABR使用的是体架系统（body frame systems），患者可以在不同的房间进行成像和治疗，类似于SRS（立体定向放射外科）的头架系统。体架系统如Bodyfix TM与Body Pro-Lock TM系统，还同时提供腹部加压装置。随着室内CT的问世，三维体积成像可以在治疗机房内完成，因此仅固定上半身的体架也可被用于SABR。相比常规分割放疗使用的固定装置，SABR所使用的装置需要能够提供更好的支持。图17-2展示了用于SABR的上半身泡沫定位垫（cradle）（图17-2a）和常规分割放疗使用的体位固定装置（图17-2b）。

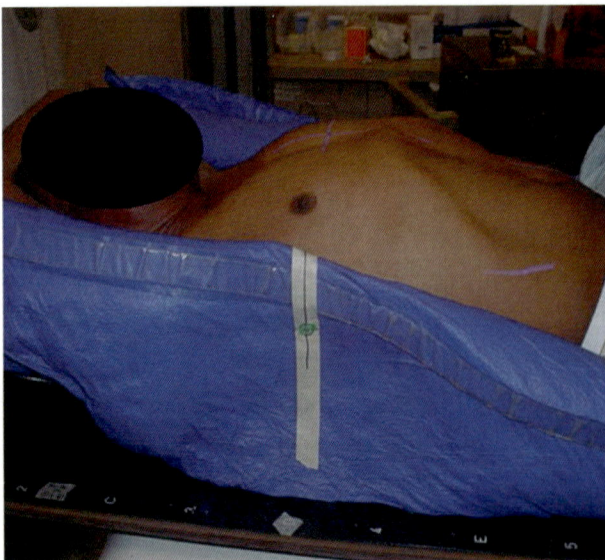

立体定向消融放疗　　　　　　　　　　非立体定向消融放疗

图17-2　SABR与非SABR真空垫之间的差异

SBRT（立体定向放疗）真空垫会对患者加压并给患者提供更多支持，通常较长，并提供专门黏贴标记点的区域。传统的真空垫不适于SABR时的摆位和固定。

◆ 模拟定位：模拟定位CT采用2.5~3 mm层厚。要求使用四维（4D）扫描以计算内部运动。当需要区分肿瘤和血管等纵隔结构时可以考虑静脉造影，并应当在四维CT后不移动患者的情况下立即进行常规快速螺旋CT扫描。当患者的呼吸运动规律、且幅度<1 cm时，通常可以采用"自由呼吸"的方法治疗患者。这样的患者在治疗过程中的呼吸规则，治疗计划就可以覆盖所有肿瘤运动的轨迹。如果呼吸运动不规则或幅度>1 cm，就需要考虑采取措施控制患者的呼吸。无论是采用深吸气/深呼气末的屏气还是"自由呼吸"下的门控技术，射线都仅在呼吸周期的某一特定时间段照射到患者。任何门控技术都应包括治疗日影像学验证以检验每天的门控水平。屏气与门控技术均能减少肿瘤运动较大者的靶区体积（Muirhead *et al.* 2010；Underberg *et al*。2005）。深吸气后屏气已被证实可通过扩张正常肺组织、使之远离肺癌病灶而减轻总的肺受照剂量；但是需要患者在呼吸周期的合适位置上至少屏住呼吸15 s，相当比例的肺癌患者目前还做不到这点。患者还需要在连续的屏气中使肿瘤停留在相同的位置，并被一系列的门控CT所证实；通过视频反馈或者ABC（主动呼吸控制）设备的气流闭合系统可以辅助完成正确位置的屏气。

◆ 日常摆位：每日的治疗前均要求使用容积成像技术验证体位（锥形束CT，滑轨CT）。每日影像验证时必须采用一致的呼吸控制技术，即自由呼吸的患者就在自由呼吸状态下进行CBCT扫描，屏住呼吸的患者就在屏气状态下进行CT扫描，或者门控的患者给予门控CT。容积成像不能获得时，需要在肺内病灶旁植入标志物作为基准以帮助更准确地定位，同时这个标志物应在每天的治疗中均与骨性解剖结构保持相对位置的一致以保证标志物没有发生迁移。

❖ 术后放疗（PORT）

◆ 体位固定：采用常规分割中使用的上半身体部泡沫定位垫，双手上举过头（图17-2b）。

◆ 定位模拟：模拟定位CT采用2.5~3 mm层厚。同样建议四维（4D）扫描以测量靶区运动，如果靶区运动>1 cm时采用呼吸控制技术。四维CT扫描的范围通常是从胸廓入口到膈肌下缘。扫描需要涵盖

影像学和组织病理学显示的阳性淋巴结。

◆ 日常摆位：在部分患者中，治疗期间每日千伏级影像验证和每周容积性影像验证配合，以确定骨性配准与解剖学配准基本一致。

4 靶区勾画与治疗计划

❖ 立体定向消融放疗（SABR）

◆ 图像融合：PET-CT图像融合有利于SABR治疗，尤其是在肿瘤周围存在肺不张的情况下。

◆ 靶区体积：在自由呼吸状态下治疗时，大体肿瘤体积（GTV）应考虑肿瘤运动。肿瘤运动的数据来自四维门控CT，但是需要在此基础上根据患者个体化的不确定性外放一定边界。在本文中，GTV等于内靶体积（ITV）（即对假定的亚临床病灶不做边界外扩）。ITV外放到计划靶体积（PTV）。从GTV到PTV的外放边界是0.5 cm。这些规则与RTOG 0915研究方案一致。

◆ 放疗剂量：从1到10次的不同分割的放疗方案均被研究过，危及器官的剂量限制根据不同的分割次数而不同（www.nccn.org）。

· 对于在"禁飞区"之外的周围型病变，常用1~4次的剂量分割方案。常用方案包括20 Gy×3次和12.5 Gy×4次。对于中央型病变，探索了4~10次的分割方案。RTOG 0813是一项评估剂量递增的安全性和有效性的临床Ⅰ/Ⅱ期研究，分割剂量从10 Gy×5次逐渐递增至12 Gy×5次。该研究已结束入组，目前等待结果中。

◆ 剂量限制：剂量体积限制根据分割次数不同而有差异。请参阅美国国立综合癌症网络制定的指南中多种分割方案相对应的限制要求（www.nccn.org）。此外，作者单位尚在<5次的放疗方案中增加了胸壁剂量V30 - V35<50 mL的限制条件；多项研究结果表明这一容积剂量与胸壁疼痛相关（Welsh *et al.* 2011；Mutter *et al.* 2012）。糖尿病和肥胖也可能是这种毒性的危险因素。

❖ 术后放疗（PORT）

◆ 图像融合：术后的PET-CT中，手术导致的炎症作用有可能使氟脱氧葡萄糖（FDG）代谢增加，这些区域是否需要包括在放疗范围内，应当根据组织病理学和术前影像学表现与手术医生讨论。

◆ 靶区范围

- 切缘阳性或肿瘤大体残留（R1或R2切除）——与手术外科医生讨论切缘阳性或肿瘤大体残留的区域。可以在合适的地方放置金属夹。有潜在大体肿瘤残留可能时，术后影像可以帮助明确诊断。
  - 如果确定有大体肿瘤残留，推荐GTV到CTV的外扩边界为6~8 mm。
- 切缘阴性伴N2~N3阳性淋巴结（R0切除）——从历史上看，无论原发灶处于哪个肺叶，N2患者的术后放疗中CTV体积会包括双侧纵隔、以及同侧肺门/支气管残端。随着更敏感的成像技术和更适形的放疗技术的出现，目前趋向于照射更小的体积。这样的靶区将包括累及淋巴结区域加上支气管残端、或是高危淋巴引流区加上支气管残端。后者的常用的方法是"一上，一下"勾画法（例如，同侧朝上一站淋巴结、朝下一站淋巴结）。正在进行的LungArt试验，探究在N2期疾病中PORT的作用，即采用了这一通用方法，但因原发肿瘤在左侧或者右侧有不同的淋巴引流途径而推荐不同的照射区域（Spoelstra *et al.* 2010，见表17-2所示）。
  - 总之，PORT照射的体积在不同的医生中存在异质性，可能的方法包括：

- 整个（双侧）纵隔加同侧支气管残端；排除对侧肺门和锁骨上淋巴结，除非累及。
- 高危淋巴引流区：同侧"一上，一下"方法加支气管残端，或者根据LungART研究的方案。不包括对侧淋巴结，除非术前/术中发现或者术后影像怀疑该处淋巴结受侵。
- 受累淋巴结区域加支气管残端：仅照射那些在影像学或组织学显示受累及的淋巴结区域。同样的，不包括对侧淋巴结，除非术前/术中发现或者术后影像怀疑该处淋巴结受侵。
- 值得关注的是，尚无前瞻性研究比较这些不同术后放疗范围的毒性和有效性的差异。因此所有方法都被认为是可以接受的，尽管许多中心都在从全纵隔照射转向更适形的体积。但无论哪一种照射范围，支气管残端一般都认为应包括在治疗区域内。
- 建议每日千伏级影像引导下的放疗采用CTV到PTV外扩边界5 mm，如果使用容积成像引导则其可以被减少到3 mm。通常在特殊的情况下使用容积成像，比如肿瘤侵犯了某关键结构、或者可能在治疗中发生体积变化的大肿块。

表17-2　LungART研究PORT的靶区勾画范围（许可待定中）

手术发现受累纵隔淋巴结	CTV所包括的淋巴结站（区域）
1-2R	1-2R，4R，7，10R。上界：胸骨切迹上1 cm，必要时可包括同侧锁骨上淋巴结。下界：隆凸下4 cm[a]。
1-2L	1-2L，4L，7，10L。上界：胸骨切迹上1 cm，必要时可包括同侧锁骨上淋巴结。下界：隆凸下4 cm[a]。
3（右肺肿瘤）	3，4L，7，10R。上界：胸骨切迹上1 cm。下界：隆凸下4 cm[a]。
3（左肺肿瘤）	3，4L，7，10L。上界：胸骨切迹上1 cm。下界：隆凸下4 cm[a]。
4R	2R，4R，7，10R。上界：胸骨切迹。下界：隆凸下4 cm[a]。
4L	2L，4L，7，10L。上界：胸骨切迹。下界：隆凸下4 cm[a]。
5	2L，4L，5，6，7。上界：主动脉弓顶。下界：隆凸下4 cm[a]。
6	2L，4L，5，6，7。上界：胸骨切迹。下界：隆凸下4 cm[a]。
7（右肺肿瘤）	4R。上界：主动脉弓顶。下界：隆凸下5 cm[a]。
7（左肺肿瘤）	4L，5，6，7。上界：主动脉弓顶。下界：隆凸下5 cm[a]。
8（右肺肿瘤）	4R，7，8。上界：主动脉弓顶。下界：胃食管交界处。
8（左肺肿瘤）	4L，5，6，7，8。上界：主动脉弓顶。下界：胃食管交界处。

缩写：LN=淋巴结，CTV=临床靶区体积。[a]除非其他淋巴结受累。

- 其他尚未确定的PORT适应证有包膜外侵犯、脉管浸润、淋巴结转移率高等，均尚未建立统一标准。
  - ◆ 放疗剂量：完全切除后的标准剂量是50~54 Gy，每次1.8~2 Gy。切缘阳性或者大体肿瘤残留时建议使用更高剂量，分别为60 Gy或60~70 Gy；同时也可以由医生判断是否加用同期化疗。
  - ◆ 剂量限制：使用常规分割剂量限制。作者单位使用的一些正常组织限量如下：平均肺剂量<20 Gy，肺V20>35%，食管平均剂量<34 Gy，最大脊髓剂量<45 Gy。
- ❖ PORT与SABR放疗技术主要特征的比较见表17-3。

5 案例—立体定向放疗（图17-3~图17-4）

- ❖ GTV直接外扩5 mm至PTV（考虑肿瘤运动），不修除关键组织。
- ❖ 病变靠近胸壁导致胸壁剂量偏高不可避免。在<5次分割的放疗方案中使用胸壁V30-V35<50 mL的限制条件，可以减少胸壁损伤的风险。
- ❖ 对4次分割方案，作者单位使用的剂量限制条件如下：肺平均剂量≤6 Gy，肺V20≤12%，支气管树最大剂量≤38 Gy，支气管树V35≤1 cm^3，大血管最大剂量≤56 Gy，食管最大剂量≤35 Gy，食管V30≤1 cm^3，臂丛神经最大剂量≤35 Gy。
- ❖ 区分肿瘤毛刺和细支气管，需要沿支气管树试图随

表17-3 PORT与SABR的差别

分类	SABR	PORT
靶区勾画的诊断性分期检查	1. 胸部增强CT扫描 2. PET-CT扫描 3. 纵隔评估确定为N0	1. 术前胸部增强CT扫描 2. 术前PET-CT扫描 3. 术前纵隔评估 4. 手术记录 5. 术后病理报告
体位固定	立体定向体架或泡沫定位垫进行高级别固定（因分割剂量大，需要比PORT或者常规分割放疗的级别要高）	上半身体架固定
运动评估	四维模拟定位CT（推荐）或腹部压迫	四维模拟定位CT
靶区定义	GTV+运动=CTV GTV/CTV+5 mm=PTV	GTV— 如术后有残留肿瘤 CTV—（1）全纵隔；（2）高危淋巴引流区（如LungART）；（3）累及淋巴结区域，以上所有均包括支气管残端 PTV— CTV+5 mm
放疗剂量	周围型病灶—1~4次分割方案（如20 Gy×3次，12.5 Gy×4次） 中央型病灶（在"禁飞区"内）—5~10次分割方案（如10 Gy×5次，7 Gy×10次）	仅亚临床病灶—50~54 Gy，每次1.8~2.0 Gy 切缘阳性—50~60 Gy，每次1.8~2.0 Gy 大体残留—60~70 Gy，每次1.8~2.0 Gy
同期化疗	无	切缘阳性或者大体残留时可以考虑
每日摆位	每日容积成像技术引导（如锥形束CT扫描，滑轨CT扫描）	每日千伏影像技术引导，特殊病例考虑增加每周容积影像

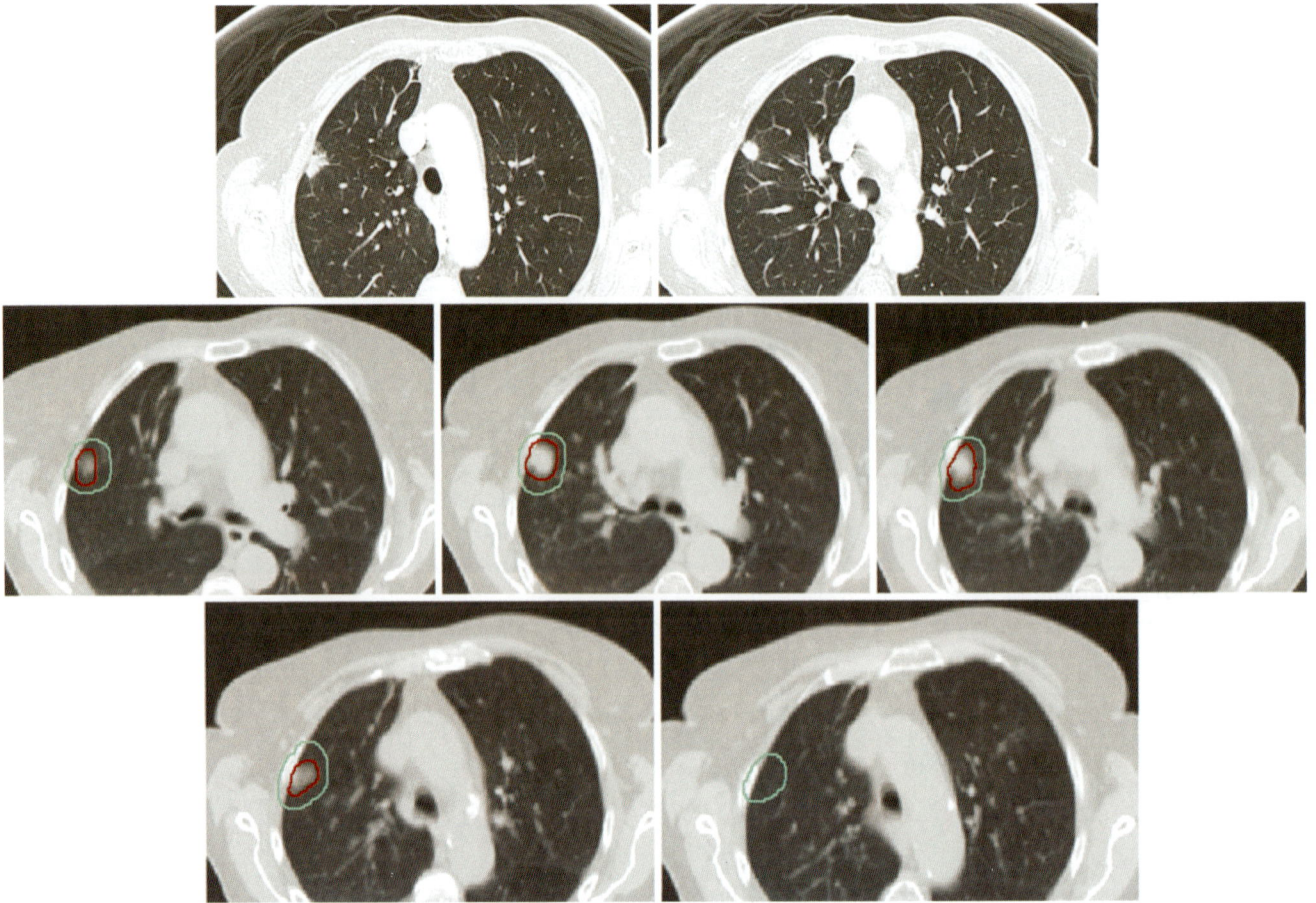

图17-3　右上肺鳞癌采用立体定向消融放疗影像

一名罹患右上叶肺鳞癌（T1N0M0）的68岁男性，因医学原因无法手术，采用SABR 50Gy/4次方案。（红色=GTV+运动，蓝色=PTV）。

分支往远端移行去看。

❖ 在实践中，最合适的肿瘤毛刺覆盖方法不尽相同。作者单位大多数病例的GTV均包括了毛刺部分。

6　案例—术后放疗（图17-5）

❖ 该病例的高危淋巴引流区域包括以下淋巴结站：2L、

4L、5、6、和7，从胸骨切迹向下至隆凸以下4 cm（如表17-2所述）。

❖ 金属夹被放置在支气管残端，并应包括在治疗体积内。

❖ 在a、b两种照射方法中均包含了气管旁淋巴结区域，但在高危淋巴引流区勾画方法中，该区域在隆凸上方仅延伸至体中线。

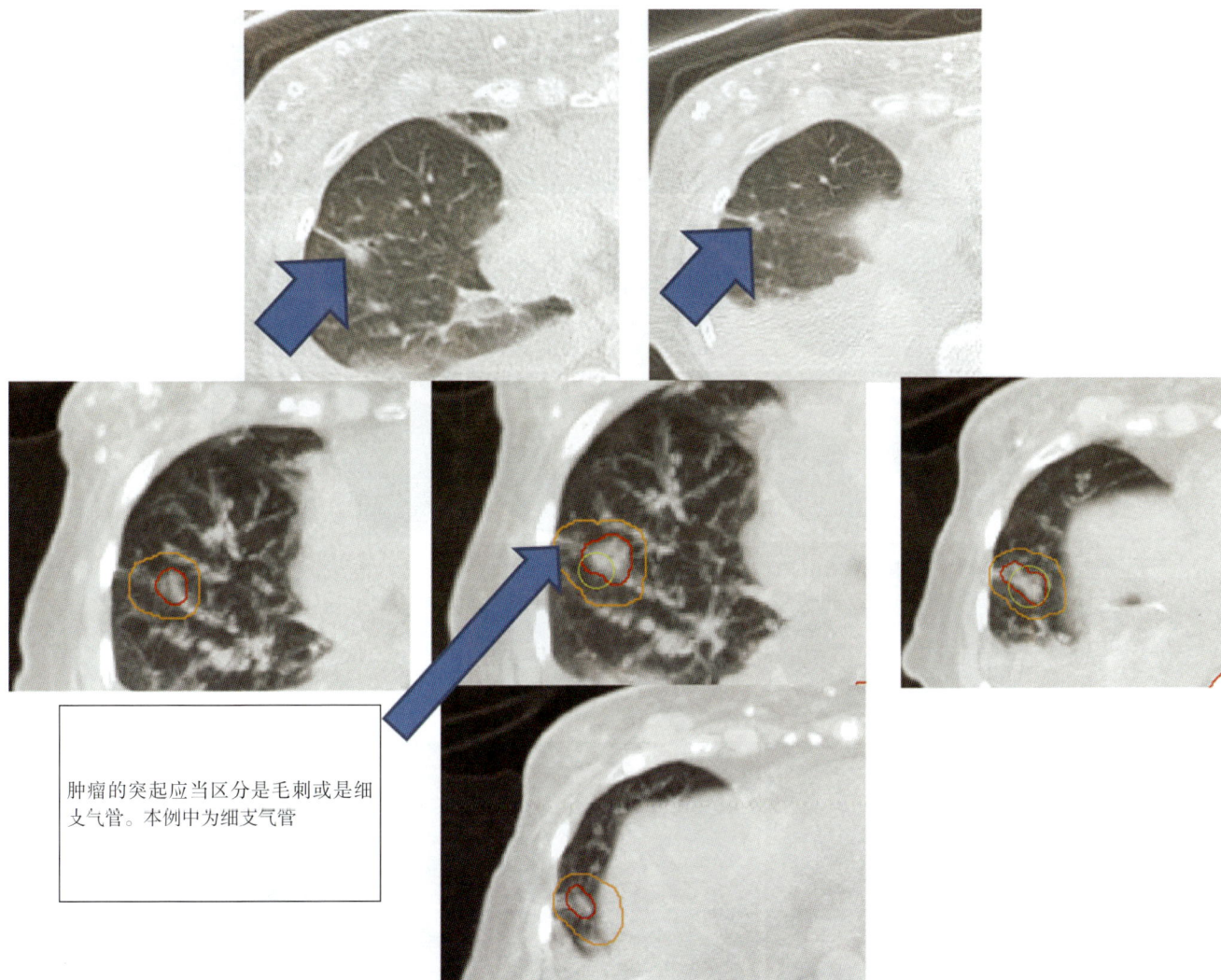

肿瘤的突起应当区分是毛刺或是细支气管。本例中为细支气管

图17-4 右上肺腺癌采用立体定向消融放疗影像

一名罹患右上叶肺腺癌（T1N0M0）的72岁男性，因医学原因无法手术，采用SABR 50 Gy/4f方案。（红色=GTV+运动，橙色=PTV）。

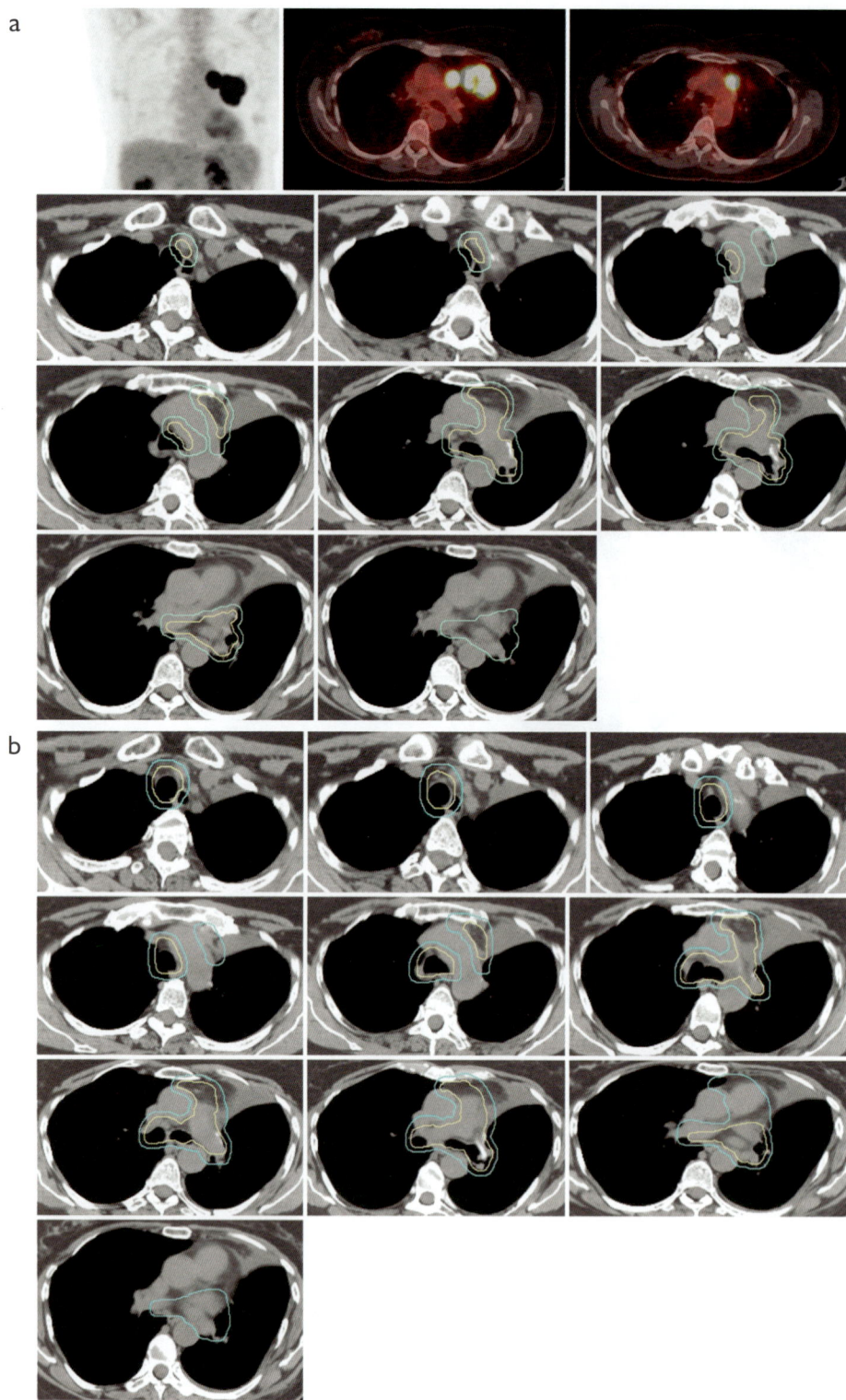

图17-5　左上肺腺癌接受诱导化疗与术后靶区勾画影像
（a，b）一名罹患左上叶肺腺癌（T3N2M0）的56岁男性，接受诱导化疗与肺叶切除和纵隔淋巴结清扫。病理显示主动脉旁淋巴结2/3受累，其他淋巴结0/13受累。所有切缘均阴性。图（a）显示按LungART研究方案勾画的"高危淋巴引流区域"的范围，（b）显示了全纵隔（双侧纵隔及支气管残端）照射范围（米色=CTV，蓝色=PTV）

推荐阅读

- National Comprehensive Cancer Network Guidelines –www.nccn.org
- RTOG 0813 – www.rtog.org
- RTOG 0915 – www.rtog.org

参考文献

[1] Chapet O，Kong FM，Quint LE，et al. CT-based definition of thoracic lymph node stations：an atlas from the University of Michigan[J]. Int J Radiat Oncol Biol Phys，2005，63(1)：170-178.

[2] Lopez Guerra JL，Gomez DR，Lin SH，et al. Risk factors for local and regional recurrence in patients with resected N0-N1 non-small-cell lung cancer，with implications for patient selection for adjuvant radiation therapy[J].Ann Oncol，2013，24(1)：67-74.

[3] Mountain CF，Dresler CM. Regional lymph node classification for lung cancer staging[J]. Chest，1997，111(6)：1718-1723.

[4] Muirhead R，Featherstone C，Duffton A，et al. The potential clinical benefit of respiratory gated radiotherapy (RGRT) in non-small cell lung cancer (NSCLC)[J]. Radiother Oncol，2010，95(2)：172-177.

[5] Mutter RW，Liu F，Abreu A，et al. Dose-volume parameters predict for the development of chest wall pain after stereotactic body radiation for lung cancer[J]. Int J Radiat Oncol Biol Phys，2012，82(5)：1783-1790.

[6] Osarogiagbon RU，Yu X. Mediastinal lymph node examination and survival in resected early-stage non-small-cell lung cancer in the surveillance，epidemiology，and end results database[J]. J Thorac Oncol，2012，7(12)：1798-1806.

[7] Spoelstra FO，Senan S，Le Péchoux C，et al. Variations in target volume definition for postoperative radiotherapy in stage III non-small-cell lung cancer：analysis of an international contouring study[J]. Int J Radiat Oncol Biol Phys，2010，76(4)：1106-1113.

[8] Underberg RW，Lagerwaard FJ，Slotman BJ，et al.Benefit of respiration-gated stereotactic radiotherapy for stage I lung cancer：an analysis of 4DCT datasets[J]. Int J Radiat Oncol Biol Phys，2005，62(2)：554-560.

[9] Urban D，Bar J，Solomon B，et al. Lymph node ratio may predict the benefit of postoperative radi-otherapy in nonsmall-cell lung cancer[J].J Thorac Oncol，2013，8(7)：940-946.

[10] Welsh J，Thomas J，Shah D，et al. Obesity increases the risk of chest wall pain from thoracic stereotactic body radiation therapy[J]. Int J Radiat Oncol Biol Phys，2011，81(1)：91-96.

译者：祝鸿程，复旦大学附属肿瘤医院放疗科
审校：茅静芳，复旦大学附属肿瘤医院放疗科

第四部分

胃肠道

第十八章　食管癌

Jason Chia-Hsien Cheng[1,2], Feng-Ming Hsu[2], Abraham J. Wu[3], Lisa A. Kachnic[4]

[1]Graduate Institute of Oncology, Taiwan University College of Medicine, Taipei, Taiwan, China; [2]Division of Radiation Oncology, Department of Oncology, Taiwan University Hospital, Taipei, Taiwan, China; [3]Department of Radiation Oncology, Memorial Sloan-Kettering, Cancer Center, New York, NY, USA; [4]Department of Radiation Oncology, Boston Medical Center, Boston University School of Medicine, Boston, MA, USA

Correspondence to: Jason Chia-Hsien Cheng. Graduate Institute of Oncology, Taiwan University College of Medicine, Taipei, Taiwan, China. Email: jasoncheng@ntu.edu.tw.

1　计划和靶区勾画的总原则

❖ 评估：患者需完成颈部、胸部及腹部增强电子计算机断层扫描（computed tomography，CT）和食管、胃、十二指肠镜检查（duodenoscopy，EGD）、食管超声内镜（endoscope ultrasonic，EUS）、全身正电子发射计算机断层扫描（positron emission tomography computed tomography，PET-CT）扫描，病灶位于食管上、中1/3的则需要进行支气管镜检查和评估。如果EGD和EUS因空腔脏器的阻塞无法很好实施，则推荐上消化道吞钡检查。这些检查手段能够帮助医生判断疾病的范围，有助于准确勾画靶区。

❖ 技术：针对食管癌，推荐CT扫描基础上的适形放疗计划。通过设置多个角度的照射野，三维适形放射治疗（3D-CRT）和调强放射治疗（intensity modulated radiotheragy，IMRT）均可生成可评估的剂量-体积直方图（dose-volume histogram，DVH）。在设置照射野角度的时候尤其要注意减少肺和心脏的放化疗毒性反应（Hong *et al.* 2007）。了解颈部、纵隔和上腹部的解剖学知识是十分必要的。美国肿瘤放射治疗协作组（Radiation Therapy Oncology Group，RTOG）的勾画指南是勾画正常器官非常好的参考资料（Kong *et al.* 2013）。

❖ 固定：患者需要根据食管癌病灶的位置进行充分的体位固定。肿瘤位于颈部或上1/3胸部食管的患者，用覆盖头、颈和肩的热塑性塑料外壳固定较为理想。肿瘤位于胸段食管或胃食管交界处（esophagogastric junction，EGJ）的患者推荐使用真空垫固定，并在定位时双手举过头顶。四维CT定位适用于肿瘤位于食管远端或EGJ的患者。肿瘤在下1/3胸部食管或EGJ的患者推荐在进行定位和治疗前2~4 h均禁食（non-peros，NPO）以减少因胃部充盈或移位导致的每日照射剂量分布差异。另外，使用增强CT定位有助于更好地识别血管结构和勾画淋巴结靶区。

❖ 为了便于靶区勾画，将食管恶性肿瘤（鳞状细胞癌或腺癌）根据解剖学结构分为两个区域：上段食管肿瘤（隆凸上，包括颈部食管）和下段食管肿瘤（隆凸下，包括EGJ）。起源于胸部食管下1/3的肿瘤扩展到了上1/3食管的，或者反之，则两者的勾画指南均可相互参考（表18-1）。

❖ 对于所有食管恶性肿瘤，环状软骨到EGJ的食管部分及双侧肺都要纳入勾画范围以进行DVH分析。而对于上段食管肿瘤，勾画范围则须包括臂丛神经、喉和脊髓。下段食管肿瘤的勾画范围须包括心脏、肝、胃、十二指肠、双侧肾和脊髓。

❖ 大体肿瘤体积（gross tumor volume，GTV）包括原发食管肿瘤[在CT/EUS/氟脱氧葡萄糖-正电子发射断层扫描（fluorodeoxyglucose positron emission tomography，FDG-PET）上显示的最大范围]和受侵淋巴结。作为GTV勾画的淋巴结包括：病理学证实阳性、FDG摄取增高、或短轴直径增大的淋巴结。EUS可用于更好的鉴别在CT或FDG-PET上不易区分的食管旁淋巴结。

❖ 标准GTV到临床靶区（clinical target volume，CTV）

的外扩范围为从原发肿瘤沿纵轴方向外扩3~5 cm，横径各向则外扩0.5~1 cm。纵轴方向上外扩更多是为了包括肿瘤在黏膜下的扩张的范围（Gao et al. 2007）。受侵淋巴结则各向外扩0.5~1 cm。CTV可根据解剖边界把不必要包括的正常组织修去。此外，CTV的边界可以根据临床医生对于疾病侵犯范围的认识进行调整（图18-1~图18-5）。

❖ 目前对食管癌放疗中需要选择照射的淋巴结区域尚无共识（Qiao et al. 2008；Hsu et al. 2011）。一般来说，上段食管癌需要包括食管周、纵隔和锁骨上淋巴结区域，下段食管癌则考虑包括食管周、纵隔、胃周和腹腔淋巴结区域。

❖ 综合肿瘤位置、运动控制技术、图像引导应用和本中心定义的摆位误差等因素后，可生成适当的计划靶区（planning target volume，PTV）外扩边界。如果每天在千伏级图像引导下进行放疗，CTV外扩到PTV的边界通常为0.5 cm。若无每天进行图像引导下治疗的条件，为了保证足够的CTV剂量覆盖，外扩范围则需要达到0.5~1.0 cm。

表18-1　食管癌靶区勾画的指南总结

肿瘤部位	定义	GTV外扩到CTV的边界	CTV外扩到PTV的边界	选择照射的淋巴结区域	剂量
上段食管	隆凸上	原发灶：3~5 cm 纵轴方向：0.5~1 cm 横径各向：0.5~1 cm 累及淋巴结：各方向0.5~1 cm	无图像引导放射治疗：0.5~1.0 cm 图像引导放射治疗：0.5 cm	食管周，纵隔，锁骨上	新辅助治疗方案：40~50.4 Gy/f，1.8~2 Gy/f 根治性治疗方案：50.4 Gy/f（宫颈食管肿瘤至66 Gy/f），1.8~2 Gy/f
下段食管	隆凸下	与上段食管相同	与上段食管相同	食管周，纵隔，胃周，腹腔	新辅助治疗方案：40~50.4 Gy/f，1.8~2 Gy/f 根治性治疗方案：50.4 Gy/f，1.8~2 Gy/f

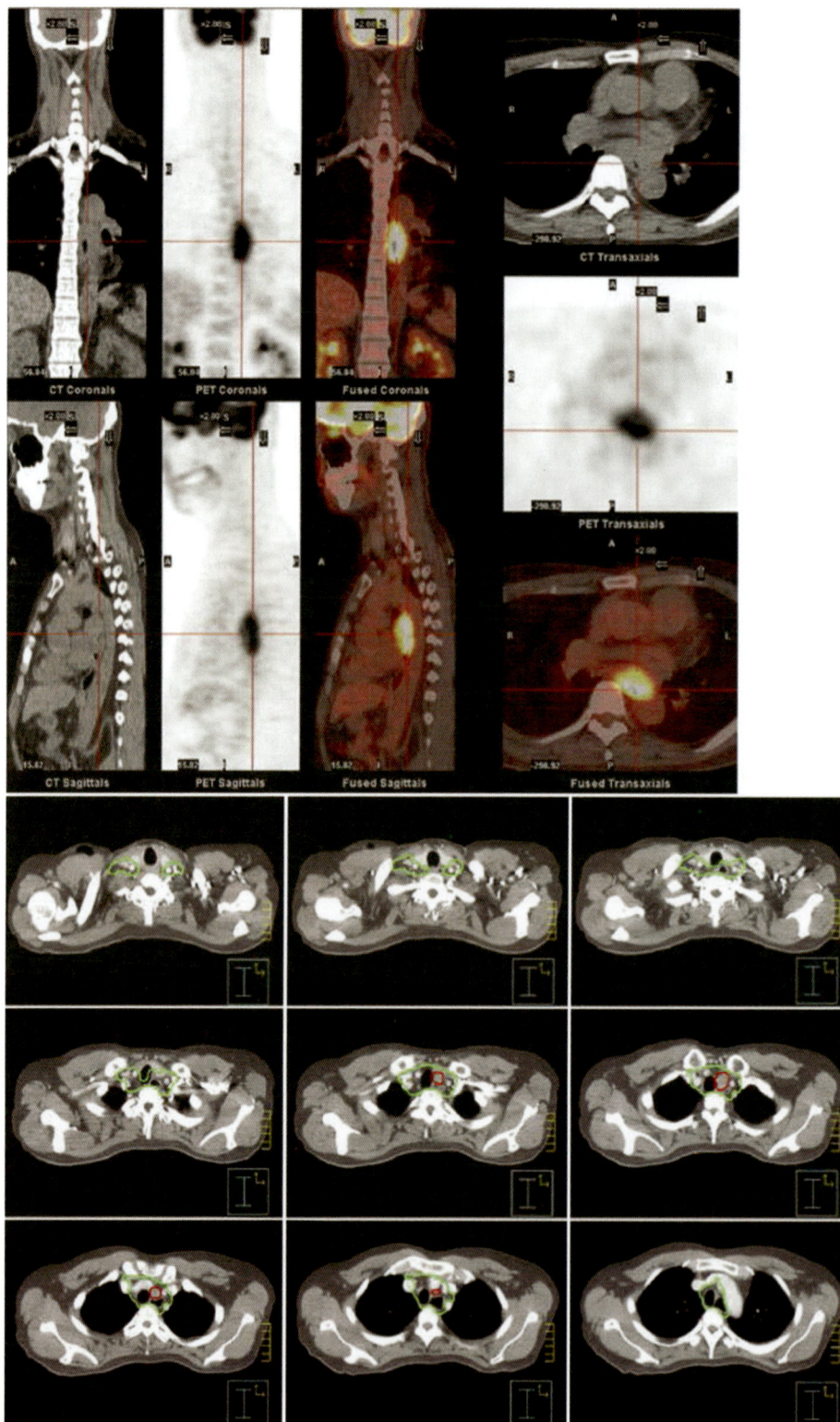

图18-1　局部进展期（cT3N1M0）食管中段鳞癌，有食管旁淋巴结侵犯

原发肿瘤在门齿下25~32 cm。FDG-PET影像可使得GTV（红色）勾画更为便利。GTV纵轴方向外扩4 cm，横径各向外扩0.5到1 cm后形成CTV（绿色）。当存在上段食管旁淋巴结转移时，双侧锁骨上淋巴结可以选择性纳入勾画的范围。

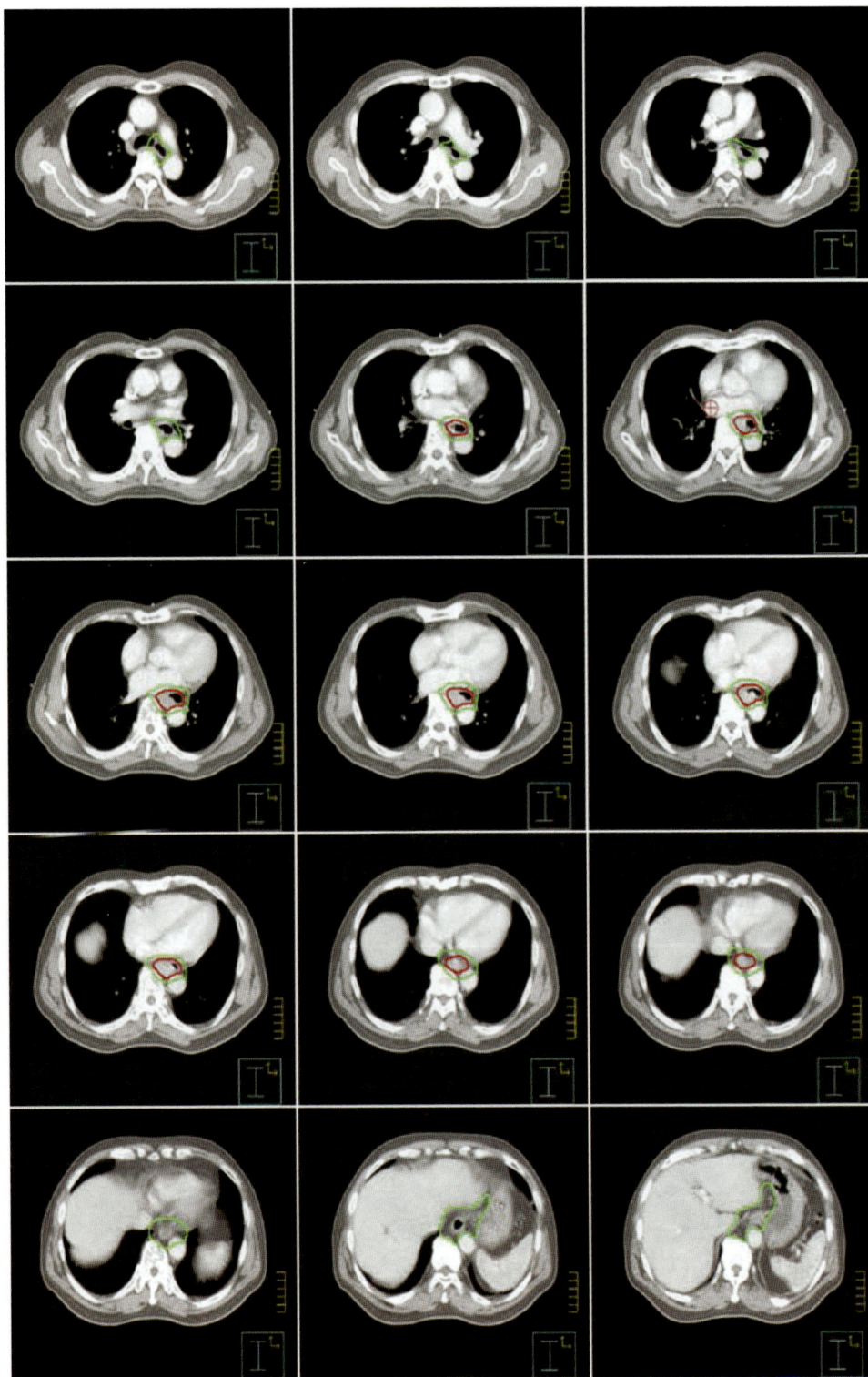

图18-2　局部进展期（cT3N0M0）食管下段鳞癌

原发肿瘤（红色）位于门齿下32~38 cm。CTV包括（GTV）沿纵轴方向外扩4 cm、横径各向外扩0.5到1 cm的区域，以及胃周和腹腔淋巴结引流区（绿色）。

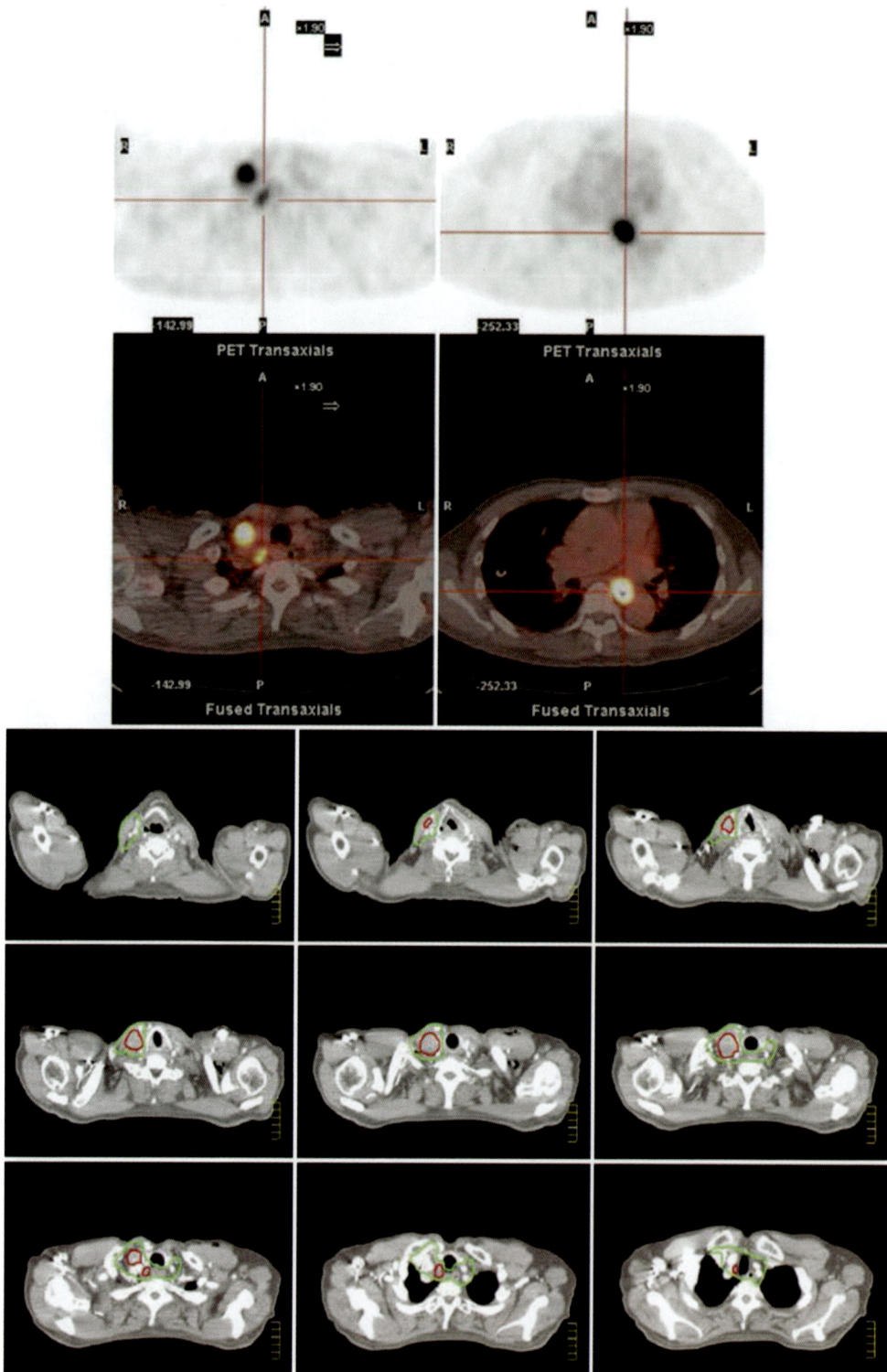

图18-3 局部进展期（cT3N1M0）中段食管鳞癌伴有左锁骨上淋巴结转移

原发肿瘤位于门齿下30~37 cm。FDG-PET影像可使得GTV（红色）勾画更为便利。双侧锁骨上淋巴结（上界至环状软骨）和左第3组淋巴结也纳入CTV范围（绿色）。颈后淋巴结（第5组）则不包括在内。

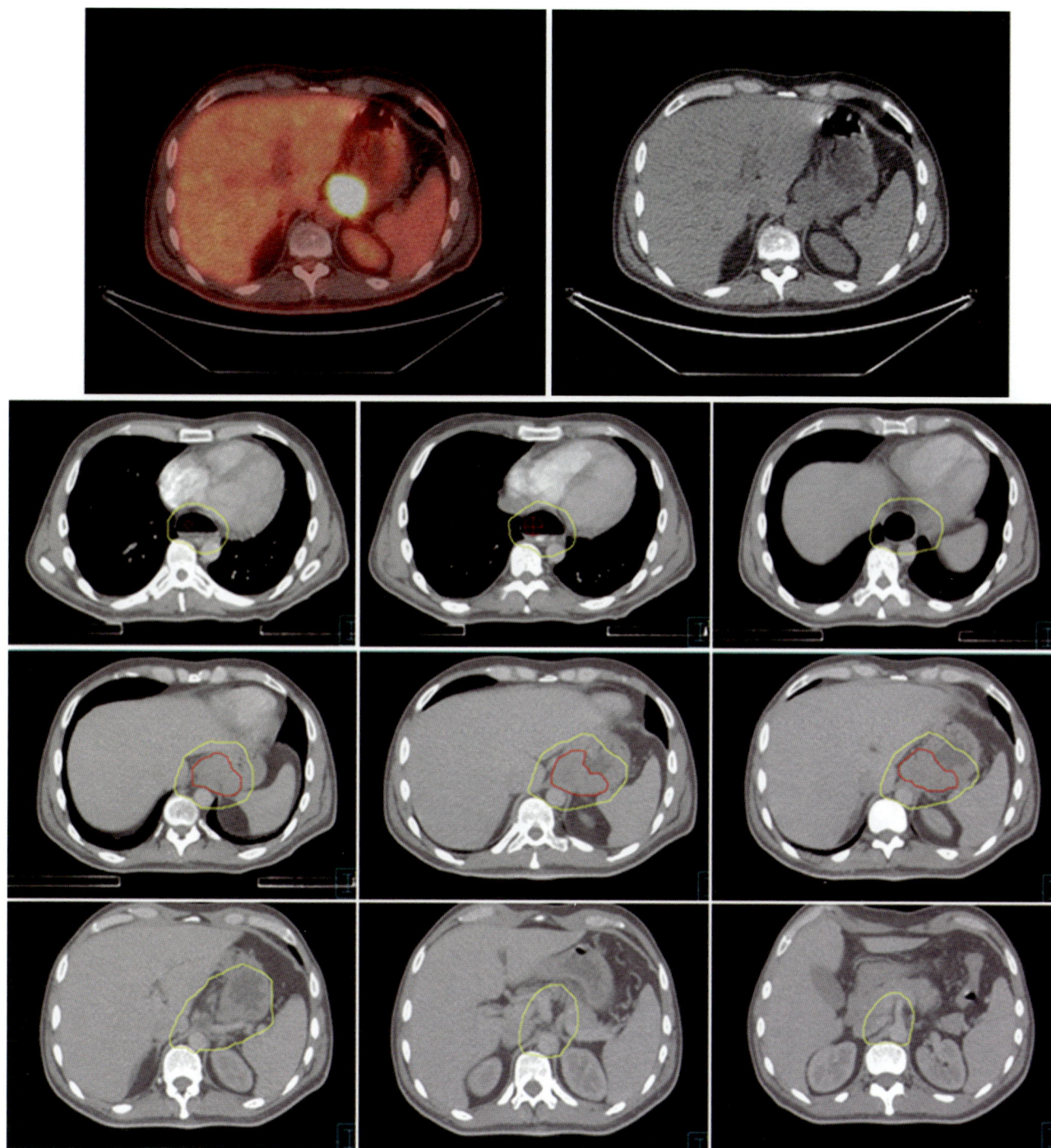

图18-4　局部进展期食管胃交界处（EGJ）T3N0期腺癌，施旺Ⅱ型，胃贲门显著受侵

因肿瘤梗阻而导致食管扩张。胃周和腹腔淋巴结包括在CTV范围内（黄色）。FDG-PET影像可使得GTV（红色）勾画更为便利。

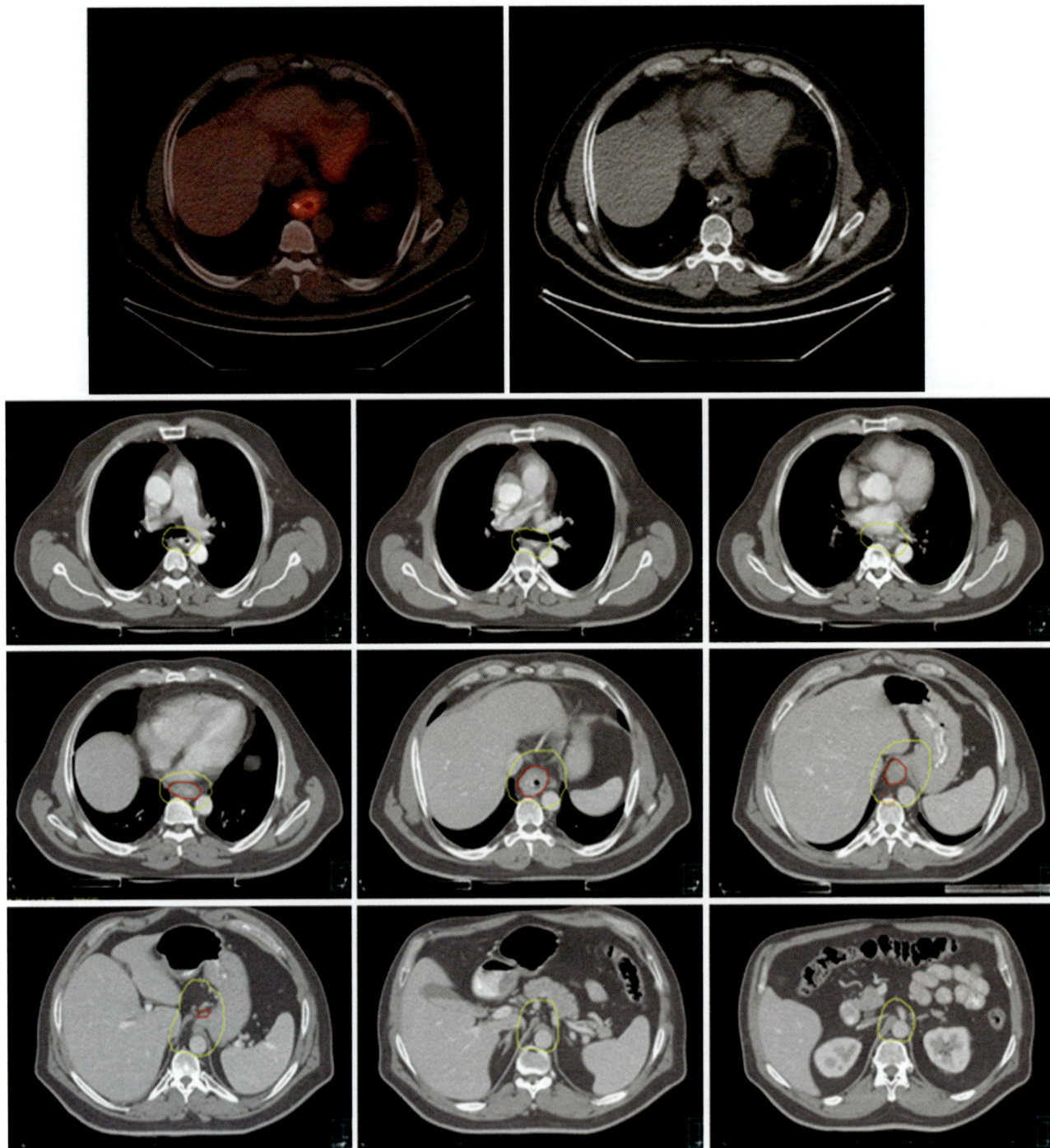

图18-5　远端食管T3N1期腺癌

肿瘤范围为门齿下35~39 cm但未到达EGJ。PET-CT影像中标记了FDG低度摄取的胃周淋巴结。CTV（黄色）包括了胃周和腹腔淋巴结引流区。FDG-PET影像可使得GTV（红色）勾画更为便利。

参考文献及推荐阅读

[1]　Gao XS，Qiao X，Wu F，et al. Pathological analysis of clinical target volume margin for radiotherapy in patients with esophageal and gastroesophageal junction carcinoma[J]. Int J Radiat Oncol Biol Phys，2007，67(2)：389-396.

[2]　Hong TS，Crowley EM，Killoran J，et al. Considerations in treatment planning for esophageal cancer[J]. Semin Radiat Oncol，2007，17(1)：53-61.

[3]　Hsu FM，Lee JM，Huang PM，et al. Retrospective analysis of outcome differences in preoperative concurrent chemoradiation with or without elective nodal irradiation for esophageal squamous cell carcinoma[J]. Int J Radiat Oncol Biol Phys，2011，81(4)：e593-e599.

[4]　Kong FM，Quint L，Machtay M，et al.Atlases for organs at risk (OARs) in thoracic radiation therapy[Z/OL]. http://www.rtog.org/CoreLab/ContouringAtlases/LungAtlas.aspx,2013.

[5]　Qiao XY，Wang W，Zhou ZG，et al. Comparison of efficacy of regional and extensive clinical target volumes in postoperative radiotherapy for esophageal squamous cell carcinoma[J]. Int J Radiat Oncol Biol Phys，2008，70(2)：396-402.

译者：徐越清，武汉大学中南医院肿瘤学科2020届
　　　研究生
审校：陈剑，上海市质子重离子医院，放射治疗科

第十九章 胃癌

Jeremy Tey[1], Jiade J. Lu[2]

[1]Department of Radiation Oncology, National University Cancer Institute, Singapore (NCIS), National University Health System (NUHS), 1E Kent Ridge Road, NUHS Tower Block Level 7, Singapore 119228, Singapore; [2]Shanghai Proton and Heavy Ion Center (SPHIC), 4365 Kangxin Road , Pudong , Shanghai 201321, China

Correspondence to: Jiade J. Lu. Shanghai Proton and Heavy Ion Center (SPHIC), 4365 Kangxin Road , Pudong, Shanghai 201321, China. Email: jiade.lu@sphic.org.cn.

1 解剖与扩散模式

❖ 胃始于胃食管交界部，终于幽门。胃大弯是胃左侧和凸面的边界，胃小弯是胃右侧和凹面的边界（图19-1a）。胃分为4部分：贲门，胃底，胃体和胃窦。胃壁有5层：黏膜，黏膜下层，外肌层，浆膜下和浆膜层。

❖ 胃由腹膜覆盖，邻近肝左叶，脾，左侧肾上腺，左肾上部，胰腺，横结肠和包括腹腔干及肠系膜上动脉在内的大血管（图19-1b）。

❖ 胃癌的发生概率根据原发灶部位不同而有所差异：35%肿瘤起源于胃食管交界部，贲门和胃底；25%起源于胃体；40%的肿瘤来自胃窦和胃远端。

❖ 局部侵犯

  ◆ 肿瘤可直接侵犯肝脏，十二指肠，胰腺，横结肠，网膜和横膈。

  ◆ 近端肿瘤可向上侵犯食管。

  ◆ 可发生周围神经侵犯。

❖ 局部淋巴结转移（图19-2，表19-1）

  ◆ 初诊时80%病例有淋巴结转移。

  ◆ 是否有淋巴结转移取决于原发疾病的起源位置。

  ◆ 近端/胃食管交界肿瘤可能有下段食管周围淋巴结转移。

  ◆ 胃体肿瘤可能侵及所有淋巴结。

  ◆ 远端/胃窦肿瘤可能侵及十二指肠周围和肝门淋巴结。

2 靶区勾画相关的诊断性检查

❖ 制订放疗方案前，必须查看手术记录和病理报告，与手术医生讨论确定最易复发的部位；也需要注意手术的方式，如全胃切除还是部分胃切除。

❖ 查看术前电子计算机断层扫描（computed tomography，CT）确认原发肿瘤位置及侵犯的淋巴结。

a

食管
胃底
贲门
前面
纵肌层
环肌层
小弯（内侧面）
胃体
幽门括约肌
胃左血管
十二指肠
黏膜下斜行肌层
食管
大弯（外侧面）
皱襞

b

右膈下
胃左动脉
下腔静脉
胃
左膈下动脉
右肾上腺
左肾上腺
胆管
脾
脾动脉
肝动脉
右肾
第一段
脾门
门静脉
第二段
结肠左曲
腹腔干
左肾
胰管
结肠右曲
第三段
右肾
十二指肠空肠交界
十二指肠
肠系膜上动静脉
胰头和胰腺钩突
输尿管
主动脉

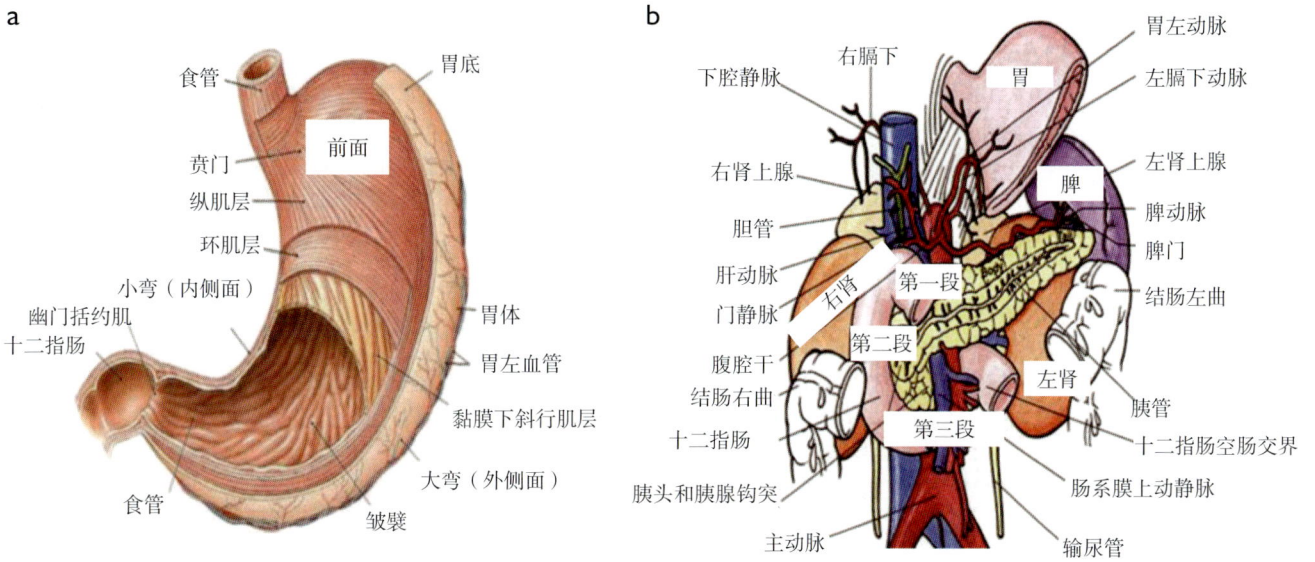

图19-1　胃局部（a）和胃周结构（b）

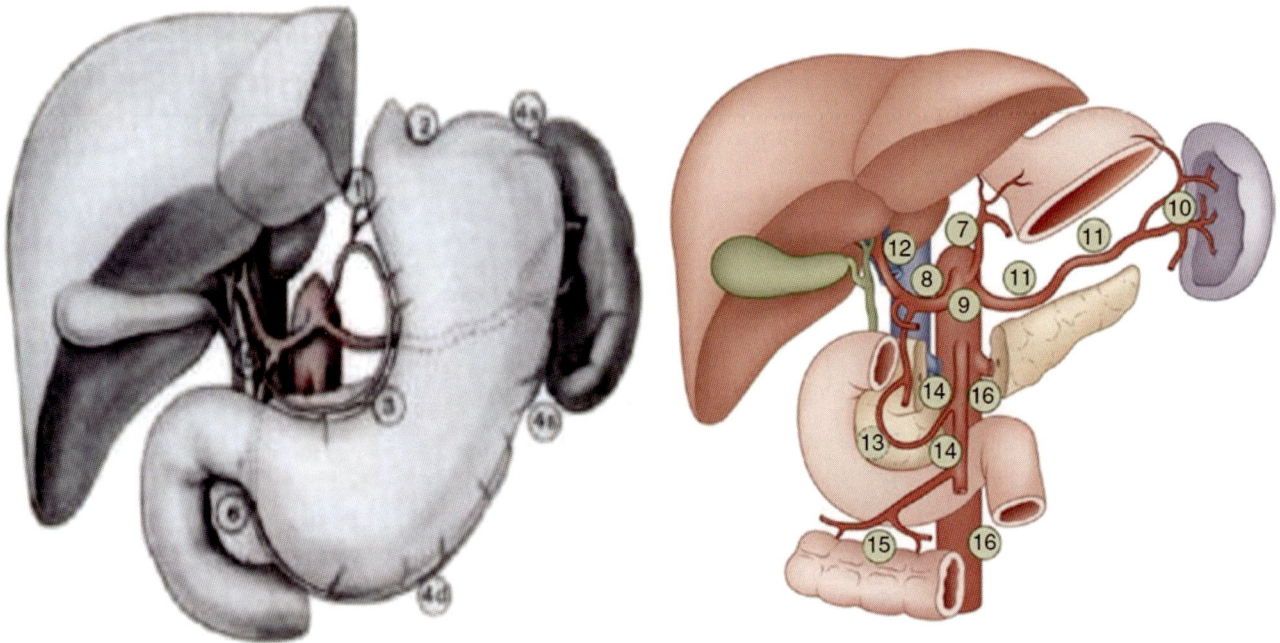

图19-2　胃周淋巴结组

❖ 考虑行双侧定量肾灌注检查评估相对双侧肾功能。

❖ 术后行口服和静脉造影CT扫描检查，以便于识别：

- ◆ 食管和残胃
- ◆ 吻合口（胃空肠和食管空肠）
- ◆ 十二指肠残端
- ◆ 门静脉
- ◆ 脾门
- ◆ 胰腺
- ◆ 腹腔动脉和肠系膜上动脉

❖ 手术方式取决于肿瘤位置和病理分型（图19-3）。

3 胃食管交界部和胃腺癌辅助放疗计划及靶区勾画的一般原则

❖ CT模拟定位和治疗前禁食2~3 h确保胃排空，以提高每日治疗器官位置的一致性。

❖ 患者取仰卧位、双臂上举高于头部行层厚3~5 mm的定位CT扫描，扫描范围上至横膈（胃癌）或隆凸（食管胃交界部或贲门肿瘤），下至第4腰椎（L4）。

❖ 调强放疗时推荐使用Vac-Lok固定患者。

❖ 推荐静脉增强造影显示血管，指导临床靶区（clinical

表19-1　胃周淋巴结分站[日本胃癌研究协会（JRSGC）]

1.贲门右淋巴结	9.腹腔干淋巴结
2.贲门左淋巴结	10.脾门淋巴结
3.胃小弯淋巴结	11.脾动脉淋巴结
4.胃大弯淋巴结	12.肝十二指肠韧带淋巴结
5.幽门上淋巴结	13.胰后淋巴结
6.幽门下淋巴结	14.肠系膜根部淋巴结
7.胃左动脉淋巴结	15.横结肠系膜淋巴结
8.肝总动脉淋巴结	16.腹主动脉淋巴结

来源：图和表取自Hartgrink and Van De Velde（2005）。已获Wiley Inc.许可。

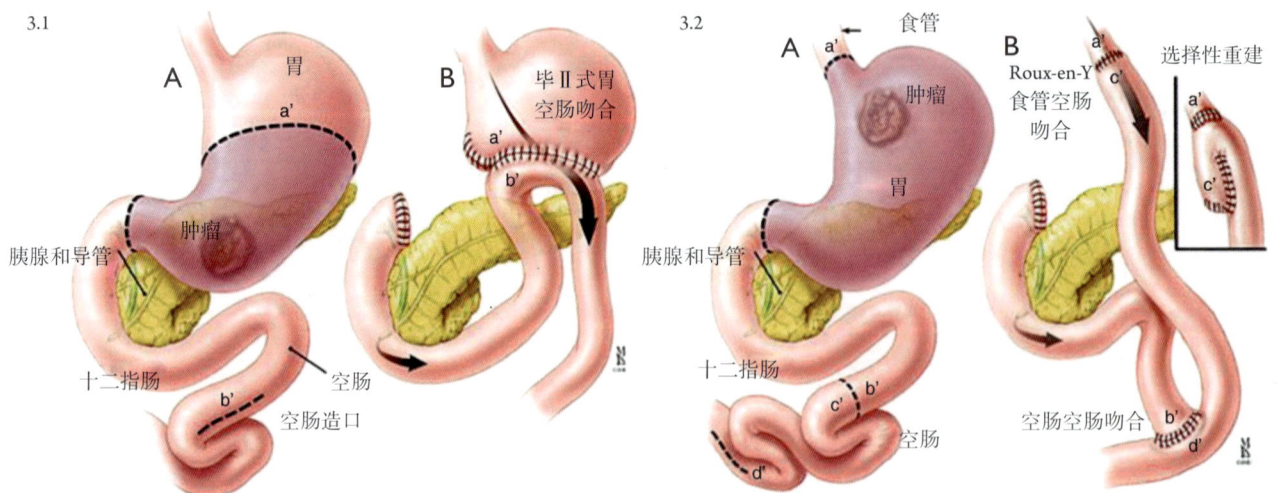

图19-3　胃癌手术方式

3.1（A）局部胃切除，（B）毕Ⅱ式吻合。3.2（A）全胃切除，（B）Roux-en-Y食管空肠吻合。

target volume，CTV）特别是淋巴结区域的勾画；使用术前CT确认需要治疗的术前肿瘤体积和淋巴结组别。

❖ 胃癌辅助放疗的CTV取决于原发肿瘤的位置和淋巴结转移情况。各区域推荐的CTV覆盖体积见表19-2~表19-6。

❖ 辅助放疗的CTV需确认3个位置：胃肿瘤瘤床，吻合口或残端以及区域淋巴结。

❖ 另外，由于复发风险高，所有病例中均推荐治疗肝胃韧带区域。此处包括行于胃小弯与肝脏之间的小网膜，还包括在手术中不易完全清扫的胃左右淋巴结。

❖ 许多文献表明了调强放射治疗（intensity modulated radiotheragy，IMRT）的优势。如果使用IMRT，需勾画肿瘤瘤床和包括淋巴引流区域的亚临床靶体积。

❖ 计划靶区（planning target volume，PTV）：CTV+器官

运动的边缘与摆位的不确定范围。推荐至少外扩1 cm以上。

❖ 推荐使用高能光子（≥6 MV），总量45 Gy/25f的辅助放疗和同步化疗。若能将周围重要脏器的剂量限制在可耐受范围内，则可将阳性切缘或残留病灶区域放射剂量推高至50.4~54 Gy（图19-4~图19-7）。

4 计划评估

❖ 晚期病例中，我们往往优先考虑正常组织限量，特别是完全被覆肿瘤时的脑干，脊髓和视交叉区域。

❖ 理想情况下，至少95%的PTV_{45}应接受45 Gy。另外，100%的PTV_{45}接受的剂量应≥42.75 Gy。

❖ 需要勾画出CTV周围的重要正常结构以限制照射剂量（表19-7）。这些结构包括脊髓，肝脏，小肠，心脏和双侧肾脏。

表19-2 靶区定义和描述

靶区	定义和描述
GTV	CT 显像和手术发现的大体残留病灶
PTV（残留病灶）	GTV/ 阳性边缘 +1.5 cm。45 Gy 后缩野推量，照射至总剂量 50.4 到 54 Gy，1.8 Gy/f
CTV_{45}	根据肿瘤部位选择需要照射的淋巴结区域。也要包括残胃，吻合口（胃空肠，食管空肠），十二指肠残端
PTV_{45}	CTV_{45}+1 cm 外扩边界。如果考虑器官运动和摆位的不确定性，外扩边界可适当放大

表19-3 临床靶区的考量

靶区	定义和描述
十二指肠残端	因远端 / 胃窦肿瘤行部分胃切除的患者最好包括在内
	因近端 / 贲门肿瘤行全胃切除的患者则不应包括
吻合口	胃空肠吻合口（远端胃肿瘤行部分切除） 食管空肠吻合口（近端或食管胃交界部肿瘤行全胃切除）应该包括在 CTV 中
腹主动脉旁淋巴结	应包括在 CTV 的全长中
食管旁淋巴结	胃食管交界部肿瘤的 CTV 应包括 4 cm 的食管

表19-4　推荐的淋巴结照射范围因胃癌原发肿瘤位置而异：食管胃交界部

来源和分期（第 7 版 AJCC）	残留胃	肿瘤瘤床靶区 [a]	淋巴结靶区
胃食管交界部	如可以避免右肾 2/3 的体积不受照射	据 T 分期而定	据 N 分期而定
T3N0，侵及浆膜下，特别是后壁	可变的，据手术病理结果而定 [b]	左内侧横膈；邻近胰体	无或胃周或食管周围 [c]
T4aN0	可变的，据手术病理结果而定 [b]	左内侧横膈；邻近胰体	无或胃周，食管周围，纵隔，腹腔 [c]
T4bN0	推荐但据手术病理结果而定 [b]	在 T4aN0 基础上加黏连区域外扩 3~5 cm	和粘连区域相关的淋巴结 +/- 的胃周，食管周围，纵隔，腹腔
T1-3N+	推荐	不适用于 T1-2，仅用于 T3 以上	食管周围，纵隔，近端胃周，腹腔
T4a/bN+	推荐	同 T4a/bN0	同 T1-3N+ 和 T4bN0

改自 Gunderson and Tepper（2007）
PG 胃周；CN 腹腔；PEN 食管周围；MN 纵隔
[a] 使用术前影像学检查（CT，钡餐），术中标记的银夹和术后影像学检查（CT，钡餐）
[b] 如果病理学证实肿瘤距离切缘在5cm以上，则残留胃的放射治疗不是必须的，特别是在残胃放疗后会导致正常组织的损伤显著提高的情况下
[c] 如果做了充分的淋巴结清扫（D2）和病理至少检出了10~15枚淋巴结，T3-T4aN0患者可行选择性淋巴结照射。

表19-5　推荐的淋巴结照射范围因胃癌原发肿瘤位置而异：胃体和胃中1/3

原发灶部位和 TN 分期	残留胃	肿瘤瘤床靶区 [a]	淋巴结靶区
胃体和胃中 1/3	是，但要避免肾 2/3 的体积不受照射	据 T 分期而定	据 N 分期而定，避免一个肾 2/3 以上体积不受照射
T3N0，特别是后壁	是	胰体（+/- 尾）	无或胃周 可选的：腹腔，脾，胰上，胰十二指肠，肝门 [b]
T4aN0	是	胰体（+/- 尾）	无或胃周 可选的：腹腔，脾，胰上，胰十二指肠，肝门 [b]
T4bN0	是	在 T4aN0 基础上外加邻近边缘 3~5 cm	粘连区域相关的淋巴结 +/- 的胃周，脾，胰上，胰十二指肠，腹腔和肝门
T1-T3N+	是	不适用于 T1-2，仅用于 T3 以上	胃周，脾，胰上，胰十二指肠，腹腔和肝门
T4a/bN+	是	同 T4a/bN0	同 T1-3N+ 和 T4bN0

改自 Gunderson and Tepper（2007）
[a] 使用术前影像学检查（CT，钡餐），术中标记的银夹和术后影像学检查（CT，钡餐）
[b] 如果做了充分的淋巴结清扫（D2）和病理检出至少10~15枚淋巴结，T3-T4aN0患者可行选择性淋巴结照射。

表19-6　推荐的淋巴结照射范围因胃癌原发肿瘤位置而异：贲门和胃近1/3（近），胃窦/幽门/远端胃1/3（远）

来源和分期（第7版AJCC）	残留胃	肿瘤瘤床靶区[a]	淋巴结靶区
贲门/胃近1/3	推荐，但保留一个肾脏的2/3不被照射（多为右肾）	据T分期而定	据N分期而定
胃窦/胃远1/3	是，但保留一个肾脏的2/3不被照射（多为左肾）		
T3N0	可变的，据手术病理结果而定[b]	近端：左内侧横隔，邻近胰体（+/−胰尾） 远端：胰头（+/−胰体），十二指肠第1、2段	近端：无或胃周[c] 远端：无或胃周 可选择的：腹腔，脾，胰十二指肠，肝门[c]
T4aN0	可变的，据手术病理结果而定[b]	近端：左内侧横隔，邻近胰体（+/−胰尾）远端：胰头（+/−胰体），十二指肠第1、2段	近端：无或胃周 可选择的：食管周，纵隔，腹腔[c] 远端：无或胃周 可选择的：腹腔，脾，胰十二指肠，肝门[c]
T4bN0	近端：可变的，据手术病理结果而定[b] 远端：推荐，据手术病理结果而定[b]	在T4aN0基础上外加粘连区域外扩3~5 cm	近端：粘连区域的淋巴结+/−的胃周，食管周围，纵隔，腹腔 远端：粘连区域的淋巴结+/−的胃周，胰上，胰十二指肠，腹腔和肝门
T1-T3N+	推荐	不适用于T1-2，仅用于T3以上	近端：胃周，腹腔，脾，胰上，+/−食管周围，纵隔，胰十二指肠，肝门[d] 远端：胃周，腹腔，胰十二指肠，肝门，胰上 可选择的：脾门
T4a/bN+	推荐	同T4a/bN0	同T1-3N+和T4bN0

改自Gunderson and Tepper（2007）
[a]使用术前影像学检查（CT，钡餐），术中标记的银夹和术后影像学检查（CT，钡餐）
[b]如果病理学证实肿瘤距离切缘在5 cm以上，则残留胃的放射治疗不是必须的，特别是在残胃放疗后会导致正常组织的损伤显著提高的情况下
[c]如果做了充分的淋巴结清扫（D2）和病理检出至少10-15枚淋巴结，T3-T4aN0患者可行选择性淋巴结照射
[d]胰上和肝门淋巴结阳性概率很小（10~15个淋巴结中有1~2个），此处无需照射。如有食管侵犯，食管周围和纵隔淋巴结转移风险很高。

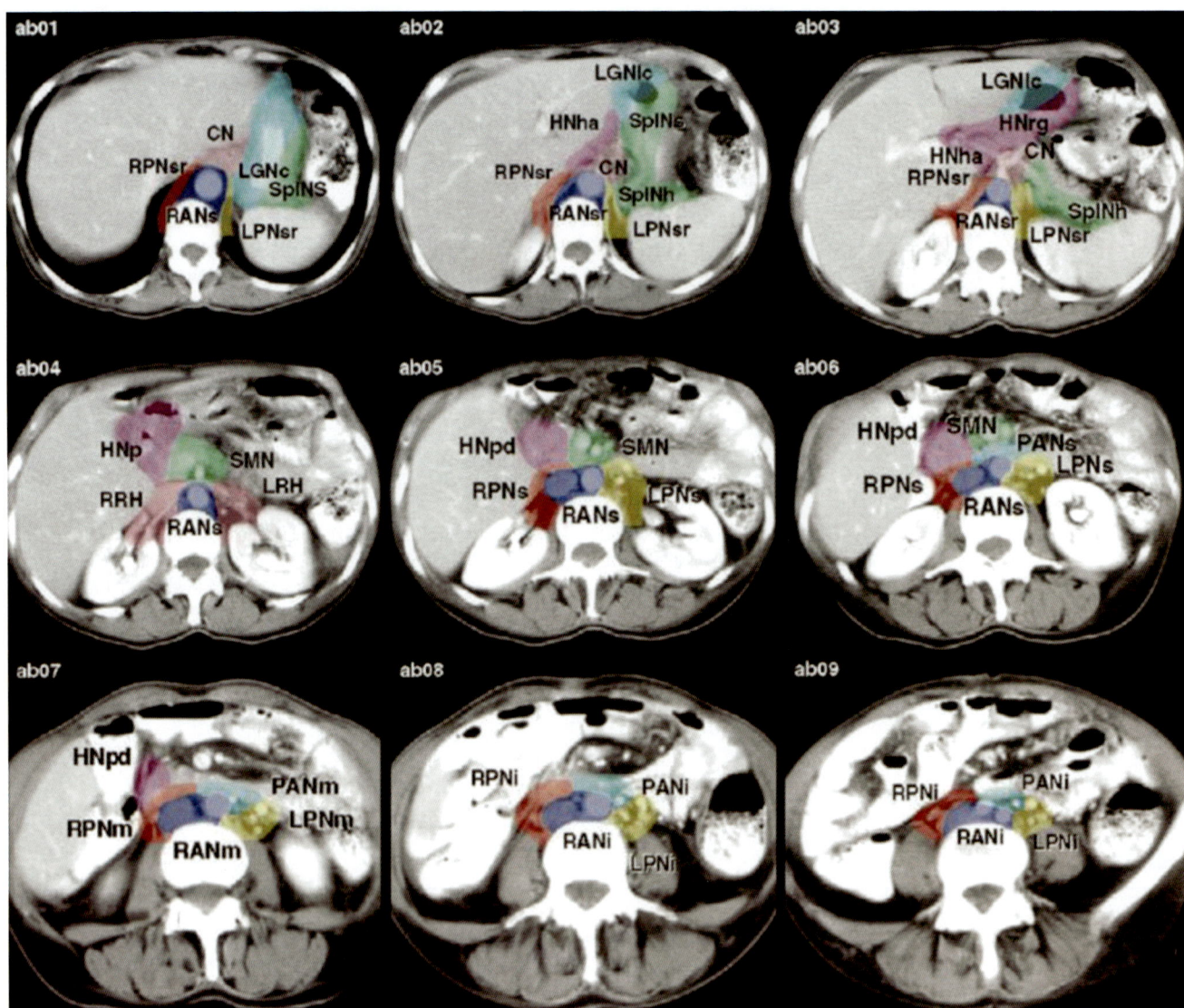

图19-4 胃癌辅助放疗的淋巴引流分布

CT图像上显示胃癌通常会侵犯的淋巴结组。CN腹腔，SMN 肠系膜上，RRH 右肾门，LRH 左肾门，HNpd 肝组淋巴结（胰十二指肠），HNp 肝组淋巴结（幽门），HNha 肝组淋巴结（肝动脉），HNrg 肝组淋巴结（胃网膜右动脉），LPN 左主动脉旁淋巴结，RPN 右主动脉旁淋巴结，RAN 主动脉后淋巴结，PAN主动脉前淋巴结，SpINs 脾淋巴结，SpINh 脾淋巴结组（脾门），LGN胃左淋巴结组，LGNIc 胃左淋巴结组（胃胰淋巴结），sr肾上，s 上方的，m 中间的，i 下方的（摘自Martinez-Monge et al.（1999），RSNA授权使用）。

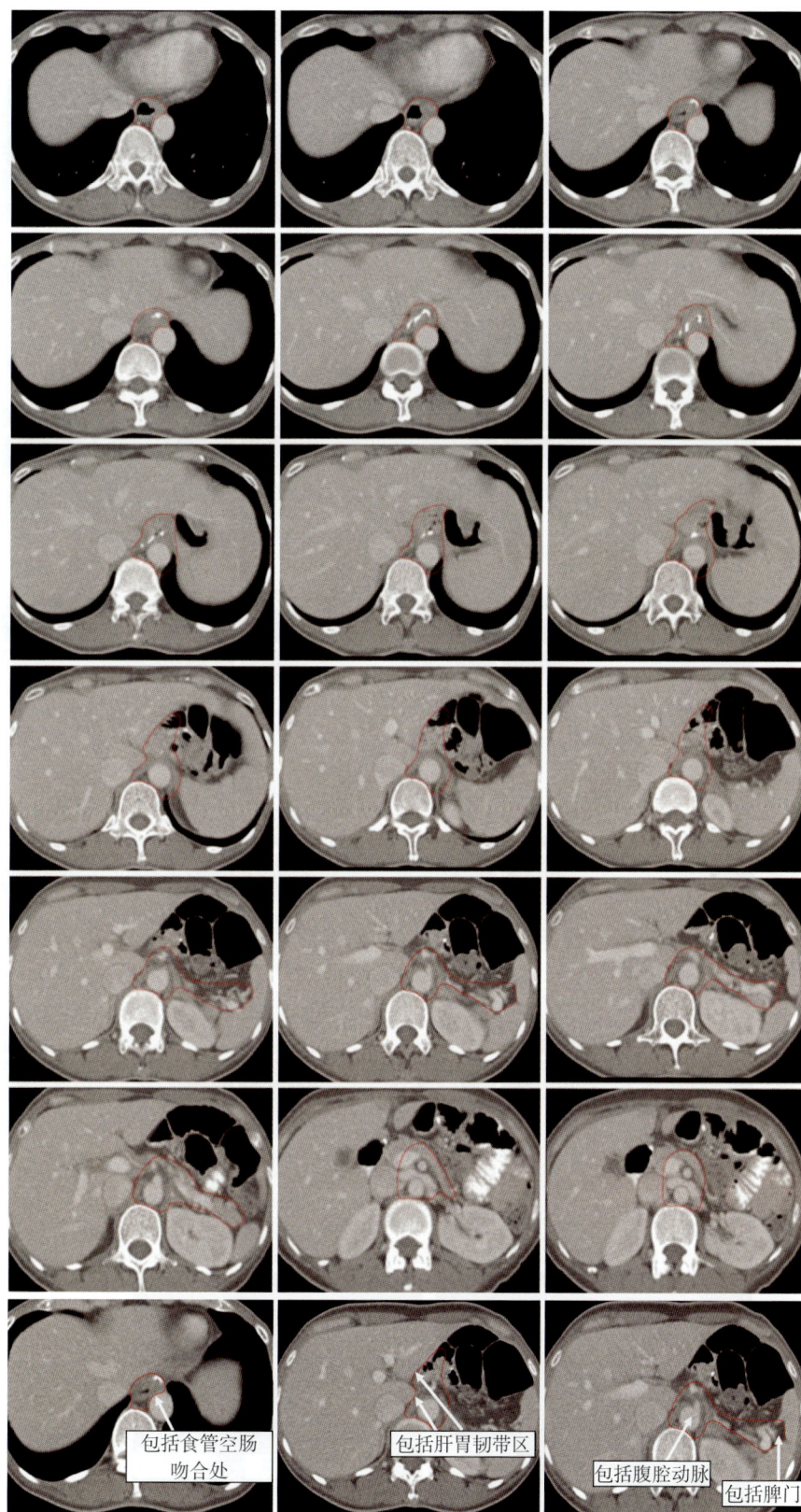

包括食管空肠
吻合处

包括肝胃韧带区

包括腹腔动脉

包括脾门

图19-5　T1N1M0胃腺癌患者行全胃切除后的临床靶区

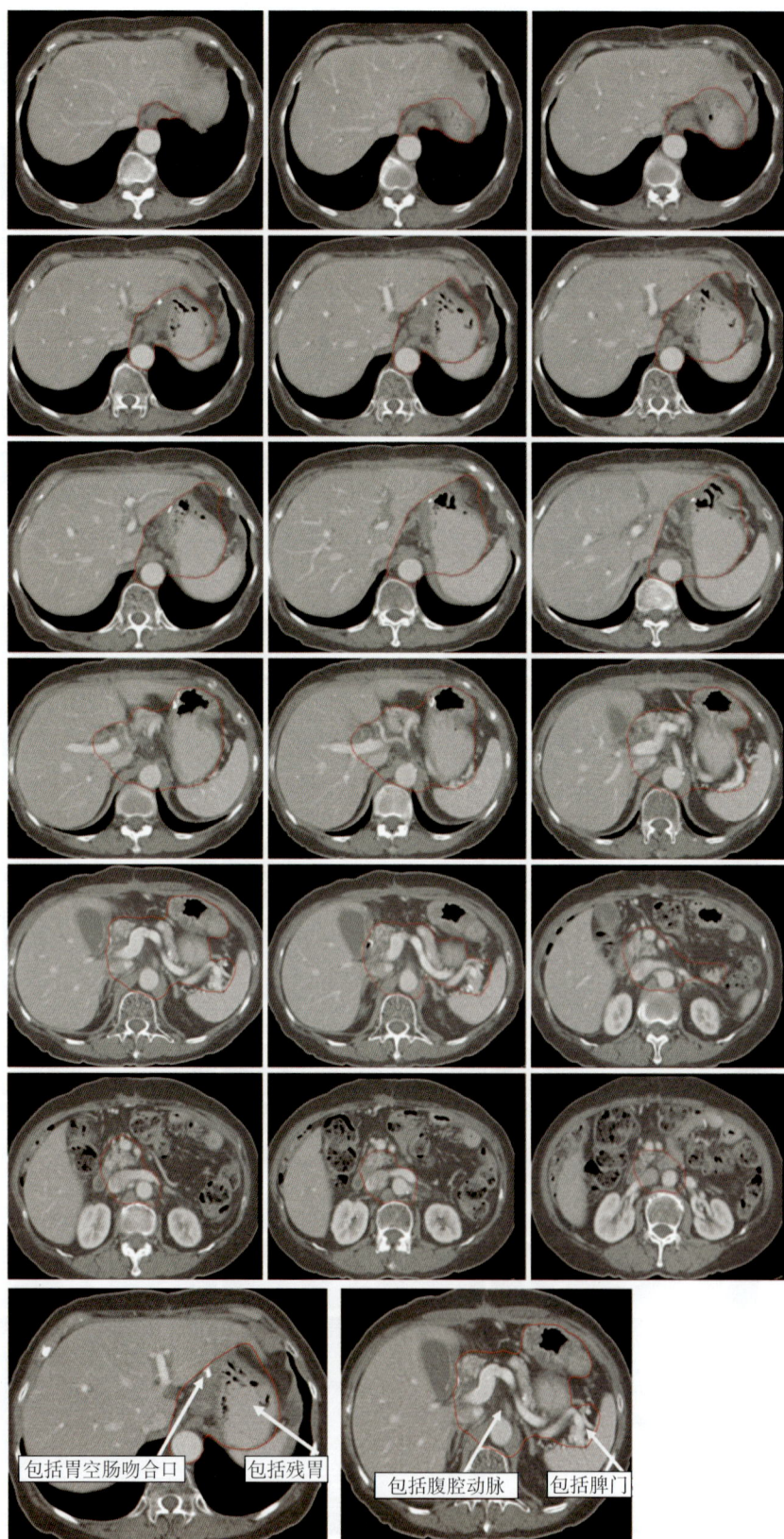

包括胃空肠吻合口　　包括残胃　　包括腹腔动脉　　包括脾门

图19-6　T3N3M0胃体腺癌行远端胃切除后的临床靶区

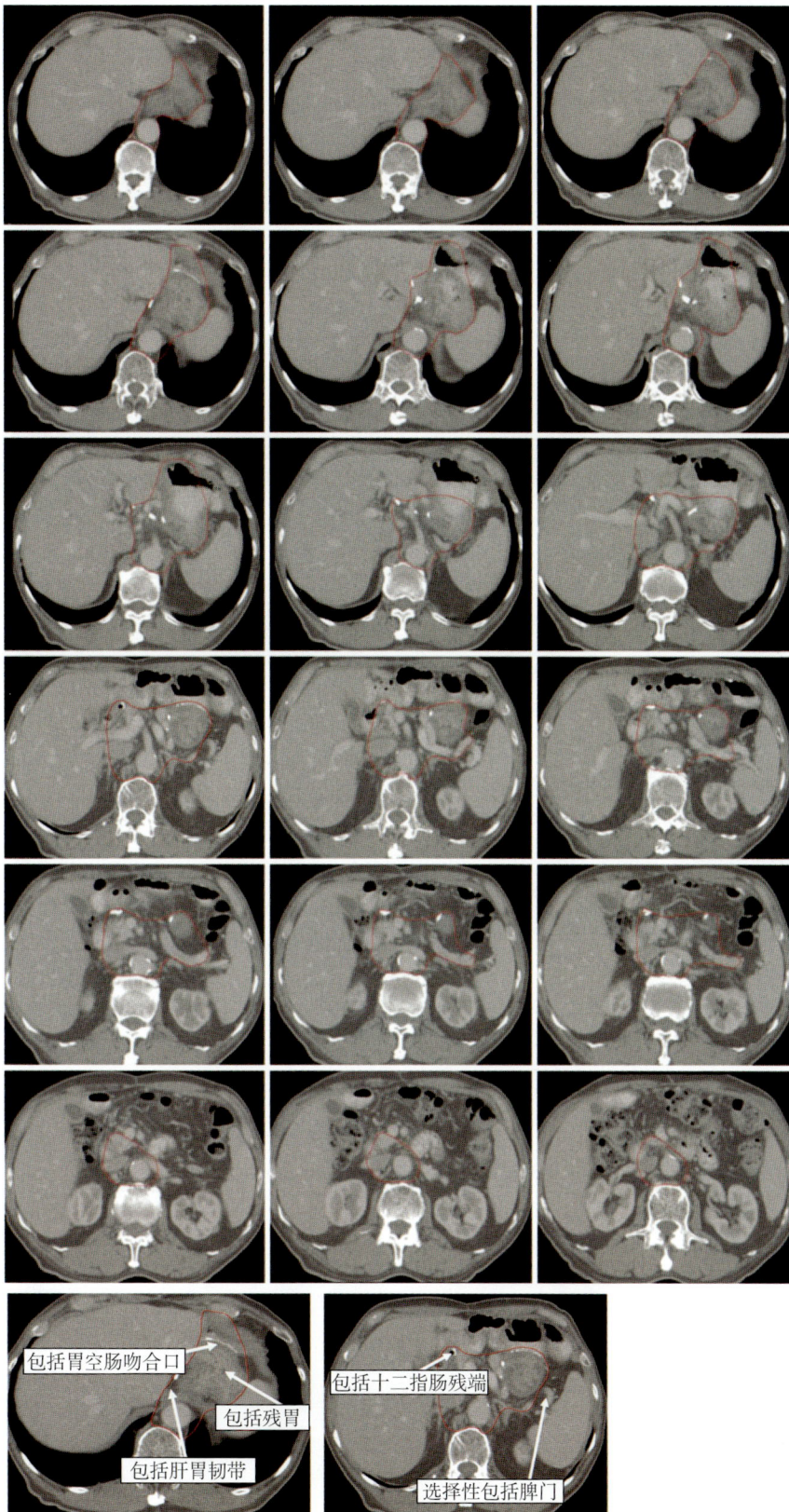

图19-7　T2N1M0胃窦/幽门腺癌行远端胃切除后的临床靶区

表19-7　上腹部恶性肿瘤放射治疗的危及器官限定剂量

危及器官	限定剂量	终点	率（%）
脊髓	$D_{max}=50$ $D_{max}=60$ $D_{max}=69$	脊髓病变	0.2 6 50
全肝 [a]	平均剂量 30-32 平均剂量 <42	典型 RILD	<5 <50
小肠 [b]	V45<195 mL（腹膜腔内整个潜在空间）	≥ 3 级的急性毒性	<10
心脏	平均剂量 <26（心包） V30<46%（心包） V25<10%（全心）	心包炎 长期的心源性死亡	<15 <15 <1
双侧全肾	中位剂量 <15-18 中位剂量 <28	临床相关的肾功能障碍	<5 <50

D_{max} 最大剂量；RILD 放射线诱导的肝功能障碍；V_n 接受nGray照射的体积；[a]患者无肝病史和肝癌；[b]腹膜腔内整个潜在空间。来源：*Marks et al.*（2010）

推荐阅读

- Defining the target volume for post-op radiotherapy after D2 dissection by CT based vessel-guided delineation (2013). Radiother Oncol 108(1)：72-77.

- Nam et al (2008) A new suggestion for the radiation target volume after a subtotal gastrectomy in patients with stomach cancer. Int J Radiat Oncol Biol Phys 71(2)：448-455.

- Radiation treatment parameters in the adjuvant postoperative therapy of gastric cancer (2002). Semin Radiat Oncol 12(2)：187-195.

- Wo et al (2013) Gastric lymph node contouring atlas：a tool to aid clinical target volume definition in 3-dimensional treatment for gastric cancer. Pract Radiat Oncol 3：e1-e9.

参考文献

[1]　Gunderson LL, Tepper JE. Clinical radiation oncology[M]. 2nd edn. Philadelphia：Churchill Livingstone/Elsevier, 2007.

[2]　Hartgrink HH, van de Velde CJ. Status of extended lymph node dissection：locoregional control is the only way to survive gastric cancer[J]. J Surg Oncol, 2005, 90(3)：153-165.

[3]　Marks LB, Yorke ED, Jackson A, et al. Use of normal tissue complication probability models in the clinic[J]. Int J Radiat Oncol Biol Phys, 2010, 76(3 Suppl)：S10-S19.

[4]　Martinez-Monge R, Fernandes PS, Gupta N, et al. Cross-sectional nodal atlas：a tool for the definition of clinical target volumes in three-dimensional radiation therapy planning[J]. Radiology, 1999, 211(3)：815-828.

译者：张珂诚，中国人民解放军总医院普通外科
审校：AME编辑部

第二十章　胰腺癌

Paul B. Romesser, Michael R. Folkert, Karyn A. Goodman

Department of Radiation Oncology, Memorial Sloan Kettering Cancer Center, New York, NY, USA
Correspondence to: Karyn A. Goodman. Department of Radiation Oncology, Memorial Sloan Kettering Cancer Center, New York, NY, USA. Email: goodmank@mskcc.org.

1 解剖及扩散模式

❖ 胰腺是兼有内、外分泌功能的腹膜后器官，位于十二指肠第1、2、3段所形成的"C"形凹内，从胃后方横跨后腹壁延伸至脾门。胰腺分为四部分（胰头部、胰颈部、胰体部、胰尾部）和一个副叶，即钩突（图20-1）（Strandring 2005）。

❖ 大多数胰腺癌发生于胰头，胰头位于脊柱右前方，与十二指肠第一段相邻。由于胰头部肿瘤压迫胆总管远端，患者出现无痛性黄疸（最常见）、胆囊扩张，或者较为少见的胆管炎，往往比胰体尾癌更易早期发现（Niederhuber et al. 2014）。

❖ 胰头与胰颈之间的分界标志，前方为胃十二指肠动脉沟，后方为肠系膜上静脉和脾静脉汇入门静脉处的深沟（Strandring 2005）。

❖ 胰体是胰腺最大的部分，位于肠系膜上静脉（superior mesenteric vein，SMV）的左侧，延伸至腹主动脉左缘。胰尾从腹主动脉左缘起延伸至脾门，位于脾肾韧带所在的层面。脾静脉走行于胰腺后缘的浅沟内（Strandring 2005）。

❖ 胰腺的副叶，或者称为钩突，是胰头向侧下方的延伸。它在解剖和胚胎发育上都属于胰腺的特殊部分，因此位于肠系膜上血管的后方。胰腺炎症会引起钩突和胰颈之间的肠系膜上动脉（superior mesenteric artery，SMA）和SMV受压。钩突肿瘤可能不会引起胆总管梗阻，但可以压迫十二指肠第3段，或者在罕见情况下引起SMA或SMV血栓。

❖ 由于胰腺具有外分泌功能，部分肿瘤会引起消化酶分泌不足的体征/症状（例如，吸收不良、腹胀加重、脂肪便、体重减轻和腹水）。胰腺同时具有内分泌功能，因此也可能出现糖尿病。

❖ 主胰腺，即Wirsung管，走行于胰腺实质内，管径逐渐增粗，直至十二指肠降部的壶腹部（Vater壶腹）。另一单独的副胰管，即Santorini管，引流胰头下部和钩突的胰液，通常开口于十二指肠Vater壶腹大乳头近端约2 cm处的小乳头处。胰管和副胰管存在解剖上的变异，但是多数成人主胰管与胆总管在Vater壶腹近端汇合（Standring 2005）。

❖ 支配胰腺的交感神经起源于第6~10胸脊髓节段，副交感神经起源于后迷走神经和副交感神经的腹腔丛。胰腺的牵涉痛往往定位较差，但通常表现为腹部或中背部的深在钝疼痛（Niederhuber et al. 2014）。

◆ 诊断时伴有疼痛则预后较差，因为这预示了局部

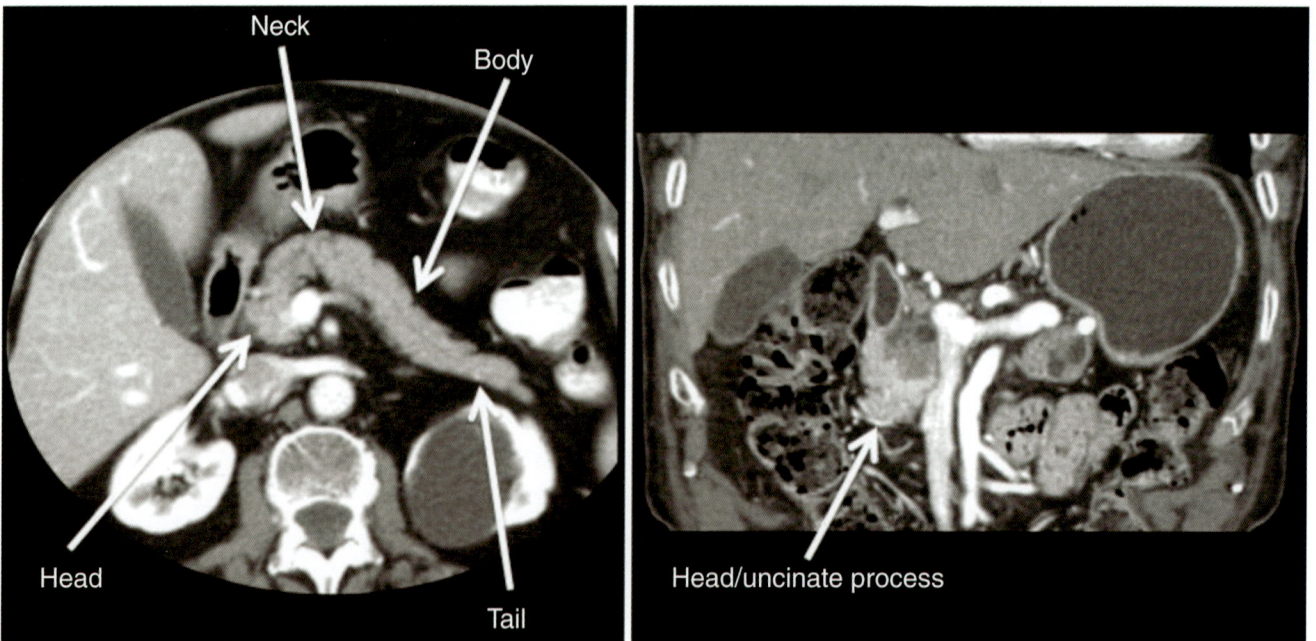

图20-1　胰腺解剖（图片由Corrine Winston，MD提供）

Head：头部；Neck：颈部；Body：体部；Tail：尾部；Head/uncinate process：头部/钩突

晚期病变或者有神经周围侵犯。

❖ 胰腺具有丰富的血供。胰头、颈部的血供来于由腹腔干和SMA分别发出的胰十二指肠上、下动脉。静脉回流主要经脾静脉。由于SMA、SMV紧邻胰腺，因此最常受侵犯。当评估肿瘤的手术可切除性时，血管侵犯是一个关键因素（Niederhuber *et al.* 2014）。

❖ 淋巴结受侵是最重要的预后因素。第一站淋巴结包括胰十二指肠淋巴结、胰上淋巴结、幽门淋巴结和脾门淋巴结（如果是偏侧的胰体或胰尾肿瘤）。第二站淋巴结包括腹腔淋巴结、肝门淋巴结、肠系膜上淋巴结和腹主动脉旁淋巴结。

❖ 大部分患者（>85%）为局部晚期或伴有远处转移。胰腺位于腹膜后，最常见的局部侵犯部位包括十二指肠、SMV、门静脉、SMA、胃、肝和胆囊。

❖ 胰腺的静脉回流主要通过门静脉系统，因此肝转移最为常见。腹膜转移也很常见。腹腔外转移以肺转移最为常见。脑转移和骨转移较少见。

❖ 胰腺癌的局部控制很重要，约30%的患者死于局部晚期病变（Iacobuzio-Donahue *et al.* 2009）。

2 与靶区勾画相关的诊断性检查

❖ 除了常规体格检查，还应进行完善的影像学检查，以用于诊断、分期和治疗计划。除非存在禁忌证（肾脏疾病／过敏），所有患者均应进行胰腺CT-血管造影检查。若患者存在碘造影剂过敏，可考虑用磁共振成像（magnetic resonance imaging，MRI）代替。可以考虑进行PET-CT检查，但是其对靶区勾画的作用还未得到充分证实。

  ◆ 胰腺CT-血管造影检查通常包括平扫、动脉期、胰腺实质期和门静脉期，腹部薄层扫描（≤3 mm）。推荐多平面重建（Network NCC 2013）。

   · 该技术对显示原发肿瘤和肠系膜血管之间的关系提供了精确的可视化方法，并且可以探测小至3~5 mm的转移病灶（Network NCC 2013）。

❖ 对于局部晚期患者，超声内镜（endoscope ultrasonic，EUS）检查可以帮助评估手术可切除性，并且获取组织以明确诊断。

  ◆ 超声内镜引导下的细针穿刺（fine needle aspiration，FNA）优于CT引导下的FNA，与经皮穿刺相比，其具有更高的诊断率、安全性和可能较低的腹膜播散风险（Network NCC 2013）。

❖ 临界可切除和不可切除胰腺癌伴有梗阻性黄疸者，应在开始放疗计划前进行胆道支架植入，优先考虑金属支架。

❖ 实验室检查应包括全血细胞计数、癌胚抗原、CA19-9、葡萄糖、淀粉酶、脂肪酶、胆红素、碱性磷酸酶、乳酸脱氢酶和肝功能检查。

  ◆ 治疗前CA19-9<90 U/mL患者生存预后较好（Berger *et al.* 2008）。

3 胰腺癌分期

❖ 胰腺外分泌癌按美国癌症联合委员会（American Joint Committee on Cancer，AJCC）TNM分期，但最常用的分类方法是基于可切除性和有无远处转移（Edge *et al.* 2010）。胰腺肿瘤大致分成3类：①可切除；②局部晚期，但无远处转移；③有远处转移。近来，多个组织对"临界可切除"肿瘤进行了定义，但其特征仍未完全明确。

❖ 不同机构和不同外科技术／经验，对于肿瘤可切除性的标准有所不同。

  ◆ 肿瘤局限且明确可切除包括下述条件：①无远处转移；②影像学上无SMV或门静脉扭曲变形；③腹腔干、肝动脉和SMA周围脂肪间隙清晰。脾静脉受侵是允许的（Network NCC 2013；Callery *et al.* 2009）。

  ◆ 肿瘤临界可切除包括下述条件：①无远处转移；②SMV或门静脉受侵，扭曲变形、狭窄或闭塞，但其远近两端正常，可安全切除后重建；③胃十二指肠动脉包绕达肝动脉水平，节段性包绕或直接紧贴肝动脉，但未累及腹腔干；④肿瘤紧贴腹腔干或SMA，但不超过周径的180°（Network NCC 2013；Callery *et al.* 2009）。

  ◆ 肿瘤不可切除包括下述一条及以上：①远处转移或广泛的胰周淋巴结受累；②SMV或SMV/门静脉汇合处包绕或闭塞；③直接侵犯SMA、下腔静脉、腹主动脉或腹腔干（Network NCC 2013；Callery *et al.* 2009）。

4 局部晚期不可切除胰腺癌

4.1 基本要点

❖ 尽管放射治疗的价值仍有争议，但是在局部晚期不可切除胰腺癌，它通常是唯一的积极治疗选择。

❖ 对进行新辅助放疗和根治性放疗的患者，放射治疗的原则是类似的。

❖ 调强放射治疗（intensity modulated radiotheragy，IMRT）已经逐渐成为局部晚期无法切除和临界可切除胰腺癌根治性放疗或新辅助放疗的标准技术，因其治疗相关毒性较低（较少恶心、呕吐和腹泻），被认为优于三维适形放射治疗（3D-CRT，Yovino *et al.* 2011）。

❖ 根据患者解剖结构和肿瘤部位，治疗推荐包括常规分割IMRT或立体定向放射治疗（stereotactic body radiation therapy，SBRT）。

　◆ 适合SBRT的患者为肿瘤<5 cm，且未与邻近重要脏器紧邻，如胃、肝、除十二指肠外的小肠和大肠。

5　不可切除胰腺癌的常规分割放化疗

5.1　模拟定位与日常摆位

❖ 局部晚期不可切除胰腺癌患者进行根治性放化疗时，由于呼吸引起肿瘤和正常组织显著运动，应进行运动管理。

❖ 运动管理包括呼吸门控、屏气[主动呼吸控制（active breathing control，ABC）]、呼吸跟踪或腹部加压等技术。

❖ 对进行运动管理的患者，应在模拟定位之前采用经皮、术中或内镜技术放置基准标记点（由于可能会移动，推荐至少在模拟定位前5 d进行）。

❖ 电子计算机断层扫描（computed tomography，CT）

模拟定位时，应给予口服和静脉造影剂（除非有禁忌证），以便于大体肿瘤体积（gross tumor volume，GTV）和淋巴结的勾画。

　◆ 通常要求患者模拟定位和治疗前2~3 h不要大量进食，以避免放疗不同分次间胃膨胀程度出现明显差异。

❖ 双手置于头上，alpha cradle固定，使用口服和静脉造影剂。

　◆ 计划CT应采用胰腺扫描方案（最小层厚3 mm），范围从隆凸至髂棘。

　◆ 如果使用呼吸门控或屏气技术来进行运动管理，应在声音指导下呼气末屏气时进行计划CT扫描。

　◆ 对使用呼吸门控或没有使用特定运动管理技术的患者，必须应用四维（4D）CT来评估肿瘤运动范围。它可以用来定义内靶区，当呼吸门控时也可以用来确定门控窗。

❖ 有助于指导临床靶区（CTV）勾画的典型解剖标志包括：

　◆ 胰腺通常位于L1~L2水平

　◆ 腹腔干通常位于T12水平

　◆ SMA通常位于L1水平

5.2　靶区勾画与治疗计划

❖ 根据诊断CT、呼吸相关4DCT、胰腺CT、PET-CT和（或）腹部MRI（如果适用），在计划治疗的呼气相CT上勾画GTV。

❖ CTV包括GTV外放1 cm，并应包含所有相关的淋巴结区（表20-1）。

表20-1　靶区

靶区	定义和描述
GTV	包括与活检证实肿块相应的诊断性胰腺CT上实质期或门静脉期可见的胰腺低密度区，以及任何阳性淋巴结。肿瘤可能与正常胰腺等密度，难以分辨肿瘤的边界。此外，胰腺肿瘤具有高度浸润性，胰腺外扩散可表现为邻近血管的软组织包绕或仅有腹部脂肪的软组织浸润。放射诊断科医生会诊有助于确定GTV范围（应在呼气末静脉增强计划CT上勾画GTV）
CTV	CTV包含所有相关的淋巴结区域，包括肝门、腹腔干/SMA和从T11上缘到L2下缘水平的PA/RP淋巴结（应根据原发瘤位置进行调整，通常小于此范围）；上下界范围主要由肿瘤位置和相应的淋巴结区域叠加后决定。CTV也应包括肿瘤亚临床浸润区域。通常，GTV也外扩1 cm；该外扩后的体积也随即融合到淋巴结区域CTV中
PTV	CTV外扩5 mm（接受5 040 cGy，每次180 cGy）
PTV加量	GTV外扩3~5 mm，与十二指肠有重叠时应缩小外扩边界<3 mm。这是基于纪念斯隆-凯特琳癌症中心标准治疗方案的同期加量指南，接受5 600 cGy，每次200 cGy

❖ 需覆盖的淋巴结区
- ◆ 头/颈/体部近端病灶
  - · 胰十二指肠、胰上、肝门、腹腔干、肠系膜上，以及肿瘤和（或）腹腔干/SMA所在层面的腹主动脉旁淋巴结。
- ◆ 体部远端/尾部病灶
  - · 胰十二指肠、胰上、脾门、腹腔干、肠系膜上，以及肿瘤和（或）腹腔干/SMA所在层面的腹主动脉旁淋巴结。

❖ 如果使用呼吸门控技术，先在呼气后屏气时进行扫描，并利用4DCT扫描评估植入基准标记点的运动。
- ◆ 当4DCT上肿瘤运动>5 mm，需调整CTV和计划靶区（planning target volume，PTV），而当运动<5 cm，则无需进行调整。
- ◆ 呼吸门控时，出束治疗通常在呼气末瓦里安呼吸门控实时位置管理（RPM）系统中，指30%~70%呼吸时相，其中50%代表呼气末（Varian Medical Systems,Inc. Palo Alto,CA,USA）见图20-2~图20-3所示。

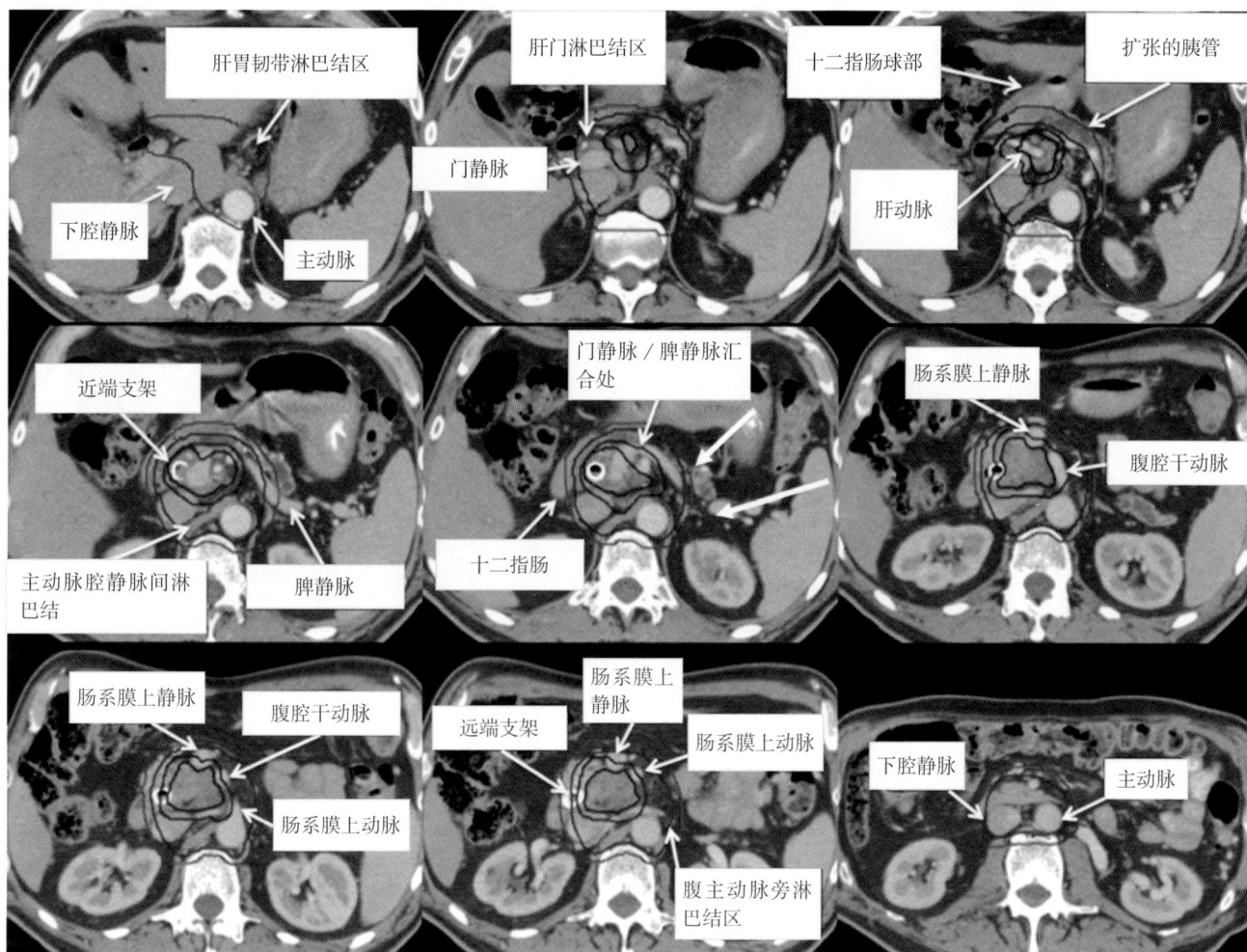

图20-2　不可切除的晚期胰腺癌靶区勾画影像

T4N0不可切除胰腺癌患者，胰头5 cm肿块，广泛压迫门静脉主干，包绕肝总动脉、胃十二指肠动脉，并紧贴腹腔干、肝固有动脉和肠系膜上动脉。患者采用4DCT模拟定位，层厚2.5 mm。红色为GTV，蓝色为CTV，绿色为PTV$_{5040}$，粉红色为PTV$_{5600}$。请注意图片仅为典型层面，并未包括所有层面。IVC下腔静脉，SMA肠系膜上动脉，SMV肠系膜上静脉。

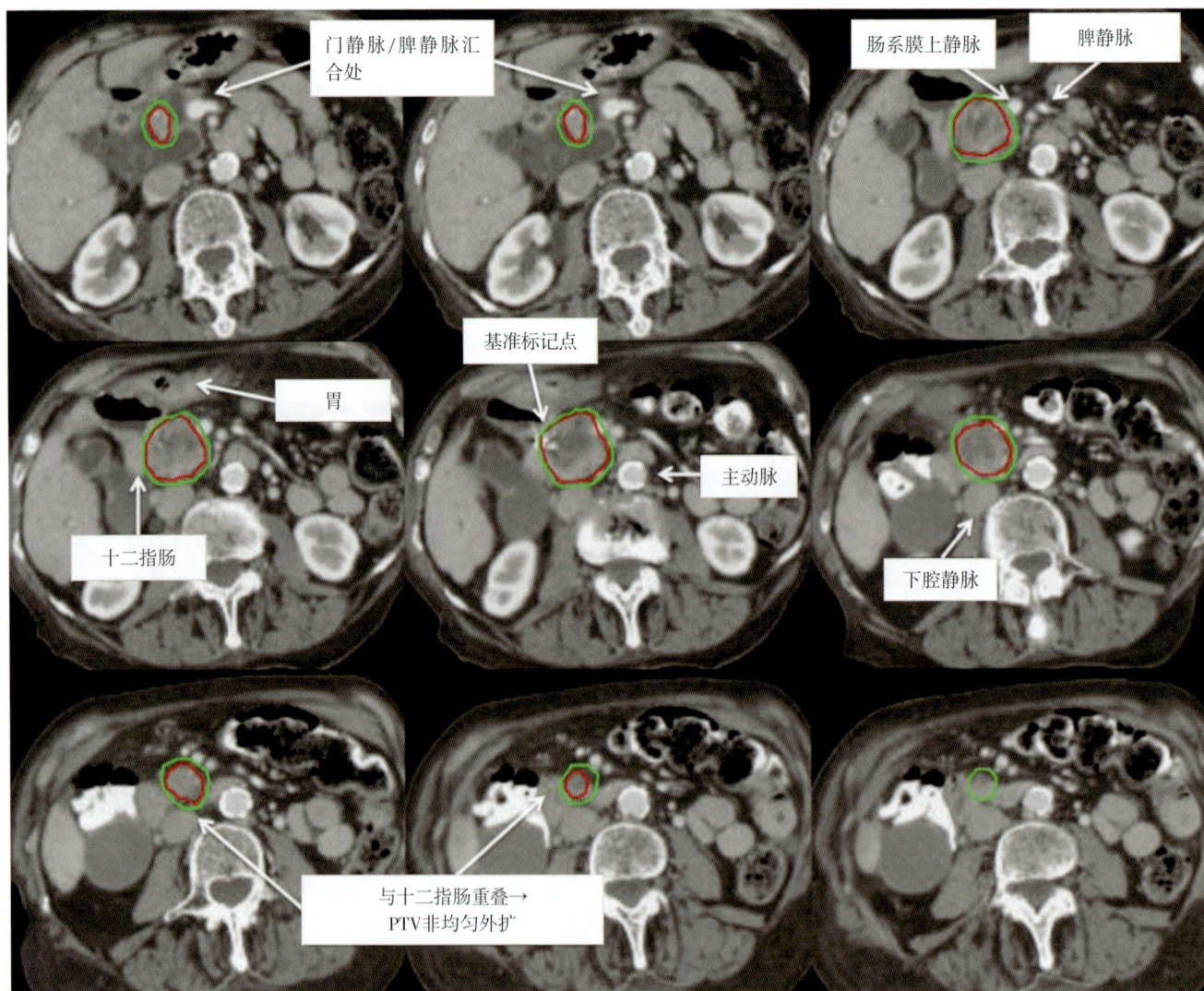

图20-3　可切除肿瘤的胰腺癌靶区勾画影像

T3N0临界可切除胰腺癌患者，胰头下部和钩突3.1 cm肿块，阻塞胰管和胆总管。肿瘤在第一空肠支层面紧贴肠系膜上静脉呈120°受累。同时肿瘤紧贴胃窦和十二指肠第1、2段。患者行CT模拟定位，层厚2 mm，采用腹部加压技术。红色为GTV，绿色为PTV 3 300 cGy。请注意图片仅为典型层面，并未包括所有层面。IVC下腔静脉，SMV肠系膜上静脉。

266

5.3　计划评估（表20-2）

表20-2　调强放疗：正常组织剂量限制

危及器官	剂量限制
肝脏	平均剂量 <25 Gy，V20<30%
肾脏	V18<33%，V15<30%（双肾分别进行评估）
脊髓	D_{max}<40 Gy
胃	平均剂量 <30 Gy（胃减 PTV）
小肠	D_{max}= 处方剂量，D5%<45 Gy（PTV 上下 2 cm 范围内勾画小肠）
十二指肠	D_{max}< 总体最大剂量，D5%<54 Gy
心脏	V15<30%，平均剂量 <30 Gy

PTV：计划靶区。根据纪念斯隆-凯特林癌症中心的指南。

6　不可切除胰腺癌的立体定向放疗

6.1　模拟定位与日常摆位

❖ 推荐至少在模拟定位前5 d采用经皮、术中或内镜技术放置基准标记点，以辅助运动管理。
❖ 可以使用呼吸门控、屏气（ABC）、呼吸跟踪或腹部加压进行运动管理。
❖ 对计划进行腹部加压的患者，建议模拟定位前在荧光透视下评估肿瘤的运动和患者的耐受性。
　◆ 应在腹部加压前使用荧光透视评估规则呼吸下的肿瘤运动。
　◆ 腹部加压带充气至肿瘤运动小于5 mm。
　◆ 给患者进行纹身标记以指示腹部加压带的位置，并保证摆位的重复性。
　◆ 应记录腹部加压带的规格、位置、周长和压力，以便于重复摆位。
　◆ 如果患者由于不适和焦虑致使其无法耐受腹部加压，可以使用其他运动管理技术，如呼吸门控、屏气或呼吸跟踪。
　　· 需着重注意的是，在立体定向放疗中使用图像引导技术会延长患者在治疗床上的时间，并且可能明显长于常规分割治疗。因此，患者对摆位和体位固定的耐受性至关重要。
❖ PET-CT模拟定位时，应进行静脉造影（除非有禁忌证），以便于GTV和淋巴结的勾画。
　◆ 双手置于头上，alpha cradle固定，使用口服和静脉造影剂（通常为100 cm³欧乃派克），采用4DCT胰腺扫描方案，范围从隆凸至髂嵴。
❖ 对于SBRT计划，通常建议扫描层厚为2 mm。
　◆ 腹部加压带应放置到位，并充气至适当的压力以保证治疗计划的准确性。
　◆ 通常要求患者模拟定位和治疗前2~3 h不要大量进食，而如果行PET-CT模拟定位，则在扫描前6 h不能进食。
❖ 在整个治疗过程中，使用CT模拟定位图像作为参考，将日常锥形束CT与之进行对比。腹部加压带应用的重复性对保证治疗计划的准确性至关重要。即便3 cm偏差都可以导致照射剂量的明显改变。

6.2　靶区勾画与治疗计划

❖ 根据诊断CT、呼吸相关4DCT、胰腺CT、PET-CT和（或）腹部MRI（如果适用），在治疗计划CT上勾画GTV。
　◆ 对于接受SBRT的局部晚期胰腺癌患者，最大标准化摄取值（SUVmax）已被证实与总生存期和无进展生存期相关（Schellenberg等2010）。
❖ GTV外扩3~5 mm形成最终的PTV，除非外扩后边界进入十二指肠或胃；允许限制边界外扩至这些关键结构，以避免重叠（表20-3）。
❖ 应在相应图像上勾画基准标记点并均匀外扩3 mm以定位靶区，便于患者的摆位治疗。
❖ 将十二指肠作为一个独立的危及器官进行勾画，而小肠仅包括空肠和回肠。
　◆ 接受单次25 Gy照射后，在12个月时2~4级十二指肠毒性发生率接近30%，从放疗结束至观察到十二指肠毒性的中位时间为6.3个月。回顾性分析显示，十二指肠V10~V25和D_{max}与其毒性相关（Murphy等2010）。
❖ 在纪念斯隆-凯特琳癌症中心，通常使用总剂量33 Gy、每次6.6 Gy、隔天照射，且该等剂量线完全包括PTV。
　◆ 对于SBRT的照射剂量和分割方案，尚无明确标准。在文献中，其范围为25 Gy/1f至30 Gy/3f。
　◆ 由于毒性仍是SBRT中主要关注的问题，因此在一个Ⅱ期多中心研究中，我们采用了更为温和的剂量分割方案，获得了良好疗效，并且毒性可耐受

（Dholakia等 2013）。

❖ 在以直线加速器为基础的治疗中，IMRT强烈推荐使用6~12个共面野或容积调强弧形治疗。在射波刀治疗中，允许非共面设野的正向计划。

6.3 计划评估

❖ 不超过1 cm³的PTV接受>130%的处方剂量，大于90%的PTV体积需接受100%的处方剂量（表20-4）。

7 可切除胰腺癌的辅助（术后）放化疗

7.1 基本要点

❖ 尽管辅助治疗的作用仍存在争议，但包括我们在内的许多治疗中心推荐行辅助放化疗。我们通常的做法是先行辅助化疗后再分期，因为在这段时期内约30%的患者会出现转移。对未出现转移的患者，我们通常推荐行辅助放化疗。鉴于辅助治疗的争议和研究结果的不一致，我们通常按上述流程治疗患者。

表20-3 靶区

靶区	定义和描述
GTV	包括与活检证实肿块相应的诊断性胰腺 CT 上可见的低密度区域和 FDG 高摄取病灶（在呼气相计划 CT 进行勾画）
CTV	无
PTV	GTV 外扩 2~3 mm，采用不均匀外扩以避免 PTV 与胃或十二指肠重叠

表20-4 立体定向放疗：正常组织剂量限制

危及器官	剂量限制
肝脏	V12<50%
肾脏	V12<25%（双肾相加）
脊髓	V8<1 cm³
胃	V33<1 cm³，V20<3 cm³，V15<9 cm³，V12<50%
十二指肠	V33<1 cm³，V20<3 cm³，V15<9 cm³，V12<50%
除十二指肠外的肠道	V20<5 cm³（勾画 PTV 上下 2 cm 范围内的肠道）

根据纪念斯隆－凯特琳癌症中心目前使用指南
PTV 计划靶区。

7.2 模拟定位与日常摆位

❖ 确保手术银夹的放置，这有助于运动管理。

❖ 如果出现可见的复发肿瘤，考虑在模拟定位前转诊放置基准标记点。

❖ 可以使用呼吸门控、屏气（ABC）、呼吸跟踪或腹部加压进行运动管理。

❖ CT模拟定位时，应给予口服和静脉造影剂（除非有禁忌证），以便于GTV和淋巴结的勾画。

• 双手置于头上，alpha cradle固定，使用口服和静脉造影剂（通常为100 cm³碘海醇），采用4DCT胰腺扫描方案，层厚3 mm，范围从隆凸至髂嵴。

• 如果使用呼吸门控，在呼气末扫描图像上制作计划，并利用4DCT扫描评估手术银夹和（或）植入基准标记点的运动。

7.3　计划和靶区勾画的一般原则

❖ IMRT已成为胰腺癌术后辅助放疗的标准技术（Yovino *et al.* 2011）。

❖ 手术切缘阳性和局部复发的常见部位是腹膜后/钩突/SMV边缘。

❖ 应获取术前影像以便于勾画瘤床；此外，术后影像用以评估术床的情况。对于无转移的复发病灶考虑进行局部加量，采用IMRT同期加量或缩野加量。

7.4　靶区勾画与治疗计划

❖ 除非患者有复发病灶，通常没有GTV。

❖ CTV是存在残留亚临床肿瘤可能性最高的区域。其目的是定义一个区域，可以安全地对它进行放射治疗，且治疗体积不会包括过多的危及器官。

❖ 制订治疗计划时，复习术前影像、手术记录和术后病理报告是必要的。

❖ 美国肿瘤放射治疗协作组（Radiation Therapy Oncology Group，RTOG）发表了胰腺癌辅助放疗靶区勾画指南。（Goodman *et al.* 2012）

❖ 对于胰空肠吻合或胰胃吻合口，应参考手术记录以确认其存在，并帮助在术后计划CT中进行识别。应在计划CT上识别肝管空肠吻合口、SMA、腹腔干、腹主动脉、门静脉和术前瘤床。沿残余胰腺向前内侧寻找直至与空肠的吻合口出现，通常很容易发现胰空肠吻合口；类似的方法可以用来识别胰胃吻合口。肝管空肠吻合口可能更难识别，但沿胆道系统内的空气到肝总管或胆总管残端再到空肠袢，或沿肝外门静脉到空肠袢均能找到它。其目的是识别胆总管残端与空肠袢的吻合口，避免包括整个肝门或大体积的空肠。

❖ 表20-5总结了RTOG靶区勾画指南，它提供了正常结构的具体外扩边界，最终形成CTV，其包括了高危的瘤床和淋巴结区域如腹主动脉旁、腹腔干、肠系膜上和肝门淋巴结。在胰体/尾癌患者中，包括脾门而不包括肝门（Goodman *et al.* 2012）。

❖ 术中放置手术银夹有多种意义。有时其目的是指出需要关注的区域。如果手术记录有描述（或与手术医生直接沟通得知）特意放置银夹是为了协助制订放疗计划，那么应该将其包括在CTV内（图20-4~图20-6）。

表20-5　靶区	
靶区	定义和描述
GTV（如果适用）	胰腺计划CT上（动脉期，如果使用4DCT在呼气相勾画）可见的阳性淋巴结和（或）阳性切缘区域（根据手术和病理报告），或任何可见残留和（或）复发的肿瘤
CTV	CTV包括腹主动脉旁淋巴结（Ao），胰空肠吻合口（PJ），门静脉节段（PV），肠系膜上动脉（SMA），腹腔干（CA），以及术后瘤床（Postop）。 Ao 从 PV、CA 或 SMA 最高层面至 L2 或 L3 下缘（低位肿瘤）； PJ 通常沿残余胰腺向前内侧寻找直至与空肠的吻合口出现； PV 走行于 IVC 前内侧的部分，到与 SMV 或脾静脉的汇合处为止； SMA 血管近端的 2.5~3.0 cm； CA 血管最近端的 1.0~1.5 cm； Postop 术前扫描时被肿瘤占据的区域； Ao 向右外扩 2.5 cm，向左外扩 1 cm，向后外扩 0.2 cm，向前外扩 2 cm； PJ、PV、SMA、CA和Postop通常外扩1 cm；这两个外扩区域相加形成CTV，然后进行调整以确保覆盖淋巴引流区域，并限制与肾脏的重叠； 特殊情况：上述指南用于胰头肿瘤；对于胰尾肿瘤，无需包括肝门
PTV$_{5040}$	CTV 外扩 5 mm（接受 5 040 cGy，每次 180 cGy）
PTV 加量（如果适用）	GTV 外扩 3~5 mm（在纪念斯隆-凯特琳癌症中心，接受 5 600 cGy，每次 200 cGy，同期加量），最小化与肠道的重叠

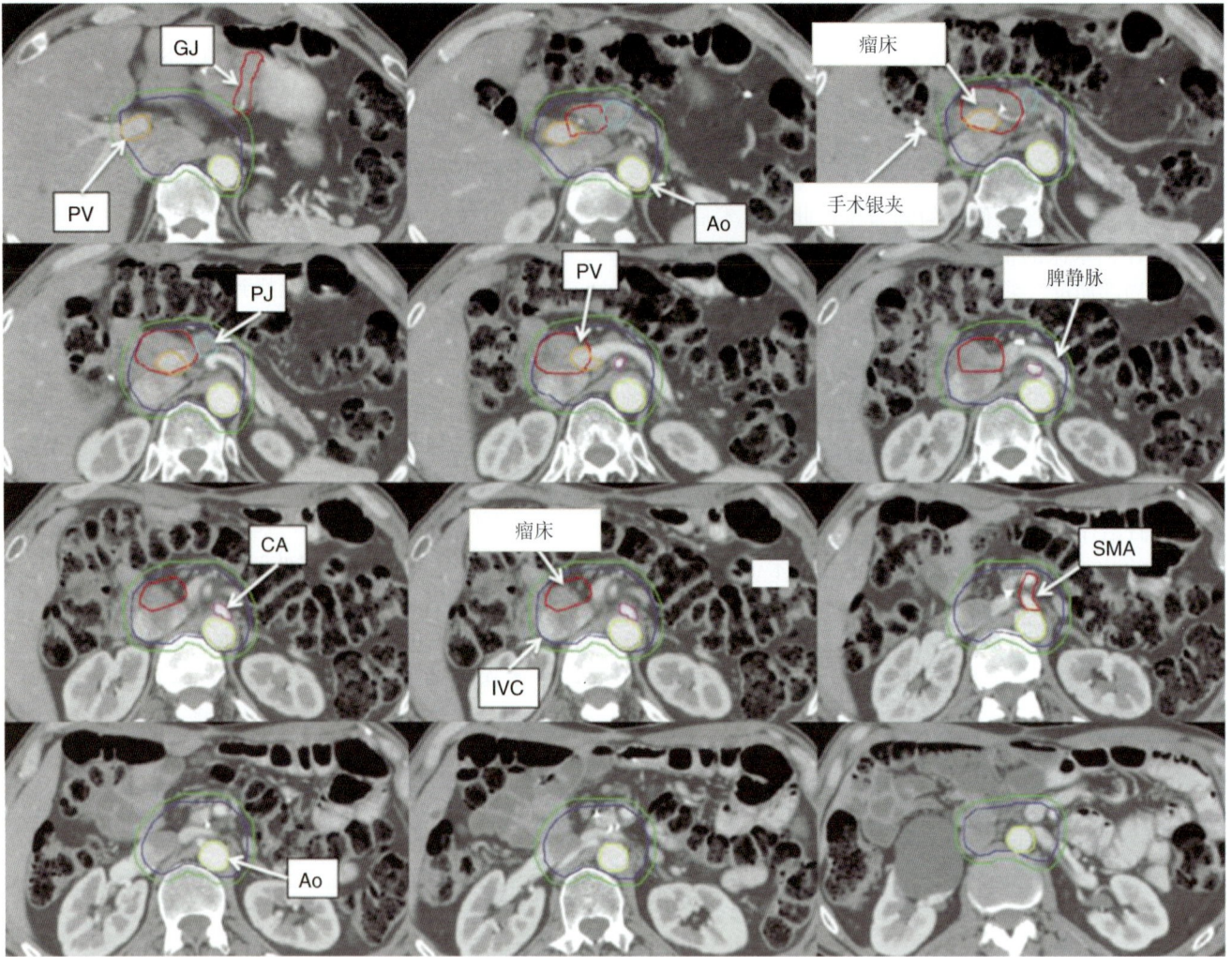

图20-4　术后病例：pT1N1术后胰腺癌患者

胰头1.8 cm病灶，远端切缘阳性，3/13淋巴结阳性。图中绿色为PTV，蓝色为CTV，红色为术后瘤床。相关结构包括胰空肠吻合口（PJ）、主动脉（Ao）、腹腔干动脉（CA）、肠系膜上动脉（SMA）、胃空肠造吻合口（GJ）和门静脉（PV）已标注。CTV不应包括GJ。请注意图片仅为典型层面，并未包括所有层面。IVC下腔静脉，SMA肠系膜上动脉。

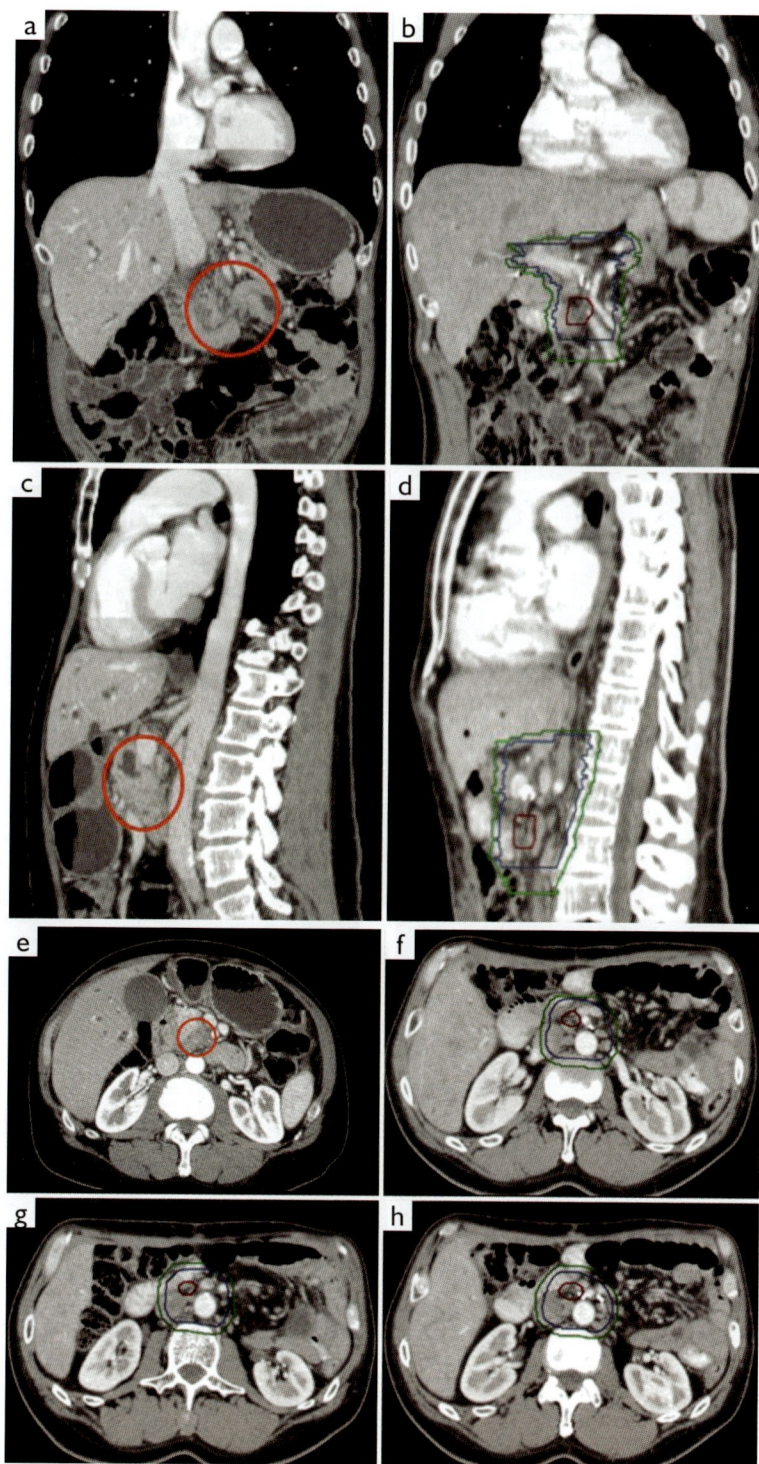

图20-5 术后病例：低位肿瘤

pT3N1术后胰腺癌患者，头部/钩突2.3 cm病灶，后、下切缘近<1 mm，14/25淋巴结阳性。（a）冠状位术前CT，红色为肿瘤；（b）冠状位计划图像，绿色为PTV，蓝色为CTV，红色为术后瘤床；（c）矢状位术前CT，红色为肿瘤；（d）矢状位计划图像，绿色为PTV，蓝色为CTV，红色为术后瘤床；（e）横断面术前CT，红色为肿瘤；（f-h）横断面计划图像，绿色为PTV，蓝色为CTV，红色为术后瘤床。

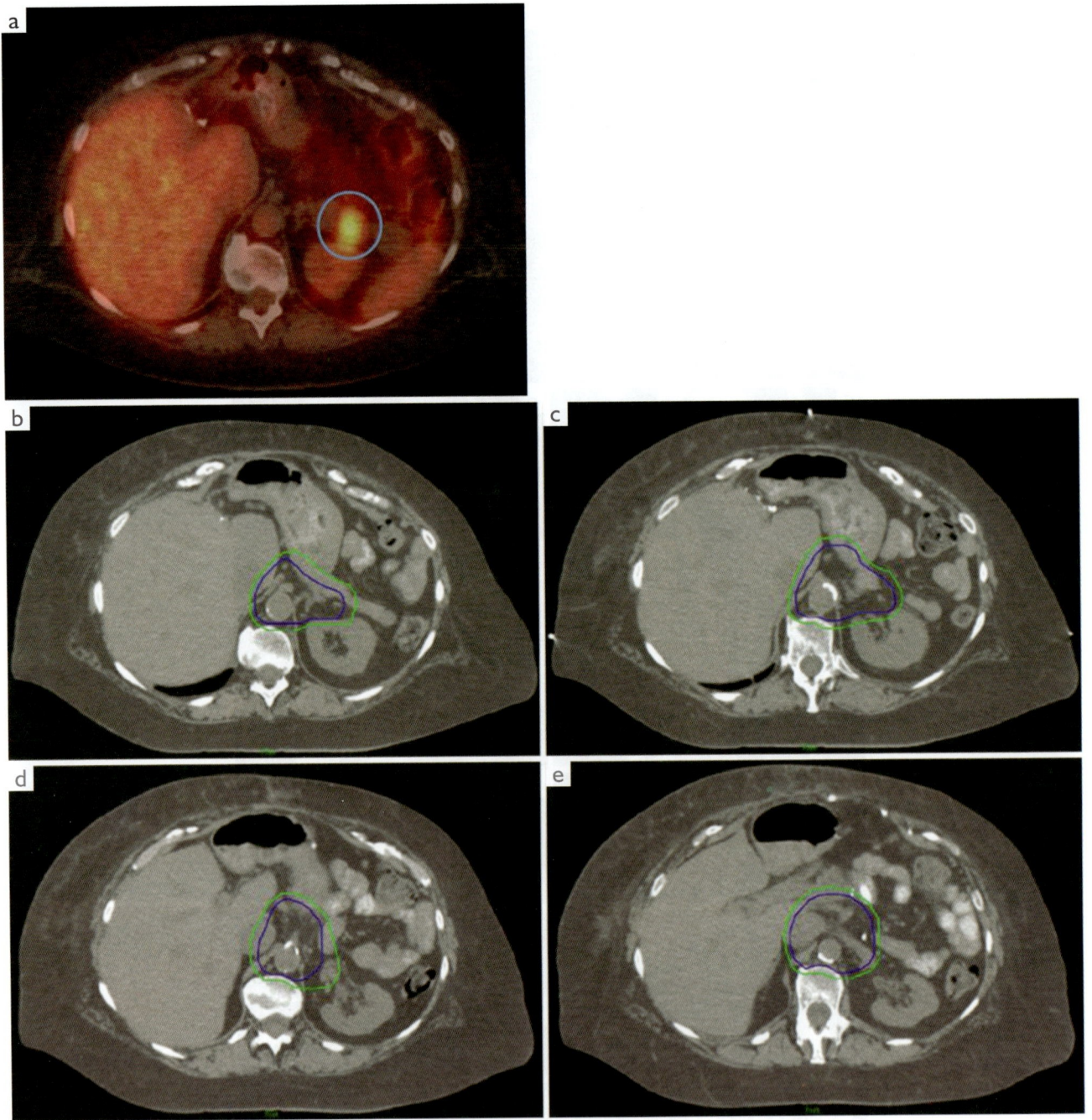

图20-6 术后病例：远端胰腺癌

ⅡA期（pT3N0）胰腺癌患者，胰尾2.5 cm病灶，神经周围侵犯/脉管侵犯（PNI/Ⅵ）阳性，切缘阴性，0/9淋巴结阳性。（a）术前正电子发射计算机断层扫描（PET-CT）提示胰尾病灶氟脱氧葡萄糖高摄取；（b-e）计划图像显示绿色为PTV，蓝色为CTV，CTV包括术后瘤床、脾门淋巴结、腹主动脉旁淋巴结和腹腔干/SMA淋巴结。请注意本例患者由于过敏无法接受碘造影剂增强，因此使用PET显示病灶；将其血管与Ⅱ.2和Ⅱ.1的两位患者比较，说明了静脉增强对血管定义和CTV勾画的重要性。

7.5　计划评估（表20-6）

表20-6　调强放疗：正常组织剂量限制

危及器官	剂量限制
肝脏	平均剂量 <25 Gy，V20<30%
肾脏	V18<33%，V15<30%（单独评估每个肾脏）
脊髓	D_{max}<45 Gy
胃	D_{max}<54 Gy 平均剂量 <30 Gy
肠道	D_{max}<54 Gy，D15%<45 Gy（勾画 PTV 上下 2 cm 范围内的肠道）
心脏	V30<20%，平均剂量 <30 Gy

根据纪念斯隆-凯特琳癌症中心目前使用指南和美国肿瘤放射治疗协会（RTOG）0848。

推荐阅读

- Goodman KA，Regine WF，Dawson LA et al (2012) Radiation Therapy Oncology Group consensus panel guidelines for the delineation of the clinical target volume in the postoperative treatment of pancreatic head cancer. Int J Radiat Oncol Biol Phys 83：901-908.

- Yovino S，Poppe M，Jabbour S et al (2011) Intensitymodulated radiation therapy significantly improves acute gastrointestinal toxicity in pancreatic and ampullary cancers. Int J Radiat Oncol Biol Phys 79：158-162.

参考文献

[1] Berger AC，Garcia M Jr，Hoffman JP，et al. Postresection CA 19-9 predicts overall survival in patients with pancreatic cancer treated with adjuvant chemoradiation：a prospective validation by RTOG 9704[J]. J Clin Oncol，2008，26(36)：5918-5922.

[2] Callery MP，Chang KJ，Fishman EK，et al. Pretreatment assessment of resectable and borderline resectable pancreatic cancer：expert consensus statement[J]. Ann Surg Oncol，2009，16(7)：1727-1733.

[3] Dholakia AS，Chang DT，Goodman KA，et al. A phase II multicenter study to evaluate gemcitabine and fractionated stereotactic body radiotherapy for locally advanced pancreatic adenocarcinoma.Accepted for oral presentation at the ASTRO annual meeting[Z]. 2013，Atlanta，GA.

[4] Edge SB，Byrd DR，Compton CC，et al.AJCC cancer staging manual[M]. 7th edn. Chicago：Springer，2010.

[5] Goodman KA，Regine WF，Dawson LA，et al. Radiation Therapy Oncology Group consensus panel guidelines for the delineation of the clinical target volume in the postoperative treatment of pancreatic head cancer[J]. Int J Radiat Oncol Biol Phys，2012，83(3)：901-908.

[6] Iacobuzio-Donahue CA，Fu B，Yachida S，et al. DPC4 gene status of the primary carcinoma correlates with patterns of failure in patients with pancreatic cancer[J].J Clin Oncol，2009，27(11)：1806-1813.

[7] Murphy JD，Christman-Skieller C，Kim J，et al. A dosimetric model of duodenal toxicity after stereotactic body radiotherapy for pancreatic cancer[J]. Int J Radiat Oncol Biol Phys，2010，78(5)：1420-1426.

[8] National Comprehensive Cancer (NCC) Network (2013) NCCN Clinical Practice Guidelines in Oncology：Pancreatic Adenocarcinoma Verison 1[Z]. 2013.

[9] Niederhuber JE，Armitage JO，Doroshow JH，et al. Abeloff's clinical oncology[M]. Philadelphia：Elsevier/Churchill Livingstone，2014.

[10] Schellenberg D，Quon A，Minn AY，et al. 18Fluorodeoxyglucose PET is prognostic of progression-free and overall survival in locally advanced pancreas cancer treated with stereotactic radiotherapy[J]. Int J Radiat Oncol Biol Phys，2010，77(5)：1420-1425.

[11] Strandring S. Gray's anatomy：the anatomical basis of clinical practice[M]. 39th edn. New York：Elsevier/Churchill Livingstone，2005.

[12] Yovino S，Poppe M，Jabbour S，et al.Intensity-modulated radiation therapy significantly improves acute gastrointestinal toxicity in pancreatic and ampullary cancers[J]. Int J Radiat Oncol Biol Phys，2011，79(1)：158-162.

译者：李金銮，福建省肿瘤医院放疗科
　　　张雪清，福建省肿瘤医院放疗科
审校：王征，上海市质子重离子医院放疗科

第二十一章　肝细胞癌和胆管细胞癌

Jason Chia-Hsien Cheng[1,2], Chia-Chun Wang[2], Inigo San Miguel[3], Laura A. Dawson[3]

[1]Graduate Institute of Oncology, Taiwan University College of Medicine, Taipei, Taiwan, China; [2]Division of Radiation Oncology, Department of Oncology, Taiwan University Hospital, Taipei, Taiwan, China; [3]Department of Radiation Oncology, Princess Margaret Cancer Centre, University of Toronto, Toronto , ON , Canada

Correspondence to: Jason Chia-Hsien Cheng. Graduate Institute of Oncology, Taiwan University College of Medicine, Taipei, Taiwan, China; Division of Radiation Oncology, Department of Oncology, Taiwan University Hospital, Taipei, Taiwan, China. Email: jasoncheng@ntu.edu.tw; Chia-Chun Wang. Division of Radiation Oncology, Department of Oncology, Taiwan University Hospital, Taipei, Taiwan, China. Email: chiachun@ntuh.gov.tw.

1　肝细胞癌

1.1　计划和靶区勾画的一般原则

❖ 三维适形放疗（3D-CRT）已经成为肝细胞癌（hepatocellular carcinoma，HCC）的标准放疗技术。调强放射治疗（intensity modulated radiotheragy，IMRT）可能有助于改善靶区覆盖和保护正常器官，特别是对不规则形状的靶区。最近，体部立体定向放射治疗（stereotactic body radiation therapy，SBRT）的应用愈来愈多。由于肝脏受照体积和与空腔胃肠组织距离的差异，通常给予个体化的处方剂量。

❖ 除病史和体格检查以外，应获取实验室检查、肝功能评估和影像学检查的资料，以明确诊断、分期和治疗计划。患者应进行肝脏增强[优选三期扫描（动脉期、门静脉期、延迟期）]CT扫描，层厚3~5 mm。如有电子计算机断层扫描（computed tomography，CT）增强扫描禁忌证，可使用多期动态磁共振成像（magnetic resonance imaging，MRI）扫描。此外，在靶区勾画时，MRI可以与CT形成互补。[18]F-氟脱氧葡萄糖（[18]F-fluorodeoxyglucose，18F-FDG）正电子发射断层成像（positron emission tomogfaphy，PET）图像可能有助于个别情况下存活肿瘤的定位，例如肿瘤复发位于既往碘油沉积和（或）射频消融的区域。

❖ 为保证更好的治疗重复性，需要进行半身或全身固定，以及控制呼吸。在模拟定位和整个治疗期间，患者优选双臂上举，可以使用诸如真空袋或胸板的装置对其进行固定。这能保证治疗的重复性并提供自由的射野方向。呼吸管理系统应该选择不会衰减照射剂量的材料，并且不应干扰共面和非共面射野时的机架位置。

❖ 为尽量减少由呼吸引起的肝脏位置变化所致的图像伪影，通常需要采用多种技术进行呼吸运动管理（例如，主动呼吸控制、腹部加压）。通常在患者屏气时的多期、多模态影像上勾画靶区（即与HCC的诊断影像相似）。需要使用图像引导放射治疗（image guided radiation therapy，IGRT）来监测每日肝脏的位置变化。对于不能耐受主动呼吸控制的患者，使用腹部加压配合四维CT（4DCT）可以提供体内器官运动的信息，并能补偿肝脏位置的变化。不能耐受屏气的患者，也可以采用呼吸门控治疗。

❖ CT模拟定位时，需要使用静脉造影剂以获取多期扫描图像。图像需在患者治疗体位采集。将各期扫描图像和（或）诊断图像进行融合，有助于勾画大体肿瘤体积（gross tumor volume，GTV）。通常，有活性的HCC在动脉期CT上显现最佳（最亮），而在门静脉期和延迟期图像上，相较于正常肝实质其强化减弱。

在门静脉期或延迟期CT上，常能较好地观察到肿瘤对血管结构的侵犯（如门静脉或下腔静脉）。

❖ 推荐的GTV和某些情况下高危区域的临床靶区（clinical target volume，CTV）定义详见表21-1（CTV-肉眼和CTV-显微）见图21-1~图21-5所示。

2　肝内胆管细胞癌

2.1　计划和靶区勾画的一般原则

❖ 放疗应用于不可切除肿瘤的积极治疗和可切除肿瘤的辅助治疗。尽管辅助放疗的作用仍有争议，但是对具有某些危险因素（如切缘阳性）的患者可以考虑辅助放疗。

❖ 胆管细胞癌的治疗应使用三维适形放疗（3D-CRT）或调强放疗（IMRT）。IMRT可以具有更好的剂量分布和临床疗效。胆管细胞癌的体部立体定向放疗（SBRT）正在研究之中。考虑到分次治疗间的摆位误差和体内器官运动，需要进行图像引导放疗（IGRT）。

表21-1　推荐的GTV和CTV的定义

靶区	定义和描述
GTV	肝脏肿瘤：增强CT动脉期强化，而静脉期或延迟期廓清的肝内肿瘤 碘油沉积的肿瘤：与强化肿瘤相邻的碘油（白色）[d] 血管癌栓：动脉期强化，而静脉期廓清的癌栓
CTV-肉眼[a]（根据临床适应证/方案可选）	肝脏肿瘤：增强CT动脉期强化的肝内肿瘤 碘油沉积的肿瘤：与GTV内强化肿瘤相邻的TACE区域 强化的血管癌栓
CTV-显微（选择性）[b]（根据临床适应证/方案可选）	肝内GTV外放3~5 mm[c] 血管癌栓GTV外放2~3 mm 与瘤栓GTV相邻的血栓 与GTV相邻的射频消融区域 不与GTV直接相邻的TACE区 CTV不应超过天然屏障，比如肝表面
PTV	CTV（或GTV）+5~20 mm（可以非均匀外扩），根据体位固定和呼吸控制的情况而定。该外扩边界由体内器官运动和摆位误差组成。四维CT（4DCT）包括所有呼吸时相，有助于确定PTV和体内器官运动范围

[a]肉眼/大体GTV。例如，给予39~54 Gy/5~6f。注意，如果受正常组织限制，"安全"剂量可能需要减量。
[b]选择性/显微CTV（根据临床适应证/方案可选）。例如，给予27.5~30 Gy/5~6f。
[c]如果安全，肝内肿瘤的外扩边界可以给予肉眼病灶/更高的剂量。
[d]18F-氟脱氧葡萄糖（18F-FDG）正电子发射断层扫描（PET）图像可能有助于个别情况下碘油沉积和（或）射频消融区域复发肿瘤的定位。注意，单独参考PET时，运动可能导致GTV不准确，PET只应在与增强CT和（或）MRI联合时使用。

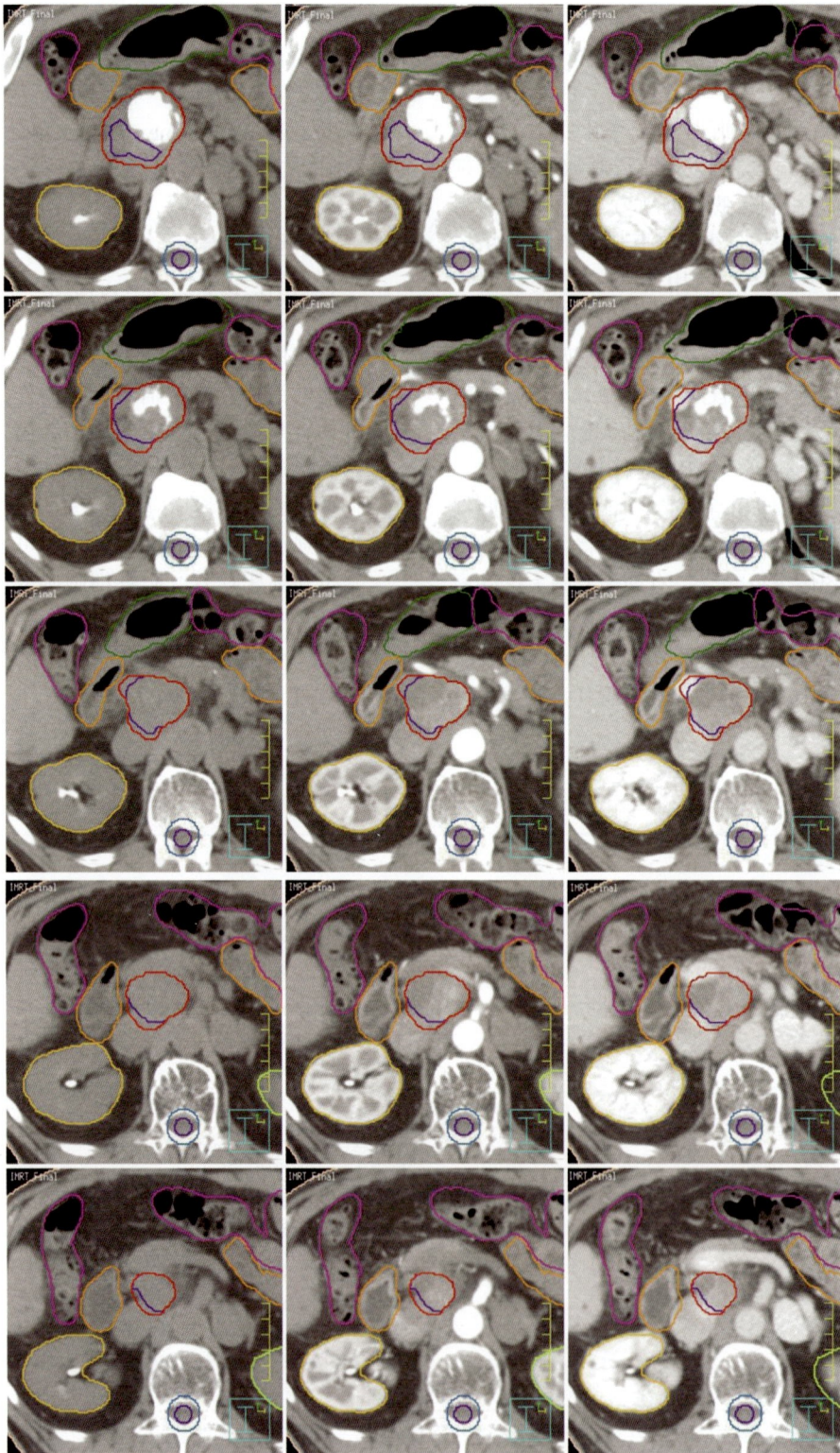

图21-1 经导管动脉化疗栓塞术（TACE）难治性肝细胞癌，尾状叶存活肿瘤包绕碘油
采用主动呼吸控制以固定肝脏位置，图片选自三期增强的CT模拟定位（从左向右依次为：平扫、动脉期和门静脉期）。紫色为大体肿瘤体积（GTV），红色为临床靶区（CTV）。

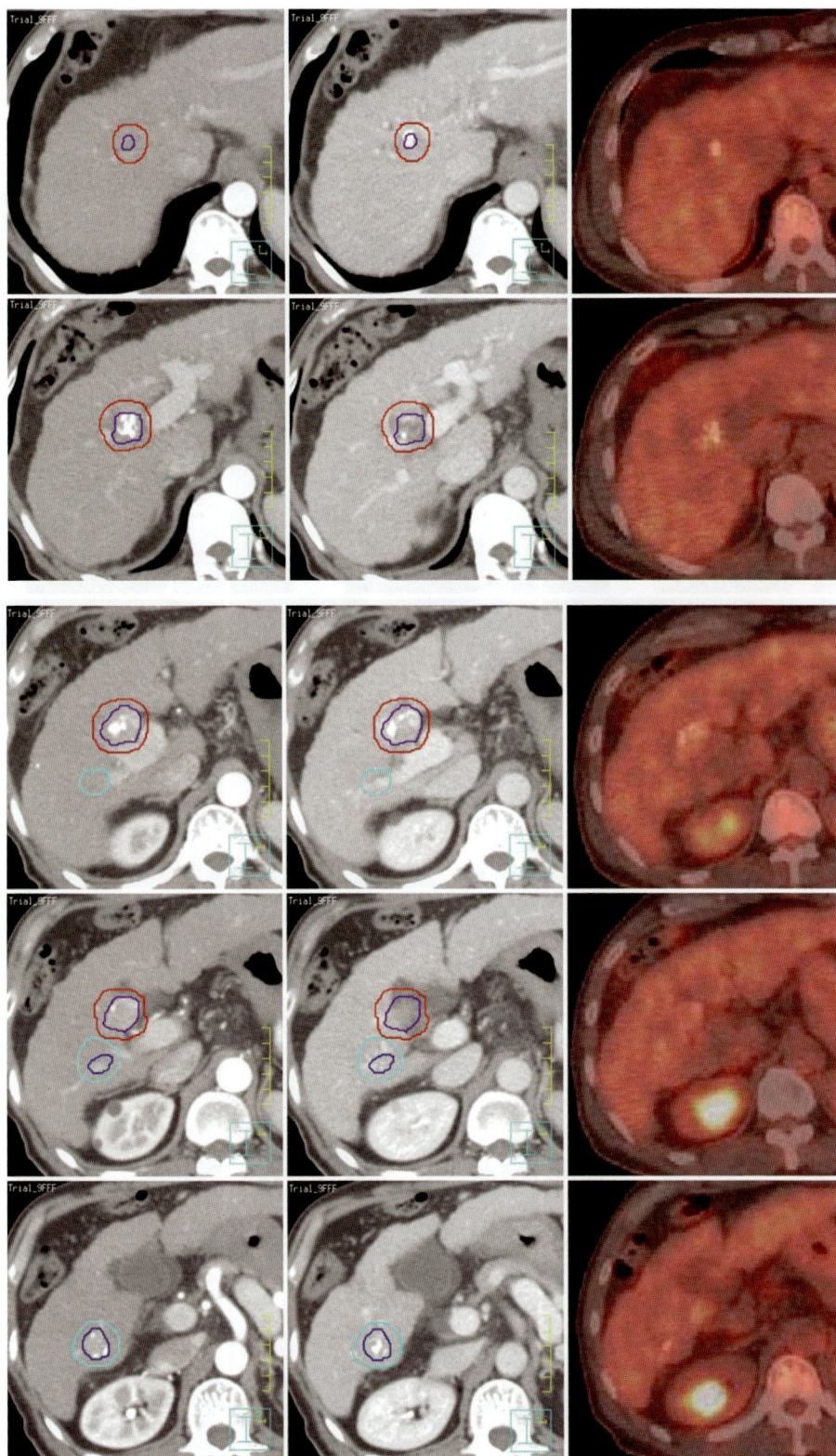

图21-2 S5/S8和S5内2个存活肿瘤，伴有部分碘油沉积

紫色和蓝色为大体肿瘤体积（GTVs），红色和天蓝色为临床靶区（CTVs）。^{18}F-氟脱氧葡萄糖（^{18}F-FDG）正电子发射断层扫描（PET）图像有助于存活肿瘤的勾画。从左向右依次为：动脉期CT扫描、门静脉期CT扫描和PET。

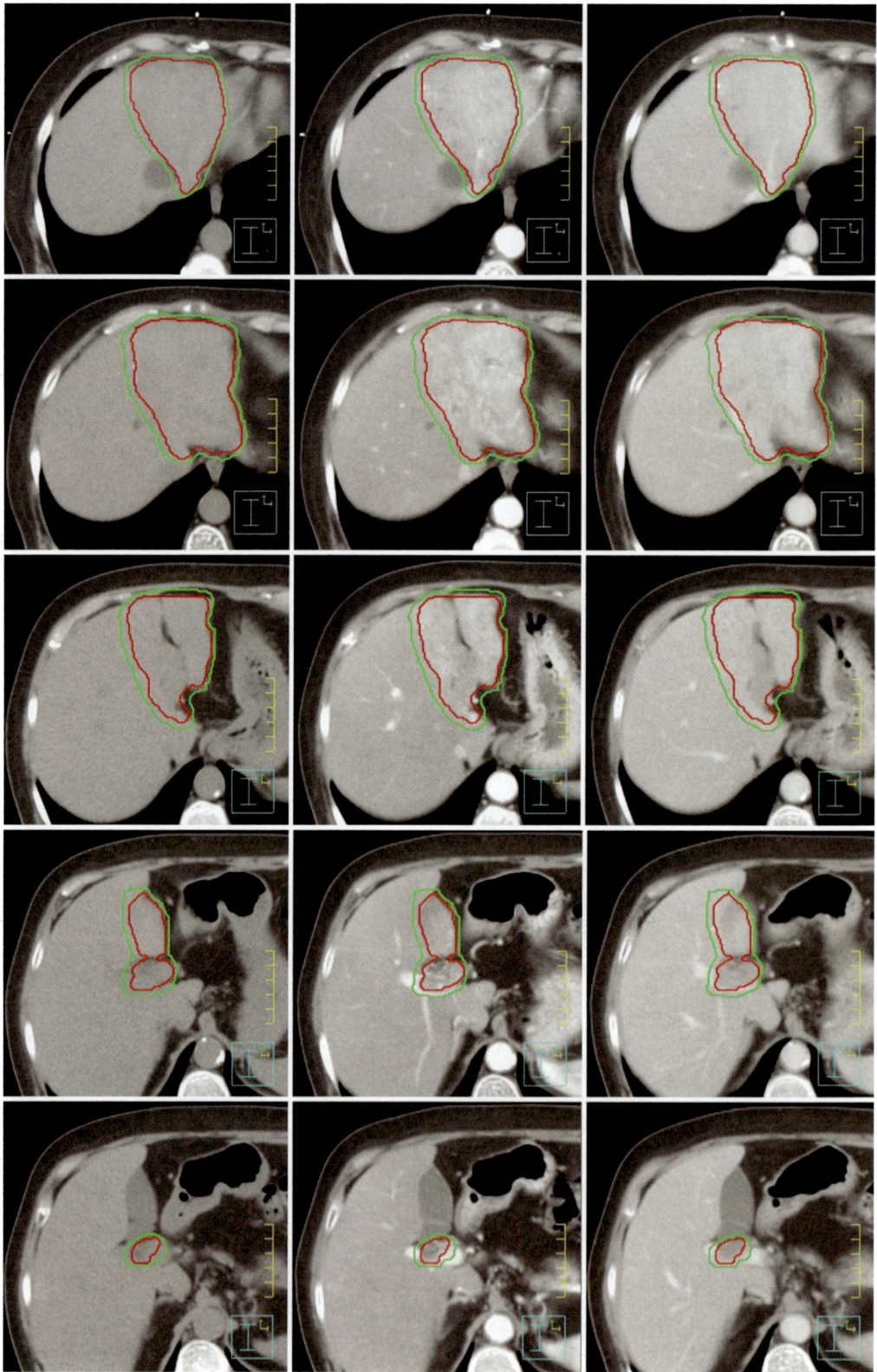

图21-3　肝左叶浸润性肿瘤显示伴有门静脉（PV）左支癌栓，并向PV右支侵犯

红色为大体肿瘤体积（GTV），绿色为临床靶区（CTV）。

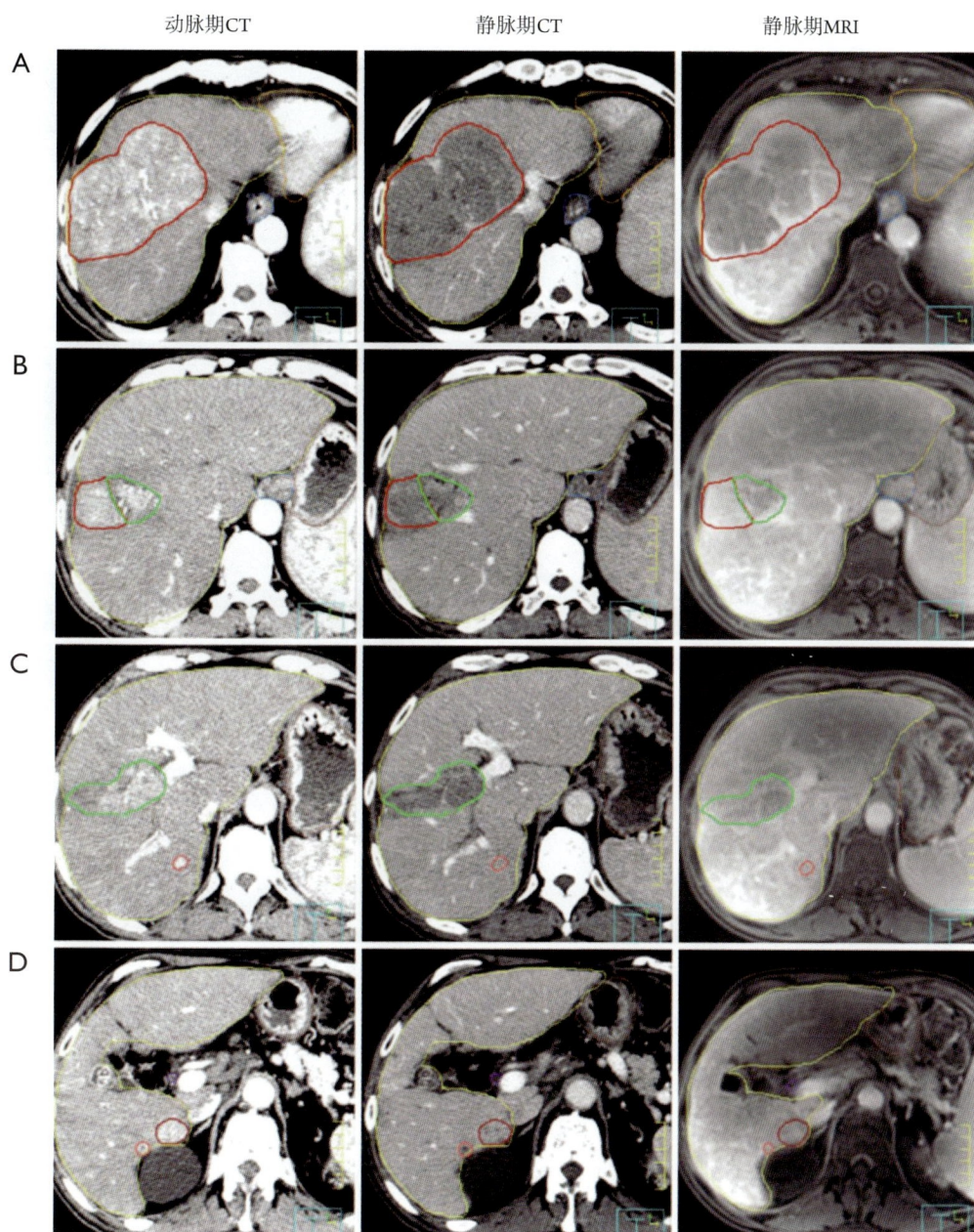

図21-4　多发性HCC伴门静脉右前支癌栓

根据RTOG1112（https://www.ctsu.org）勾画。在动脉期CT（第1列）、静脉期CT（第2列）和静脉期MRI（第3列）上进行勾画。不同红色为3个肝实质GTVs（GTVp）。B和C行内绿色为血管癌栓（GTVv）。GTV至CTV无外扩边界。

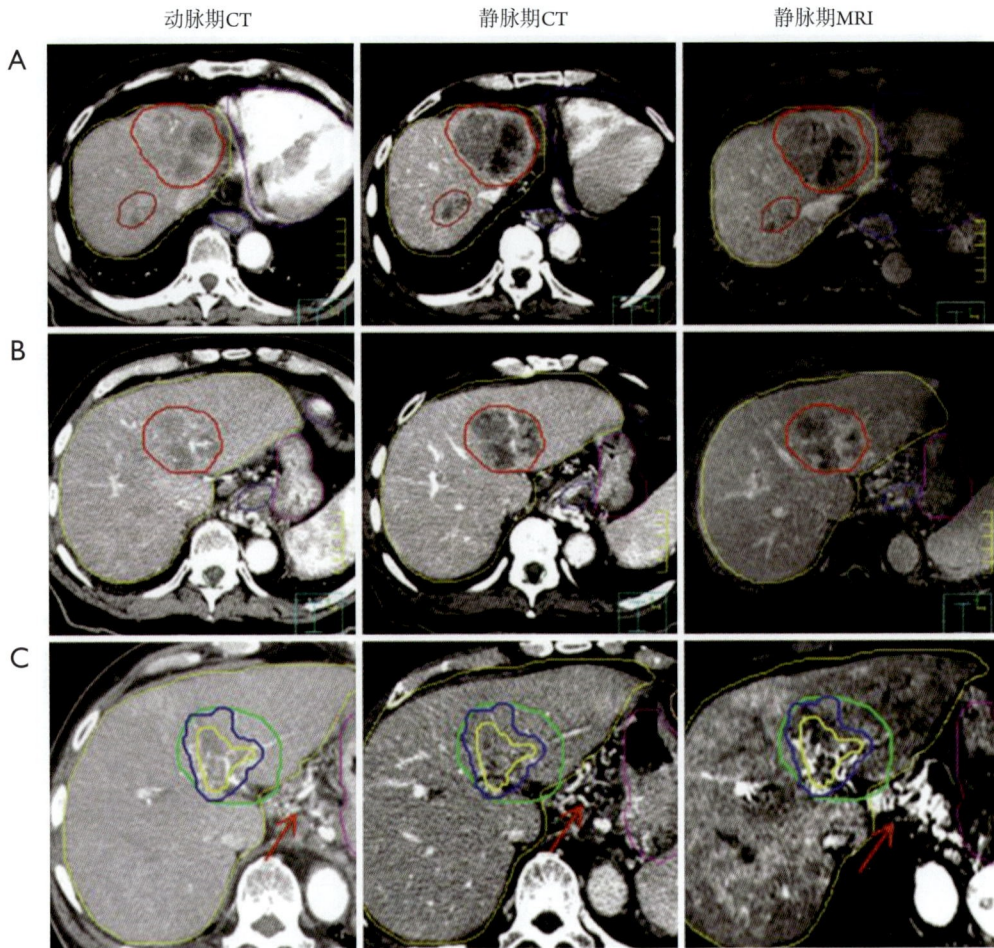

图21-5　活检证实的多发性HCC伴门静脉左支癌栓

根据RTOG1112[1]（https://www.ctsu.org）勾画。该例HCC并未在动脉期CT图像（第1列）上呈现典型强化，但在静脉期CT（第2列）和静脉期MRI（第3列）上呈现典型廓清。红色为肝实质HCC GTVs，绿色为血管HCC癌栓（C行）。红色箭头为门静脉高压所致静脉曲张（C行）。GTV至CTV无外扩边界。在C行，蓝色为PTV，绿色为覆盖的等剂量线。

❖ 为保证每日治疗的重复性，需要进行半身或全身固定，以及呼吸运动管理。可使用的呼吸运动管理技术包括主动呼吸控制、腹部加压、4DCT和呼吸门控。

❖ 最常在增强CT模拟定位图像上勾画靶区。该图像应在患者治疗体位获取，并和治疗时使用相同的呼吸运动管理技术。融合不同时相的多种图像，包括磁共振（MRI），有助于勾画大体肿瘤体积（GTV）。

❖ 胆管细胞癌常直接侵犯邻近组织。据报道，淋巴结转移可发生于肝门、胰十二指肠、肝总动脉和腹腔干区域，转移率可高达50%~60%。肝门区胆管细胞癌的淋巴结转移风险更高。

❖ 推荐的大体肿瘤体积（GTV）和高危区域（临床靶区（CTV）-显微加或不加CTV-淋巴引流区）定义详见表21-2（图21-6~图21-7）。

表21-2　推荐的GTV和CTV定义

靶区	定义和描述
GTV（用于根治性治疗）	增强 CT 或磁共振（MRI），与 18F- 氟脱氧葡萄糖（^{18}F-FDG）正电子发射断层扫描（PET）配合更好，用来勾画肿瘤范围。
CTV- 显微	该 CTV 不应超过天然屏障，比如肝表面。 （用于根治性治疗）GTV+5~8 mm，包括胆道系统。 （用于辅助治疗）瘤床加可能侵犯的局部胆道系统。
CTV- 淋巴引流区	可以包括肝门、胰十二指肠、肝总动脉和腹腔干区域（选择性包括肝门淋巴引流区，并根据个体化情况包括其他淋巴结区域已成为共识）。
PTV	CTV+5~20 mm（可以非均匀外扩），根据体位固定和呼吸控制的情况而定。该外扩边界由体内器官运动和摆位误差组成。4DCT 包括所有呼吸时相，有助于确定 PTV 和体内器官运动范围。

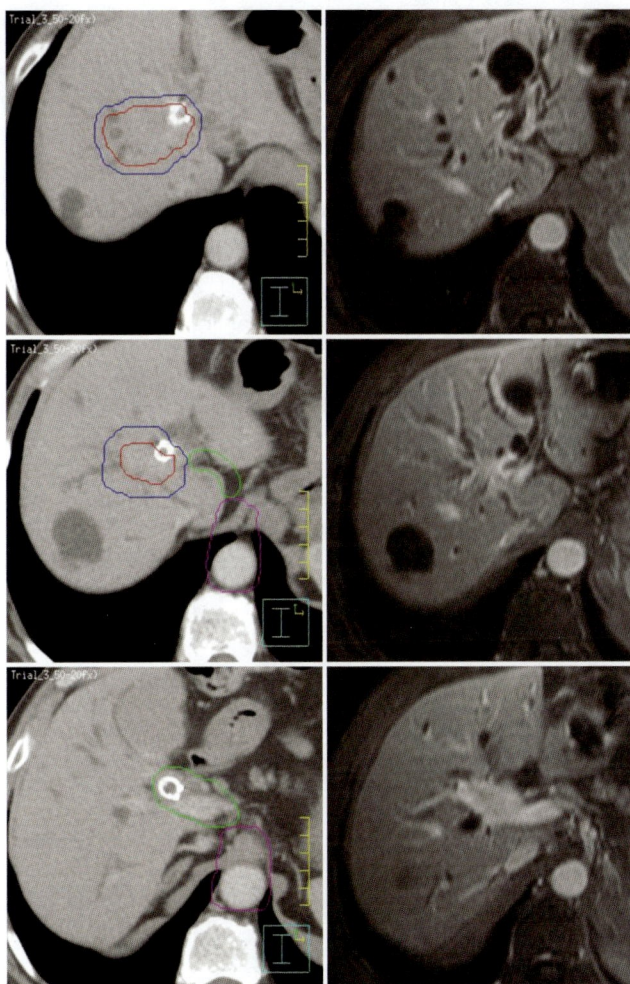

图21-6　浸润型肝门胆管细胞癌，胆道支架植入术后
红色为大体肿瘤体积（GTV），蓝色为临床靶区（CTV）。CTV-选择性包括肝门（绿色）和腹腔干区域（紫色）。磁共振（MRI）有助于勾画肿瘤。

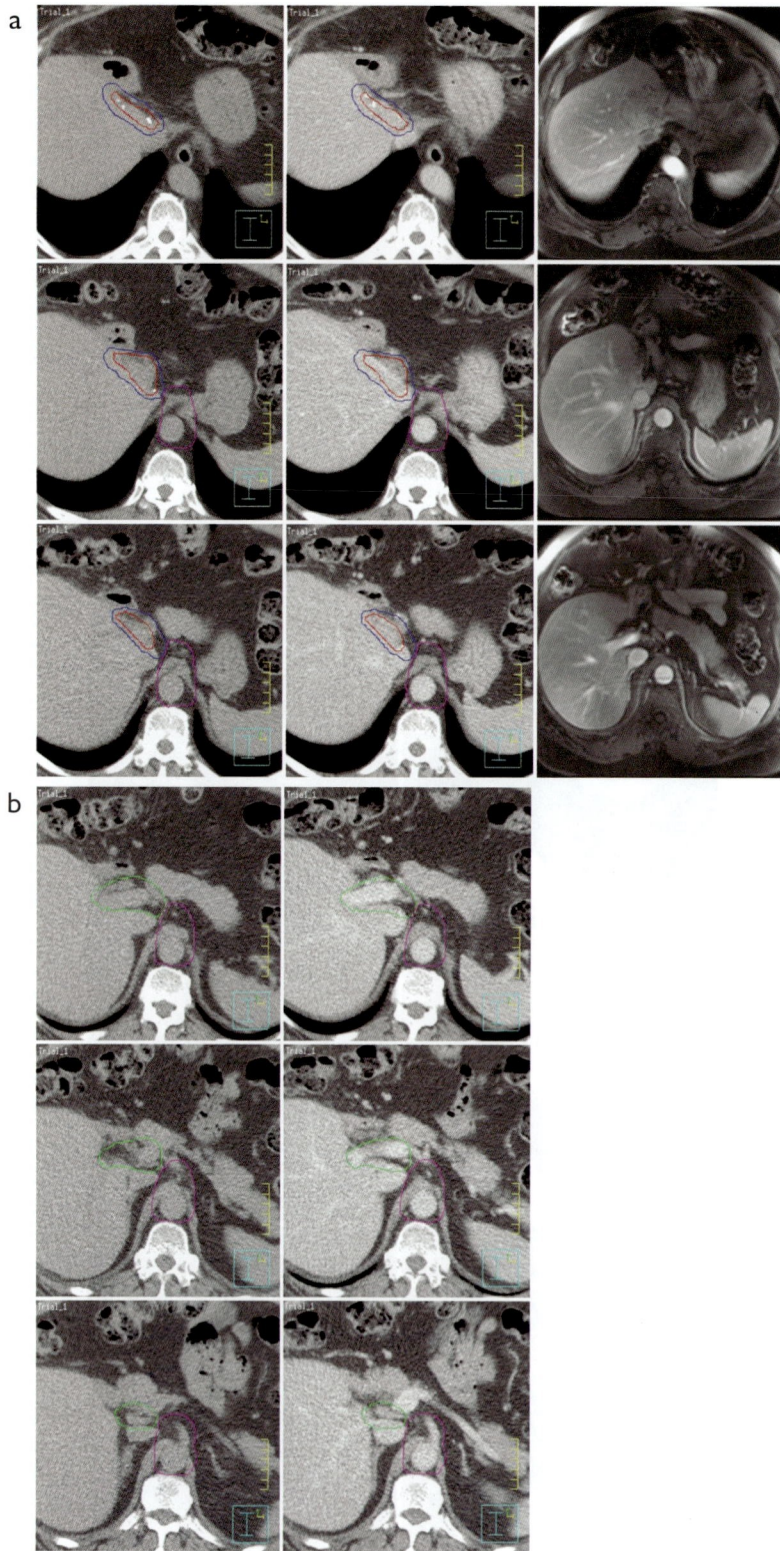

图21-7　肝内胆管细胞癌左肝切除术后（S1、S2、S3、S4），pT2bNx，肝实质切缘阳性，拟行辅助放疗

红色为瘤床，蓝色为临床靶区（CTV）。CTV-选择性包括肝门（绿色）和腹腔干区域（紫色）。磁共振（MRI）显示术前原发肿瘤位置。从左向右：（a）平扫CT、增强CT和MRI。（b）平扫CT和增强CT。

推荐阅读

- Bi AH et al (2010) Impact factors for microinvasion in intrahepatic cholangiocarcinoma: a possible system for defining clinical target volume. Int J Radiat Oncol Biol Phys 78：1427-1436.
- Cheng JC et al (2000) Local radiotherapy with or without transcatheter arterial chemoembolization for patients with unresectable hepatocellular carcinoma. Int J Radiat Oncol Biol Phys 47：435-442.
- Todoroki T et al (2000) Benefits of adjuvant radiotherapy after radical resection of locally advanced main hepatic duct carcinoma. Int J Radiat Oncol Biol Phys 46：581-587.
- Tse RV et al (2008) Phase I study of individualized stereotactic radiotherapy for hepatocellular carcinoma and intrahepatic cholangiocarcinoma. J Clin Oncol 26：657-664.
- Tsuji T et al (2001) Lymphatic spreading pattern of intrahepatic cholangiocarcinoma. Surgery 129：401-407.
- Wang NH et al (2010) Impact factors for microinvasion in patients with hepatocellular carcinoma：possible application to the definition of clinical tumor volume. Int J Radiat Oncol Biol Phys 76：467-476.

译者：吴达军，航空工业三六三医院全身伽玛刀治疗室

审校：王征，上海市质子重离子医院放疗科

第二十二章　直肠癌

Jose G. Bazan, Albert C. Koong, Daniel T. Chang

Department of Radiation Oncology, Stanford University, 875 Blake Wilbur Drive, Stanford, CA 94305, USA
Correspondence to: Daniel T. Chang, MD. Department of Radiation Oncology, Stanford University, 875 Blake Wilbur Drive, Stanford, CA 94305, USA. Email: dtchang@stanford.edu; jose.bazan2@osumc.edu

1　解剖与扩散模式

❖ 直肠长约15 cm，根据其距肛缘的距离分为上、中、下三段。

❖ 直肠的动脉血供来自肠系膜下动脉的分支，分别为直肠上、中、下动脉。

❖ 上段直肠的静脉回流通过直肠上静脉汇入肠系膜下静脉，最终汇入门静脉系统。而直肠中静脉和直肠下静脉回流入髂内静脉，最终回流入下腔静脉。因此直肠癌可以通过上述静脉引流系统远处转移至肝和肺。

❖ 高危淋巴结包括直肠周淋巴结、骶前淋巴结和髂内（下腹）淋巴结。髂外淋巴结转移不常见，除非肿瘤已侵及邻近结构（如膀胱、子宫及前列腺）。当远端直肠癌向下侵犯至肛管齿状线以下时，可出现腹股沟淋巴结转移。

2　与靶区勾画相关的诊断性检查

❖ 体格检查是临床分期和计划过程中的重要部分。对指检可触及的肿瘤，应注意肿瘤下缘距肛缘的距离。肿瘤的移动度也应注意，早期肿瘤（T1-2）通常是可移动的。对于穿透固有肌层进入直肠周组织（T3）的肿瘤，其移动度受限，而对于侵犯邻近结构如骨盆侧壁（T4）的肿瘤，触诊表现为坚硬而固定，同时也应注意括约肌功能。

❖ 标准的影像学检查包括盆腔增强CT，用于评价原发肿瘤及区域淋巴结的情况。

❖ 精确的乙状结肠镜检查用于直接观察病变、评估病变大小、获取活检以及准确测量肿瘤距肛缘的距离。结肠镜也应用于观察整个结肠以排除其他合并病变。由于触诊无法感知齿状线，直视观察可确定低位肿瘤与齿状线的关系。

❖ 直肠超声内镜（endoscope ultrasonic，EUS）用于确定原发肿瘤的浸润深度及评估淋巴结情况。EUS对真实T分期的高估或低估率约占20%。

❖ MRI正成为术前分期的标准检查，其可用于确定肿瘤是否侵犯直肠系膜脂层（T3）或侵犯邻近器官（T4），评估淋巴结情况，确认肿瘤距肛缘的距离以及评估切缘阴性的手术可行性。图22-1为MRI应用实例。

❖ 直肠肿瘤在PET中的可视性也很好，所以PET-CT也正成为分期及计划中的标准部分，其有助于大体肿瘤边界的勾画（图22-2），但不能因为PET的低代谢，而忽略体格检查和CT检查中发现的异常。

3　模拟定位与日常摆位

❖ 大多数患者接受标准3D-CRT，模拟定位采用俯卧位，通过使用腹板以减少肠道前移。而当适形调强放射治疗（IMRT）时，我们建议患者采用仰卧位，利用体膜或其他固定装置以确保患者在治疗时重复性更高。在肛门处应放置不透X线的标志。

❖ 为了勾画盆腔血管及大体肿瘤体积，CT模拟扫描层厚应≤3 mm，且需静脉注射造影剂增强扫描。口服造影剂可能有助于鉴别小肠这一重要危及器官。若已行PET-CT检查，则PET-CT融合可有助于靶区勾画。对于已行术前MRI的患者，MRI融合也有助于治疗计划的设计。

❖ 应考虑膀胱的充盈/排空情况，特别是采用IMRT时。充盈的膀胱可避免肠道进入骨盆，而排空的膀胱重复性更高。

❖ 我们建议用每日正交千伏X线图像和每周锥形束CT（cone beam CT，CBCT）扫描（评估软组织）来确保治疗中的校正。当膀胱和（或）直肠充盈有显著变化时，应增加CBCT的使用频率。

4　靶区勾画与治疗计划

❖ 直肠癌常规三维适形放疗包括一个前后野和两个相对的侧野（图22-3~图22-4）。

❖ 传统前后野边界为：上界，L5/S1间隙；下界，闭孔下缘或GTV往下3 cm（取范围更大的）；侧界，骨盆边缘外扩1.5~2 cm。

❖ 侧野边界为：上界，与前后野一致；下界，与前后野一致；前界：T3患者为耻骨联合后缘（髂内淋巴结的骨性标志）或T4患者为耻骨联合前缘至少往前1 cm（髂外淋巴结的骨性标志）；后界，骶骨后缘往后1~1.5 cm。

❖ 在使用以CT为基础的计划中，上述边界可作修改以确保能够充分的包含计划靶区（planning target volume，PTV），应在每个计划CT层面上勾画出大体肿瘤体积（gross tumor volume，GTV），临床靶区（clinical target volume，CTV）和PTV。

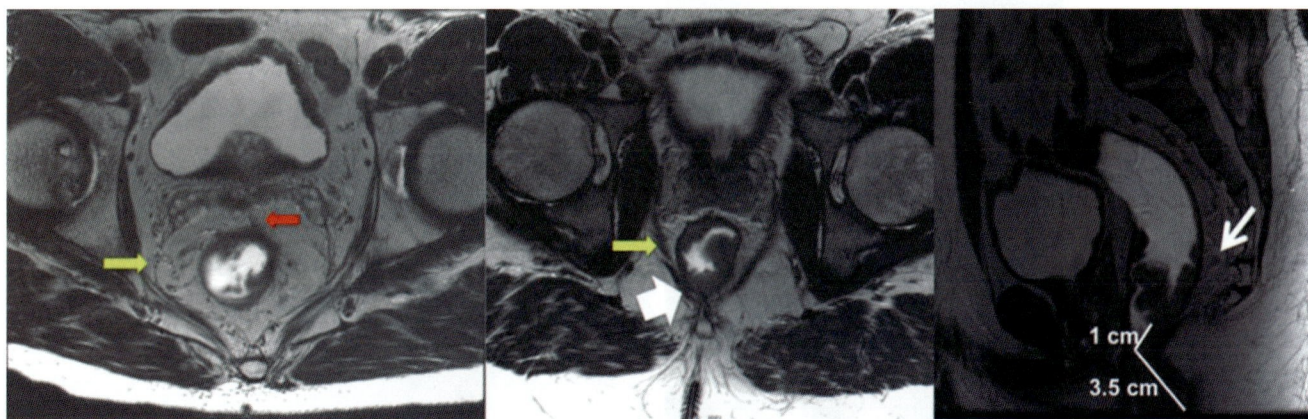

图22-1　无脂肪抑制的T2横断位可用于直肠癌分期

直肠被直肠系膜脂肪所包围，且都封闭在直肠系膜筋膜中（黄色箭头所示）。左图所示肿瘤为早期T3，伴少量浸润至直肠外周脂肪层。距直肠系膜筋膜距离大于1 cm（红色箭头所示）。中图所示病例为更广泛的T3期肿瘤，肿瘤浸润直肠系膜筋膜少于2 mm（白色箭头所示）。右图展示的是矢状位图，可见一个直肠系膜淋巴结（白色箭头所示）。肿瘤距肛缘的距离估计值为4.5 cm。

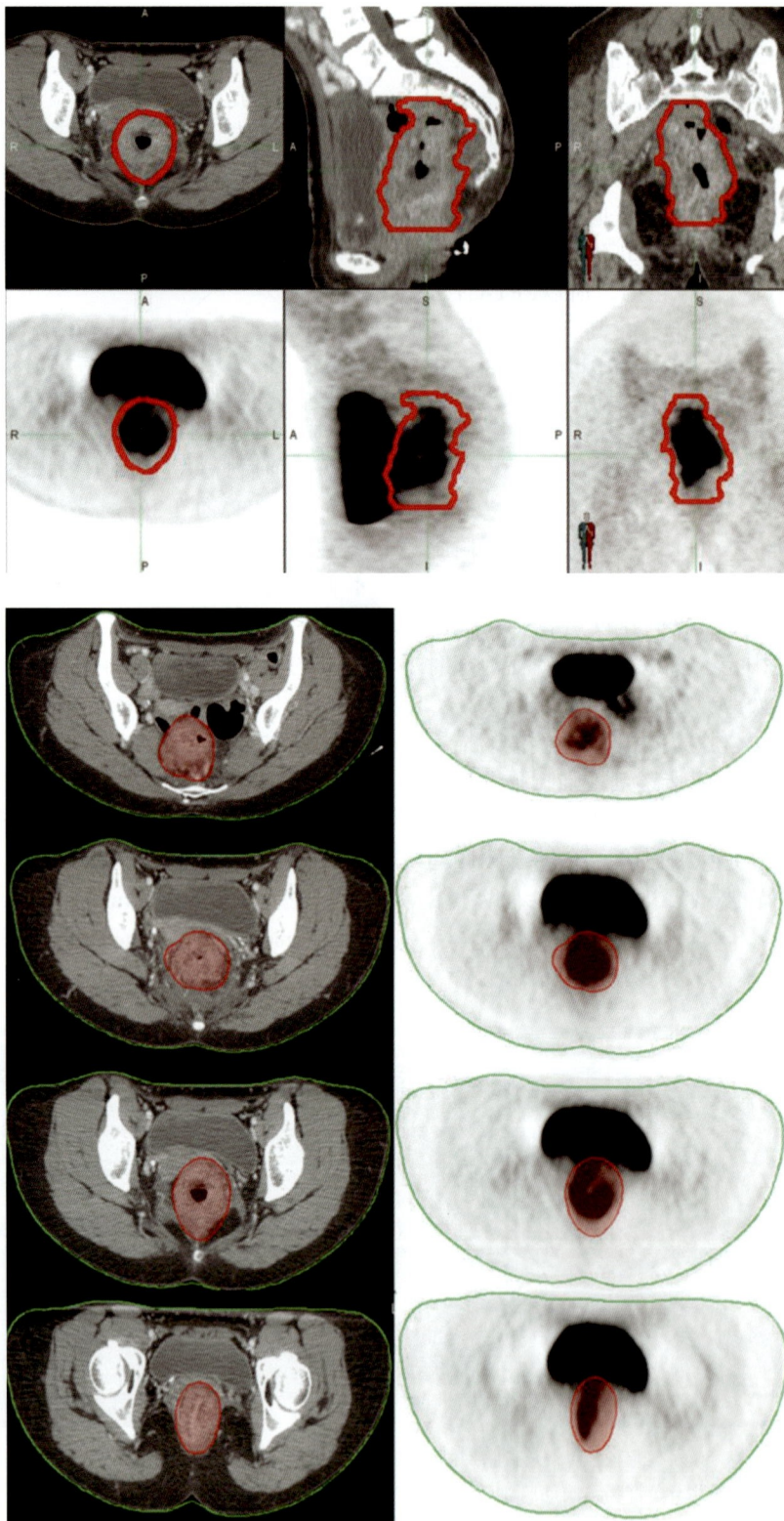

图22-2　T4N0直肠腺癌患者（肿瘤侵犯至子宫颈）

GTV: 上下两图阐明了PET在靶区勾画中的作用。在上图中可见计划CT和PET中分别代表轴位、矢状位和冠状位的GTV（红）。下图展示了其他的轴位层面。

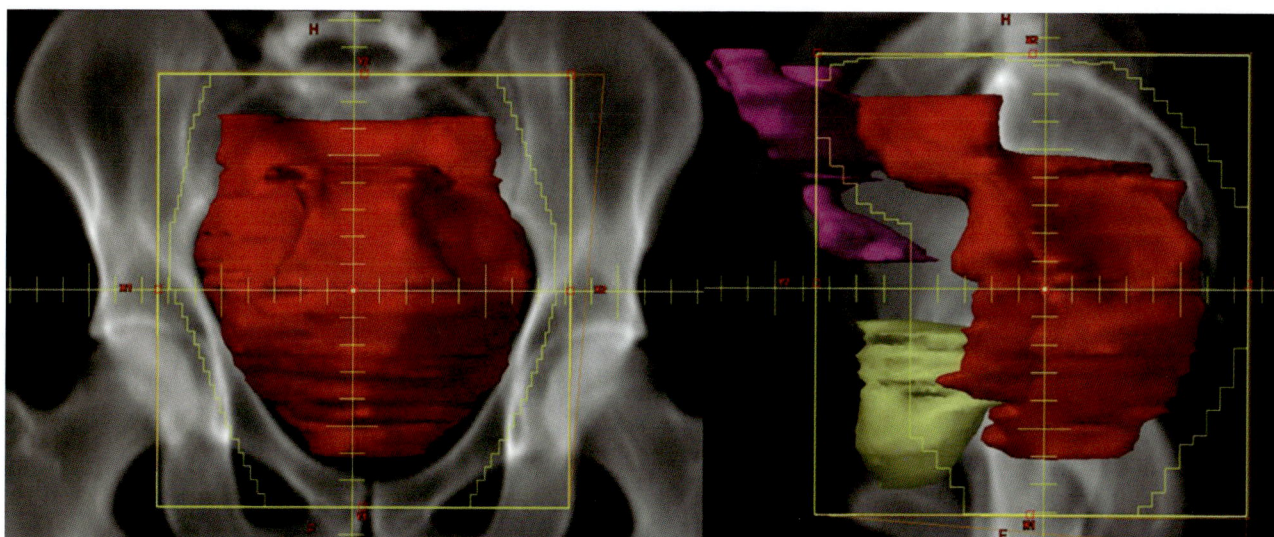

图22-3　直肠癌T3N1术前放化疗的标准野，PA野（左），左侧野（右）

CTV-SR为红色区域。患者的模拟采用俯卧位，使小肠（紫色）前移以避免进入CTV区域。黄色区域为膀胱。

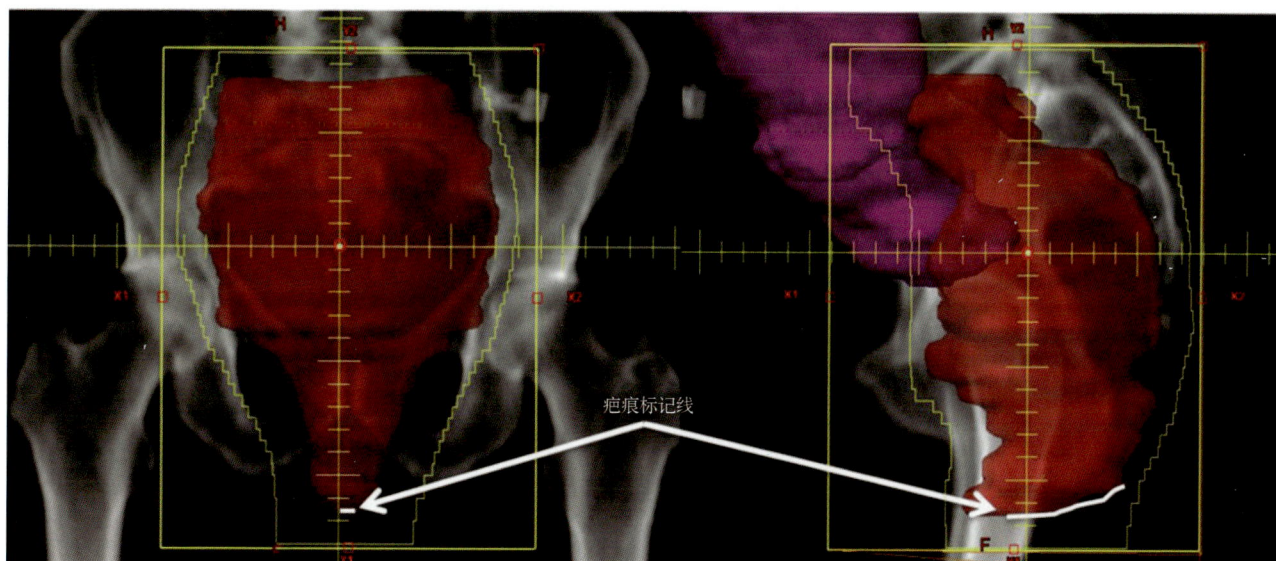

疤痕标记线

图22-4　直肠癌T3N2腹会阴联合切除术后放化疗的标准野，PA野（左），左侧野（右）

红色区域为CTV-SR，该区域包括会阴瘢痕。患者的模拟采用俯卧位，使小肠（紫色）前移以避免进入CTV区域。值得注意的是，术后放疗较术前放疗有更多的小肠位于盆腔内。

- GTV-P定义为体格检查和影像学检查中一切可见病灶。
- GTV-N包括所有可见的直肠周淋巴结、直肠系膜淋巴结以及受累髂淋巴结，可以在没有活检的情况下勾画可疑淋巴结为GTV-N。
- 高危CTV（CTV-HR）：GTV向上和向下外扩至少1.5~2 mm，以及整个直肠、直肠系膜和骶前间隙（详见表22-1）。
- 标准CTV（CTV-SR）：T3患者应覆盖整个直肠系膜和双侧髂内淋巴结；向前侵犯其他器官的T4患者，CTV-SR还应包括髂外淋巴结，详见表22-1。
- 术后患者的靶区勾画与术前患者类似，但对于行腹会阴联合直肠切除术的患者，整个手术区域向下延伸到会阴瘢痕水平的区域也应包括在内，详见表22-2。
- RTOG肛直肠勾画图谱（Myerson等，2009年）对直肠癌和肛管癌患者应考虑的3种选择性CTVs勾画达成了一个详尽的靶区勾画共识。所有直肠癌患者的CTV-A应包括直肠周、骶前区和髂内区。CTV-B包括髂外淋巴结（仅当直肠癌T4期患者或直肠原发肿瘤向下侵犯至远端肛管时）。CTV-C包括腹股沟区（当直肠癌延伸至远端肛管时）。CTV-A描述详见表22-3。
- 澳大利亚胃肠研究合作组图谱（Ng等，2012年）描述了肛管癌患者应考虑的7个选择性区域：直肠系膜、骶前间隙、髂内淋巴结、坐骨直肠窝、闭孔淋巴结、髂外淋巴结以及腹股沟淋巴结。这些区域的定义概述见表22-4。

表22-1 直肠癌术前放疗推荐靶区范围

靶区	定义和描述
GTV（大体肿瘤体积）	原发病灶（GTV-P）：所有在体检和影像学发现的肿瘤 区域淋巴结（GTV-N）：所有可见的直肠周围和受累的髂淋巴结；包括任何可疑的淋巴结转移灶（即使未行活检证实）
高危CTV（CTV-HR）	包含GTV-P和GTV-N，上下外扩1.5~2 cm，需除外未受累的骨、肌肉或空气。靶区包括整个直肠、直肠系膜和相应层面的骶前区域。肿瘤浸润临近器官时，应包括浸润灶外1~2 cm范围。强烈推荐包含整个骶前区和直肠系膜区。任何在CT和PET上可见的直肠系膜淋巴结应包括在内 为包括髂淋巴引流区，髂血管应外扩0.7 cm边界（除外肌肉和骨）（Myerson等，2009年；Taylor等，2005年） 为包括髂外淋巴引流区，需要包括髂外血管前外侧方外扩1 cm边界；任何邻近的小淋巴结应包括在内（Myerson等，2009年；Taylor等，2005年） 前界：考虑到膀胱和直肠的充盈状态的变化，应包括膀胱1~1.5 cm（Myerson等，2009年；Daly等，2011年） 髂内外血管之间需要1.8 cm的宽度来完全覆盖闭孔淋巴结区（Taylor等，2005年）
标准CTV（CTV-SR）	T3期应包括完整的直肠系膜和左右侧髂内淋巴引流区；伴有直肠前器官侵犯的T4期病变，应包括左右侧髂外淋巴引流区 对T4期病灶，所累及邻近器官需外扩1~2 cm 上界：应包括完整的直肠和直肠系膜（通常位于L5/S1处）以及直肠病灶向上至少2 cm范围，二者取范围更靠上者 下界：应包括盆底或至少直肠病灶下2 cm范围，二者取范围更靠下者。 为包括髂淋巴引流区，髂内血管需外扩0.7 cm（除外肌肉和骨）（Myerson等，2009年；Taylor等，2005年） 为包括髂外淋巴引流区（T4病灶），髂外血管前外侧方需外扩1 cm。任何邻近的小淋巴结应包括在内（Myerson等，2009年；Taylor，2005年） 前界：考虑到膀胱和直肠的充盈状态的变化，应包括膀胱1~1.5 cm（Myerson等，2009年；Daly等，2011年） 髂内外血管之间需要1.8 cm的宽度来完全覆盖闭孔淋巴结区（Taylor等，2005年）
PTV	依据摆位精确性、影像验证的频率、IGRT的使用等情况，应在CTV外扩0.5~1 cm范围

表22-2　直肠癌术后放疗推荐靶区范围

靶区	定义和描述
CTV（切缘阳性或肉眼残留）	包括镜下切缘阳性或肉眼残留的区域外1~2 cm边界，但不包括未受累的骨、肌肉和空腔
高危CTV（CTV-HR）	包括所有残留的直肠（适用情况下）、直肠系膜区、骶前区，但不包括未受累的骨、肌肉或空腔。应考虑包括完整的骶前区和直肠系膜区
标准CTV（CTV-SR）	T3期应包括完整直肠系膜和左右侧髂内淋巴引流区。伴有直肠前器官侵犯的T4期应包括左右侧髂外淋巴引流区 上界：应包括所有残留的直肠和直肠系膜（通常位于L5/S1处）和吻合口上至少1 cm范围，二者取范围更靠上者 下界：应包括盆底或吻合口/直肠残段下至少1 cm范围，二者取范围更靠下者。经腹会阴直肠切除术者应包括会阴部瘢痕，瘢痕处应放置不透X标志 为包括髂淋巴引流区，髂内血管需外扩0.7 cm（除外肌肉和骨）（Myerson等，2009年；Taylor等，2005年） 为包括髂外淋巴引流区（T4病灶），髂外血管前外侧方需外扩1 cm。任何邻近的小淋巴结应包括在内（Myerson等，2009年；Taylor，2005年） 前界：考虑到膀胱和直肠的充盈状态的变化，应包括膀胱外1~1.5 cm（Myerson等，2009年；Daly等，2011年） 髂内外血管之间需要1.8 cm的宽度来完全覆盖闭孔淋巴结区（Taylor等，2005年） 对于向下侵犯齿状线的肿瘤，应包括双侧腹股沟淋巴结引流区
计划靶区（PTV）	依据摆位精确性、影像验证的频率、IGRT的使用等情况，应在CTV外扩0.5~1 cm范围

表22-3　RTOG直肠肛管靶区勾画图谱中关于CTV-A的定义

临床靶区CTV	关键点
CTV-A：下盆腔	下界：肿瘤下缘2 cm。应该包括完整的直肠系膜，向下至盆底。 侧界：除非肿瘤侵犯坐骨直肠窝，否则无需超出肛提肌。对于T4期病变，应包括明确侵犯区域外1~2 cm边界
CTV-A：中盆腔	包括直肠、直肠系膜、髂内区和适应膀胱充盈变化的外扩边界 后外侧：延至盆腔侧壁肌肉或骨（肌肉缺如时） 前界：至少包括1 cm膀胱后缘，应该包括闭孔血管后部 推荐髂内血管周围软组织7~8 mm边界。CTV应去除未侵犯的肌肉和骨
CTV-A：上盆腔	上界（直肠周围）：应至直肠乙状结肠连接处或肉眼可见的直肠/直肠周围淋巴结近端至少2 cm边界，二者取更靠上者。整个直肠应包括在内 上界（淋巴区）：应包括髂总血管分为髂内/外血管分叉处 前界：中线上，骶骨前应外扩至少1 cm以覆盖骶前淋巴引流区 推荐髂内血管周围软组织7~8 mm边界。CTV应去除未侵犯的肌肉和骨

表22-4 澳大利亚胃肠临床试验协作组靶区勾画图谱中关于区域淋巴结边界的定义（Ng等，2012年）

	直肠系膜	骶前间隙	髂内淋巴引流区	坐骨直肠窝	闭孔淋巴引流区	髂外淋巴引流区	腹股沟淋巴引流区
头侧	直肠乙状结肠连接处	骶骨岬（L5/S1）	髂总血管分叉处（L5/S1）	肛提肌和闭孔内肌顶点	闭孔管头侧3~5mm	髂总血管分叉处	髂动脉出骨盆移为股动脉水平
尾侧	肛门直肠区（外括约肌）	尾骨下缘	闭孔管水平或闭孔内肌和中线器官紧密连接水平	肛外缘	闭孔管，闭孔动脉穿出盆腔处	髋臼和耻骨上支之间	坐骨结节下缘
后侧	骶前间隙	骶骨前缘，应包括骶骨	N/A	应包括臀大肌内侧前缘	髂内淋巴引流区	髂内淋巴引流区	肌肉
前界	男性：盆腔下段阴茎球和前列腺、精囊腺和膀胱 女性：膀胱、阴道、宫颈、子宫 内侧缘10mm加至直肠系膜前界，包括膀胱、精囊腺或子宫	髂前10mm包全所有淋巴结	下盆腔，闭孔内肌或骨；上盆腔，髂内血管7mm边界	闭孔内肌水平，肛提肌和括约肌交汇处；下界，括约肌前缘至少10~20mm边界	闭孔内肌前界	髂外血管前7mm边界	腹股沟血管至少2cm边界
外侧	下盆腔=肛提肌内侧缘；上盆腔=髂内淋巴结	骶髂关节	肌肉和骨的内侧缘	坐骨结节，肌肉	闭孔内肌	髂腰肌	缝匠肌或髂腰肌内侧缘
中间	N/A	N/A	下盆腔的直肠系膜和骶前间隙；上盆腔的血管周围7mm范围	N/A	膀胱	膀胱或血管周围7mm范围	股血管外10~20mm边界

- 直肠癌的处方剂量有多种方案。对于术前放疗的患者，最常用的PTV-SR处方剂量为45 Gy，1.8 Gy/f，PTV-HR为50.4 Gy，1.8 Gy/f。
- 图22-5为1例直肠癌T3N1患者接受术前放化疗的靶区勾画示例。
- 图22-6为1例直肠癌T4N0患者接受术前放化疗的靶区勾画示例。
- 图22-7为1例直肠癌T3N2a患者在接受腹会阴联合切除后实施术后放化疗的靶区勾画示例。
- 常规放疗技术采用前后对穿野及两对侧野的方式。图22-3和图22-4为具体例子。
- 当采用IMRT时，可考虑同步加量。表22-5列出了不同情况下的推荐剂量及分割方式。
- 当采用短程放疗时，PTV-SR的放疗方案应采用

25 Gy，5 Gy/f。

4.1 计划评估

- 理想状态下，应保证至少95%PTV接受100%处方剂量照射。此外，PTV最大剂量应<110%。
- 在评估肿瘤序贯加量计划时，每个个体化计划都应该进行审查，而后进行"总体计划"评估是否有冷点或者热点。
- 危及器官包括小肠、大肠、膀胱、股骨头、髂骨和外生殖器。RTOG对于小肠、大肠、膀胱、股骨头的勾画有统一的共识指南。（Gay等，2012年）。QUANTEC（Marks等，2010年）和RTOG0822（Garofalo等，2014年）推荐的剂量限制如表22-6所示。

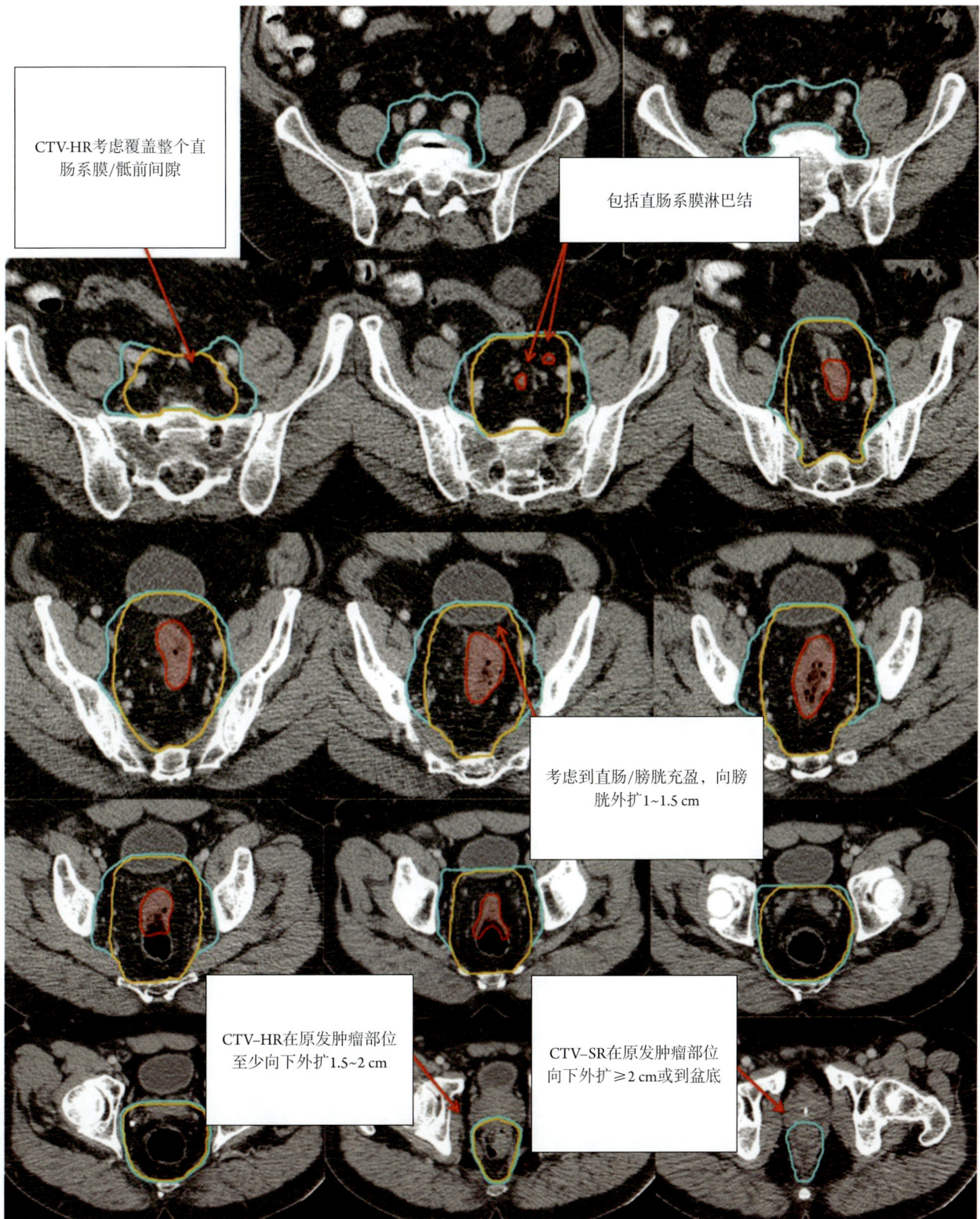

CTV-HR考虑覆盖整个直肠系膜/骶前间隙

包括直肠系膜淋巴结

考虑到直肠/膀胱充盈，向膀胱外扩1~1.5 cm

CTV-HR在原发肿瘤部位至少向下外扩1.5~2 cm

CTV-SR在原发肿瘤部位向下外扩≥2 cm或到盆底

图22-5　直肠癌T3N1患者

患者模拟采用俯卧位（可见小肠前移），PET-CT每层2.5 mm。CTV-SR：青色，CTV-HR：橙色，GTV：红色阴影。注意，这些只是代表性的层面，并没有勾画所有的层面。患者采用俯卧位模拟，但为了方便观察，CT图像旋转了180°。

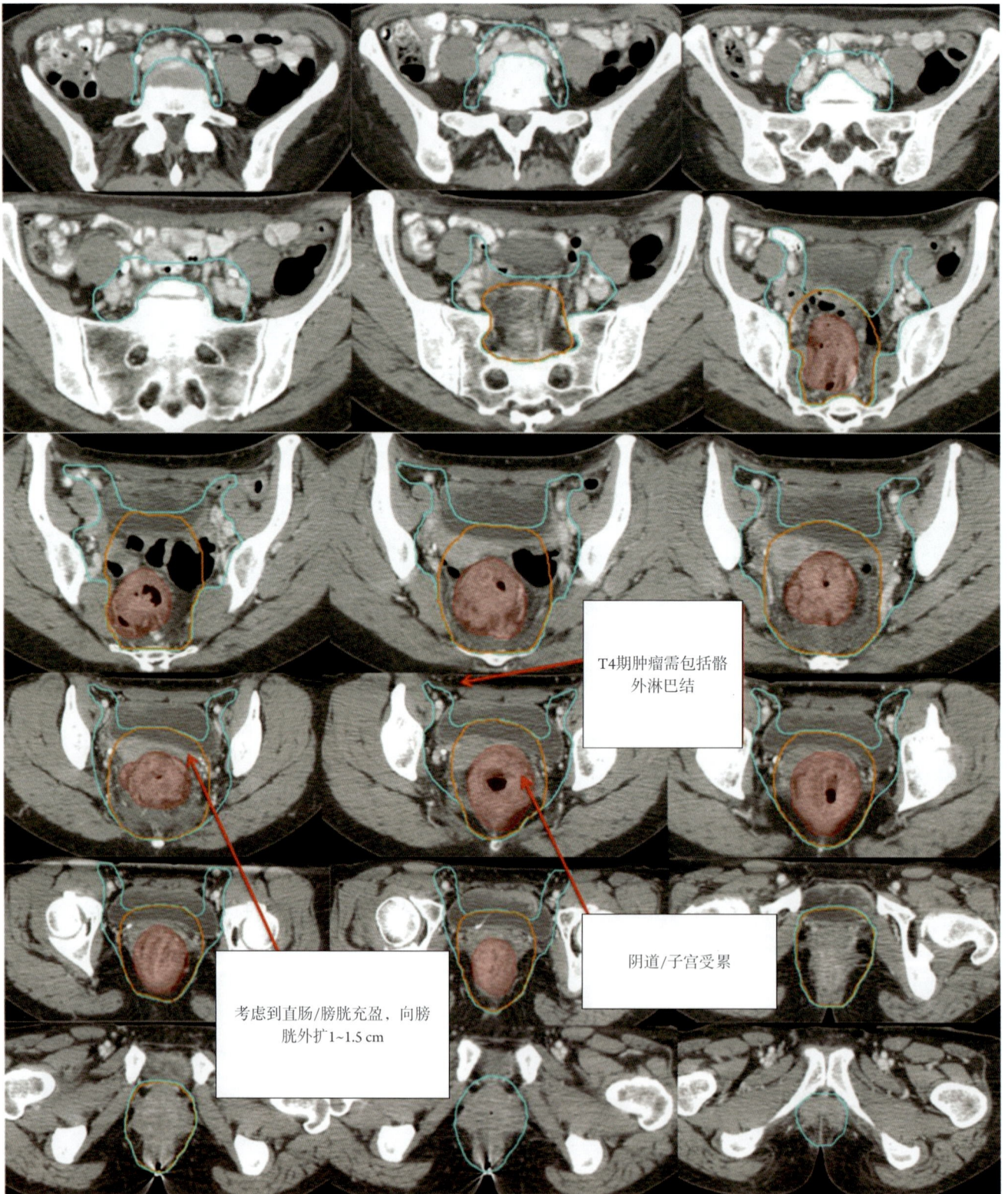

图22-6　直肠腺癌侵犯至子宫颈T4N0期

轴位层面展示了CTV-SR（青色）与CTV-HR（橙色）和GTV（红色阴影）的关系。这个病例值得注意地方的是，由于患者为分期为T4，所以CTV-SR包括了髂外淋巴结。这些只是代表性的层面，并没有勾画所有的层面。

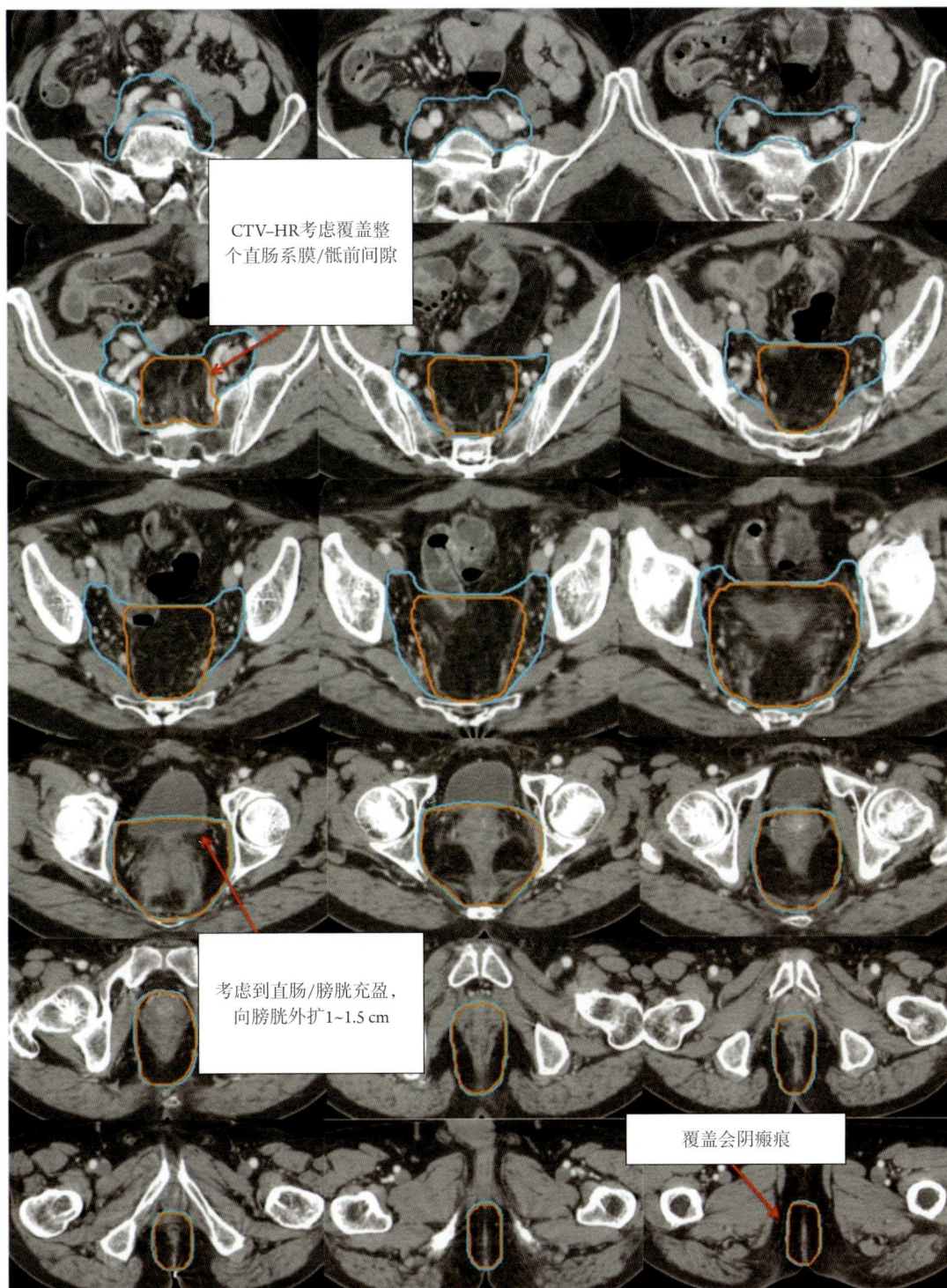

CTV–HR考虑覆盖整个直肠系膜/骶前间隙

考虑到直肠/膀胱充盈，向膀胱外扩1~1.5 cm

覆盖会阴瘢痕

图22-7 直肠腺癌T3N2a期

患者接受腹会阴联合切除术，术前未行新辅助化疗。原发肿瘤在距肛缘2 cm延伸至5 cm处。患者模拟CT采用俯卧位，每层2.5 mm。CTV-SR：青色，CTV-HR：橙色。在这例病例中，由于小肠未出现在术床周围，总剂量可达55.8 Gy。但是如果有部分小肠位于加量区时，剂量将相应减少。这些只是代表性的层面，并没有勾画所有的层面。患者采用俯卧位模拟，但为了方便观察，CT图像旋转了180°。

表22-5　直肠癌推荐剂量和分割法

	PTV-HR	PTV-SR
术前T3或T1-2N+	50.4 Gy（1.8 Gy/f）或 50 Gy（2 Gy/f）（SIB）	45 Gy（1.8 Gy/f）或45 Gy（1.8 Gy/f）（SIB）
术前T4、任何N	54~55.8 Gy（1.8 Gy/f）或 54 Gy（2 Gy/f）（SIB）	45 Gy（1.8 Gy/f）或 45.9 Gy（1.7 Gy/f）（SIB）
术前（短程）T3~4或N+		25 Gy（5 Gy/f）
术后（切缘阴性）	54~55.8 Gy（1.8 Gy/f）或 54 Gy（2 Gy/f）（SB）	45 Gy（1.8 Gy/f）或 45.9 Gy（1.7 Gy/f）（SIB）
术后（肉眼残留或切缘阳性）	54~59.4 Gy（1.8 Gy/f）或 54~60 Gy（2 Gy/f）（SIB）	45 Gy（1.8 Gy/f）或 45.9 Gy（1.7 Gy/f）（SIB）

表22-6　危及器官剂量限制

危及器官	剂量限制
小肠	QUANTEC V15 Gy < 120 mL（单独肠襻） V45 Gy < 195 mL（整个腹膜腔的潜在间隙） RTOG 0822 V35 Gy < 180 mL V40 Gy < 100 mL V45 Gy< 65 mL D_{max}< 50 Gy
膀胱	QUANTEC D_{max}< 65 Gy V65 Gy < 50% RTOG 0822 V40 Gy < 40% V45 Gy < 15% D_{max}< 50 Gy
股骨头	RTOG 0822 V40 Gy < 40% V45 Gy < 25% D_{max}< 50 Gy

推荐阅读

- Dutch TME trial (van Gijn et al. 2011)：Established that preoperative short-course radiotherapy improved local control over total mesorectal excision alone.
- German rectal cancer trial (Sauer et al. 2004, 2012)：Established that preoperative chemoradiation had superior local control and improved toxicity compared with postoperative chemoradiation in patients with locally advanced rectal cancer.
- Medical Research Council trial (Sebag-Montefi ore et al. 2009)：Established that preoperative short-course radiotherapy improved local control compared with the selective use of postoperative chemoradiation.

- Polish trial (Bujko et al. 2006)：Randomized trial showing no difference in outcome or toxicity between preoperative short-course radiotherapy and long-course chemoradiation.
- Trans-Tasman Radiation Oncology Group (TROG) trial 01.04 (Ngan et al. 2012)：Randomized trial showing no difference in outcome or toxicity between preoperative short-course radiotherapy and long-course chemoradiation.
- Contouring resources：RTOG anorectal guidelines (Myerson et al. 2009)（target volumes），Taylor et al. (2005)（pelvic nodal delineation），and RTOG pelvic normal tissue panel (Gay et al. 2012).

参考文献

[1] Bujko K，Nowacki MP，Nasierowska-Guttmejer A，et al. Long-term results of a randomized trial comparing preoperative short-course radiotherapy with preoperative conventionally fractionated chemoradiation for rectal cancer[J]. Br J Surg, 2006, 93(10)：1215-1223.

[2] Daly ME，Murphy JD，Mok E，et al. Rectal and bladder deformation and displacement during preoperative radiotherapy for rectal cancer：Are current margin guidelines adequate for conformal therapy?[J]. Pract Radiat Oncol, 2011, 1(2)：85-94.

[3] Garofalo MC，Hong T，Bendell J et al. RTOG 0822：a phase II evaluation of preoperative chemoradi-otherapy utilizing intensity modulated radiation therapy (IMRT) in combination with capecitabine and oxali-platin for patients with locally advanced rectal cancer[Z/OL]. http://www.rtog.org/ClinicalTrials/ProtocolTable/StudyDetails.aspx?study=0822. Accessed 31 Jan 2014.

[4] Gay HA，Barthold HJ，O'Meara E，et al. Pelvic normal tissue

contouring guidelines for radiation therapy: a Radiation Therapy Oncology Group consensus panel atlas[J]. Int J Radiat Oncol Biol Phys, 2012, 83(3): e353-e362.

[5] Marks LB, Yorke ED, Jackson A, et al. Use of normal tissue complication probability models in the clinic[J]. Int J Radiat Oncol Biol Phys, 2010, 76 (3 Suppl): S10-S19.

[6] Myerson RJ, Garofalo MC, El Naqa I, et al. Elective clinical target volumes for conformal therapy in anorectal cancer: a radiation therapy oncology group consensus panel contouring atlas[J]. Int J Radiat Oncol Biol Phys, 2009, 74(3): 824-830.

[7] Ng M, Leong T, Chander S, et al. Australasian Gastrointestinal Trials Group (AGITG) contouring atlas and planning guidelines for intensity-modulated radiotherapy in anal cancer[J]. Int J Radiat Oncol Biol Phys, 2012, 83(5): 1455-1462.

[8] Ngan SY, Burmeister B, Fisher RJ, et al. Randomized trial of short-course radiotherapy versus long-course chemoradiation comparing rates of local recurrence in patients with T3 rectal cancer: Trans-Tasman Radiation Oncology Group trial 01.04[J]. J Clin Oncol, 2012, 30(31): 3827-3833.

[9] Sauer R, Becker H, Hohenberger W, et al. German Rectal Cancer Study Group. Preoperative versus postoperative chemoradiotherapy for rectal cancer[J]. N Engl J Med, 2004, 351(17): 1731-1740.

[10] Sauer R, Liersch T, Merkel S, et al. Preoperative versus postoperative chemoradiotherapy for locally advanced rectal cancer: results of the German CAO/ARO/AIO-94 randomized phase III trial after a median follow-up of 11 years[J]. J Clin Oncol, 2012, 30(16): 1926-1933.

[11] Sebag-Montefiore D, Stephens RJ, Steele R, et al. Preoperative radiotherapy versus selective postoperative chemoradiotherapy in patients with rectal cancer (MRC CR07 and NCIC-CTG C016): a multicentre, randomised trial[J]. Lancet, 2009, 373(9666): 811-820.

[12] Taylor A, Rockall AG, Reznek RH, Powell ME. Mapping pelvic lymph nodes: guidelines for delineation in intensity-modulated radiotherapy[J]. Int J Radiat Oncol Biol Phys, 2005, 63(5): 1604-1612.

[13] van Gijn W, Marijnen CA, Nagtegaal ID, et al. Preoperative radiotherapy combined with total mesorectal excision for resectable rectal cancer: 12-year follow-up of the multicentre, randomised controlled TME trial[J]. Lancet Oncol, 2011, 12(6): 575-582.

译者: 李金銮, 福建省肿瘤医院放疗科
　　黄云霞, 厦门大学附属第一医院肿瘤放疗科
审校: 吴达军, 航空工业三六三医院全身伽玛刀治疗室

第二十三章　肛管癌

Jose G. Bazan[1], Albert C. Koong[2], Daniel T. Chang[2]

[1]Department of Radiation Oncology, Arthur G. James Cancer Hospital&Solove Research Institute, The Ohio State University, 300 West 10th Avenue, Columbus, OH 43210, USA; [2]Department of Radiation Oncology, Stanford University, 875 Blake Wilbur Drive, Stanford, CA 94305, USA

Correspondence to: Daniel T. Chang, MD. Department of Radiation Oncology, Stanford University , 875 Blake Wilbur Drive, Stanford, CA 94305, USA. Email: dtchang@stanford.edu

1　解剖与扩散模式

❖ 肛管是指从肛管直肠环（肛管括约肌和耻骨直肠肌之间可以触摸到的边界）到肛缘的部分，长约 4 cm。

❖ 肛缘是远端肛管的非角化鳞状上皮和皮肤生发上皮的交汇处。

❖ 从胚胎学上来讲，齿状线（或梳状线）是由上方的内胚层和下方的外胚层交汇形成，这导致近端和远端黏膜在组织学和淋巴回流上均存在重要差别。

❖ 齿状线是近端肛管的柱状上皮转变为远端肛管的鳞状上皮的组织学界线。

❖ 主要的淋巴引流管包括直肠周围、髂内（下腹部的）、腹股沟浅表淋巴结，淋巴引流模式依赖于原发肿瘤在肛管内的位置，详见表23-1。

❖ 大约20%的患者在诊断时即存在淋巴结转移。

2　与靶区勾画相关的诊断性检查

❖ 体格检查是进行分期和制订计划的重要部分，应该包括原发肿瘤特征（大小、肛门括约肌的收缩力、邻近气管受侵情况）和腹股沟淋巴结的评估。

❖ 对于可疑的腹股沟淋巴结应行组织活检（大约50%的可疑淋巴结与反应性增生有关）。

❖ 标准的影像学检查包括骨盆的电子计算机断层扫描（computed tomography，CT）或磁共振成像（magnetic resonance imaging，MRI）检查，以评估原发肿瘤和区域淋巴结的状态。胸腹部CT评估远处转移情况。

❖ 在正电子发射断层成像（positron emission tomogfaphy，PET）上肿瘤更为直观，因此正电子发射计算机断层扫描（positron emission tomography computed tomography，PET-CT）正逐渐成为一项标准检查项目，既可以明确分期，也能为勾画病灶范围提供参考（图23-1）。

表23-1　肛管的淋巴引流

原发肿瘤的位置	引流淋巴管
远端肛管、肛周皮肤和肛缘	表浅腹股沟淋巴结、大腿部淋巴结、髂外淋巴结
齿状线附近的肛管	内阴部、下腹部、闭孔淋巴结、低位或中部直肠
近端肛管	直肠周围、直肠上部

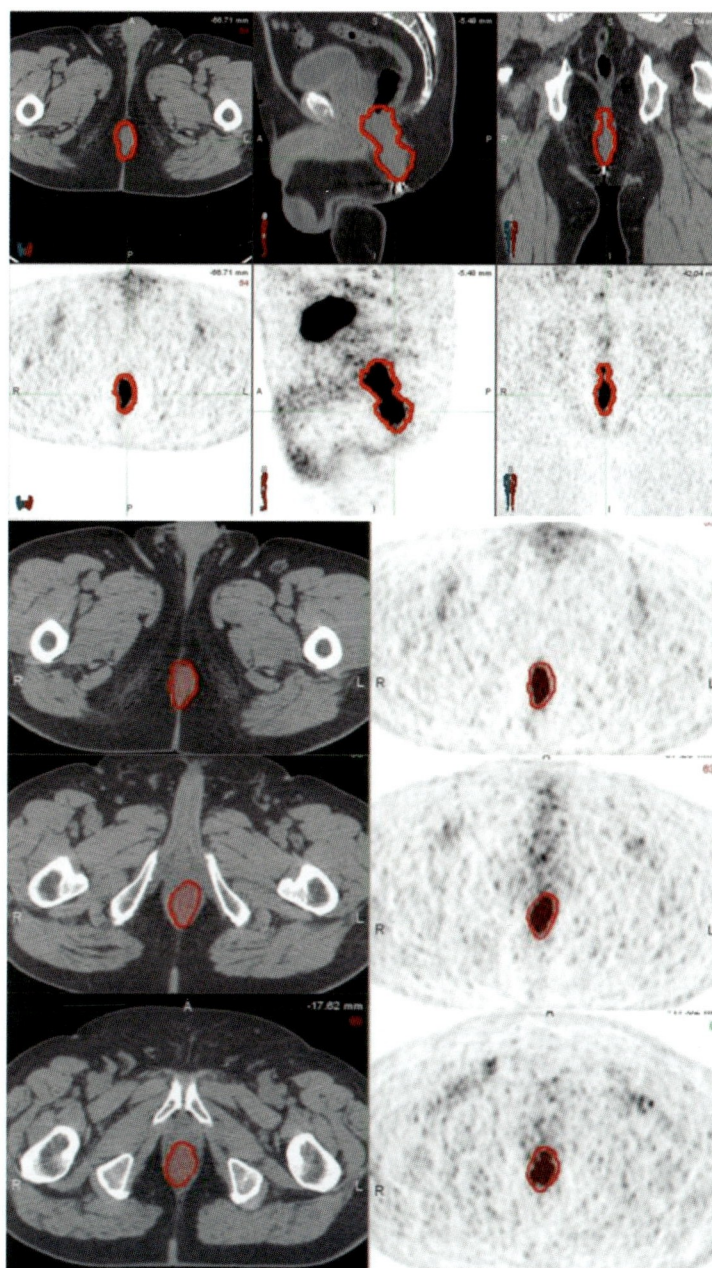

图23-1　PET协助勾画GTV的病例

上面一排图片依次为在CT和PET图像上GTV（红色部分）的轴位、矢状位和冠状位图像。下面一排图片展示了典型的轴位图像。

❖ PET上的低摄取区域不能取代体检发现的或在CT上看到的异常情况。

3 模拟定位和日常摆位

❖ 患者可取仰卧位，并用体模或其他固定装置来保证体位的重复性，如果以前存在肠移位，定位时可以用腹板行俯卧位。但是患者体位的重复性会变差，并且不可能再加入电子线对腹股沟淋巴引流区进行补量。肛门处应当放置显影的标志物。

❖ 采用厚度≤3 mm的增强CT进行模拟定位，以便勾画出盆腔血管和大体肿瘤体积。如果有PET-CT的资料，应该进行PET-CT图像融合来协助靶区勾画。MRI也有同样的作用。

❖ 应该考虑膀胱充盈/排空。充盈的膀胱能够阻止肠管移位到盆腔。排空的膀胱可能重复性更高。

❖ 在治疗过程中，我们推荐每天进行正交千伏级电压成像，并且每周进行锥体束CT扫描（评估软组织），以此来验证准直线。如果膀胱和（或）直肠充盈度发生显著变化，应该增加锥体束CT扫描的频率。

4 靶区勾画与治疗计划

❖ 常规放疗由于需要照射腹股沟区和骨盆而变得复杂。"雷鸟"技术是治疗肛管癌最常用的技术。图23-2展示了一个病例，对"雷鸟"技术和调强放射治疗

（intensity modulated radiotheragy，IMRT）计划进行了比较。在"雷鸟"技术中，用一个较宽的前后野包括腹股沟区淋巴结，缩小后前野以除外腹股沟区淋巴结，从而将股骨头也排除照射野之外。因而必须增加一个照射野对腹股沟区进行补量。这时可以通过光子（使用体表补偿或深部补偿）或电子线来实现。Gilroy et al.（2004）详细描述了雷鸟技术的发展过程。图23-2展示了光子/电子"雷鸟"技术的标准剂量分布。

❖ 美国肿瘤放射治疗协作组（Radiation Therapy Oncology Group，RTOG）0529（Kachnic et al. 2013）已经在多中心的研究中确认了IMRT的可行性，并且证明了与RTOG 98-11（Ajani et al. 2008）试验中的对照组相比，IMRT组的2级或2级以上的皮肤毒性、3级或3级以上的胃肠道或泌尿生殖道的毒性反应的发生率均更低。

❖ 原发肿瘤体积（GTV-P）定义为体格检查或影像学检查时发现的所有大体病灶。

❖ 淋巴结肿瘤体积（GTV-N）包括所有≥1.5 cm、PET阳性或者活检证实的淋巴结。当没有活检时，所有临床上或者影像学上可疑的淋巴结都应当包含在GTV-N内。

❖ 高风险临床靶区（CTV-HR）应当包括整个直肠系膜区、骶髂关节下缘以下的双侧髂内淋巴结，如果腹股沟淋巴结受累，则要包括腹股沟区或髂外淋巴结。详细信息见表23-2。

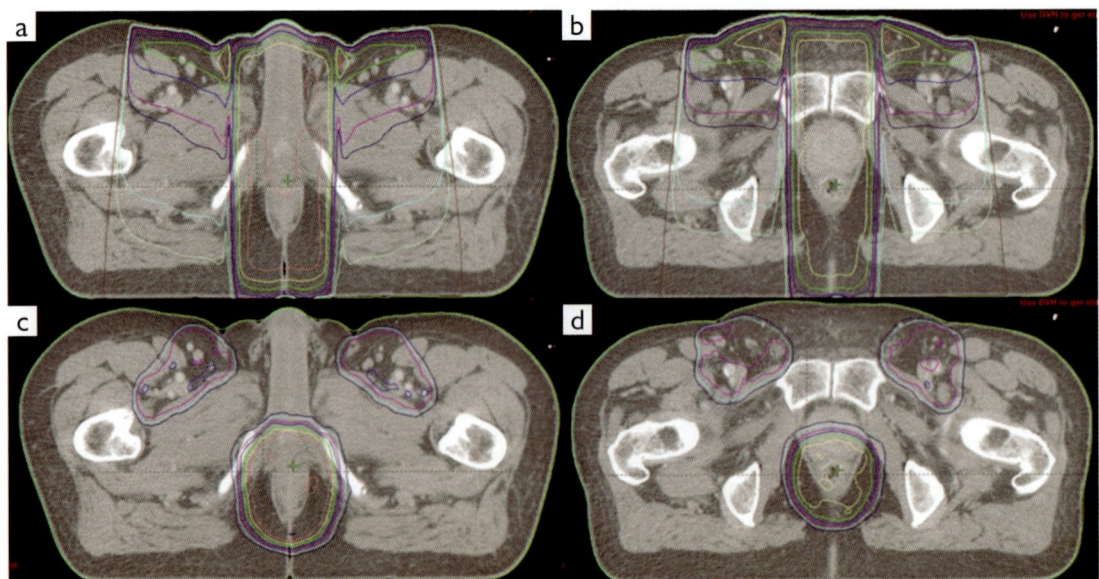

图23-2 光子/电子"雷鸟"技术（图a和图b）与调强放疗的比较（图c和图d）

表23-2　肉眼可见和显微镜下可见病灶的推荐靶区

靶区	定义和描述
GTV（肿瘤靶区）	原发灶（GTV-P）：体格检查与影像学检查可见的病灶 区域淋巴结（GTV-N）：所有≥1.5 cm、PET阳性或者活检证实的淋巴结。没有活检时，应当包括任何可疑的淋巴结
CTV（临床靶区）	CTV-P在GTV-P的基础上外扩1.5~2.5 cm，不包括未受累的骨、肌肉及间隙，CTV-N在GTV-N的基础上外扩1.0~1.5 cm，不包括未受累的骨、肌肉和间隙
高风险CTV（CTV-HR）	应当包括整个直肠系膜区、骶髂关节最下缘以下的双侧髂内淋巴结，如果腹股沟淋巴结受累，则要包括腹股沟区或髂外淋巴结 勾画髂淋巴管时，髂脉管边缘外扩0.7 cm（避开肌肉和骨头）（Myerson et al. 2009；Taylor et al. 2005） 勾画髂外淋巴结时，需要在脉管边缘外扩1 cm，应当包括任何临近的小淋巴结（Myerson et al. 2009；Taylor et al. 2005） 在以前，考虑到膀胱及直肠充盈的变化，需要从膀胱外界向内包括1.0~1.5 cm的区域（Myerson et al. 2009；Daly et al. 2011） 在髂内和髂外脉管间需要勾画1.8 cm宽的区域来包括闭孔淋巴结（Taylor et al. 2005）
低风险CTV（CTV-LR）	应当包括未受累的腹股沟区、髂外和骶髂关节最上缘以上的髂内淋巴引流区 勾画髂淋巴管时，髂脉管边缘外扩0.7 cm（避开肌肉和骨头）（Myerson et al. 2009；aylor et al. 2005） 勾画髂外淋巴结时，需要在脉管边缘外扩1 cm，应当包括任何临近的小淋巴结（Myerson et al. 2009；Taylor et al. 2005） 在以前，考虑到膀胱及直肠充盈的变化，需要从膀胱外界向内扩张1.0~1.5 cm（Myerson et al. 2009；Daly et al. 2011） 在髂内和髂外脉管间需要勾画1.8 cm宽的区域来包括闭孔淋巴结（Taylor et al. 2005）
计划靶区（PTV）	每个CTV都应外扩0.5~1 cm，这取决于医生对计划精准度的把握、影像检查的频率以及IGRT的使用

❖ 低风险临床靶区应当包括未受累的腹股沟区、髂外和骶髂关节最上缘以上的髂内淋巴引流区。

❖ 图23-3展示了一个肛管癌T2N0的病例。

❖ 图23-4展示了一个肛管癌T3N3的病例。

❖ 能够获得的比较详细的勾画图册包括RTOG肛门直肠勾画图册（Myerson et al. 2009）和澳大利亚胃肠研究学会图册（Ng et al. 2012）

❖ RTOG肛门直肠勾画图册（Myerson et al. 2009）描述了所有肛管癌患者都应包括的3个CTV区域。CTV-A包括直肠周围、骶前和髂内区域。CTV-B包括髂外淋巴结。CTV-C包括腹股沟区域。表23-3对这些区域进行了更为详细的描述。

4.1　计划评估

❖ 理想情况下，至少95%的PTV接受100%的处方剂量。另外，PTV内的最大剂量不能超过10%。

❖ 澳大利亚胃肠研究学会（Ng et al. 2012）描述了治疗肛管癌时需要考虑的7个可供选择的区域：直肠系膜区、骶前区、髂内淋巴结、坐骨直肠窝、闭孔淋巴结、髂外淋巴结和腹股沟淋巴结。表23-4对这些区域的定义进行了总结。

❖ 关于肛管癌的处方剂量，存在多种技术和方法，准确的剂量和分割次数随着使用技术的不同而变化。目前的推荐剂量是以RTOG 98-11中使用的治疗计划为基础的（Ajani et al. 2008），见表23-5。

❖ 在对关于病灶序贯加量的计划进行评估时，"计划汇总"前应该仔细检查每一个独立的计划，以评估可能超量或欠量的区域。

❖ 危及器官包括：小肠、大肠、膀胱、股骨头、髂峰和外生殖器。勾画小肠、大肠、膀胱和股骨头的统一一致的指南来自RTOG共识专家组（Gay et al. 2012）。QUANTEC（Marks et al. 2010）和RTOG 0529（Kachnic et al. 2013）推荐的剂量限值，详见表23-6。

❖ 就最大程度减少同期放化疗的肛管癌患者的急性血液学毒性而言，盆骨骨髓是新出现的重要的危及器官。目前把盆骨作为盆骨骨髓的替代。Mell et al.

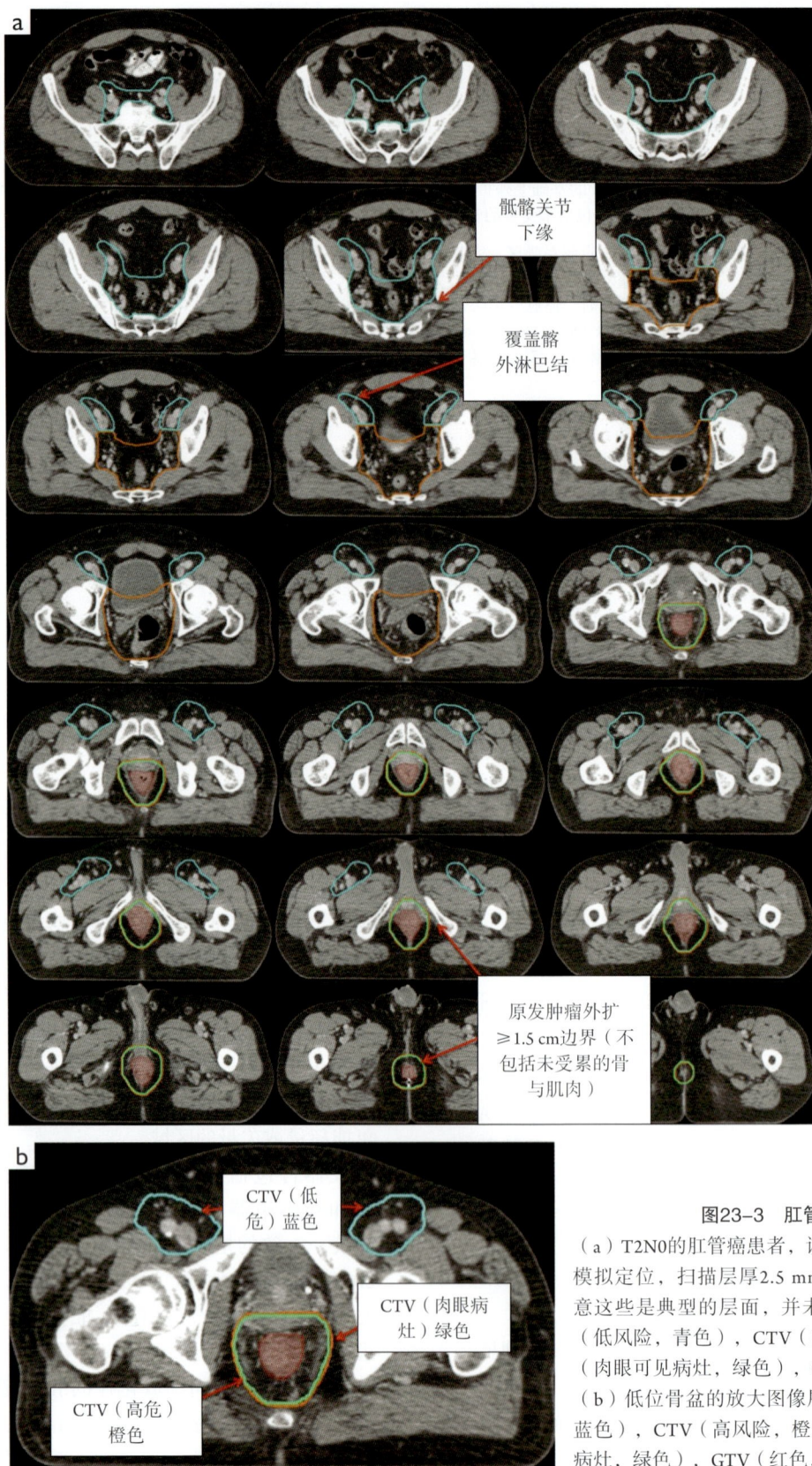

图23-3 肛管癌影像

（a）T2N0的肛管癌患者，该患者仰卧位行PET-CT模拟定位，扫描层厚2.5 mm。CTV如下所示，注意这些是典型的层面，并未列出所有层面。CTV（低风险，青色），CTV（高风险，橙色），CTV（肉眼可见病灶，绿色），GTV（红色，阴影）。

（b）低位骨盆的放大图像展示了CTV（低风险，蓝色），CTV（高风险，橙色），CTV（肉眼可见病灶，绿色），GTV（红色，阴影）。

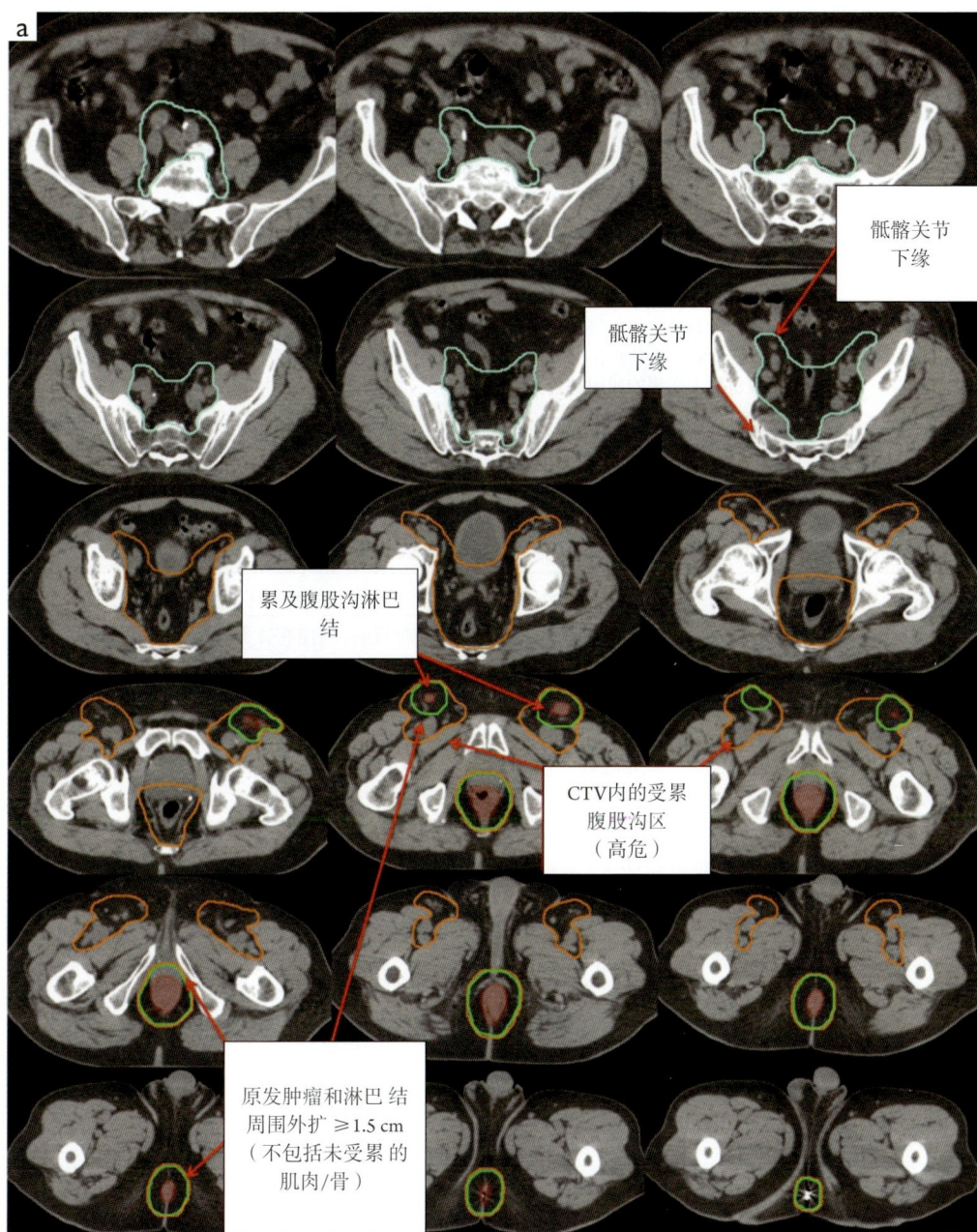

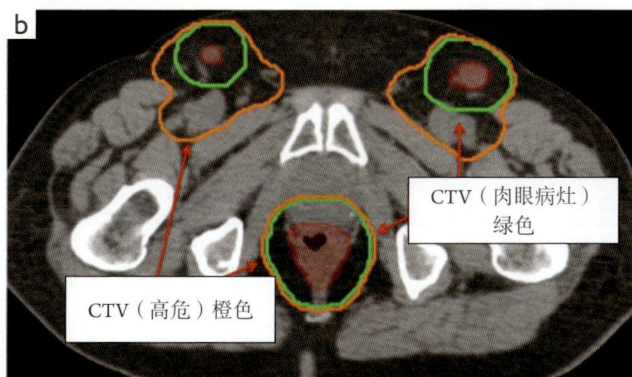

图23-4　肛管癌影像

（a）T3N3的肛管癌患者，双侧腹股沟淋巴结受累。该患者仰卧位行PET-CT模拟定位，扫描层厚2.5 mm。CTV如下所示，注意这些是典型的层面，并未列出所有层面。CTV（低风险，青色），CTV（高风险，橙色），CTV（肉眼可见病灶，绿色），GTV（红色，阴影）。（b）低位骨盆的放大图像展示了CTV（低风险，蓝色），CTV（高风险，橙色），CTV（肉眼可见病灶，绿色），GTV（红色，阴影）。

图中标注：
- 骶髂关节下缘
- 累及腹股沟淋巴结
- CTV内的受累腹股沟区（高危）
- 原发肿瘤和淋巴结周围外扩 ≥1.5 cm（不包括未受累的肌肉/骨）
- CTV（肉眼病灶）绿色
- CTV（高危）橙色

表23-3　RTOG直肠肛管勾画图册中描述的可供选择的淋巴引流区（Myerson et al. 2009）

临床靶区	关键点
CTV-A（直肠周围、骶前、髂内）	低位骨盆：下界在病灶下2 cm，应该包括整个直肠系膜，超过肛提肌后没有必要再外扩几个毫米 中骨盆：包括髂内区，两侧和后缘应当延伸到骨盆侧壁的肌肉或骨头。向前至少包括1 cm的膀胱区域 上骨盆：最上界应当在髂血管分叉处（大约的骨性标志：骶骨岬），在正中线处，CTVA应当至少延伸到骶前1 cm 推荐髂血管周围至少外扩7~8 mm，前方至少外扩1 cm，尤其该区域存在肉眼可见的血管或淋巴结时。CTV不应包括未受累的肌肉和骨头
CTV-B（髂外区）	腹股沟区和髂外区的界线并不确定。目前比较一致的看法是该界线处于闭孔内血管下方的水平。（骨性标志：上耻骨支的上缘） 推荐髂血管周围外扩7~8 mm，前方至少外扩1 cm，尤其该区域存在肉眼可见的血管或小淋巴结时。CTV不应包括未受累的肌肉和骨头
CTV-C（腹股沟区）	最下界应当在大隐静脉或股骨关节下方2 cm

表23-4　澳大利亚胃肠研究学会对于可选择的淋巴引流区边界的描述（Ng et al. 2012）

	直肠系膜	骶前区	髂内淋巴结	坐骨直肠窝	闭孔淋巴结	髂外淋巴结	腹股沟淋巴结
颅侧	直肠和乙状结肠交界处	骶骨岬（L5/S1）间隙	髂动脉分叉处（L5/S1）	肛提肌形成的顶点，如闭孔内	闭孔管头侧的3~5 mm	通常髂动脉分叉处	髂外动脉穿出骨性骨盆移行为股动脉水平
尾侧	肛门直肠交界处（肛提肌移行为肛门外括约肌）	尾骨下缘	闭孔管水平或闭孔内肌和中线器官间没有空隙的水平	肛缘	闭孔管，闭孔动脉穿出骨盆的水平	髋臼顶和耻骨支之间	坐骨结节的下边界
后部	骶前区	骶骨前缘；应当包括骶孔	N/A	横断面与臀大肌内侧面的前缘相连	髂内淋巴结	髂内淋巴结	肌肉边缘
前部	男性：阴茎和下骨盆里的前列腺，SV和膀胱 女性：在含有膀胱的层面，直肠系膜前方包括膀胱10 mm部分	骶骨边缘前方10 mm的区域，包括任何淋巴结	闭孔内侧或下骨盆的骨；在上骨盆里，髂内血管周围7 mm的区域	闭孔内、肛提肌和括约肌交汇处；退一步说，则为括约肌前至少10~20 mm的区域	闭孔内靠前的范围	髂外脉管前方7 mm边界	腹股沟脉管周围至少2 cm
侧缘	下骨盆=肛提肌的内侧缘；上骨盆=髂内淋巴结	骶髂关节	肌肉或骨骼的内侧缘	坐骨结节，肌肉	闭孔内侧	髂腰肌	缝匠肌或髂腰肌的内侧缘
内缘	N/A	N/A	下骨盆：直肠系膜和骶前区；上骨盆：脉管周围7 mm边界	N/A	膀胱	膀胱或脉管周围7 mm	股骨头周围至少10~20 mm

表23-5 肛管癌的推荐剂量与分割方案

靶区	RTOG 98~11（Ajani *et al.* 2008）	RTOG 0529
CTV~P	T1N0：45~50.4 Gy，1.8 Gy/f T2N0：50.4 Gy，1.8 Gy/f N+ 或 T3~T4：54~59.4 Gy，1.8 Gy/f	T1N0：未纳入 T2N0：50.4 Gy，1.8 Gy/f N+ 或 T3~T4：54 Gy，1.8 Gy/f
CTV~N	54~59.4 Gy，1.8 Gy/f	淋巴结≤3cm：50.4 Gy，1.68 Gy/f 淋巴结>3cm：54 Gy/1.8 Gy/f
CTV~HR	45 Gy，1.8 Gy/f	T2N0：42 Gy，1.5 Gy/f T2N+ 或 T3~T4：45 Gy，1.5 Gy/f
CTV~LR	30.6~36 Gy，1.8 Gy/f（使用IMRT时可选用40 Gy，1.6 Gy/f）	RTOG 0529没有区分高风险与低风险区域，所以该区域接受剂量与CTV~HR相同

表23-6 危及器官的剂量限值

危及器官	限值
小肠	QUANTEC V15 Gy < 120 mL（独立的肠袢） V45 Gy < 195 mL（腹腔内的整个潜在空间） RTOG 0529 V30 Gy < 200 mL V35 Gy < 150 mL V45 Gy < 20 mL D_{max} < 50 Gy
大肠	RTOG 0529 V30 Gy < 200 mL（Kachnic *et al.* 2013） V35 Gy < 150 mL（Kachnic *et al.* 2013） V45 Gy < 20 mL（Kachnic *et al.* 2013）
膀胱	QUANTEC D_{max} < 65 Gy（Marks *et al.* 2010） V65 Gy < 50 %（Marks *et al.* 2010） RTOG 0529 V35 Gy < 50 %（Kachnic *et al.* 2013） V40 Gy < 35 %（Kachnic *et al.* 2013） V50 Gy < 5 %（Kachnic *et al.* 2013）
股骨头	RTOG 0529 V30 Gy < 50 %（Kachnic *et al.* 2013） V40 Gy < 35 %（Kachnic *et al.* 2013） V44 Gy < 5 %（Kachnic *et al.* 2013）
髂峰	RTOG 0529 V30 Gy < 50 %（Kachnic *et al.* 2013） V40 Gy < 35 %（Kachnic *et al.* 2013） V50 Gy < 5 %（Kachnic *et al.* 2013）
外生殖器	RTOG 0529 V20 Gy < 50 %（Kachnic *et al.* 2013） V30 Gy < 35 %（Kachnic *et al.* 2013） V40 Gy < 5 %（Kachnic *et al.* 2013）

D_{max}，最大剂量

（2006）描绘了盆骨骨髓的结构轮廓图。盆骨骨髓包括3个亚部位：腰骶部脊椎、髂骨和低位骨盆。

❖ 我们建议潜在的盆骨骨髓的剂量限值包括平均剂量小于28 Gy、V10<90%和V20<75%。然而，这些剂量限值还没有在未来得到确认，所以还不能取代其它的计划目标。腰骶部脊椎也许是整个盆骨骨髓结构中最活跃的部位（Bazan *et al.* 2012，2013；Rose *et al.* 2012），对该部位的剂量进行限制也许足以减轻血液学毒性反应及不良反应。

推荐阅读

- UKCCCR ACT I (UKCCCR Anal Cancer Trial Working Party 1996) and EORTC (Bartelink et al. 1997) Trials：Established that concurrent chemoradiotherapy is superior to radiotherapy alone.
- RTOG 87-04 (Flam et al. 1996)：Established that mitomycin- C is a necessary component of concurrent chemoradiation.
- RTOG 98-11 (Ajani et al. 2008；Gunderson et al. 2012)：Demonstrated that induction cisplatin-based chemotherapy followed by concurrent cisplatin-based chemoradiotherapy is inferior to concurrent mitomycin-C based chemoradiotherapy. Long-term update showed that overall survival is compromised by induction chemotherapy (Gunderson et al. 2012).
- UKCCCR ACT II Trial (James et al. 2013)：Randomized head-to-head comparison of mitomycin-C-based chemoradiotherapy versus cisplatin-based chemotherapy.
- RTOG 0529 (Kachnic et al. 2013)：Demonstrated prospectively that IMRT is feasible and less toxic when compared to the mitomycin-C arm of RTOG 98-11.
- Contouring resources：RTOG anorectal guidelines (Myerson et al. 2009) (target volumes), Australasian GI Trials Group (Ng et

al. 2012）(target volumes)，Taylor et al.（2005）(pelvic nodal delineation)，and RTOG pelvic normal tissue panel (Gay et al. 2012).

参考文献

[1] Ajani JA，Winter KA，Gunderson LL，et al. Fluorouracil，mitomycin，and radiotherapy vs fluorouracil，cisplatin，and radiotherapy for carcinoma of the anal canal：a randomized controlled trial[J]. JAMA，2008，299(16)：1914-1921.

[2] Bartelink H，Roelofsen F，Eschwege F，et al. Concomitant radiotherapy and chemotherapy is superior to radiotherapy alone in the treatment of locally advanced anal cancer：results of a phase III randomized trial of the European Organization for Research and Treatment of Cancer Radiotherapy and Gastrointestinal Cooperative Groups[J]. J Clin Oncol，1997，15(5)：2040-2049.

[3] Bazan JG，Luxton G，Mok EC，et al. Normal tissue complication probability modeling of acute hematologic toxicity in patients treated with intensity-modulated radiation therapy for squamous cell carcinoma of the anal canal[J]. Int J Radiat Oncol Biol Phys，2012，84(3)：700-706.

[4] Bazan JG，Luxton G，Kozak MM，et al. Impact of chemotherapy on normal tissue complication probability models of acute hematologic toxicity in patients receiving pelvic intensity modulated radiation therapy[J]. Int J Radiat Oncol Biol Phys，2013，87(5)：983-991.

[5] Daly ME，Murphy JD，Mok E，et al. Rectal and bladder deformation and displacement during preoperative radiotherapy for rectal cancer：Are current margin guidelines adequate for conformal therapy?[J]. Pract Radiat Oncol，2011，1(2)：85-94.

[6] Epidermoid anal cancer：results from the UKCCCR randomised trial of radiotherapy alone versus radiotherapy，5-fluorouracil，and mitomycin. UKCCCR Anal Cancer Trial Working Party. UK Co-ordinating Committee on Cancer Research[J]. Lancet，1996，348(9034)：1049-1054.

[7] Flam M，John M，Pajak TF，et al. Role of mitomycin in combination with fluorouracil and radiotherapy，and of salvage chemoradiation in the definitive nonsurgical treatment of epidermoid carcinoma of the anal canal：results of a phase III randomized intergroup study[J]. J Clin Oncol，1996，14(9)：2527-2539.

[8] Gay HA，Barthold HJ，O'Meara E，et al. Pelvic normal tissue contouring guidelines for radiation therapy：a Radiation Therapy Oncology Group consensus panel atlas[J]. Int J Radiat Oncol Biol Phys，2012，83(3)：e353-e362.

[9] Gilroy JS，Amdur RJ，Louis DA，et al. Irradiating the groin nodes without breaking a leg：a comparison of techniques for groin node irradiation[J]. Med Dosim，2004，29(4)：258-264.

[10] Gunderson LL，Winter KA，Ajani JA，et al. Long-term update of US GI intergroup RTOG 98-11 phase III trial for anal carcinoma：survival，relapse，and colostomy failure with concurrent chemoradiation involving fluorouracil/mitomycin versus fluorouracil/cisplatin[J]. J Clin Oncol，2012，30(35)：4344-4351.

[11] James RD，Glynne-Jones R，Meadows HM，et al. Mitomycin or cisplatin chemoradiation with or without maintenance chemotherapy for treatment of squamous-cell carcinoma of the anus (ACT II)：a randomised，phase 3，open-label，2 × 2 factorial trial[J]. Lancet Oncol，2013，14(6)：516-524.

[12] Kachnic LA，Winter K，Myerson RJ，et al. RTOG 0529：a phase 2 evaluation of dose-painted intensity modulated radiation therapy in combination with 5-fluorouracil and mitomycin-C for the reduction of acute morbidity in carcinoma of the anal canal[J]. Int J Radiat Oncol Biol Phys，2013，86(1)：27-33.

[13] Marks LB，Yorke ED，Jackson A，et al. Use of normal tissue complication probability models in the clinic[J]. Int J Radiat Oncol Biol Phys，2010，76(3 Suppl)：S10-S19.

[14] Mell LK，Kochanski JD，Roeske JC，et al. Dosimetric predictors of acute hematologic toxicity in cervical cancer patients treated with concurrent cisplatin and intensity-modulated pelvic radiotherapy[J]. Int J Radiat Oncol Biol Phys，2006，66(5)：1356-1365.

[15] Mell LK，Schomas DA，Salama JK，et al. Association between bone marrow dosimetric parameters and acute hematologic toxicity in anal cancer patients treated with concurrent chemotherapy and intensity-modulated radiotherapy[J]. Int J Radiat Oncol Biol Phys，2008 ，70(5)：1431-1437.

[16] Myerson RJ，Garofalo MC，El Naqa I，et al. Elective clinical target volumes for conformal therapy in anorectal cancer：a radiation therapy oncology group consensus panel contouring atlas[J]. Int J Radiat Oncol Biol Phys，2009，74(3)：824-830.

[17] Ng M，Leong T，Chander S，et al. Australasian Gastrointestinal Trials Group (AGITG) contouring atlas and planning guidelines for intensity-modulated radiotherapy in anal cancer[J]. Int J Radiat Oncol Biol Phys，2012，83(5)：1455-1462.

[18] Rose BS，Liang Y，Lau SK，et al. Correlation between radiation dose to (1)(8)F-FDG-PET defined active bone marrow subregions and acute hematologic toxicity in cervical cancer patients treated with chemoradiotherapy[J]. Int J Radiat Oncol Biol Phys，2012，83(4)：1185-1191.

[19] Taylor A，Rockall AG，Reznek RH，Powell ME. Mapping pelvic lymph nodes：guidelines for delineation in intensity-modulated radiotherapy[J]. Int J Radiat Oncol Biol Phys，2005，63(5)：1604-1612.

译者：徐利明，天津医科大学肿瘤医院放射治疗科
审校：吴达军，航空工业三六三医院全身伽玛刀治疗室

第五部分

妇科

第二十四章 宫颈癌

Daniel R. Simpson, Anthony J. Paravati, Catheryn M. Yashar, Loren K. Mell, Arno J. Mundt

Department of Radiation Medicine and Applied Sciences, University of California San Diego, La Jolla, CA, USA
Correspondence to: Daniel R. Simpson, MD. Department of Radiation Medicine and Applied Sciences, University of California San Diego, La Jolla, CA, USA. Email: drsimpson@ucsd.edu

1 解剖与扩散模式

❖ 子宫颈位于子宫下部,上方连接子宫体,下方突入阴道上部,连接阴道,形状呈圆锥形,大小约为3 cm×3 cm。

❖ 子宫颈伸入阴道的部分称为宫颈阴道部,其中央的开口称为宫颈外口,其上端通过宫颈内口与子宫腔相连,内外口之间即宫颈管。

❖ 宫颈管内膜上皮为单层的柱状上皮,而宫颈阴道部为复层鳞状上皮覆盖,两者的交界区域称为"鳞柱交界区"(squamocolumnar junction,SCJ)。

❖ 子宫颈通过位于阔韧带基底部的主韧带附着在骨盆侧壁上,主韧带中走行着子宫动脉和静脉,两侧子宫动脉在靠近宫颈处,横跨输尿管的前方到达子宫侧缘。

❖ 子宫颈淋巴引流经宫颈旁淋巴结到闭孔、髂内、髂外、髂总和腹主动脉旁淋巴结。

❖ 宫颈癌多起源于鳞柱交界区的黏膜,向下侵犯宫颈间质。

❖ 分为外生型和内生型,可直接侵犯子宫底、阴道穹隆、宫旁组织、盆腔侧壁、直肠和阴道。

❖ 宫颈旁浸润程度取决于肿瘤的大小,间质浸润深度和是否有淋巴管、血管浸润。

❖ 区域淋巴转移通常先逐级转移到盆腔淋巴结,最后到腹主动脉旁淋巴结。

❖ 阴道远端侵犯的患者存在腹股沟淋巴结转移的风险。

❖ 盆腔和腹主动脉旁淋巴结转移的发生率因分期(表24-1)和肿瘤大小及浸润深度而不同(Berman *et al.* 1984;Delgado *et al.* 1989;Hoskins 1988;Lagasse *et al.* 1980;Lee *et al.* 1989)。

❖ 最常见的血行转移部位是肺、纵隔、锁骨上窝、骨和肝。

表24-1　不同分期的盆腔淋巴结和主动脉旁淋巴结转移发生率
（Berman *et al.* 1984；Delgado *et al.* 1989；Hoskins 1988；
Lagasse *et al.* 1980；Lee *et al.* 1989）

FIGO 分期	I	II	III
盆腔淋巴结（%）	15	30	50
主动脉旁淋巴结（%）	5	20	30

FIGO，国际妇产科联盟。

2　与靶区勾画相关的诊断性检查

❖ 浸润性宫颈癌的患者应该进行全面的体格检查，包括盆腔、腹股沟、锁骨上淋巴结检查。

❖ 盆腔检查时，应该特别注意检查阴道穹窿、直肠阴道隔以及双侧宫旁和盆壁。如果患者不能耐受，无法配合全面检查，可在麻醉下进行。

❖ 怀疑膀胱或直肠受侵的患者应进行膀胱镜或直肠乙状结肠镜检查。

❖ 盆腔增强磁共振成像（magnetic resonance imaging，MRI）有助于确定肿瘤边界和周围软组织侵犯程度（图24-1）。研究证实MRI在确定肿瘤大小和浸润范围方面优于CT和体格检查（Mitchell *et al.* 2006）。

❖ 推荐计算机断层增强扫描（computed tomography CT）或正电子发射断层扫描（positron- emission tomography PET）评估有无淋巴结转移，尤其首选PET检查，PET的灵敏度和特异性都优于CT检查（Grigsby *et al.* 2001）。

3　模拟定位与日常摆位

❖ 模拟定位时患者可以采用仰卧位或俯卧位，俯卧位时需要使用腹部托架以确保重复摆位，俯卧位可以使小肠远离盆腔，减少照射。

❖ 如果采用调强放疗（intensity-modulated radiotherapy IMRT），仰卧位时应用专门的固定装置减小摆位误差。

❖ CT模拟定位扫描层厚应≤3 mm。除非有医学禁忌，定位时应行静脉增强扫描以显示血管。

❖ 阴道受侵时，应在肿瘤远端放置不透射线的标志，并标记子宫颈位置。

❖ 在每日治疗中膀胱和直肠充盈程度应保持一致，模拟定位时膀胱充盈状态也应该和治疗时一致（尽量

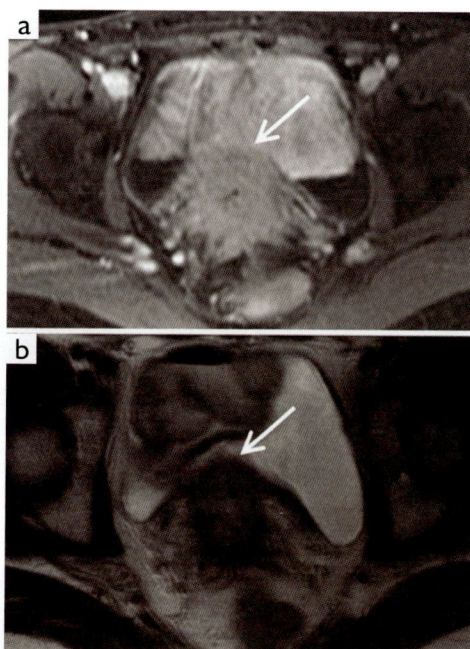

图24-1　ⅣA期宫颈癌侵犯膀胱后壁（箭头所示处）MRI轴位成像
（a）T1增强相；（b）T2加权相。

充盈或者排空），直肠的充盈状态由医生决定是否灌肠。

❖ 患者每周至少进行一次兆伏（MV）、千伏（kV）成像或锥形束CT（cone beam CT，CBCT）验证摆位。IMRT治疗的患者至少每周进行一次CBCT验证靶区。

4　靶区勾画与治疗计划

❖ 建议根据美国肿瘤放射治疗协作组（Radiation Therapy Oncology Group，RTOG），妇科IMRT联盟（Gyn IMRT consortium）和日本临床肿瘤协作组（Japan Clinical Oncology Group，JCOG）指南来勾画临床靶区（clinical target volume，CTV）（Lim *et al.* 2011；Small *et al.* 2008；Toita *et al.* 2011）。靶区勾画示例：初治病例（图24-2）和术后病例（图24-3）。

❖ CTV包括：CTV1，CTV2和CTV3。

❖ 初治患者的CTV1包括大体肿瘤靶区（gross tumor volume，GTV）、宫颈和整个子宫，而术后患者CTV1应包括阴道残端近端3 cm。

❖ CTV2应该在阴道病灶下界下方2 cm。

❖ CTV3应在血管外扩7 mm包括髂总、髂外和髂内以及骶前淋巴结区，包括其他任何可见的淋巴结、淋巴

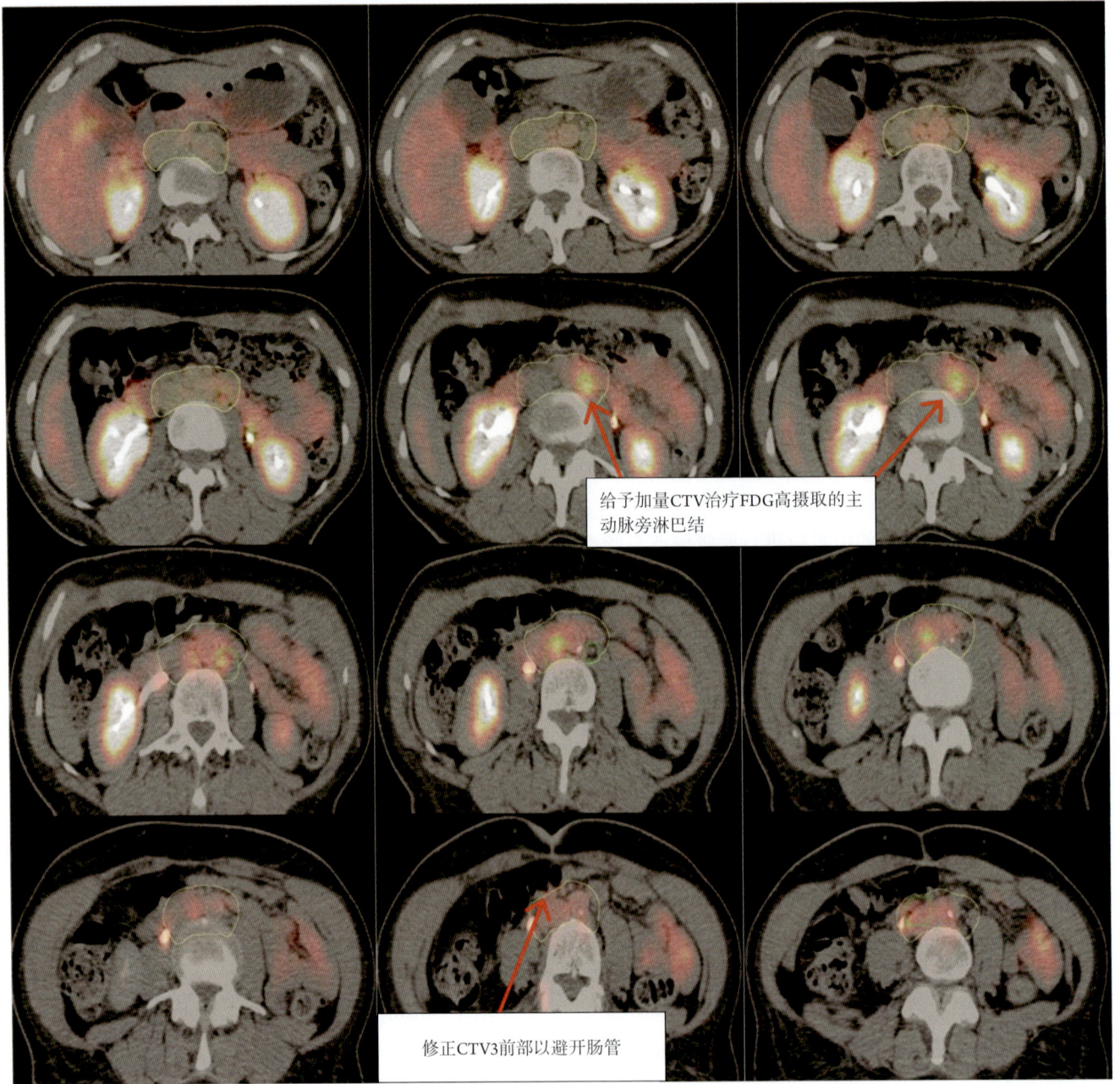

给予加量CTV治疗FDG高摄取的主动脉旁淋巴结

修正CTV3前部以避开肠管

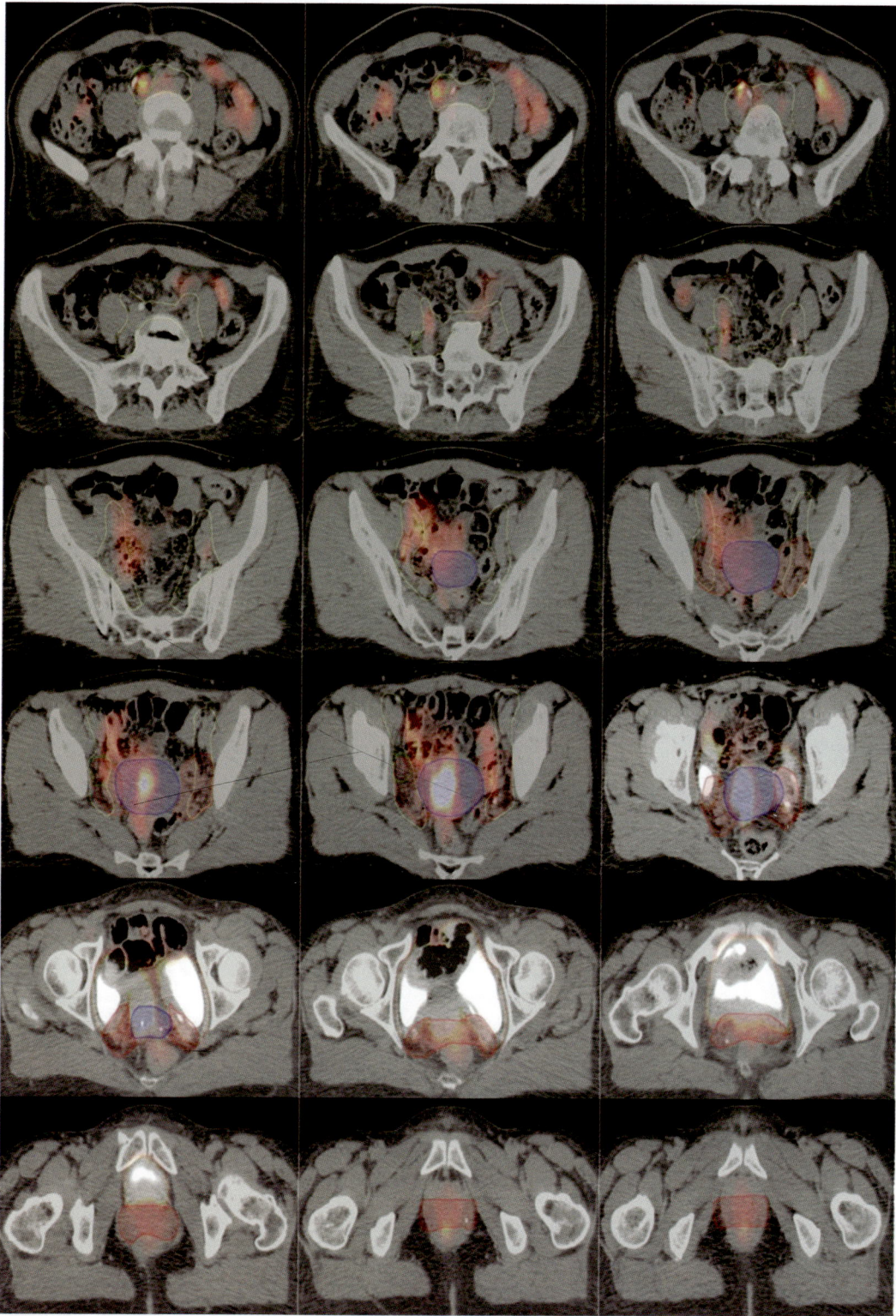

图24-2 腹主动脉旁淋巴结转移的的宫颈癌患者，FIGO分期ⅢB期 （AJCC分期， T3bN1M1） 进行根治性扩大野调强放疗及同步顺铂化疗

PET-CT模拟定位（CTV1）（蓝色）， CTV_2（红色）， CTV_3（黄色）和推量照射体积（绿色）。注：仅显示了具有代表性的层面；FDG：氟脱氧葡萄糖。

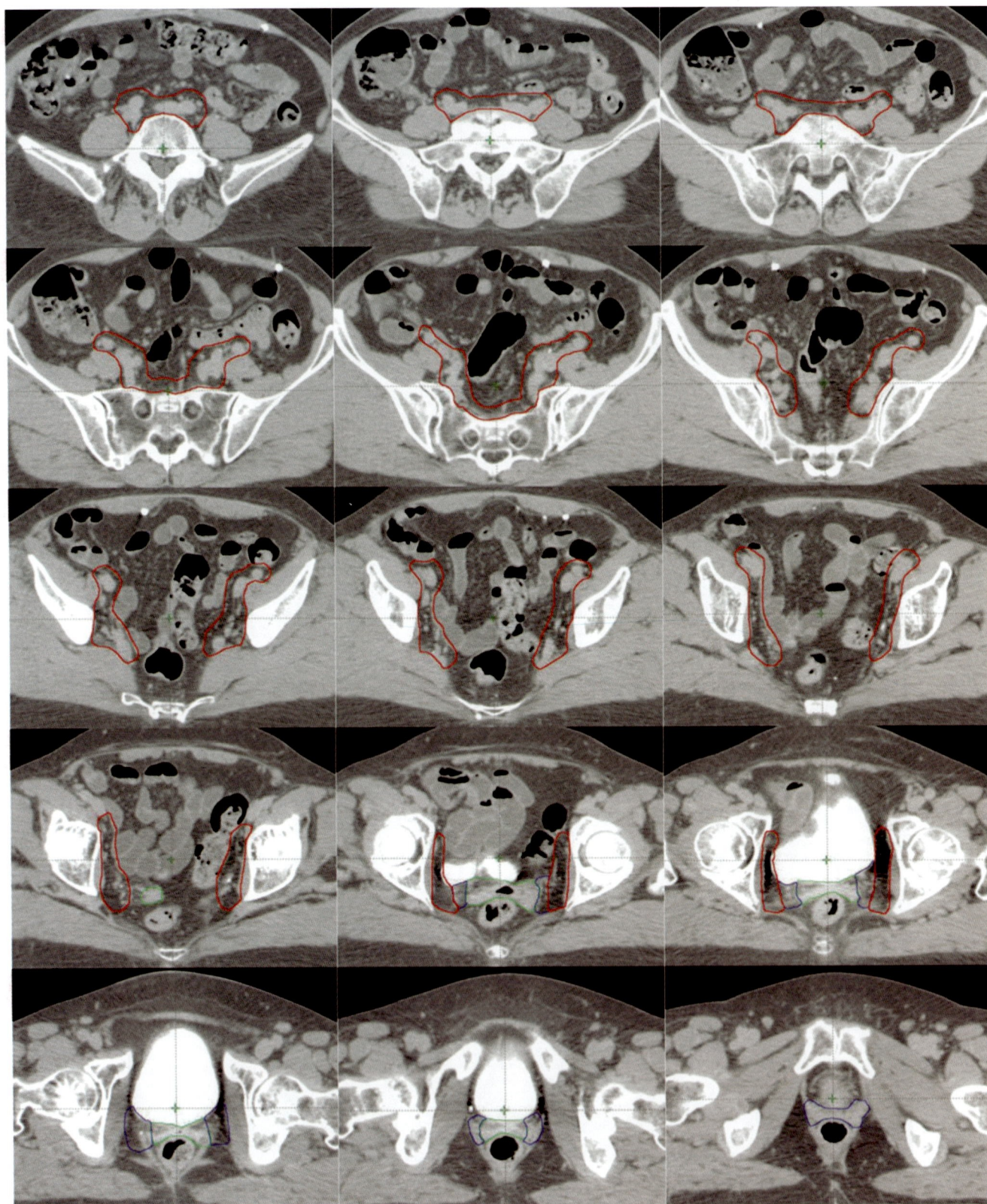

图24-3　FIGO分期IB1的宫颈癌患者，根治性子宫切除和盆腔淋巴结清扫术后，病理提示宫颈深部间质受侵以及盆腔淋巴结转移3/15
患者实施术后调强放疗并同步顺铂化疗。如图所示3个临床靶体积（CTV）：CTV$_1$（绿色），CTV$_2$（蓝色），和CTV$_3$（红色）。

囊肿或手术银夹。

❖ CTV3应避开邻近的肠管、骨或肌肉。

❖ CTV3的上界不能高于主动脉分叉，其起始部位不能低于L4-5椎间隙下缘。

❖ 骶前淋巴结区勾画到S3椎体上缘或梨状肌起始部。

❖ 髂外淋巴结区勾画到髂外血管出盆腔水平（大约在股骨头出现的层面）。

❖ 如果远端1/3阴道受侵，应该从髂外淋巴结区继续勾画腹股沟淋巴结区至隐静脉/股静脉交界处远端2 cm。

❖ 如果主动脉旁淋巴结受累，应采用"扩大野"技术，CTV3的上界应包括受累淋巴结，具体由治疗医生决定。

❖ 相应的CTV外扩形成的PTV1、PTV2和PTV3（表24-2），3个PTV合并成PTVsum。

❖ 由主管医生决定对肿瘤结节或宫旁受累病灶推量5~15 Gy.

5　外照射计划评估

❖ 理想状态是，至少95%PTV接受100%的处方剂量，

≥99%的PTV接受≥90%的处方剂量。

❖ 最高剂量应该在PTV内，尽量减少 PTV外>100%处方剂量的区域。

❖ 危及器官（organs at risk，OAR）包括小肠、直肠、骨髓、膀胱和股骨头（图24-4）。表24-3阐述了OAR的勾画建议；表24-4列举了OAR的剂量限制

❖ 腹腔肠管的勾画，其上界至PTV上1.5 cm，下界到直肠、乙状结肠交界处。前界是前腹壁，后界到肠管最后缘肠的最后缘，左右边界为双侧肠管边缘。

6　影像引导近距离治疗靶区勾画与治疗计划

❖ 影像引导近距离放疗（image-guided brachytherapy IGBT）的靶区（图24-5）采用欧洲近距离治疗协会（Groupe Européen de Curiethérapie）和欧洲放射肿瘤学会（European Society for Radiotherapy & Oncology GEC- ESTRO）建议（Haie-Meder et al. 2005; Potter et al. 2006）。

❖ 后装治疗时在置入MRI兼容的施源器当时或之前采集MRI图像。

❖ 近距离治疗的CT计划应与MRI图像精确融合。

表24-2　建议靶体积

靶区	定义[a]	计划靶区[b]	定义[c]
CTV1	大体肿瘤、宫颈和子宫或阴道残端	PTV1	CTV1+15 mm
CTV2	宫旁和阴道上1/3~1/2	PTV2	CTV2+10 mm
CTV3	髂总、髂内、髂外和骶前淋巴结	PTV3	CTV3+7 mm

CTV，临床靶区，PTV，计划靶区。

[a]根据肿瘤放射治疗协作组、妇科IMRT联盟和日本临床肿瘤协作组的指南（Lim et al. 2011；Small et al. 2008；Toita et al. 2011）。

[b]PTV1~3合并形成PTVsum，未经手术患者接受1.8 Gy/f，总剂量45 Gy/25f；术后患者1.8 Gy/f，总剂量50.4 Gy/28f。

[c]根据Khan等（2012）文献。

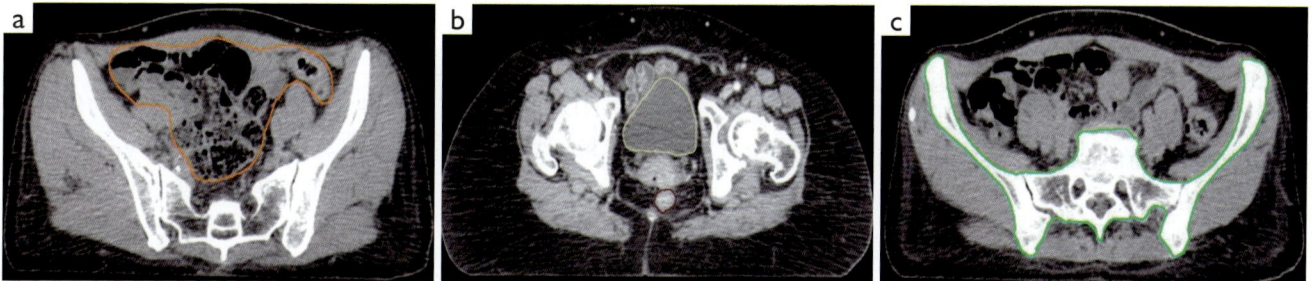

图24-4　在代表性的CT层面勾画危及器官（a. 橙色），直肠（b. 棕色），膀胱（b. 黄色），和骨髓（c. 绿色）

表24-3　危及器官

器官	定义及描述
小肠	从L4～S椎间隙水平到乙状结肠水平的肠袢 包括盆腔内的乙状结肠和升/降结肠 未手术的宫颈癌患者，不包括子宫后方PTV内的肠袢
直肠	为乙状结肠肠曲到肛门水平的直肠外壁
膀胱 骨髓	以膀胱外壁为界 以骨盆替代盆腔骨髓，包括髋骨、L5椎体、骶骨、髋臼和近端股骨上段 上界：L5的上缘或髂嵴（以最上的为准） 下界：坐骨结节
股骨头	整个股骨头，不包括股骨颈

PTV，计划靶区。

表24-4　调强放射治疗：正常组织剂量限制

结构	危及器官限量
小肠	接受照射>45 Gy的体积（V45）≤250 mL，最大剂量<115 %
直肠	最大剂量<115 %
骨髓	V10<90 %，V20<75 %
膀胱	最大剂量<115 %
股骨头	最大剂量<115 %
脊髓	最大剂量<45 Gy

V_x接受照射"X"Gy的体积。
采用加州大学圣地亚哥分校的参数。

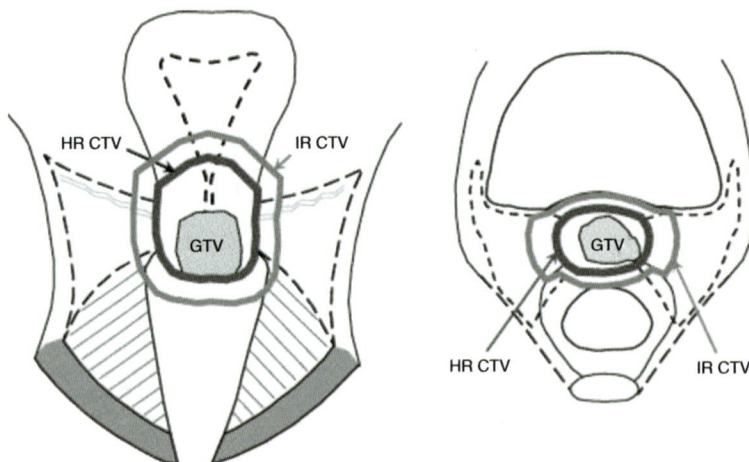

图24-5　欧洲近距离治疗协会和欧洲放射肿瘤学（Haie-Meder *et al.* 2005; Potter *et al.* 2006）建议的影像引导近距离放疗靶区范围
HRCTV：高危临床靶体积；IRCTV：中危临床靶体积；GTV：大体肿瘤体积（已获授权使用）。

- GTV定义为CT、MRI和临床检查确定的肿瘤病灶。
- 高危CTV（High-risk CTV HRCTV）定义为GTV、整个宫颈及和近距离治疗时肿瘤可能侵犯的范围。
- HRCTV应该综合轴位、冠状位和矢状位的CT图像和MRI的T2WI融合图像（图24-6）以及相关的临床检查结果来确定。
- HRCTV应该在置入施源管之前勾画，以了解每日解剖结构的变化。
- 表24-5所示美国近距离治疗协会（American Brachytherapy Society）不同分次高剂量率后装方案（Viswanathan *et al.* 2012）。

7　近距离放射治疗计划评估

- D_{90}（90%的HRCTV剂量）应该等于或高于处方剂量。
- 每次后装治疗时，都需要勾画膀胱、直肠和乙状结肠等危及器官。
- HDR的剂量需用线性二次模型转化为2 Gy的等效剂量（2-Gy equivalent doses EQD2　HRCTVα/β= 10，OARs α/β=3），并计算和记录IMRT和近距离治疗剂量的总和。
- 2 mL的直肠，乙状结肠和膀胱的总的等效剂量应该分别低于75 Gy，75 Gy和85 Gy。

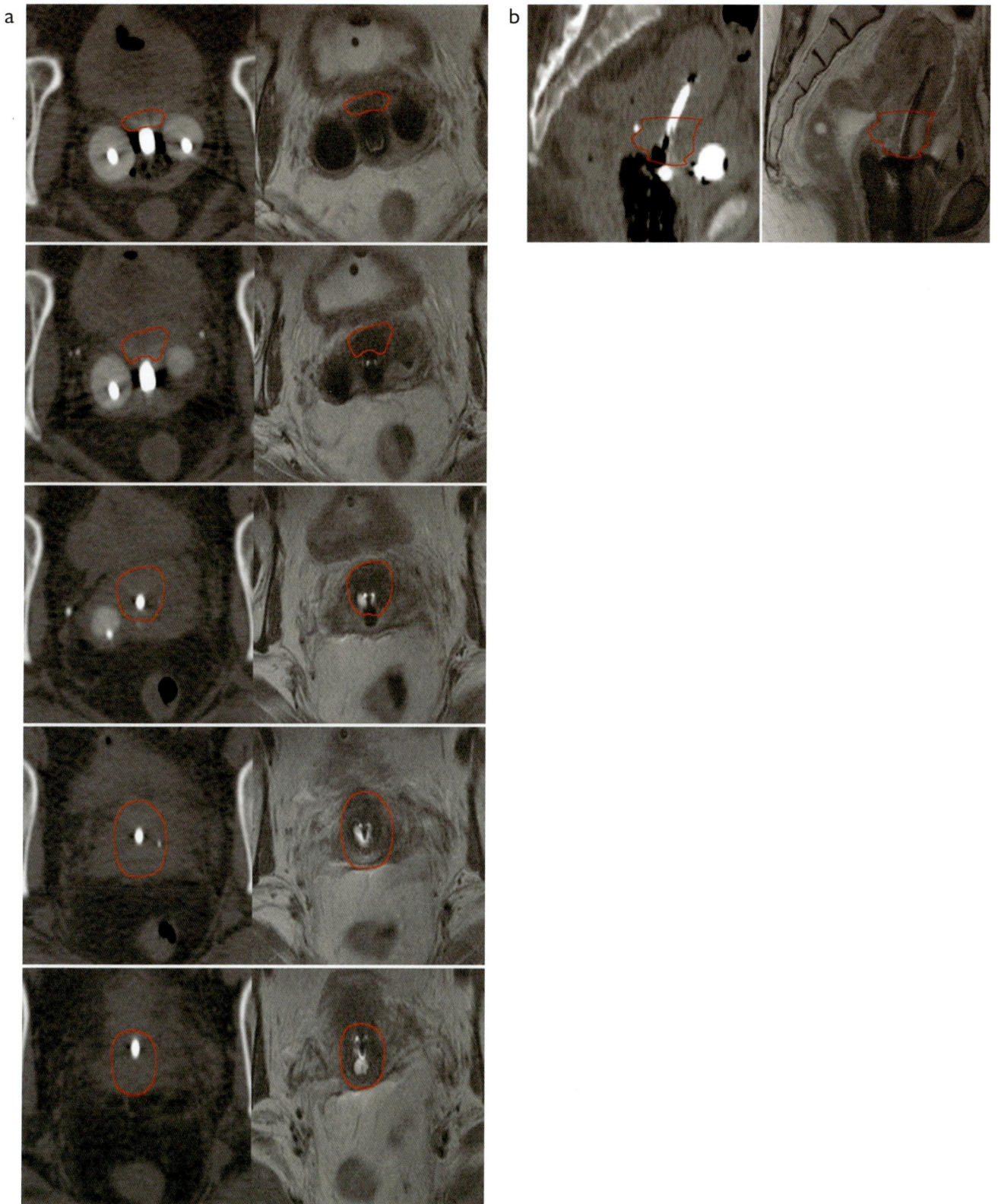

图24-6 FIGO 分期IB2期的宫颈癌患者，IMRT 盆腔外照射及同步顺铂化疗后，应用图像引导进行三管式高剂量率近距离治疗（tandem andovoid high dose rate applicator）

如图所示，CT（左）和MRI（右）融合图像上显示轴位（a）和矢状位（b）的高危临床靶区（红色）。

表24-5　高剂量率近距离放射治疗的分次剂量方案

分次	HRCTV的EQD2^a（Gy）
4×7 Gy	83.9
5×6 Gy	84.3
6×5 Gy	81.8
5×5.5 Gy	79.8

EQD2：高剂量率近距离治疗剂量转换成2 Gy等效剂量，HRCTV 高危临床靶体积，采用美国近距离治疗协会的指南（Viswanathan et al. 2012）。^{a} 1.8 Gy/f，外照射治疗45 Gy后。

参考文献

[1] Berman ML, Keys H, Creasman W, et al. Survival and patterns of recurrence in cervical cancer metastatic to periaortic lymph nodes (a Gynecologic Oncology Group study)[J]. Gynecol Oncol, 1984, 19(1): 8-16.

[2] Delgado G, Bundy BN, Fowler WC Jr, et al. A prospective surgical pathological study of stage I squamous carcinoma of the cervix: a Gynecologic Oncology Group Study[J]. Gynecol Oncol, 1989, 35(3): 314-320.

[3] Grigsby PW, Siegel BA, Dehdashti F. Lymph node staging by positron emission tomography in patients with carcinoma of the cervix[J]. J Clin Oncol, 2001, 19(17): 3745-3749.

[4] Haie-Meder C, Pötter R, Van Limbergen E, et al. Recommendations from Gynaecological (GYN) GEC-ESTRO Working Group (I): concepts and terms in 3D image based 3D treatment planning in cervix cancer brachytherapy with emphasis on MRI assessment of GTV and CTV[J]. Radiother Oncol, 2005, 74(3): 235-245.

[5] Hoskins WJ. Prognostic factors for risk of recurrence in stages Ib and IIa cervical cancer[J]. Baillieres Clin Obstet Gynaecol, 1988, 2(4): 817-828.

[6] Khan A, Jensen LG, Sun S, et al. Optimized planning target volume for intact cervical cancer[J]. Int J Radiat Oncol Biol Phys, 2012, 83(5): 1500-1505.

[7] Lagasse LD, Creasman WT, Shingleton HM, et al. Results and complications of operative staging in cervical cancer: experience of the Gynecologic Oncology Group[J]. Gynecol Oncol, 1980, 9(1): 90-98.

[8] Lee YN, Wang KL, Lin MH, et al. Radical hysterectomy with pelvic lymph node dissection for treatment of cervical cancer: a clinical review of 954 cases[J]. Gynecol Oncol, 1989, 32(2): 135-142.

[9] Lim K, Small W Jr, Portelance L, et al. Consensus guidelines for delineation of clinical target volume for intensitymodulated pelvic radiotherapy for the definitive treatment of cervix cancer[J]. Int J Radiat Oncol Biol Phys, 2011, 79(2): 348-355.

[10] Mitchell DG, Snyder B, Coakley F, et al. Early invasive cervical cancer: tumor delineation by magnetic resonance imaging, computed tomography, and clinical examination, verified by pathologic results, in the ACRIN 6651/GOG 183 Intergroup Study[J]. J Clin Oncol, 24(36): 5687-5694.

[11] Potter R, Haie-Meder C, Van Limbergen E, et al. Recommendations from gynaecological (GYN) GEC ESTRO working group (II): concepts and terms in 3D image-based treatment planning in cervix cancer brachytherapy-3D dose volume parameters and aspects of 3D image-based anatomy, radiation physics radiobiology[J]. Radiother Oncol, 2006, 78(1): 67-77.

[12] Small W Jr, Mell LK, Anderson P, et al. Consensus guidelines for delineation of clinical target volume for intensitymodulated pelvic radiotherapy in postoperative treatment of endometrial and cervical cancer[J]. Int J Radiat Oncol Biol Phys, 2008, 71(2): 428-434.

[13] Toita T, Ohno T, Kaneyasu Y, et al. A consensus-based guideline defining clinical target volume for primary disease in external beam radiotherapy for intact uterine cervical cancer[J]. Jpn J Clin Oncol, 2011, 41(9): 1119-1126.

[14] Viswanathan AN, Beriwal S, De Los Santos JF, et al. American Brachytherapy Society consensus guidelines for locally advanced carcinoma of the cervix. Part II: high-dose-rate brachytherapy[J]. Brachytherapy, 2012, 11(1): 47-52.

译者：蔡文杰，福建医科大学附属泉州第一医院放
　　　疗科
审校：AME编辑部

第二十五章　子宫癌

Anthony J. Paravati , Daniel R. Simpson, Catheryn M. Yashar, Loren K. Mell, Arno J. Mundt

Department of Radiation Medicine and Applied Sciences, University of California, San Diego, La Jolla, CA, USA
Correspondence to: Arno J. Mundt, MD. Department of Radiation Medicine and Applied Sciences, University of California, San Diego, La Jolla, CA, USA. Email: amundt@ucsd.edu

❖ 调强放射治疗（intensity modulated radiotheragy，IMRT）在治疗妇科恶性肿瘤，尤其是在治疗宫颈癌和子宫内膜癌中日益受到青睐（Mell and Mundt 2008；Mell *et al.* 2003）。

❖ 对于接受术后盆腔放射治疗（radiotheragy，RT）的患者来说，IMRT能够帮助减小被照射小肠的体积，从而降低早期和晚期毒性反应的风险（Yang *et al.* 2010；Heron *et al.* 2003）。

❖ 接受术后盆腔调强放射治疗的子宫内膜癌患者毒性作用和不良反应较少，盆腔控制率高。但是，有关这方面的长期结果数据仍很有限。

❖ 靶区勾画是IMRT治疗子宫内膜癌的一个重要步骤。目前已公布了共识指南（Small *et al.* 2008；Toita *et al.* 2011；Nag *et al.* 2000），并已将其应用于美国肿瘤放射治疗协作组（Radiation Therapy Oncology Group，RTOG）0912 Ⅱ期试验。

❖ 所有的子宫内膜癌患者都应接受完整的病史采集和体格检查，包括盆腔检查，以作为初步诊断和分期的部分依据。这些患者所接受的标准影像学检查包括电子计算机断层扫描（computed tomography，CT），用于评估局部病灶的侵犯范围和宫外扩散情况。

❖ 病情需要时，治疗可包括前期手术（经腹全子宫切除和双侧输卵管-卵巢切除术）。对于具有高危病理特征的患者，如深肌层浸润、宫颈间质扩散、高分级、局部淋巴结转移等，术后要进行放疗（Keys *et al.* 2004; Naumann and Coleman 2007）。

❖ 通常，大多数子宫内膜癌患者需要接受盆腔的辅助放疗，但是对部分手术后分期为淋巴结阴性的患者，可能只需进行经阴道的近距离放射治疗。

1　解剖与扩散模式

❖ 子宫是一个盆腔器官，其前后分别为膀胱和直肠，表面为腹膜返折所覆盖，可分为子宫底、峡部和子宫颈。

- 子宫壁由外周的平滑肌层（子宫肌层）和内侧的腺上皮层（子宫内膜层）组成。
- 子宫由5对韧带牵引：阔韧带、圆韧带、主韧带、骶子宫韧带和膀胱子宫韧带。
- 子宫在子宫颈处通过位于阔韧带基底处的一对主韧带与盆腔侧壁相连，主韧带中包含有动脉、静脉、淋巴管。子宫动脉在十分毗邻子宫颈的双侧侧方跨过输尿管。
- 大多数子宫恶性肿瘤起源于上皮组织，属于子宫内膜样腺癌亚型。
- 病变可能沿局部呈纵向或横向生长。纵向生长可能导致病变沿着子宫内膜表面向子宫下段、子宫颈下方或输卵管上外侧扩散。
- 子宫肌层的淋巴引流入丰富的浆膜下淋巴网，再汇入更大的淋巴管，而后离开子宫。
- 子宫底的淋巴引流入附件和骨盆漏斗韧带。子宫中部和下部的淋巴引流入阔韧带底部，并汇入盆腔侧壁。
- 子宫癌患者体内的高危淋巴引流区包括闭孔、髂外、髂内、髂总和主动脉旁淋巴结区。
- 子宫底病变可直接扩散到主动脉旁淋巴结。
- 盆腔和主动脉旁淋巴结转移的概率因危险等级（低级、中级、高级）、肿瘤大小、浸润深度的不同而异（Creasman et al. 1987），其中危险等级由美国妇科肿瘤学组（Gynecologic Oncology Group，GOG）在33号研究（表25-1）中作了定义。
- 肺、纵隔、锁骨上窝、骨和肝是最常见的血行播散部位。

表25-1 GOG 33号研究中各危险等级的淋巴结转移率（低级：无浸润或1级伴浸润；中级：所有其他等级伴浸润；高级：3级或以上伴浸润）

	盆腔淋巴结（%）	主动脉旁淋巴结（%）
低危	<5	<5
中危	5~10	<5
高危	>10	>10

改编自Creasman et al.（1987）
GOG：美国妇科肿瘤学组

2 与靶区勾画相关的诊断性检查

- 子宫内膜癌的患者应接受一次全面的体格检查，包括对盆腔、腹股沟淋巴结、锁骨上淋巴结的检查。
- 在进行盆腔检查时，应特别注意阴道穹窿、直肠阴道隔、两侧的宫旁组织和盆壁。如果患者不能耐受全面检查，可予以麻醉。
- 患者经常会接受经阴道的超声检查，以评估绝经后的出血情况（Smith-Bindman et al. 1998）。
- 口服或静脉注射造影剂的盆腔CT可用来评估子宫内膜肿瘤的侵犯范围。
- 在CT图像中，子宫内膜癌区别于周围子宫肌层，表现为低密度肿块。在子宫腔内，可能表现为弥漫性、局限性、菜花样或息肉样的肿物。
  - 如果可见肌层浸润，通常说明累及深度超过了1/3至1/2的子宫肌层厚度。
  - 宫颈受累时，CT图像上可见宫颈直径增大超过3.5 cm，并伴有肌纤维间质内的不均匀低密度区域。
  - 宫旁受累时，可见其前方的输尿管周围脂肪减少；盆壁受累时，可见软组织肿块和盆腔侧壁间的脂肪间隙小于3 mm。
- 动态的对比增强磁共振成像（magnetic resonance imaging，MRI）是观察子宫颈（图25-1）和子宫肌层浸润程度的最佳选择，其准确度为85%~93%（Frei et al. 2000）。
- MRI检测淋巴结转移的灵敏度为27%~66%，其中在外科手术的分期中，MRI检测淋巴结的特异性为73%~94%（Kitajima et al. 2011）。但是，如果可用PET，则PET是更优的方法。PET评估局部淋巴结转移的灵敏度和特异性分别为50%~100%、87%~100%（Kitajima et al. 2011）。

3 模拟定位与日常摆位

- 模拟定位时，患者可采用仰卧位或俯卧位。采用俯卧位模拟定位时，要求使用腹式定位板以保证摆位重复性。
- 接受盆腔调强放射治疗的子宫内膜癌患者一般会采用仰卧位。应使用定制的托架进行体位固定，使摆位误差最小化。

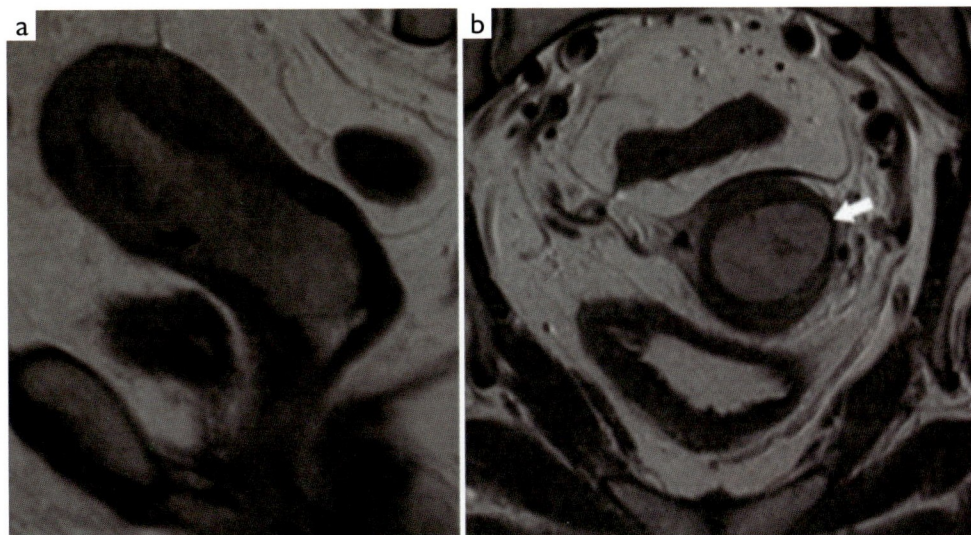

图25-1 子宫内膜癌扩散到宫颈管的磁共振成像（MRI）

（a）矢状位和（b）横断位的T2加权成像显示低信号的宫颈间质变薄（白色箭头所示），提示宫颈间质浸润。[图像改编自Imaging of Endometrial and Cervical Cancer by Patel et al.（2010）]

❖ 模拟定位时，让患者憋尿到可以忍受的程度使膀胱充盈。在某些中心会进行两次扫描（膀胱充盈时和膀胱排空时），然后将两次扫描结果融合后生成内靶区（internal target volun，ITV）。

❖ CT模拟定位的层厚应≤3 mm。静脉注射造影剂有助于血管勾画。

❖ 如果阴道受累，应在肿瘤下界处放置不透射线的标记物。

❖ 患者应当接受至少每周一次的兆伏级（MV）或千伏级（kV）验证片或锥形束CT（cone beam CT，CBCT）来验证摆位。接受调强放射治疗的患者应当进行图像引导，最好每日一次。

4 靶区勾画与治疗计划

❖ 关于术后临床靶区（clinical target volume，CTV）的建议详细列举在表25-2中。该建议参照了美国肿瘤放射治疗协作组（Radiation Therapy Oncology Group，RTOG）和妇科调强放射治疗组（Gynecologic IMRT Consortium）的准则（Small et al. 2008）。

❖ CTV可细分为3个分区：CTV1、CTV2、CTV3。

❖ 对初治或姑息性治疗的患者，CTV1应包括整个子宫。CTV2应包括阴道旁/宫旁组织，如同术后患者阴道近端外扩3 cm所包含的区域。CTV3同术后患者CTV3。

❖ 对于阴道远端1/3受侵的患者，应对腹股沟淋巴结进行连续勾画，勾画范围从髂外淋巴引流区至隐静脉汇入股静脉处远端2 cm。

❖ 如果有主动脉旁淋巴结转移，应采用扩大野技术，通过扩大CTV3的上界将整个受侵淋巴结区包括在内。上界应由主管医生慎重决定。

❖ 每个CTV经不同程度的外扩后生成PTV1、PTV2、PTV3（表25-2）。这3个计划靶区（planning target volume，PTV）合并后生成PTVsum。

❖ 针对淋巴结转移病灶和宫旁受侵病灶，主管医生慎重考虑后可给予5~15 Gy的推量照射。可分阶段或一次性完成（图25-2~图25-5）。

5 外照射计划评估

❖ 理想状态下，至少95%的PTV体积应接收100%的处方剂量，≥99%的PTV体积应接收≥90%的处方剂量。

❖ 最大点剂量处应位于PTV内，PTV外>100%处方剂量的区域应尽量少。

❖ 危及器官（organs at risk，OAR）包括肠道、直肠、骨髓、膀胱和股骨头（图25-6）。表25-3列出了勾画危及器官的细节，表25-4列出了这些器官相应的剂量限制。

❖ 勾画肠道时，应勾画出包含肠道的整个腹腔间隙，其上界为PTV上界向上延伸1.5 cm，其下界向下延伸

表25-2　子宫内膜癌术后患者行盆腔调强放射治疗的推荐靶区

靶区	定义和描述
GTV	影像学和（或）查体可见的病灶
CTV1	阴道残端 包括位于膀胱和直肠之间的阴道残端前后的所有脂肪和软组织
CTV2	阴道旁 / 宫旁组织、阴道近端（不包括残端）
CTV3	包括髂总、髂外、髂内淋巴引流区 对存在宫颈间质浸润的患者，骶前区也应包括在内 髂总[a]、髂外、髂内区域定义为盆腔血管外扩 7 mm 的区域（不包含骨骼、肌肉和肠道）以及所有疑似淋巴结、淋巴囊肿、相关手术切除区 包括盆壁的髂内血管和髂外血管间的软组织 骶前区包括 S1-S2 椎体前（最少 1.0 cm）的软组织 上界：L4-5 间隙下 7 mm 下界：股骨头的上界（髂外区域的下方）、阴道残端水平的阴道旁组织（髂内区域的下方）
PTV1	CTV1 +15 mm
PTV2	CTV2 +10 mm
PTV3	CTV3 +7 mm

最终的PTV为PTV1、PTV2、PTV3的总和；PTV=PTV1∪PTV2∪PTV3
GTV：大体肿瘤体积（gross tumor volume）、CTV：临床靶区（clinical target volume）、PTV：计划靶区（planning target volume）
[a]对许多患者而言，L4-L5水平没有完全包括整个髂总淋巴引流区。

至直肠乙状结肠交界处，前后界为肠道所在的从前腹壁至后腹壁的大部分区域。肠道的两侧缘即为左右边界。

6　子宫内膜癌的近距离放射治疗

❖ 近距离放射治疗在术后和初始治疗的子宫内膜癌中都是重要的治疗手段。美国近距离放射治疗协会（American Brachytherapy Society，ABS）、欧洲放射治疗与肿瘤学会（European Society of Radiotherapy & Oncology，ESTRO）发表的经验和推荐中均提供了相关指南（Nag *et al.* 2000）。

❖ 完成近距离放射治疗装置的放置后，即可采用床旁X-线、常规的CT模拟等方法进行定位。

❖ 对初始治疗的患者，应采用CT、MRI和（或）超声来了解子宫壁的厚度。此外，MRI还可以提供子宫肌层或子宫颈浸润深度的信息。

❖ 如果已行MRI，应将定位CT与MRI进行融合，利用近距离放射治疗设备进行刚性配准。

❖ 对术后患者，如果使用诸如圆柱体等几何形状恒定的施源器进行治疗，在第一次治疗后不再需要拍摄定位片。

❖ 用于不可手术的原发性子宫内膜癌患者的HDR施源器与用于宫颈癌的相同，包括卵圆体状施源器、环状施源器和柱状施源器。

❖ 用高剂量率近距离放射治疗治疗阴道残端时，阴道黏膜必须与施源器表面密切贴合，圆柱体应深入至顶端，以避免空气或液体的存在，从而形成有效的剂量分布。

❖ 表25-5显示了依据ABS指南，对子宫内膜癌术后患者，单独应用高剂量率近距离放射治疗行辅助治疗的剂量分割方案。

❖ ABS建议对子宫内膜癌患者，放疗靶区应包括阴道近端3~5 cm，其中对组织学为浆液性或透明细胞成分者，应包括阴道全长。

❖ 对在阴道残端处复发者，高剂量率近距离放疗应于体外放射治疗（external bean radiation therapy，EBRT）完成后实施。

　◆ 根据ABS的建议，腔内近距离放射治疗只能用于EBRT治疗后深度小于0.5 cm的非大包块复发病灶。

　◆ 对外放疗后出现复发且复发病灶厚度大于0.5 cm的病例，应采用近距离放射治疗。

　◆ 表25-6是对外放疗45 Gy后行高剂量率近距离放疗

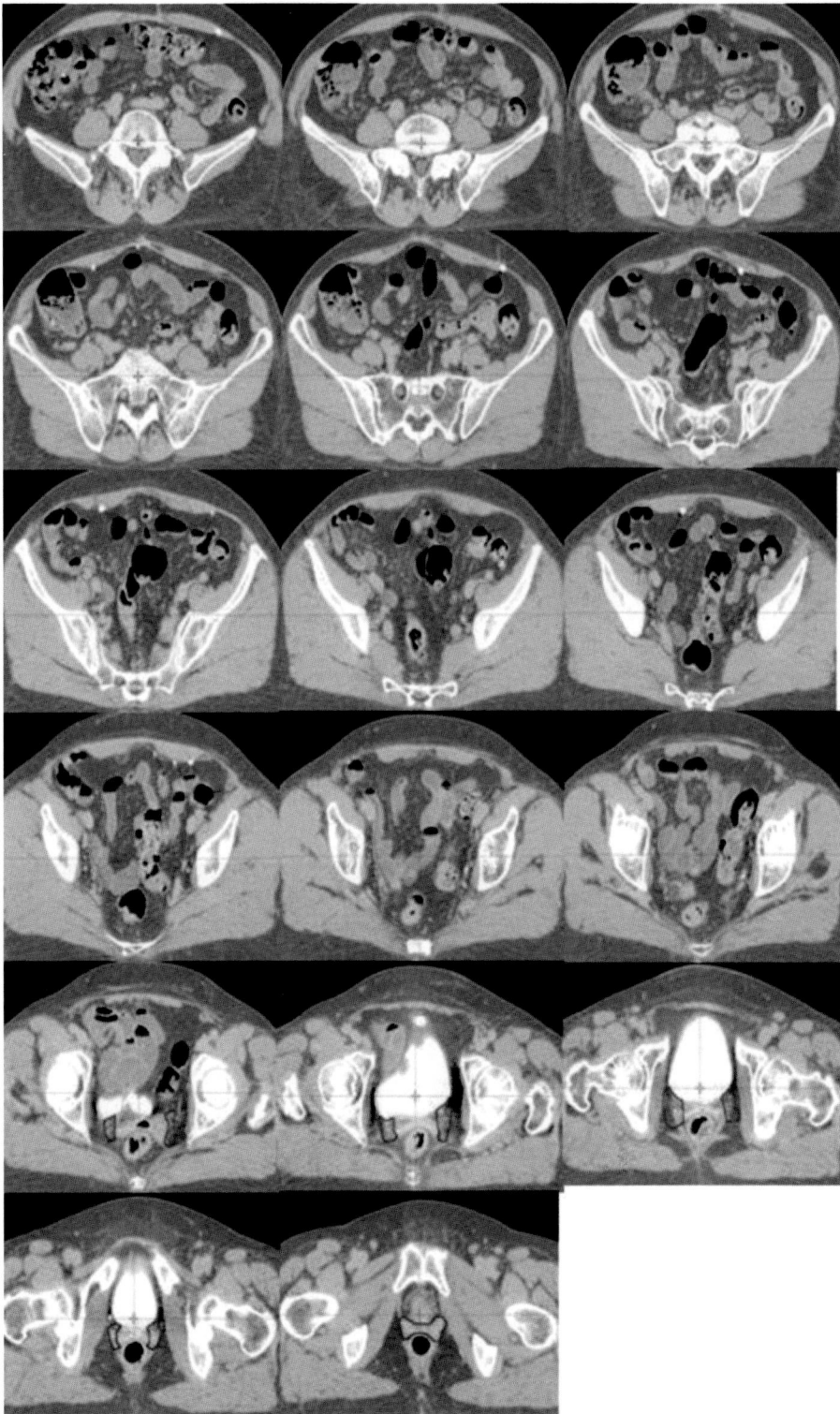

图25-2 一位ⅠB期3级子宫内膜癌患者行经腹全子宫切除和双侧输卵管-卵巢切除（TAH BSO），并进行了盆腔淋巴结取样

病理显示为3级，有深肌层受侵（>1/2）并伴有广泛的脉管浸润。病灶仅限于子宫底，并未侵及子宫下段或子宫颈。0/5个盆腔淋巴结受侵。患者接受了辅助性盆腔调强放射治疗。3个CTV显示如下：CTV1（绿色）包括阴道残端，CTV2（蓝色）包括阴道旁/宫旁组织和阴道近端（不包括残端），CTV3（红色）包括髂总、髂外、髂内淋巴引流区。

319

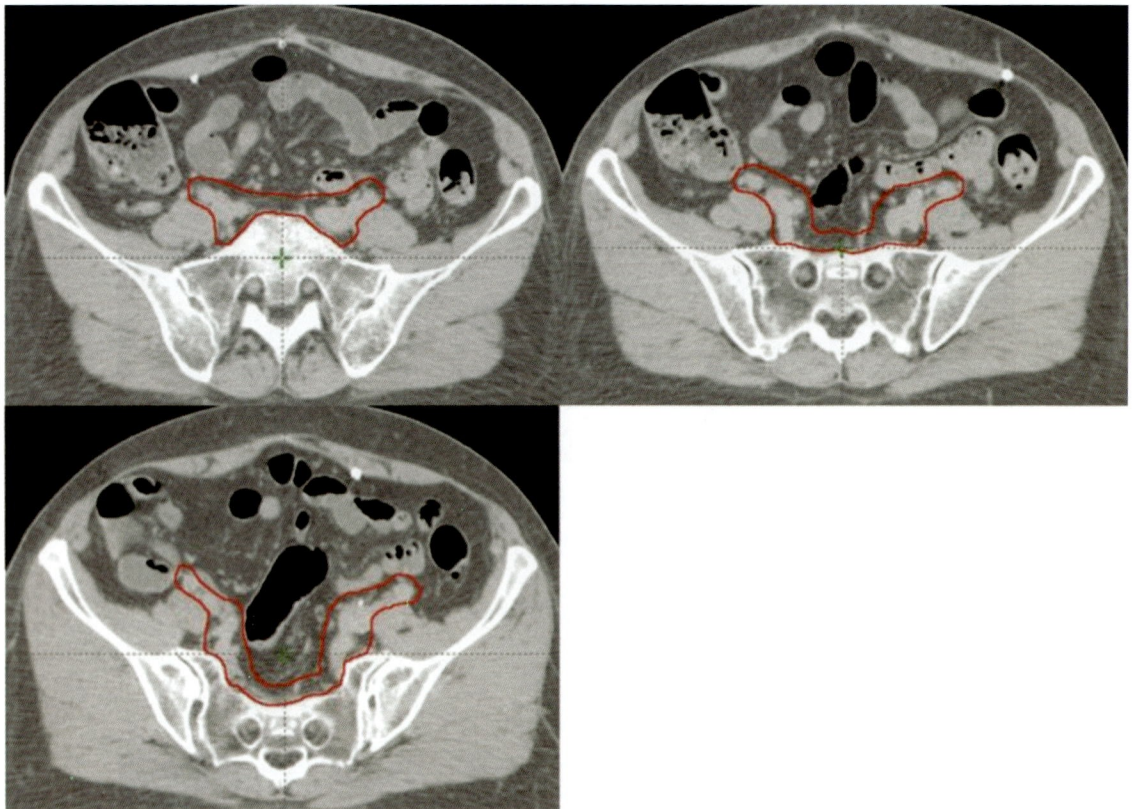

图25-3　对出现宫颈间质浸润的子宫内膜癌患者，CTV3（橘色）进行了修正，包括了骶前区

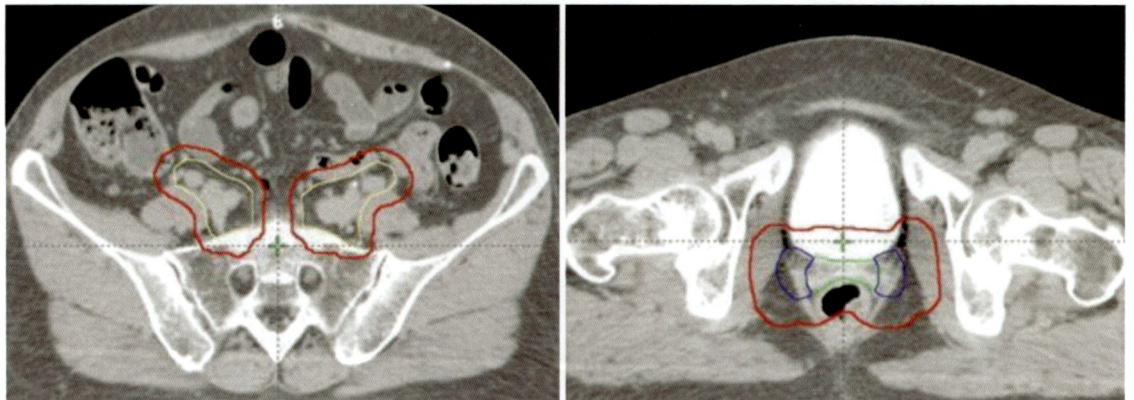

图25-4　由图25-2中的子宫内膜癌术后患者的3个CTV生成的3个PTV（详见表25-2）
最终用于治疗计划的PTV是PTV1、PTV2、PTV3的综合。本图中的PTV（红色）包含了CTV1（绿色）、CTV2和CTV3（黄色）。

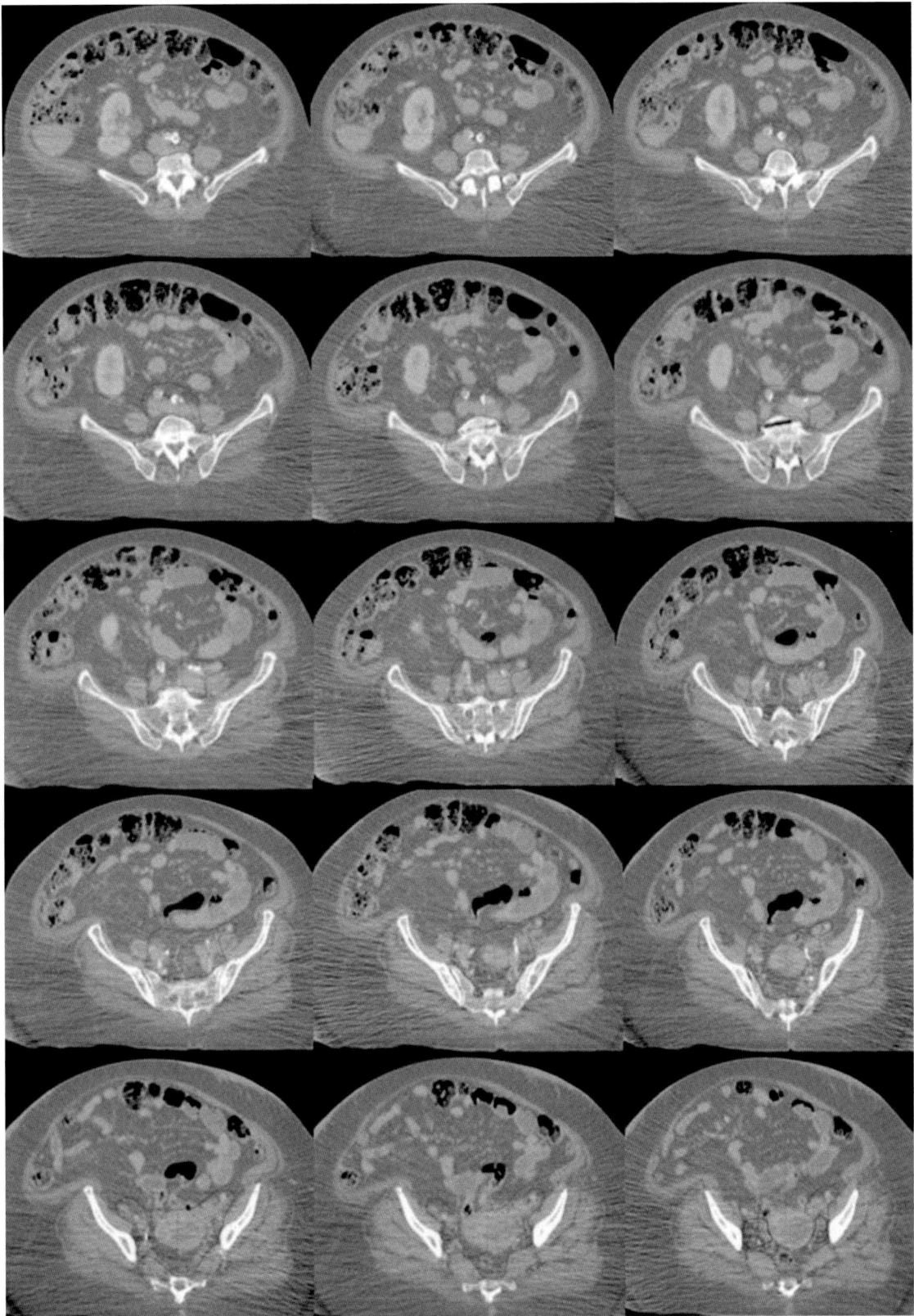

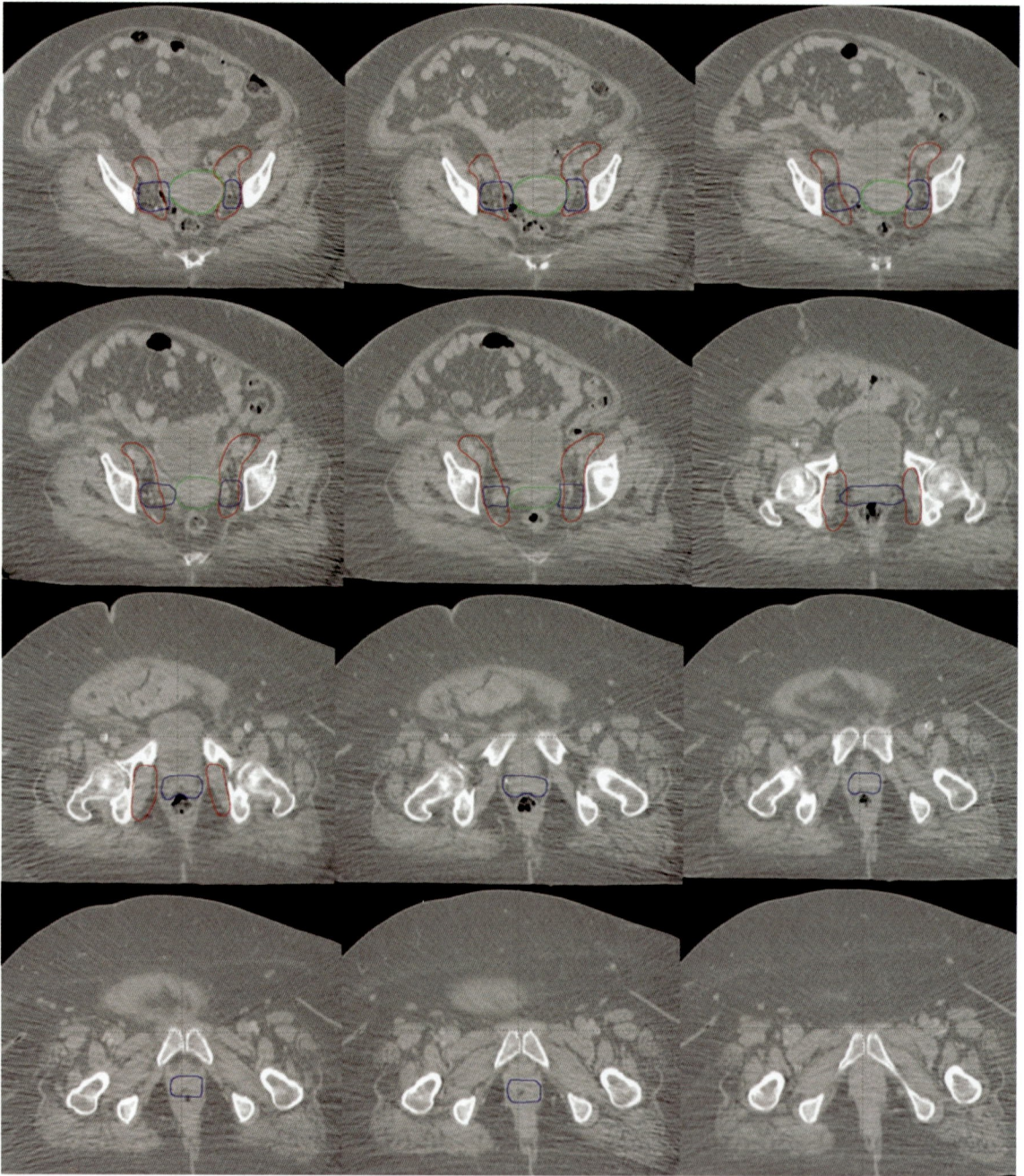

图25-5 子宫癌CT定位勾画

一位不可手术的ⅢC期高分化子宫癌患者，女，65岁，伴有多种并发症，本图为根据其CT定位图像勾画的CTV1（绿色）、CTV2（蓝色）和CTV3（红色）。

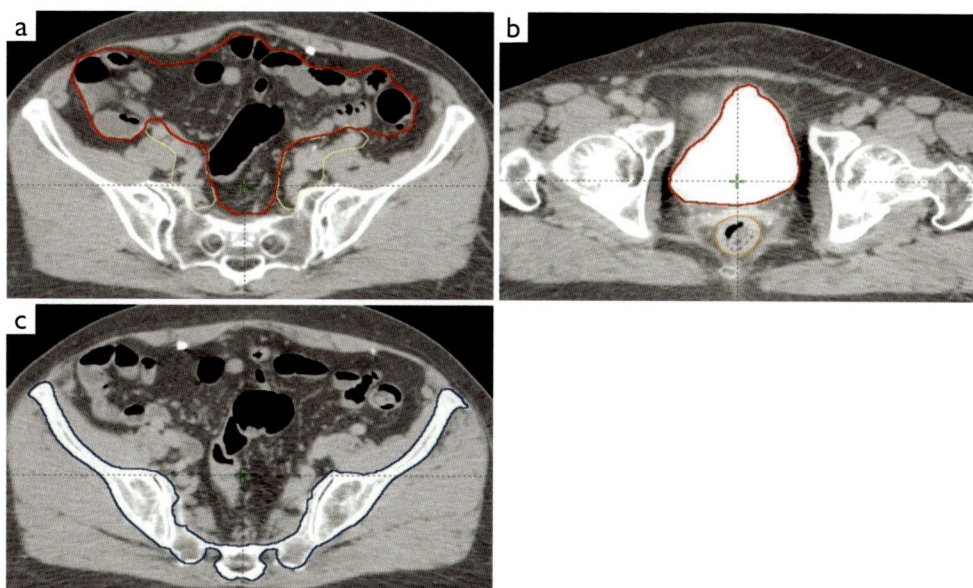

图25-6 在代表性的CT层面上对危及器官的勾画
包括肠道（a，红色）、直肠（b，棕色）、膀胱（b，红色）、骨髓（c，蓝色），也可见对CTV₃的勾画。

表25-3 危及器官

器官	定义及描述
肠道	包含从L4-5间隙水平至乙状结肠曲水平的所有肠襻 包括乙状结肠和盆腔内的升/降结肠 对初治/姑息治疗者，不包括位于盆腔下部子宫后方的被包含于PTV内的肠襻
直肠	以从乙状结肠曲到肛门的直肠外壁为界
膀胱	以膀胱外壁为界
骨髓	以盆骨指代盆腔骨髓。这些区域包括髂骨、L5椎体、全部骶骨、股骨近端 上界：L5椎体上缘或髂嵴（取更上端者） 下界：坐骨结节
股骨头	整个股骨头，但不包括股骨颈

PTV：计划靶区。

表25-4 调强放射治疗：剂量限制

结构	限制
肠道	接收>45 Gy的体积（V_{45}）<250 mL；最大剂量<115%
直肠	最大剂量<115%
骨髓	V_{10}<90%；V_{20}<75%
膀胱	最大剂量<115%
股骨头	最大剂量<115%
脊髓	最大剂量<45 Gy

Vx接收"X"Gy的体积
剂量限制改编自加州大学圣地亚哥分校（the University of California, San Diego）。

表25-5 用于子宫内膜癌术后辅助治疗的高剂量率近距离放射治疗的剂量分割方案

分次剂量	剂量参考点	晚反应等效剂量
3×10.5 Gy	阴道表面	45.6
4×8.8 Gy	阴道表面	45.1
5×7.5 Gy	阴道表面	43.3
3×7.0 Gy	0.5 cm深处	23.2
4×5.5 Gy	0.5 cm深处	21.1
5×4.7 Gy	0.5 cm深处	20.7

改编自ABS指南（Nag *et al.* 2000）。

表25-6 对子宫内膜癌辅助治疗者，在接受1.8 Gy常规分割、总剂量45 Gy的外放疗后，接受高剂量率近距离放疗的推荐剂量分割方案

分次剂量	剂量参考点	肿瘤组织等效剂量	晚反应等效剂量
2×5.5 Gy	0.5 cm深处	58.5	53.7
3×4.0 Gy	0.5 cm深处	58.3	52.9
2×8.0 Gy	阴道表面	68.3	62.5
3×6.0 Gy	阴道表面	68.3	61.3

改编自ABS指南（Nag *et al.* 2000）。

的剂量建议。

❖ 在很多情况下，对初治患者，高剂量率近距离放疗也应在EBRT完成后实施。但是，对于低风险患者和（或）外放疗将带来无法接受的不良反应的患者，也可仅行近距离放射治疗。

❖ 表25-7和表25-8列出了对初治的子宫内膜癌患者，单独应用近距离放疗或应用近距离放疗联合外放疗治

表25-7 对子宫内膜癌阴道残端复发者，在接受1.8 Gy 常规分割、总剂量45 Gy的外放疗后，接受高剂量率近距离放疗的推荐剂量分割方案

分次剂量	剂量参考点	肿瘤组织等效剂量	晚反应等效剂量
3×7 Gy	0.5 cm深处	74.0	66.4
4×6 Gy	0.5 cm深处	76.3	67.4
5×6 Gy	阴道表面	84.3	73.4
4×7.0 Gy	阴道表面	83.9	74.2

改编自ABS指南（Nag *et al.* 2000）。

表25-8 对不可手术的原发性子宫内膜癌患者单独给予高剂量率近距离放疗的推荐剂量分割方案

分次剂量	剂量参考点（厘米）[a]	肿瘤组织等效剂量	晚反应等效剂量
4×8.5 Gy	2	52.4	42.6
5×7.3 Gy	2	52.6	41.4
6×6.4 Gy	2	52.5	40.3
7×5.7 Gy	2	52.2	39.0

改编自ABS指南
[a]HDR的剂量参考点为距离子宫内部中心点2 cm处（Nag *et al.* 2000）。

疗时，近距离放疗的推荐分割剂量。

❖ 靶区应包括整个子宫、宫颈和阴道上段3~5 cm。
  ◆ 除非仅针对阴道表面进行治疗，否则应优化剂量分布，使阴道黏膜下0.5 cm处达到处方剂量。
  ◆ 如上所述，理想的状态是在治疗过程中使用图像引导，以确保整个子宫内膜和阴道壁都被包括在处方剂量中。

参考文献

[1] Creasman WT, Morrow CP, Bundy BN, et al. Surgical pathologic spread patterns of endometrial cancer. A Gynecologic Oncology Group Study[J]. Cancer, 1987, 60 (8 Suppl): 2035-2041.

[2] Frei KA, Kinkel K, Bonel HM, et al. Prediction of deep myometrial invasion in patients with endometrial cancer: clinical utility of contrast-enhanced MR imaging-a metaanalysis and Bayesian analysis[J]. Radiology, 2000, 216(2): 444-449.

[3] Heron DE, Gerszten K, Selvaraj RN, et al. Conventional 3D conformal versus intensity-modulated radiotherapy for the adjuvant treatment of gynecologic malignancies: a comparative dosimetric study of dose-volume histograms[J]. Gynecol Oncol, 2003, 91(1): 39-45.

[4] Keys HM, Roberts JA, Brunetto VL, et al. A phase III trial of surgery with or without adjunctive external pelvic radiation therapy in intermediate risk endometrial adenocarcinoma: a Gynecologic Oncology Group study[J]. Gynecol Oncol, 2004, 92(3): 744-751.

[5] Kitajima K, Murakami K, Kaji Y, et al. Established, emerging and future applications of FDG-PET/CT in the uterine cancer[J]. Clin Radiol, 2011, 66(4): 297-307.

[6] Mell LK, Mundt AJ. Intensity-modulated radiation therapy in gynecologic cancers: growing support, growing acceptance[J]. Cancer J, 2008, 14(3): 198-199.

[7] Mell LK, Roeske JC, Mundt AJ. A survey of intensitymodulated radiation therapy use in the United States[J]. Cancer, 2003, 98(1): 204-211.

[8] Nag S, Erickson B, Parikh S, et al. The American Brachytherapy Society recommendations for high-doserate brachytherapy for carcinoma of the endometrium[J]. Int J Radiat Oncol Biol Phys, 2000, 48(3): 779-790.

[9] Naumann RW, Coleman RL. The use of adjuvant radiation therapy in early endometrial cancer by members of the Society of Gynecologic Oncologists in 2005[J]. Gynecol Oncol, 2007, 105(1): 7-12.

[10] Nout RA, Smit VT, Putter H, et al. Vaginal brachytherapy versus pelvic external beam radiotherapy for patients with endometrial cancer of high- intermediate risk (PORTEC-2): an open-label,

noninferiority, randomised trial[J]. Lancet, 2010, 375(9717): 816-823.

[11] Patel S, Liyanage SH, Sahdev A, et al. Imaging of endometrial and cervical cancer[J]. Insights into Imaging, 2010, 1(5-6): 309-328.

[12] Small W Jr, Mell LK, Anderson P, et al. Consensus guidelines for delineation of clinical target volume for intensity-modulated pelvic radiotherapy in postoperative treat-ment of endometrial and cervical cancer[J]. Int J Radiat Oncol Biol Phys, 2008, 71(2): 428-434.

[13] Smith-Bindman R, Kerlikowske K, Feldstein VA, et al. Endovaginal ultrasound to exclude endometrial cancer and other endometrial abnormalities[J]. JAMA, 1998, 280(17): 1510-1517.

[14] Toita T, Ohno T, Kaneyasu Y, et al. A consensus-based guideline defining clinical target volume for primary disease in external beam radiotherapy for intact uterine cervical cancer[J]. Jpn J Clin Oncol, 2011, 41(9): 1119-1126.

[15] Yang R, Xu S, Jiang W, et al. Dosimetric comparison of postoperative whole pelvic radiotherapy for endometrial cancer using three-dimensional conformal radiotherapy, intensitymodulated radiotherapy, and helical tomotherapy[J]. Acta Oncol, 2010, 49(2): 230–236.

译者：谭志博，北京大学深圳医院放射治疗科

审校：张海鸽，河南科技大学第一附属医院放疗科

第二十六章　外阴癌

John A. Vargo, Sushil Beriwal

Department of Radiation Oncology, University of Pittsburgh Cancer Institute, Pittsburgh, PA, USA
Correspondence to: Sushil Beriwal, MD. Department of Radiation Oncology, University of Pittsburgh Cancer Institute, Pittsburgh, PA, USA. Email: beriwals@upmc.edu

1　解剖与扩散模式

❖ 女性外阴是一个三角形结构,包括阴唇和会阴,直接和阴道相连。解剖上毗邻尿生殖膈,阴蒂,耻骨坐骨支和会阴深横肌。

❖ 外阴癌最常见的发病位置是大小阴唇(70%~75%),约5%呈多灶性生长。

❖ 结构的延伸保证大小便的可控性,盆底结构诸如肛门/肛提肌,阴道,闭孔内肌、梨状肌和周围的骨头(耻骨和坐骨)的完整性(见图26-1)。

❖ 临床最常见的是累及到阴唇和阴道前庭的外阴癌,腹股沟浅淋巴结和腹股沟深淋巴结是第1站转移淋巴结。腹股沟淋巴结具体的解剖位置:外界位于两侧髂腰肌的内缘,内界为长收肌的外侧缘,后方以髂腰肌和耻骨肌为界,前方达缝匠肌和股直肌(Kim *et al*. 2012)见图26-2。

❖ 外阴癌的淋巴引流一般不跨过中线,距离中线外1 cm以上的外阴癌很少出现跨中线的淋巴结转移。

❖ 当腹股沟淋巴结受侵时,盆腔淋巴结为第2站转移淋巴结,例外的是中线结构(前庭和阴蒂球)的小淋巴管,经过阴部内和髂淋巴管直接引流到盆腔淋巴链。正如美国妇科肿瘤学组(Gynecologic Oncology Group,GOG)37研究中所示,有28%的腹股沟淋巴结转移患者存在盆腔淋巴结转移。

❖ 采用注射氧化铁颗粒使淋巴结显影的MRI研究结果表明,95%的髂总、髂内,髂外和闭孔淋巴结位于盆腔内血管的7 mm以内(Taylor *et al*. 2005)。与之相反,对于腹股沟淋巴结和髂外侧区域,体型的差异和先前淋巴结清扫限制了上述定义的应用,此处涉及淋巴结位于血管周围0.9~3.5 cm的范围之内。因此,定义腹股沟淋巴结时应采用解剖间隙而非固定的周边结构(Kim *et al*. 2012)。

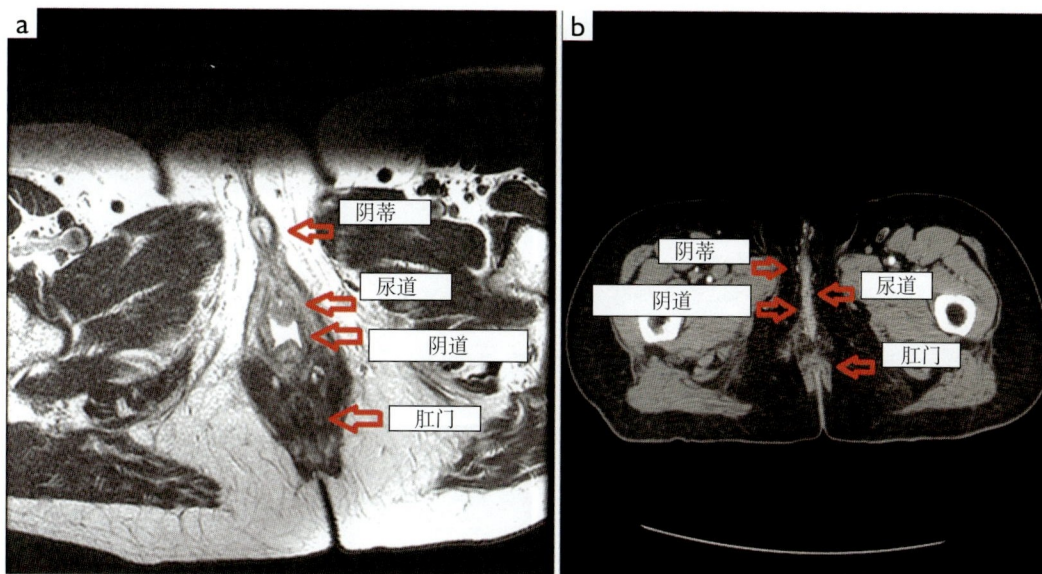

图26-1 功能性盆腔解剖确定外阴癌的可切除性
水基阴道内凝胶T2加权盆腔MRI（a）和相应的CT影像（b）突出重要盆腔结构的完整性决定外阴癌的功能可切除性。

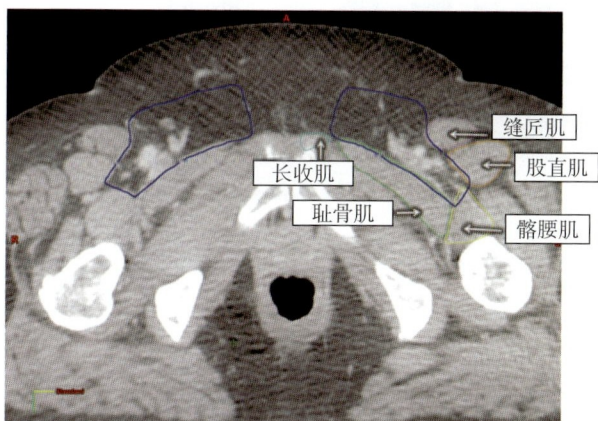

图26-2 腹股沟-股淋巴结间隙：依据相关肌肉确定的第1站腹股沟-股淋巴结解剖范围

2 与靶区勾画相关的诊断性检查

❖ 体格检查通常需要进行全面的妇科检查，特别注意肿瘤局部浸润的范围以及腹股沟淋巴结受累情况。GOG 37研究数据显示，伴有淋巴结肿大的外阴癌患者中约23.8%没有明确的淋巴结病理诊断，同时常规的体格检查发现23.9%的病例有隐匿的转移性病灶。因此，对于淋巴结的受累评估，体格检查既不敏感也不特异，因此电子计算机断层扫描（computed tomography，CT）或正电子发射计算机断层扫描（positron emission tomography computed tomography，PET-CT）在检查和治疗计划制定中至关重要。

❖ 从其他盆腔恶性肿瘤（如最典型的肛门癌）中PET-CT已得到明确的地位推断，我们推荐将PET-CT做为外阴癌患者常规的检查项目，以增加转移淋巴结诊断的敏感性，否则联合体检和CT检查也无法检测到（Cotter *et al.* 2006）。

❖ 局部进展期外阴癌应用钆对比增强联用或不联用含水阴道腔内凝胶的磁共振成像（magnetic resonance imaging，MRI）检查，可以很好地分辨肿瘤和功能完整正常组织（如肛门括约肌和阴道）之间的关系，这个关系会影响手术切除（见图26-3）。

❖ 当病变侵及阴道时，在窥阴器检查时置入金标记点有助于确定阴道内大体肿瘤体积（gross tumor volume，GTV）的范围和日常摆位。

3 模拟定位与日常摆位

❖ CT或PET-CT定位时，要求患者仰卧位下肢固定（"青蛙腿"），负压真空装置固定，确保摆位时的重复性。在扫描器允许条件下两下肢尽量外展，使大腿内侧和腹股沟褶皱处的照射剂量最小。

❖ 为了辅助肿瘤靶区的勾画，采用不透光线条勾画出大体肿瘤或术后瘤床的位置（见图26-4）。

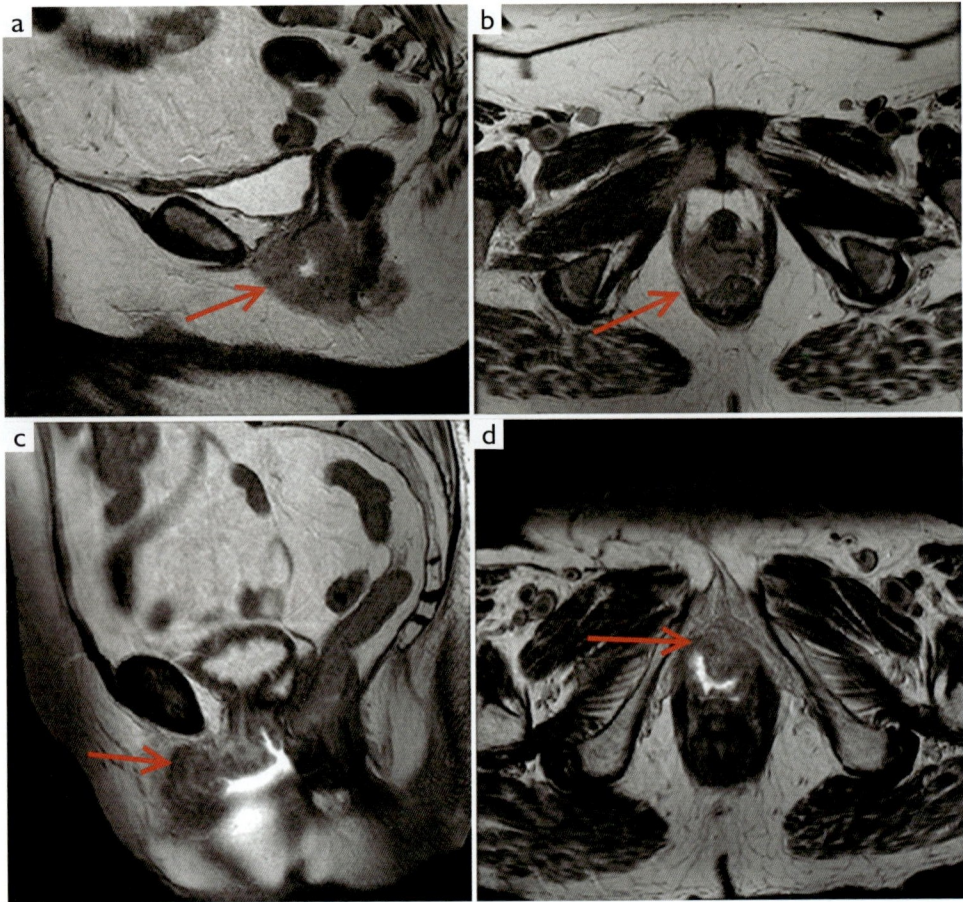

图26-3　局部进展期外阴癌MRI图像

（a，b）外阴后侧病灶（箭头所示）延伸至肛门和耻骨直肠肌。（c，d）外阴前方病灶，尿道和尿道周围广泛受侵（箭头所示）。

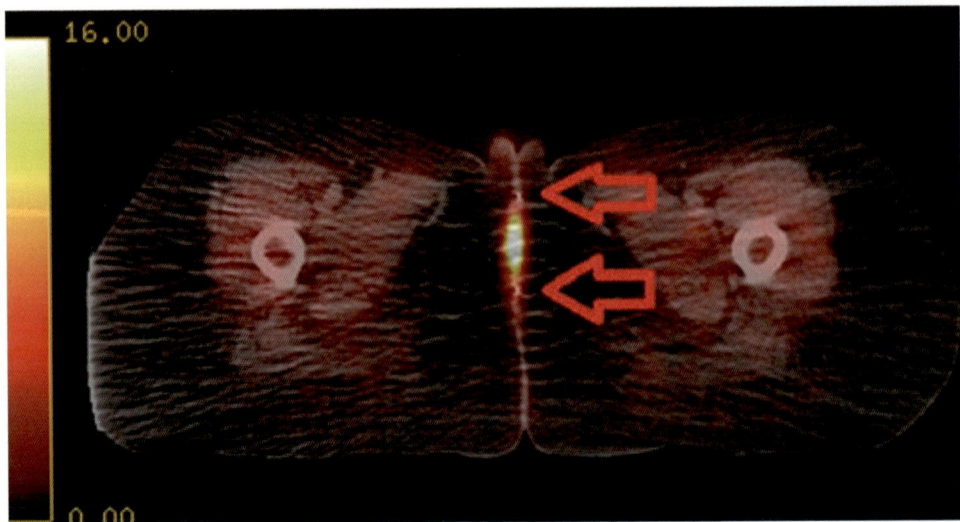

图26-4　不透光的线用于模拟定位

基于PET-CT的模拟，模拟定位时放置一个不透光的线勾画出大体肿瘤位置（箭头所示），与PET模拟成像的肿瘤位置一致。

❖ CT或PET-CT模拟采用静脉和口服对比剂，3~5 mm层厚扫描。定位扫描前口服对比剂是为了更好的显影小肠和直肠，而静脉注射对比剂能为勾画淋巴结显示血管。我们建议模拟扫描范围至少从L2至大腿中部。如果进行区域淋巴结照射，通常等中心点放在盆腔的中心，而如果只进行外阴照射，等中心点则放置在耻骨联合水平的外阴部位。

❖ 如果阴道受累（应该包括在CTV1里面，如下所述），我们建议模拟定位时分别充盈和排空膀胱，为阴道区创造一个内靶区（internal target volun，ITV）。推荐所有外阴癌不论是否阴道受累，模拟定位时均应该充盈膀胱，排空直肠。模拟定位的前一天，患者需要灌肠，如果直肠扩张超过3~3.5 cm，需要重新模拟定位。因为一个排空的直肠代表最保守的直肠后界位置，直肠充盈影响分次间的运动。

❖ 避免使用阴道填塞物或标记物，因为这些装置改变解剖形态，引起柔软的阴道黏膜不可重复性的解剖变形。除此之外，这些装置使阴道后移，导致容易出现几何学偏差的情况。

❖ 在制订放疗计划和日常放疗时，外阴区域放置0.5~1.0 cm厚的专用填充物。分别制订加和不加填充物的调强放射治疗（intensity modulated radiotherapy，IMRT）计划，如果患者出现急性皮肤反应，改用无填充物的计划，可使治疗能够持续进行而不被迫中断。因为考虑到短时间的水肿和软组织肿胀，只在IMRT计划优化时于空气中增加1~2 cm厚的填充物，这样能够使等剂量线扩展到皮肤外（图26-5）。治疗计划中有或没有填充物的机器跳数差别应最小。

❖ 患者通常采用kV和锥形束CT（cone beam CT，CBCT）图像联合摆位。每日基于骨性解剖或放置于阴道病变范围的标记物的kV影像，用于减小分次间的摆位误差。增加CBCT图像，可优先用于每天的定位和软组织配准中。

4　靶区勾画与治疗计划

❖ 原发灶GTV包括体检和影像检查可见的所有肿瘤，盆腔和腹股沟GTV包括所有短径大于1 cm的淋巴结、存在中心坏死和（或）PET-CT有活性的淋巴结（表26-1~表26-2）。

❖ CTV1包括GTV及最少1 cm的外放边界，全部外阴除外未被累及的周围组织结构，如肛门括约肌和骨骼（见图26-6~图26-7）。如果阴阜未受累或肿瘤位于外阴后侧，CTV1可以不包括阴阜，以减小长期淋巴水肿的风险（图26-8a）。

❖ 位于外阴后侧的病变，CTV1应当包括从阴唇系带后缘至肛门边缘范围的会阴区域。如果肛门边缘受到累及，则需要包括肛门缘至少1~2 cm。如果肿瘤侵及肛管，CTV1需要包括整个直肠系膜，从肛门边缘到乙状结肠曲覆盖的直肠周围淋巴结区域（图26-8a）

❖ 对于侵及尿道的外阴前侧病变，CTV1应包括GTV近端

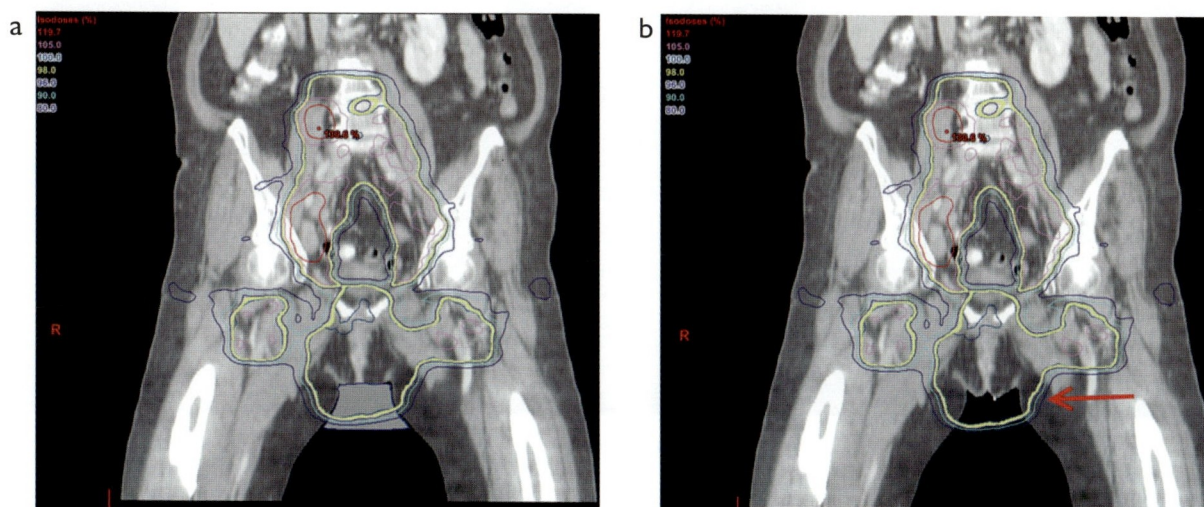

图26-5　用于IMRT计划优化的专用填充物产生散射线
有或没有专用填充物的CT治疗计划图像，用于优化IMRT计划，使等剂量曲线扩展到外阴外，产生皮肤外的剂量（箭头所示）。

表26-1　推荐的外阴癌IMRT剂量分割模式

临床状态	PTV1（Gy）	PTV2（Gy）	分次剂量
术前放疗GOG 205 （Moore *et al.* 2012）	45~50.4	55.8~59.4	1.8 Gy/d
根治放疗	45~50.4	59.4~70.2	1.8 Gy/d
辅助放疗	45~50.4	50.4~59.4	1.8 Gy/d

表26-2　高危的亚临床区域靶体积

靶区	定义和描述
GTV	查体和影像学检查（见上文关于PET-CT和MRI的重要性）可见的大体肿瘤 盆腔和腹股沟淋巴结：所有淋巴结≥1 cm，或存在中心坏死和（或）PET有活性
CTV1	GTV+1 cm包括整个外阴（+/-会阴，阴道或侵及的尿道），除外未受累及的骨骼，肌肉和临近器官 CTV1包括腹股沟-股和盆腔淋巴结（双侧闭孔、髂内、外淋巴结），延伸到髂内外血管分叉水平 如果盆腔淋巴结受累及，则需要包括整个髂总链到主动脉分叉处 如果阴道受累及，需要包括全部阴道，并且在膀胱充盈和排空条件下创建ITV 紧邻尿道前方的病灶，应包括原发灶GTV周围2 cm的尿道，如果尿道广泛受侵则需要包括至膀胱颈 如果累及肛缘，需要外扩1~2 cm的边界；肛管受侵犯的情况下，需要包括整个直肠系膜区
PTV1	原发灶CTV1+1 cm，淋巴结CTV1+0.7~1 cm

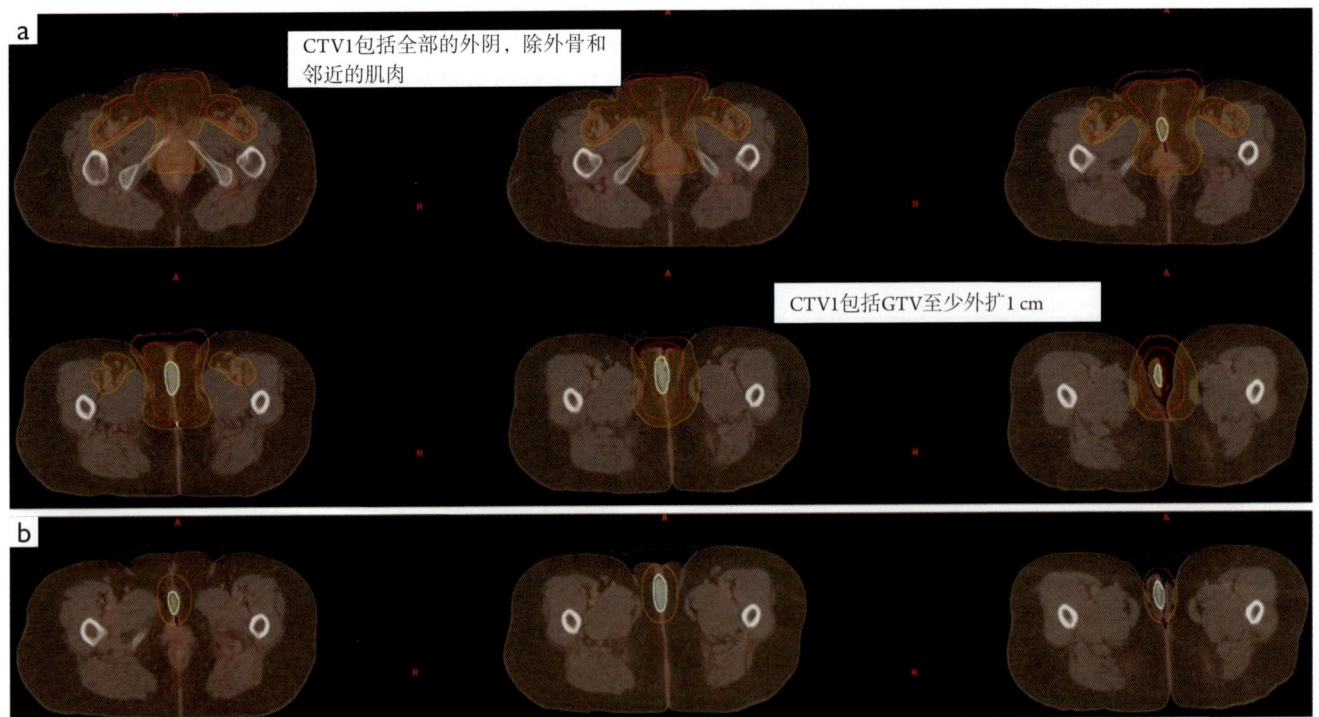

CTV1包括全部的外阴，除外骨和邻近的肌肉

CTV1包括GTV至少外扩1 cm

图26-6　外阴癌术前

（a）外阴鳞状细胞癌FIGO Ⅰ B期患者，肿瘤临近但没有侵及尿道。然而邻近尿道无法获得初始切缘阴性；因而，患者接受了术前放化疗，顺铂 40 mg/m²，1次/周。原发肿瘤GTV标记为细的绿色线条，近中线的病灶延伸至尿道口。CTV1（红线）包括全部外阴和GTV加上至少1 cm外扩（除外邻近的骨/肌肉），以及腹股沟-股淋巴结（红线）和盆腔淋巴结（未显示）。PTV1（橙色）接受了处方剂量45 Gy/25f和序贯的IMRT光子线推量12.6 Gy/7f，累积总剂量57.6 Gy/32f。患者接着进行了成功的保留尿道的部分外阴切除术，切缘未见肿瘤。（b）术前外阴癌，GTV（绿线）原发灶和相应的推量PTV2（橙色），用于IMRT光子序贯推量12.6 Gy/7f。

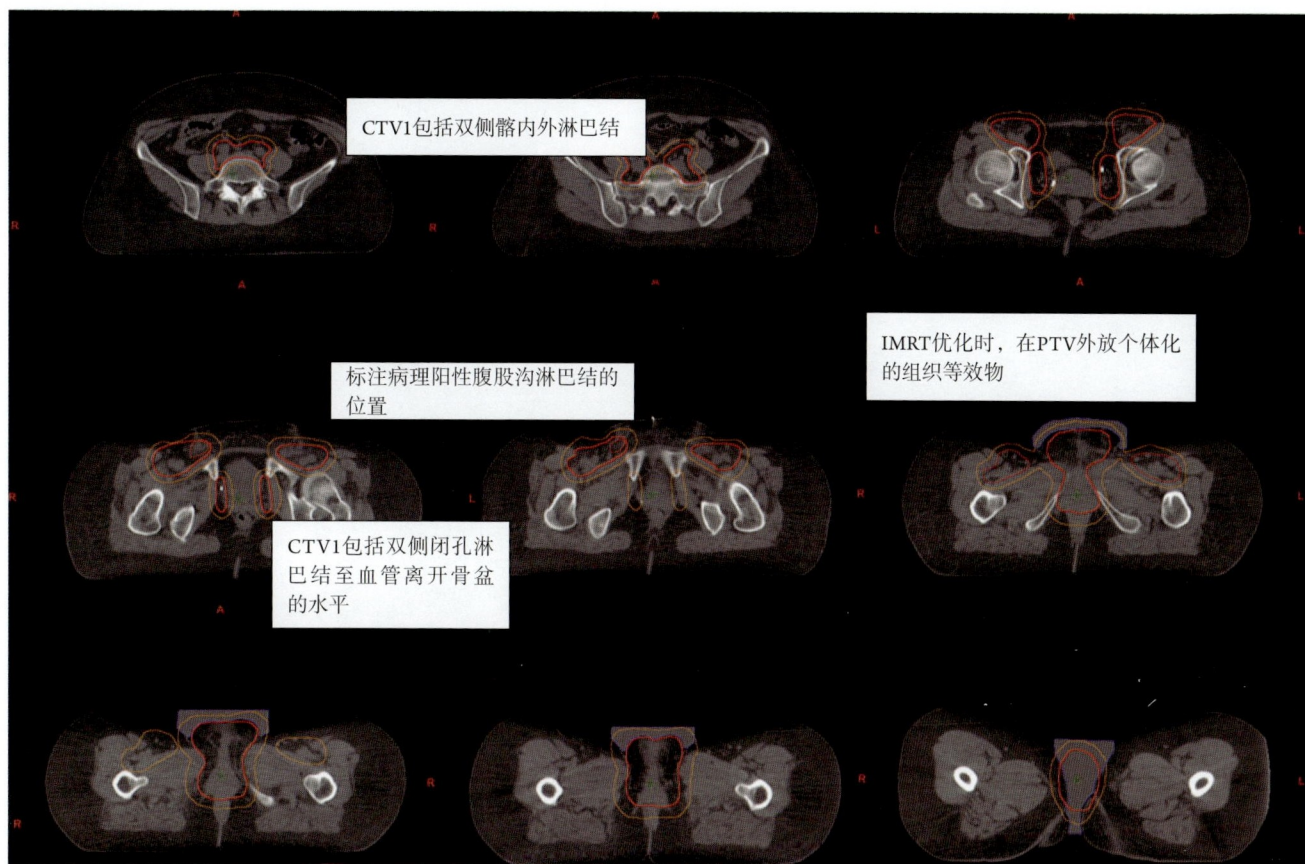

图26-7 术后外阴癌

患者是FIGO ⅢA期外阴鳞状细胞癌，接受部分外阴切除术和双侧前哨淋巴结活检术。术后病理显示，1.7 cm大小的病灶侵犯脉管，侵及深度0.3 mm，距手术切缘0.5 cm。右侧腹股沟前哨淋巴结转移（1/2），大小约0.5 cm，同时左侧腹股沟淋巴结未见癌转移（0/4）。患者完成术后辅助放疗50.4 Gy/28 f，如上图所示CTV1（红色）和PTV1（橙色）。患者追加9 Gy的电子线补量照射，手术切缘区域接受到总放疗剂量59.4 Gy。

至少2 cm的范围或至膀胱颈（见图26-9a和图26-10a）。

❖ 如果肿瘤侵及阴道，CTV1需要包括从顶端至阴道入口的整个阴道（见图26-9a）。

❖ N0的外阴癌，CTV1一般需要包括：双侧腹股沟淋巴结，和包括低位髂总、双侧髂外、髂内和双侧闭孔在内的盆腔淋巴结。注意，低位髂总淋巴结床并不总能包括在传统照射野中，但现代技术条件下，我们认为包括低位髂总淋巴结区是合适的。

❖ 包含在CTV1内的盆腔淋巴结范围：上方，从低位的髂总淋巴结延伸至髂外和髂内血管的分叉水平。下方，髂外淋巴结一直延伸到股骨头的水平，标志着闭孔淋巴结区的开始，延伸至盆底闭孔血管离开盆腔处。

❖ 已知盆腔淋巴结转移的外阴癌，CTV1需要向上延伸至髂总动脉从降主动脉起始水平的整个髂总淋巴结区（图26-9a和图26-10a）。

❖ 腹股沟-股间隙应该向下延伸至股隐交界水平以下约2 cm的范围或小转子水平周边肌肉围成的区域（图26-2）。

❖ 因为前面提到的不确定性，原发灶或瘤床的CTV1应该至少外扩0.7~1 cm构成PTV1，而淋巴结引流区CTV1，考虑到淋巴结动度变化不大，根据摆位所用的影像类型和频率不同其CTV外扩0.5~0.7 cm形成PTV。

❖ 根治性放疗剂量如果采用序贯推量时，因为外生性肿瘤的治疗反应而需要调整靶区体积，需要考虑重新扫描。原发肿瘤GTV外扩1.0~2.0 cm构成PTV2。受累及的淋巴结GTV，外扩0.7~1.0 cm构成最终淋巴结推量体积，PTV3。原发灶的推量，根据放疗的反应和肿瘤残留的位置，可以采用IMRT、直接电子线野或间质近距离治疗（表26-1和表26-3）。

❖ 对淋巴结病灶进行治疗的另一种方法是采用同步整合推量（simultaneous integrated boost, SIB）技术，在进行

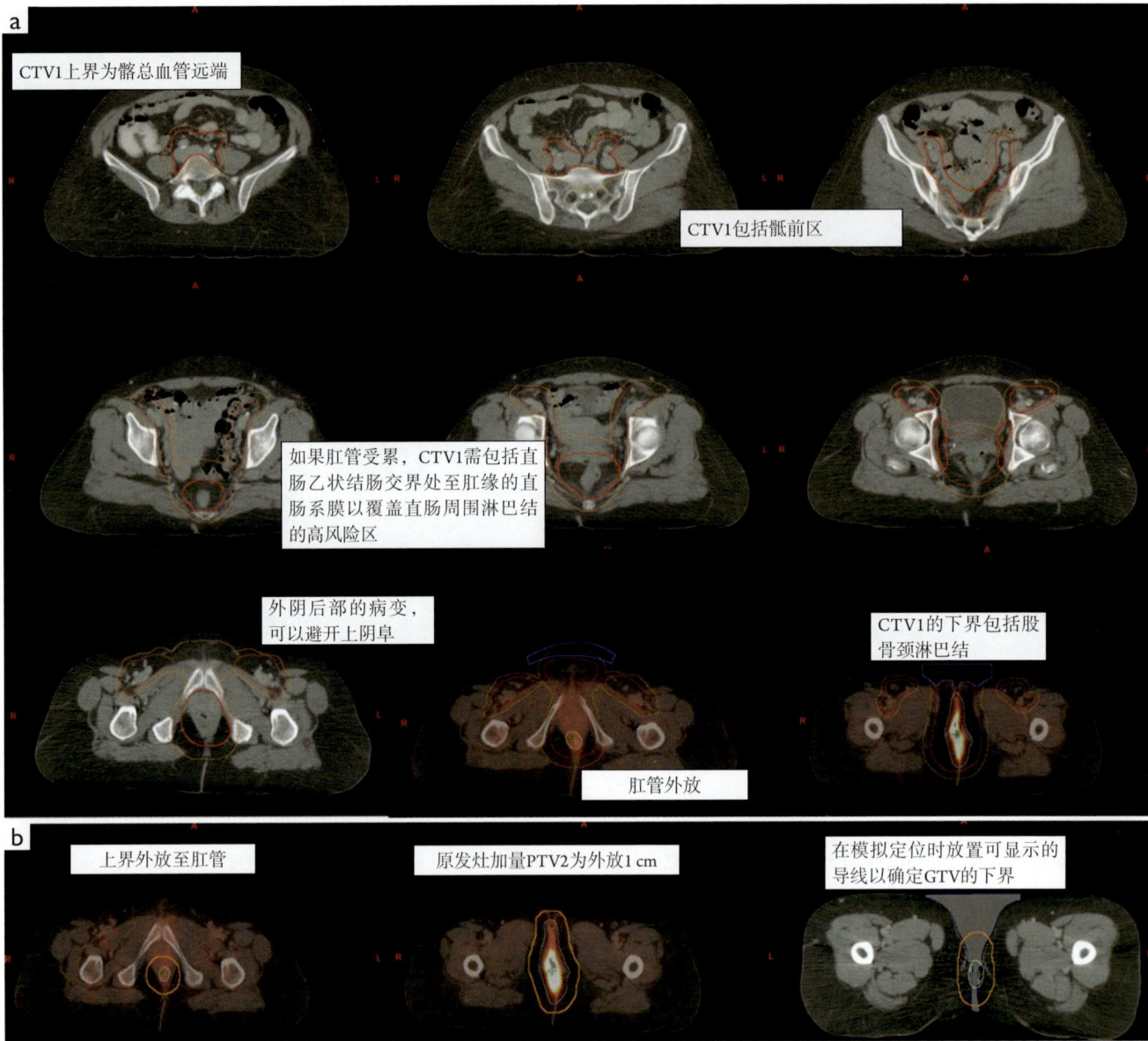

图26-8 外阴癌侵及肛管影像

（a）局部进展期外阴癌侵及肛管。患者外阴鳞状细胞癌，FIGO分期Ⅳ A期，累及肛管，接受了术前放疗同步每周一次顺铂40 mg/m²的化疗。GTV（绿线）覆盖至肛管，CTV1（红线）包括双侧髂外、髂内、闭孔，S1~S4水平的骶前淋巴结，腹股沟-股淋巴结，从直肠乙状结肠交界至肛缘的整个直肠系膜区和全部外阴。相应的PTV1显示为橙色线。因为肛管受到浸润，注意CTV1包括整个直肠系膜和骶前区，并因为原发肿瘤偏后而保护上段阴阜。PTV1接受处方剂量45 Gy/25f，序贯调强放疗用光子线将原发灶推量至59.4 Gy。（b）局部进展期外阴癌侵及肛管，区域原发灶。GTV（浅绿线）所对应的推量PTV2（橙色）序贯IMRT光子推量14.4 Gy/8f。

表26-3 推荐的靶区勾画

靶区	定义和处方
GTV	原发灶：查体和影像学检查（见上文关于PET-CT和MRI的重要性）可见的大体肿瘤
CTV2	原发灶：GTV + 0.5~1 cm，除外未受累的骨骼，肌肉和临近器官
PTV2	原发灶：根据摆位所用的影像于CTV2+0.5~1 cm
PTV3	受累淋巴结：根据摆位所用的影像于整个GTV外扩0.7~1 cm

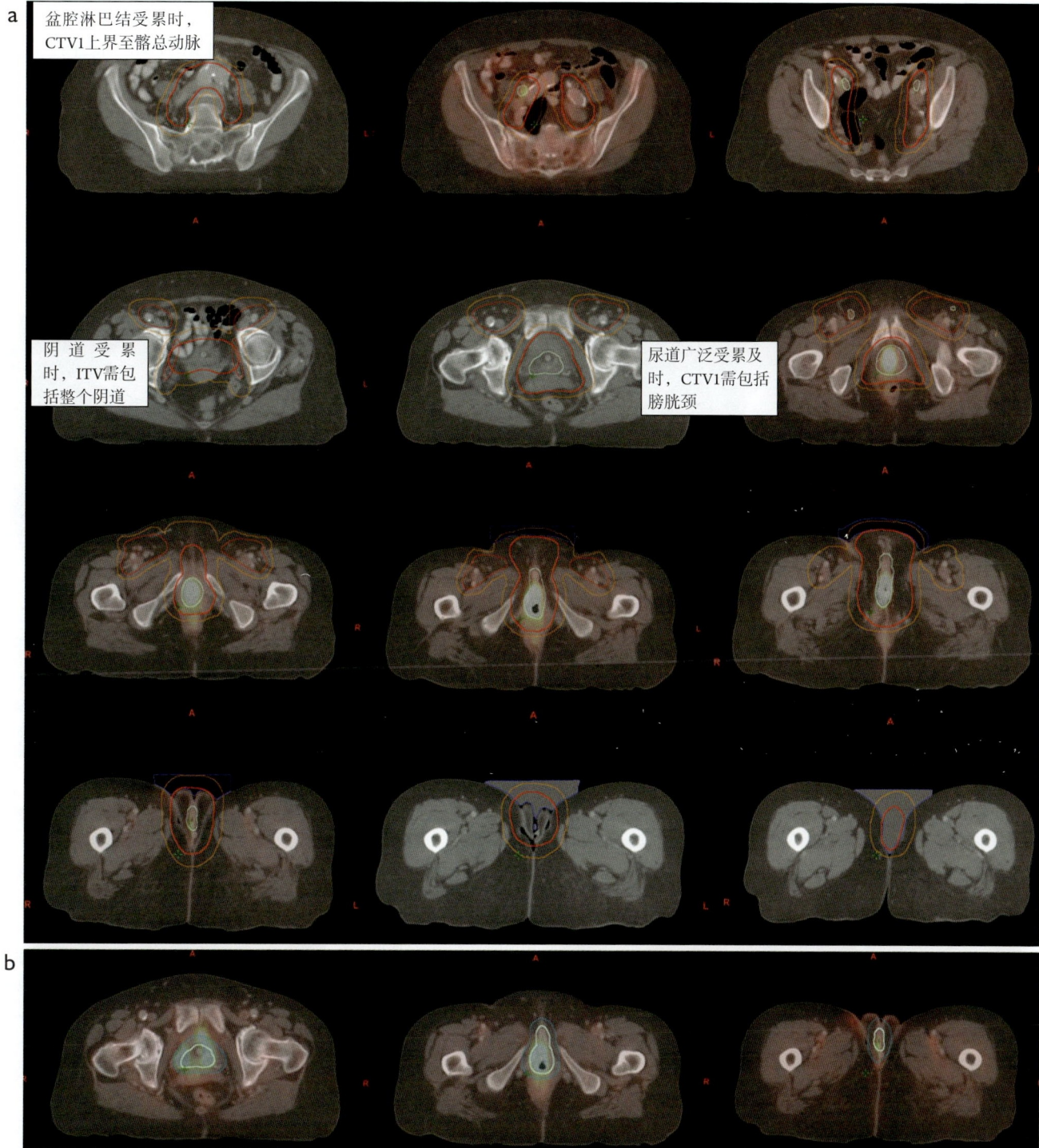

图中标注文字：

a　盆腔淋巴结受累时，CTV1上界至髂总动脉

阴道受累时，ITV需包括整个阴道

尿道广泛受累时，CTV1需包括膀胱颈

b

图26-9　外阴癌盆腔转移影像

（a）局部进展期外阴癌侵及阴道和膀胱颈。患者外阴鳞状细胞癌，FIGO分期ⅣB期（盆腔淋巴结转移），肿瘤累及阴道和尿道并向上蔓延至膀胱颈。接受了每周一次顺铂40 mg/m²的同步化放疗。图示粗绿线为盆腔转移淋巴结和原发肿瘤以及受到累及的阴道、尿道和膀胱颈部。CTV1（红线）和PTV1（橙色）包括整个尿道至膀胱颈水平，以及阴道全部，考虑膀胱的充盈与空虚状态勾画一个ITV。PTV1给予处方剂量45 Gy/25f，转移淋巴结SIB至55 Gy/25f，序贯光子线IMRT补量使PTV2照射剂量提升至70.2 Gy/39f，结果代谢与临床完全缓解。注意CTV1和相应的PTV1外延到定制的填充物用于IMRT计划的优化。（b）局部进展期外阴癌累及阴道和膀胱颈。原发肿瘤GTV（浅绿线）和相应的推量PTV2（蓝绿）序贯光子推量25.2 Gy/14f。

盆腔照射45 Gy治疗时，阳性淋巴结GTV外扩0.7~1.0 cm形成PTV，给予单次2.2 Gy，总剂量55 Gy的照射，这样可以提高靶区剂量而总治疗次数不增加（图26-10）。

5 计划评估

❖ 如果<5 %的靶区接受<100%的处方剂量，接受超过110%处方剂量的PTV不超过10%，则放疗计划可以接受。腹股沟皱褶处避免出现任何剂量热点。

❖ 第一次治疗时，需要在填充物下方放置热释光剂量装置，确定实施剂量在处方剂量的7%范围之内。

❖ 关于危及器官：我们主张肛门直肠的勾画范围从肛缘至直肠乙状结肠交界，膀胱不能重叠在CTV内，小肠包含从直肠乙状结肠交界至PTV上1~2 cm的整个腹膜腔，而不是单个的小肠祥，股骨头下界达小转子水平，在同步放化疗情况下，骨盆骨骼的勾画包括下端腰椎，髂骨，骶骨和股骨头（见表26-4）。

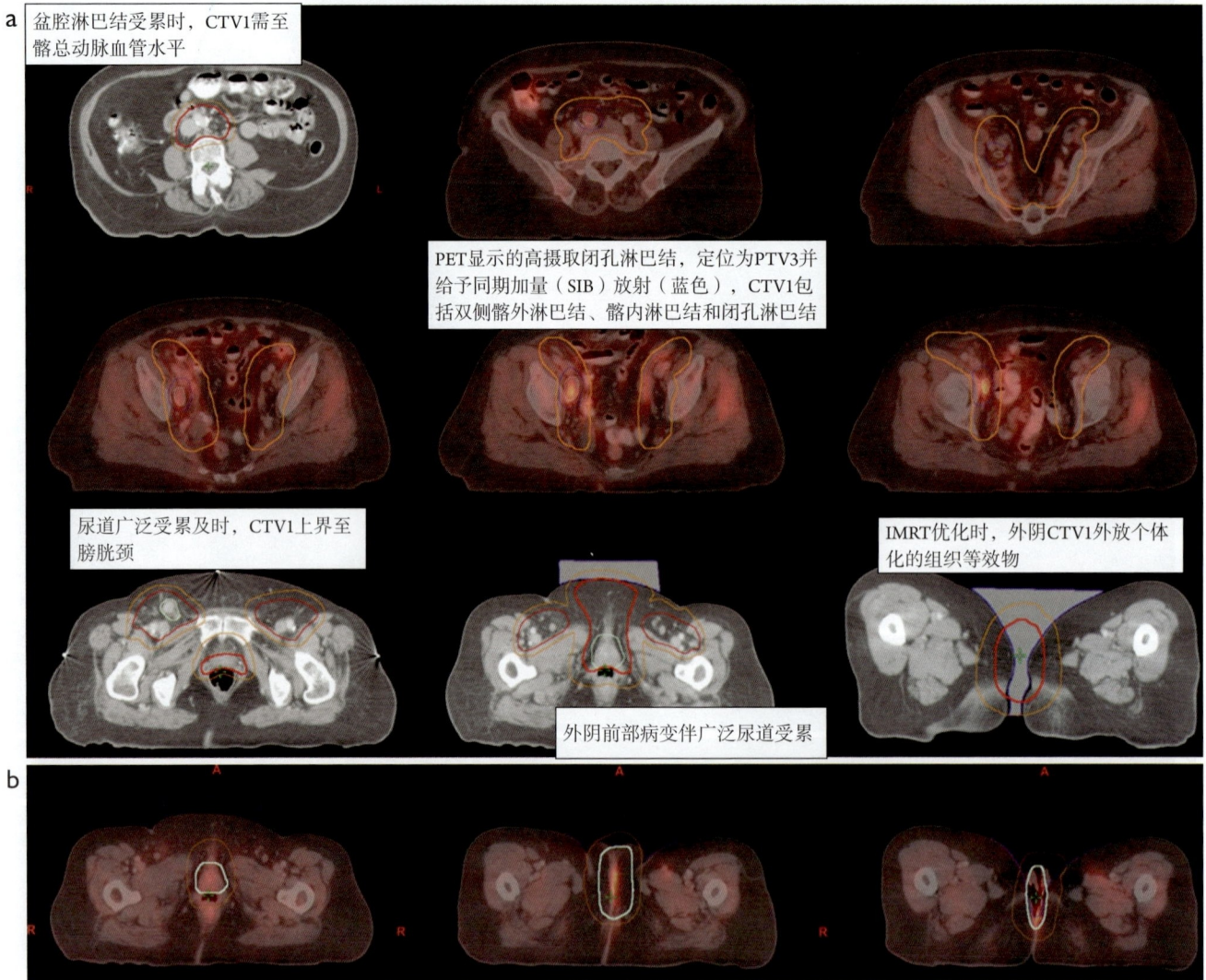

图26-10 外阴癌盆腔转移影像

（a）局部进展期外阴癌伴有大块的盆腔淋巴结转移灶. 患者外阴鳞状细胞癌，FIGO分期IVB期（盆腔淋巴结转移），肿瘤位于外阴前方，广泛尿道周围受侵，闭孔可见较大的转移淋巴结。GTV包括原发肿瘤和受侵的盆腔和腹股沟淋巴结（绿线）。因为广泛的尿道周围受侵，CTV1（红线）和相应的PTV1（橙色）包括髂总淋巴结至降主动脉分叉处和远至膀胱颈的尿道。患者接受了同步放化疗，盆腔放疗45 Gy/25f+原发灶光子补量10.8 Gy，顺铂40 mg/m²，1次/周，转移淋巴结采用SIB技术照射55 Gy/25f。PTV3为相应的淋巴结SIB靶区（蓝色）。（b）伴有大的盆腔淋巴结转移灶的局部进展期外阴癌，原发肿瘤GTV（浅绿线）和相应的推量PTV2（橙色），序贯光子IMRT推量照射10.8 Gy，每次1.8 Gy。

表26-4　调强放疗正常组织剂量限值

危及器官	匹斯堡大学癌症研究所[a]	RTOG[b]
小肠	Max < 50 Gy，≤35%接受≥35 Gy	≤ 30 % 接受 ≥ 40 Gy
直肠肛门	Max < 50 Gy，≤40%~50%接受≥40 Gy	≤ 60 % 接受 ≥ 40 Gy
膀胱	Max < 50 Gy，≤40%~50%接受≥40 Gy	≤ 35 % 接受 ≥ 45 Gy
股骨头	Max < 50 Gy，≤35%接受≥35 Gy	≤ 15 % 接受 ≥ 35 Gy
骨髓	Max < 50 Gy，≤75%~80%接受≥20.0 Gy	≤ 37 % 接受 ≥ 40 Gy

[a]根据匹斯堡大学癌症研究所目前应用的指南（Beriwal *et al.* 2006，2008，2013）
[b]来自RTOG0418研究结果和正在进行的RTOG0921研究中获得的当前盆腔放疗指南（Klopp *et al.* 2013）。根据肿瘤的位置和可能的PTV重叠，最大处方剂量可以提高。

推荐阅读

- GOG 205 (Moore et al. 2012)：Show feasibility of preoperative weekly cisplatin and dose-escalated radiotherapy to 57.6 Gy for locally advanced vulvar cancers.
- Outcomes for Vulvar IMRT Beriwal et al. (2006，2008，2013)：Reviews evolution，techniques，and outcomes for IMRT in vulvar cancer.
- Australian Gastrointestinal Trials Group Contouring Atlas for Anal Cancer IMRT (Ng et al. 2012)：Anatomical- based contouring guidelines for inguinal and pelvic lymph nodes，and for cases of anal involvement，delineate contouring for the entire mesorectum from the anal verge to rectosigmoid.

参考文献

[1] Beriwal S，Heron DE，Kim H，et al. Intensity-modulated radiotherapy for the treatment of vulvar car-cinoma：a comparative dosimetric study with early clinical outcome[J]. Int J Radiat Oncol Biol Phys，2006，64(5)：1395-1400.

[2] Beriwal S，Coon D，Heron DE，et al. Preoperative intensitymodulated radiotherapy and chemotherapy for locally advanced vulvar carcinoma[J]. Gynecol Oncol，2008，109(2)：291-295.

[3] Beriwal S，Shukla G，Shinde A，et al. Preoperative intensity modulated radiation therapy and chemo-therapy for locally advances vulvar carcinoma：analysis of pattern of relapse[J]. Int J Radiat Oncol Biol Phys，2013，85(5)：1269-1274.

[4] Cotter SE，Grigsby PW，Siegel BA，et al. FDG-PET/CT in the evaluation of anal carcinoma[J]. Int J Radiat Oncol Biol Phys，2006，65(3)：720-725.

[5] Kim C，Olsen A，Kim H，Beriwal S. Contouring inguinal and femoral nodes；how much margin is needed around the vessels[J]. Pract Radiat Oncol，2012，2(4)：274-278.

[6] Klopp AH，Moughan J，Portelance L，et al. Hematologic toxicity in RTOG 0418：a phase 2 study of postoperative IMRT for gynecologic cancer[J]. Int J Radiat Oncol Biol Phys，2013，86(1)：83-90.

[7] Moore DH，Ali S，Koh WJ，et al. A phase II trial of radiation therapy and weekly cisplatin chemotherapy for the treatment of locally advanced squamous cell carcinoma of the vulva：a gynecologic oncology group study[J]. Gynecol Oncol，2012，124(3)：529-533.

[8] Ng M，Leong T，Chander S，et al. Australian Gastrointestinal Trials Group contouring atlas and planning guidelines for intensity modulated radiotherapy in anal cancer[J]. Int J Radiat Oncol Biol Phys，2012，83(5)：1455-1462.

[9] Taylor A，Rockall AG，Reznek RH，et al. Mapping pelvic lymph nodes：guidelines for delineation in intensity-modulated radiotherapy[J]. Int J Radiat Oncol Biol Phys，2005，63(5)：1604-1612.

译者：蒋华勇，解放军总医院第五医学中心放疗科
审校：蔡文杰，福建医科大学附属泉州第一医院放疗科

第六部分
泌尿生殖系统

第二十七章　前列腺癌

Neil B. Desai, Michael J. Zelefsky

Department of Radiation Oncology, Memorial Sloan Kettering Cancer Center, New York, NY, USA
Correspondence to: Michael J. Zelefsky. Department of Radiation Oncology, Memorial Sloan Kettering Cancer Center, New York, NY, USA. Email: zelefskm@mskcc.org

1　引言

❖ 体外放射治疗（external bean radiation therapy，EBRT）治疗技术的进展确保了剂量爬升的安全性，提高了前列腺癌放射治疗（radiotherapy，RT）的临床效果。调强放射治疗（intensity-modulated radiation therapy，IMRT）目前已经成为标准的治疗方法。鉴于外照射不同的分割方式，目前外照射既用于根治性治疗也用于术后辅助性治疗。然而，所有放疗方法均基于精确的靶区勾画、精准的治疗计划以及患者摆位。本章节所提供的前列腺癌的放疗方法及技术是来源于纪念斯隆-凯特琳癌症中心（Memorial Sloan Kettering Cancer Center，MSKCC）。

2　解剖与扩散模式

❖ 前列腺体积大约是25 cm³。在前后轴平面上，前列腺基底部骑跨在尿道前列腺部，同时与膀胱毗邻，位于尿道外括约肌上方并终止于尿道膜部。其圆锥体形态是因前列腺两侧的闭孔肌及肛提肌在尿生殖膈汇合所致。前列腺前方被丰富的静脉丛包绕，并紧贴耻骨，后方紧邻直肠。神经血管束位于前列腺的后方及两侧的海绵丛内，其在保留神经的手术中具有重要意义（图27-1）。

❖ 在年轻人中，前列腺可被分为4个区域（周围带、中央区、移行区、前肌纤维基质）。周围带紧邻直肠，并且是肿瘤好发部位。

❖ 包膜外浸润（extracapsular extension，ECE），即肿瘤局部转移，可因前列腺包膜缺损而在神经血管汇入前列腺处侵犯较快（提示肿瘤易侵犯神经血管的重要意义）；或在前列腺包膜较薄或缺失部位的腺管和前列腺尖部容易发生包膜外浸润。由于肿瘤侵犯膀胱颈甚至膀胱三角容易在诊断中发现，因此不能低估肿瘤浸润至或超出前肌纤维区域的可能性，该区域在经直肠超声（transrectal ultrasound，TRUS）及

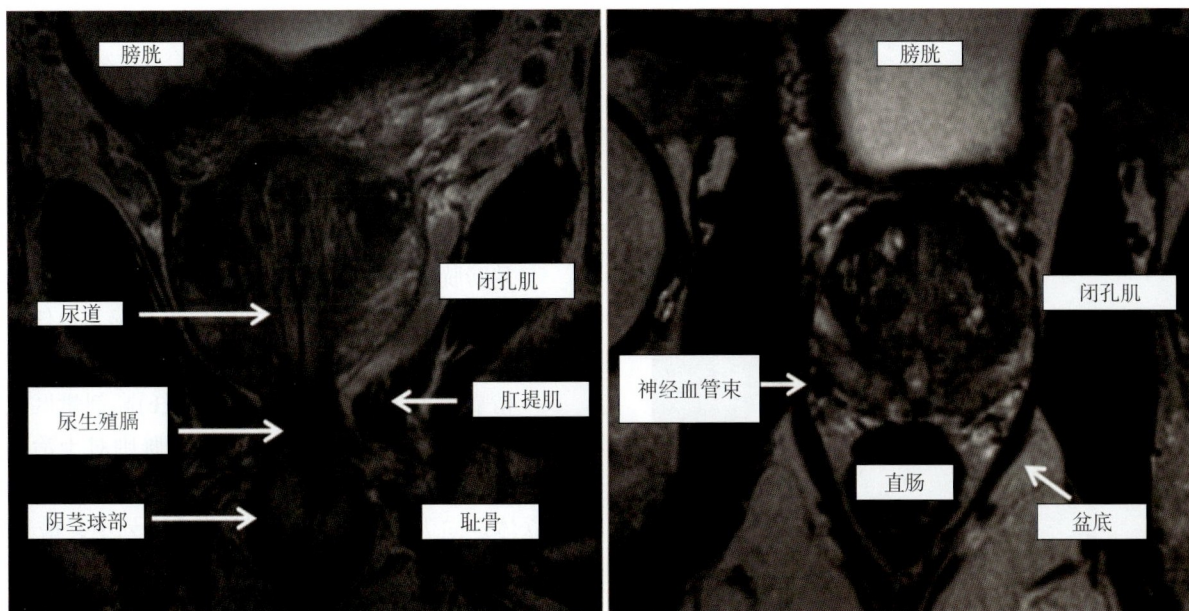

图27-1　1名局限于前列腺内的肿瘤患者的磁共振T2加权成像序列，前列腺周边解剖结构及相互关系
左图：冠状位。右图：轴位。

其穿刺中不易采集到标本。由于腹膜在直肠和膀胱之间的反折所形成的直肠膀胱筋膜的阻隔，使得肿瘤播散至直肠较罕见。

❖ 区域转移最常见的是侵犯闭孔淋巴结和髂内、髂外以及骶前淋巴结。远处转移最易累及骨骼，这种转移倾向的解释有各种假说，包括肿瘤容易经回流至腰椎的无静脉瓣的Batson静脉丛转移至骨，及相关生物学理论。骨转移容易导致长骨、骨盆病理性骨折，脊柱受压或因椎骨受累引起脊柱不稳定以及颅骨受累导致颅神经麻痹。

3　与靶区勾画相关的诊断性检查

❖ 最初的检查方法包括直肠指诊、泌尿功能和勃起功能评分以及相关实验室检查。因前列腺增生行经尿道前列腺切除术（transurethral resection of the prostate，TURP）或良性前列腺肥大药物治疗的历史对于治疗方案的优化极为重要。此外，明确尿道手术史以及TURP所致组织损伤的区域对于这块区域勾画很有帮助，因为可以确保该区域不会受到过多剂量的照射。

❖ 标准的影像学检查包括TRUS作为对于腺体大小和活检引导的最初的评估，在TRUS中，肿瘤呈低回声区。经直肠超声所测定的前列腺体积对于诊断也有帮助，因为它提供了预后的相关数据，包括前列腺特异抗原（PSA）密度。盆腔CT就盆腔腺体疾病的评估仅能提供有限的信息。由于文献中关于CT诊断敏感性的差异较大，因此当怀疑有肿瘤侵犯的淋巴结且对于治疗有潜在影响，应当进行活检。

❖ 基于患者的忍耐程度以及病情（如在保留神经手术前检查中，应用直肠内线圈行3T磁共振可以清晰分辨神经血管束是否紧邻肿瘤），决定是否应用直肠内线圈3T磁共振（magnetic resonance imaging，MRI）检查的方法，该方法在MSKCC被推荐用于前列腺内解剖结构及ECE的评估。该检查必须至少在活检前8周进行，因这段间歇期可以使该项操作引起的创伤得以恢复。与正常腺体相比，肿瘤在T2加权成像上呈低信号，借此可以评估主要的病变及精囊腺是否受到侵犯（图27-2）。虽然血液及其代谢产物在T2加权成像上也是低信号，但是在T1上是高信号，这与肿瘤恰巧相反，可以以资鉴别（图27-3）。包膜的完整性中断或包膜不规则提示肿瘤的ECE（图27-4）。矢状位MRI可以先于TURP评估前列腺病变以及梗阻程度，如

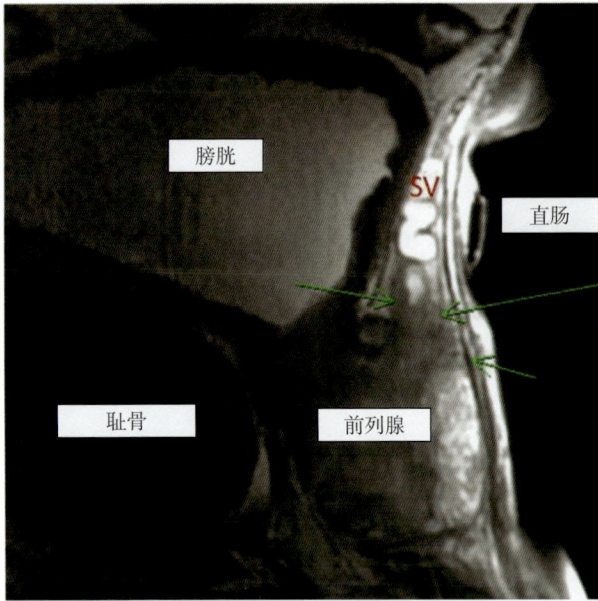

图27-2　MRI矢状位T2加权成像中可见精囊腺受到肿瘤侵犯（绿色箭头）
即呈现高信号的精囊腺中可见不规则低信号组织。

从增生的前列腺中叶进行上述评估（图27-5）。最后，在髋关节置换术前，对于可行MRI检查的患者，提前获得的MRI图像与CT模拟定位图像的融合可以提高靶组织及其结构的可视化。

4　模拟定位与日常摆位

❖ CT模拟定位时，图像层厚为2~3 mm。MSKCC所采取的方法如下：

◆ 制动：患者取仰卧位，双上臂置于胸部以上水平，放置于射野外，并根据该体位制作体模，如Aquaplast®。

◆ 扫描：即使不放射治疗盆腔淋巴结，扫描范围也是从头至前列腺，这样可以完整地勾画膀胱、直肠及直肠乙状结肠交界处以及紧邻高剂量区的部分小肠。

◆ 影像引导：分别利用金标和CalypsoTM系统的Beacon电磁应答器进行放疗分次间和分次内的引导。金标和电磁应答器必须在模拟定位5 d前置入。

◆ 准备：在定位前一晚进行肠道准备；在定位前90 min，口服造影剂。

❖ 充盈膀胱—在扫描前45 min饮2杯水。

◆ 充盈膀胱在术后放疗准备过程中是必需的。因小肠容易进入前列腺切除术后的瘤床。如果无法充盈膀胱，那么必须缩野。

◆ 在根治性放疗中，当CT定位扫描显示a)任意一段小肠位于高剂量区内（经验性定义为距前列腺或精囊腺最上层面9 mm以内）或b)高剂量区域内包含大部分膀胱体积时，充盈膀胱则对于治疗很重要。如果无法充盈膀胱，那么必须缩野。

❖ 立体定向大分割放疗或联合治疗计划中，应用Foley导尿管对尿道进行勾画。

◆ 在无菌环境下，在治疗前置入12或14F导尿管并使用5 mL的2%利多卡因凝胶（如Uro-Jet®）

◆ 等中心点位于前列腺内。

❖ 每日摆位：首先，根据皮肤上标记，调整机房内摆位所用的激光器与其成一直线。其次，将一对成直角的千伏级实时影像系统所拍摄的图像与模拟定位所拍摄的且有金标轮廓影的数字重建放射图像进行对比。对于实时影像与模拟定位影像，两者任意主轴上误差大于2 mm，那么我们目前的影像引导放疗计划的每日分次间调整需要移动治疗床，使千伏级实时影像验证片与有金标的数字重建放射图像匹配一致。在治疗开始前，再次验证和校正也是必须的。

5　靶区勾画与治疗计划

❖ 靶区的定义及勾画指南罗列在表27-1。

❖ 靶区体积勾画技巧：图27-6~图27-10示例前列腺、精囊腺、盆腔淋巴结和术后区域的勾画。图27-11~图27-12示例特殊病例的照射区域的勾画。靶区勾画和质控总的原则强调如下：

◆ 以重要的解剖结构和边界、标志来指导勾画。

◆ 应用3D投射进行质控。

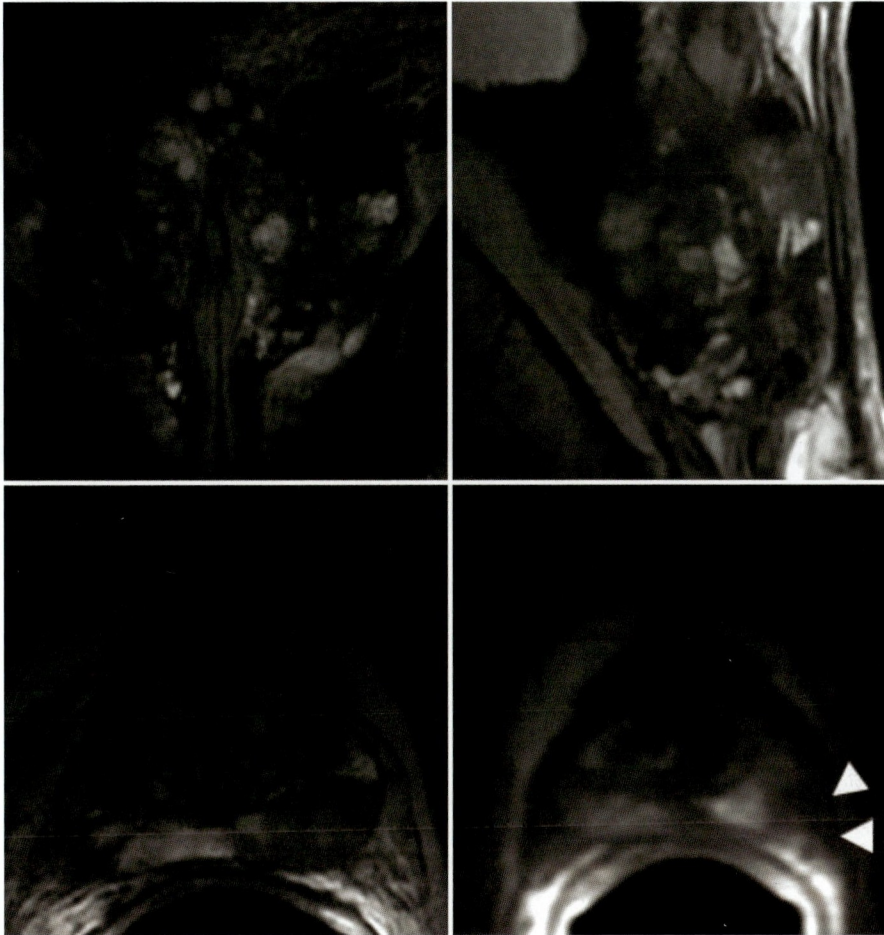

图27-3　前列腺穿刺活检后，MRI所示前列腺形态或结构的变化

该变化阻碍了对病变程度的判断。在冠状位（左上图）、矢状位（右上图）、轴位（左下图）的 T2加权成像上，可见前列腺内弥漫性不规则信号影，同样在轴位（右下图）的T1加权成像上也可见相同改变。但是，在T1和T2成像中，左后外侧腺体中的明显低信号组织提示前列腺外周区域存在肿瘤组织（白色箭头）。

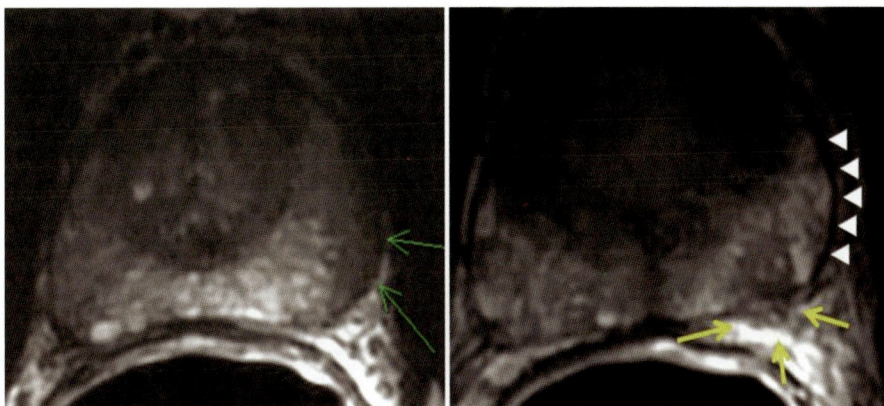

图27-4　MRI T2加权成像的前列腺轴位片上显示肿瘤包膜外侵犯

左图：左后外侧腺体边界可见包膜与腺体紧密贴合（绿色箭头），未出现明显的包膜中断。此可称为疑似包膜外侵犯。右图：该影像显示包膜（白色箭头）被低信号病灶局部浸润（黄色箭头），即包膜外侵犯。

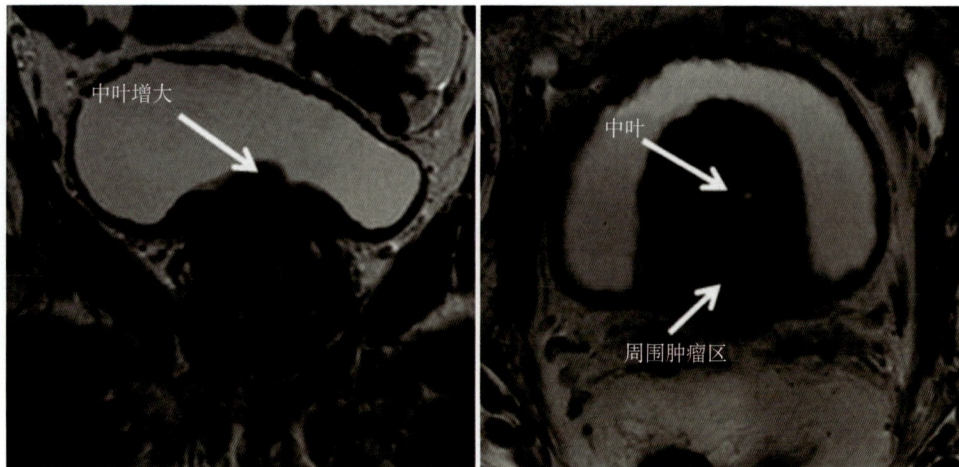

图27-5　前列腺癌侵及膀胱靶区勾画影像

MRI T2加权成像（左图为冠状位，右图为轴位）显示因肿瘤组织和腺体增生，致前列腺中叶增大并侵入膀胱。但是在CT影像上，该改变可能会被误认为膀胱颈增厚，导致PTV未完全包含所有的肿瘤组织。在该病例中，突入膀胱的前列腺组织应当作为靶区予以治疗。

表27-1　外照射靶区的定义及勾画

治疗方式	方案	剂量（cGy）	PTV边界	CTV描述
根治性	常规	8 000~8 600	6 mm	• 图27-6示例前列腺和精囊腺的勾画
	大分割（充盈膀胱、Foley导尿管）	750或更高剂量，5次	除直肠3 mm，其余5 mm	• 先勾画前列腺中间腺体，因此处前列腺边界最易分辨 • 前列腺尾端，即前列腺尖，位于尿生殖膈上，是两侧肛提肌的汇合点（如Mclaughlin et al. 2010中所提到的"裂口"） • 两侧边界为两侧肛提肌 • 前界为前列腺前肌纤维基质 • 后界：直肠紧邻前列腺中叶，但直肠下方远离前列腺尖，因此需从肛管起追踪直肠，避免勾画错误 • 上界：最终CTV可以包含精囊腺，但不必包含上方相关的血管组织。精囊腺可以单独地勾画出来，但是若勾画在一个靶区内，可以使得靶区与周围区域的过度及剂量衰减更缓和 • 观察靶区三维结构，评估其匀称性及有无偏差（图27-7）
辅助性/挽救性	充盈膀胱	7 200± 剩余病灶局部加量	除直肠6 mm，其余10 mm	• 图27-8、27-9示例RTOG勾画指南 • 靶区下端从尿生殖膈上方开始。辨认出膀胱尿道吻合口的最下方层面，在该层面下方8~12 mm开始勾画。需要MRI图像融合来帮助勾画 • 在耻骨联合上界，将靶区前界向后缩3 mm至膀胱内，形成图示中典型的哑铃状 • 靶区上界需外放至耻骨联合上方2 cm，但不必包含所有止血夹 • 两侧边界至闭孔内肌 • 图27-12示MRI图像中对所有残余病灶进行剂量雕刻
其他	盆腔淋巴结	4 500	10 mm	• 图27-10：非RTOG指南 • 靶区血管：L5-S1间隙下方髂总动脉、髂外动脉和髂内动脉进入会阴和闭孔段 • PTV（髂内动脉分支）后界最易被过度放大，而增加直肠照射剂量 • 靶区终止点：位于股骨头上方的髂外动脉末端、位于耻骨联合上方的末梢淋巴结（闭孔/会阴处）

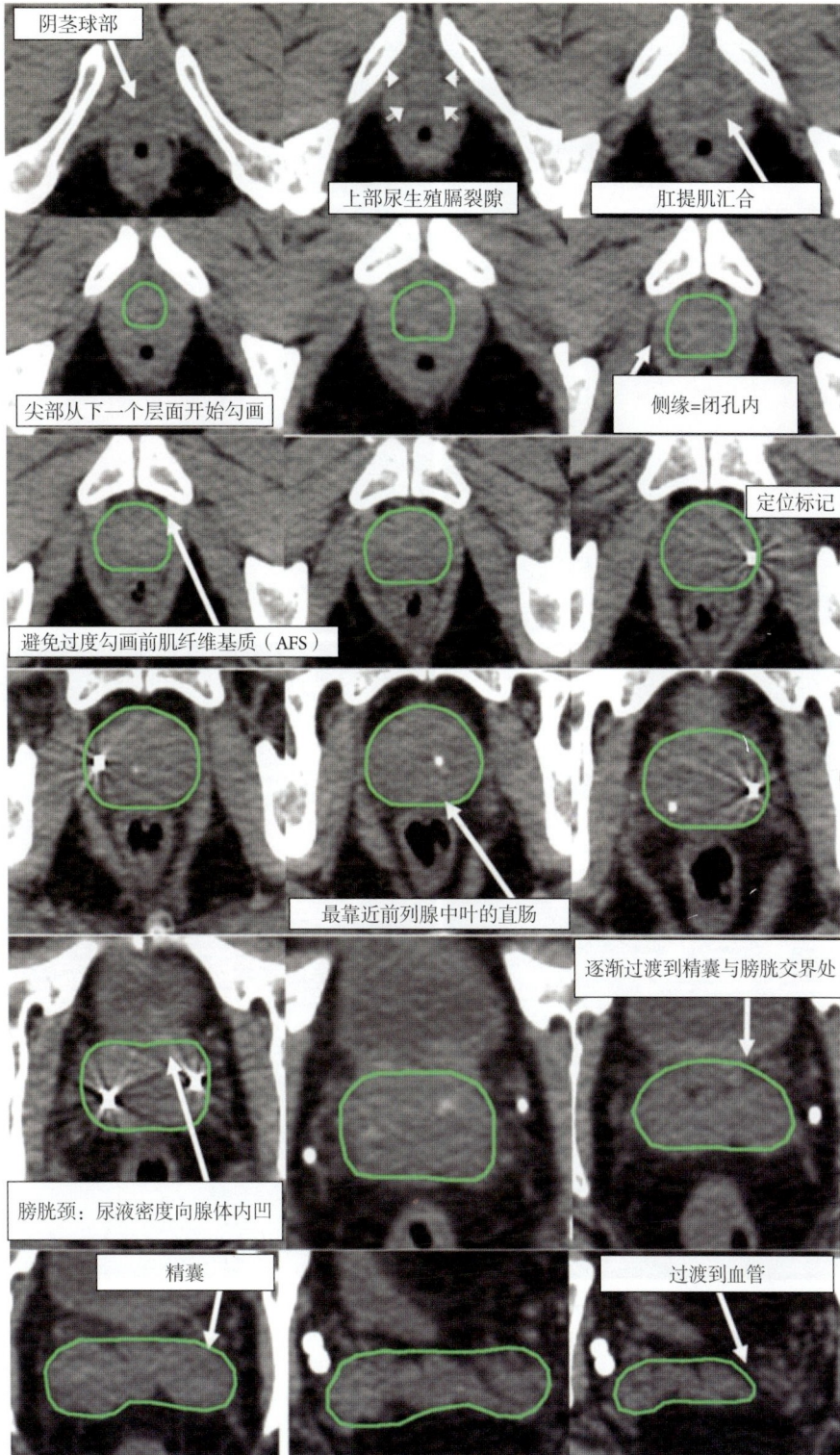

阴茎球部

上部尿生殖膈裂隙

肛提肌汇合

尖部从下一个层面开始勾画

侧缘=闭孔内

定位标记

避免过度勾画前肌纤维基质（AFS）

最靠近前列腺中叶的直肠

逐渐过渡到精囊与膀胱交界处

膀胱颈：尿液密度向腺体内凹

精囊

过渡到血管

图27-6　前列腺癌侵及精囊腺靶区勾画影像

一位临床诊断为局限于前列腺内的肿瘤患者，但MRI提示精囊腺可能受侵，因此予以前列腺和精囊腺放射治疗。CT模拟定位的层厚为2 mm，从前列腺尖开始勾画靶区。该系列图像呈现靶区的大致边界以及CTV的勾画，但并未显示所有层面。AFS，前肌纤维基质；GUD，尿生殖膈。

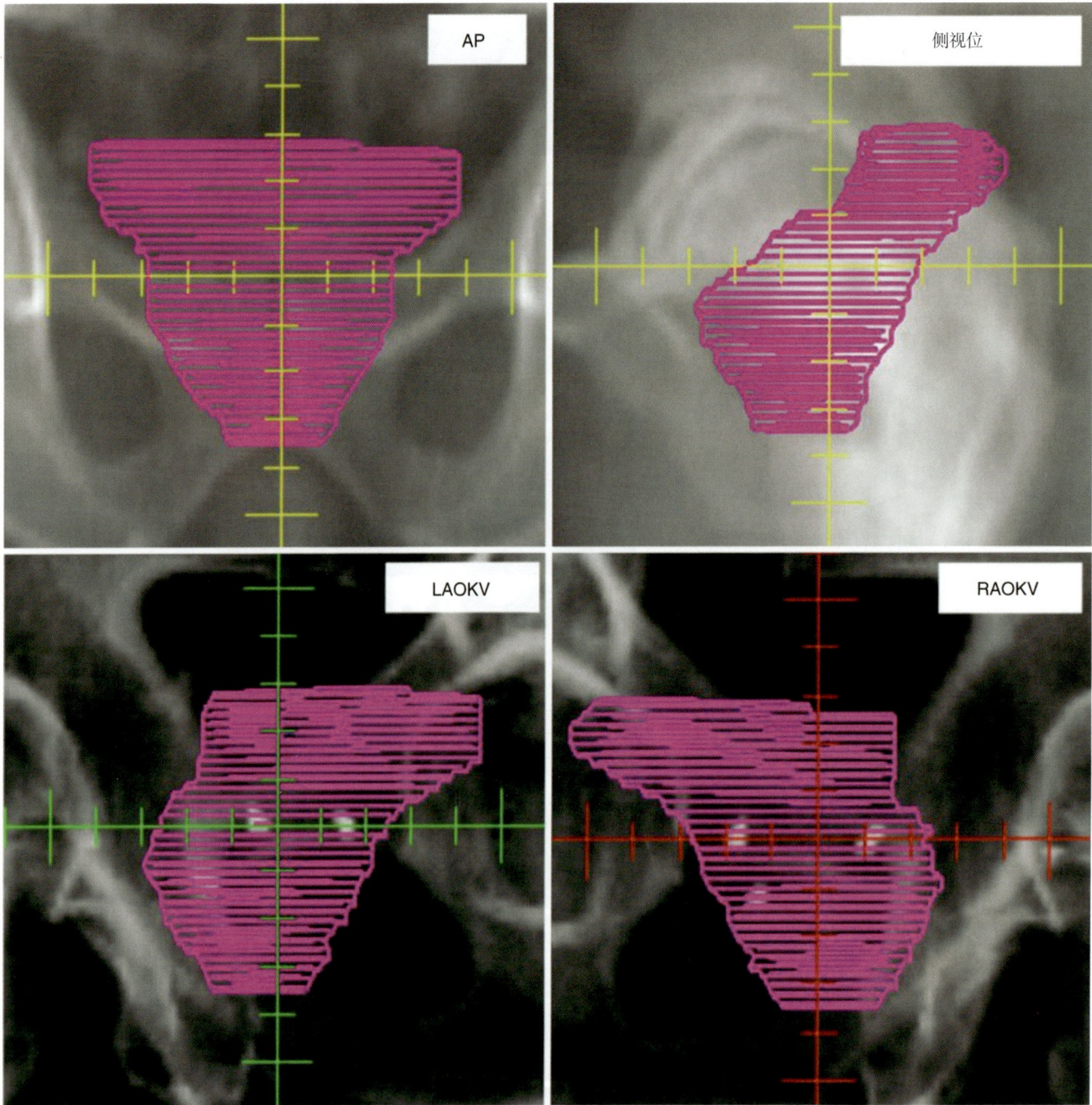

图27-7　前列腺癌侵及精囊腺靶区勾画影像

CTV在不同轴位上的三维投影，以便进行质控。图中相对呈球形的腺体伴有翼状形态的组织是前列腺上方的精囊腺。参照这些轴位的靶区投射影可以发现靶区解剖结构勾画过程中的常见错误（如：过度放大前列腺尖处的靶区范围至尿生殖膈，会在靶区下方形成一个窄的底座样的结构，该错误在McLaughlin et al. 2010中提及）。此外，总的靶区结构不规则反映了在靶区勾画中，逐层过度修改，而未忠实于解剖结构。尤其是在治疗过程中，对于器官形变及运动进行均值计算时，应避免靶区形态不规则。AP，正位；LAOKV，左前斜位；RAOKV，右前斜位。

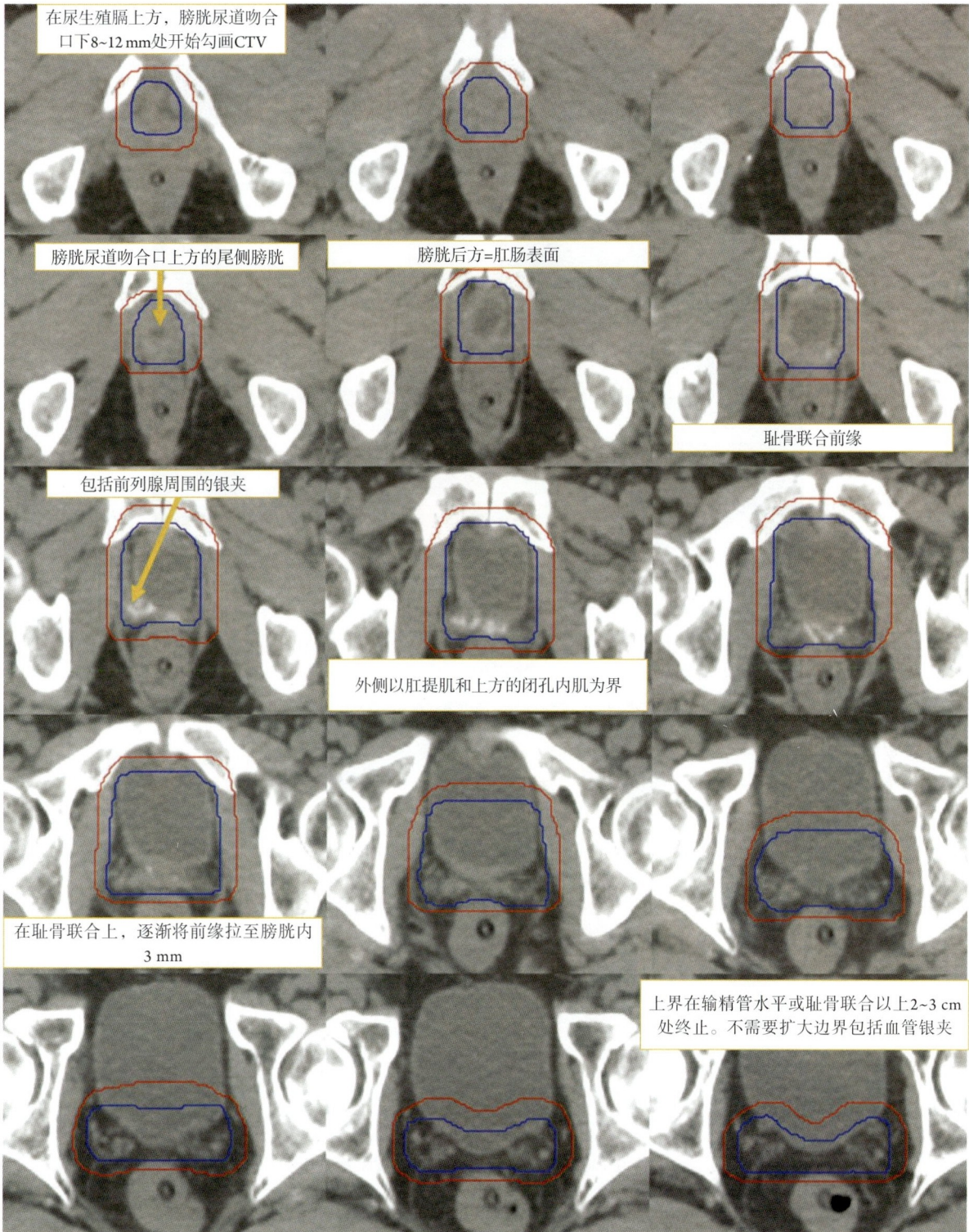

图27-8　前列腺癌术后靶区勾画影像

一位60岁前列腺癌患者行机器人前列腺切除术。术后病理提示高危pT3a肿瘤，Gleason评分为7分。患者术前PSA 6.8 ng/mL，且逐渐上升。该患者靶区勾画如图。CT模拟定位时需充盈膀胱。定位扫描从前列腺尖开始且层厚为2 mm。以迭代法勾画CTV并外放至PTV。在再次外放前，修改CTV有助于精确勾画敏感区域，如前列腺顶端，此处无客观标记，且靶区被危急器官区域前后夹杂。CTV的修改可以避免出现哑铃状PTV，防止靶区包裹直肠致直肠照射剂量过高，正如后续图例所示。

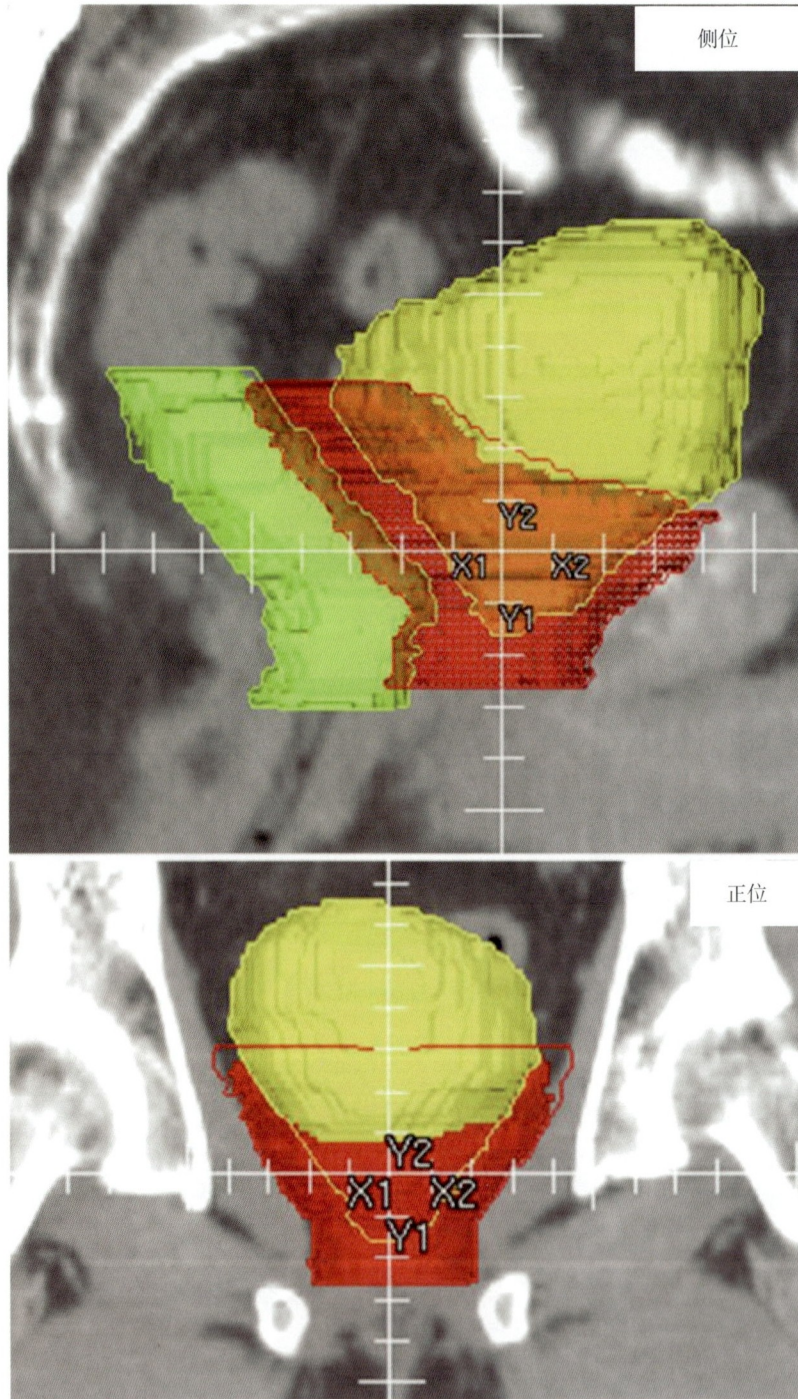

图27-9 前列腺癌与膀胱两个垂直方向的三维透射影

PTV在两个呈垂直方向轴位的三维透射影，以便进行质控。与未行手术、完全包含前列腺的放疗计划相反的是，对于术后的靶区勾画需包含部分膀胱和直肠以防止肿瘤可能带来的种植转移。这部分区域包括直肠周前间隙、膀胱尿道吻合口、以及膀胱后方和盆底、膀胱尿道吻合口之间的间隙。PTV边缘与直肠（绿色标记）和膀胱（黄色标记）重叠区域已在图中标示。特别是位于耻骨联合上方的PTV前界会逐渐变细尖，该形态可在三维投射影中观察到。靶区和危急器官区域之间缓和的过度可以避免剂量分布变化过大。因为即使放疗前充盈膀胱，但由于膀胱体积每天都不同，剂量分布变化过大可导致照射靶区或剂量出现差错。

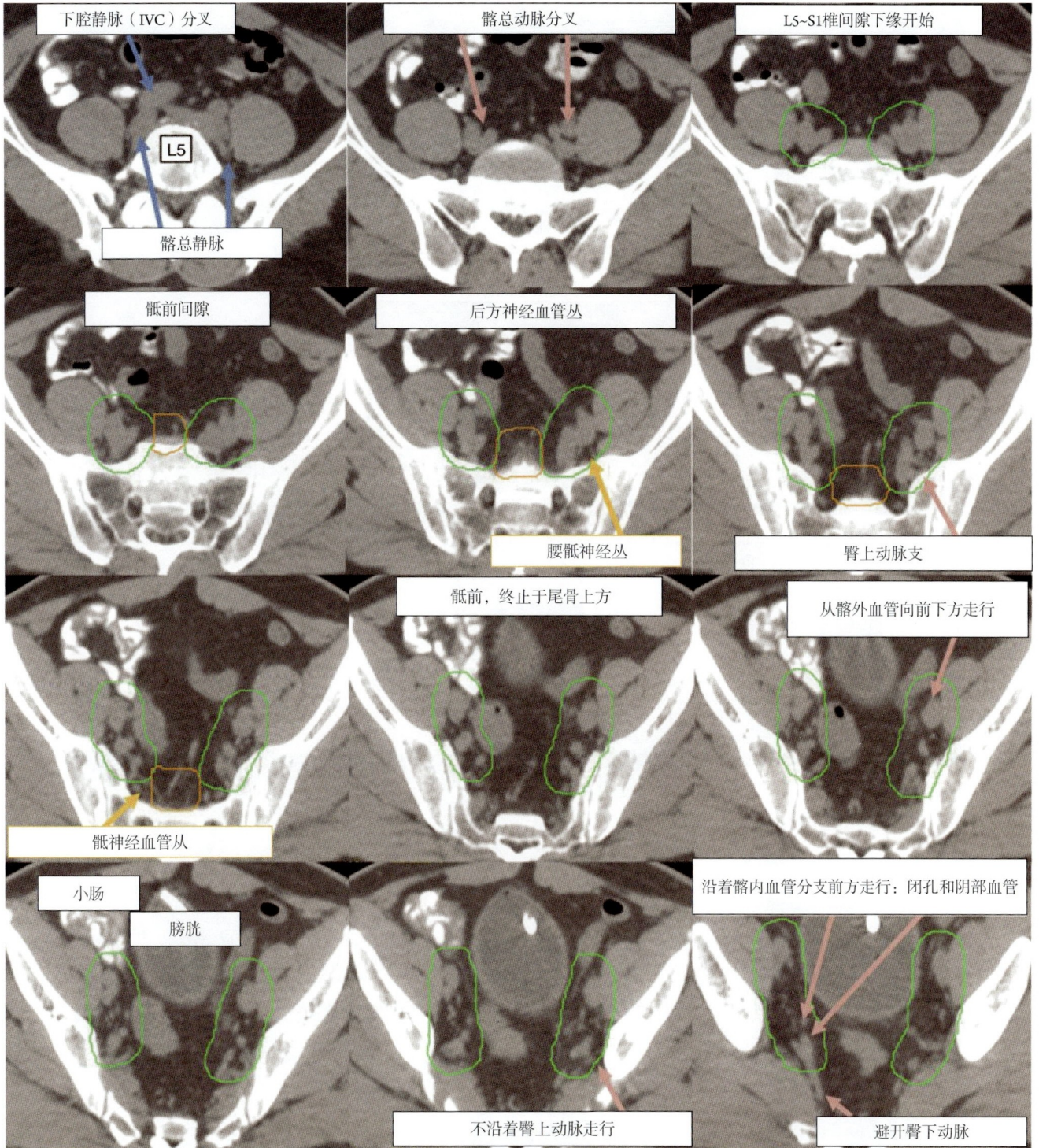

下腔静脉（IVC）分叉

L5

髂总静脉

髂总动脉分叉

L5~S1椎间隙下缘开始

骶前间隙

后方神经血管丛

腰骶神经丛

臀上动脉支

骶神经血管丛

骶前，终止于尾骨上方

从髂外血管向前下方走行

小肠

膀胱

沿着髂内血管分支前方走行：闭孔和阴部血管

不沿着臀上动脉走行

避开臀下动脉

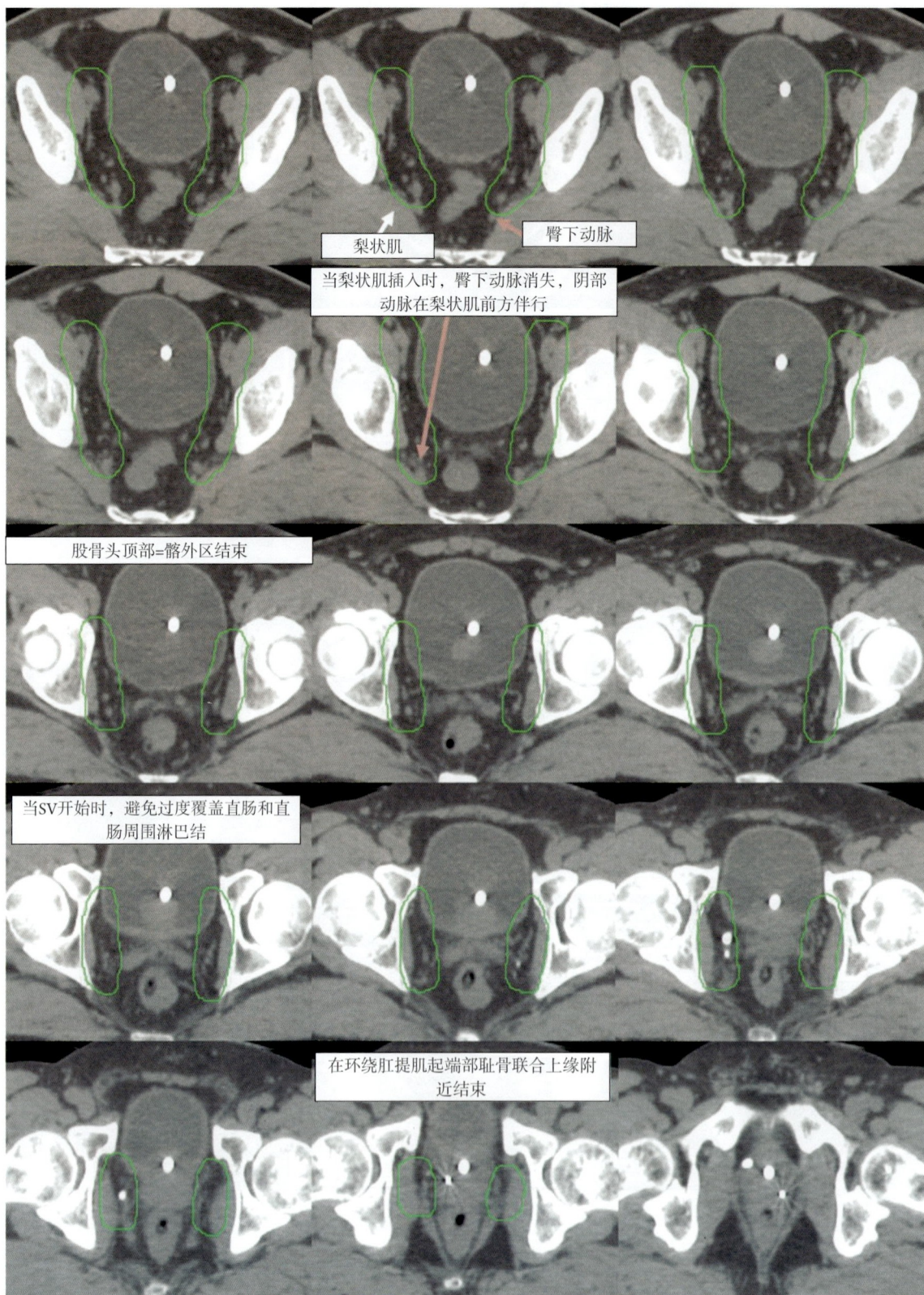

图27-10　盆腔淋巴结区域勾画

一位71岁中危（NCCN指南）前列腺癌患者，MRI提示精囊腺受侵犯。该患者接受高剂量率近距离放射治疗和外照射放疗。CT模拟定位层厚为2mm，定位扫描从头端到尾端。

尖部可能没有粒子，因此仍采用尿生殖膈作为靶区的起始部

标志点产生大片伪影。使用周围的层面近似勾画CTV

不要混淆钙化与粒子

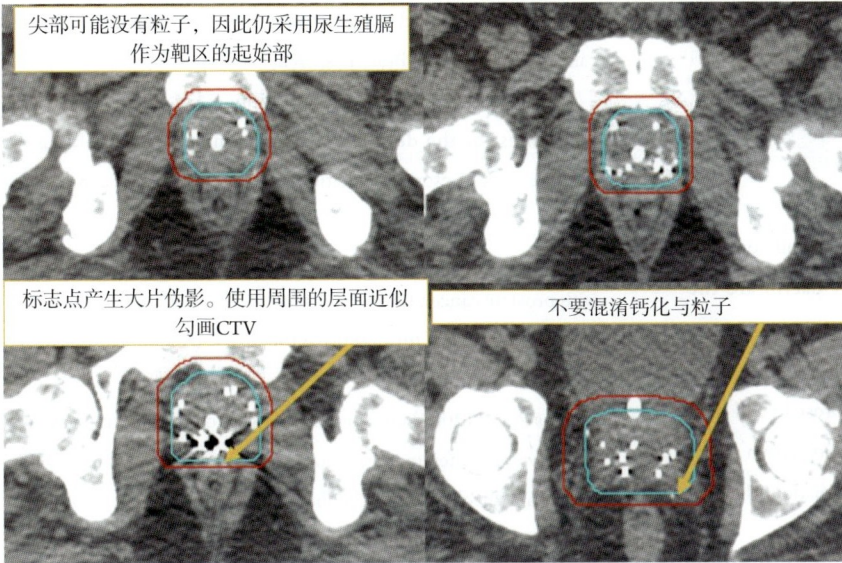

◀ **图27-11　前列腺癌靶区勾画**

该图显示了对于一例行外照射联合近距离放射治疗的前列腺癌患者，在勾画靶区时所需注意的特殊关键点。主要关键点在于金标，不能认为把金标周边区域覆盖包绕就是靶区的边界；在金标区域利用插值可以使靶区边界更圆润；利用Foley导尿管勾画尿道并进行剂量测定。利用植入金标所进行的剂量测定有助于外照射治疗计划的制订。

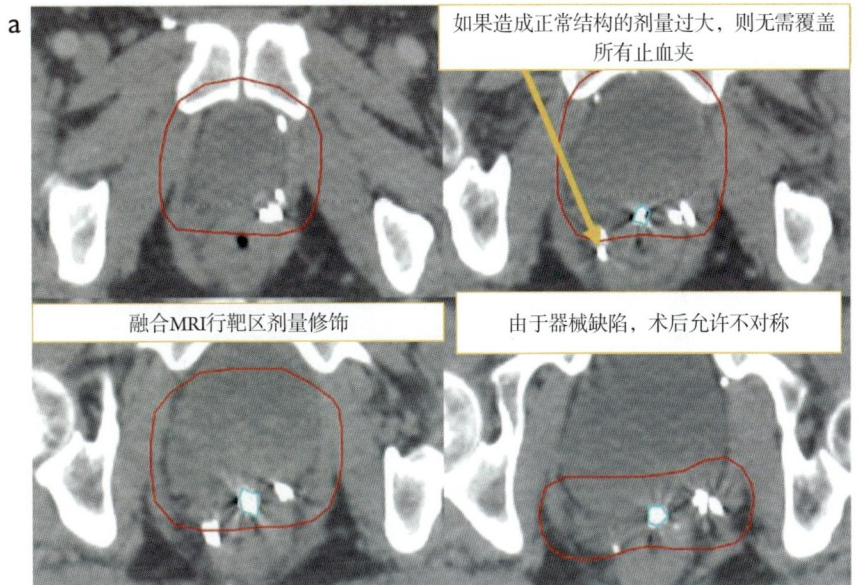

a

如果造成正常结构的剂量过大，则无需覆盖所有止血夹

融合MRI行靶区剂量修饰

由于器械缺陷，术后允许不对称

▶ **图27-12　CT（a）和MRI（b）上显示前列腺切除后残余病灶的剂量雕刻**

一名49岁前列腺癌患者，pT3aN0，Gleason评分8分，行耻骨后前列腺切除术。术后MRI随访及病理提示多发包膜外浸润、切缘阳性、有残余病灶。对于病灶进行影像引导的剂量雕刻，其在超声引导下所植入的Calypso系统的Beacon电磁应答器（蓝色标记）下进行。小的边界已勾画（未在图中显示），增量是由一个治疗中心对于膀胱、直肠和小肠的限制剂量而决定的。术后PTV（红色标记）允许有一定程度的非对称性，其可能是由于仪器误差所致。此外，与机器人前列腺切除术不同，耻骨后前列腺切除术通常会遗留更多的止血夹，但并不是所有止血夹都需包含在靶区内。

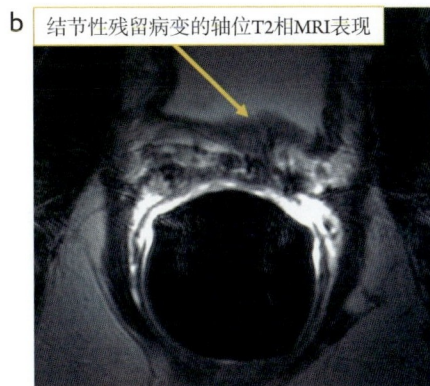

b

结节性残留病变的轴位T2相MRI表现

推荐阅读

McLaughlin PW et al (2010) Radiographic and anatomic basis for prostate contouring errors and methods to improve prostate contouring accuracy . Int J Rad Onc Biol Phys 76(2):369–378

- Excellent demonstration of the anatomic features useful in determining boundaries to the clinical target volume and common errors in anatomic interpretation. Particularly useful are the comparisons of MRI to CT scan images.

RTOG 0534 Protocol Information: A phase III trial of short-term androgen deprivation with pelvic lymph node or prostate bed only radiotherapy (SPPORT) in prostate cancer patients with a rising PSA after radical prostatectomy. See Section 6.0 Radiation Therapy. Pollack A et al. 2010 Dec.

- Available online at RTOG website: http://www.rtog.org/ ClinicalTrials/ProtocolTable/StudyDetails.aspx?action=openFil e&FileID=4642

- General approach to both the postoperative fossa and pelvic lymph nodes are demonstrated in this protocol.

- These guidelines were formulated by consensus efforts coordinated by the RTOG study groups:

– Lawton CA et al (2009) RTOG GU radiation oncology specialists reach consensus on pelvic lymph node volumes for high-risk prostate cancer. Int J Rad Onc Biol Phys 74(2): 383–387

– Michalski JM et al (2010) Development of RTOG consensus guidelines for the definition of the clinical target volume for postoperative conformal radiation therapy for prostate cancer. Int J Rad Onc Biol Phys 76(2):361–368

Boehmer D et al (2006) Guidelines for primary radiotherapy of patients with prostate cancer. Radiother Oncol 79(3):259–269

- EORTC guidelines for definitive therapy CTV delineation, which are not used in this manual.

Poortmans P et al (2007) Guidelines for target volume definition in post-operative radiotherapy for prostate cancer, on behalf of the EORTC Radiation Oncology Group. Radiother Oncol 84(2): 121–127

- EORTC guidelines for postoperative target delineation. The EORTC volumes were formulated based on a pattern-of-failure study and appear to be somewhat smaller than the RTOG guidelines. Note that we more closely approximate RTOG guidelines for therapy.

译者：朱晓斐，第二军医大学附属长海医院放疗科
审校：张火俊，第二军医大学附属长海医院放射治疗科

第二十八章　膀胱癌

Bret Adams, Dayssy A. Diaz, Alan Pollack, Matthew Abramowitz

Department of Radiation Oncology, University of Miami, Miami, FL, USA
Correspondence to: Matthew Abramowitz. Department of Radiation Oncology, University of Miami, Miami, FL, USA.
Email: mabramowitz@med.miami.edu

1　解剖与扩散模式

❖ 膀胱为一肌性储尿囊，空虚状态下位于真骨盆水平以下，完全充盈时，前上壁凸入腹腔，并挤压肠道影响其位置。解剖学上，膀胱分为底、尖、体、三角区及颈部。肿瘤可发生于上述5个部位，且常为多灶性起源。

❖ 膀胱尖部向前及上方延升至耻骨上缘。颈部位于耻骨联合后方3~4 cm，为膀胱最下方的部位，解剖学上最为固定。男性膀胱颈部毗邻前列腺，底部形成其后下面，与直肠之间间隔精囊及输精管。女性膀胱位于子宫下方、阴道前方。膀胱三角区为膀胱后壁腔面的三角形区域，包含双侧输尿管开口。

❖ 尽管许多其他癌症表现为单细胞起源（肿瘤单克隆性），即由变异细胞分化为许多子细胞，膀胱癌可能具有场效应而表现出多灶性特点。新发尿路上皮癌可发生于膀胱、输尿管的尿路上皮层或肾，可浸润基底膜。因癌症具有侵袭性，可侵犯膀胱周围

脂肪，最终扩散至周围脏器。类似，膀胱癌可去分化、浸润淋巴管并沿其扩散。

❖ 一组接受了膀胱切除术的病理为膀胱癌的亚组病例分析表明，约55%手术为膀胱局限性病例，20%发生膀胱外浸润，25%出现淋巴管扩散（Stein *et al.* 2001；Madersbacher *et al.* 2003；Hautmann *et al.* 2006）。

❖ 区域淋巴结为初级、次级淋巴引流部位。初级淋巴引流包括下腹部、闭孔、髂动脉、膀胱周围、骶骨及骶前淋巴结。髂总淋巴结为次级淋巴引流区域而非转移性部位。图28-1显示一组膀胱癌接受手术切除病例的主要阳性淋巴结。

❖ 膀胱癌主要淋巴引流部位分析表明，92%阳性淋巴结位于髂总动脉跨输尿管处的远端及尾端（Roth *et al.* 2010）。扩大骨盆淋巴结清扫（pelvic lymph node dissection，PLND）病例研究显示，髂总动脉跨输尿管处近端的所有淋巴结阳性时，骨盆内淋巴结也表现为阳性。因此，清扫髂总动脉跨输尿管处近端的

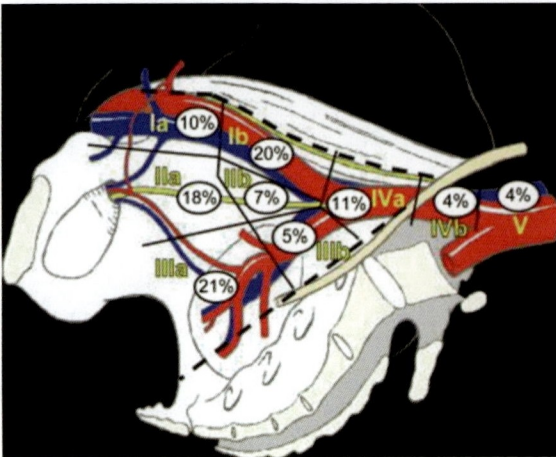

图28-1 膀胱癌初级淋巴引流部位

60例患者接受膀胱切除及盆腔淋巴结清扫术后的阳性淋巴结分布。主要区域为髂外（Ⅰa）远端和（Ⅰb）近端、闭孔（Ⅱa）远端和（Ⅱb）近端、髂内（Ⅲa）远端和（Ⅲb）近端、髂总（Ⅳa）远端和（Ⅳb）近端以及（Ⅴ）主动脉及腔静脉周围（Roth *et al.* 2010）。

淋巴结将无助于肿瘤局部控制。

2　与靶区勾画相关的诊断性检查

❖ 无痛血尿及排尿症状提示癌症可能，常需行膀胱镜联合脱落细胞学及尿液分析检查。初步检查推荐下腹直肠双合诊及上尿路影像学检查。若出现输尿管梗阻、肾积水或无功能肾，则提示90%为肌层浸润性癌症（Messer *et al.* 2011；Hatch and Berry 1986）。对于选择保留膀胱方案的患者，选择恰当检查方法的重要性怎么强调都不为过，因为与接受外科手术的患者比较，这些病例的诊断分期通常偏低。

❖ 对于保留膀胱的患者，检查方案应当包括膀胱镜检，予以详尽描述或图示说明检查所见并描述任何活检阳性的病变。描述信息应包括对于靶区勾画至关重要的肿瘤的大小与部位。

❖ Ta期或低级别T1肿瘤患者不需要行肿瘤转移状态的扩大性评估检查。然而，对于肌层浸润性肿瘤患者，其隐匿性转移风险达50%，若碱性磷酸酶升高，则应当接受胸部影像学及骨扫描检查。

❖ 对于肌层浸润性疾病，推荐行上尿路影像学检查，且应当包括常见的如静脉肾盂造影或电子计算机断层扫描（computed tomography，CT）尿路成像，还可

考虑磁共振成像（magnetic resonance imaging，MRI）尿路成像、输尿管镜检或逆行肾盂造影联合肾脏超声检查。局部进展性疾病必须接受CT或MRI检查以获得准确分期，由于MRI对软组织分辨率更佳且行增强检查的造影剂无肾毒性，MRI较CT特异性更高（Zhang *et al.* 2007）。T1加权像或T1减影序列区分脂肪与组织最佳。图28-2a显示如何应用MRI对一例接受调强放射治疗（intensity modulated radiotherapy，IMRT）的患者进行肿瘤分期以及大体肿瘤体积（gross tumor volume，GTV）靶区勾画。值得注意地是，放疗后数月正常膀胱壁组织与周围脂肪对比减弱，从而限制了MRI作为随访手段的运用。

3　模拟定位与日常摆位

❖ 计划之前CT模拟应获取层厚3 mm或更薄的图像。应用三维适形放疗（3D-CRT）技术时，患者取平卧位，为了可重复检查，CT模拟之前排空膀胱。与之类似，要求患者排空肠道以实现可重复检查。3D-CRT技术应用时需添加局部推量照射至初始临床靶区（clinical target volume，CTV）。有种新的仿真技术对部分充盈膀胱将放射剂量限制于整个膀胱及直肠有帮助，需依据肿瘤部位进行。许多研究机构一直采用推量照射空虚膀胱，因为该方法可重复。

❖ 如果在图像引导下实施IMRT，对半充盈膀胱进行模拟定位，从而将靶区勾画考虑到日常大体肿瘤体积（GTV）之内。膀胱充盈过程患者不应当感到不适且可重复。能够评估膀胱充盈及体积的影像学检查对于充盈膀胱放疗至关重要。模拟定位可能需要腿支撑以使患者舒适，有助于日常摆位。可供使用的体位固定设备包括Vak-Lok或Alpha Cradle，每家机构使用的产品各异。同理，需取蛙式位以减少皮褶厚度。

❖ 静脉注射对比剂有助于GTV靶区及血管的勾画；然而，必须评估肾功能，融合患者检查影像可能足矣。推荐行上腰椎至股骨中段模拟扫描。

❖ 推荐对既往MRI及PET检查图像进行配准融合，有助于靶区勾画。然而，必须联合外科医生进行膀胱制图以确定临床靶区。应当在所有CT图像上勾勒出全部正常组织的轮廓。如何应用CT尿路成像辅助靶区勾画的示例见图28-3。

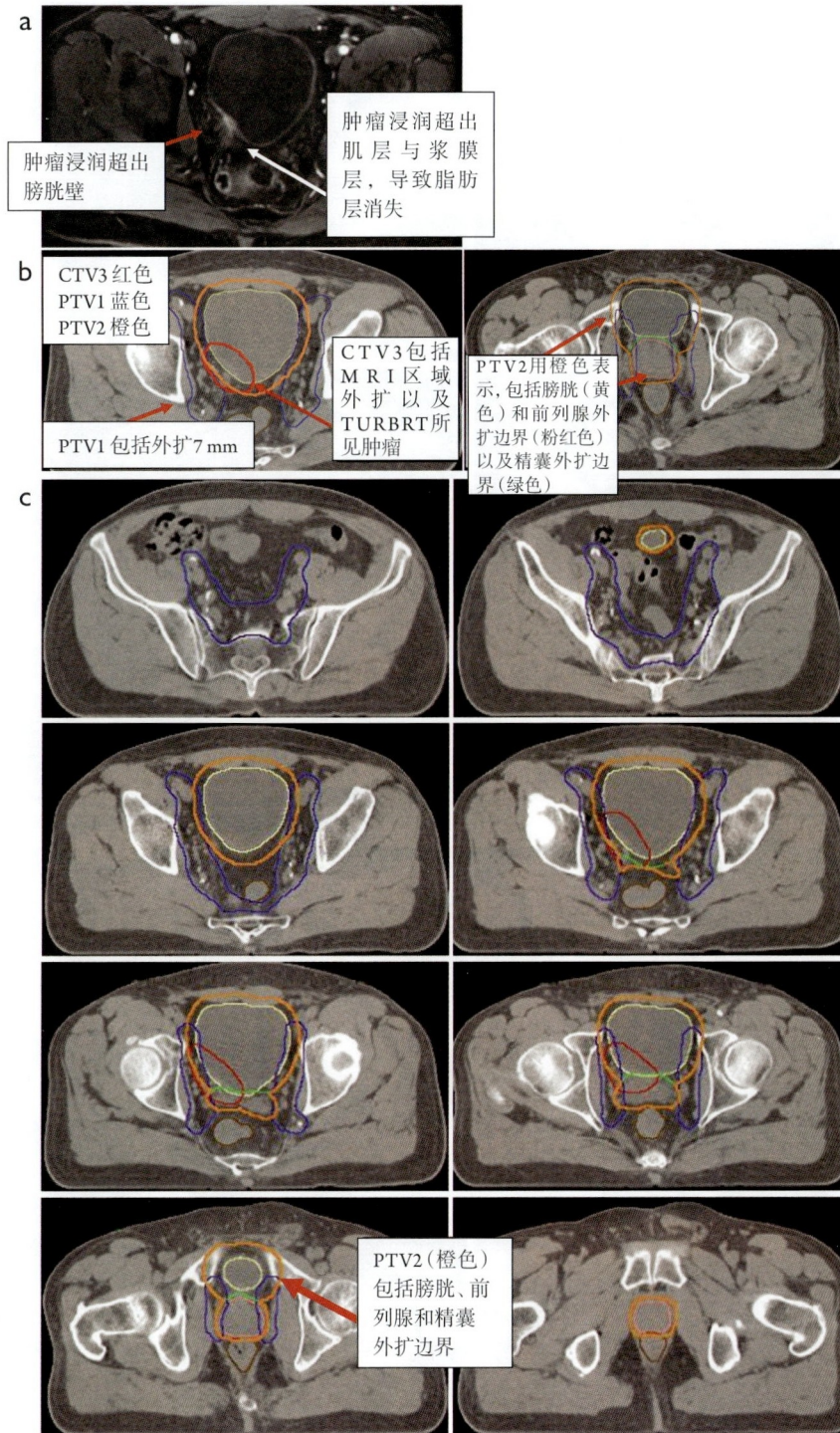

图28-2　膀胱癌靶区勾画影像

（a）患者接受MRI检查，轴向增强后T1减影序列证实癌症穿透膀胱壁（红色箭头）及脂肪平面消失（白色箭头）。（b）图2a中接受IMRT治疗患者的CT靶区勾画。基于MRI及CT影像对一例肌层浸润性膀胱癌患者原发灶部位实施靶区勾画：临床靶区（CTV3）64.5 Gy（红色），计划靶区（PTV1）51 Gy（蓝色）以及PTV2 54 Gy（橙色）。（c）对图X-X中接受IMRT的患者进行CT勾画。对一例肌层浸润性膀胱癌患者原发灶实施靶区勾画：CTV3 64.5 Gy（红色），PTV1 51 Gy（蓝色）以及PTV2 54 Gy（橙色）。注意这些是代表性的层面而非所有。注意正常结构轮廓包括膀胱（黄色）、精囊（绿色）及直肠（棕色）。

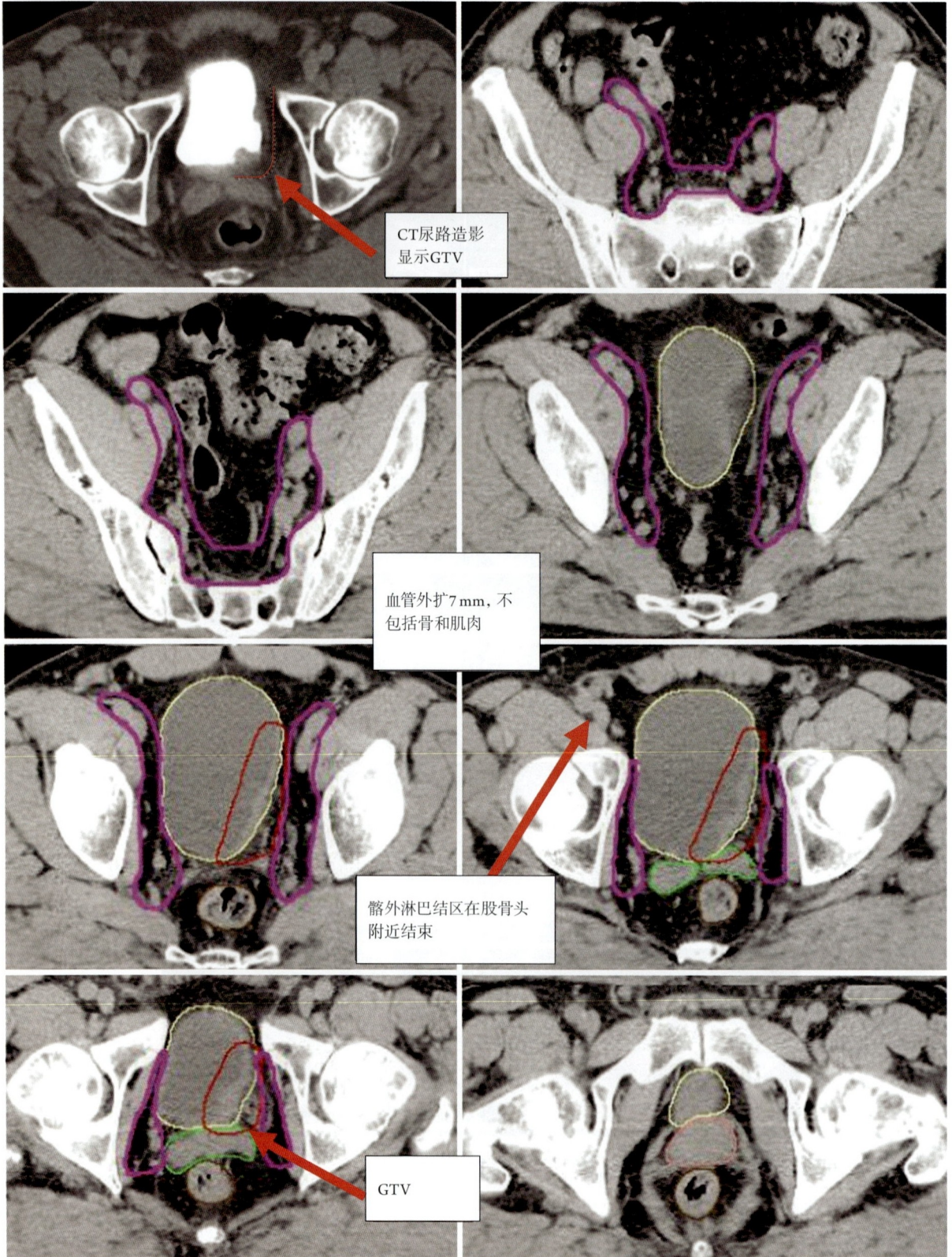

图28-3 CT尿路成像中大体肿瘤体积（GTV）靶区的勾画（红色）

淋巴结PTV1（紫色）先于计划扩展之前显示。注意这些均为典型图并非包括所有图像。注意正常结构的轮廓，包括膀胱（黄色）、精囊（绿色）及直肠（棕色）。

❖ 若采用图像引导放射治疗（image guided radiation therapy，IGRT），可在放疗施照前基于软组织解剖做放疗调整。可行锥束CT扫描以减低放疗不确定性并缩小放疗范围。还可证实膀胱充盈情况。在推量照射过程中，IMRT可用于减少肠道放射剂量及保护正常膀胱，在推量照射过程中。

4　靶区勾画与治疗计划

❖ 保留膀胱治疗是一种多学科协作诊治方法，包括最大程度经尿道膀胱肿瘤切除术（transurethral resection of bladder tumor，TURBT）后联合化疗、放疗。该治疗方法的理想适应证包括临床分期为T2-3a、淋巴结阴性以及无输尿管梗阻或输尿管开口受累及膀胱功能良好患者。理想患者应当为接受TURBT手术，肿瘤完整切除（Shipley et al. 1998；Tester et al. 1993）。

❖ 为了恰当制订该治疗方案中局部推量照射计划，应当以治疗前膀胱镜检结果以及任何提示肿瘤膀胱外浸润的体格检查或影像学检查结果实施膀胱制图。

❖ 用于制订3D-CRT放疗计划的GTV及高风险CTV的建议靶区范围详见表28-1（Shipley et al. 1998）。

❖ 3D-CRT方案中，真骨盆照射野需追加膀胱肿瘤辅助野。膀胱肿瘤而非全膀胱推量照射的安全性已获得RTOG随机试验的证实。这需要泌尿外科医生TURBT制图的密切协作。每日一次分割放疗剂量推荐每次1.8~2 Gy。

❖ 制定3D-CRT放疗计划时，推荐总剂量40~45 Gy施照于骨盆淋巴结及CTV1确定的危及区域。全膀胱照射野将接受54 Gy照射，推量照射野将接受60~65 Gy照射。淋巴结XRT照射野较为保守，以减少小肠毒性而无后续并发症。肿瘤推量照射野仅适于部分膀胱范围，应在TURBT之前合并所有信息以确定GTV部位。放疗用数字重建影像示例见图28-4a，28-4b所揭示的已确立的照射野边界。

❖ 大剂量低分割方案已获得验证并显示出类似的治疗结局，近期研究报道了IMRT的每日一次分割方案，其放射毒性可以耐受（Turgeon et al. 2013）。

❖ IMRT加护需要更为详尽的解剖结构知识以便于放射剂量精确施照。IMRT获益可被患者及器官移动抵消；因此，必须实现参数设定及可重复。因此，常常需要妥善制动与锥形束CT（cone beam CT，

表28-1　保留膀胱方案的建议靶区范围（3D-CRT）

靶区	照射野边界
真骨盆照射野（包括CTV1）（45 Gy）	AP/PA（前后位/后前位）
	上下边界：中份骶髂区域（S2/S3）毗邻闭孔下方。不包括髂总淋巴结
	前后边界：骨盆中线两侧各1.5~2.0 cm区域，常用遮挡板减少股骨头的暴露
	两侧边界：
	上下边界：同AP/PA
	前方边界：膀胱前方1 cm或耻骨联合前方1 cm
	后方边界：膀胱或任何可见肿瘤后方2.5 cm。常用遮挡板保护髂外淋巴结前方的肠道，因为在后期手术中肠道可能用于尿流改道或用作储尿囊
	必须考虑楔形靶区勾画，具体形状取决于体廓
全膀胱射野（CTV2）（54 Gy）	该照射野构建与真骨盆照射野的模拟定位相同，并包括膀胱靶区及GTV。PTV=CTV2 + 2 cm
肿瘤辅助野（CTV3）（64 Gy）	PTV=CTV3=GTV+2 cm

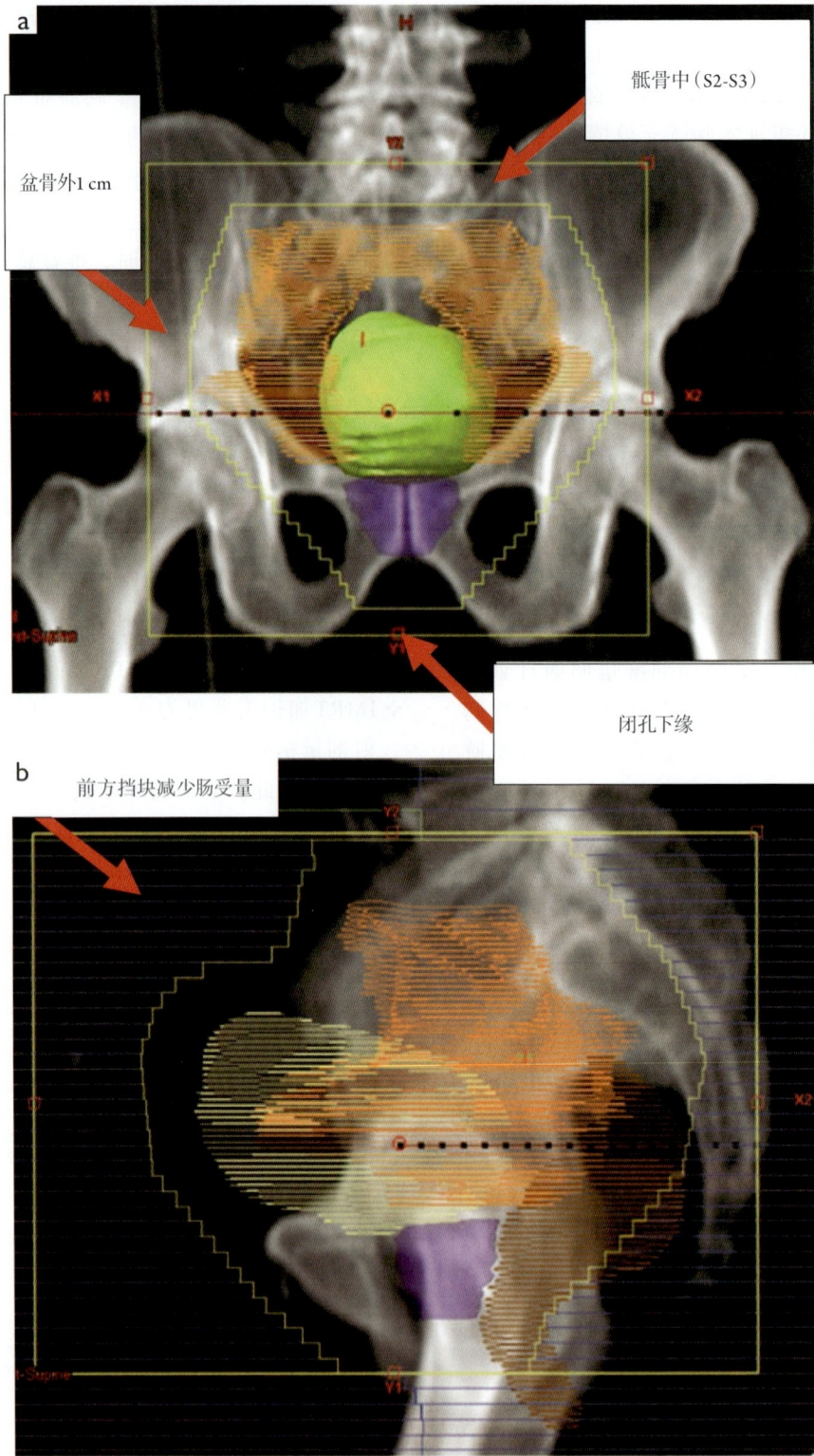

图28-4 真骨盆照射野3D数字重建影像
（a）照射野正位图；（b）照射野侧位图。

CBCT）以降低不确定性。正如前述，当实施IMRT方案时，可通过适当的充盈膀胱模拟定位实现靶区勾画。模拟定位中的偏差可显示肠道，并提供更为精确的靶区勾画，因为TURBT是在膀胱充盈状态下完成。此外，该方案中接受最高剂量放射的保留膀胱组织能够促进膀胱功能长期保存。

❖ 保留膀胱疗法中肿瘤靶区勾画包括GTV及多个临床靶区：CTV1，CTV2及CTV3。关于CTV的更多信息见表28-2。

❖ 每个CTV都需勾画计划靶区（PTVs）。不同的PTVs均基于内部器官运动导致的不确定性而勾画，合并形成最终PTV。对于IMRT计划，GTV为所有已知的CT、MRI、临床信息及膀胱镜检所获得的大体肿瘤病变。

❖ 图28-2a~图28-2c为基于MRI及T1增强后减影序列的GTV。CTV3先于PTV扩展之前勾画完成。肠道无需勾画但被确定为潜在照射野。肛门直肠应当勾画（棕色），始于坐骨结节下方，向上延续，向前伸出延续为乙状结肠。

❖ 图28-3显示为接受IMRT治疗的患者，在PTV扩展之前实施淋巴结靶区勾画。患者GTV勾画无需接受用于肿瘤分期的MRI及CT尿路成像检查。淋巴结靶区包括7 mm外扩之前的髂内外血管周围7 mm范围。MRI不适于肿瘤分期，由于基于影像学检查方法固有特性的靶区的不确定性，可获得稍大一些的GTV。

❖ 图28-5a，图28-5b显示为一例子宫切除术后女性患者行T1轴向MRI及增强CT扫描提示肿瘤侵犯阴道。阴道为非感兴趣靶区或危及器官，但可实施靶区勾画以用于教学目的。

5　计划评估

❖ 每个计划靶区（PTV）的至少95%照射野应当接受100%放疗剂量。通常，最低95%剂量与最高115%剂量适于PTV 3。

❖ 需勾勒出膀胱周围正常结构包括肛管直肠、股骨头及肠道以实施剂量限制（表28-3）。

❖ 股骨头、直肠及膀胱建议采用剂量-体积直方图（dose-volume histogram，DVH）。一个可耐受的计划示例见图28-6a。该图显示出，高容量膀胱接受了最高剂量放疗（红色箭头），为了对比，膀胱充盈患者的模拟定位也列出来了（白色箭头，图28-6b）。

表28-2　IMRT计划的建议靶区

IMRT	
靶区	结构
真骨盆照射野（包括CTV1）（51 Gy/30f@ 1.7 Gy/f）	CTV1定义为显微镜下癌症高风险区域。淋巴结靶区向前扩展，包括两侧髂外淋巴结，CTV延伸至两侧骨盆壁。该靶区包括髂内血管，可在骨盆每侧构建单个靶区，包括血管外侧7 mm可能存在范围的淋巴结。还包括骶前及闭孔淋巴结。骶前CTV向上延伸至S2/S3水平
全膀胱照射野（CTV2）（54 Gy/30f @1.8 Gy/f）	由于膀胱癌的多灶性发病特征，包括了整个膀胱、前列腺及尿道前列腺部
肿瘤辅助野（CTV3）（64.5 Gy/30f @2.15 Gy/f）	该靶区包括GTV及基于TURBT结果的膀胱肿瘤受累区域，影像学或可触及肿瘤区域外加周围7 mm范围。CTV3包括计划中推量照射GTV
PTV1	CTV1 + 7 mm
PTV2	CTV2 + 10 mm
PTV3	CTV3 + 7 mm
最终PTV包括PTV1、PTV2及PTV3 3者之和。	

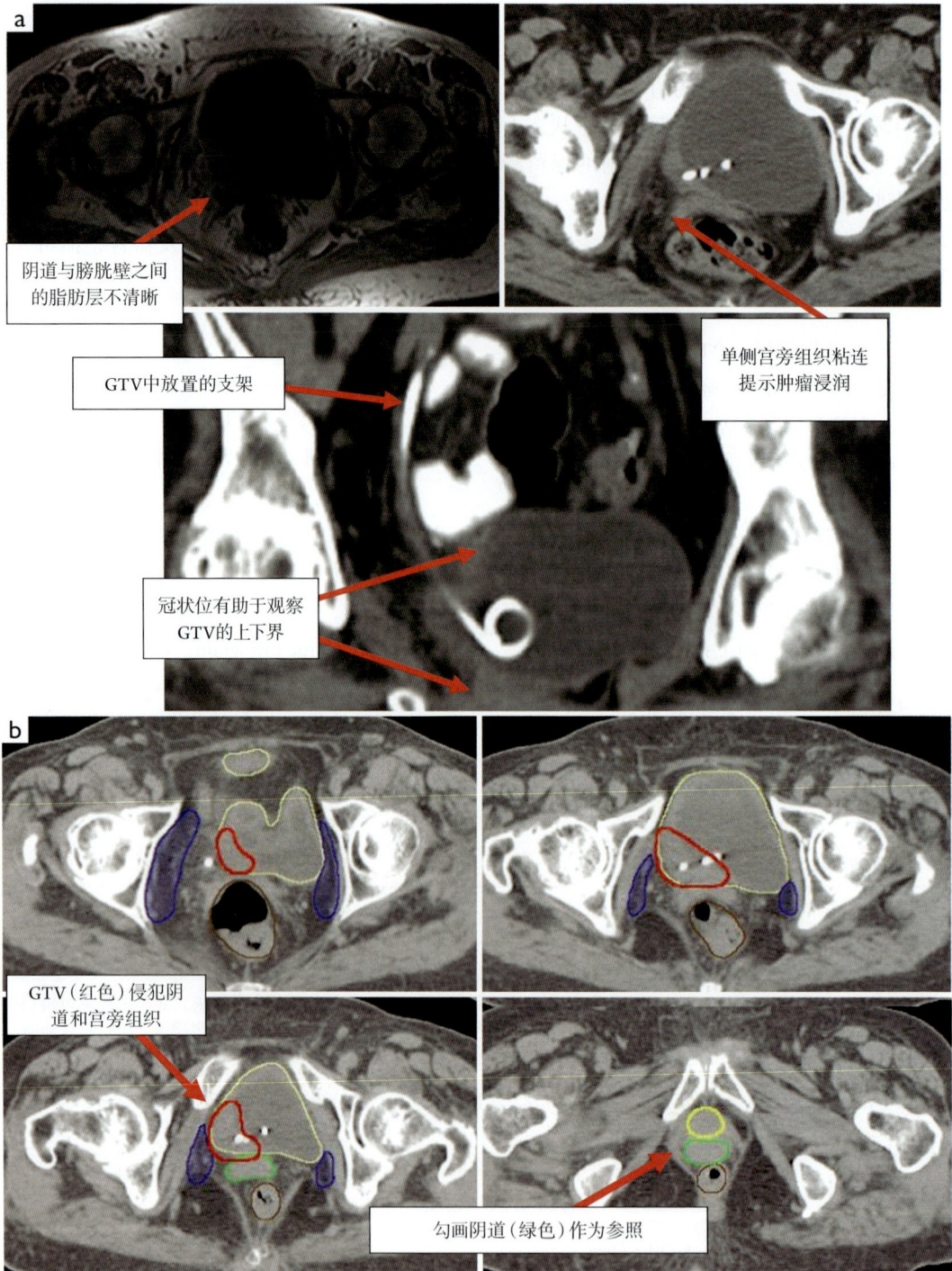

图28-5 膀胱癌靶区勾画影像

（a）T1轴向MRI辅助靶区勾画。不能使用造影剂，因其增加了GTV相关的不确定性。膀胱右后壁输尿管膀胱连接部存在偏心壁厚现象，可能向后延伸至阴道。MRI联合轴位和冠状位薄层CT扫描可确定GTV。（b）图28-5a为患者CT靶区勾画。子宫切除术后肌层浸润性膀胱癌患者的GTV/CTV3的靶区勾画 64.5 Gy（红色），PTV1 51 Gy（蓝色），勾画区域包括膀胱与阴道。请注意这些均为典型断层影像并非包括所有影像。请注意正常结构轮廓，包括膀胱（黄色）、阴道（绿色）及直肠（棕色）。

表28-3　调强放疗：正常组织剂量限制

重要结构	剂量限制
股骨头	Max <45 Gy
脊髓	PTV Max < 45 Gy 或者 1 mL，不能超过 50 Gy
直肠	50 % 靶区的放疗剂量应当少于 55 Gy
肠道	大于 45 Gy 剂量 <300 mL

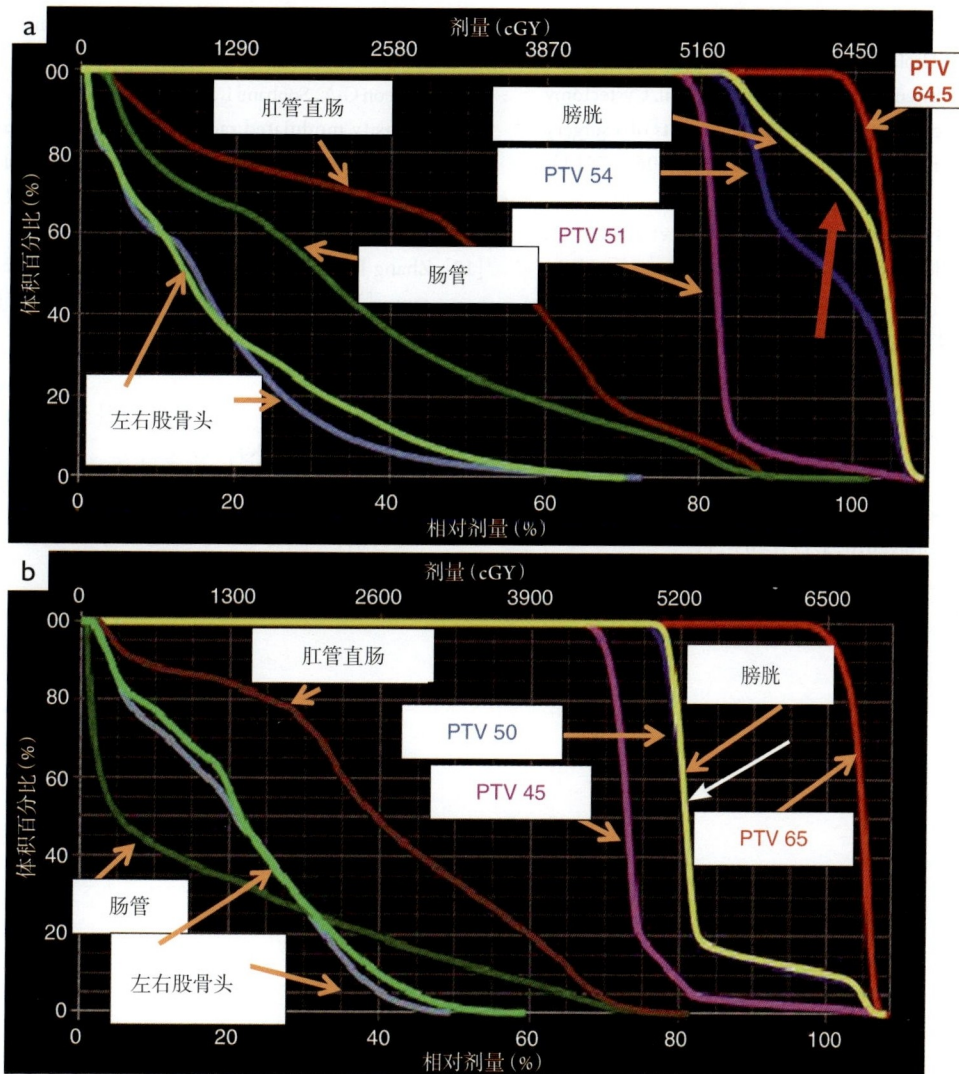

图28-6　一例肌层浸润性膀胱癌患者计划靶区（PTVs）及危及器官（OARs）的计划评估

下面为两个剂量体积直方图（DVHs）。一例患者膀胱排空状态下接受剂量体积直方图（DVHs）（a），对比膀胱充盈状态下的模拟定位时的DVH（b）。

推荐阅读

- RTOG 8903 and RTOG 0233: Describes RTOG recommended treatment guidelines for bladder cancer Male and female RTOG normal pelvic contouring atlases.
- Kaufman D, Shipley W, Feldman A (2009) Review of current treatment paradigms and trial results. Lancet 374(9685): 239-249.

参考文献

[1] Hatch T, Berry J. The value of excretory radiography in staging bladder cancer[J]. J Urol, 1986, 135(1): 49.

[2] Hautmann RE, Gschwend JE, de Petriconi RC, et al. Cystectomy for transitional cell carcinoma of the bladder: results of a surgery only series in the neobladder era[J]. J Urol, 2006, 176(2): 486-492.

[3] Madersbacher S, Hochreiter W, Burkhard F, et al. Radical cystectomy for bladder cancer today-a homogeneous series without neoadjuvant therapy[J]. J Clin Oncol, 2003, 21(4): 690-696.

[4] Messer JC, Terrell JD, Herman MP, et al. Multiinstitutional validation of the ability of preoperative hydronephrosis to predict advanced pathologic tumor stage in upper-tract urothelial carcinoma[J]. Urol Oncol, 2013, 31(6): 904-908.

[5] Roth B, Wissmeyer MP, Zehnder P, et al. A new multimodality technique accurately maps the primary lymphatic landing sites of the bladder[J]. Eur Urol, 2010, 57(2): 205-211.

[6] Shipley WU, Winter KA, Kaufman DS, et al. Phase III trial of neoadjuvant chemotherapy in patients with invasive bladder cancer treated with selective bladder preservation by combined radiation therapy and chemotherapy: initial results of Radiation Therapy Oncology Group 89-03[J]. J Clin Oncol, 1998, 16(11): 3576-3583.

[7] Stein JP, Lieskovsky G, Cote R, et al. Radical cystectomy in the treatment of invasive bladder cancer: long-term results in 1,054 patients[J]. J Clin Oncol, 2001, 19(3): 666-675.

[8] Tester W, Porter A, Asbell S, et al. Combined modality program with possible organ preservation for invasive bladder carcinoma: results of RTOG protocol 85-12[J]. Int J Radiat Oncol Biol Phys, 1993, 25(5): 783-790.

[9] Turgeon G-A, Souhami L, Cury FL, Faria SL, et al. Hypofractionated intensity modulated radiation therapy in combined modality treatment for bladder preservation in elderly patients with invasive bladder cancer[J]. Int J Radiat Oncol Biol Phys, 2013, 88(2): 326-331.

[10] Zhang J, Gerst S, Lefkowitz RA, Bach A. Imaging of bladder cancer[J]. Radiol Clin North Am, 2007, 45(1): 183-205.

译者：熊国兵，四川省医学科学院·四川省人民医院泌尿外科
彭倩，四川省肿瘤医院放疗中心
审校：徐燕军，上海交通大学附属第六人民医院超声科

点评

    本文为放疗医生对膀胱癌进行适形放疗和调强放疗时的靶区勾画及放射野设置提供指导和参考，侧重于临床实用性，重点介绍了膀胱癌浸润肌层时临床靶区的勾画，不仅对肿瘤病灶进行勾画，还应包括肿瘤周围正常组织结构及周围相关的淋巴引流区解剖勾画，并且逐层显示，提供了计划规范包括放疗区大小及放疗剂量的选择，还涉及评估方法。因此，可成为放疗医生临床实践中的实用指南参考。

——徐燕军

第二十九章　睾丸精原细胞瘤

Sean M. McBride

Department of Radiation Oncology, Memorial Sloan-Kettering Cancer Center, New York, NY, USA
Correspondence to: Sean M. McBride, MD, MPH. Department of Radiation Oncology, Memorial Sloan-Kettering Cancer Center, New York, NY, USA. Email: mcbrides@mskcc.org

1　解剖与扩散模式

精原细胞瘤解剖和扩散类型见图29-1所示。

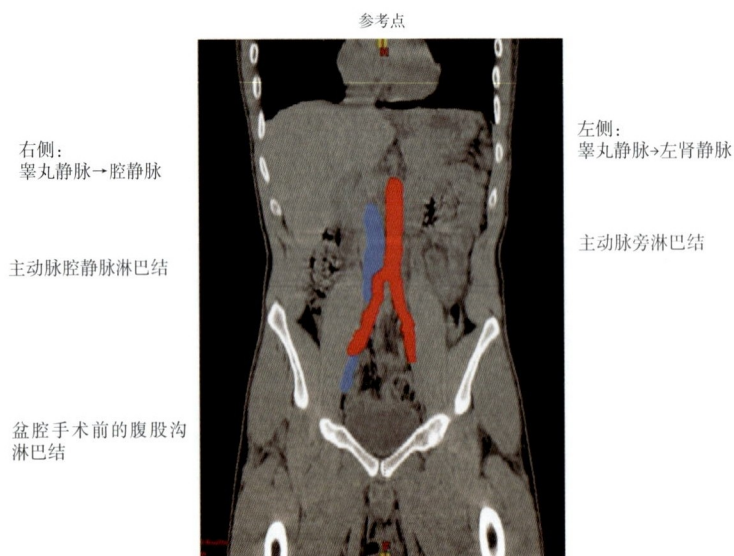

图29-1　精原细胞癌睾丸静脉及周围淋巴结扩散影像

- 右侧睾丸精原细胞瘤易转移至腔静脉和主动脉腔静脉淋巴结。
- 左侧睾丸精原细胞瘤易转移至左肾静脉和主动脉旁淋巴结。
- 在某些情况，正电子发射计算机断层扫描（positron emission tomography computed tomography，PET-CT）检查有助于靶区勾画。

2　与靶区勾画相关的诊断性检查

- 当怀疑睾丸肿瘤时，应询问完整病史、全面体格检查、检查血清肿瘤标记物（α甲胎蛋白、β-人绒毛膜促性腺激素、血清乳酸脱氢酶）、行胸部X线以及在精子库储存精子。
- 睾丸切除术后，患者应扫描腹腔、盆腔电子计算机断层扫描（computed tomography，CT）进行评估（怀疑肺部淋巴结转移时，需扫描肺部CT），同时复查α甲胎蛋白、β-人绒毛膜促性腺激素、血清乳酸脱氢酶。

3　模拟定位与日常摆位

- 仰卧位进行定位，手臂置于两侧板，膝盖置于床边。
- 应用阿尔法装置帮助固定。
- 添加吸塑罩以便降低对侧睾丸的放疗剂量。
- 从网孔区域移走阴茎。
- 在水平中心点的前方及侧方标记定位。
- 静脉造影可用于鉴别血管和其他严重疾病。
- 如条件允许，PET-CT检查有助于Ⅱ期患者淋巴结的勾画。

4　靶区勾画及治疗计划

- Ⅰ期：美国国家综合癌症网络（National Comprehensive Cancer Network，NCCN）推荐所有Ⅰ期患者在睾丸切除术后应进行相关监测。这些患者面临着晚期死亡率高，尤其肿瘤复发的风险。对于无法进行影像监测的患者，根据MRC TE 10和18试验结果，建议辅助放疗（腹股沟或阴囊处主动脉旁淋巴结20 Gy剂量）（Fossa et al. 1999；Jones et al. 2005）。Ⅰ期肿瘤的照射野如表29-1，除放疗外，1个周期的卡铂化疗也可作为无法进行影像监测患者的可选择治疗手段（National Comprehensive Cancer Network 2014）。

- Ⅱ期：传统"狗腿"照射野的放疗对于ⅡA期患者属于金标准治疗方案，对于ⅡB期患者，治疗方案需包括放疗或化疗（4个周期依托泊苷+顺铂方案或3个周期博莱霉素+依托泊苷+顺铂方案）；ⅡC期患者的化疗方案同上（National Comprehensive Cancer Network 2014）。

- 放疗剂量推荐参考值（参考Wilder et al. 2012）（见表29-1~表29-2；图29-2~图29-3）。

5　计划评估

- 与三维适形放疗相比，调强适形放疗对于肝脏、肠管、肾脏的平均剂量和D50%是不足的（Zilli et al. 2011）；质子治疗可有效地保留正常组织（Efstathiou et al. 2012），目前正在早期临床试验阶段。
- 对于AP-PA射线束，可考虑均等区域照射，然而为提高靶区覆盖，不均等区域照射也是必要的。
- 对于计划靶区，V100%应为95%；
- 对于初始计划靶区（或Ⅰ期计划靶区），每侧肾脏D50%应≤8 Gy；
- Ⅱ期肿瘤初始计划靶区，对于整合的肾脏区平均剂量应≤9 Gy；
- 在提高靶区剂量时，每侧肾脏D50%应≤2 Gy，双侧肾脏平均剂量≤3 Gy。

表29-1　ⅠA期、ⅠB期、ⅠS期肿瘤推荐放疗靶区	
靶区	定义与描述
临床靶区	根据CT图像：勾画下腔静脉和主动脉，上至肾脏上极上方2 cm，下至血管分叉处→下腔静脉需外扩1.2 cm，主动脉徐外扩1.9 cm→勾画骨骼、肌肉、肠管→合并两个扩展区 根据骨性标记：上界达T11水平，下界达L5水平，两侧界达腰椎横突
计划靶区	根据规定，可外扩0.5 cm，附加0.7 cm用于抵消半影效应
计划靶区接受中段骨盆平面的AP/PA的20 Gy剂量	

表29-2　ⅡA期和ⅡB期肿瘤推荐的靶区

靶区	定义与描述
初始临床靶区	根据CT解剖： 方法同Ⅰ期肿瘤： 下腔静脉和主动脉→勾画近端髂内血管（至臀部上缘）和髂外血管至髋臼上缘→同Ⅰ期一样，设置 主动脉和下腔静脉外扩区：髂总、髂内、髂外血管外扩1.2 cm的区域→合并临床靶区血管，勾画骨骼、肌肉、肠管 勾画大致阳性淋巴结（GTV）→GTV淋巴结外扩0.8 cm（排除骨骼、肌肉、肠管）得到CTV淋巴结。 合并临床靶区血管及淋巴结区域，创建初始临床靶区
初始计划靶区	初始临床靶区可外扩0.5 cm的区域，附加0.7 cm用于抵消半影效应
最终计划靶区	临床靶区淋巴结可外扩0.5 cm的区域，附加0.7 cm用于抵消半影效应

初始计划靶区治疗剂量为25.5 Gy（1.7 Gy剂量比），以便减少对正常组织的毒性作用及不良反应
计划靶区起终止剂量：ⅡA期约为30 Gy（2 Gy剂量比），ⅡB期约为306 Gy（2 Gy剂量比）

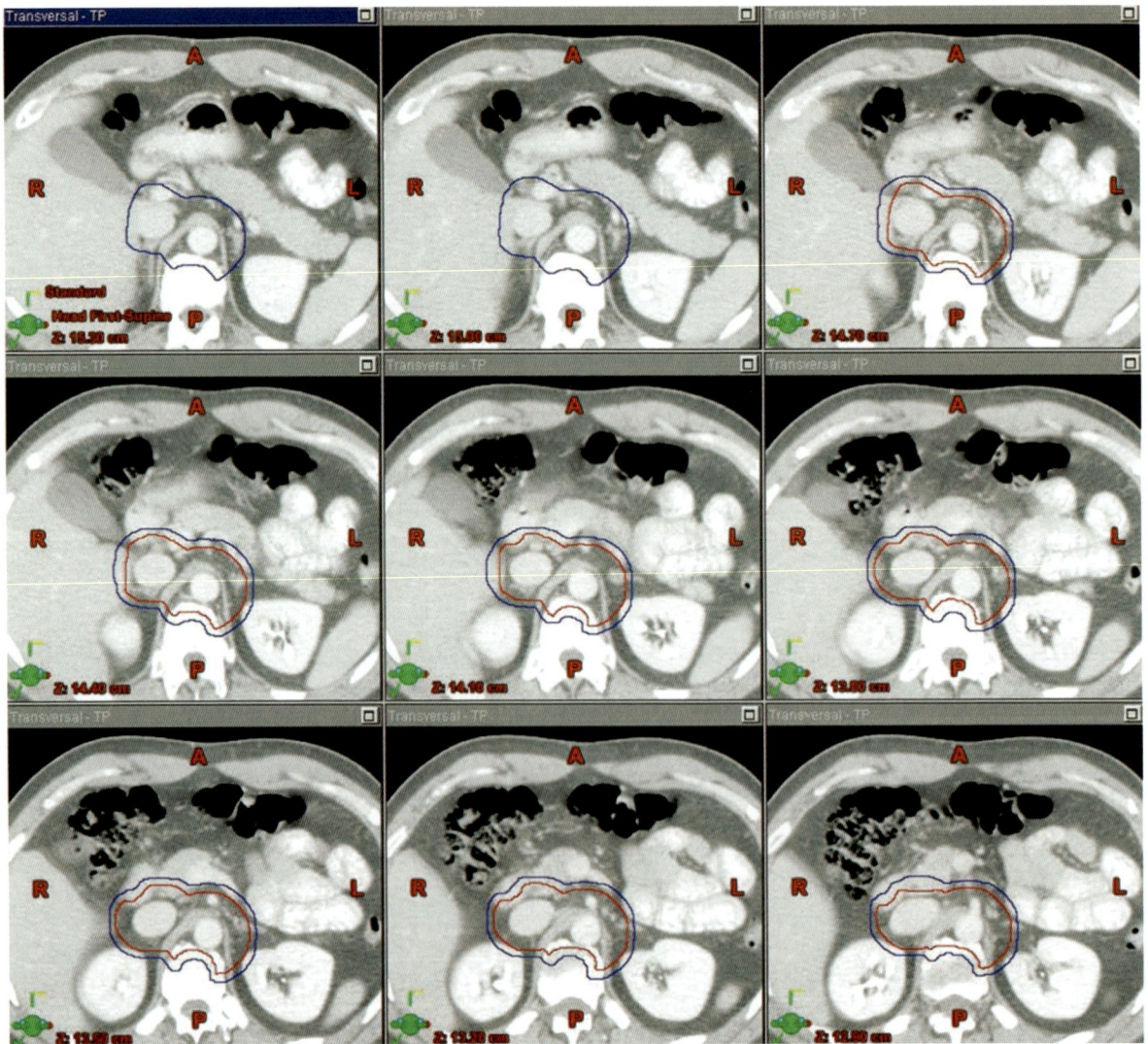

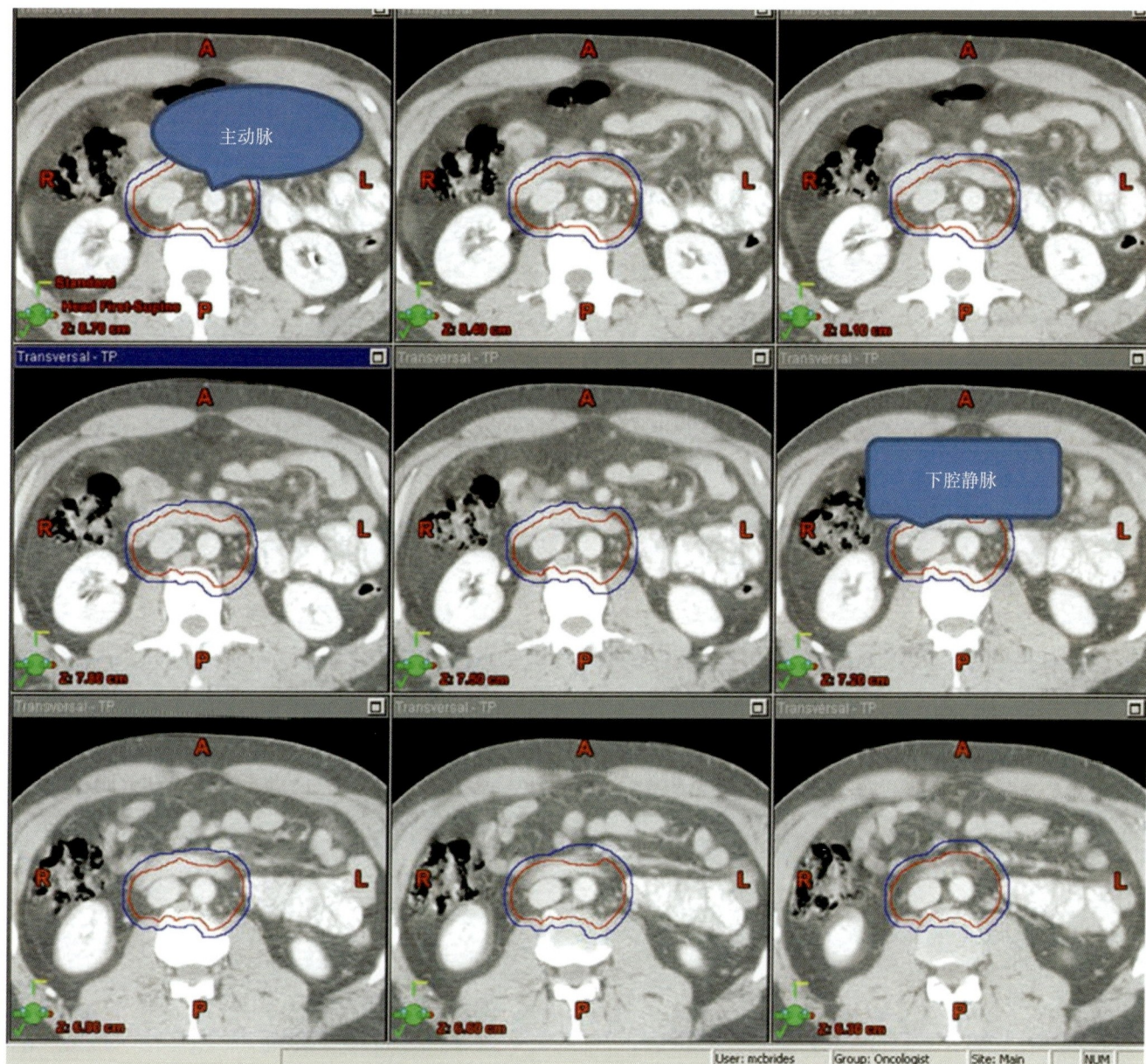

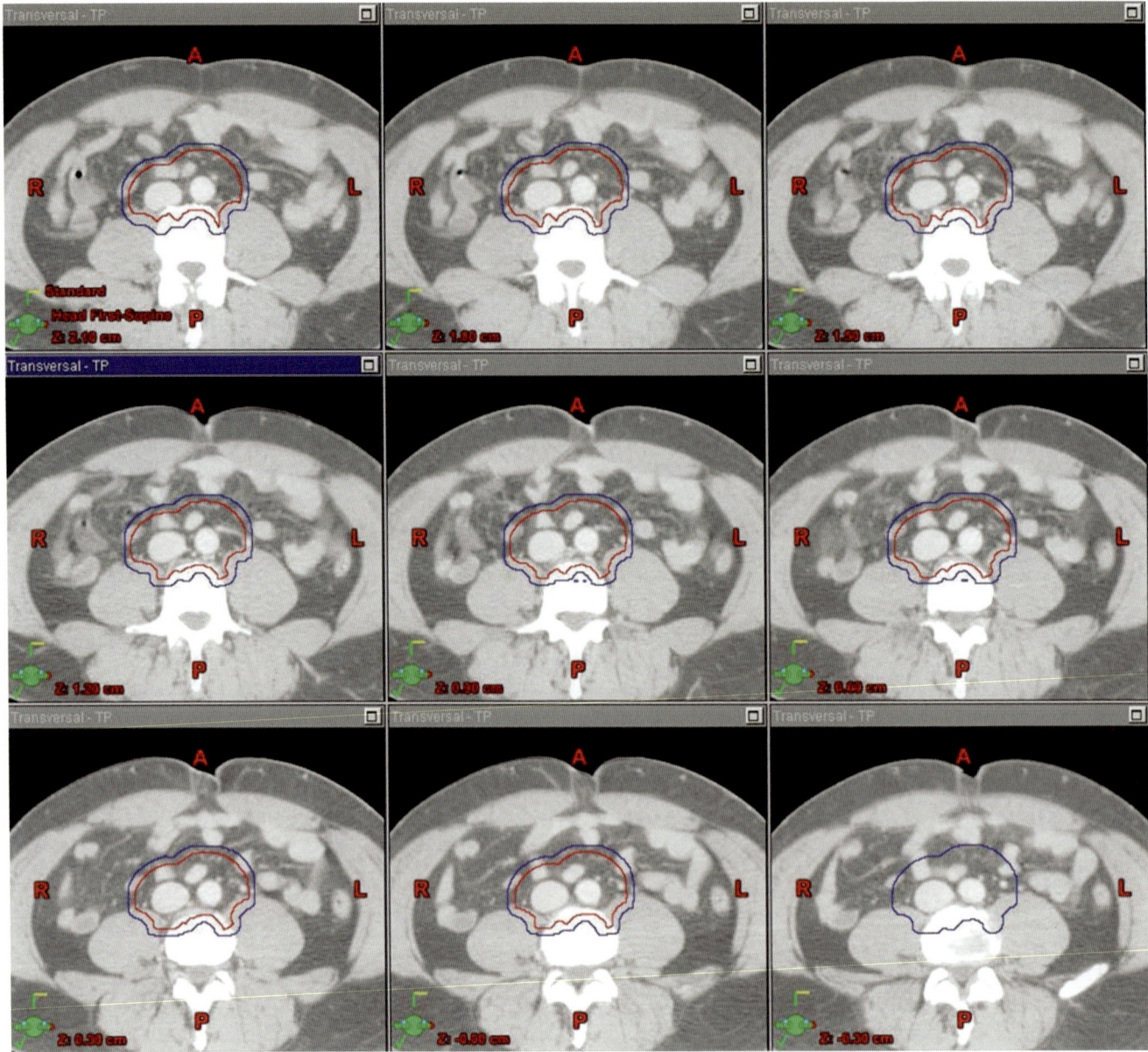

图29-2　精原细胞瘤

临床ⅠA期、ⅠB期、ⅠS期肿瘤推荐的靶体积（红色代表临床靶区，蓝色代表计划靶区），图片顺序由上至下。

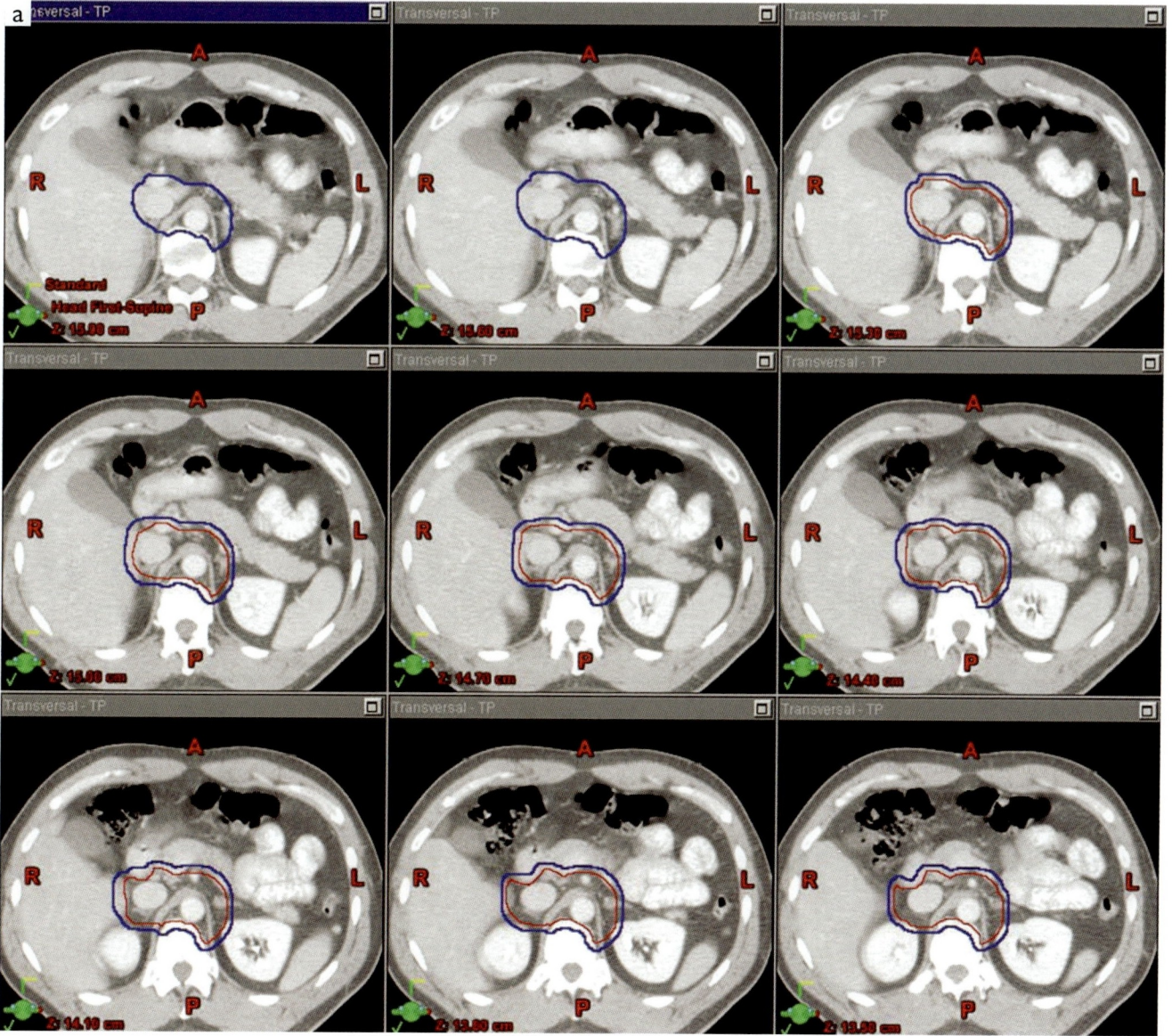

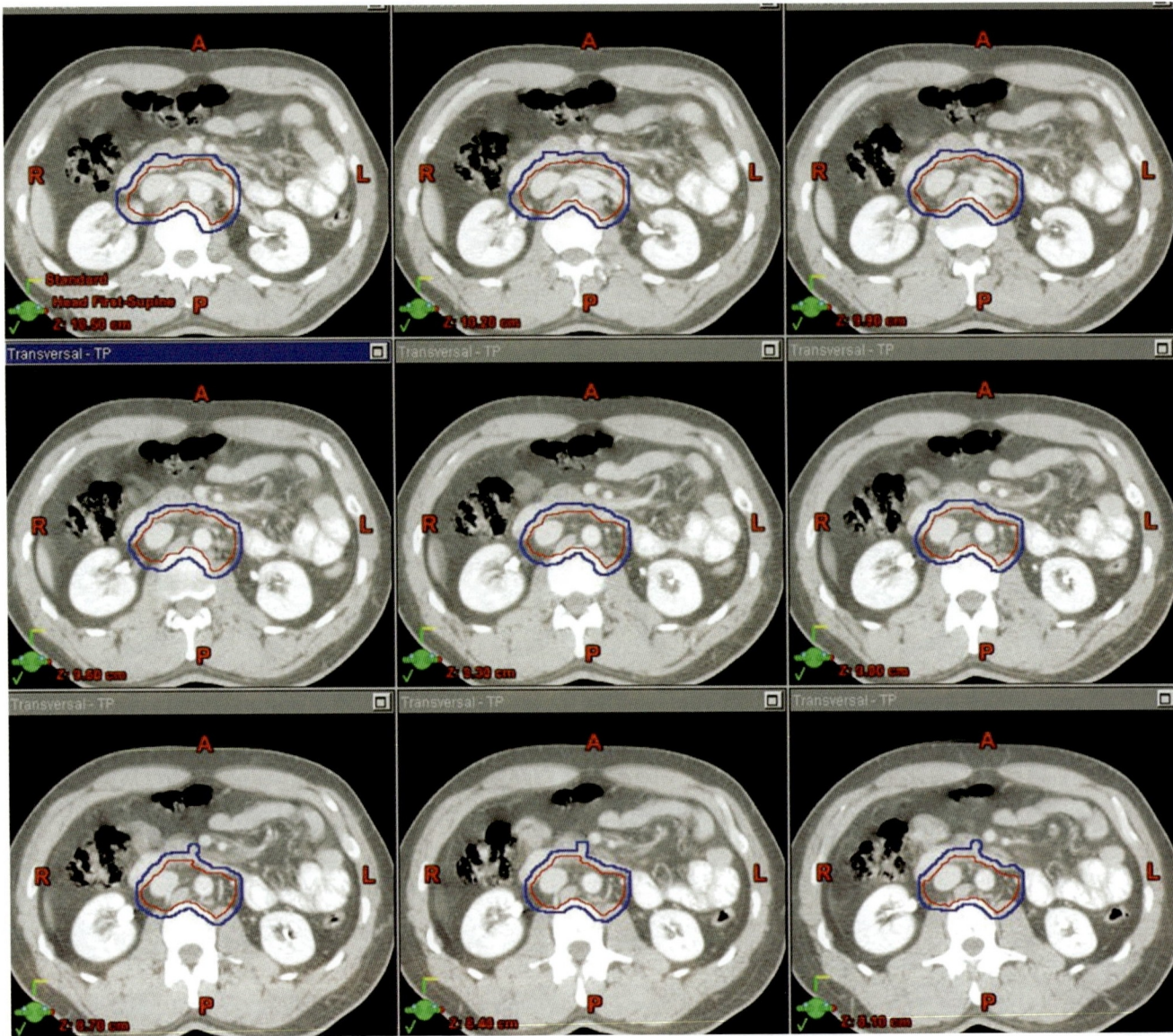

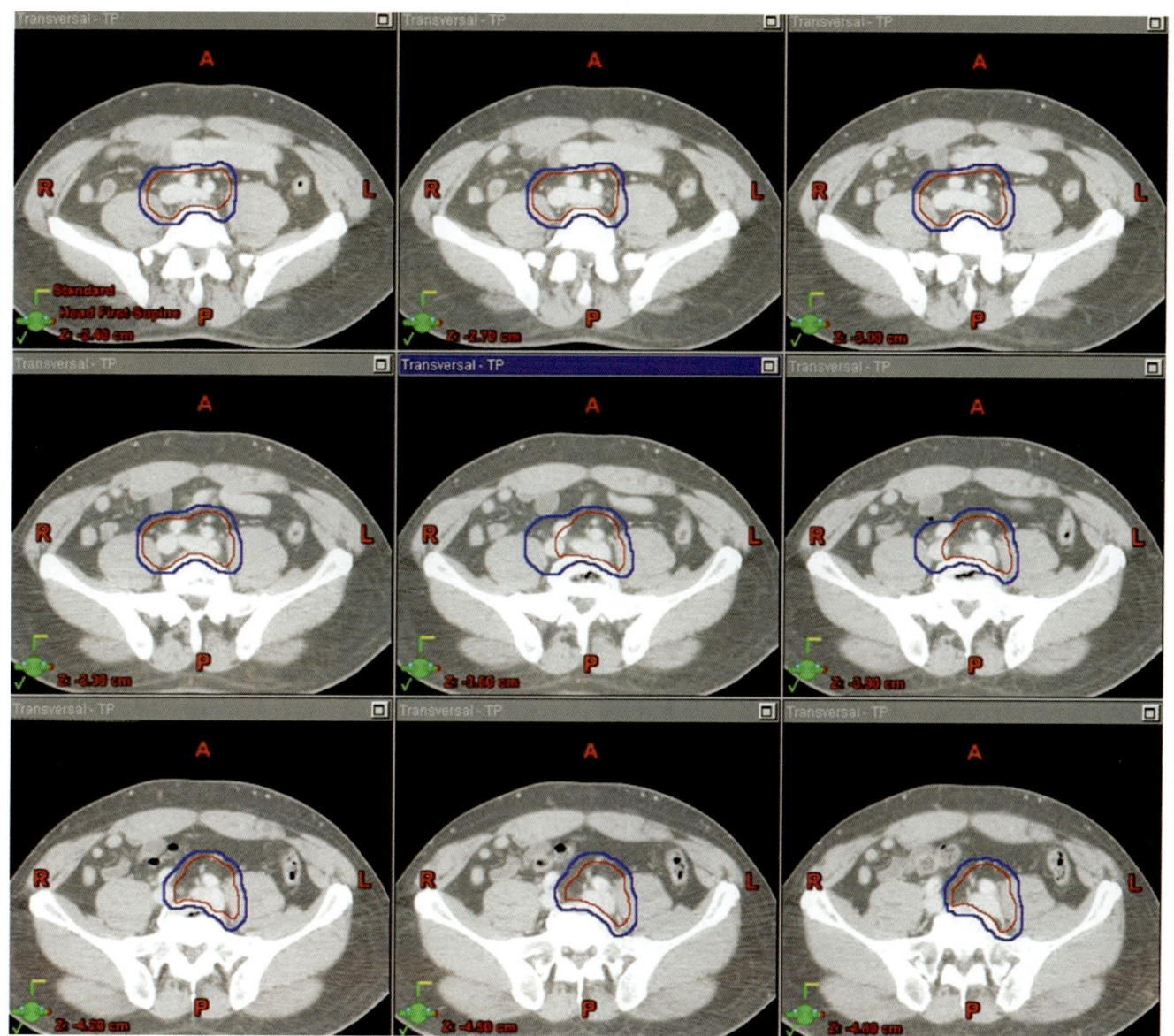

髂内血管近端最后一张照片

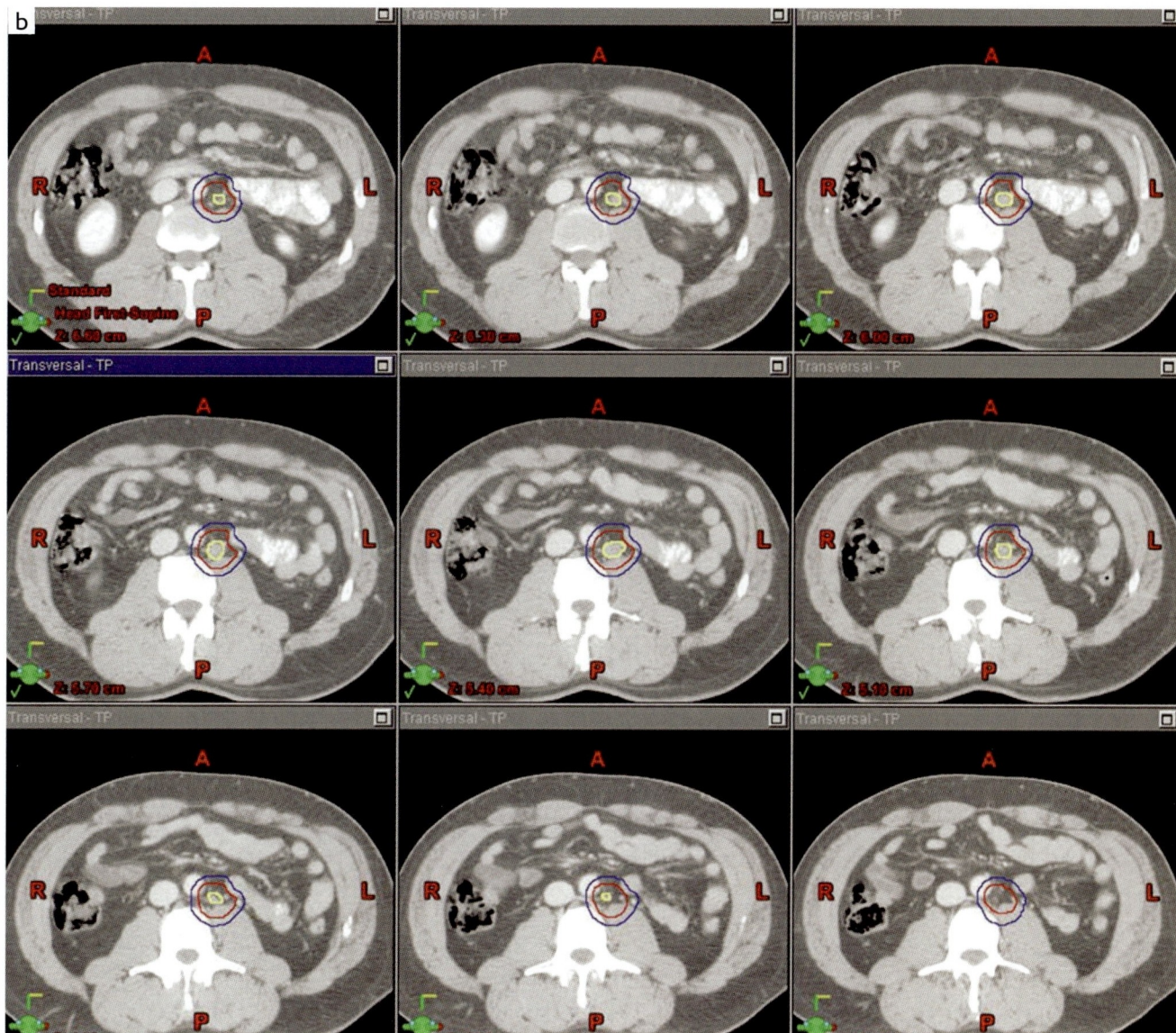

图29-3　精原细胞瘤靶区勾画影像

（a）临床ⅡA期、ⅡB期肿瘤的起始靶区（红色代表临床靶区，蓝色代表计划靶区），图片顺序由上至下。（b）临床ⅡA期肿瘤的靶区（黄色代表肿瘤区，红色代表临床靶区，蓝色代表计划靶区），图片顺序由上至下。

参考文献

[1] Efstathiou JA, et al. Adjuvant radiation therapy for early stage seminoma: proton versus photon planning comparison and modeling of second cancer risk[J]. Radiother Oncol, 2012, 103(1): 12-17.

[2] Fossa SD, et al. Optimal planning target volume for stage I testicular seminoma: A Medical Research Council randomized trial. Medical Research Council Testicular Tumor Working Group[J]. J Clin Oncol, 1999, 17(4): 1146.

[3] Jones WG, et al. Randomized trial of 30 versus 20 Gy in the adjuvant treatment of stage I Testicular Seminoma: a report on Medical Research Council Trial TE18, European Organisation for the Research and Treatment of Cancer Trial 30942 (ISRCTN18525328)[J]. J Clin Oncol, 2005, 23(6): 1200-1208.

[4] National Comprehensive Cancer Network. Testicular Cancer[Z/OL]. http://www.nccn.org/professionals/physician_gls/pdf/testicular.pdf. Accessed 7 Feb 2014.

[5] Wilder RB, et al. Radiotherapy treatment planning for testicular seminoma[J]. Int J Radiat Oncol Biol Phys, 2012, 83(4): e445-e452.

[6] Zilli T, et al. Bone marrow-sparing intensity-modulated radiation therapy for stage I seminoma[J]. Acta Oncol, 2011, 50(4): 555-562.

译者：范博，大连医科大学附属第二医院泌尿外科
审校：徐燕军，上海交通大学附属第六人民医院超
　　　声科

点评

　　本文对睾丸精原细胞瘤的主要淋巴结引流区域进行勾画，对临床肿瘤不同分期的患者实施相应的靶区和剂量设置，侧重于临床实用性，可成为放疗医生临床实践中的实用指南参考。

——徐燕军

第七部分

中枢神经系统

第三十章　颅内良性疾病：中枢神经系统良性肿瘤，动静脉畸形和三叉神经痛

Rupesh Kotecha[1], Samuel T. Chao[1,2,3], Erin S. Murphy[1,2,3], John H. Suh[1,2,3]

[1]Department of Radiation Oncology, Cleveland Clinic Foundation, Cleveland, OH, USA; [2]Taussig Cancer Institute, Cleveland Clinic Foundation, Cleveland, OH, USA; [3]Burkhardt Brain Tumor and Neuro-Oncology Center, Cleveland Clinic Foundation, Cleveland, OH, USA

Correspondence to: John H. Suh. Burkhardt Brain Tumor and Neuro-Oncology Center, Cleveland Clinic Foundation, Cleveland, OH, USA. Email: suhj@ccf.org

1　解剖与扩散模式

1.1　脑膜瘤

❖ 脑膜是一种覆盖在大脑和脊髓表面的膜性结构，共3层。硬脑膜是位于最外层的连接组织，它包括外侧的骨膜层和内侧的脑膜层。硬脑膜经折返后形成大脑镰（分隔左右大脑半球）、小脑幕（分隔左右小脑半球）和鞍膈（覆盖垂体窝）。脑膜的中间层为蛛网膜，内层为软脑膜，二者也可统称为软脑膜层。脑脊液在蛛网膜和软脑膜之间的腔隙内流动（Schünke et al. 2007）。

❖ 脑膜瘤可发生在多个部位，包括矢状窦旁/大脑镰（25%），大脑凸面（19%），蝶骨脊（17%），鞍上（9%），后颅窝（8%），嗅沟（8%），中颅窝/Meckel腔（4%），小脑幕（3%），窦汇周围（3%），侧脑室（1%~2%），枕骨大孔（1%~2%）和眼眶/视神经鞘（1%~2%）（Lee 2008）。

❖ 大多数矢状窦旁脑膜瘤位于前1/3的大脑镰（49%），29%位于中1/3，后1/3则占22%。（Rohringer et al. 1989，图30-1）。

❖ 多发性脑膜瘤亦称为多发性脑膜瘤病，仅占脑膜瘤的2.5%（Lee 2008）。

1.2　垂体

❖ 垂体位于蝶鞍，一般男性垂体上下径（高度）约8 mm，女性为10 mm。垂体肿瘤直径小于10 mm为微腺瘤，而大于10 mm称为大腺瘤。垂体腺瘤分为功能型（分泌型）和非功能型（无分泌型）。

❖ 垂体及成对的海绵窦位于蝶鞍和中颅底的鞍旁区域。蝶鞍周围结构包括鞍结节、前床突、鞍背和后床突。蝶鞍的下界是蝶骨的一部分，也是蝶窦的上界。蝶鞍表面由鞍膈覆盖。蝶鞍两旁为海绵窦，它与眶上裂和岩尖相通（Swearingen and Biller 2008）。

❖ 海绵窦包含一部分颈内动脉和多条来源于大脑半球和小脑的静脉，这些静脉流向流出静脉窦。在海绵窦的外侧，由上至下依次排列动眼神经、滑车神经和三叉神经眼支（V1）；海绵窦的中部有外展神经（CN VI）通过（Swearingen and Biller 2008；Dolenc and Rogers 2009，图30-2）。

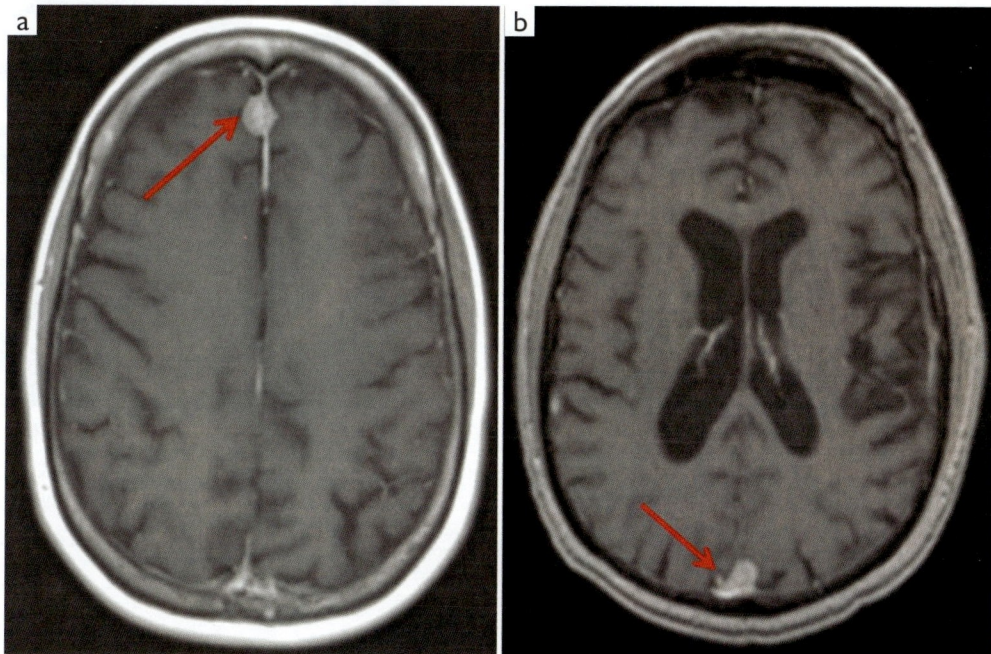

图30-1　1例脑膜瘤患者影像

（a）轴位T1加权增强MRI显示在大脑镰前部一均匀增强脑膜瘤，对周围额回有轻度占位效应（箭头）。（b）轴位T1加权增强MRI可见一小的均匀强化脑膜瘤，以硬脑膜为基底，位于大脑镰后部左侧面靠近顶枕沟，邻近的上矢状窦有轻度侵犯（箭头）。

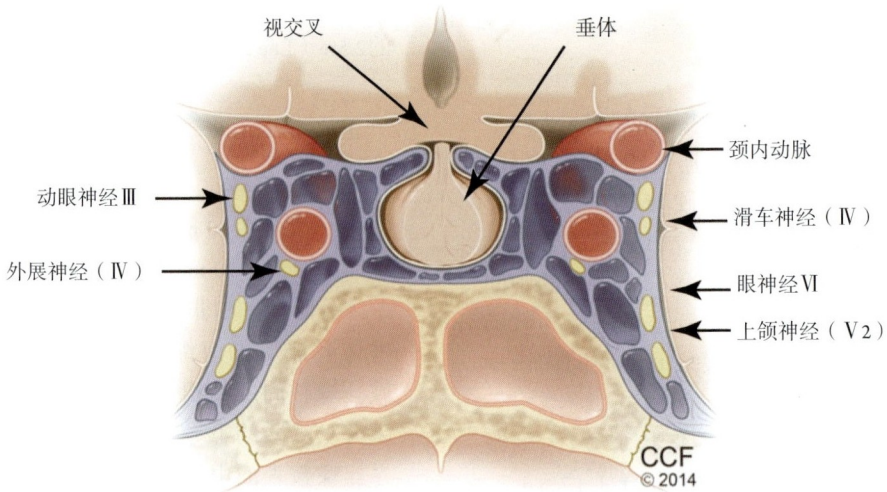

视交叉　　　　　垂体

动眼神经Ⅲ

外展神经（Ⅳ）

颈内动脉

滑车神经（Ⅳ）

眼神经Ⅵ

上颌神经（Ⅴ2）

CCF
© 2014

图30-2　海绵窦冠状位示颅神经、颈动脉及垂体的位置

❖ 通过评价颈动脉被包绕程度，有助于判断垂体腺瘤侵犯海绵窦的可能性。通常，如果腺瘤与海绵窦之间有一层正常的垂体，那么肿瘤不可能侵犯海绵窦。反之，如果颈动脉完全被包绕，则常提示海绵窦受侵犯。如果颈动脉被包绕程度小于25%，则肿瘤侵犯海绵窦可能性较小。然而，如果包绕程度大于67%，肿瘤侵犯海绵窦可能性较大（Swearingen and Biller 2008。见图30-3所示。

1.3　前庭施万细胞瘤

❖ 根据肿瘤部位和大小，前庭施万细胞瘤分为4期：管内型、小脑角池型、脑干受压型和脑积水型。

❖ 前庭施万细胞瘤位于内听道口内，也称为管内型施万细胞瘤，常为圆形或椭圆形。如果肿瘤还包含管外部分，其典型表现为向内听道口生长的球形肿块，并逐渐变细（Sriskandan and Connor 2011）。

❖ 桥小脑角周围结构包括中间的脑干，上和后方为小脑，两侧为颞骨。桥小脑角（cerebello pontine angle，CPA）下方毗邻舌咽神经、迷走和脊副神经（Kutz et al. 2012）。

❖ 前庭神经根起自前庭器，耳蜗神经根起源于听觉器，两者形成前庭耳蜗神经，经内听道到达桥小脑角（Schünke et al. 2007）。

❖ 听神经瘤起源于前庭神经上支或下支。

❖ 横跨桥小脑角的其它重要结构包括前下小脑动脉和面神经（CN Ⅶ）。

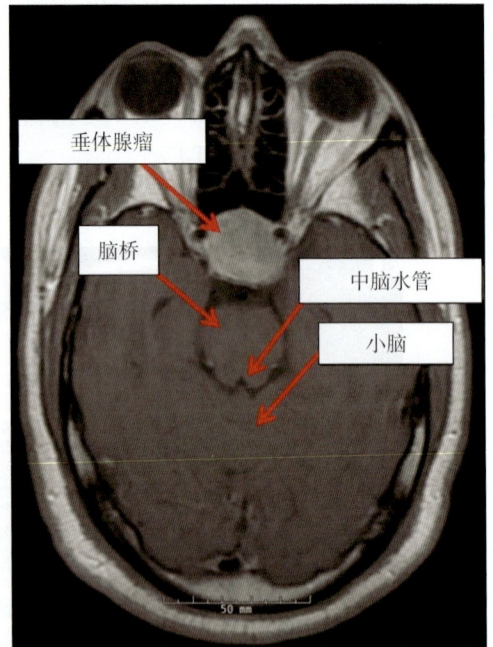

垂体腺瘤

脑桥

中脑水管

小脑

50 mm

图30-3　1例垂体瘤患者影像

轴位T1加权增强MRI显示一个鞍内大垂体腺瘤，伴有鞍上及双侧海绵窦、蝶窦、斜坡、蝶窦底的侵犯。蝶鞍骨性结构变大、变形、广泛受侵和脱钙。颅内侵犯亦存在。

1.4　动静脉畸形（AVMs）

❖ 发生在大脑半球（85%）的动静脉畸形（arteriovenous malformations，AVMs）较后颅窝（15%）更常见（Kornienko and Pronin 2009）。

❖ 动静脉畸形的动脉血供可以直接来源于滋养动脉，或者间接来源于补充动脉，这些动脉在单一动脉供血区输送血液。另外，传入动脉也能够形成各种血管通道、微动脉瘤或假性动脉瘤。在27%~32%的动静脉畸形中，动脉血供由多条动脉共同供给，包括颅内动脉、硬脑膜动脉和颅外动脉。动静脉畸形的流出静脉可以直接为单一大静脉或多个小静脉。动静脉畸形的流出静脉可以在脑血管造影的动脉期显示（Kornienko and Pronin 2009）。

1.5 三叉神经

❖ 三叉神经包含感觉传入纤维和内脏传出纤维。躯体传入纤维主要支配面部、鼻咽黏膜和舌前2/3的感觉（Schünke et al. 2007）。

❖ 三叉神经主要包含3大支，眼支（V1）经眶上裂到达眼眶，上颌支（V2）从圆孔穿过到达翼腭窝，下颌支（V3）经卵圆孔到达颅底（Schünke et al. 2007）。

❖ 三叉神经的各分支在三叉神经节前相汇合。三叉神经节被硬脑膜覆盖，位于Meckel腔内，该腔位于海绵窦一侧颞骨岩部凹陷处。

2 与靶区勾画相关的诊断性检查

2.1 一般原则

❖ 收集完整病史并进行恰当的体格检查，应强调神经系统查体。

❖ 利用有效的方法如卡氏评分（Karnofsky，KPS）体力评分、美国东部肿瘤协作组（Eastern Cooperative Oncology Group，ECOG）体力评分、神经功能状态（neurologic function status，NFS）或最少精神状态检查（mini mental status exam，MMSE）对患者进行相关评估。

❖ 所有患者均应进行头部磁共振成像（magnetic resonance imaging，MRI）检查，以便于诊断和靶区勾画。MRI扫描序列包括T1加权、T2加权、液体衰减反转恢复序列（fluid-attenuated inversion recovery，FLAIR）。也应该获取钆增强后T1加权多维影像资料。对于强化的肿瘤，采用高分辨模式如准备前磁化快速梯度回波（magnetization- prepared rapid gradient echo，MPRAGE）可以对兴趣病灶进行准确勾画。稳态构成干扰序列（constructive interference in steady state，CISS）或三维稳态采集快速成像序列（3D fast imaging with steady state acquisition，3D FIESTA）有助于辨认颅神经。一些肿瘤如视神经鞘脑膜瘤，MRI抑脂序列也可帮助靶区的确定。

2.2 脑膜瘤

❖ 脑膜瘤在诊断性电子计算机断层扫描（computed tomography，CT）上表现为边界清楚、周围脑组织受压的颅外占位。与周围脑组织相比较，脑膜瘤为等或高密度，增强后明显均匀强化。在20%~30%的脑膜瘤中可以见到钙化，大约有一半的颅底脑膜瘤同时伴有周围骨质的改变，如：骨质增生和溶骨（Pieper et al. 1999）。

❖ 脑膜瘤在T1加权图像上典型表现为与脑灰质相对的等或低信号，T2加权图像表现为等、低或高信号。在FLAIR序列上，脑膜瘤典型表现为相对脑灰质的高信号（Tsuchiya et al. 1996）。

❖ 大约90%的脑膜瘤经钆强化后为均匀一致的明显强化；10%呈轻度强化（Pamir et al. 2010），见图30-4所示。

❖ 大约2/3的脑膜瘤有特征性的脑膜增厚表现，典型表现为脑膜尾征，即从脑膜瘤主体延长0.5~3 cm的尾巴。

❖ 脑膜尾征诊断标准包括（Rokni-Yazdi and Sotoudeh 2006；Goldsher et al. 1990）：①一个或多个序列图像上有至少2个连续层面存在脑膜尾征的表现；②脑膜尾征呈逐渐变细表现；③其强化程度高于肿瘤本身。

❖ 大约60%的脑膜瘤伴有瘤周水肿，最常见于嗅神经沟、矢状窦旁和凸面脑膜瘤（Pamir et al. 2010）。

2.3 垂体腺瘤

❖ 垂体微腺瘤在诊断性CT上表现为低密度，增强后强化程度弱于正常垂体（Swearingen and Biller 2008）。

❖ 垂体微腺瘤在T1加权图像上典型表现为相对正常垂体的低信号，但有25%呈等信号（Bonneville et al. 2005）。垂体腺瘤在T2加权图像上表现十分多变，例如：约80%的催乳素瘤和67%的生长激素微腺瘤为等或低信号（Swearingen and Biller 2008；Bonneville et al. 2005）。

❖ 垂体大腺瘤在MRI表现各异，但典型者在T1加权图像

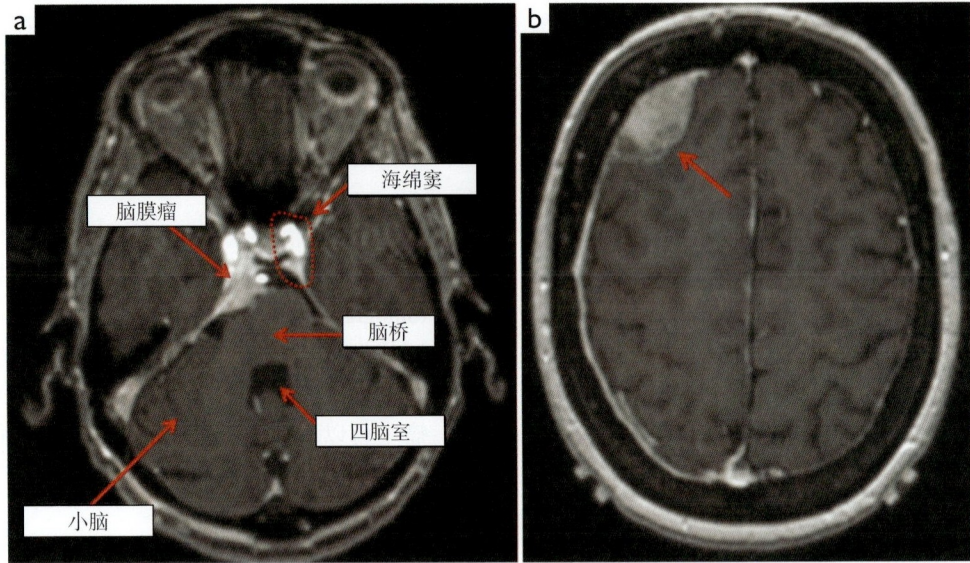

图30-4　1例脑膜瘤影像

（a）轴位T1加权增强MRI提示一沿右前小脑幕均匀强化脑膜瘤，伴右侧海绵窦侵犯。同时也沿着右侧面斜坡向后生长，对邻近的右侧大脑脚下方和脑桥腹侧有轻度的占位效应。右后小脑动脉有部分包绕。（b）轴位T1加权增强MRI显示一强化脑外软组织占位，挤压右前额极侧面，呈中度不均匀强化，其下脑实质受到中度挤压，符合凸面脑膜瘤的表现（箭头）。

上为低信号和T2加权图像上相对正常垂体的高信号（Swearingen and Biller 2008）。

❖ 部分垂体腺瘤为囊性，在T1加权图像上为低信号。如果垂体囊内含有明显的蛋白或脂质成分或病变内有出血，那么T1加权图像上可能为高信号。

❖ 垂体腺瘤经钆增强后呈明显异质性，可为部分或不完全强化，与鞍旁或鞍内脑膜瘤增强后呈明显均匀强化相比（Taylor et al. 1992）（见图30-5）。对于向鞍上侵犯的垂体腺瘤，需要着重评价肿瘤突破鞍膈的程度，这包括测量肿瘤距视神经和视交叉的最短距离（图30-6）。

❖ 应该全面评价激素水平，这包括测定血清泌乳素、胰岛素样生长因子（insulin-like growth factor，IGF）-1、糖负荷后血清生长激素、24小时尿皮质醇、促肾上腺皮质激素、黄体生成素、卵泡刺激素、游离T3/T4和血清促甲状腺激素（thyroid-stimulating hormone，TSH）。

❖ 应进行视野和视力的检查，这有助于判断是何种类型的视力缺损。

2.4　前庭施万细胞瘤

❖ 前庭施万细胞瘤在诊断性CT上为分界清楚的等密度肿块，增强后有强化现象。影像上无钙化表现，有

助于与脑膜瘤相鉴别。

❖ 前庭施万细胞瘤典型表现为在T1图像上脑桥区域的等或低信号，T2加权图像为不均匀的高信号（图30-7）。

❖ 前庭施万细胞瘤经钆增强后为明显均匀强化。

❖ 桥小脑角区T1加权钆增强薄层扫描有助于前庭施万细胞瘤的诊断。

❖ CISS或三维稳态采集快速成像序列（3D FIESTA）能生成周围被脑脊液包绕的结构即肿瘤和前庭耳蜗神经的高分辨图像。

❖ 诊断时还要进行的辅助检查包括纯语音测听、脑干激发测听和前庭功能测定。

2.5　动静脉畸形（AVMs）

❖ 动静脉畸形在诊断性CT上表现为等或高密度的迂曲血管巢。在血管巢或周围脑组织中可能存在钙化。静脉增强后，动静脉畸形有明显的强化表现。在血管巢内或附近脑组织可见出血。

❖ CT血管造影上可见到强化的滋养动脉和引流静脉（图30-8）。

❖ 动静脉畸形在T1、T2加权图像上典型的表现为流空样低信号，钆增强后可见强化病灶和引流静脉。

❖ 有创性血管造影术是分辨滋养动脉、血管巢和引流

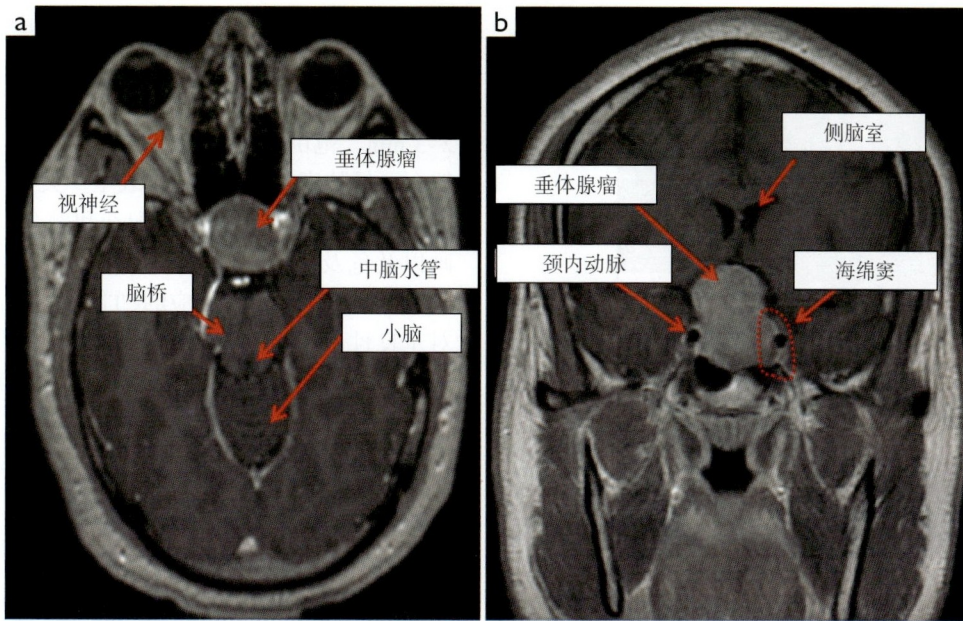

图30-5　1例垂体瘤向周围侵犯影像

（a，b）轴位T1加权MRI显示一边界清楚、不均匀的鞍内/鞍上占位，导致蝶鞍变形且扩大。占位也侵及了左侧海绵窦区域，同时占位鞍上部分紧邻床突上段颈内动脉中间段，伴有视交叉及三脑室底的上抬。

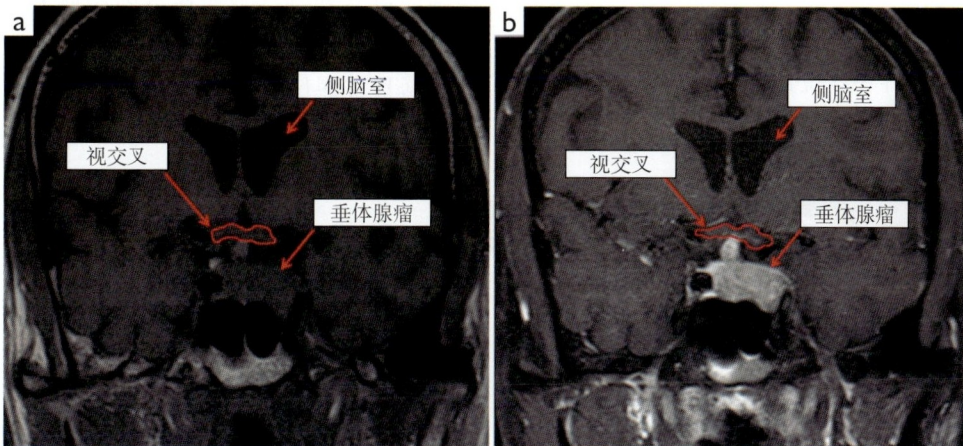

图30-6　垂体瘤向鞍上侵犯影像

（a，b）冠状位T1加权平扫和增强MRI显示鞍区一不均匀强化的垂体大腺瘤，已扩展到垂体漏斗。肿瘤侵犯左侧海绵窦伴有轻度占位效应，视交叉受压上抬。视交叉为红色线勾画部分。

静脉类型最佳的显影技术。

❖ 按照Spetzler-Martin评分系统的分值计算，动静脉畸形分成1~5级，见表30-1。

2.6　三叉神经痛

❖ 国际头痛协会提出了典型三叉神经痛的诊断标准，见表30-2。

❖ T1、T2加权图像上可以清楚的显示三叉神经紧邻脑桥，然后形成三叉神经节。

❖ CISS或3D FIESTA能生成周围被脑脊液包绕的结构即三叉神经的高分辨图像。

❖ 三叉神经相关辅助检查还包括眨眼反射和咀嚼抑制反射。

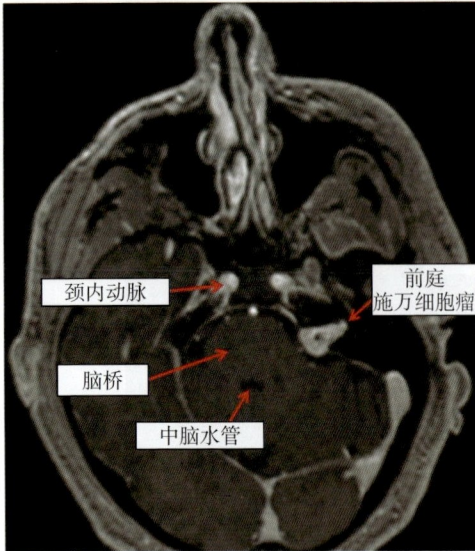

图30-7　1例前庭施万细胞瘤影像

T1加权增强MRI可见一从左侧内听道延伸至桥小脑角的强化的前庭施万细胞瘤，伴内部囊性改变。

3　模拟定位与日常摆位

❖ 模拟定位时患者保持仰卧位，双手放体侧，头颈部平行于治疗床，并处于中线位置。

❖ 在模拟定位和日常固定采用一种无创立体固定装

置。通常使用的固定装置包括3点固定热塑面罩和一种改良立体框架。

❖ 为便于勾画靶区，应进行螺旋CT增强扫描，层厚2~3 mm，范围从颅顶至中位颈椎水平。等中心应放置在可见肿瘤的中心，距体表至少大于1.5 cm。

❖ 计划用CT与诊断用MRI经配准和融合有助于靶区勾画以及危及器官的辨认，包括脑干、视交叉。靶区结构和危及器官在相对应的CT图像上勾画。

❖ 对于良性肿瘤，GTV应按T1增强后强化的肿瘤外边缘勾画。GTV及正常危及器官应在含有该结构的所有CT层面上勾画。

❖ 根据肿瘤部位、大小、生长方向，一般射线能量选择6-MV光子或更高级别能量。

❖ 在治疗中枢神经系统肿瘤时，图像引导放疗常整合到治疗体系中，图像引导放疗技术包括带正交的KV级X线和以容积为基础的锥形束CT。

4　靶区勾画与治疗计划

❖ 有关脑膜瘤、垂体瘤和前庭施万细胞瘤靶区勾画建议及剂量分割选择分别详见表30-3~表30-5（图30-9~图30-18）。

❖ 根据日常摆位的准确性，推荐CTV外放3~5 mm为PTV。如果患者每日进行图像引导的验证，PTV可外

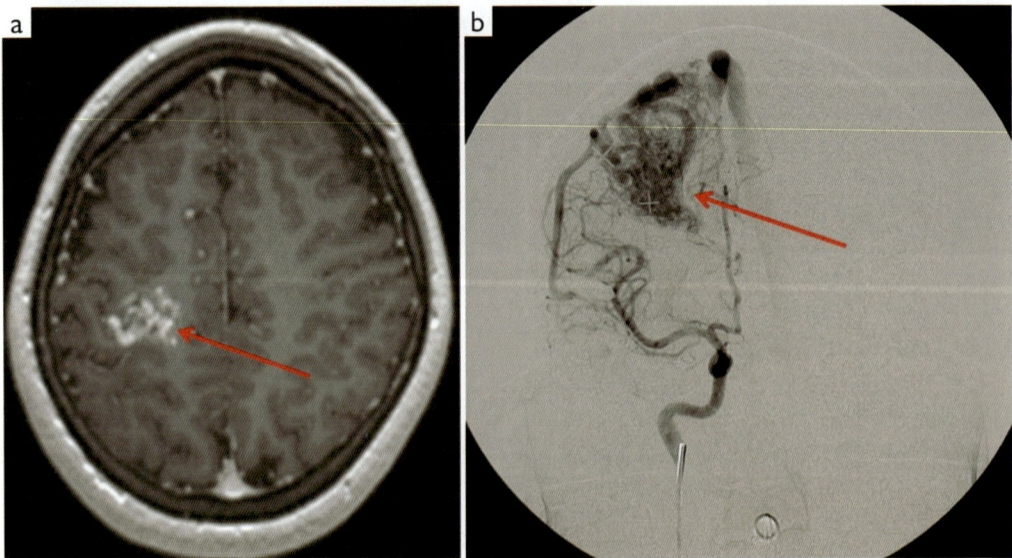

图30-8　1例脑动静脉畸形影像

（a）轴位T1加权增强后MRI显示右侧额颞叶一血管畸形，属于右侧大脑中动脉供血区，可见引流静脉，未见水肿及出血（箭头）。（b）右侧额颞叶动静脉畸形，垂直方向呈狭长形，位于中央前回。滋养血管来自右侧大脑中动脉大分支和右侧大脑前动脉大分支（箭头）。

表30-1　Spetzler-Martin 分级系统（Olesen and Steiner 2004）

	评分
大小	
小（0~0.3 cm）	1
中（3.1~6 cm）	2
大（>6.0 cm）	3
部位	
大脑非功能区（额叶，颞叶或小脑半球）	0
大脑功能区（感觉运动区，语言区，视皮质，下丘脑，丘脑，脑干，小脑核或邻近这些结构的区域）	1
静脉引流方式	
仅表浅的	0
深处的	1

表30-2　典型三叉神经痛诊断标准（Olesen and Steiner 2004）

每次持续2 s至2 min的发作性疼痛，累及三叉神经一分支或多分支

疼痛至少具有以下一种特征：

　剧烈的，尖锐的，表浅的或者针刺样

　可因扳机点或诱发因素促发

　患者个体的发作方式固定

　临床上无证据表明有明显的神经系统病变

　非其他疾病引起

表30-3　良性脑膜瘤靶区勾画推荐

靶区	定义与描述
GTV_{54}[a]（54指放疗剂量）	瘤床指T1增强MRI上强化的肿块；对于术后病例，GTV指瘤床和任何残留强化结节 [a]任何情况下不要为了包括靶区周围水肿带而扩大靶区范围。"脑膜尾征"是指紧邻原发脑膜瘤的线样强化脑膜。该区域代表富血供的脑膜。但是，镜下发现该区域也存在脑膜瘤细胞。如果强化的脑膜有结节样表现，那么该部位应该包含在GTV之中。如果没有这样的结节样表现，可以选择性包括靠近肿瘤主体数毫米的脑膜强化区。将肿瘤远侧广泛的强化脑膜也包含在GTV之内并不提倡。在多数放疗计划中，通常将邻近强化脑膜包括在外放PTV内
CTV_{54}	一般良性肿瘤CTV=GTV，但特殊情况下如脑膜尾未被包括在内或MRI上肿瘤有不确定性，可能会小范围外放0.5~1 cm
PTV_{54}	根据摆位误差和患者位置的可重复性，CTV_{54}外放3~5 mm
SRS 剂量	用50%等剂量线包绕GTV，单次处方剂量12~15 Gy

表30-4　垂体腺瘤靶区勾画的建议

靶区	定义及描述
GTV_{45-54}[a]	瘤床指T1增强后MRI上的增强肿块 无功能型垂体瘤：45 Gy/25f 功能型垂体瘤：50.4~54 Gy/28~30f
CTV_{45-54}	对于垂体腺瘤，CTV=GTV
PTV_{45-54}	根据摆位误差和患者位置的可重复性，GTV_{45-54}+3.0~5.0 mm
放射外科剂量[a]	无功能型垂体瘤：单次治疗处方剂量14~16 Gy，至少50%等剂量包绕靶区 功能型垂体瘤：单次治疗处方剂量16~25 Gy，至少50%等剂量包绕靶区，推荐高剂量 [a]分次放疗适合那些邻近视交叉（3 mm）或者明显侵犯海绵窦肿瘤（图30-12） 为了增加肿瘤的放射敏感性，要考虑暂时中断功能性垂体腺瘤的内科治疗（Pollock et al. 2007）

表30-5　前庭施万细胞瘤靶区勾画建议

靶区	定义及描述
GTV_{45-54}	瘤床指T1增强后MRI上的增强肿块
CTV_{45-54}	对于前庭万细胞瘤，CTV=GTV
PTV_{45-54}	根据摆位误差和患者位置的可重复性，GTV_{45-54}+3.0~5.0 mm
放射外科剂量	单次治疗给予12~13 Gy，至少50%等剂量包绕靶区

放3 mm。如果肿瘤PTV边缘与一个明确的危及器官相重叠，不应该为了排除危机器官而修改PTV。而应该为每一个危及器官（organs at risk，OAR）定义一个计划危及器官（PRV），PRV为勾画的兴趣结构外放3 mm。计划危及器官（planning risk volume，PRV）的限量应该接近所给的处方剂量，但不超过危及器官的耐受剂量（表30-6）。

4.1　三叉神经痛

❖ 靶区位于脑桥或三叉神经节水平的三叉神经根入脑干处。使用单个4 mm准直器，将靶点放在三叉神经的中心位置。100%等剂量线推荐剂量为80~90 Gy。具体剂量根据脑干受量和患者年龄有所变化。（Lunsford and

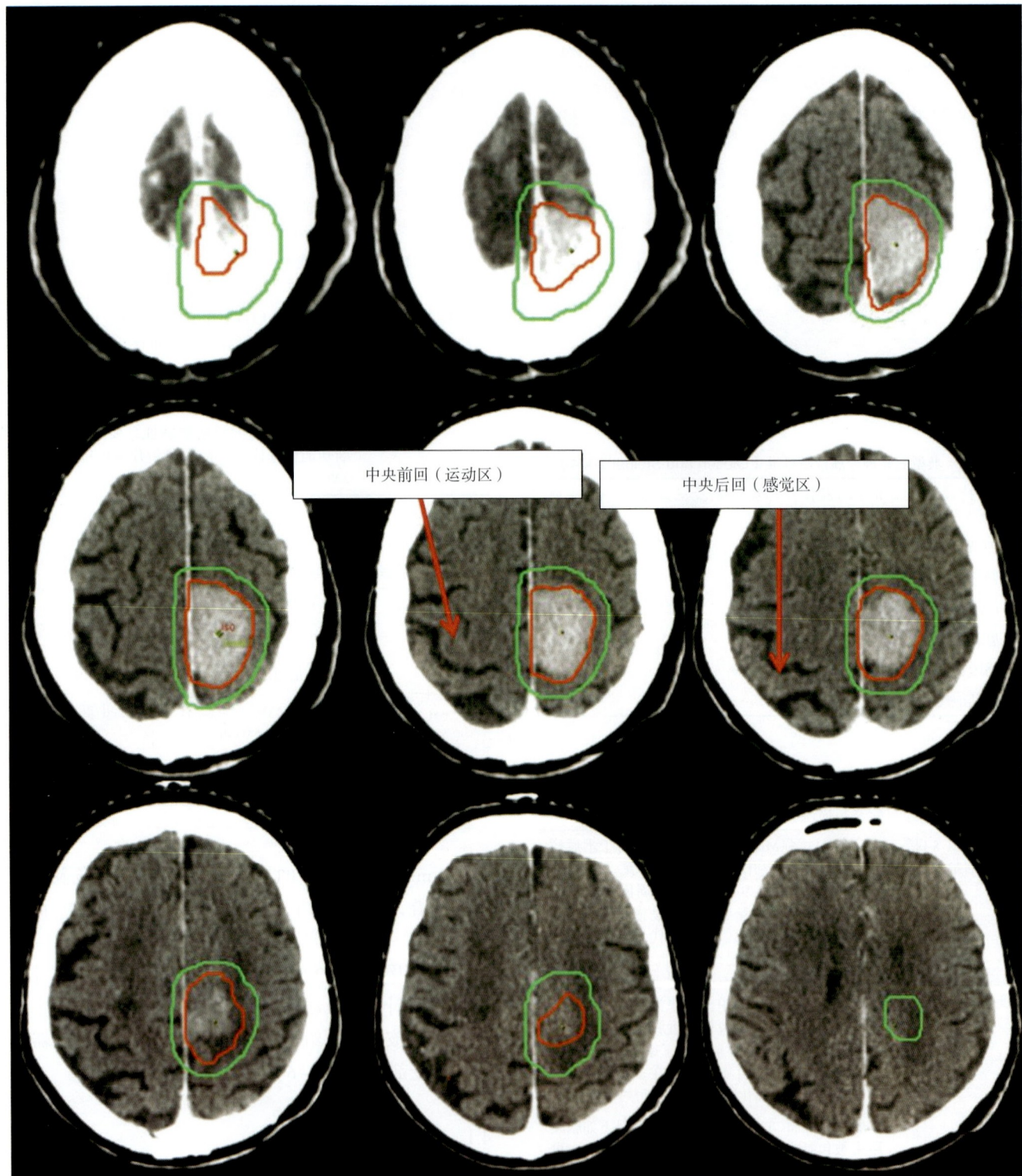

图30-9　1例复发性左额颞叶中线旁脑膜瘤术后靶区勾画影像

复发性左侧额颞叶中线旁脑膜瘤，7年前行手术切除，术后病理为Simpson 2级，图示GTV$_{54}$（红色）和PTV$_{54}$（绿色）为代表性冠状位层面。请注意这里显示的为代表性层面，未包含所有层面。

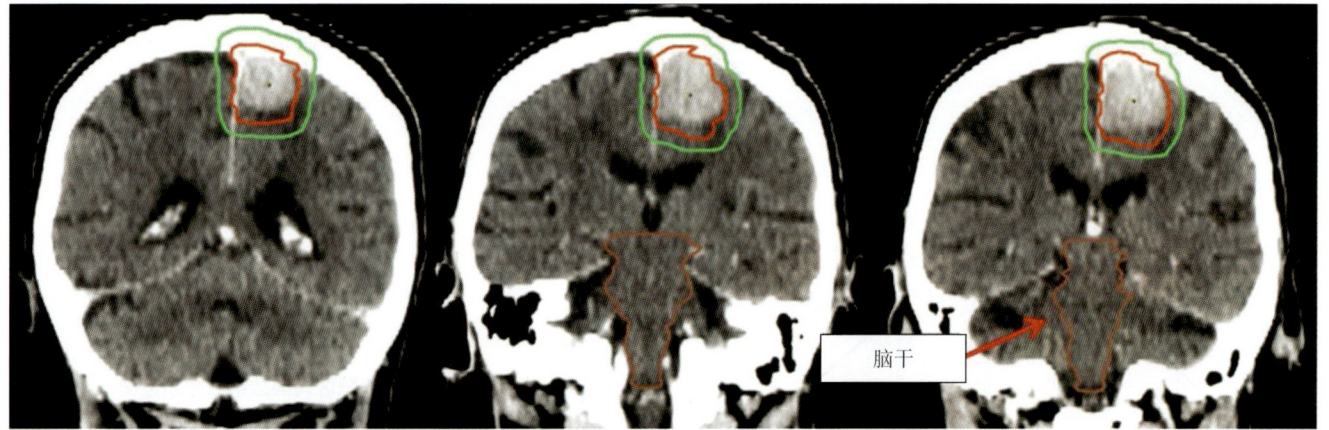

图30-10　1例复发性左额颞叶中线旁脑膜瘤术后靶区勾画影像

1例复发性左侧额颞叶中线旁脑膜瘤，7年前行手术切除，术后病理为Simpson 2级，图示GTV$_{54}$（红色）和PTV$_{54}$（绿色）为代表性冠状位层面。请注意这里显示的为代表性层面，未包含所有层面。

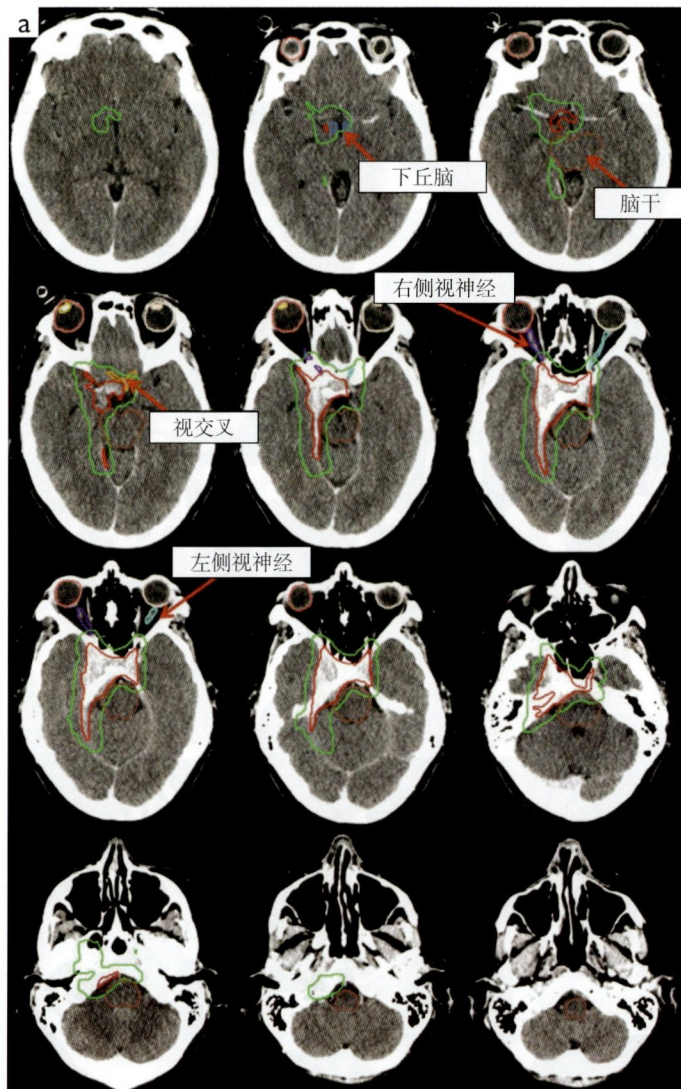

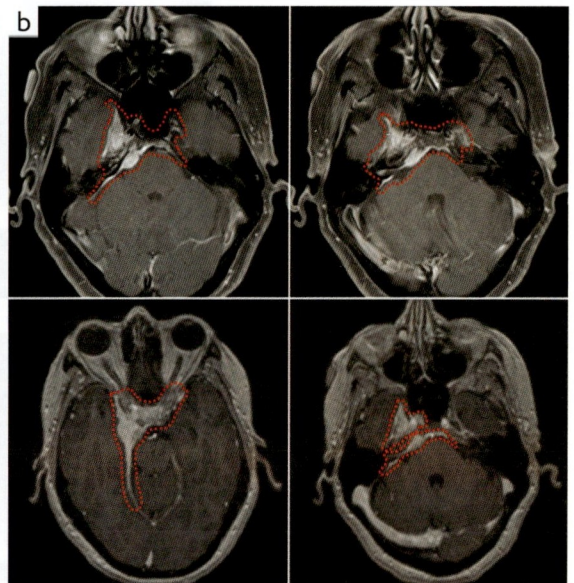

图30-11　脑膜瘤靶区勾画影像

（a）右侧海绵窦脑膜瘤包绕颈内动脉，其GTV（红色）和CTV（绿色）靶区勾画如图。请注意这些层面只是代表性层面，并不包含所有层面。注意脑膜尾包含在本例GTV中。那些较对侧典型脑膜增厚的区域为脑膜尾征。（b）右侧海绵窦脑膜瘤包绕颈内动脉的靶区勾画。利用T1加权增强后MRI判断脑膜尾的范围，在相应的轴位CT上修改以除外骨质。那些较对侧典型脑膜增厚的区域为脑膜尾征。

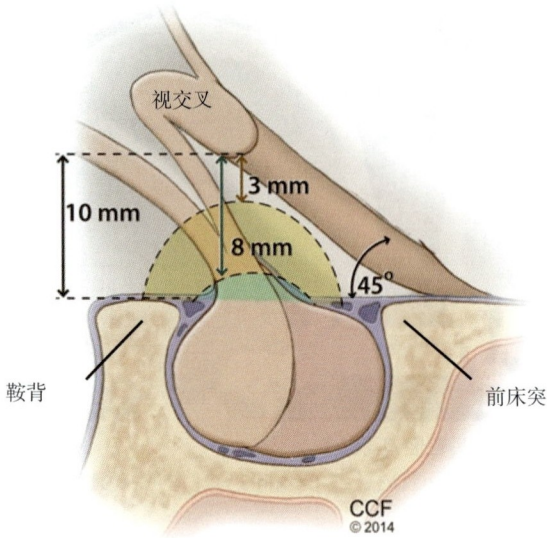

图30-12　垂体瘤靶区勾画放射治疗示意图

图示垂体和视交叉解剖关系。当需要考虑采用不同放射技术治疗垂体腺瘤时，测量肿瘤上边缘与视交叉的距离是重要的。例如距离视交叉8 mm（绿色阴影）远的肿瘤适合立体定向放射外科或分次放射治疗。当肿瘤增大，与视交叉距离3~8 mm（黄色阴影），建议给予分次放射治疗。

图30-13　垂体瘤靶区勾画影像

1例垂体腺瘤，行经鼻经蝶窦手术切除和蝶鞍重建，术后残留垂体腺瘤侵犯左侧蝶鞍并侵及左侧海绵窦和斜坡，图示为GTV（红色）和PTV（绿色）勾画。请注意这些层面只是代表性层面，并不包含所有层面。

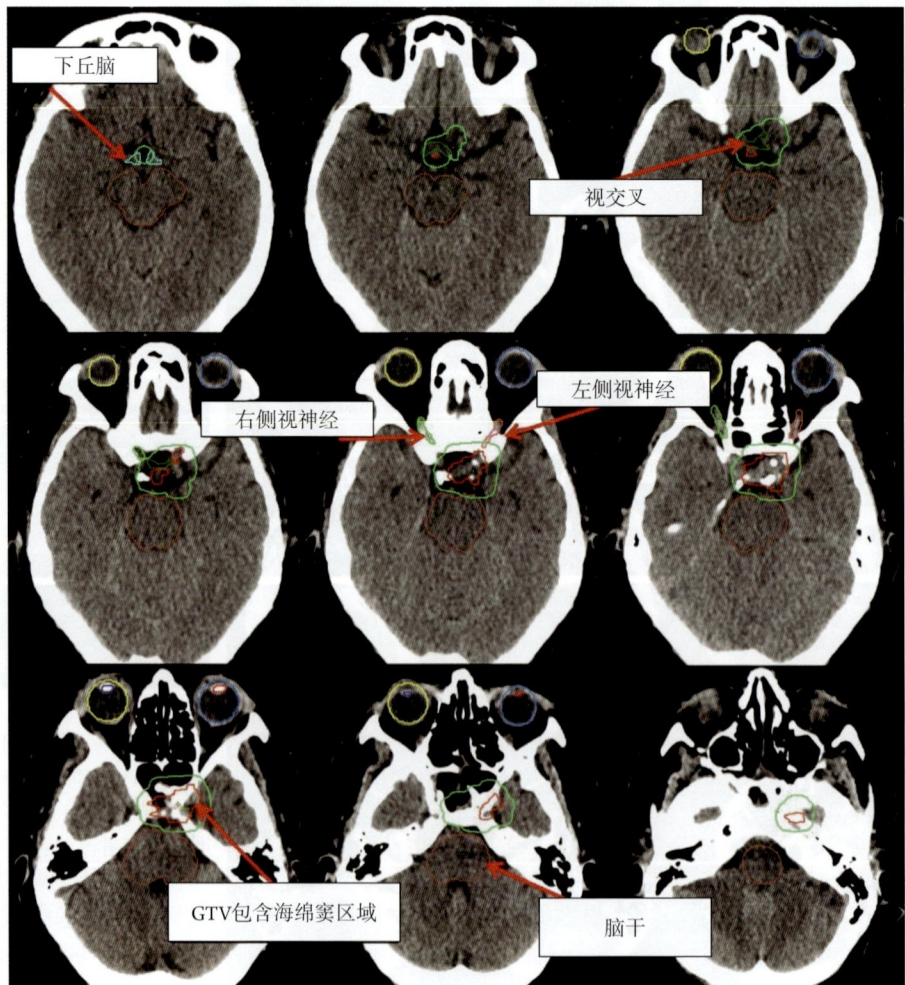

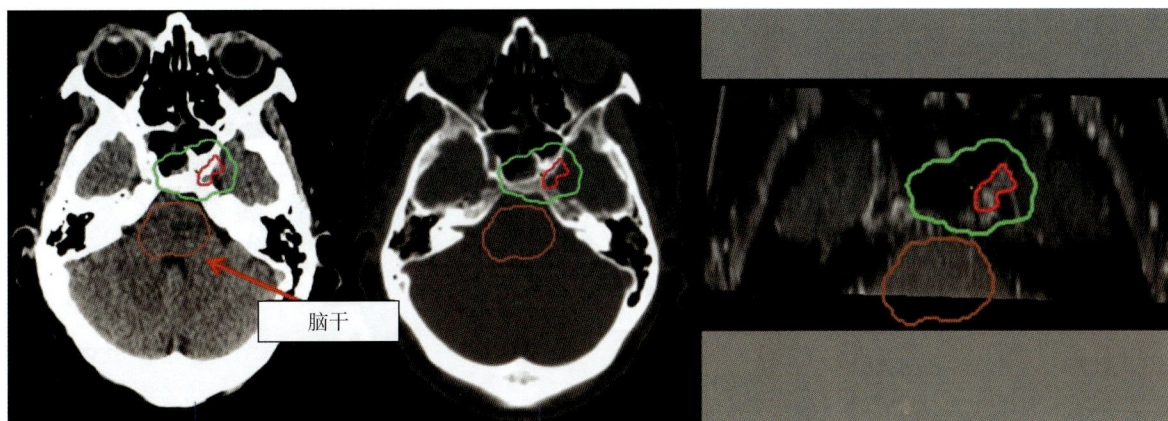

图30-14　垂体瘤靶区勾画影像

1例垂体腺瘤患者行经鼻经蝶窦手术切除和蝶鞍重建，术后残留垂体腺瘤侵犯左侧蝶鞍并侵及左侧海绵窦和斜坡，图示GTV（红色）和PTV（绿色）为软组织和骨窗的表现。为帮助勾画肿瘤可以应用MRI，为了判断邻近骨质被包括程度可以利用重建的骨窗。

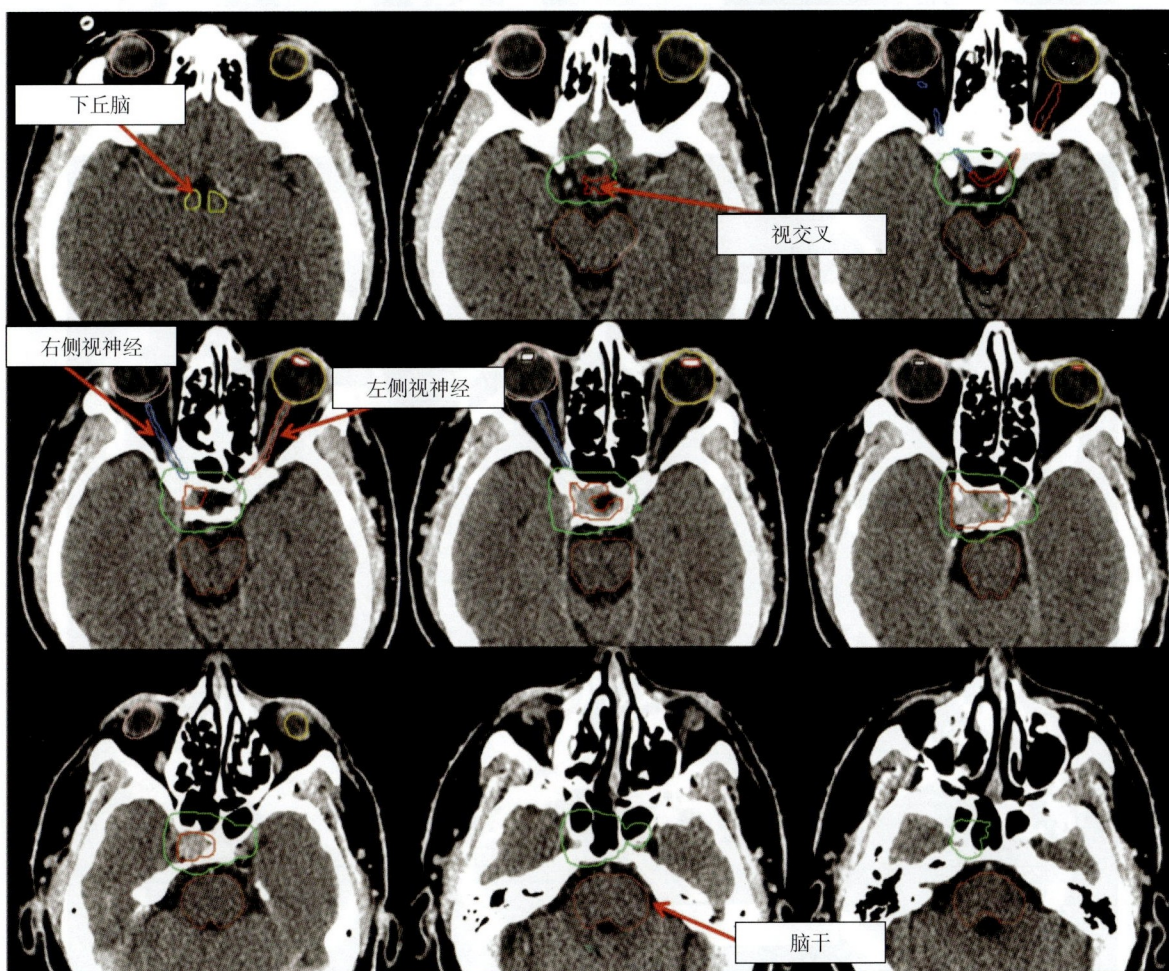

图30-15　垂体瘤术后靶区勾画影像

1例垂体大腺瘤，经蝶入路部分切除，术后放疗靶区勾画如图，GTV为红色，PTV为绿色。请注意这些层面只是代表性层面，并不包含所有层面。

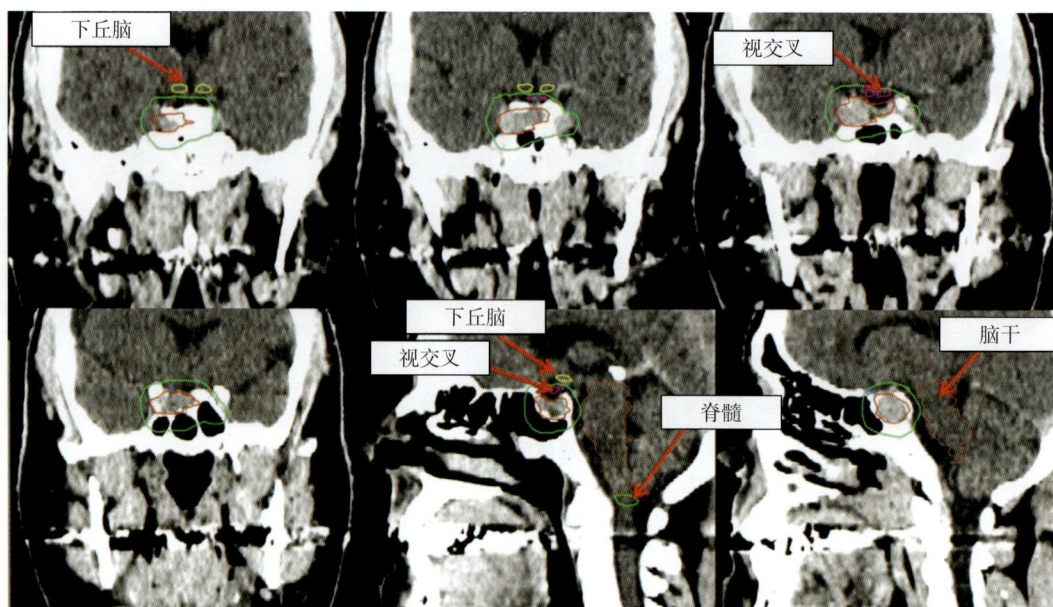

图30-16 垂体瘤术后靶区勾画影像

1例经蝶部分切除的垂体大腺瘤，图示为术后放疗冠状位和矢状位的GTV（红色）和PTV（绿色）。请注意这些层面只是代表性层面，并不包含所有层面。

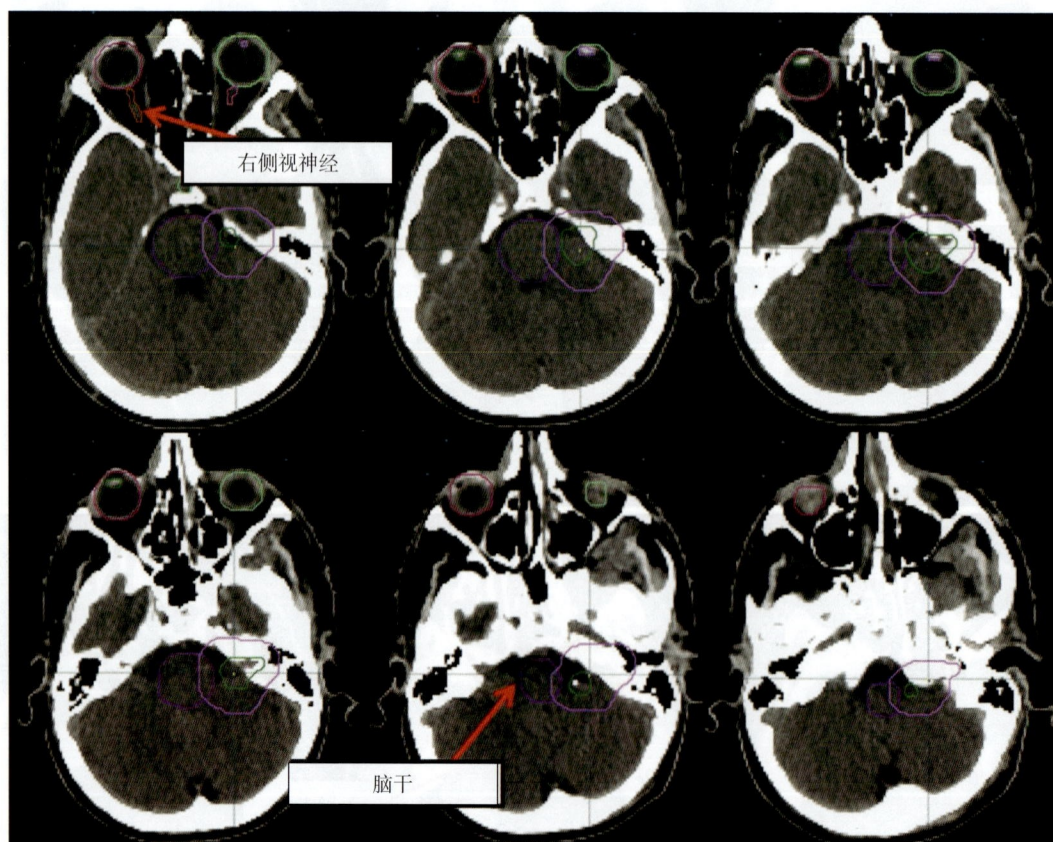

图30-17 前庭施万细胞瘤靶区勾画影像

1例左侧前庭施万细胞瘤，图示为GTV（绿色）和PTV（淡紫色）。请注意这些层面只是代表性层面，并不包含所有层面。

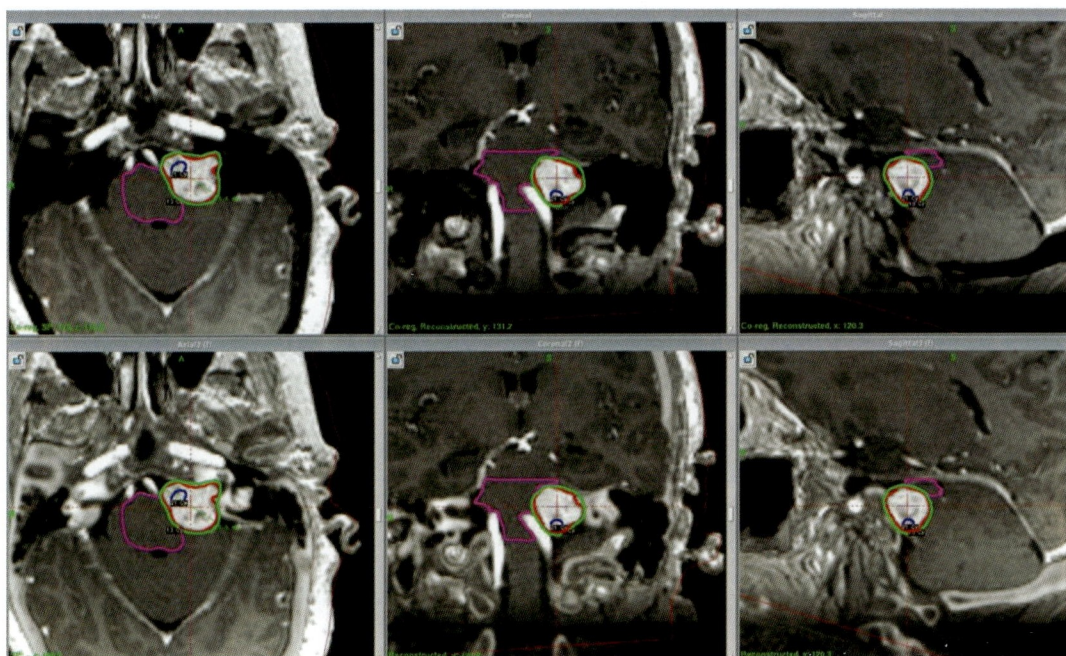

图30-18　前庭施万细胞瘤靶区勾画影像

伽马刀放射外科治疗1例左侧前庭施万细胞瘤。注意肿瘤导致左侧小脑中脚中度消失，但导水管还通畅。脑干用粉红色线勾画。肿瘤用红色线勾画。绿色线代表13 Gy等剂量线，蓝色线代表21 Gy等剂量线。

表30-6　调强放疗及放射外科正常组织限制剂量

危及器官	推荐限制剂量[a,b]	最大允许限值剂量[a,b]
晶体	最大剂量<5 Gy	最大剂量<7 Gy
视网膜	最大剂量<45 Gy	最大剂量<50 Gy
视神经	最大剂量<50 Gy	最大剂量<55 Gy
视交叉	最大剂量<54 Gy 放射外科剂量8 Gy（Leber *et al.* 1998）	最大剂量<56 Gy 放射外科剂量：10 Gy（Leber *et al.* 1998）
脊髓	最大剂量<45 Gy	最大剂量<56 Gy
脑干	最大剂量<55 Gy 放射外科剂量<12.5 Gy	最大剂量<60 Gy
耳蜗	最大剂量<35 Gy	平均耳蜗<45 Gy
	放射外科剂量<4 Gy（Kano *et al.* 2019）	放射外科剂量12~14 Gy

[a]最大点剂量指体积大于0.03毫升；[b]剂量限制部分基于RTOG 0539。

Sheehan 2009）见图30-19所示。

4.2　动静脉畸形

❖ 照射靶区为动静脉畸形的血管巢，靶区可以通过血管造影图像与CT或MRI相融合后确定。为了使放射外科照射范围与混杂信号区相适形，可能会使用单个或多个等中心的治疗计划（Niranjan *et al.* 2012）。

❖ 周边剂量（50%或更高等剂量线）推荐16~27 Gy，具体处方剂量可能会根据动静脉畸形大小及位置而不同。

❖ 对于体积较大的动静脉畸形（>15 mL），推荐分阶段放射外科治疗，两次治疗相距约6个月（图30-20~图30-21）。

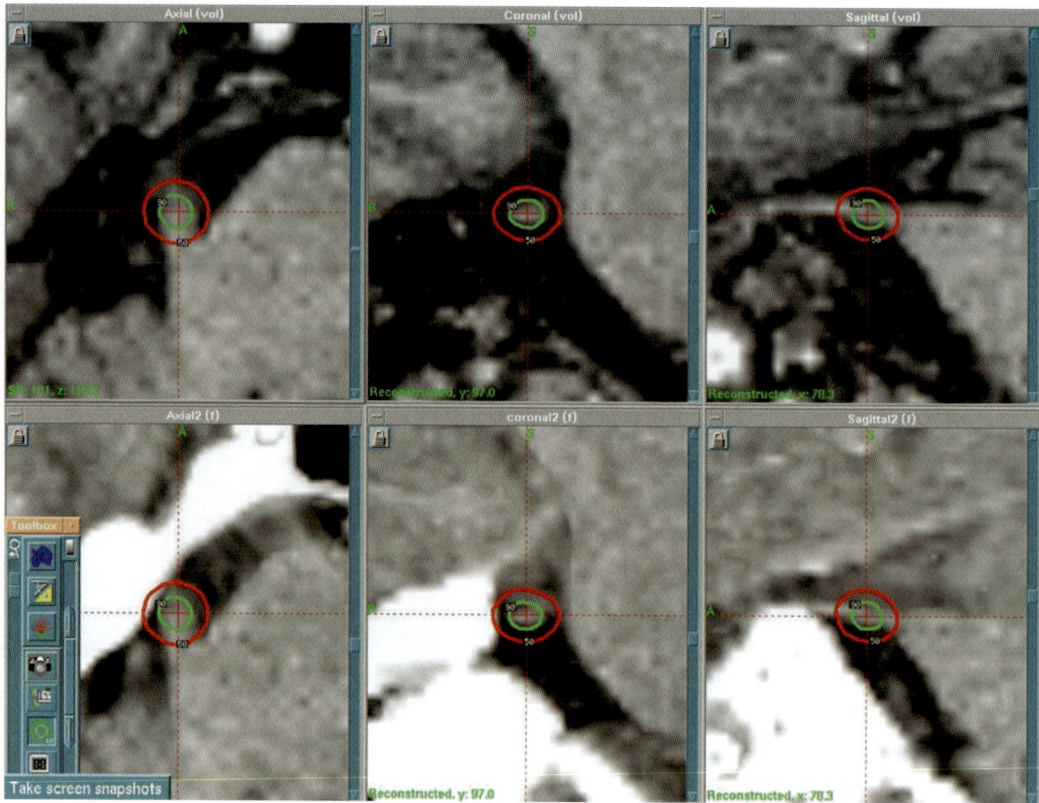

图30-19　三叉神经痛伽马刀放射治疗

伽马刀放射外科治疗药物抵抗的三叉神经痛。靶区为右侧三叉神经根入口处，使用4 mm准直器，中心剂量为8 000 cGy的治疗。绿线为90%的等剂量线，红线为50%等剂量线。

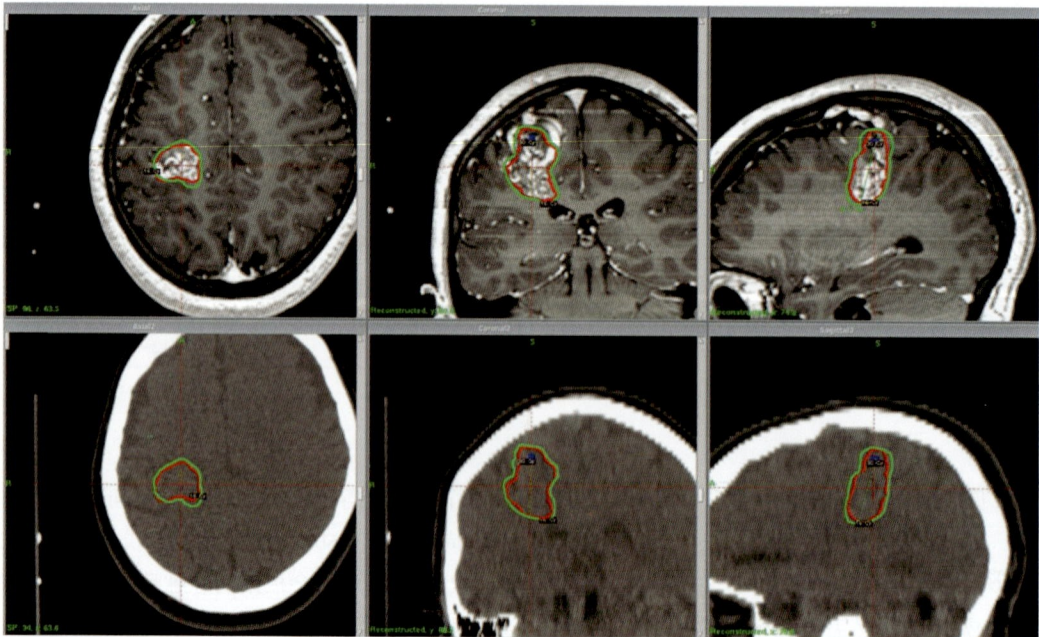

图30-20　脑动静脉畸形伽马刀放射治疗

伽马刀放射外科治疗右侧运动前回动静脉畸形。红色线包绕区域为治疗靶区。绿色线为16 Gy等剂量线。蓝色线为30 Gy等剂量线。

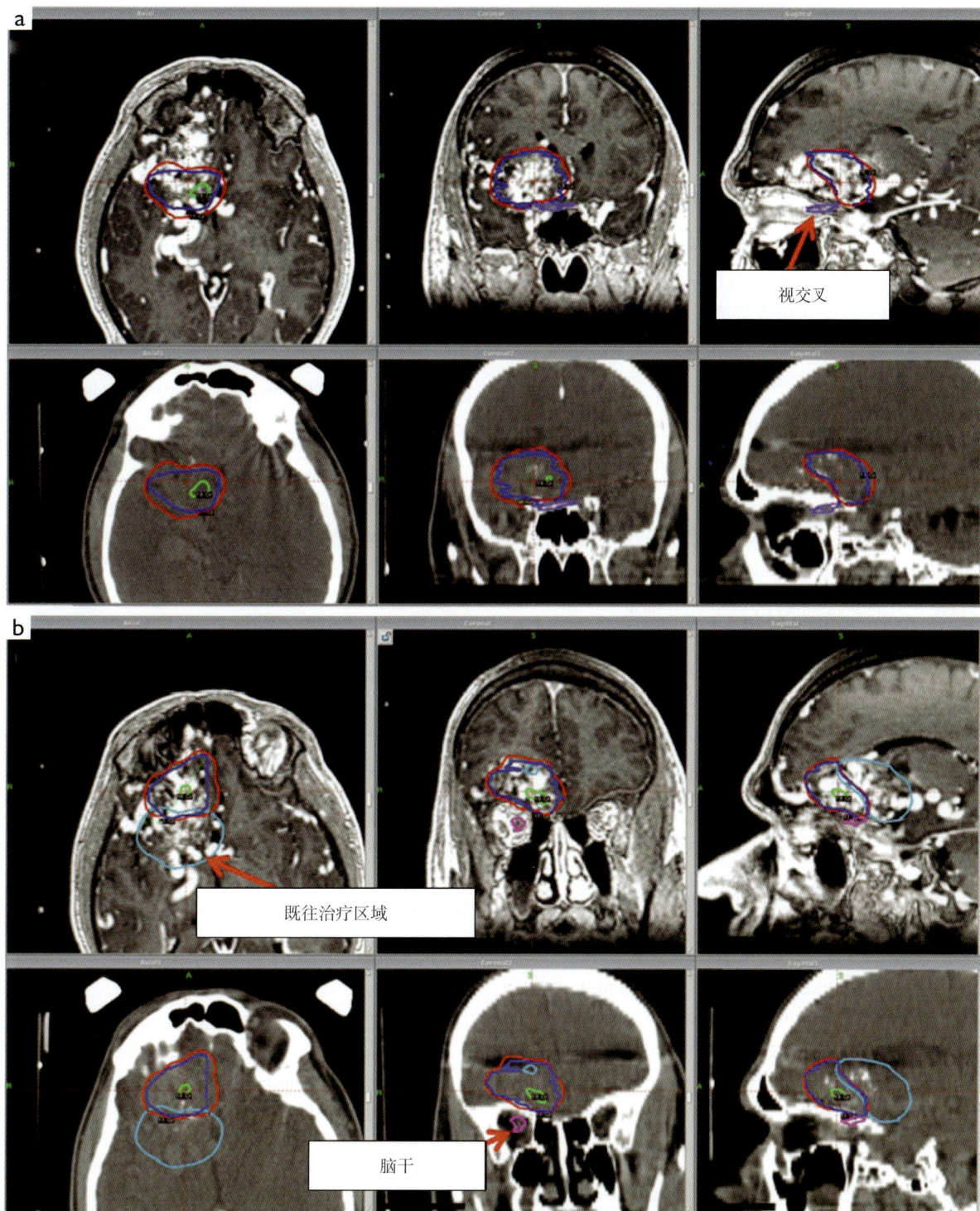

图30-21　脑动静脉畸形伽马刀放射治疗

（a，b）伽马刀分阶段治疗一个大小为25 mm×35 mm×55 mm、右颞叶中央、Spetzler-Martin分级为三级的动静脉畸形。（a）动静脉畸形由蓝色线勾画的部分为分次治疗靶区。红色线代表11 Gy等剂量线，绿色线代表19 Gy区域。（b）动静脉畸形中由浅蓝色勾画的部分代表既往治疗区域。深蓝色区域代表治疗靶区。

5 计划评估

在中枢神经系统病例中，有许多危及器官需要剂量限制，具体包括晶体、眼球、视神经、视交叉、垂体、下丘脑、脑干和脊髓。

5.1 脑膜瘤

理想状态，至少95%的PTV_{54}接受54 Gy，另外PTV_{54}接受最小剂量为51.6 Gy。0.03 mL PTV_{54}最大剂量≤62 Gy。至少98%的GTV接受处方剂量。

5.2 垂体腺瘤

理想状态，至少95%的PTV_{54}接受处方剂量（依据功能型/非功能型）。至少98%的GTV接受处方剂量。

5.3 前庭施万细胞瘤

理想状态，至少95%的PTV_{54}接受处方剂量（45~54 Gy）。至少98%的GTV接受处方剂量。

对于放射外科病例，要进行计划相关的3种运算（Balagamwala *et al.* 2012）：

❖ 适形指数：处方剂量等剂量线体积/肿瘤体积≤2；

❖ 异质性指数：肿瘤最大剂量/处方剂量≤2；

❖ 梯度指数：接受50%处方剂量体积/100%处方剂量等剂量线包含体积≥3。

推荐阅读

- Gaffney DK (2013) Radiation oncology: imaging and treatment. Amirsys, Altona.
- RTOG 0539 protocol. Phase II trial of observation for low- risk meningiomas and of radiotherapy for intermediate- and high-risk meningiomas. Online: http://www.rtog.org/ClinicalTrials/ProtocolTable/StudyDetails.aspx?study=0539.

参考文献

[1] Balagamwala EH, Suh JH, Barnett GH, et al. The importance of the conformality, heterogeneity, and gradient indices in evaluating gamma knife radiosurgery treatment plans for intracranial meningiomas[J]. Int J Radiat Oncol Biol Phys, 2012, 83(5): 1406-1413.

[2] Bonneville J-F, Bonneville F, Cattin F. Magnetic resonance imaging of pituitary adenomas[J]. Eur Radiol, 2005, 15(3): 543-548.

[3] Dolenc VV, Rogers LA.Cavernous sinus: developments and future perspectives[M]. Wien/New York: Springer, 2009.

[4] Goldsher D, Litt A, Pinto R, et al. Dural "tail" associated with meningiomas on Gd-DTPA-enhanced MR images: characteristics, differential diagnostic value, and possible implications for treatment[J]. Radiology, 1990, 176(2): 447-450.

[5] Kano H, Kondziolka D, Khan A, et al. Predictors of hearing preservation after stereotactic radiosurgery for acoustic neuroma: clinical article[J]. J Neurosurg, 2009, 111(4): 863-873.

[6] Kondziolka D (2006) Radiosurgery: 7th International Stereotactic Radiosurgery Society Meeting[Z]. Brussels, September 2005. Basel, Switzerland.

[7] Kornienko V, Pronin I.Diagnostic neuroradiology[M]. Berlin: Springer, 2009.

[8] Kutz JWJ, Roland PS, Isaacson B (2012) Acoustic neuroma[Z]. Accessed 12 March 2013.

[9] Leber KA, Berglöff J, Pendl G. Dose-response tolerance of the visual pathways and cranial nerves of the cavernous sinus to stereotactic radiosurgery[J]. J Neurosurg, 1998, 88(1): 43-50.

[10] Lee JH. Meningiomas: diagnosis, treatment, and outcome[M]. London: Springer, 2008.

[11] Lunsford LD, Sheehan JP. Intracranial stereotactic radiosurgery[M]. New York: Thieme, 2009.

[12] Niranjan A, Kano H, Lunsford LD. Gamma knife radiosurgery for brain vascular malformations[M]. Switzerland: Basel, 2012.

[13] Olesen J, Steiner T. The International classifi cation of headache disorders, 2nd edn (ICDH-II)[J]. J Neurol Neurosurg Psychiatry, 2004, 75(6): 808-811.

[14] Pamir MN, Black PM, Fahlbusch R. Meningiomas[M]. 1st edition. Philadelphia, Pennsylvania: Saunders Elsevier, 2010.

[15] Pieper DR, Al-Mefty O, Hanada Y, Buechner D. Hyperostosis associated with meningioma of the cranial base: secondary changes or tumor invasion[J]. Neurosurgery, 1999, 44(4): 742-746.

[16] Pollock BE, Jacob JT, Brown PD, Nippoldt TB .Radiosurgery of growth hormone-producing pituitary adenomas: factors associated with biochemical remission[J]. J Neurosurg, 2007, 106(5): 833-838.

[17] Rohringer M, Sutherland GR, Louw DF, Sima AA.Incidence and clinicopathological features of meningioma[J]. J Neurosurg, 1989, 71(5): 665-672.

[18] Rokni-Yazdi H, Sotoudeh H. Prevalence of "dural tail sign" in patients with different intracranial pathologies[J]. Eur J Radiol, 2006, 60(1): 42-45.

[19] Schünke M, Schulte E, Schumacher U, Rude J.Thieme atlas of anatomy: head and neuroanatomy[M]. vol 3. Stuttgart/New York: Thieme, 2007.

[20] Sriskandan N，Connor S. The role of radiology in the diagnosis and management of vestibular schwannoma[J]. Clin Radiol，2011，66(4)：357-365.

[21] Swearingen B，Biller BM. Diagnosis and management of pituitary disorders[M]. Totowa：Springer，2008.

[22] Taylor SL，Barakos JA，Harsh GR Ⅳ，Wilson CB. Magnetic resonance imaging of tuberculum sellae meningiomas：preventing preoperative misdiagnosis as pituitary macroadenoma[J]. Neurosurgery，1992，31(4)：621-627.

[23] Tsuchiya K，Mizutani Y，Hachiya J. Preliminary evaluation of fl uid-attenuated inversion-recovery MR in the diagnosis of intracranial tumors[J]. AJNR Am J Neuroradiol，1996，17(6)：1081-1086.

译者：王斌，上海泰和城肿瘤医院放疗科

审校：陆嘉德，上海市质子重离子医院/复旦大学附属肿瘤医院质子重离子中心

第三十一章　脑胶质瘤

Kruti Patel[1], Minesh P. Mehta[2]

[1]Department of Radiation Oncology, University of Maryland Medical Center, Baltimore, MD, USA; [2]Department of Radiation Oncology, University of Maryland School of Medicine, Baltimore, MD, USA

Correspondence to: Minesh P. Mehta, MD. Department of Radiation Oncology, University of Maryland School of Medicine, Baltimore, MD, USA. Email: mmehta@umm.edu

1　解剖与扩散模式

❖ 胶质瘤可发生于颅脑任何部位。胶质瘤的起源目前尚不明确，但至少有一种假说认为是一个局部干细胞巢派生出克隆源性肿瘤细胞沿皮质层播散并定位到含有生长因子的区域。脑干胶质瘤占儿童脑肿瘤15%，但成人少见（Gondi *et al.* 2013）。

❖ 高级别胶质瘤（high-grade glial，HGG）可在脑实质中快速增长，但极少通过血行途径或淋巴转移途径转移至颅外；而低级别神经胶质肿瘤可数年仍保持惰性状态。两种肿瘤均极少出现软脑膜播散（Gondi *et al.* 2013）。

❖ 颅内肿瘤大多可通过颅内临近脑实质侵袭性生长，但也有例外（如毛细胞星型细胞瘤和多形性黄色星型细胞瘤）。这种侵袭能力使其可播散至颅内远处区域：比如，临近胼胝体体部肿瘤可通过直接侵犯横跨中线（见图31-1），分离强化区产生了一个不太准确的"多灶性肿瘤"。

❖ 低级别胶质瘤随着时间的推移有进展为更高级别的肿瘤倾向，可能系通过积累额外的基因事件导致的。超过80%的低级别弥漫星形细胞瘤可发生恶性转化（Gondi *et al.* 2013）。

❖ 处理这些肿瘤时必须对颅内解剖有足够的认识。决定外科手术干预的程度时需要对胶质瘤的部位和临近的重要结构进行精确评估。在设计放射治疗靶区时，也需要考虑这些因素。

❖ 胶质瘤患者需要勾画的解剖结构包括（图31-2）：

　◆ 晶状体

　◆ 眼球（视网膜）

　◆ 泪腺

　◆ 视神经

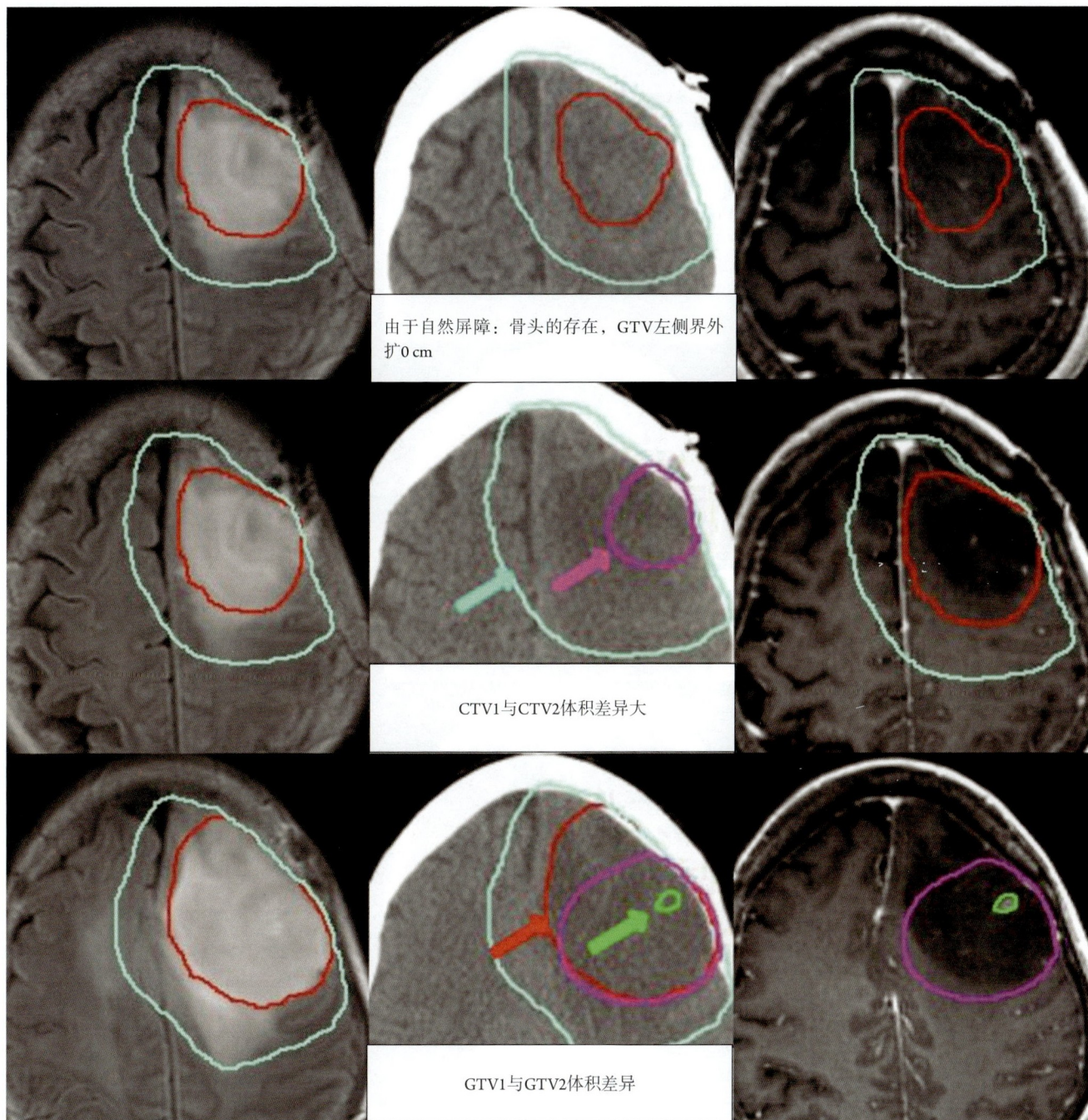

由于自然屏障：骨头的存在，GTV左侧界外扩0cm

CTV1与CTV2体积差异大

GTV1与GTV2体积差异

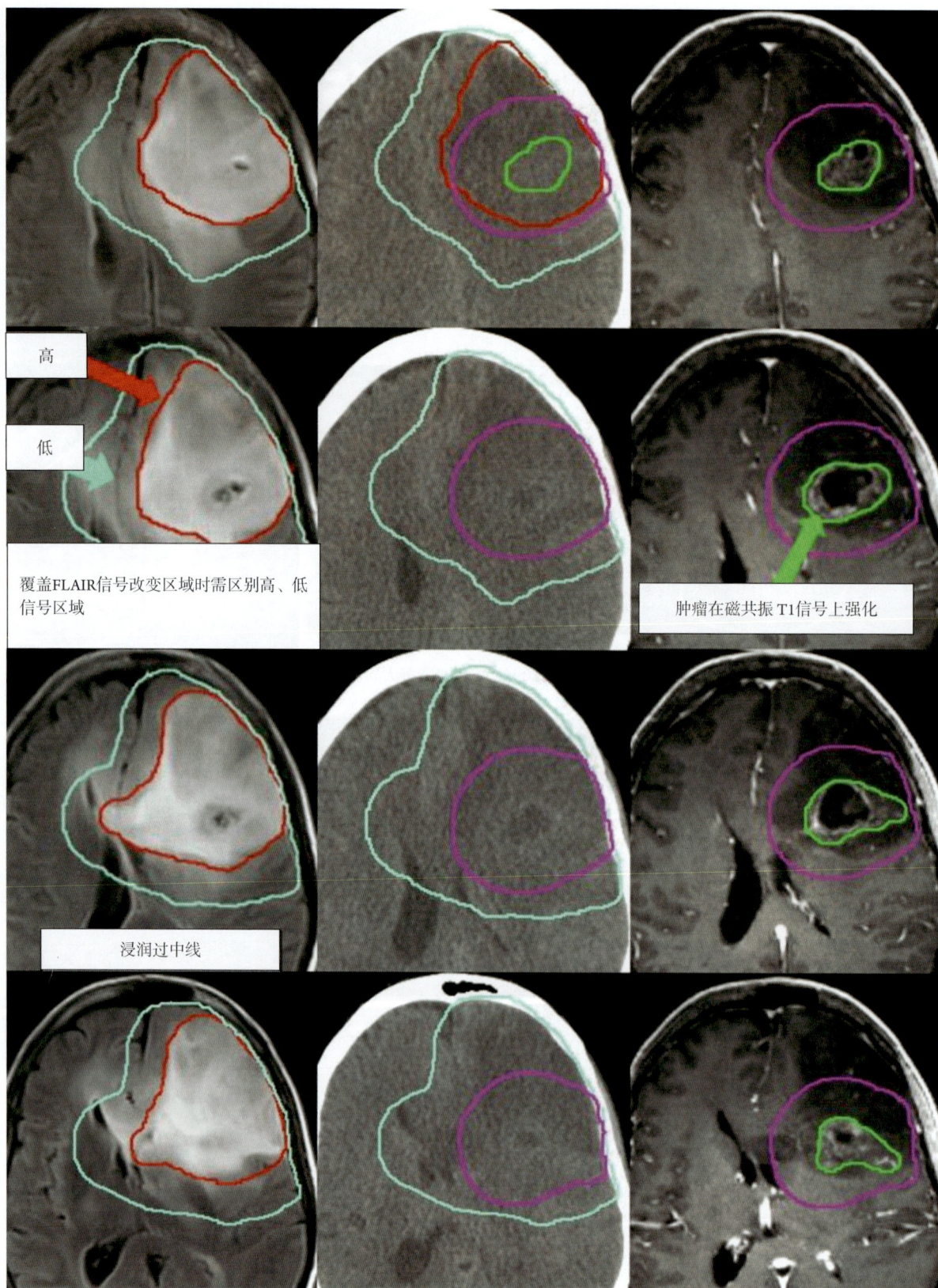

高

低

覆盖FLAIR信号改变区域时需区别高、低信号区域

肿瘤在磁共振 T1信号上强化

浸润过中线

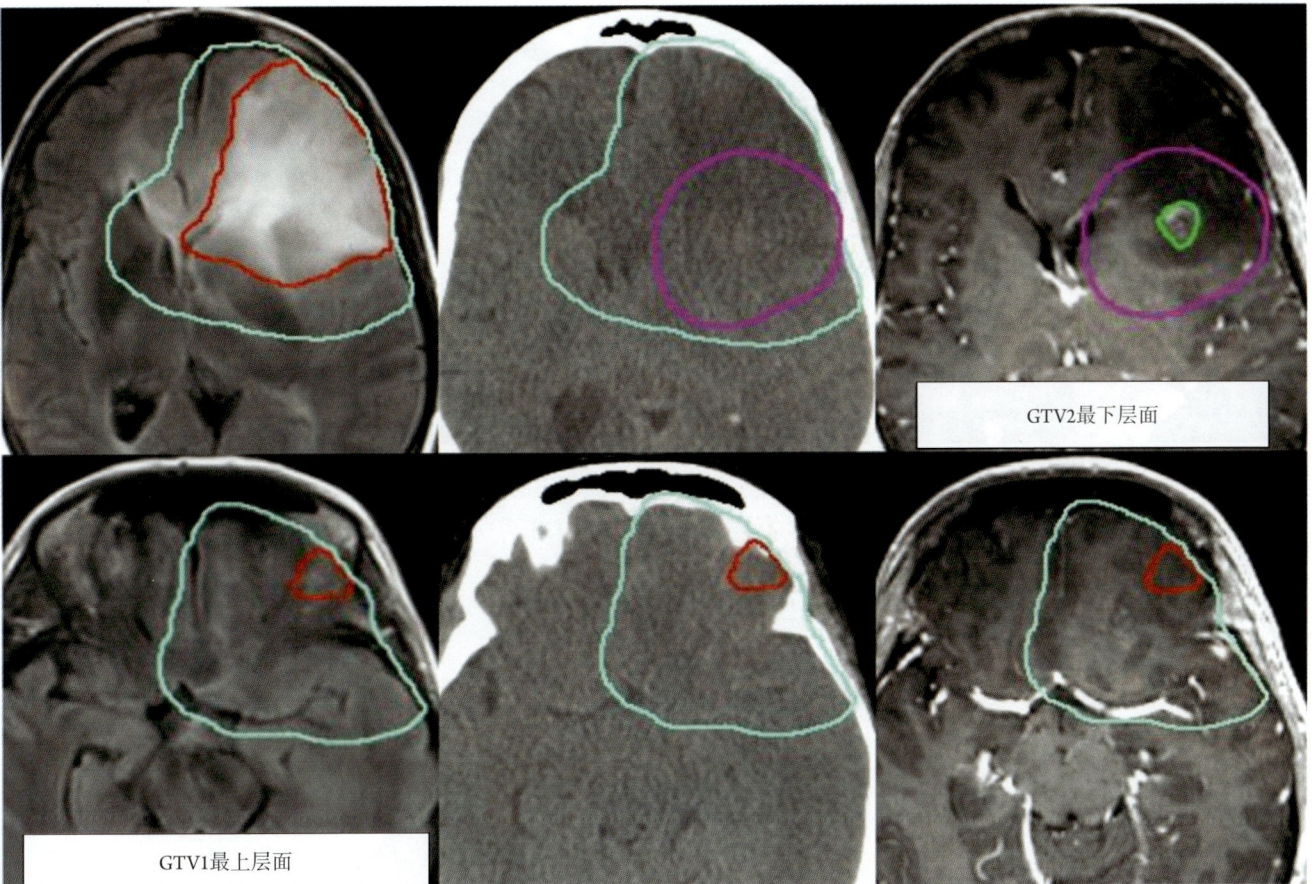

图31-1 左额颞部胶质瘤（仅行活检）患者轴位磁共振 FLAIR序列（左），CT（中间）和MRI T1增强（右）靶区勾画
GTV1（红色），CTV1（浅蓝绿色），GTV2（绿色）和CTV2（紫色）。患者有明显水肿，导致GTV1、GTV2和CTV1、CTV2勾画存在明显差异。

- 视交叉。
- 海马（不常规勾画）。
- 垂体。
- 耳蜗。
- 脑干和上颈段脊髓（酌情而定）。
- 特定颅神经（在一些选择性情况下）。

2 靶区勾画与治疗计划

❖ 术前获取功能磁共振影像学资料通过定位有助于判断因肿瘤扩大切除可能引起的潜在损伤。术中监测常被用来进一步降低对功能造成损害的风险。

❖ 手术干预后强烈建议即刻行磁共振增强影像检查（术后48 h）。优先选择薄层扫描（如1~2 mm），因为其图像分辨率高及与电子计算机断层扫描（computed tomography，CT）图像融合更精确，CT图像层厚需与磁共振成像（magnetic resonance imaging，MRI）图像层厚匹配。

❖ 影像学资料有助于治疗计划制订，但普遍低估了肿瘤真实侵犯范围。

- Hochberg和Pruitt（1980）在一项研究中报道，35例多型性恶性脑胶质瘤患者，尸检时肿瘤复发78%发生在CT可见的肿瘤周围2 cm以内。Wallner et al.（1989）的研究进一步验证了这一现象。这些数据是大体肿瘤靶区（gross tumor volume，GTV）推量的基础，需要更高剂量放疗（如60 Gy）。

- Kelly et al.（1987）的研究发现，孤立的肿瘤细胞可超出肿瘤周围2 cm而且磁共振影像发现不了，连续立体定向活检证实了这种情况。这些数据是确定初始GTV的基础，需要采用低剂量照射（如46 Gy）。

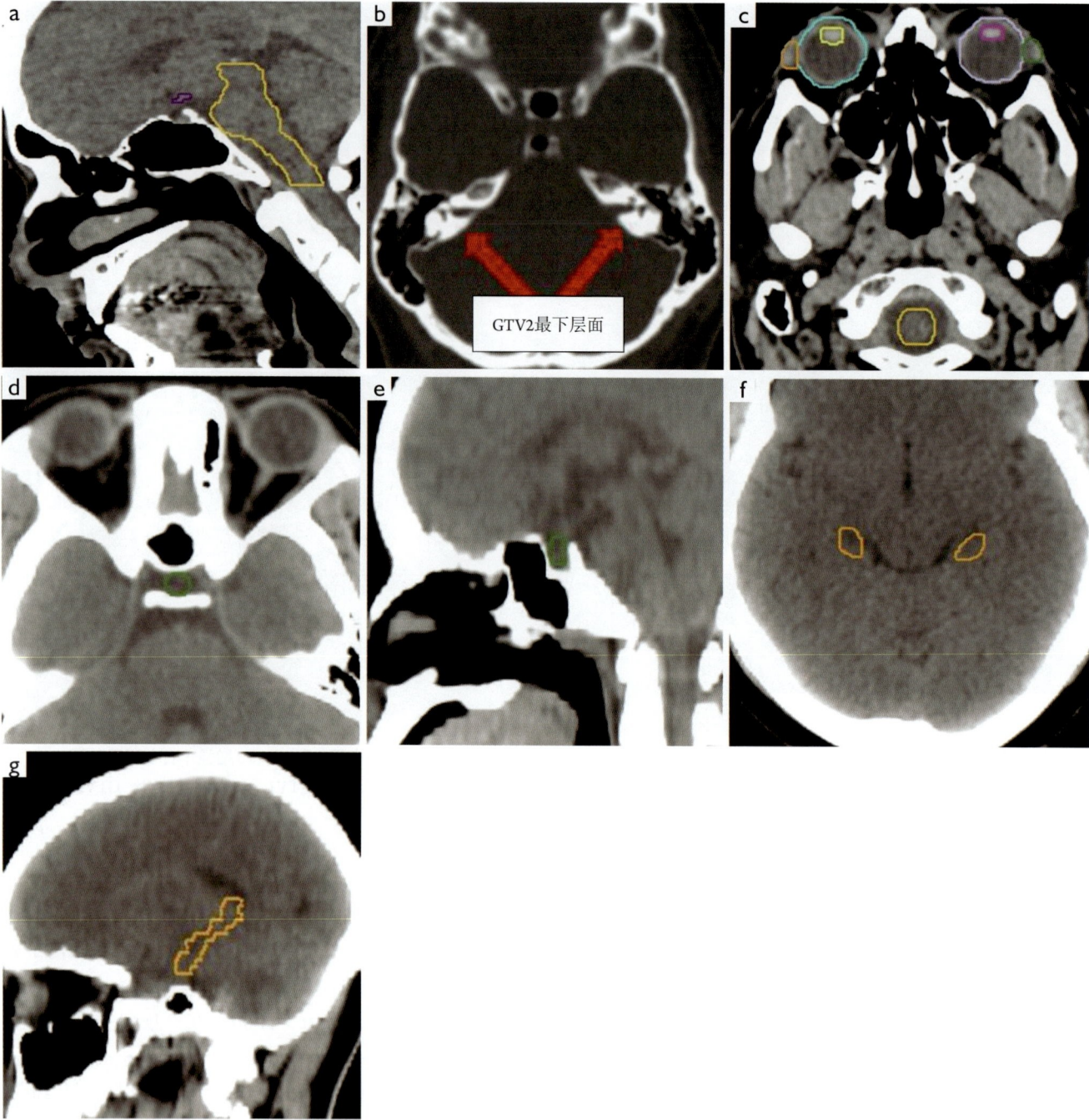

图31-2　胶质瘤靶区勾画影像

（a）矢状位CT显示视交叉（紫色）和脑干（浅橙色）勾画。（b）CT扫描采用骨窗便于识别耳蜗。（c）轴位CT勾画双侧晶状体（黄色和粉色），眼球（蓝绿色和淡紫色），泪腺（黄色和绿色），脑干（浅橙色）。（d）轴位CT层面显示垂体（绿色）。（e）矢状位CT显示垂体（绿色）。（f）轴位CT显示海马（橙色）。（g）矢状位显示海马（橙色）海马最好在MRI图像上勾画然后移位至CT图像。

- 对于大范围水肿而只有小的被强化肿瘤灶的患者，推荐治疗中期行诊断性MRI影像学检查。在这些患者中，可出现额外的强化病灶，需要扩大推量范围（GTV2）来覆盖这些区域。图31-3~图31-5中可见多病灶水肿和小的强化的孤立病灶。强化病灶可能在间隔几周后在水肿区的其他区域出现。
- MRI液体衰减反转恢复序列（fluid-attenuated inversion recovery，FLAIR），T，T2（如果与FLAIR存在明显差异）序列应与模拟定位CT扫描图像进行融合指导靶区勾画。
- 如需关注临近颅神经，采用MRI 3D稳态采集快速成像序列（fast imaging with steady state acquisition，FIESTA）有助于可视化和保留神经。MRI 3D扰相梯度回波序列（spoiled gradient recalled，SPGR）可使海马的勾画简易化。
- 对于复发神经母细胞瘤患者，应考虑行正电子发射计算机断层扫描（positron emission tomography computed tomography，PET-CT）检查。因为MRI影像难于区分放疗后改变和复发病灶，PET有时可有助于鉴别。这种情况下，PET-CT图像应该与定位CT和MRI图像的融合。为了达到此目的，欧洲通常采用氨基酸PET成像，但在美国没有得到批准。

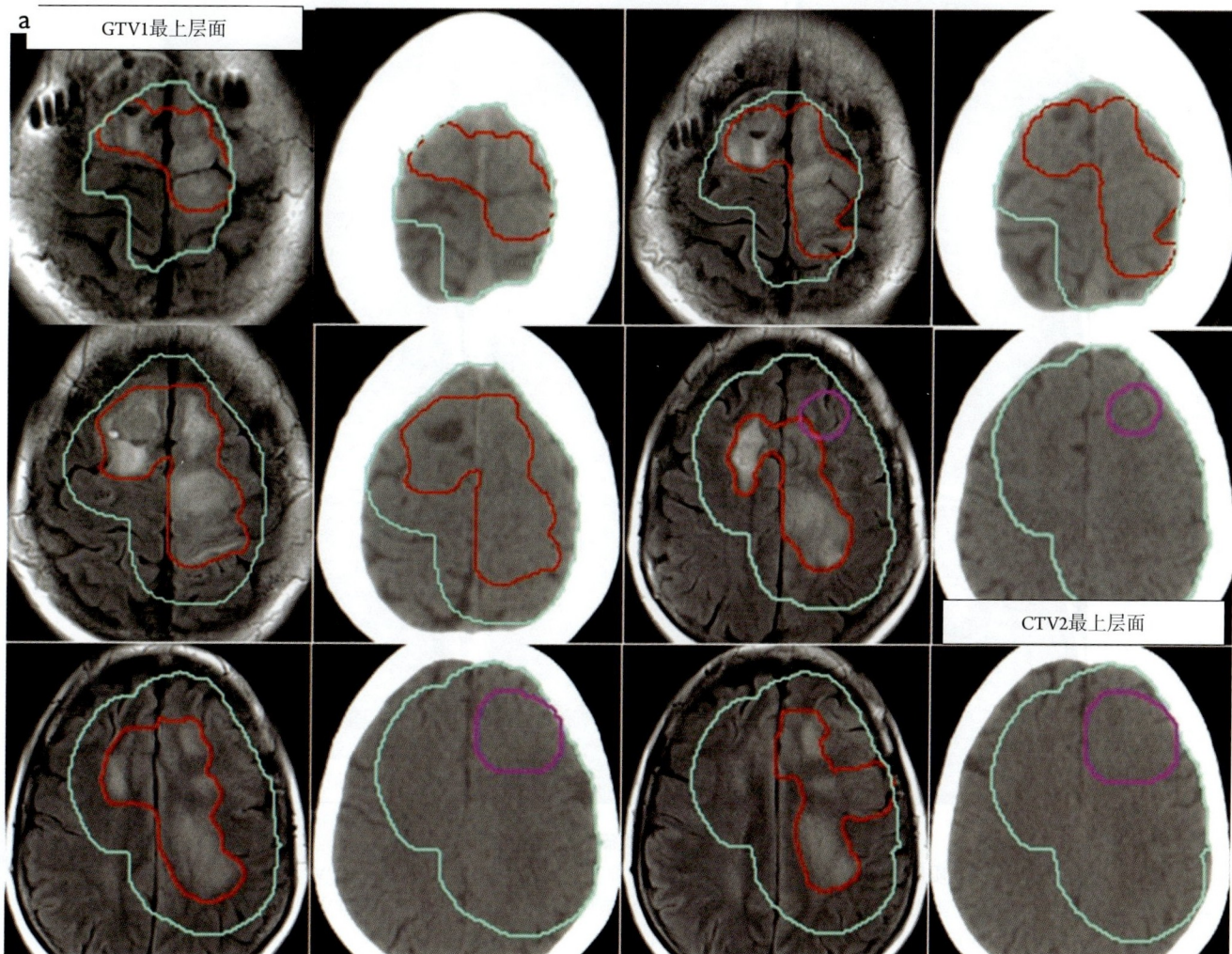

a GTV1最上层面 ... CTV2最上层面

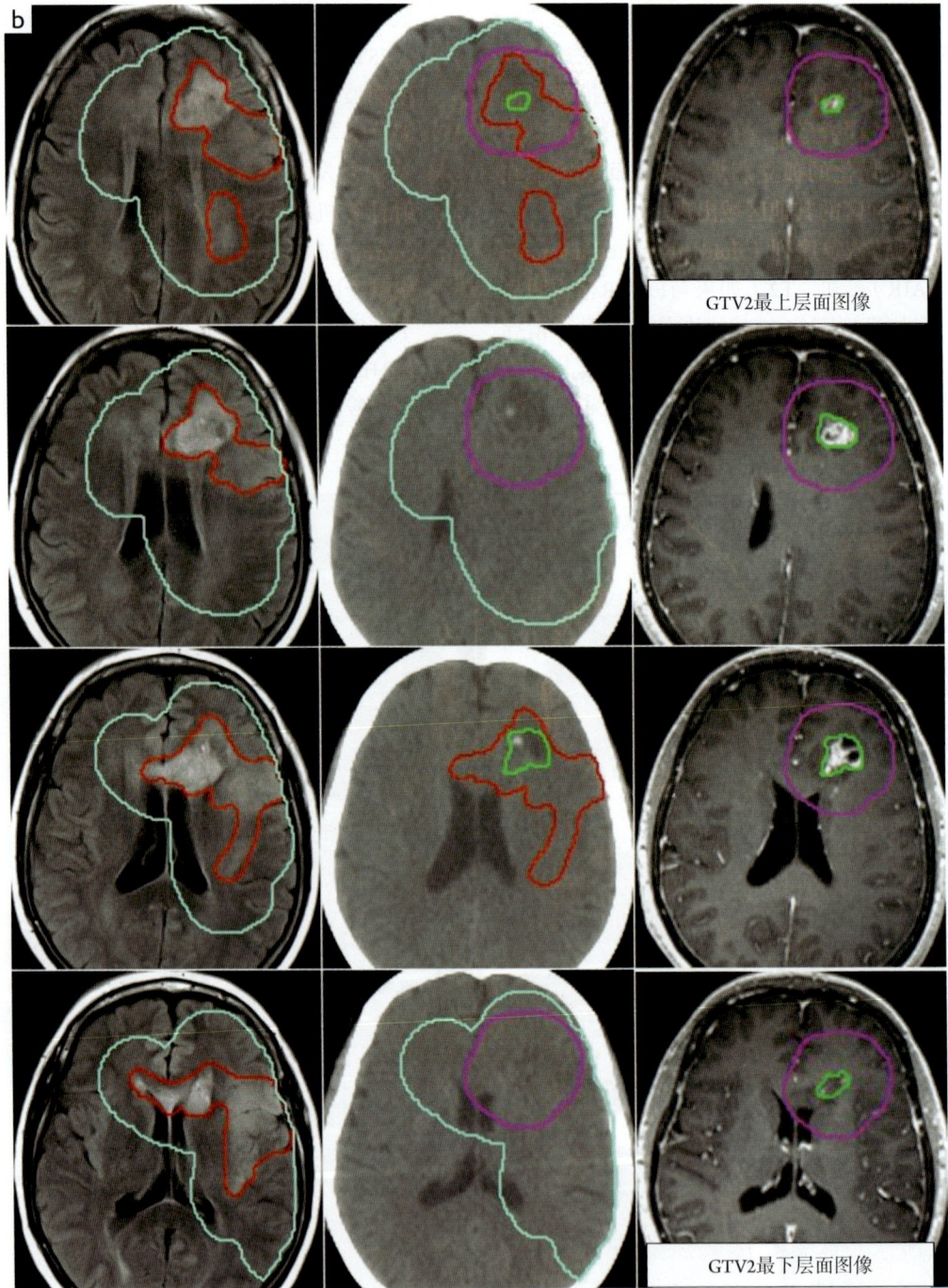

图31-3　多灶性胶质瘤水肿靶区勾画影像

（a）多灶性胶质母细胞瘤患者轴位FLAIR和CT图像显示顶层GTV1（红色），CTV1（浅蓝绿色）和CTV2（紫色）。由于FLAIR改变广泛，同时要考虑被照射的正常脑组织，所有CTVs只外扩1.5 cm而不是2 cm。（b）同一多灶性胶质母细胞瘤患者轴位FLAIR，CT和T1 增强图像。靶区勾画包括GTV1（红色），CTV1（浅蓝绿色），GTV2（绿色）和CTV2（紫色）。

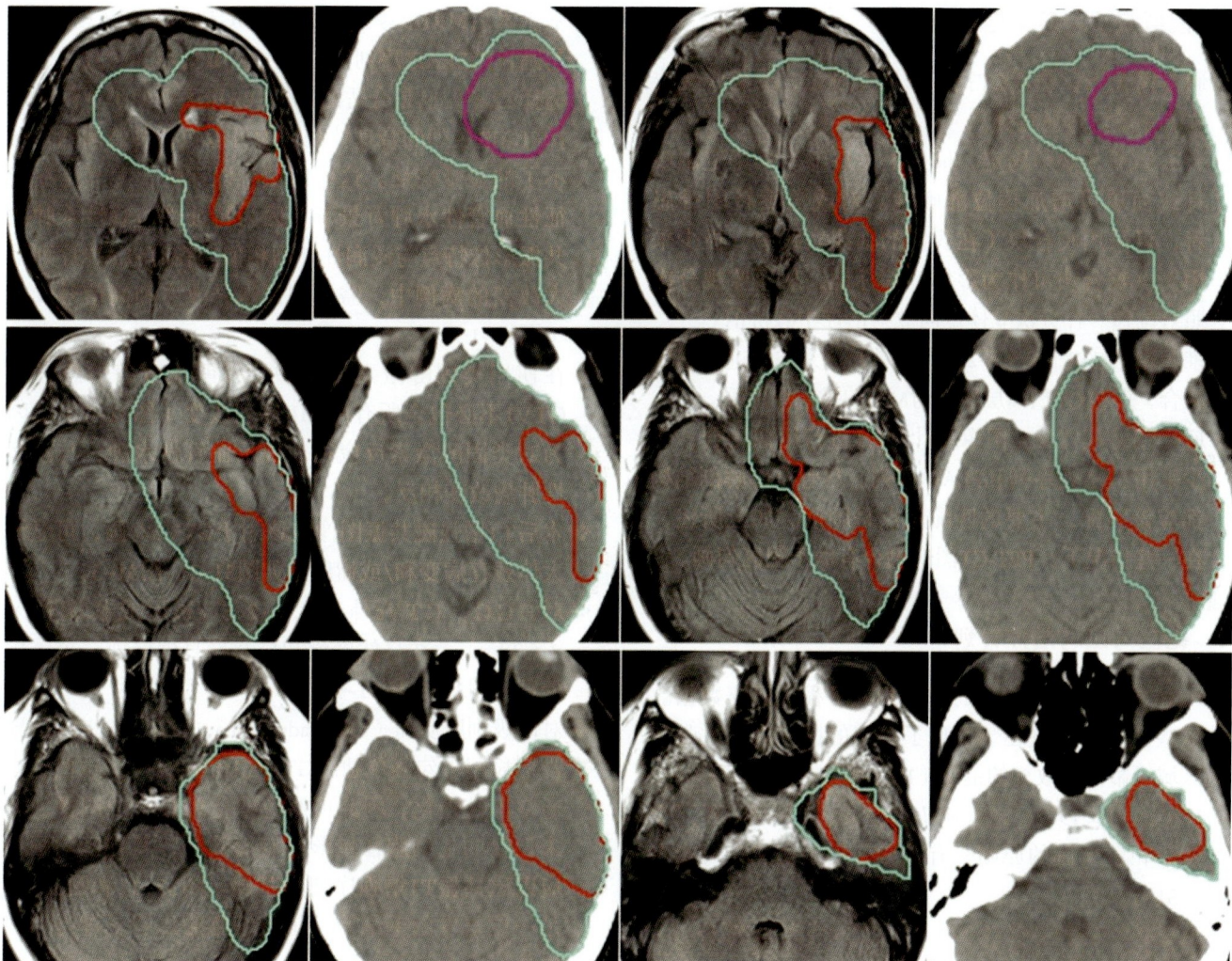

图31-4　同一多病灶胶质母细胞瘤患者下端层面GTV1（红色），CTV1（浅蓝绿色）和CTV2（紫色）轴位MRI FLAIR和CT图像

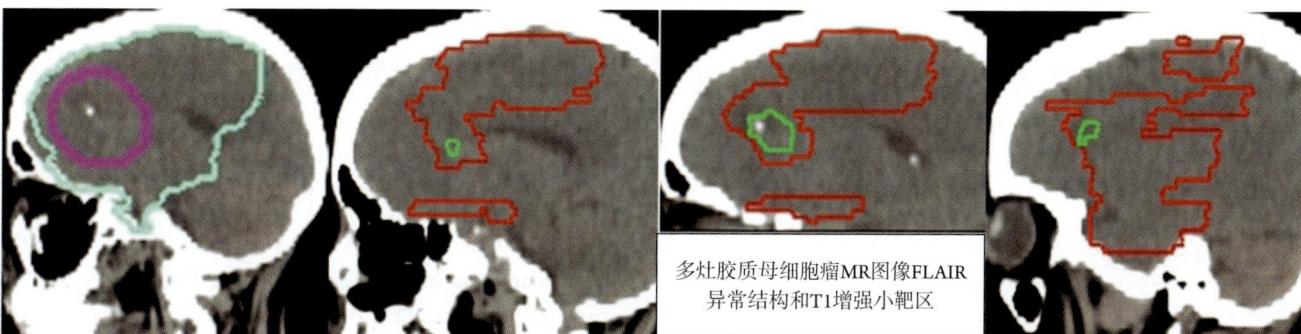

多灶胶质母细胞瘤MR图像FLAIR
异常结构和T1增强小靶区

图31-5　同一多病灶胶质母细胞瘤患者GTV1（红色），CTV1（浅蓝绿色）和CTV2（紫色）矢状位CT图像

3 模拟定位与日常摆位

❖ 通常情况下，患者CT扫描采用仰卧位，头处中线位置。不建议静脉增强。

❖ 头部和颈部必须固定，最好上至肩部。采用定制模具或面罩可增加摆位准确性。对成角旋转困难患者，可采用咬合块（在我们的临床实践中，极少采用）。咬合块可作为影像追踪标记，从而监视分次照射位移。在分次立体定向放射治疗中有价值。

❖ 推荐薄层CT扫描（1~2 mm层厚）。为方便进行图像融合，定位CT扫描层厚应与MRI扫描层厚匹配。

❖ 应采用多模式MRI图像与计划CT进行图像融合，至少采用T1增强序列和FLAIR序列。尽管全部解剖结构都应该匹配，主要的匹配焦点是肿瘤。如上所述，在一些情况下，PET-CT图像融合有助于靶区勾画。

4 靶区勾画与治疗计划

❖ HGG治疗标准来自于1980s的3项里程碑研究数据。这些研究的亮点在于发现了肿瘤的微浸润超过强化区域或影像学改变的范围（Hochberg and Pruitt 1980；Wallner *et al.* 1989；Kelly *et al.* 1987）。这些研究结果奠定了靶区勾画的原则。有关靶区勾画的建议可参考表31-1。

❖ 由于HGG的侵袭性生长特性，GTV分为2个部分：一部分为所有（或几乎所有）可能的肿瘤，另一部分主要关注已知或可见肿瘤区域或高复发风险区域。

❖ 磁共振影像应该用于大多数兴趣区勾画（包括靶区和危及结构）。

❖ 若怀疑有骨侵犯或包含钙化，这常见于少突胶质细胞瘤，CT图像对靶区勾画有帮助。CT应该用来勾画晶体、眼球及耳蜗。见图31-2b，c。

表31-1 靶区勾画建议

靶区	勾画建议
HGG GTV1	包全所有FLAIR异常信号，以覆盖显微病灶
HGG GTV2	包全T1增强信号改变，以覆盖术腔和（或）存留病灶
HGG CTV	GTV+1.5~2.5 cm，除外自然屏障
LGG GTV	包全FLAIR异常信号，包括术腔和（或）残留病灶
LGG CTV	GTV+1.5~2.5 cm，除外自然屏障或边界清楚的肿瘤

❖ 基于术后MRI影像数据库，HGG初始靶区（GTV1）勾画首选FLAIR序列（图31-1、图31-3、图31-6）。选择T2序列也是合适的，但FLAIR序列似乎更优。选择FLAIR序列的合理性是因为可以包括肿瘤增强发现不了的显微病灶。这些区域难以评估，尤其是在特征性血管性水肿背景下，因为特征性血管性水肿磁共振影像特点与浸润性肿瘤相似。在有FLAIR序列重大改变的病例中，需区别低信号改变和高信号改变（图31-1）。

❖ 在使用类固醇激素后水肿信号明显改善的患者，GTV1不必包全所有FLAIR序列改变（图31-7）。因为对类固醇激素反应往往提示血管性水肿，与浸润性肿瘤改变相反。

❖ 术后T1增强磁共振图像应该用于GTV2勾画，可显示大体残存病变和/或瘤床，如图31-1、图31-3。

❖ 对HGG，GTVs外扩1.5~2.5 cm形成临床靶区（CTVs），在自然屏障和危及器官处修剪，个体化处理（图31-8~图31-9）。

❖ 对低级别胶质瘤（low-gradeglioma，LGG），FLAIR异常信号用于勾画单独的GTV（图31-10）。这些肿瘤通常不被强化，因此可避免融合磁共振T1图像。但未切除的毛细胞性星形细胞瘤除外，其靶区勾画仍应以磁共振T1增强序列为基础。图31-11和图31-12是一位复发的毛细胞性星形细胞瘤患者，进行了多次外科手术切除，治疗时只有极少的T1增强改变，由于这个原因，GTV勾画要以FLAIR序列为基础。

❖ 由于相似的播散和浸润特点，LGG CTV也是在GTV基础上外扩1.5~2.5 cm。边界清楚的神经胶质肿瘤例外，如毛细胞性星型细胞瘤，其CTV边界应缩小。

❖ 表31-1是靶区勾画建议的小结。

❖ 所有患者CTV外扩形成PTV需考虑患者和治疗设施的因素，包括但不只限于固定装置，摆位重复性，放射治疗技术[3D-CRT *vs.* 调强放射治疗（intensity modulated radiotherapy，IMRT）*vs.* 质子治疗]，CT和MRI图像融合质量，以及研究机构关于装置准确度的测量方法。

❖ 另一个可选的方法靶区勾画和外扩的范围与美国肿瘤放射治疗协作组（Radiation Therapy Oncology Group，RTOG）标准相似，与上面提到的方法不一样。

• 欧洲癌症研究和治疗组织（European Organzation for

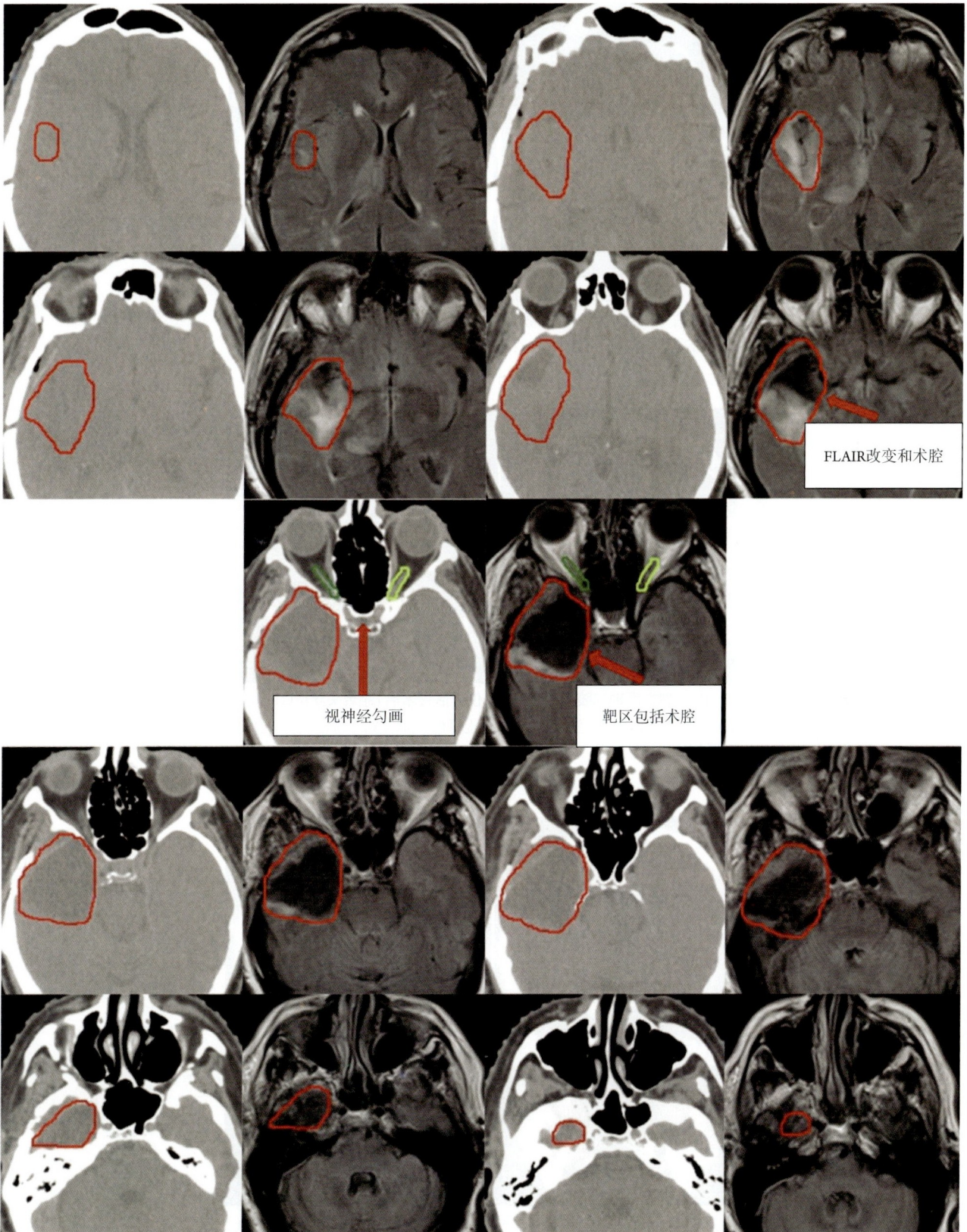

图31-6 1例右颞叶胶质母细胞瘤（大体肿瘤切除术后）患者在CT和融合的MRI FLAIR序列上靶区GTV1（红色）勾画

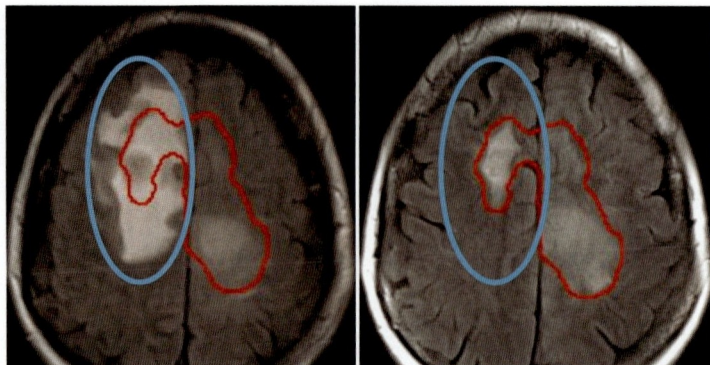

图31-7　1例多灶性胶质母细胞瘤患者治疗3周后FLAIR信号改变减少
初始FLAIR信号异常（蓝色）未被GTV1（红色）全部覆盖，是由于患者在激素治疗后得到改善。

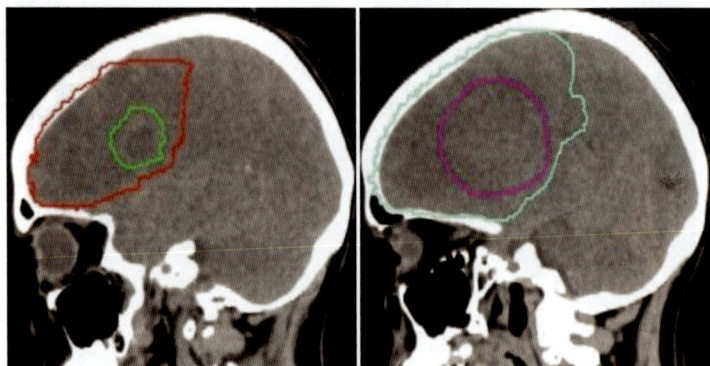

图31-8　1例左额颞部胶质母细胞瘤（仅行活检术后）患者矢状位CT图像
GTV1（红色），GTV2（绿色），CTV1（浅蓝绿色）和CTV2（紫色）。对比用于覆盖镜下病灶侵犯的CTV1和肉眼病灶CTV2，体积差异非常明显。

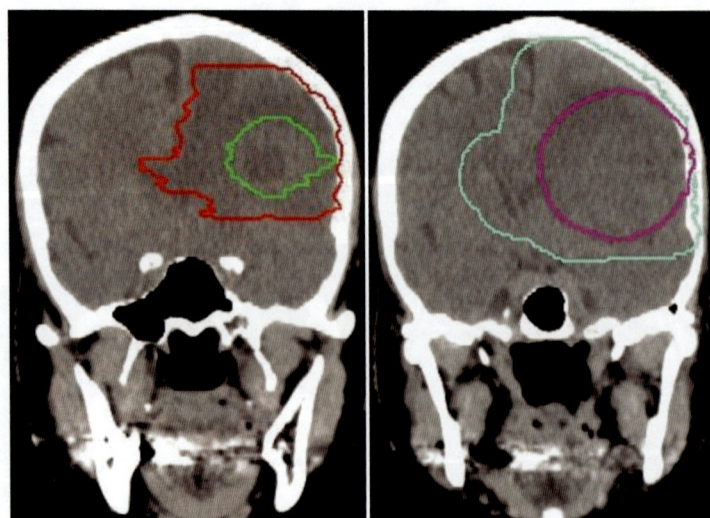

图31-9　1例左额颞部胶质母细胞瘤（仅行活检术后）患者冠状位CT图像
GTV1（红色），GTV2（绿色），CTV1（浅蓝绿色）和CTV2（紫色）。

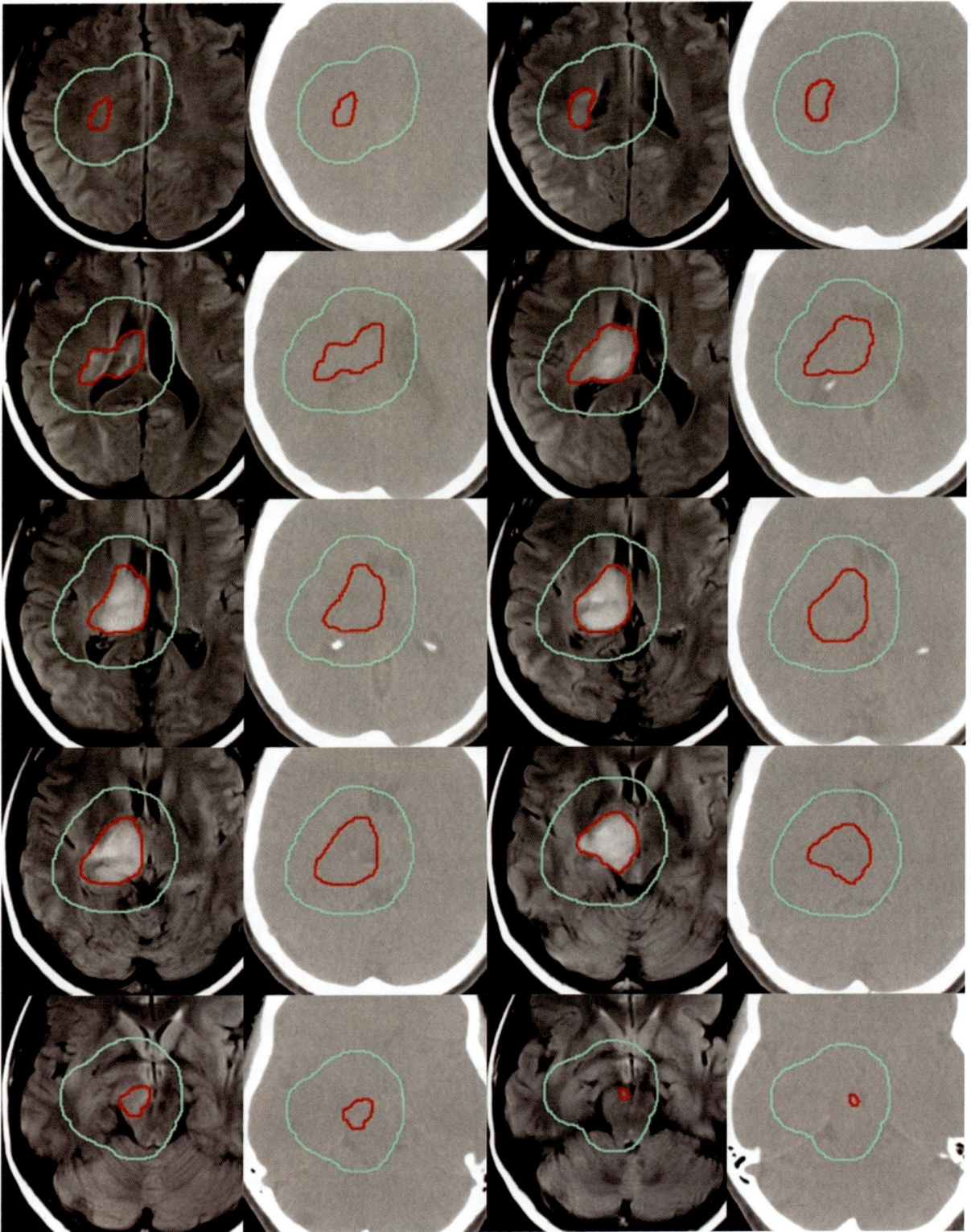

图31-10　1例由于肿瘤位置太深而仅行活检术的右丘脑2级星形细胞瘤患者采用FLAIR MRI序列勾画
GTV（红色）和CTV（浅蓝绿色，外扩1.5 cm）

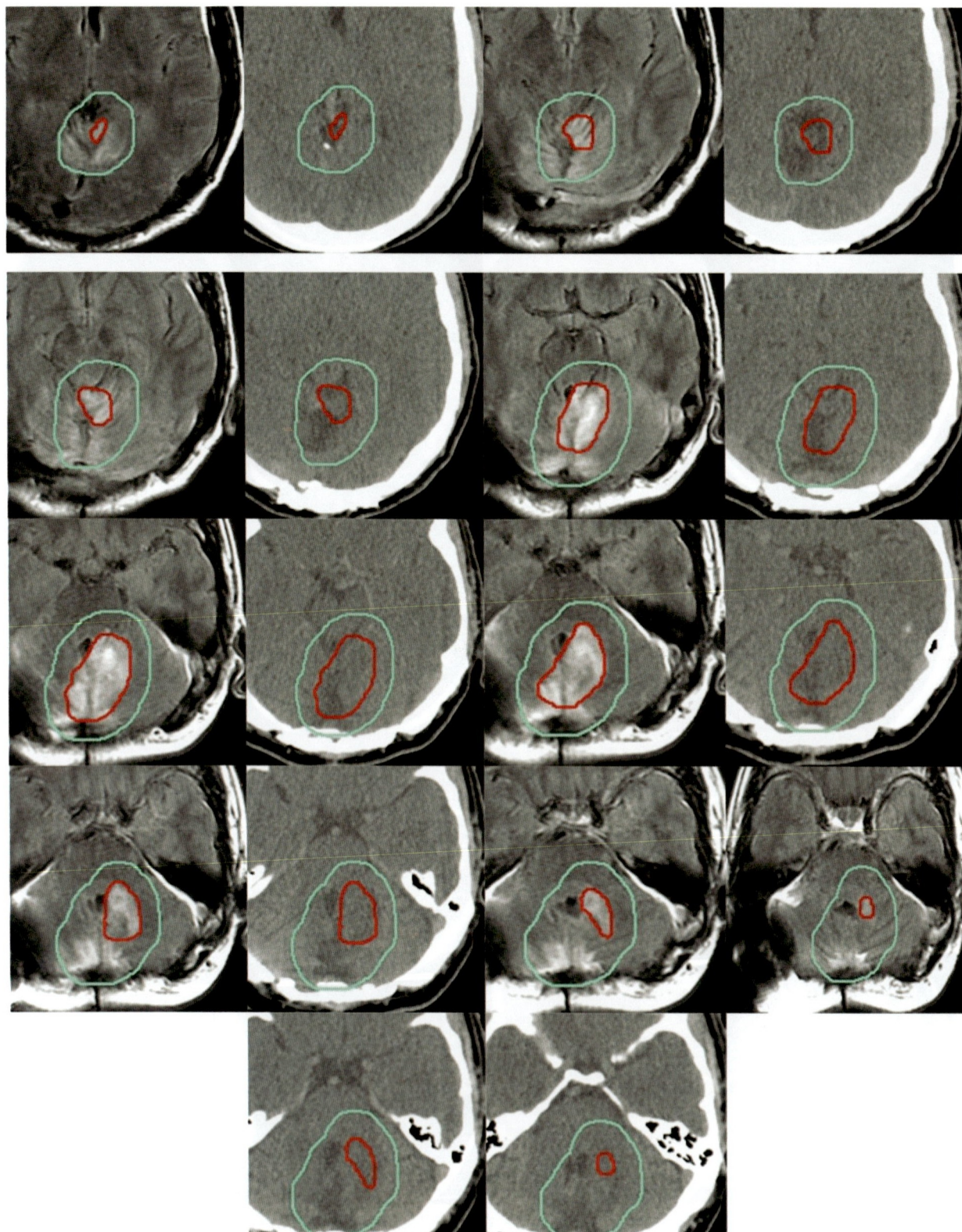

图31-11　轴位CT和FLAIR MRI图像显示1例毛细胞性星形细胞瘤患者在手术切除未行辅助放疗后出现多发性复发
GTV（红色）采用FLAIR序列勾画，外扩1 cm生成CTV（浅蓝绿色）。

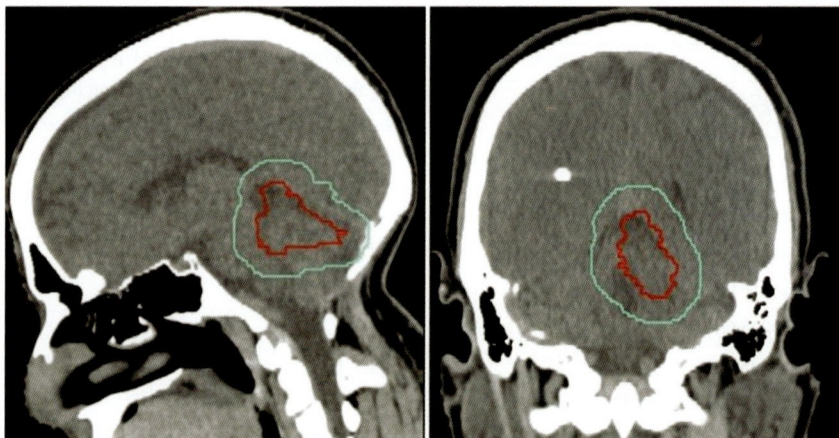

图31-12　1例复发毛细胞性星形细胞瘤患者矢状位和冠状位CT图像

GTV（红色）和CTV（浅蓝绿色）。

Research and Treatment of Cancer，EORTC）采用1个GTV而不是2个，外扩2~3 cm形成CTV。

- 其他机构也采用相似的勾画指南，靶区相似。

❖ 德克萨斯大学MD安德森癌症中心（MD Anderson Cancer Center）报道了一组采用单个GTV技术治疗后复发的患者，并按照RTOG指南假定重新进行了计划（Chang et al. 2007）。

- 这项分析表明，所有的野外复发均在靶区以外，虽然已经采用了较大的靶区。

❖ Kumar等（2012）报道了一项小规模的、相对不是有力证据的的胶质瘤患者随机试验，入组者没有按照MGMT甲基化状态进行随机分层，患者采用RTOG的方案或MDACC的方案。

- 数据表明与RTOG的方案比较，MDACC的方案靶区体积较小（分别为246 mL和436 mL），同时MDACC的方案也提高了平均总生存期（分别为18.4 m和14.8 m），两者差异有统计学意义。

❖ 3D-CRT在大多数患者可达到满意的CTV覆盖，然而为保护重要正常结构，可能还需采用IMRT技术。

❖ 摆位验证应该基于采用的技术和设置的边缘。

- 若CTV外扩至PTV边界≥5 mm，正交影像可满足验证。在这种情况下，两者影像骨性解剖结构应相匹配。

- 若外扩边界较小（≤3 mm），或者计划包含IMRT多个小部分射野，强烈建议每日采用容积技术，比如兆伏级或锥形束CT进行验证。

❖ 表31-2为推荐剂量的小结。

表31-2　推荐剂量

靶区	推荐剂量
HGG PTV1	45 Gy/25f或者46 Gy/23f
HGG PTV2	59.4 Gy/33f或者60 Gy/30f
LGG PTV	通常采用45~54 Gy总剂量，单次剂量1.8 Gy或2 Gy[a]

[a] 根据马里兰大学治疗计划指南，首选剂量是54 Gy。

5　计划评估

❖ 平衡好理想的靶区覆盖和合适的危及器官保护是充满挑战的。这种情况下，患者总体预后应作为计划评估的因素。

- 例如，1p/19q共缺失的低危少突胶质瘤患者视神经受量不能采用恶性神经胶质母细胞瘤（glioblastomas，GBM）患者标准，因为前者存活期长，出现迟发型不良反应风险极大。另一方面，由于这类患者存活期长，出现复发的风险也很大，因此，不能轻易降低CTV覆盖。

❖ 通常，≥95%PTV应接受100%处方剂量。100%GTV应被100%剂量覆盖。任何点剂量的最高剂量不应超过105%处方剂量，并应位于GTV内。

❖ 表31-3为常用的危及器官剂量限制。

表31-3　正常器官剂量限制

危及器官	剂量限制
晶体	Max<7 Gy
视网膜	Max<50 Gy
泪腺	Max<35 Gy[a]
视神经	Max<54 Gy，或1% PTV不超过60 Gy
视交叉	Max<54 Gy，或1% PTV不超过60 Gy
海马	Max≤16 Gy，100%体积不超过9 Gy
垂体	Max<45 Gy
耳蜗	Max<45 Gy
脑干	Max<54 Gy，或1% PTV不超过60 Gy

根据马里兰大学治疗计划指南
[a]随着新数据的出现可能会将V20<25%包括在内（Batth *et al.* 2013）

推荐阅读

- Chao ST，Suh JH (2011) Radiation for glioblastoma. In：Mehta MP (ed) Principles and practices of neuroncology. A multidisciplinary approach . Demos Medical Publishing，New York，pp 744-751.
- Fischer I，Sulman E，Aldape K (2011) Molecular pathogenesis of glioma：overview and therapeutic implications. In：Mehta MP (ed) Principles and practices of neuroncology. A multidisciplinary approach . Demos Medical Publishing，New York，p 88-99.
- For delineation of normal structures：www.imaios.com.
- Laack NN，Brown PD (2011) Low-grade glioma radiation therapy. In：Mehta MP (ed) Principles and practices of neuro-oncology. A multidisciplinary approach . Demos Medical Publishing，New York，pp 760-768.
- Pacholke HD，Amdur RJ，Schmalfuss IM，Louis D，Mendenhall WM (2005) Contouring the middle and inner ear on radiotherapy planning scans. Am J Clin Oncol 28：143-147.
- Radiation Therapy Oncology Group. RTOG 0933 Hippocampal atlas. Available at：http：//www.rtog.org/corelab/contouringatlases/hippocampalsparing.aspx . Accessed 20 Feb 2014.
- RTOG 0424. A phase II study of a temozolomide-based chemoradiotherapy regimen for high risk low-grade gliomas. Updated December 26，2013. Protocol information available at：http：//www.rtog.org/ClinicalTrials/ProtocolTable/StudyDetails.aspx?study=0424. Accessed 20 Feb 2014.
- RTOG 0837. Randomized，phase II，double-blind，lacebocontrolled trial of conventional chemoradiation and adjuvant temozolomide plus cediranib versus conventional chemoradiation and adjuvant temozolomide plus placebo in patients with newly diagnosed glioblastoma. Updated 2/14/12. Protocol information available at：http：//www.rtog.org/ClinicalTrials/ProtocolTable/StudyDetails.aspx?study=0837. Accessed 27 Feb 2014.
- Siker ML，Mehta MP (2011) Anaplastic glioma. In：Mehta MP (ed) Principles and Practices of neuro-oncology. A multidisciplinary approach . Demos Medical Publishing，New York，pp 752-759.

参考文献

[1] Batth SS，Sreeraman R，Dienes E，et al. Clinical-dosimetric relationship between lacrimal gland dose and ocular toxicity after intensity- modulated radiotherapy for sinonasal tumours[J]. Br J Radiol，2013，86(1032)：20130459.

[2] Chang EL，Akyurek S，Avalos T，et al. Evaluation of peritumoral edema in the delineation of radiotherapy clinical target volumes for glioblastoma[J]. Int J Radiat Oncol Biol Phys，2007，68(1)：144-150.

[3] Gondi V，Vogelbaum MA，Grimm S，et al. Primary intracranial neoplasms[M].//Halperin EC，Wazer DE，Perez CA，Brady LW (eds) Perez & Brady's principles and practice of radiation oncology，6th edn，Philadelphia：Wolters Kluwer，2013：652-653.

[4] Hochberg FH，Pruitt A. Assumptions in the radiotherapy of glioblastoma[J]. Neurology，1980，30(9)：907-911.

[5] Kelly PJ，Daumas-Duport C，Scheithauer BW，et al. Stereotactic histologic correlations of computed tomography and magnetic resonance imaging-defi ned abnormalities in patients with glial neoplasms[J]. Mayo Clinic Proc，1987，62(6)：450-459.

[6] Kumar N，Kumar R，Sharma S，et al. To compare the treatment outcomes of two different target delineation guidelines (RTOG vs. MD Anderson) in glioblastoma multiforme patients：a prospective randomized study[Z]. Presented at the 17th annual scientifi c meeting of the society for neuro-oncology，Washington，DC，16 Nov 2012.

[7] Wallner KE，Gallcich JH，Krol G，et al. Patterns of failure following treatment for glioblastoma multiforme and anaplastic astrocytoma[J]. Int J Radiat Oncol Biol Phys，1989，16(6)：1405-1409.

译者：李跃军，湖南省直中医医院肿瘤三科
审校：丁景弦，南昌市第三医院放疗科

第三十二章　脑转移的姑息放射治疗

Nicholas S. Boehling[1], David C. Weksberg[1], Jiade J. Lu[2], Eric L. Chang[3]

[1]Department of Radiation Oncology, M.D. Anderson Cancer Center, Houston, TX, USA; [2]Shanghai Proton and Heavy Ion Center , Shanghai, China; [3]Department of Radiation Oncology, USC Keck School of Medicine, Los Angeles, CA, USA
Correspondence to: Eric L. Chang. Department of Radiation Oncology, USC Keck School of Medicine, Los Angeles, CA, USA.
Email: eric.chang@health.usc.edu

1　解剖与扩散模式

❖ 脑部是恶性肿瘤最常见的转移部位之一。大约半数的脑转移患者为单发的脑转移灶。常见的转移方式为通过血行转移至灰白质交界处。转移灶随血供分布，最常发生在幕上脑组织中。值得注意的是，一些组织类型像小细胞肺癌、前列腺癌和胃肠道肿瘤的脑转移部位常发生在小脑。

❖ 肿瘤破坏血脑屏障，常常呈球状生长并导致脑水肿。原发灶为黑色素瘤、肾细胞癌和绒毛膜癌的脑转移瘤有更高的脑出血率。

❖ 软脑膜转移是指转移灶扩散到脑实质及脊髓的脑膜，发生率较低，但预后极差。在增强磁共振影像上表现为小脑沟回、颅神经的强化，确诊依赖于脑脊液细胞学检查。

❖ 在软脑膜或淋巴网状内皮转移的患者，需要特别强调眼部和筛板要包含在治疗范围内。

2　靶区勾画的影像诊断

❖ 应用钆剂增强的磁共振是最好的诊断工具。与电子计算机断层扫描（computed tomography，CT）相比，磁共振在发现小的病灶和脑膜受侵方面较CT敏感度更高。需要拍摄矢状面和冠状面的图像。

　◆ 如果需要做海马保护的计划，最好是选择1.25 mm层厚的扰相梯度磁共振扫描来进行影像融合。

❖ 如果病史和影像学检查不符，应该与脓肿、放射性坏死、第2原发肿瘤等相鉴别。由于体内植入心脏起搏器而不能行磁共振成像（magnetic resonance imaging，MRI）检查的患者，可以用增强CT检查替代。

❖ 下列MRI序列可以辅助靶区的勾画：
  ◆ T1平扫可以评估有无出血。
  ◆ T2/FLAIR显示脑水肿最好。
  ◆ T1延迟增强（post-contrast）可以显示转移。
  ◆ 为满足放射外科的需要，需要获得容积、薄层（1 mm）T1快速扰相梯度增强序列。

3 模拟定位与日常摆位

❖ 全脑放疗定位，患者采取仰卧位，头部支架和热塑面膜固定，CT平扫，层厚3~5 mm，从头顶扫描至上颈椎的轴位图像。临床上也可根据病情需要采取合适体位。采用调强放射治疗（intensity modulated radiotheragy，IMRT）技术进行全脑放疗通常需要每日千伏成像进行验证。

❖ 基于框架的立体定向放射外科（stereotatic radiosurgery，SRS），需要由神经外科医生置入立体定向头架。靶区勾画和治疗计划的实施最好采用层厚为1~2 mm的增强MRI。在多等中心、钴源为基础的SRS系统中（如伽马刀），此MRI可以直接用于治疗计划的设定。而基于直线加速器的SRS，为了进行剂量换算和治疗计划设定需进行薄层CT扫描，并结合其他扫描（如容积式MRI）制订治疗计划。

4 靶区勾画与治疗计划

4.1 全脑放疗（WBRT）

❖ 全脑放疗最常采用常规的外照射射线束（图32-1）。对于颅内转移病灶数量有限的患者，如果颅外病灶控制良好且一般状况较好，可以采用SRS进行加量。

❖ 典型的治疗技术包括左右对穿光子束。射野设计如图32-1。尤其需要注意将颞叶和筛板完全包括在放射范围内。图32-2显示了不同临床情况下如何设置全脑放疗射野。

❖ 全脑放疗有各种不同的剂量和分割方案，最常用的方案是30 Gy，10次分割。对于那些有相对较长的生存期的患者（以及对神经认知后遗症关注度较高的患者），可以采用更多分次的放疗计划（如30 Gy/12f，37.5 Gy/15f）。小细胞肺癌预防性脑照射

（prophylactic cranial irradiation，PCI）的剂量最常推荐25 Gy，分为10次（每日1次），对于中枢神经系统淋巴瘤，推荐每次给予1.8 Gy，总剂量18~24 Gy。

❖ 对于淋巴网状上皮受侵的患者，放疗射野需包含眼眶后1/3和筛板（图32-2）

❖ 调强适形放射治疗可以用于海马保护的全脑放疗（图32-3）。标准剂量是30 Gy/10f，海马最大剂量10 Gy。临床靶区（clinical target volume，CTV）包含全部的脑实质，计划靶区（planning target volume，PTV）为CTV减去海马外扩3~5 mm的体积。在磁共振T1象可以清楚的显示海马轮廓位于颞角内侧灰质。可以参考美国肿瘤放射治疗协作组（Radiation Therapy Oncology Group， RTOG）发布的勾画指南（详见推荐阅读）。

❖ 再程放疗的选择要满足基本条件，较低的总剂量（20~25 Gy/10f），初始与再次放疗之间的间隔至少为4~6个月。放射敏感性的危及器官（包括视神经和视交叉）外放3 mm作为正常组织保护，见图32-4。

4.2 立体定向放射外科（SRS）

❖ SRS是与全脑放疗联合还是作为独立治疗手段，仍存在争议。随机对照研究数据支持对于1~3个脑转移的患者在全脑放疗前或后给予SRS（Andrews et al. 2004）。SRS单独治疗也可以用于1~3个脑转移的患者（Chang et al. 2009；Aoyama et al. 2006），前提是有密切的影像学随访来监测有无其他病灶发生。

❖ SRS一般是适合病灶最大直径小于4 cm的患者。神经外科更适用于引起症状和有占位效应的病灶，而不是病灶大小。对更大的病灶倾向给予3~5次分割的立体定向放射治疗。

❖ 以框架为基础的SRS，大体肿瘤体积（gross tumor volume，GTV）定义为在增强MRI上显示的可见病灶（图32-5）。无CTV或者PTV外放（在无框系统，根据定位精确程度需要进行1~2 mm的外放作为PTV）。伽马刀的处方剂量通常定义为50%等剂量线的范围，直线加速器为基础的SRS为75%~95%的等剂量线范围，并根据肿瘤大小决定处方剂量（表32-1）。SRS有较高的剂量分布适形度，适合病灶离危及器官较近的病灶（图32-6），然而仍然需要注意正常组织的耐受性（表32-2）。

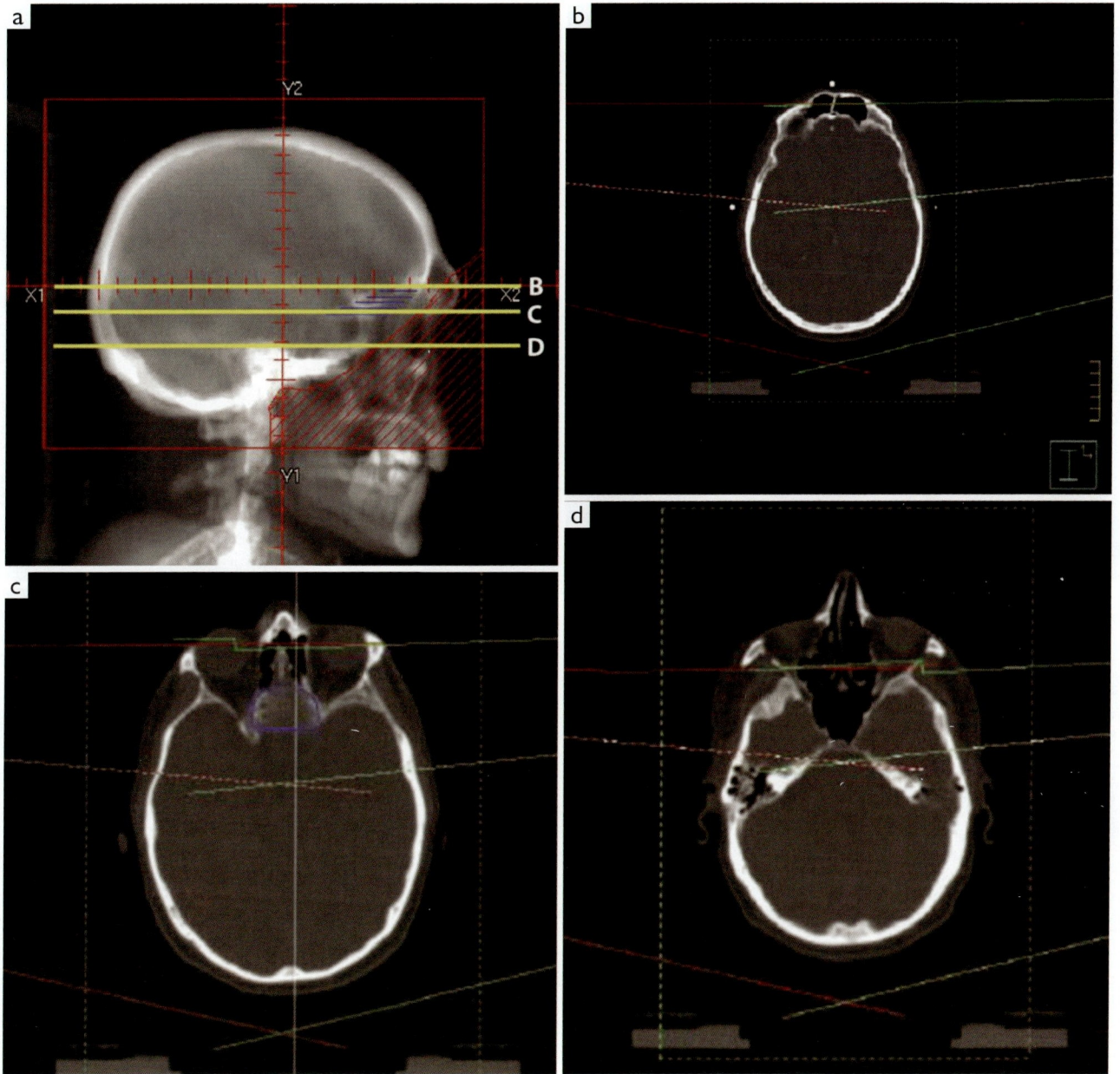

图32-1　标准的全脑放疗射野

将传统的左右对穿野偏离轴线稍作旋转（右前斜/左前斜）（红色/绿色）所形成的共面前野可以避免晶体受到照射野边缘散射。（a）射野方向观视图（右前斜）和挡铅（红色斜线）显示的X、Y方向视图。射野下界位于第1颈椎（C1）水平，后界和上界至少超出颅骨边界2 cm。在C1椎体前缘开始挡铅，以免非靶区组织受照射（如腮腺），同时确保颞叶和筛板位于照射野内（蓝色）。（b）中央轴视图显示共平面的前野边界。（c）轴位片显示筛板（蓝色）位于照射野内，晶体避免受到散射线放射。（d）轴位片显示颞叶边界足够。

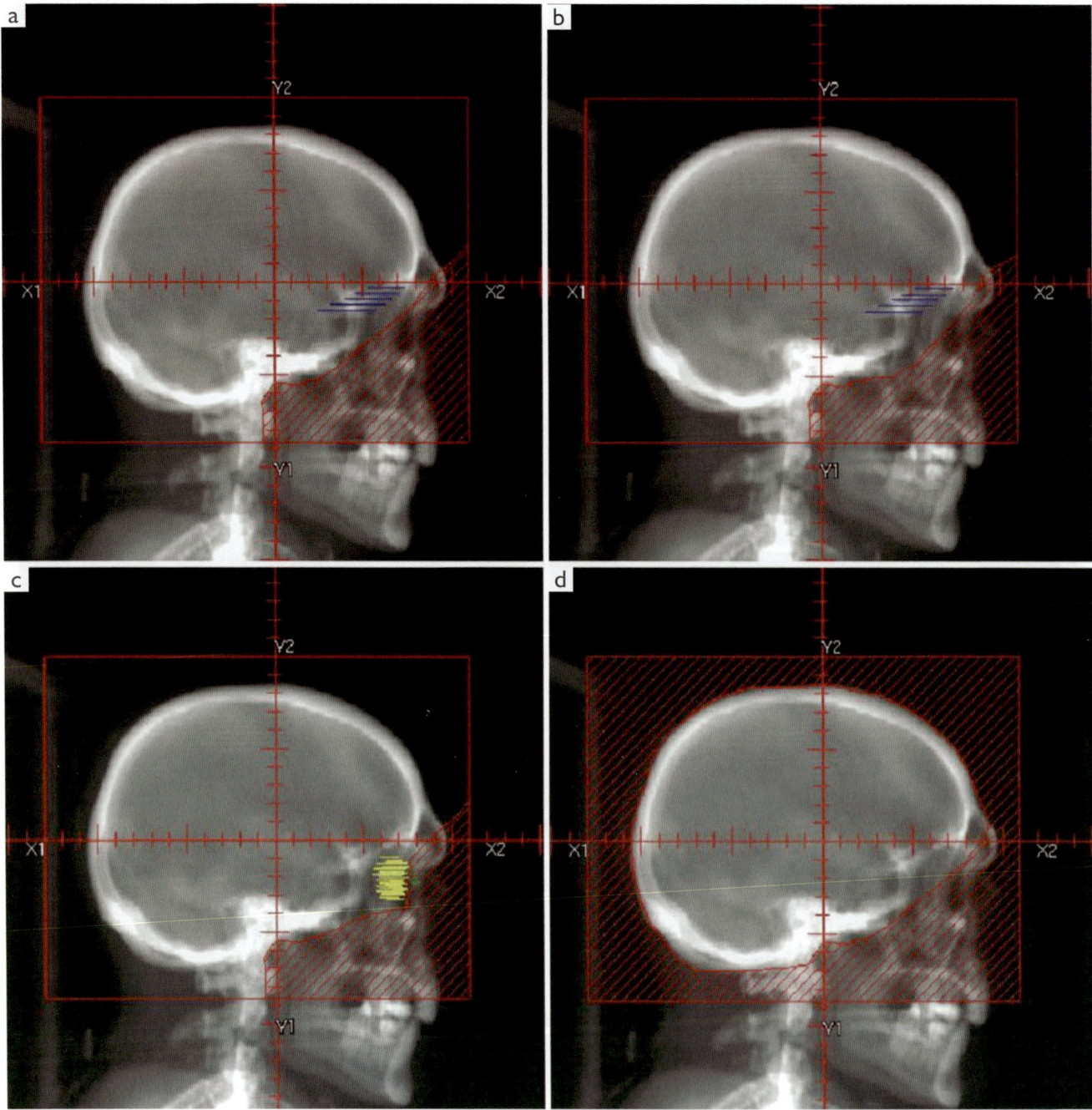

图32-2　变异的全脑放射野

（a）常规射野（右前斜/左前斜）见图32-1。（b）在软脑膜疾病中全脑放疗需要更大的射野--在筛板处边界更大（蓝色）。（c）视网膜受侵的患者，常规射野（右前斜/左前斜）覆盖传统全脑放疗靶区和双侧视网膜（黄色），同时遮挡晶体（绿色）和前房（如中枢神经系统淋巴瘤，白血病的中枢预防，白血病浸润到视网膜）。（d）全脑放疗的头皮保护--对于美容关注度较高的患者，挡铅边缘紧贴颅骨外侧，以减少脱发。挡铅野用红色斜线表示。

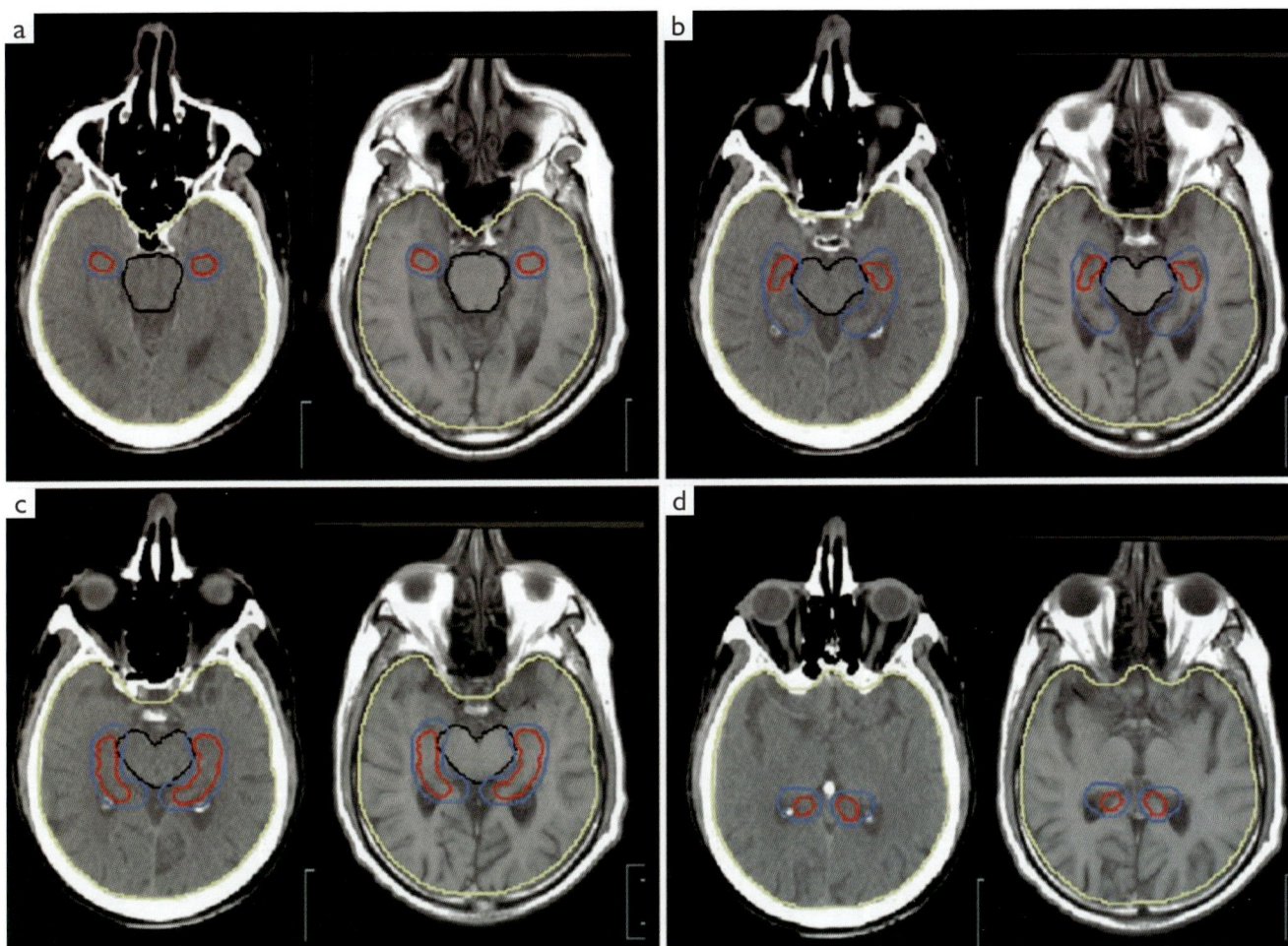

图32-3　全脑放疗时的海马保护

轴位图像显示CT与MRI T1融合的从尾部（a）到头部（d）的范围。突出显示的结构包括海马结构（红色），外放（蓝色），正常脑组织（黄色）和脑干（黑色）。CTV包括全部正常脑组织，并去掉海马外放后的体积。

❖ 针对术后残腔的SRS能否代替全脑放疗作为常规的辅助治疗仍然存在争议。任何有明确残留的病灶都要被勾画为GTV，包含在包绕术腔的CTV之内（图32-7），推荐外放2 mm为PTV（Choi *et al.* 2012）。对于微小的单一病灶，可降低剂量，根据肿瘤体积单次给予15~20 Gy的剂量，具体可参考NCCTG N107C方案。

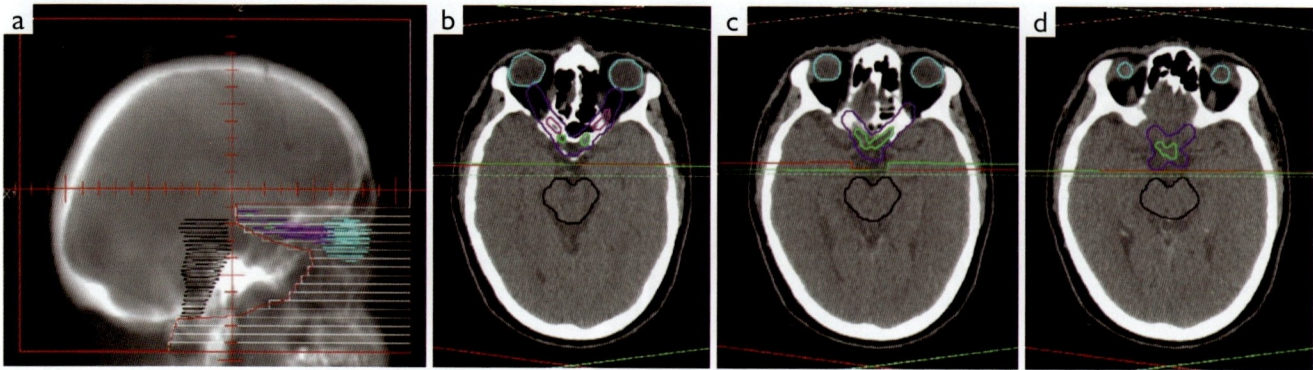

图32-4　再程放疗的脑半球保护

（a）视神经（粉红色）和视交叉（绿色）外放3 mm后（紫色）被保护。标准全脑放疗包含PTV同时要保护脑干（黑色）和脊髓的起始部。轴位图像显示采用MLC从下（b）到上（d）遮挡（红色为右前斜野，绿色为左前斜野）。

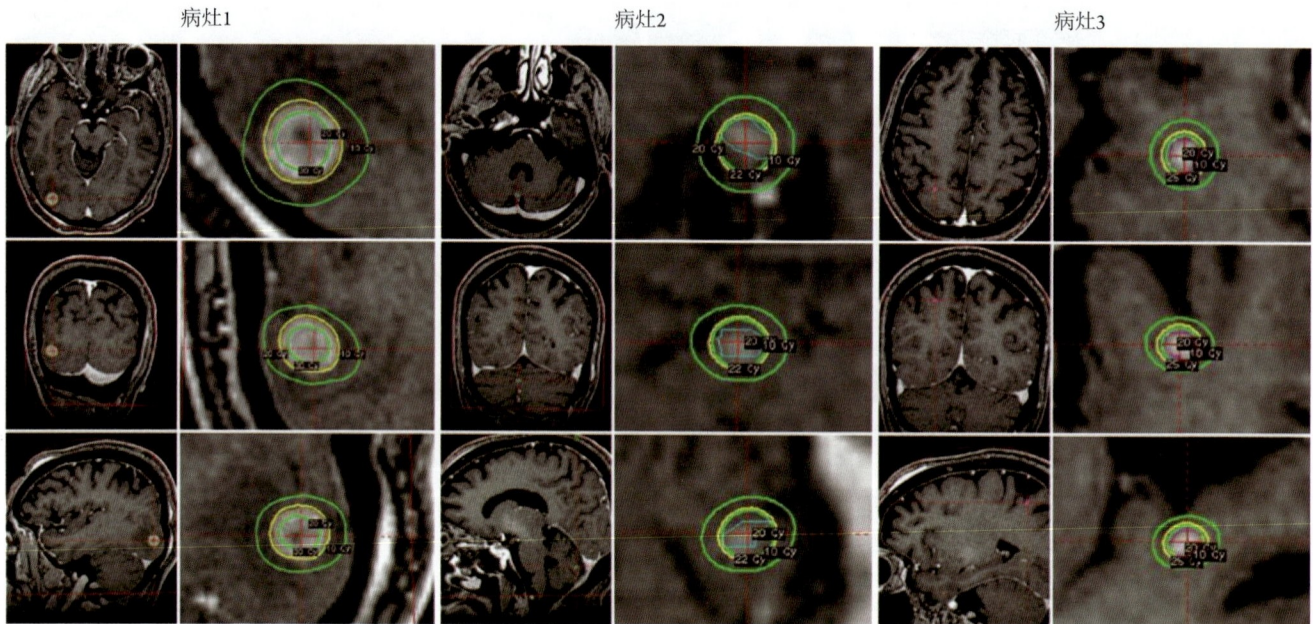

图32-5　3个转移灶的立体定向放射治疗

1位非小细胞肺癌患者，有3个脑转移灶，采用伽马刀治疗。增强容积MRI（层厚1 mm）显示3个强化病灶，有顶叶（病灶1），右小脑半球（病灶2）和右枕叶（病灶3）。根据病灶大小3个病灶均给予20 Gy的剂量（表32-1），在计划MRI轴位、冠状位和矢状位上显示的病灶，代表性层面上用黄色显示处方剂量线，其他等剂量线用绿色表示。

表32-1　立体定向放射治疗的处方剂量（Shaw *et al.* 2000）

肿瘤大小（cm）	处方剂量（Gy）
<2	20~24
2~3	18
3~4	15

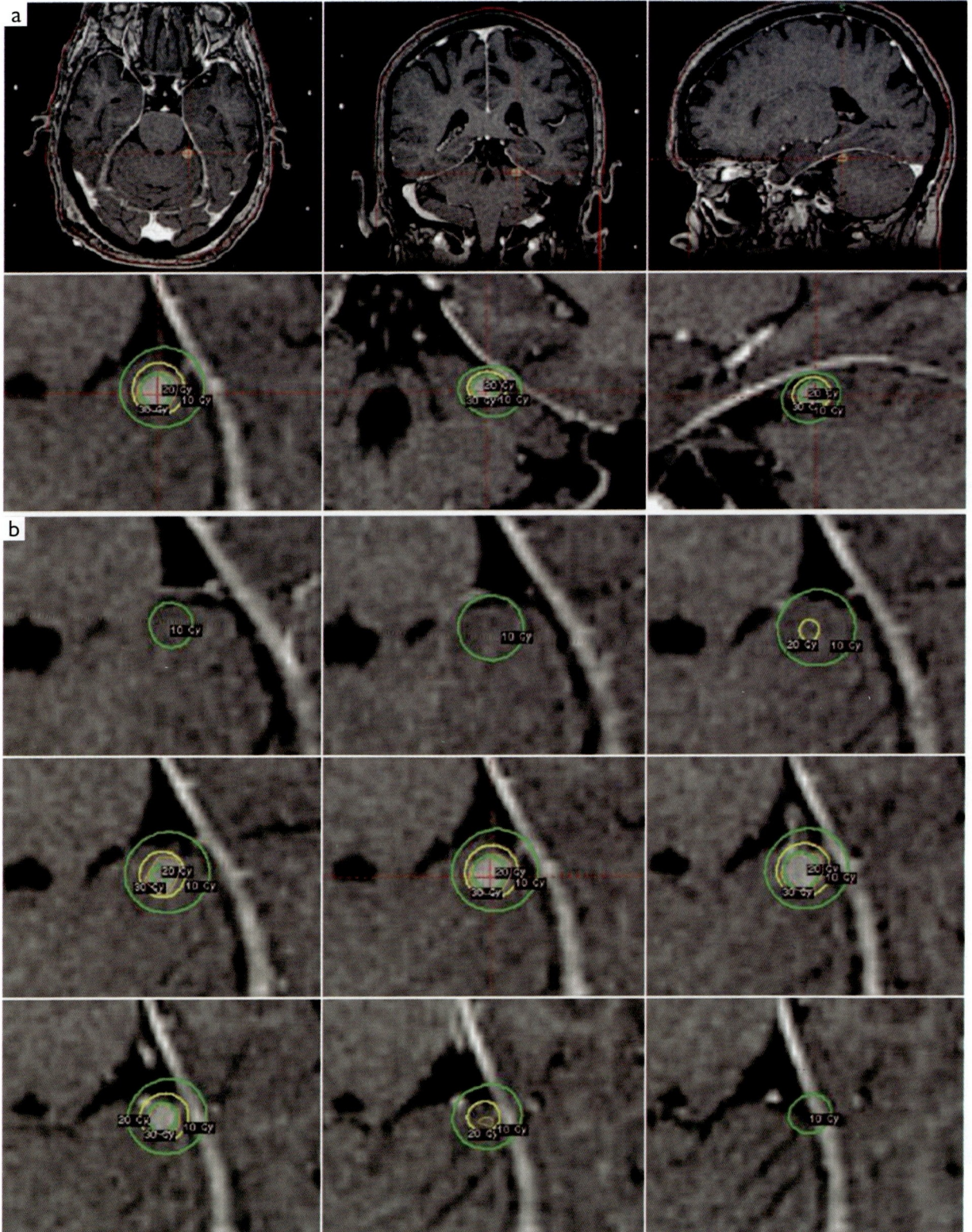

图32-6　立体定向放射治疗一处紧邻脑干的小脑病灶

（a）容积增强MRI（层厚1 mm）显示转移灶的轴位、冠状位、矢状位图像。处方剂量20 Gy（黄色线），30 Gy和10 Gy等剂量线用绿色表示。（b）连续轴位图像显示了受到10 Gy剂量放射的全部体积。迅速的剂量跌落满足了治疗这个紧邻脑干病灶的剂量要求（见表32-2，剂量限制）。

表32-2 重要组织剂量限制

危及器官	剂量限制（D_{max}）（Gy）
脑干	12
眼组织	8

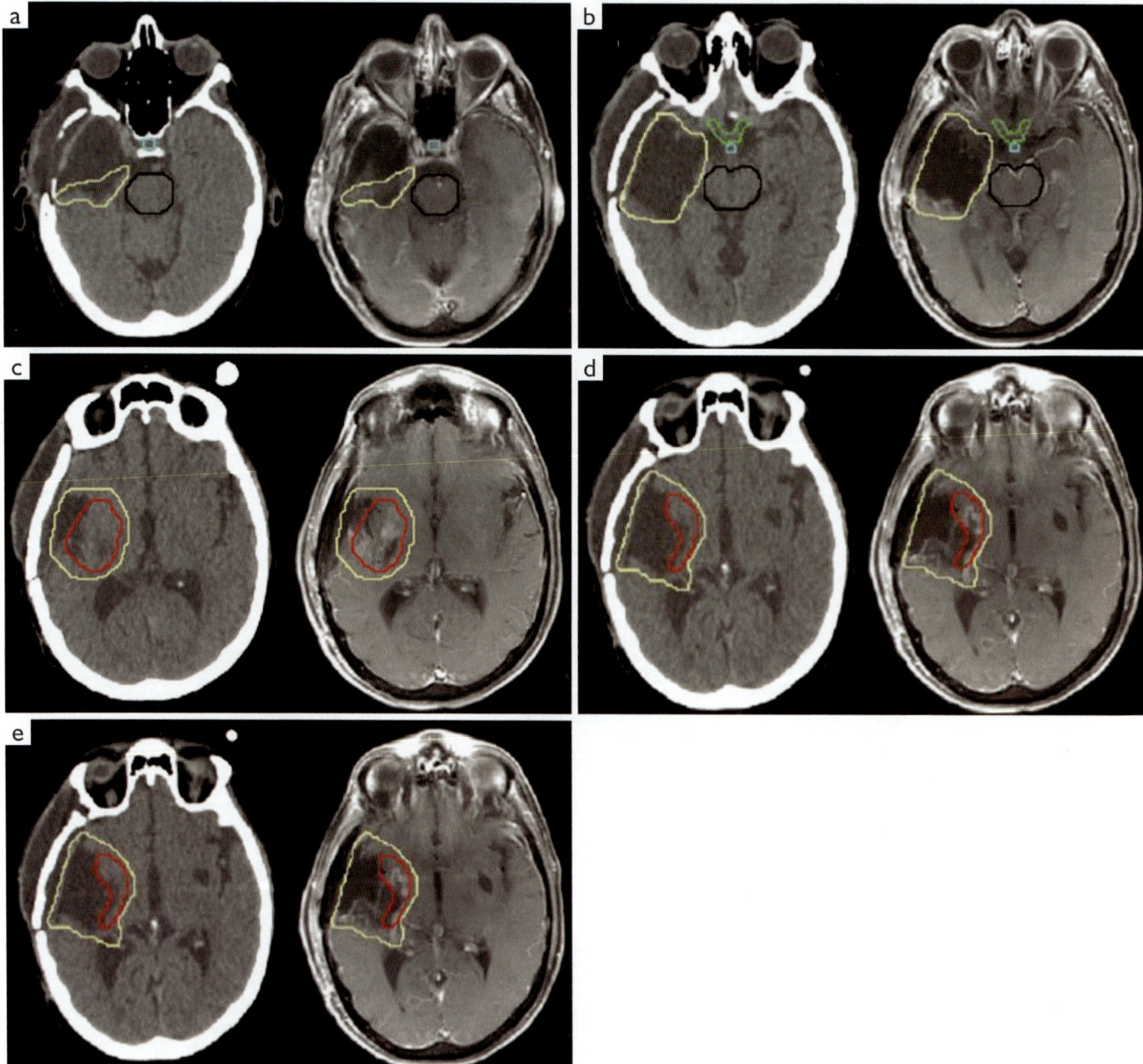

图32-7 术后瘤腔的SRS治疗

所示病灶从底部（a）至顶部（e）的轴位图像与MRI T1增强图像相融合。术腔（黄色），残留病灶（红色）。邻近正常组织包括：垂体（淡蓝色），脑干（黑色），视交叉（绿色）。热塑面膜固定，CBCT和Exac Trac影像用于图像引导。应用同步推量技术给予瘤腔21 Gy、残留病灶24 Gy，分3次分割的剂量。

推荐阅读

- RTOG Hippocampal Sparing Atlas (http://www.rtog.org/ CoreLab/ContouringAtlases/HippocampalSparing.aspx).
- Additional references for further reading are provided below (Patchell et al. 1990, 1998; Kocher et al. 2011; Sperduto et al. 2012; Boehling et al. 2012; Gaspar et al. 1997, 2010; Kalkanis et al. 2010; Linskey et al. 2010; Tsao et al. 2012)

参考文献

[1] Andrews DW, et al. Whole brain radiation therapy with or without stereotactic radiosurgery boost for patients with one to three brain metastases: phase III results of the RTOG 9508 randomised trial[J]. Lancet, 2004, 363(9422): 1665-1672.

[2] Aoyama H, et al. Stereotactic radiosurgery plus wholebrain radiation therapy vs stereotactic radiosurgery alone for treatment of brain metastases: a randomized controlled trial[J]. JAMA, 2006, 295(21): 2483-2491.

[3] Boehling N, et al. Stereotactic radiosurgery for brain metastases: current status and future directions[J]. J Radiat Oncol, 2012, 1(3): 245-253.

[4] Chang EL, et al. Neurocognition in patients with brain metastases treated with radiosurgery or radiosurgery plus wholebrain irradiation: a randomised controlled trial[J]. Lancet Oncol, 2009, 10(11): 1037-1044.

[5] Choi CY, et al. Stereotactic radiosurgery of the postoperative resection cavity for brain metastases: prospective evaluation of target margin on tumor control[J]. Int J Radiat Oncol Biol Phys, 2012, 84(2): 336-342.

[6] Gaspar L, et al. Recursive partitioning analysis (RPA) of prognostic factors in three Radiation Therapy Oncology Group (RTOG) brain metastases trials[J]. Int J Radiat Oncol Biol Phys, 1997, 37(4): 745-751.

[7] Gaspar LE, et al. The role of whole brain radiation therapy in the management of newly diagnosed brain metastases: a systematic review and evidence-based clinical practice guideline[J]. J Neurooncol, 2010, 96(1): 17-32.

[8] Kalkanis SN, et al. The role of surgical resection in the management of newly diagnosed brain metastases: a systematic review and evidence-based clinical practice guideline[J]. J Neurooncol, 2010, 96(1): 33-43.

[9] Kocher M, et al. Adjuvant whole-brain radiotherapy versus observation after radiosurgery or surgical resection of one to three cerebral metastases: results of the EORTC 22952-26001 study[J]. J Clin Oncol, 2011, 29(2): 134-141.

[10] Linskey ME, et al. The role of stereotactic radiosurgery in the management of patients with newly diagnosed brain metastases: a systematic review and evidence-based clinical practice guideline[J]. J Neurooncol, 2010, 96(1): 45-68.

[11] Patchell RA, et al. A randomized trial of surgery in the treatment of single metastases to the brain[J]. N Engl J Med, 1990, 322(8): 494-500.

[12] Patchell RA, et al. Postoperative radiotherapy in the treatment of single metastases to the brain: a randomized trial[J]. JAMA, 1998, 280(17): 1485-1489.

[13] Shaw E, et al. Single dose radiosurgical treatment of recurrent previously irradiated primary brain tumors and brain metastases: final report of RTOG protocol 90-05[J]. Int J Radiat Oncol Biol Phys, 2000, 47(2): 291-298.

[14] Sperduto PW, et al. Summary report on the graded prognostic assessment: an accurate and facile diagnosis-specific tool to estimate survival for patients with brain metastases[J]. J Clin Oncol, 2012, 30(4): 419-425.

[15] Tsao MN, et al. Radiotherapeutic and surgical management for newly diagnosed brain metastasis(es): an American Society for Radiation Oncology evidence-based guideline[J]. Pract Radiat Oncol, 2012, 2(3): 210-225.

译者：姜万荣，解放军第八一医院放疗科
审校：AME编辑部

第八部分

淋巴瘤

第三十三章　霍奇金淋巴瘤

Bradford S. Hoppe[1], Richard T. Hoppe[2]

[1]Department of Radiation Oncology, University of Florida, Jacksonville, FL 32206, USA; [2]Department of Radiation Oncology, Stanford University, Palo Alto, Stanford, CA 94304, USA

Correspondence to: Bradford S. Hoppe, MD, MPH. Department of Radiation Oncology, University of Florida, Jacksonville, FL 32206, USA. Email: bhoppe@floridaproton.org

1　引言

国际淋巴瘤放射治疗协作组(International Lymphoma Radiation Oncology Group，ILROG)关于淋巴瘤（受累部位照射）ISRT定义见表33-1。

表33-1　ILROG关于淋巴瘤（受累部位照射）ISRT定义（Specht *et al.* 2013；Illidge 2014）		
靶区		描述
大体肿瘤体积（GTV）	化疗/手术前GTV（GTVp）	包括化疗和（或）手术前诊断影像显示的肿瘤大体体积
	化疗/手术后GTV（GTVr）	包括化疗和（或）手术治疗后诊断和（或）计划影像显示的肿瘤体积
	既往未接受治疗的G T V（GTV）	包括未接受化疗或手术的诊断和（或）计划影像显示的肿瘤体积（如：首次或挽救性放疗）

续表33-1

靶区	描述
临床靶区（CTV）	包括化疗/手术或既往未治疗的全部GTV，总体上包括化疗/手术前GTV（不能整体安全接受治疗的区域除外） 排除范围：化疗/手术前GTV由正常组织代替，化疗/手术前未受累组织（骨，器官，肌肉等） 应考虑以下因素： 影像学的准确性和质量。对于一些误差，如化疗/手术前后影像与治疗计划图像融合或无化疗/手术前影像，应考虑增加CTV范围 　成像时间所致靶区体积变化 　　扩散模式 　潜在的亚临床病灶。应包括病变周围状态不明的淋巴结，特别是CTV部分包括了某个淋巴结链或群的可疑淋巴结 　邻近器官剂量限制 受侵淋巴结间隔≤5 cm包含在一个CTV内，若病灶间隔>5 cm应有单独的CTV
内靶区（ITV）	CTV加内边界，主要考虑CTV形状、大小、位置变化（如：靶区随呼吸运动而移位），主要指胸腹部靶区，其他部位非必须
计划靶区（PTV）	包括CTV或ITV加外扩边界，主要考虑患者体位、射束相关的摆位误差 CTV到PTV的范围具有患者和机构特异性，本章或其他章节的任何推荐都需要根据患者和机构的特定参数进行调整
危及器官（OAR）	未受累的正常组织结构，要考虑到放疗引起的放射性毒性作用和不良反应，因此放疗计划和剂量必要时需要调整

2　解剖与扩散模式

❖ 霍奇金淋巴瘤是淋巴系统的恶性肿瘤。一般情况下，以可预见的方式沿淋巴系统规律性扩散。最常见的病变部位是纵隔和颈部/锁骨上区域。

❖ 治疗前影像显示病灶偶尔呈跳跃性，但亚临床病灶可能隐藏于电子计算机断层扫描（computed tomography，CT）或正电子发射计算机断层扫描（positron emission tomography computed tomography，PET-CT）扫描所累及的两个区域之间的淋巴区域。

❖ 脾脏受侵与腹主动脉旁累及几乎同时存在。若骨髓或肝脏受侵，几乎可以确定脾脏受累。

❖ 骨髓受侵多见于B症状和高侵袭性患者。PET-CT扫描足以诊断骨髓受侵，可使部分患者免除骨髓活检。

3　与靶区勾画相关的诊断性检查

❖ 所有患者治疗前（包括类固醇激素治疗）均应进行颈部、胸部、腹部和盆腔的对比增强CT和PET-CT扫描。要特别注意临床触诊可扪及，CT检查提示淋巴结明显肿大或氟脱氧葡萄糖-正电子发射断层扫描（fluorodeoxyglucose positron emission tomography，

FDG-PET）显示阳性的病灶。非常见部位或非连续性病灶应该活检证实是否侵犯。

◆ 尽可能在化疗前进行治疗体位的PET-CT和增强CT扫描，便于和CT模拟定位图像融合。这需要放射诊断学科，肿瘤内科进行密切合作，拟定淋巴瘤成像方案，特别对淋巴瘤分期或高度怀疑淋巴瘤需鉴别诊断时。

· 腋窝淋巴结受累，手臂叉腰或置于体侧以保证摆位及CT扫描图像融合的可重复性。但是，若考虑调强放射治疗（intensity modulated radiotheragy，IMRT）或Rapid Arc，上臂上举过头能更好的暴露纵隔。

· 颈部正中位或微伸位，可减少射野内的下颌骨体积。上颈部淋巴结受累时，颈部过伸可能使下降的脑组织进入射野。诊断扫描通常采用颈部适中或头屈曲位。

· 初次分期扫描采用深吸气后屏气技术以减少心脏和肺的受照剂量。

❖ 由于胸部X线在前期临床试验的应用，它仍是诊断纵隔大肿块的首选方式。大肿块是指超过胸廓最大内径的1/3或肿块大于10 cm，这也提示预后不良。

❖ 进行MRI和MRI/PET扫描，特别是儿童霍奇金淋巴瘤。尽管这种方式可能比PET-CT扫描少受辐射，但与CT模拟定位图像融合质量欠佳，实际上，融合误差可能导致更大的靶区。FDG-PET仍然是确定病变首发部位的最佳方式。

❖ 应该熟悉霍奇金淋巴瘤治疗反应评价的Deauville标准：①无摄取；②摄取≤纵隔；③纵隔>病变摄取≤肝脏；④摄取>肝脏的任何部位；⑤摄取>肝脏和新的病灶出现。

4 模拟定位与日常摆位

❖ 绝大多数霍奇金淋巴瘤患者化疗后需要巩固放疗。由于化疗后病灶消退，靶区勾画基于化疗前受累部位。与化疗前分期扫描进行优良的图像配准可能减少靶体积（融合误差越小，边界更小）。但是，重新定位需要避开OARs，考虑融合误差则需要更大边界。例如，治疗前PET-CT扫描是头屈曲位，若治疗维持相同体位可能导致照射上颈部淋巴结病灶时唾液腺和口腔受到不必要的照射。考虑到图像配准误差，相对于治疗前PET-CT，颈部不同部位的治疗计划可能需要更大的临床靶区（clinical target volume，CTV）。

❖ 锁骨上或颈部区域受累，需要进行面罩固定保证可重复性并使颈下位于射野外。
  ◆ 若用面罩固定，避免将手臂上举过头，因为手臂上举可能导致患者治疗期间明显疼痛和不适。

❖ 当腋窝淋巴结需要放疗时，重复患者初始分期扫描体位非常重要。初次受累的腋窝淋巴结很小，但腋窝是淋巴引流大站，淋巴结可能随患者手臂位置发生位移。由于模拟定位时难以识别这些淋巴结，分期扫描和CT模拟定位存在手臂摆位误差，因此需要更大的外放边界。这种情况下，最好能用真空袋将患者手臂置于体侧，以避免手臂在放疗期间活动。

❖ CT模拟定位扫描最小层厚3 mm，上下界分别为分期扫描最上界上5 cm，最下届下5 cm。确保能包全剂量-体积直方图（dose-volume histogram，DVH）所有危及器官全部（即使靶区没有包括全纵隔也要包括全部肺）。

❖ CT静脉对比增强可协助鉴别霍奇金淋巴瘤残留和OARs以及大血管。也有助于勾画心脏结构，包括冠状动脉和瓣膜。

❖ 确定淋巴结受累前应标记活检部位瘢痕，特别是切除活检之后进行分期扫描的患者。

❖ 照射纵隔，肺，主动脉旁和（或）脾时，应该考虑呼吸运动带来的影响，这包括：
  ◆ 4DCT模拟定位评价呼吸运动，并根据所有10个呼吸时相计算大体肿瘤体积（gross tumor volume，GTV）到CTV的边界，或上下方向外放均一边界以考虑整个呼吸周期的运动。
  ◆ 深吸气屏气技术。
  ◆ 腹部压迫（由于肺容积小，纵隔或肺都进行放疗可能增加肺受照剂量）。

❖ 深吸气后屏气主要用于纵隔受累患者，以使心脏远离病灶并增加肺体积，这有助于减少心脏和肺的总剂量。这一过程需要认真仔细，这对于用呼吸控制技术进行分期CT扫描以减少图像配准误差非常重要。
  ◆ 用正交kV影像，滑轨CT或锥形束CT（cone beam CT，CBCT）进行图像引导。
    · 自适应放疗CT或CBCT的优势是能进行患者的软组织配准。但是，这种图像引导放射治疗（image guided radiation therapy，IGRT）使患者暴露于高剂量辐射下。一些研究者认为可以从每日治疗计划中减去这些额外的日常剂量（如从每天的IGRT中减除0.05 Gy，放疗采用1.75 Gy/d）。
    · 正交kV成像的优势是较CBCT或自适应放疗CT的辐射剂量更小。但是，由于软组织分辨率低，一般采用骨性或基准配准。值得注意的是，锁骨配准有助于治疗腋窝，锁骨下，或锁骨上区域。

5 放疗剂量

❖ 儿科患者一般应遵循个体化治疗原则。总体上，这些方案没有考虑化疗期间早期快速缓解的患者，以及化疗后完全缓解的患者。而缓解较慢或纵隔大肿块患者一般接受21 Gy的放疗。放射肿瘤学家认为应对个体患者具体问题具体分析后决定放疗剂量和野界。

❖ 早期（Ⅰ~ⅡA）非大肿块患者以及2周期ABVD化疗后完全缓解（complete response，CR）（CT扫描评价标准）的患者可能需要再进行

2周期ABVD化疗而不用放疗（Meyer *et al.* 2012）

❖ GHSG方案评价低危早期患者应在2周期ABVD后接受20 Gy的巩固放疗（2 Gy/f×10f）（Engert *et al.* 2010）。

❖ 不符合GHSG方案准入标准的患者应在化疗后接受30~36 Gy（1.8~2 Gy/f）的巩固放疗（Hoppe *et al.* 2012a）。

❖ 正电子发射断层成像（positron emission tomogfaphy，PET）高代谢大于肝脏背景（Deauville标准4或5）的残留病灶应接受更高剂量39.6~45 Gy放疗（Hoppe *et al.* 2012a）。

❖ 未化疗而仅接受根治性放疗的淋巴细胞为主型霍奇金淋巴瘤患者应接受30~36 Gy放疗（Hoppe *et al.* 2012a）。

6 靶区勾画和治疗计划

❖ 霍奇金淋巴瘤（小野）治疗射野包括全淋巴结（total lymphoid，TL），次全淋巴结（subtotal lymphoid，STL），扩大野（extended field，EF），累及野（involved field，IF），累及部位（involved site，IS），和累及淋巴结（involved node，IN）照射。

❖ 由于多学科治疗模式，一般不用大野照射（TL，STL，EF）。临床试验显示IF与大野疗效相当。

❖ IF照射的定义不明确。射野包括诊断淋巴瘤时累及的Ann Arbor淋巴结群，但不同研究者或临床试验组间的定义存在争议。射野边界由2D模拟技术确定的，当时射野边界一般是基于骨性标志，也没有GTV，CTV，计划靶区（planning target volume，PTV）的概念（Yahalom and Mauch2002）。

❖ IS和IN照射取代了IF照射（Specht *et al.* 2013；Girinsky *et al.* 2006）。这种射野符合现代ICRU关于GTV，CTV，PTV的定义，并鼓励用高度适形治疗计划减少OARs受照。在一些治疗方案中，如12周Stanford V后或Ⅲ/Ⅳ期患者，IS射野正好是肿块区域或慢反应区域，不包括表33-1中所有的其他区域。

- ◆ GTV是指CT模拟定位显示的残存病灶，在静脉对比增强上显像最明显的病灶。

- ◆ CTV包括化疗前所有的病灶。包括了原发病灶（GTVp）的最上界和最下界范围，即使病灶已明显消退。但是，CTV不应包括明显未受累的正常结构。例如，纵隔大肿块患者的CTV不应包括肺组织。靶区应采用化疗后纵隔病灶的边界。最好的办法是将化疗前PET-CT与CT模拟定位图像进行配准。将CT模拟定位图像与治疗前PET-CT扫描图像进行最佳融合，CTV则与IN射野一致。大部分病例，治疗前PET-CT图像与CT模拟定位图像的融合并不十分完美。这种情况下，需要外放合适边界以弥补融合误差，此时CTV即为IS射野。

- ◆ 病变累及呼吸运动相关结构，应在4DCT扫描基础上确定ITV边界。若无呼吸运动影响，CTV应与ITV一致。

- ◆ PTV包括ITV以考虑摆位误差。用面罩固定进行日常IGRT，用5 mm边界。胸部靶区应考虑更大的边界，一般5~8 mm。射野越大，摆位误差越大，应考虑更大边界。无IGRT的情况下，根据所关注区应该考虑更大的10~15 mm边界。

- ◆ 未接受化疗的结节性淋巴细胞为主型霍奇金淋巴瘤患者代表了一个独立群体。受累淋巴结为原发灶并且作为GTV勾画。轴位图像勾画受累淋巴结所在的淋巴结链，即为CTV（包括GTV），并包括受累淋巴结间的不连续区域，上下界外放2~4 cm。最近，大部分（超过60%）淋巴瘤放射肿瘤专家认为外放边界应该为4 cm。

❖ 有效的治疗计划包括3D-CRT，IMRT，VMAT或质子治疗。尽管越来越多的适形技术能减少高剂量区域，注意这可能增加了低剂量区，特别是IMRT和VMAT。5 Gy低剂量辐射诱导乳腺癌，肺癌，以及与长期存活患者心脏病死亡率风险增加有关（Travis *et al.* 2002；Travis *et al.* 2003；Tukenova *et al.* 2010）

- ◆ 3D-CRT主要采用AP/PA射野；但是，应该用其他射野减少OARs剂量。

- ◆ IMRT纵隔射野设置，应避免使用横向射野，这可能增加不必要的肺部剂量。

- ◆ 质子治疗时，尽量减少射野以减少总体剂量。原发灶位于前纵隔，尽量用前部射野以减少心脏剂量（Hoppe *et al.* 2012b）。

❖ DVH分析

- ◆ 应将CTV和PTV的剂量覆盖设置为最优先级。总体上，CTV $D_{99\%}$=100%，95%PTV应接受100%的剂量。100%PTV应接受95%剂量。一些病例，则需要将靶区覆盖与降低OARs剂量折衷。对这些病例，尽量实现95%PTV接受95%的剂量。

- OAR限值包括肺平均剂量<14~17 Gy，心脏平均剂量<15~20 Gy，腮腺平均总剂量<20~26 Gy，脊髓最大剂量<45 Gy。

- 有时可能需提高一个OAR剂量以降低另一个OAR剂量。基于长期存活者的死亡原因分析，OAR最主要死亡原因是心脏疾病。另一方面，最常见的辐射诱导肿瘤是肺癌（男性）和乳腺癌（女性）。因此，心脏，肺，乳腺，胃，甲状腺的剂量应该不超过5 Gy，否则，更高剂量可能增加心脏病死亡率和第二原发癌。

7 病例

❖ 75岁的女性患者， ⅠA期预后良好型非大肿块，结节硬化型霍奇金淋巴瘤，累及左侧腮腺及上颈部淋巴结，接受2周期ABVD方案化疗并同意20 Gy（2 Gy/f×10f）的ISRT野巩固放疗。

- 图33-1a 显示治疗前PET-CT与模拟定位CT的矢状位融合图像。注意由于PET-CT采用颈部垫枕屈曲位而CT采用颈部正中位而导致融合质量不佳。

- 图33-1b显示治疗前PET-CT扫描图像。看不到切除的腮腺周围淋巴结，这些淋巴结在PET-CT扫描前进行部分切除活检。脑，舌根，口底，唾液腺

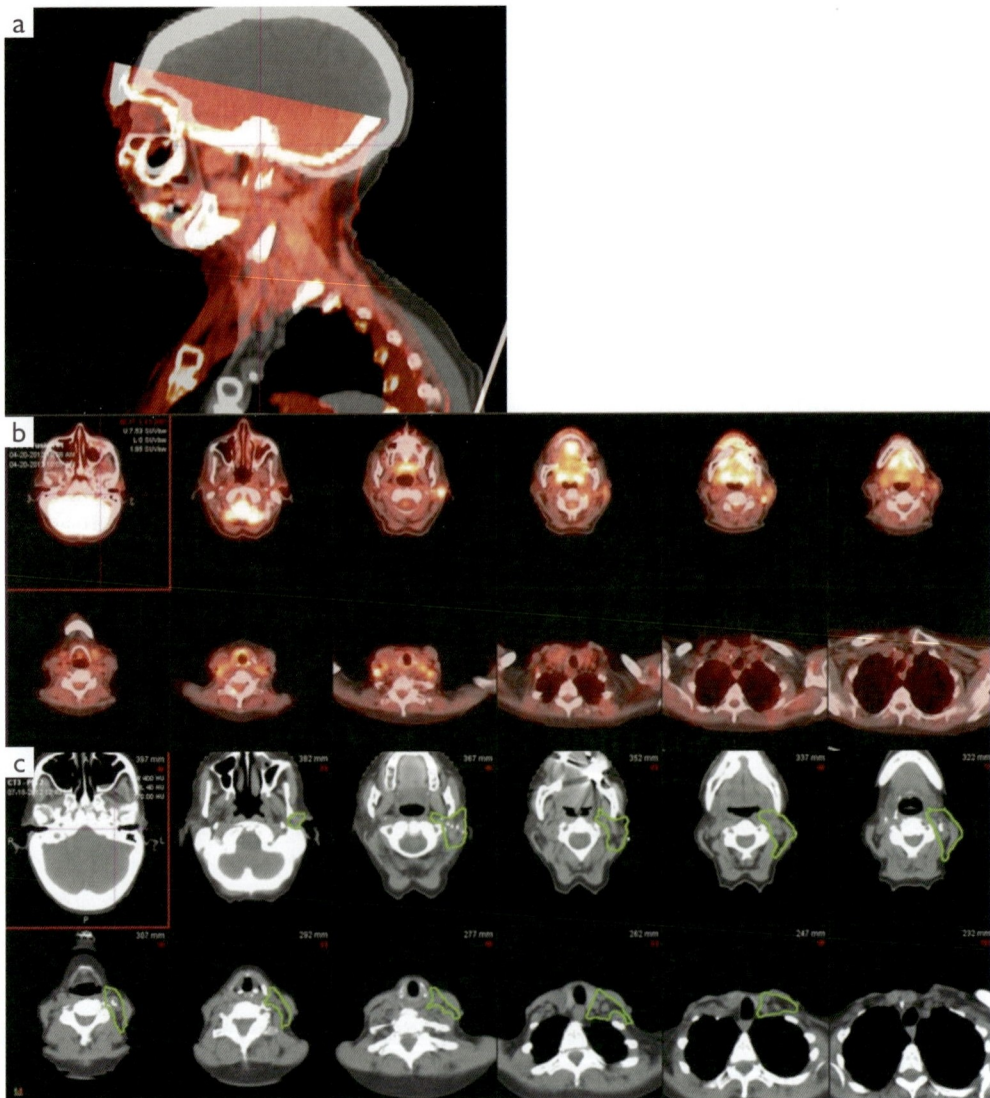

图33-1　霍奇金淋巴瘤累及腮腺PET-CT影像

摄取正常。另外，第2排左起第2和3图像显示双侧均有摄取，这是肌肉活性而非淋巴结受累。PET活性与某些病变相关，包括腮腺周围的手术瘤床（第1排，左起3~6图像）和颈部淋巴结（第1排，图像5）。另一个淋巴结位于第2排图像3和4之间，但这种宽幅图像可能观察不到。

- 图33-1c显示CT模拟图像上勾画的CTV（绿色）。注意这包括了勾画第1行的颈部瘢痕（左起图像4）。考虑到两种扫描图像融合质量不佳，CTV包括了外放边界。

❖ 21岁的男性患者，ⅡA期大肿块，结节硬化性霍奇金淋巴瘤，累及右锁骨上和前纵隔直至横隔。患者接受6周期ABVD化疗，PET-CT评价CR，但CT评价部分缓解（partial response，PR）。患者接受了30.6 Gy（1.8 Gy/f）的巩固放疗。

- 图33-2a显示化疗前PET-CT（红色）和CT模拟（灰色）融合的正常解剖图像。冠状位和轴位图

像显示肿瘤消退明显，因此导致正常解剖位置的改变，特别是肺和心脏。

- 图33-2b显示治疗前PET-CT（下）和CT模拟（上）的轴位融合图像。粉红色为GTV，蓝色为CTV。由于肿块起初沿着前心包的范围，将前心包的初始侵犯范围作为靶区侧界。最近的投票显示淋巴瘤放射肿瘤专家们对于是否包括治疗前心包范围存在分歧。但是，大多数专家（>70%）包括笔者认为蓝色CTV应包括化疗前的心包范围。

❖ 32岁的女性ⅡB期结节硬化性霍奇金淋巴瘤大肿块患者（最大横径15 cm）累及的淋巴结群包括：双侧颈部，双侧锁骨上，左侧腋窝，左侧锁骨下/胸肌下，纵隔，左侧内乳，左膈肌。患者接受4周期ABVD化疗出现博莱霉素毒性，PET-CT评价为CR。

- 图33-3a显示化疗前PET-CT（红色）和CT模拟（灰色）的配准图像。由于PET-CT扫描采用颈屈曲位而CT模拟采用微伸位，矢状位显示脊柱颈部

a

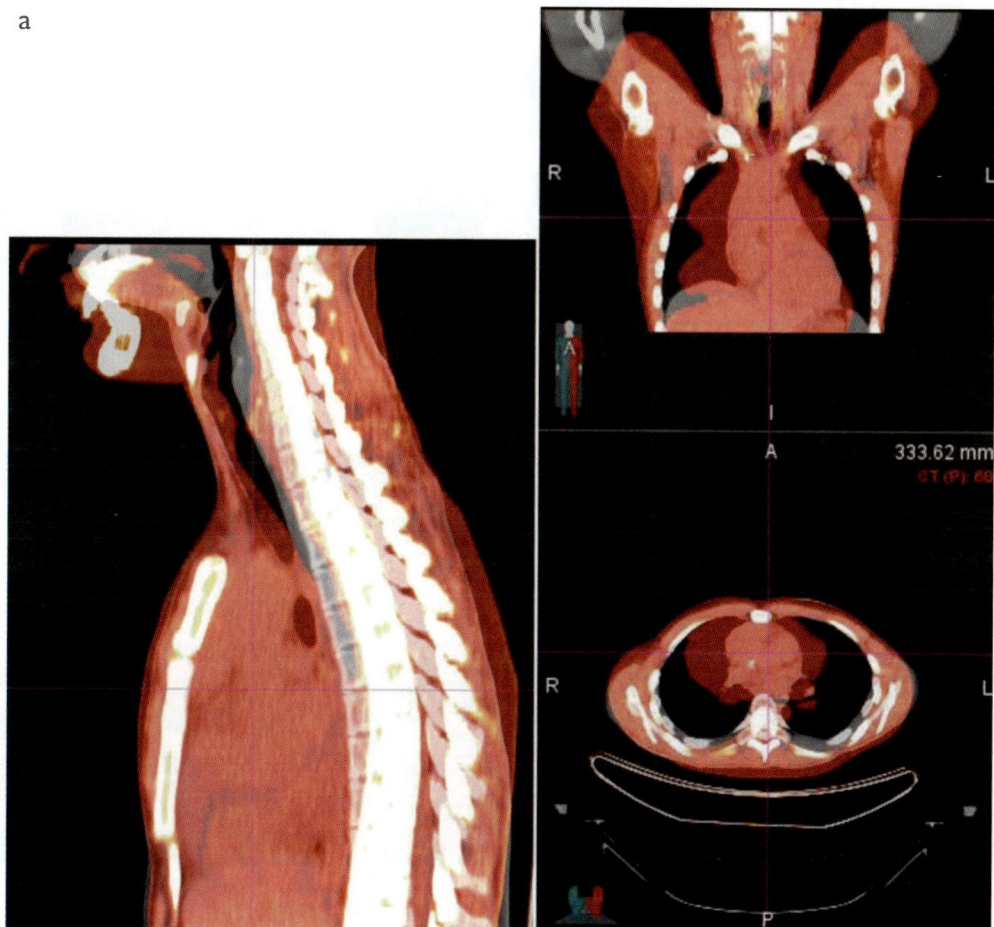

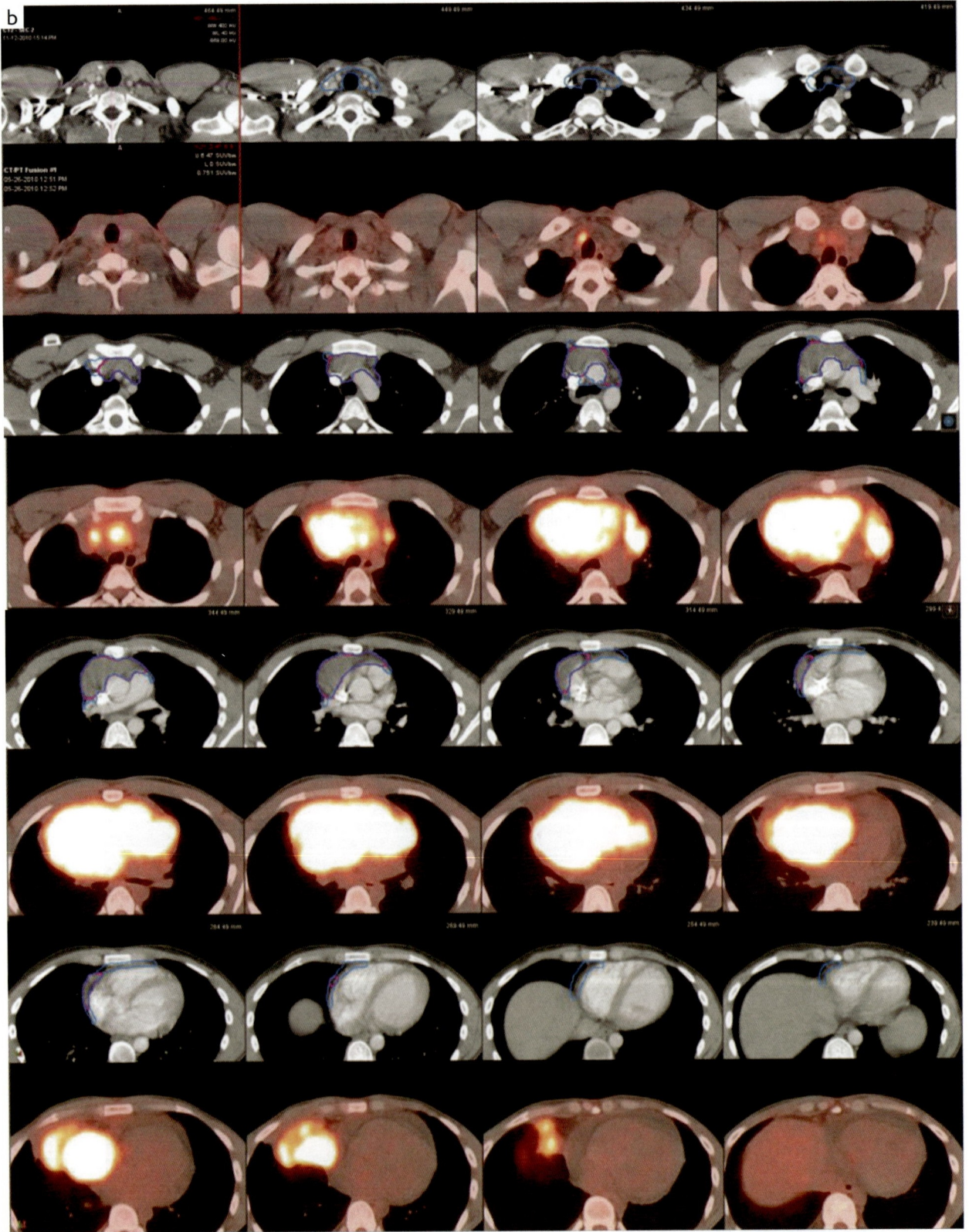

图33-2 结节硬化性霍奇金淋巴瘤PET-CT影像及靶区勾画

的融合质量不佳。由于腋窝区治疗射野需要降低手臂位置，两种扫描均将手臂置于患者一侧，但轴位图像显示手臂位置存在差异。对于大射野患者，两种扫描图像需要在整个计划过程中进行多次配准以保证最准确的勾画。

◆ 图33-3b显示化疗前PET-CT（下）和模拟CT（上）的轴位融合图像。绿色为CTV。由于不同的手臂位置，腋窝淋巴结位置误差更大，腋窝靶区更大。最后两层显示CTV包括了横隔结节。最近发现，大多数（70%）淋巴瘤放射肿瘤学家在这些层面的CTV包括了之前受累的横隔结节。

❖ 20岁女性Ⅳ期混合细胞型霍奇金淋巴瘤患者，初始治疗采用8周期BEACOPP化疗，1年后双侧颈部、纵隔、主动脉旁、脾复发。接受了ICE×3的二线方案化疗，除脾脏外其他病灶CR。患者接受BEAM高剂量化疗及

自体干细胞移植挽救治疗。建议在自体干细胞挽救治疗恢复后接受30.6 Gy（1.8 Gy/f）的巩固放疗。

◆ 图33-4a显示随呼吸运动的脾脏的最大密度投影、平均呼吸时相、50%的呼吸时相、呼吸末时相。用粉红色勾画脾脏MIP图像并叠加在其它扫描图像上以显示脾脏随呼吸运动的情况。

◆ 图33-4b显示自体干细胞挽救治疗前PET-CT扫描的脾PET高代谢区（上）轴位图像，MIP轴位图像（中），4DCT模拟平均时相图像（下）。用粉红色勾画脾脏MIP图像。

❖ 40岁男性患者，ⅡA期结节性淋巴细胞为主型霍奇金淋巴瘤，累及双侧髂部，双侧腹股沟区域。患者接受30.6 Gy（1.8 Gy/f）放疗，未接受化疗。

◆ 图33-5显示PET-CT模拟定位，黄色表示受累淋巴结，蓝色表示CTV。肠，膀胱，睾丸的PET活性正常。

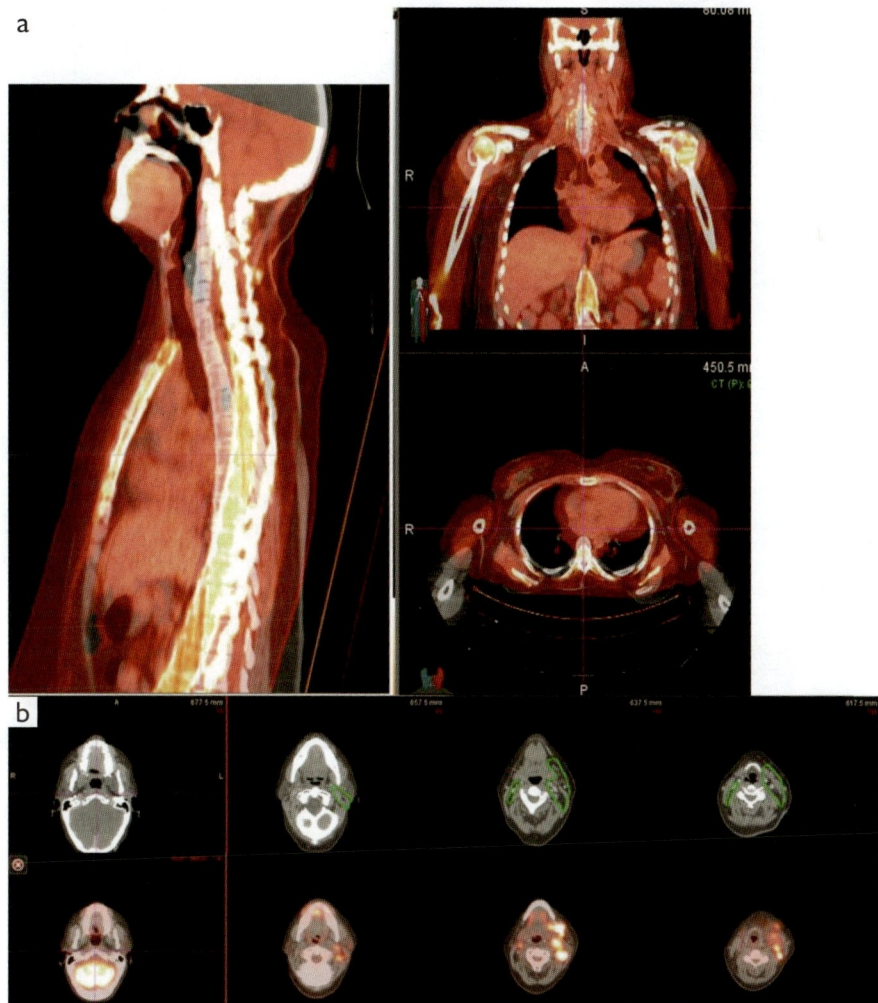

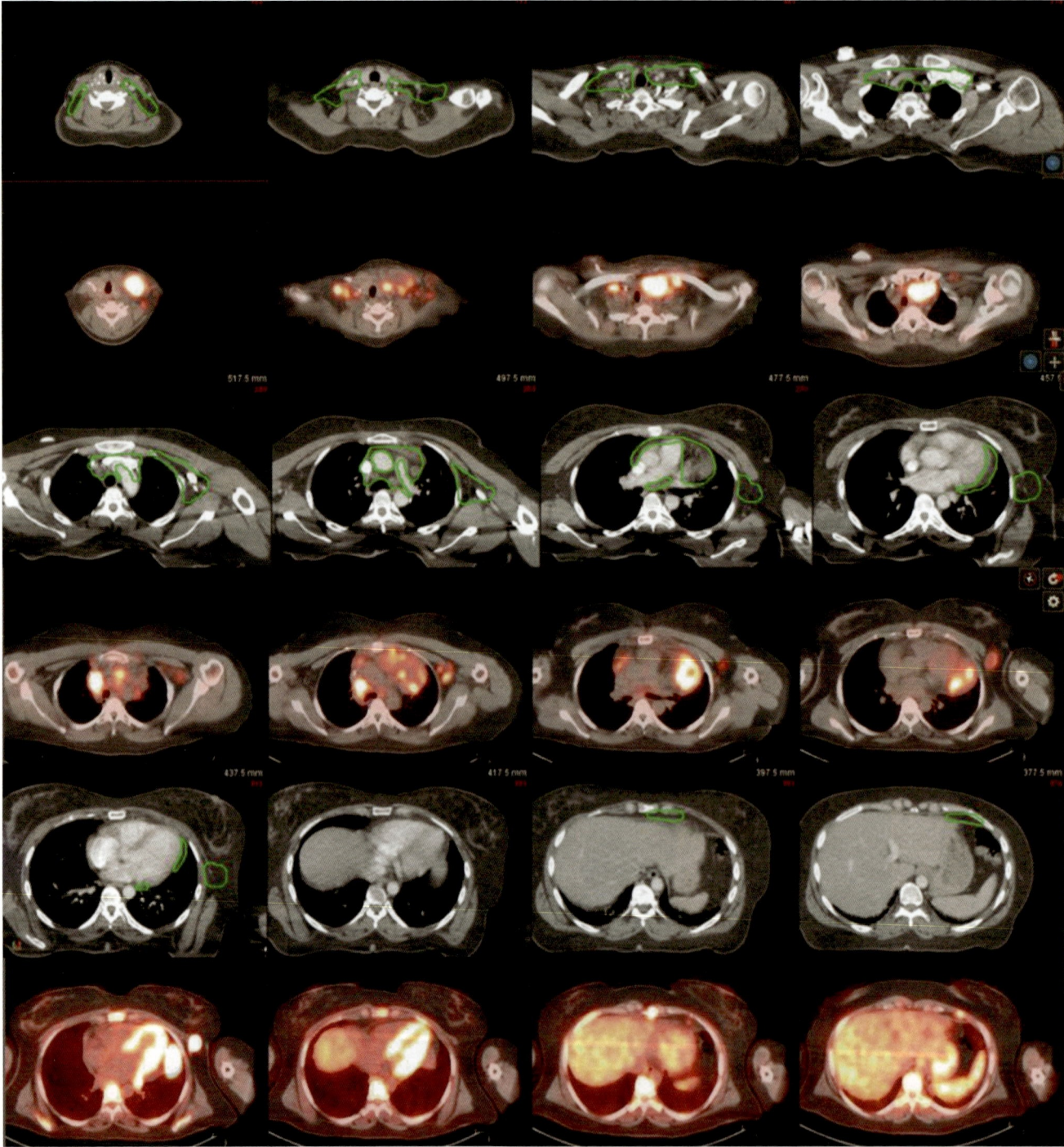

图33-3　霍奇金淋巴瘤化疗前PET-CT影像

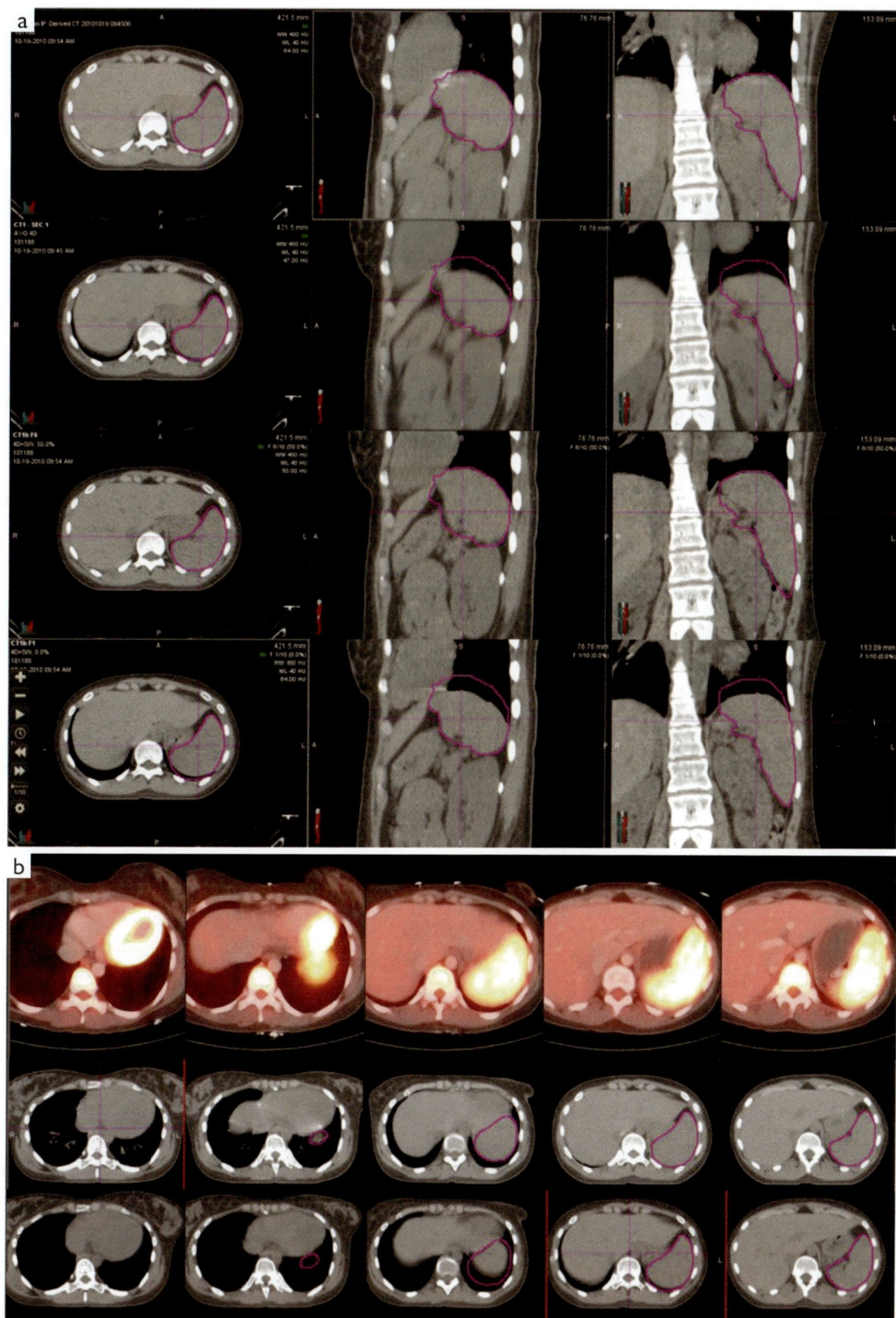

图33-4　霍奇金淋巴瘤PET-CT显示脾脏影像

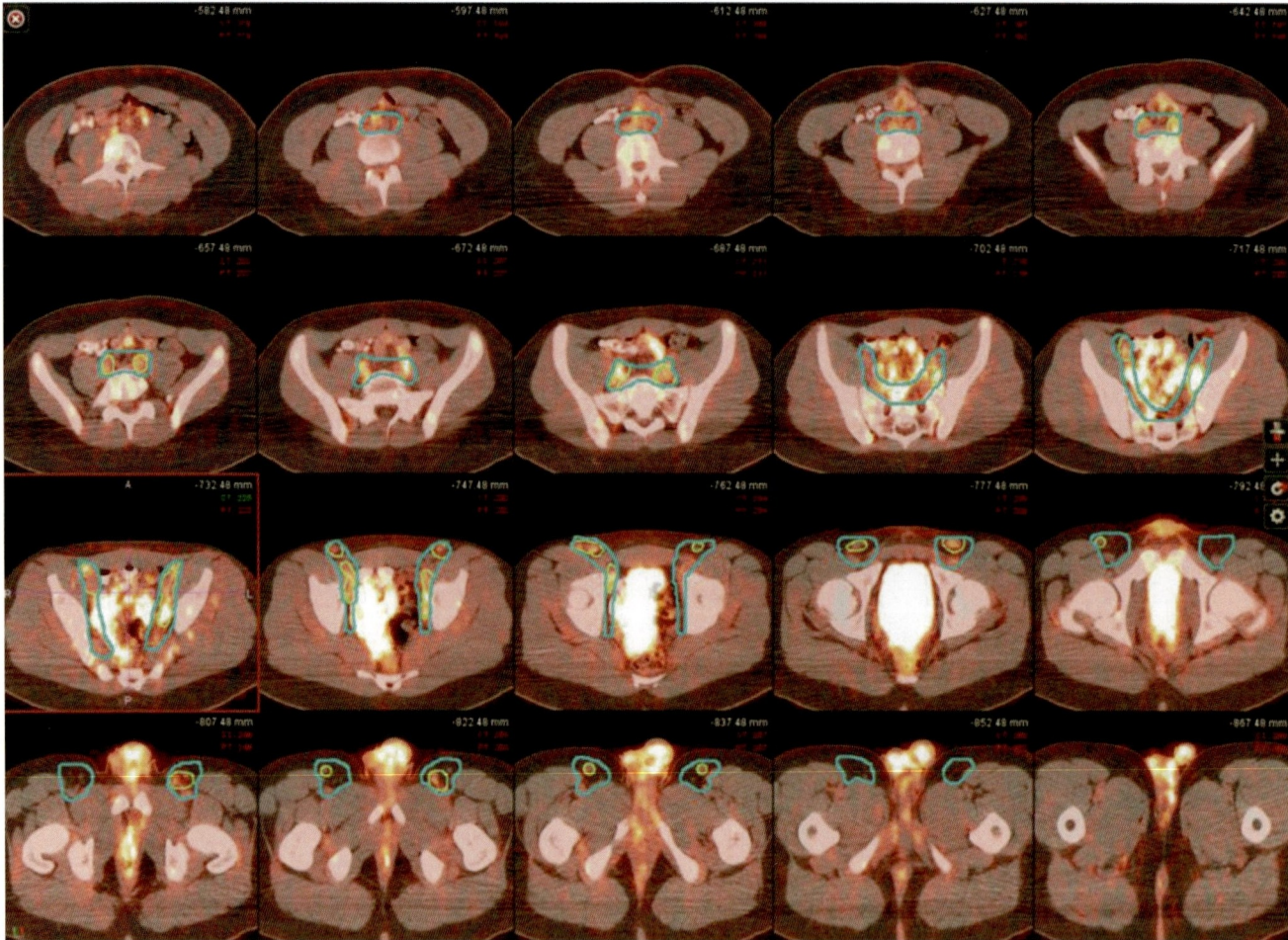

图33-5　霍奇金淋巴瘤PET-CT所显示的模拟定位影像

参考文献

[1] Engert A, Plutschow A, Eich HT, et al. Reduced treatment intensity in patients with early-stage Hodgkin's lymphoma[J]. N Engl J Med, 2010, 363(7): 640-652.

[2] Girinsky T, van der Maazen R, Specht L, et al. Involved-node radiotherapy (INRT) in patients with early Hodgkin lymphoma: concepts and guidelines[J]. Radiother Oncol, 2006, 79(3): 270-277.

[3] Hoppe RT, Advani RH, Ai WZ, et al. Hodgkin lymphoma, version 2.2012 featured updates to the NCCN guidelines[J]. J Natl Compr Canc Netw, 2012, 10(5): 589-597.

[4] Hoppe BS, Flampouri S, Su Z, et al. Consolidative involved-node proton therapy for Stage IA-IIIB mediastinal Hodgkin lymphoma: preliminary dosimetric outcomes from a Phase II study[J]. Int J Radiat Oncol Biol Phys, 2012, 83(1): 260-267.

[5] Illidge T, Specht L, Yahalom J. Modern Radiation Therapy for Nodal Non-Hodgkin Lymphoma—Target Definition and Dose Guidelines From the International Lymphoma Radiation Oncology Group[J]. IJROBP, 2014, 89(1): 49-58.

[6] Meyer RM, Gospodarowicz MK, Connors JM, et al. ABVD alone versus radiation-based therapy in limited-stage Hodgkin's lymphoma[J]. N Engl J Med, 2012, 366(5): 399-408.

[7] Specht L, Yahalom J, Illidge T, et al. Modern radiation therapy for Hodgkin lymphoma: field and dose guidelines from the International Lymphoma Radiation Oncology Group (ILROG)[J]. Int J Radiat Oncol Biol Phys, 2014, 89(4): 854-862.

[8] Travis LB, Gospodarowicz M, et al. Lung cancer following chemotherapy and radiotherapy for Hodgkin's disease[J]. J Natl Cancer Inst, 2002, 94(3): 182-192.

[9] Travis LB, Hill DA, et al. Breast cancer following radiotherapy and chemotherapy among young women with Hodgkin

disease[J]. JAMA,2003,290(4):465-475.

[10] Tukenova M, Guibout C, et al. Role of cancer treatment in longterm overall and cardiovascular mortality after childhood cancer[J]. J Clin Oncol,2010,28(8):1308-1315.

[11] Yahalom J, Mauch P. The involved fi eld is back: issues in delineating the radiation fi eld in Hodgkin's disease[J]. Ann Oncol,2002,13(Suppl 1):79-83.

译者：罗云秀，海南省肿瘤医院放疗科

审校：陶华，南京医科大学附属江苏省肿瘤医院放疗科

点评

　　本文为霍奇金淋巴瘤，作者从诊断解剖学以及扩散模式到靶区勾画，治疗计划和放疗剂量等方面进行了详细的阐述。霍奇金淋巴瘤放疗射野范围经历了从最初的全淋巴结（TL）照射，次全淋巴结（STL）照射，到后来的扩大野（EF）照射，累及野（IF）照射，再到现在主流观点的累及部位（IS）照射，和累及淋巴结（IN）照射。这些变化无一不是从临床角度出发，认真观察治疗效果，权衡治疗带来的利弊，以期达到放射治疗的总原则，即放疗效果最大化，妾性作用和不良反应最小化。因此本文是非常好的临床实践指南。

——陶华

第三十四章 非霍奇金淋巴瘤

Sara Alcorn[1], Harold Agbahiwe[2], Stephanie Terezakis[1]

[1]Department of Radiation Oncology and Molecular Radiation Sciences, The Johns Hopkins Hospital, Baltimore, MD, USA;
[2]Department of Radiation Oncology, Sibley Memorial Hospital, Johns Hopkins Medicine, Washington, DC, USA
Correspondence to: Stephanie Terezakis. Department of Radiation Oncology and Molecular Radiation Sciences, The Johns Hopkins Hospital, Baltimore, MD, USA. Email: sterezak@jhmi.edu

1 引言

国际淋巴瘤放射治疗协作组（International Lymphoma Radiation Oncology Group，ILROG）关于淋巴瘤计划的定义见表34-1。

表34-1 ILROG关于淋巴瘤计划的定义（Specht *et al.* 2013；Illidge 2014）

靶区		描述
大体肿瘤体积（GTV）	化疗/手术前GTV（GTVp）	包括化疗和（或）手术前诊断影像显示的肿瘤大体体积
	化疗/手术后GTV（GTVr）	包括化疗和（或）手术治疗后诊断和（或）计划影像显示的肿瘤体积
	既往未接受治疗的GTV（GTV）	包括未接受化疗和（或）手术的诊断和（或）计划影像显示的肿瘤体积（如：首次或挽救性放疗）
临床靶区（CTV）		包括化疗/手术或既往未治疗的全部GTV，总体上包括化疗/手术前GTV（无法全部安全接受治疗的区域除外） 排除范围：化疗/手术前GTV所致的正常组织移位，化疗/手术前未受累组织（骨，器官，肌肉等） 应考虑以下因素： 　影像准确性和质量。由于存在误差，如化疗/手术前后影像与治疗计划图像融合或无化疗/手术前影像，应考虑增加CTV范围 　成像时间所致靶体积变化 　肿瘤扩散的模式 　潜在亚临床病灶。应包括病变周围状态不明的淋巴结，特别是CTV已经部分包括了属于某个淋巴结链或群的可疑淋巴结 　邻近的器官剂量限制 病灶间隔≤5 cm的淋巴结区域应在一个CTV内，若病灶间隔>5 cm应为独立的CTV
内靶区（ITV）		包括CTV加内边界，以包括CTV形态、大小、位置变化（如：靶区随呼吸运动位移），主要指胸腹部靶区，其他部位可能不是必须的
计划靶区（PTV）		包括CTV或ITV加外扩边界，考虑患者体位和射束校准相关的摆位误差 CTV到PTV的外扩具有患者和机构特异性，本章或其他章节的任何推荐都需要根据患者和机构的特定参数进行调整
危及器官（OAR）		未受累及而有放疗相关毒性危险的正常结构，可能导致放疗计划或剂量的修改

2 背景

❖ 非霍奇金淋巴瘤（non-Hodgkin lymphoma，NHL）包括B细胞，T细胞和NK细胞，具有明显异质性的肿瘤，缺乏HD那种典型的病理学特征。

❖ 世界卫生组织（World Health Organization，WHO）对NHL的分类大约有80种（Swerdlow *et al.* 2008）。传统的分类包括惰性，侵袭性，高度侵袭性，如表34-2所述。

❖ NHL进一步分为结内型和结外型淋巴瘤。结内型和结外型的治疗根据肿瘤侵袭性，病变范围，全身治疗反应，但结外型淋巴瘤的放疗主要根据特殊部位进行设计。

2.1 淋巴瘤射野演化

❖ 历史上，霍奇金病（Hodgkin disease，HD）和NHL放疗采用扩大野如斗篷野和倒Y野，射野越大，后期毒性越大（图34-1a，b）。

❖ 到20世纪90年代，多学科综合治疗成为淋巴瘤的主流治疗方式。随着诸多成功的化疗方案以及靶区定位技术如3D模拟的进步，放疗射野越来越小（图34-1）。

❖ 直到最近，累及野放疗成为HD和NHL的放疗标准。这种改变始于2006年，EPRTC-GELA淋巴瘤协作组发表了HD的受累淋巴结放疗（involved node radiation therapy，INRT）指南（Girinsky *et al.* 2006）（图34-1c）。

❖ 不同于传统的IFRT对邻近未受累的淋巴结进行治疗，INRT治疗仅局限于化疗前和化疗后累及的淋巴结区域以及外扩边界。而传统IFRT用骨性标志确定射野边界，INRT根据ICRU83号报告确定大体肿瘤体积（gross tumor volume，GTV），临床靶区（clinical target volume，CTV），计划靶区（planning target

表34-2　不同组织学非霍奇金淋巴瘤的侵袭性

惰性	侵袭性	高度侵袭性
滤泡淋巴瘤Ⅰ~Ⅱ级	滤泡淋巴瘤Ⅲ级	伯基特淋巴瘤
边缘带 B 细胞淋巴瘤：结外（MALT 淋巴瘤），结内（单核细胞样），脾	弥漫大 B 细胞淋巴瘤	前 B 或前 T 细胞成细胞样淋巴瘤 / 白血病
小淋巴细胞淋巴瘤	套细胞淋巴瘤	
T 细胞粒细胞样淋巴瘤	间变大细胞淋巴瘤，外周 T 细胞淋巴瘤，血管中心型 T 细胞淋巴瘤，血管免疫母细胞性 T 细胞淋巴瘤	

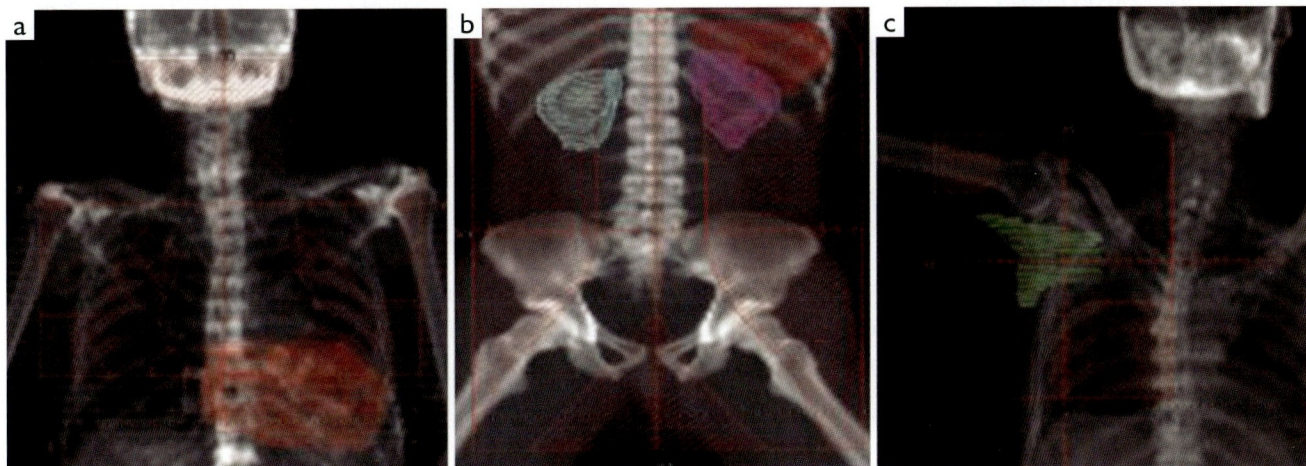

图34-1　以往采用的RT射野

（a）斗篷野和（b）倒Y延伸野以及（c）腋窝累及野的数字重建影像（DRR）。

volume，PTV）（Hodapp 2012）。

❖ 但是，INRT需要在治疗体位进行化疗前/后影像的准确融合，这在临床实际工作中通常很难实现。鉴于这种局限性，ILROG发表了HD的ISRT指南（Specht *et al.* 2013）。ISRT以化疗前和化疗后病灶累及的位置为靶区，为了允许因无法取得最佳影像而出现的不确定性，也提供了比ISRT更宽松的治疗体积定义。

❖ ILROG近期发表了结内NHL的ISRT共识性指南，也发表了类似的结外NHL指南（Illidge 2014）。尽管NHL的ISRT尚未通过随机试验进行验证，单臂和回顾性数据提示这种小射野的控制率相似（Campbell *et al.* 2010；Zhang *et al.* 2012；Yu *et al.* 2010）。

❖ 因为ISRT逐渐演化为NHL的标准放疗，本章主要关注结内和结外淋巴瘤的ISRT。对于累及野的推荐，主要参考Yahalom和Mauch's关于HD的IFRT指南（Yahalom and Mauch 2002）。

2.2　累及部位放疗原则

❖ ISRT要求用CT，PET-CT，或MRI进行3D模拟定位。强烈推荐化疗或术前的诊断影像，特别对于腹盆部位建议PET-CT以及口服对比剂。化疗后PET-CT用于鉴别FDG高代谢残留区域。

❖ 尽量将研究图像与模拟图像融合。尽管ISRT时不要求，但是建议在治疗体位进行诊断影像成像，以实现最佳图像融合。

❖ ISRT的ILROG靶区勾画总结见表34-1（Specht *et al.* 2013；Illidge 2014）。

❖ 模拟定位和固定将按治疗部位进行讨论。

3　结内NHL

3.1　总体诊疗原则

❖ 结内NHL，放疗可作为初始治疗；对于大肿块，残存灶，有不良预后因素的患者，化疗后行巩固放疗；或对化疗难治性或复发疾病行挽救性放疗。

❖ 根据肿瘤的侵袭性，病变范围和化疗反应确定放疗剂量。

❖ 结内B细胞NHL的治疗策略如表34-3所示（Illidge 2014）。

3.2 颈部/锁骨上淋巴结ISRT原则

❖ 模拟定位：患者仰卧位，颈部过伸，采用可以覆盖到肩部的长热塑模固定。

❖ 静脉对比增强3D模拟定位。

❖ GTV到CTV的边界至少外扩1 cm。CTV尽量包全化疗前/手术前GTV范围，排除化疗或手术前由于肿瘤推挤移位而未受累的正常组织。

❖ 危及器官（organs at risk，OAR）包括颈段脊髓，臂丛神经，唾液腺。

❖ 对于AP/PA技术治疗者：

  ◆ 若脊髓剂量>36 Gy，可放置后野脊髓挡块。

  ◆ 后方设置口腔挡块避免口腔剂量散射。

  ◆ 剂量达18 Gy后应增加喉部挡块或治疗全程采用50%部分透射喉挡块，颈部内侧淋巴结转移者除外（图34-2）。

3.3 腋窝淋巴结ISRT原则

❖ 模拟定位：患者仰卧位，个性化模具固定。成人，上臂上举过头使腋窝淋巴结远离胸壁而尽量保护肺部。儿童，双臂叉腰尽量挡住肱骨头，保护敏感的骨骺板。

❖ 3D模拟定位需要静脉增强。

❖ GTV到CTV外扩边界至少1 cm。CTV尽量包括化疗/手术前的GTV范围，排除化疗或手术前由于肿瘤推挤移位而未受累的正常组织。

❖ 相关OARs包括颈段和胸段脊髓，臂丛神经，和肺（图34-3）。

3.4 纵隔淋巴结ISRT原则

❖ 模拟定位：患者仰卧位，个性化体模固定。手臂置于体侧，叉腰或上举过头。

❖ 采用静脉增强3D模拟定位。观察靶区随呼吸运动情况，4DCT或透视，深吸气后屏气，生成内靶区（internal target volun，ITV）。

❖ GTV到CTV/ITV的外扩边界至少1 cm。若可行，CTV/ITV应包括化疗/手术前的GTV范围，排除化疗或手术前肿瘤推挤移位的未受累正常组织。

❖ 相关的OARs包括胸段脊髓，肺，食管。美国肿瘤放射治疗协作组（Radiation Therapy Oncology Group，RTOG）乳腺勾画图谱（White et al.）可用于评价、避免过量受照，特别对于年轻女性（图34-4）。

3.5 主动脉旁淋巴结ISRT原则

❖ 模拟定位：患者仰卧位，个性化体模固定。手臂置

表34-3 结内B细胞 NHL的治疗原则

侵袭性	分期[a]或临床状态	治疗模式	放疗剂量（1.8~2 Gy/f）	靶区范围
惰性B细胞	Ⅰ~Ⅱ期	单纯放疗	24~30Gy	单纯放疗时，CTV应总体包括邻近淋巴结（如根据临床解剖结构CTV至少外扩1~2 cm）
	Ⅲ~Ⅳ期	利妥昔单抗，姑息性放疗或观察	4~30 Gy	—
侵袭性B细胞	Ⅰ~Ⅱ期预后良好型	R-CHOP*3-4cycle+RT；R-CHOP*6-8cycle	30~36 Gy	放化疗结合，放疗计划CTV应包括所有化疗前GTV（减去未受累移位组织）。对于残存部位的放疗，治疗体积应该局限于化疗后PET高代谢区的残留病灶
	Ⅰ~Ⅱ期预后不良型	R-CHOP×6-8cycle±RT（大肿块或部分反应部位）	30~40 Gy	
	Ⅲ~Ⅳ期	R-CHOP×6-8cycle±RT（大肿块或PR部位）	30~40 Gy	
高度侵袭性	—	单纯化疗，对局部症状部位进行姑息性放疗	4~30 Gy	—

R-CHOP指利妥昔单抗，环磷酰胺，多柔比星，长春新碱，泼尼松

[a]传统Ann Arbor分期系统（Rosenberg1977）。

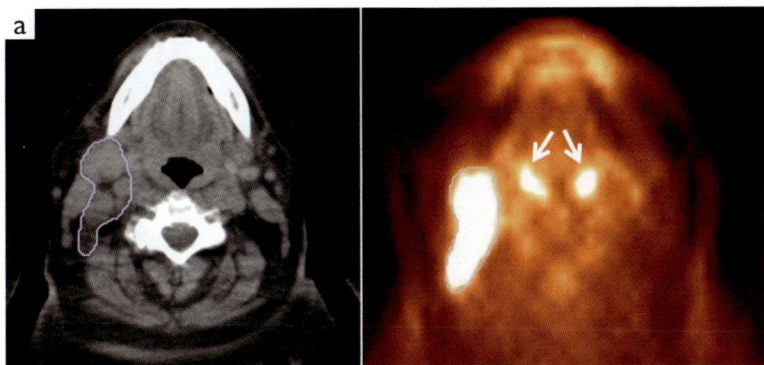

化疗后　　　化疗前

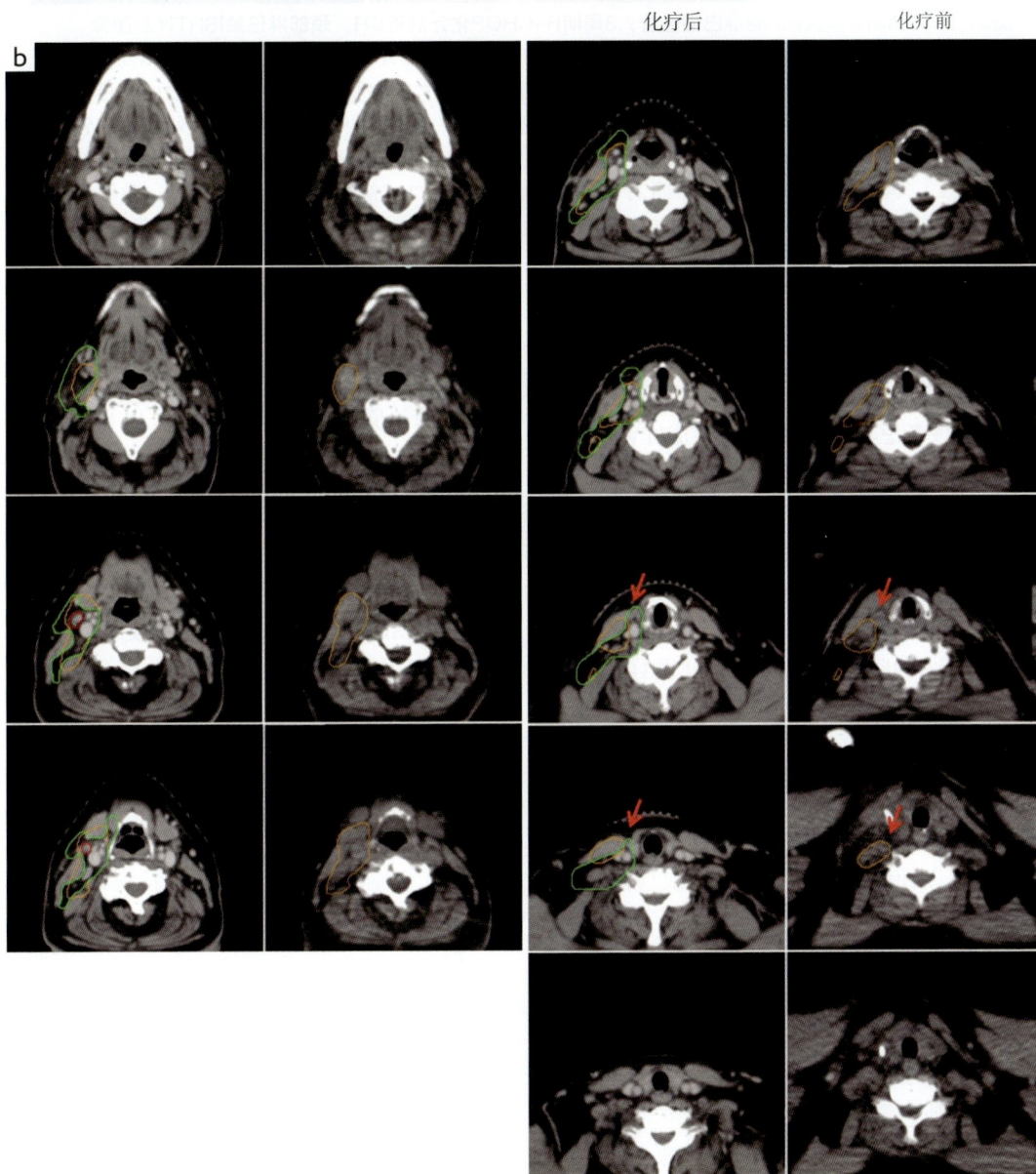

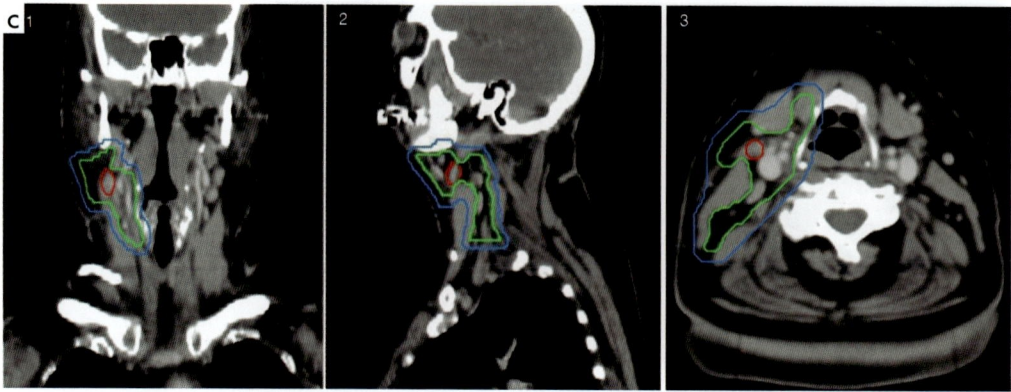

图34-2 ⅠA期弥漫大B细胞淋巴瘤患者，3周期R-CHOP化疗后近CR，颈部淋巴结ISRT计划图像
（a）紫色代表化疗前FDG高代谢区GTV，白色箭头代表咽部的良性生理摄取，无其他的FDG高代谢区。（b）轴位CT图像显示化疗前计划CT（左列）和化疗前PET-CT（右列）融合生成化疗前GTV（橙色）。颈部伸展和手臂位置使两种图像融合质量欠佳；注意化疗前右侧Ⅳ区淋巴结在化疗后计划CT的位置（红色箭头）。考虑到靶区不确定性较大，相应区域的CTV外扩应大于常规CTV外扩1 cm。（c）（1）冠状位，（2）矢状位，（3）轴位显示的化疗后GTV（红色），CTV（绿色），PTV（蓝色）。这个病例，GTV到CTV的外扩至少1 cm，CTV到PTV外扩0.5 cm。CTV到PTV的外扩是根据患者和机构特定因素决定的。因此，不推荐统一外扩边界。

于胸部或体侧。

❖ 静脉增强和口服对比剂3D模拟定位。因为靶区可能随呼吸运动，应该考虑4DCT或透视下生成ITV。

❖ GTV到CTV/ITV的外扩边界至少1 cm。若可行，CTV/ITV应该包括化疗/手术前的GTV范围，排除化疗或手术前肿瘤推挤移位而未受累的正常组织。

❖ 相关的OARs包括胸段和腰段脊髓，肠，肾脏。

❖ 进行睾丸遮挡，生育咨询，卵子和精子库保存，和（或）若有生殖器官风险者进行卵巢移位（图34-5）。

3.6 盆腔和腹股沟ISRT原则

❖ 模拟定位：患者仰卧位，个性化体模固定。手臂置于胸部或体侧。若治疗腹股沟淋巴结，患者采用"蛙状腿"定位以使腹股沟皱褶处皮肤反应降至最小。放置蛤壳式睾丸保护器。

❖ 静脉增强和口服对比剂3D模拟定位。

❖ GTV到CTV的外扩边界至少1 cm。若可行，CTV应该包括化疗/手术前GTV范围，排除化疗或手术前肿瘤推挤移位而未受累的正常组织。

❖ 相关OARs包括腰段脊髓，肠，生殖器官

❖ 考虑生育咨询，卵子和精子库保存，和（或）卵巢移位（图34-6）。

4 结外NHL

4.1 诊治原则

❖ 如同结内NHL一样，放疗可作为初始治疗；大肿块，残存灶，有不良预后因素患者化疗后行巩固放疗；或化疗难治性或复发病灶的挽救性治疗。

❖ 对于结外NHL，虽然选择性照射受累组织也是可行的，ISRT一般要求治疗全部受累器官。几个结外部位的NHL治疗如表34-4所示。

4.2 原发于中枢神经的淋巴瘤放疗原则

❖ PCNSL有多中心累及的特点，以DLBCL最常见。由于CNS通过视神经与眼连接，可能出现眼内复发。因此，全脑放疗野应该至少包括视路后份。

❖ 推荐采集化疗前/后的脑MRI图像。行眼科基线检查，若有眼部受累证据，放疗射野应包括整个眼眶。

❖ 模拟定位：患者仰卧位热塑模固定。

❖ 3D模拟定位无需静脉增强。

❖ 相关OARs包括颈段脊髓，脑干，视觉器官。

❖ 经典的全脑野边界：

  ◆ 开放的前界，后界，上界。

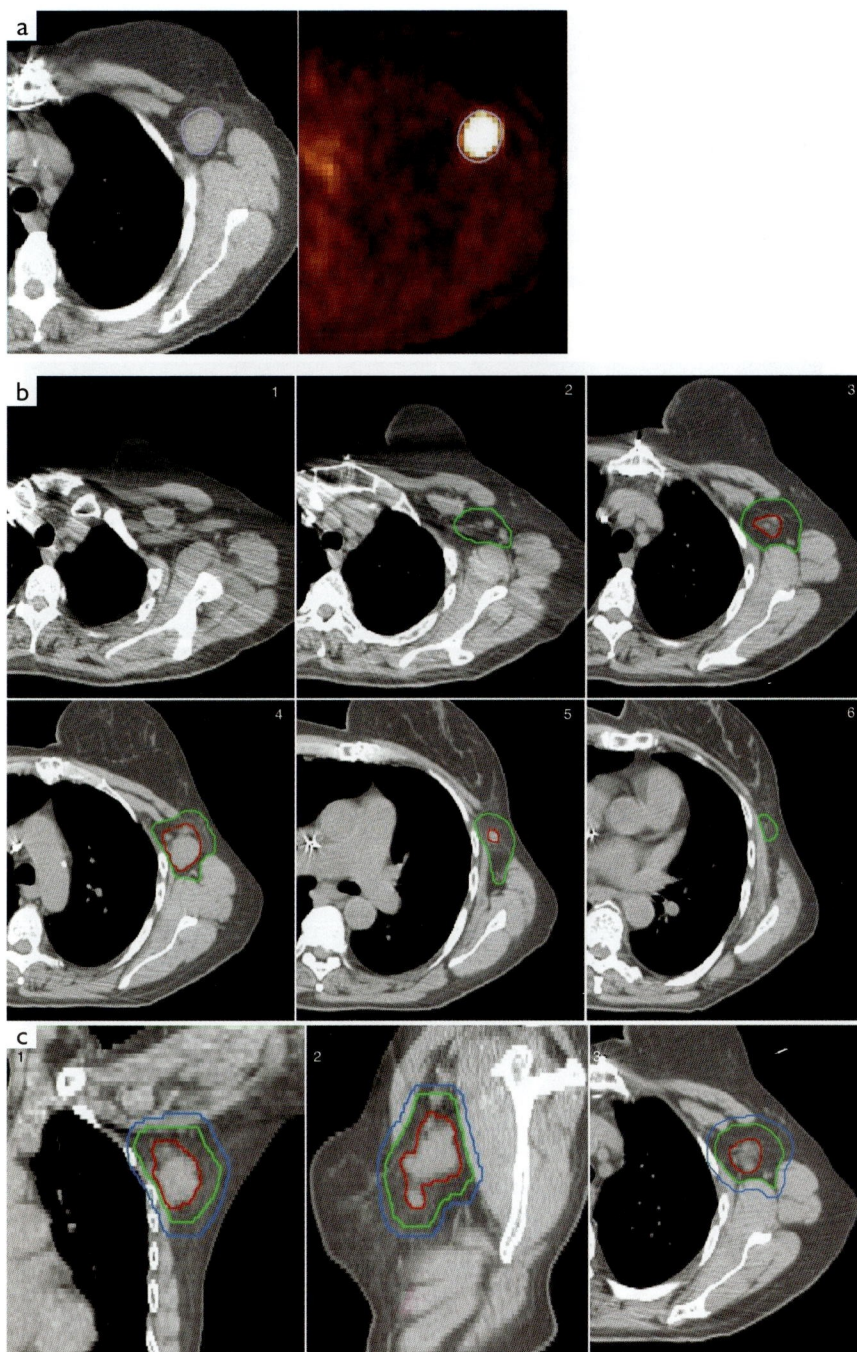

图34-3 ⅢA期弥漫大B细胞淋巴瘤，6周期R-CHOP化疗后初次CR，患者腋窝淋巴结ISRT计划图像

18月内，这位患者左侧腋窝出现单部位FDG高代谢复发并选择ISRT作为第一步挽救治疗。（a）紫色代表PET-CT显示左侧腋窝单部位的FDG高代谢复发区域。（b）轴位计划CT图像显示FDG高代谢区GTV（红色）和CTV（绿色）。因为怀疑淋巴结受累，无FDG高代谢而状态不明的小淋巴结被包括在治疗区域内。注意这位患者的GTV既往未接受治疗，若考虑末次化疗与复发放疗的间隔时间，应采用这种GTV。（c）（1）冠状位，（2）矢状位，（3）轴位显示的化疗后GTV（红色），CTV（绿色），PTV（蓝色）。这个病例，GTV到CTV的外扩至少1 cm，CTV到PTV外扩0.5 cm。注意CTV到PTV的外扩是根据患者和机构特殊因素决定的。因此，不推荐统一外扩边界。

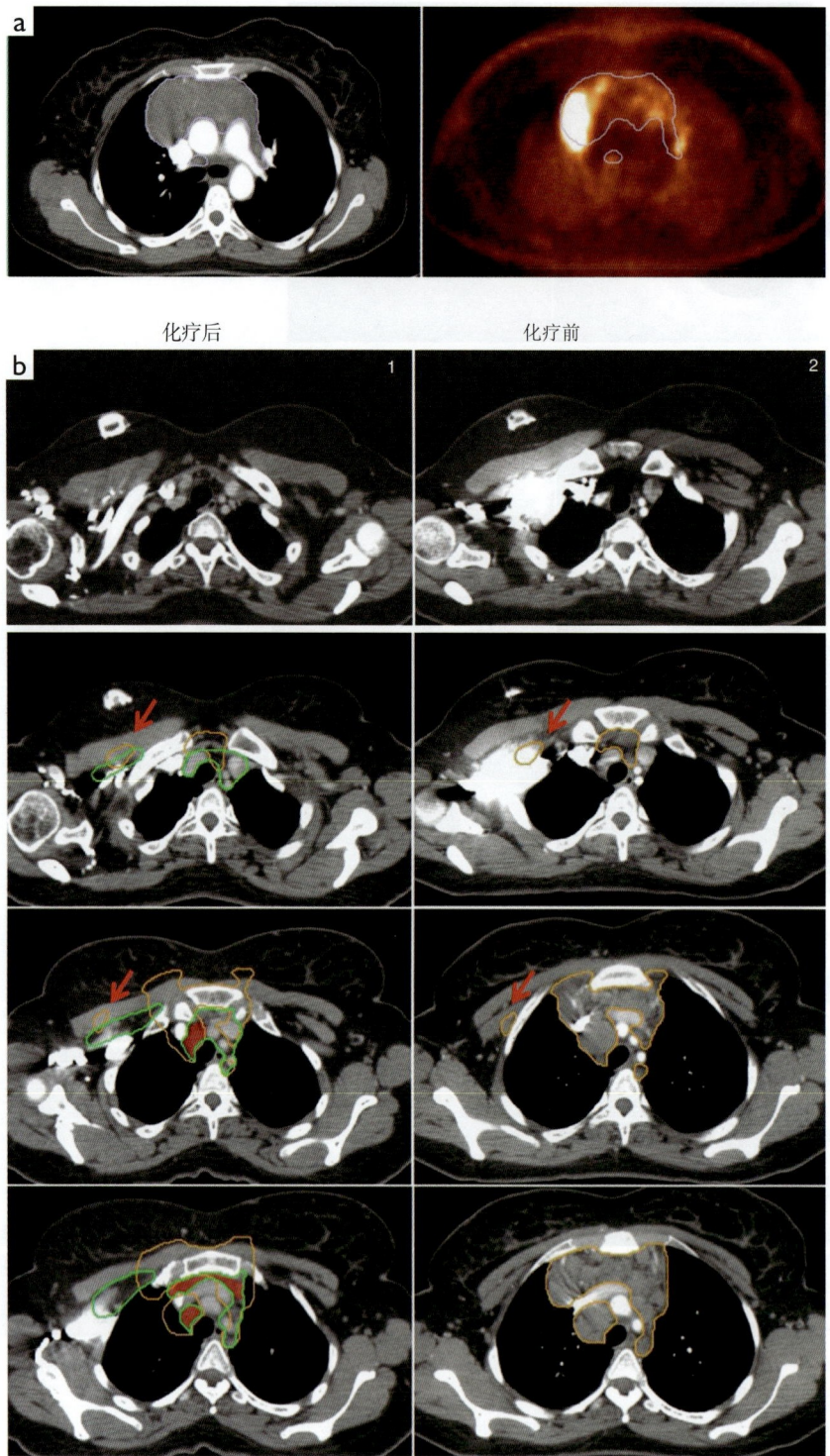

化疗后   化疗前

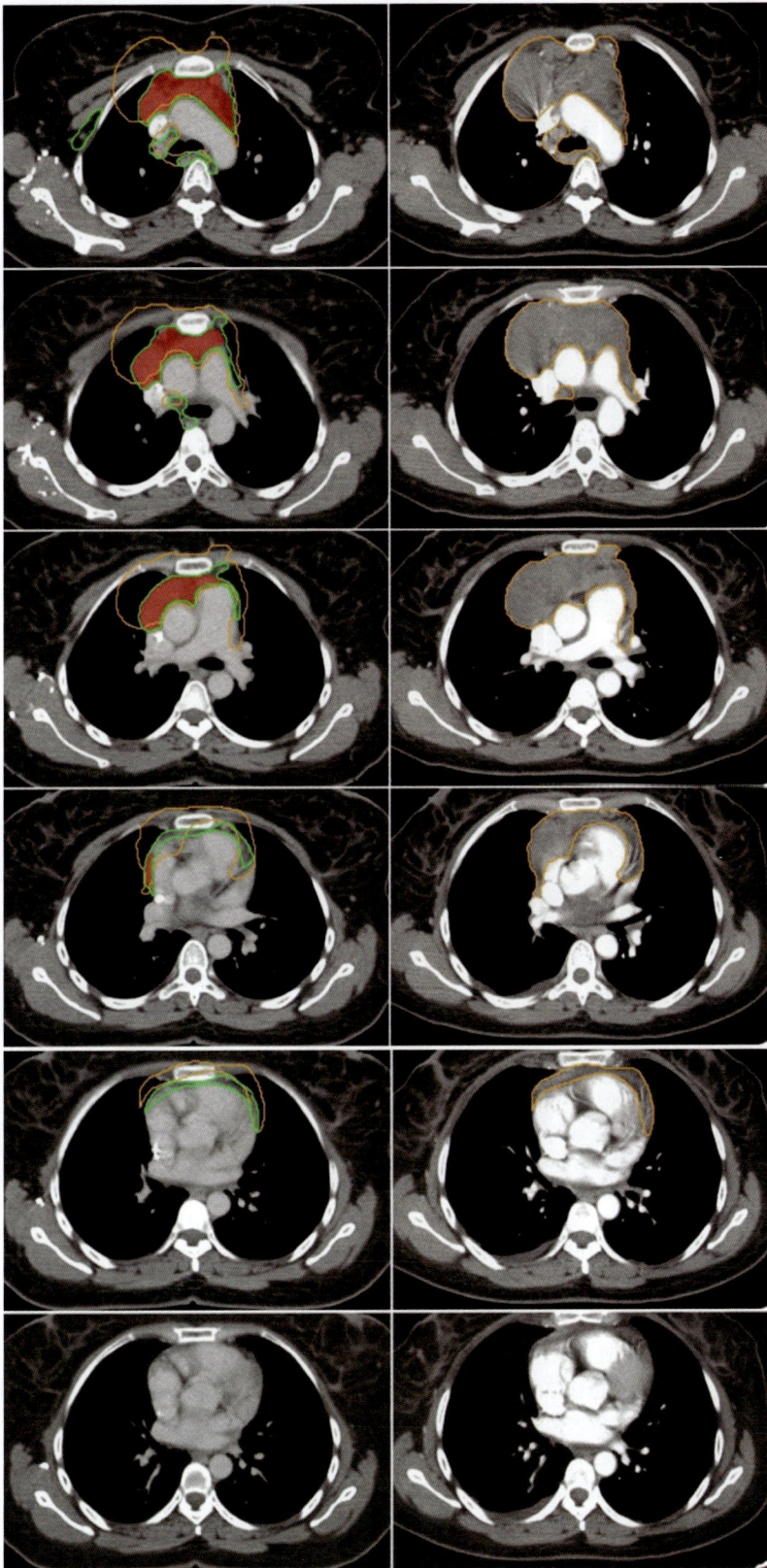

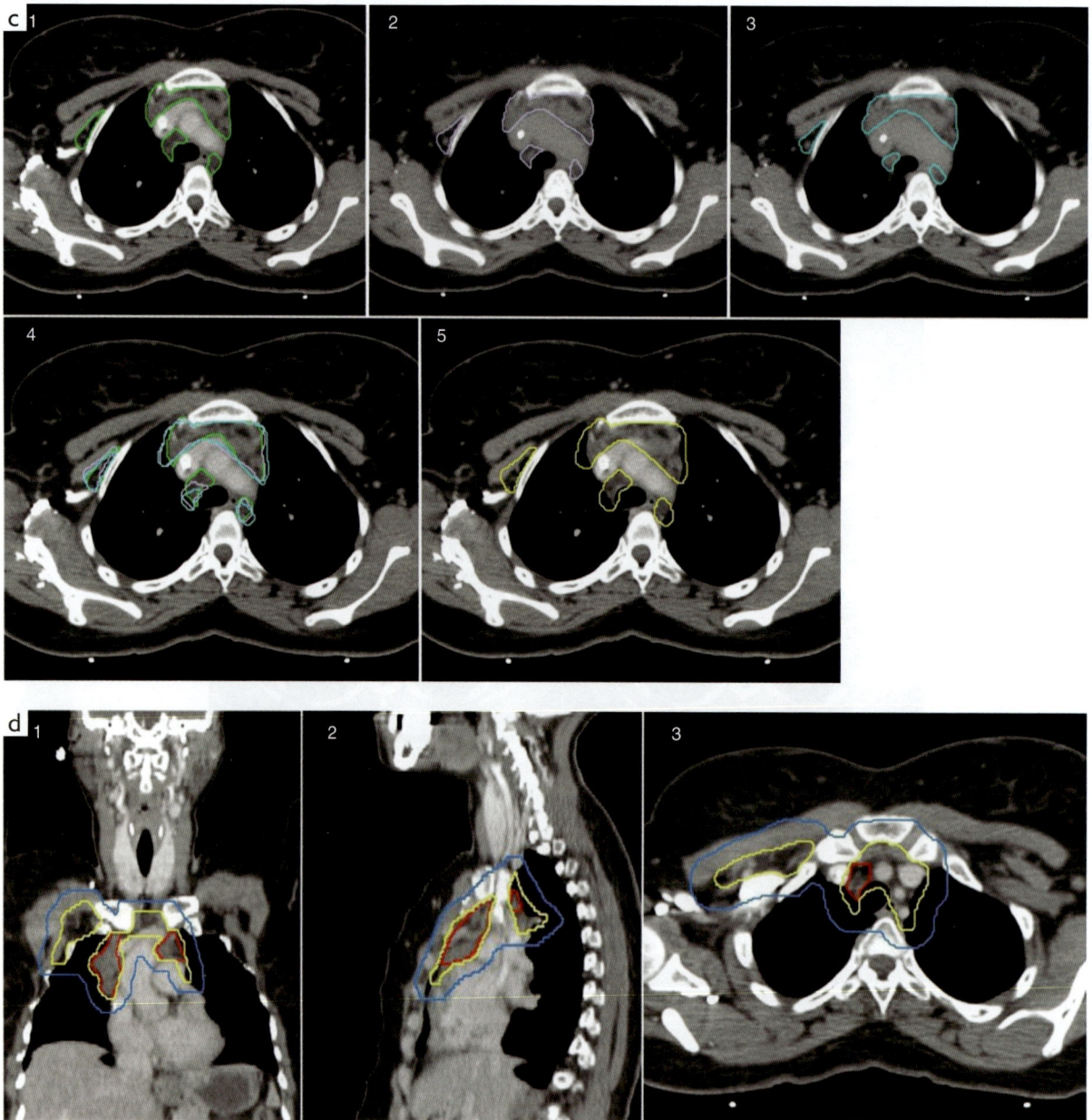

图34-4　纵隔结内ⅡA期弥漫大B细胞淋巴瘤，纵隔大肿块，6周期R-CHOP化疗后有效，ISRT计划图像

（a）紫色代表化疗前PET-CT显示FDG高代谢区域。注意计划准确性可能受PET和CT之间错配的限制。化疗后图像显示PET-FDG高代谢区消退和CT显示纵隔软组织肿块缩小。（b）轴位CT图像显示化疗后计划CT（左列）和化疗前PET-CT（右列）融合生成化疗前GTV（橙色），化疗后GTV（红色），CTV（绿色）。手臂位置使两种图像融合质量欠佳；注意化疗前右侧胸肌下淋巴结在化疗后计划CT的位置（红色箭头）。考虑到靶区不确定性较大，相应区域的CTV外扩应大于常规CTV外扩1 cm。注意CTV排除化疗前受肿瘤推挤移位而未受累的正常组织。（c）因为呼吸运运存在，患者采用4DCT模拟定位，自由呼吸的计划CT轴位图像（1）与两个最大靶区偏移图像（2，3）融合。在每一个时相单独勾画CTV。图像4显示全部3个CTV在自由呼吸CT中重叠，图像5显示的是ITV（黄色），由上述体积组合确定的。（d）（1）冠状位，（2）矢状位，（3）轴位显示的化疗后GTV（红色），ITV（黄色），PTV（蓝色）。这个病例，GTV到CTV/ITV的外扩以及CTV/ITV到PTV的外扩至少1 cm。CTV/ITV到PTV的外扩是根据患者和机构特殊因素而定的。因此，不推荐统一外扩边界。

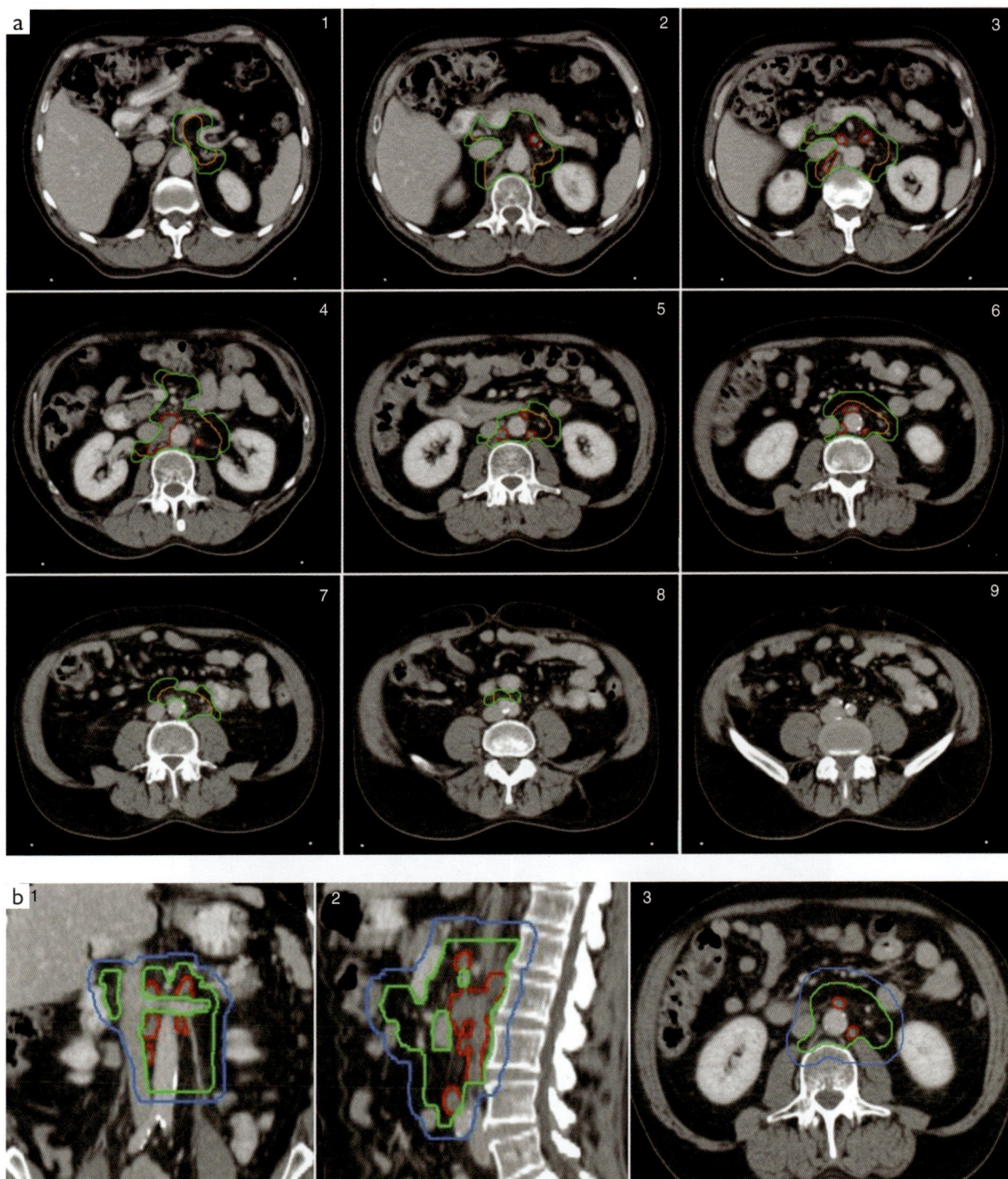

图34-5　ⅣB弥漫大B细胞淋巴瘤，主动脉旁大肿块患者，主动脉旁淋巴结的ISRT计划图像

6周期RCHOP化疗后和4周期阿糖胞苷预防性鞘内注射后有效。PET-CT显示主动脉旁几个小淋巴结高代谢残留病灶。（a）化疗后计划CT的轴位图像。勾画化疗前GTV（橙色），化疗后GTV（红色），CTV（绿色）。虽然采集了化疗前和化疗后PET-CT图像，但无法融合用于计划设计。这不影响ISRT管理，评估化疗前GTV和CTV考虑到影像的不确定性而画得较大。注意这位患者有几个小淋巴结受累，间隔≤5 cm，这些区域可以作为同一个CTV接受治疗。（b）（1）冠状位，（2）矢状位，（3）轴位层面显示的化疗后GTV（红色），CTV（绿色），PTV（蓝色）。这个病例，GTV到CTV的外扩以及CTV到PTV的外扩至少1 cm。CTV到PTV的外扩是根据患者和机构特殊因素而定的。因此，不推荐统一外扩边界。

- ◆ 下界位于第2颈椎（C2）下缘。
- ◆ 脑的外放边界大约2 cm，包括了视路后份。若证实眼球累及，应该包括整个眼眶。

❖ 射束采用经典的侧野对穿。

4.3　眼眶NHL放疗原则

❖ 眼部淋巴瘤主要特点是累及葡萄膜，结膜，泪腺，眼睑和球后区域的惰性疾病。不同部位疾病的治疗原则如表34-4所示。

❖ 推荐治疗前眼部MRI和CT以及眼科检查。

❖ 模拟定位：患者仰卧位短热塑膜固定。表浅部位病灶加用补偿膜覆盖结膜。

❖ 3D模拟定位，无须静脉增强。

❖ 全眼部照射，采用一对上-下方向的楔形板，3D-CRT，IMRT。局限性惰性结膜NHL用电子线单前野或电子线/光子线混合照射。

❖ 相关OARs包括视神经，晶体，泪腺。

❖ 结膜周围病变，用挡块保护晶体且靶区边缘剂量足够。

❖ CTV应该包括全部眼眶，若病变超出眼眶外，GTV至少外扩1 cm。

4.4　鼻型NK/T细胞NHL放疗原则

❖ 鼻型NK/T细胞淋巴瘤主要是局部浸润，通常伴黏膜下显微浸润；因此，需对所有受累鼻窦或鼻腔进行放疗，并包括邻近结构。

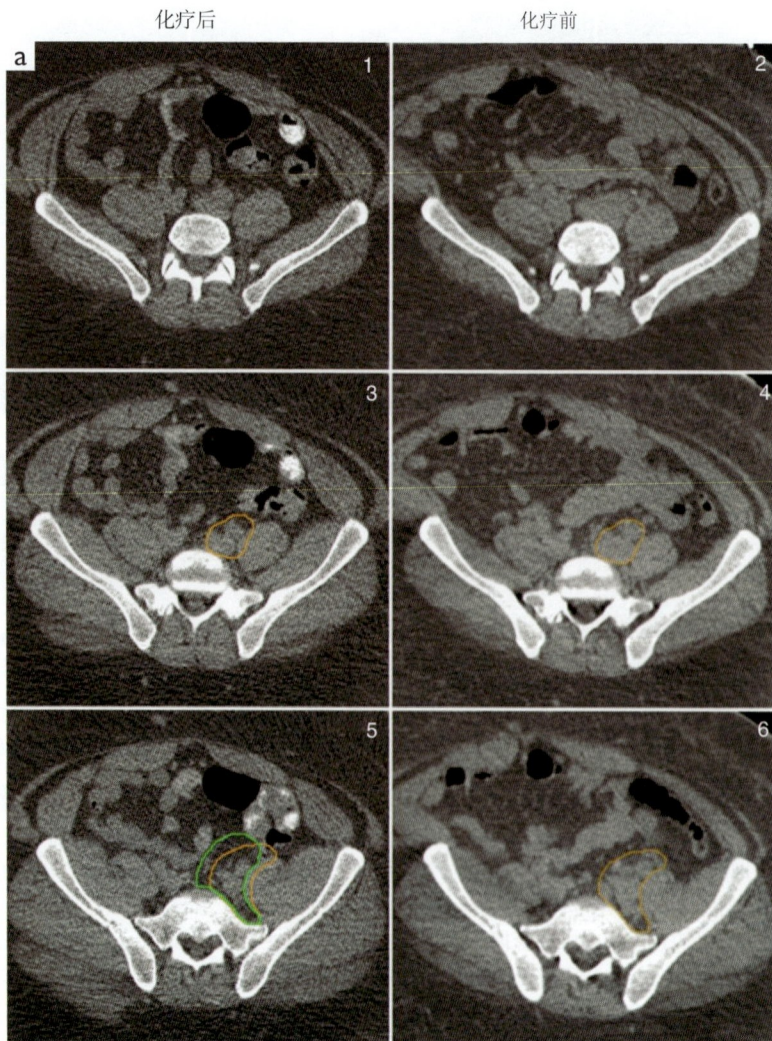

化疗后　　化疗前

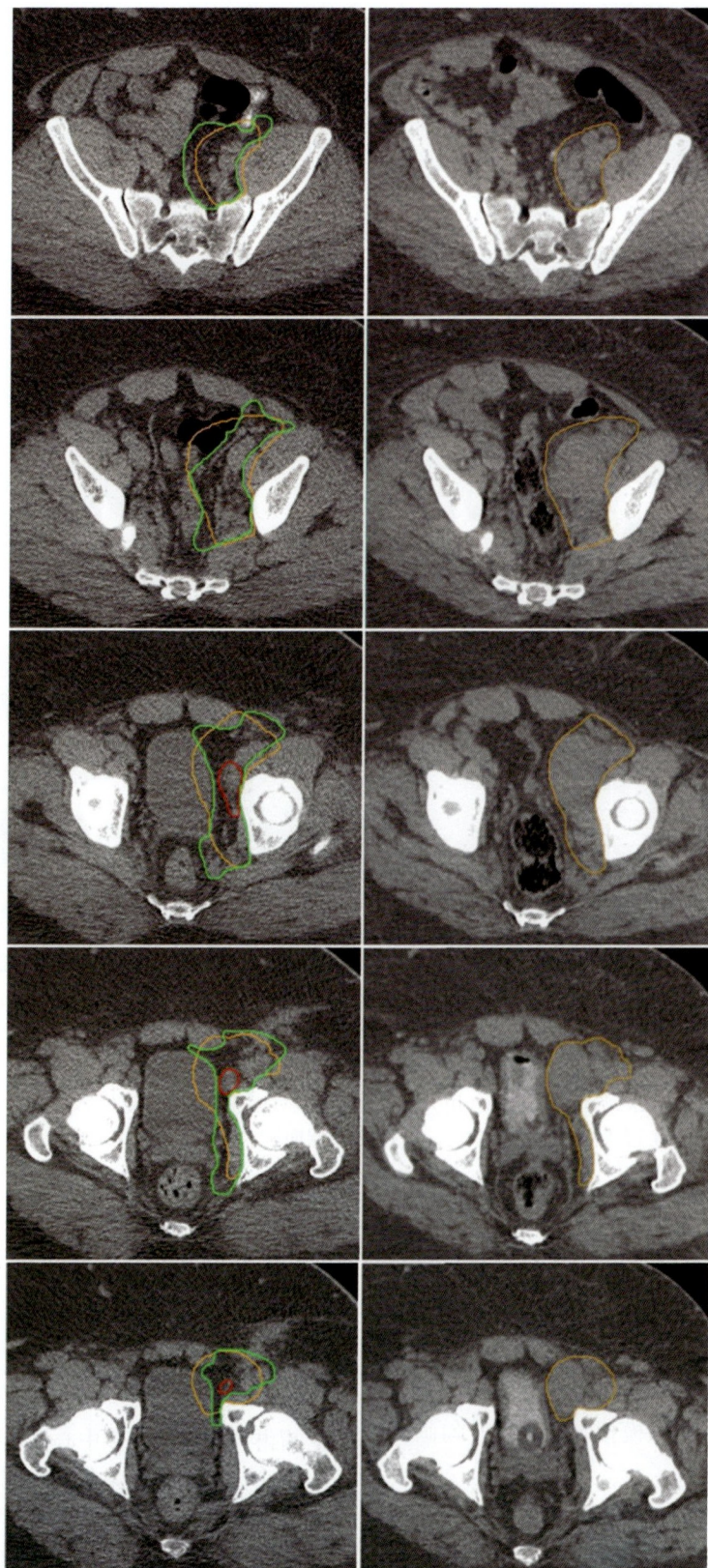

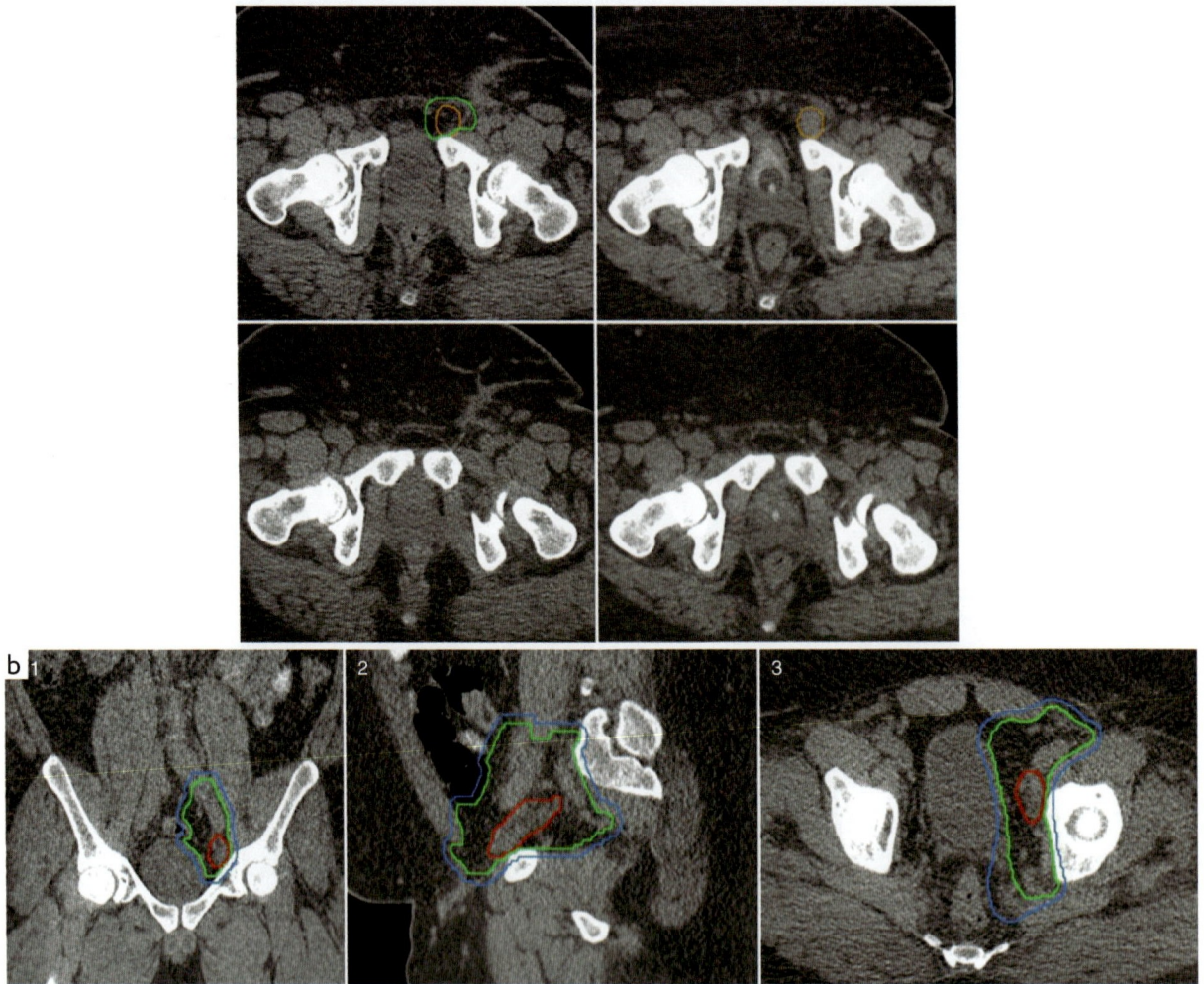

图34-6 ⅢA期弥漫大B细胞淋巴瘤伴盆腔大肿块患者的盆腔淋巴结ISRT计划图像

8周期RCHOP化疗后PR，盆腔肿块残留。（a）化疗后计划CT（左列）和化疗前CT（右列）的轴位图像进行融合勾画化疗前GTV（橙色），化疗后GTV（红色）和CTV（绿色）。患者因肾功能不全不能接受静脉对比增强并拒绝化疗前及化疗后PET-CT检查。尽管这些因素不影响ISRT治疗，支持选择用大CTV。用口服对比剂进行模拟定位。注意CTV排除了化疗前肿瘤推挤未受累的正常组织。（b）（1）冠状位，（2）矢状位，（3）轴位层面显示的化疗后GTV（红色），CTV（绿色），PTV（蓝色）。这个病例，GTV到CTV的外扩以及CTV到PTV的外扩至少1 cm，CTV到PTV外扩0.5 cm。注意CTV到PTV的外扩是根据患者和机构特殊因素而定。因此，不推荐统一外扩边界。

❖ 推荐采集化疗前MRI和PET-CT，但是，鼻腔黏膜炎性改变可能使成像存在局限性。

❖ 模拟定位：患者仰卧位热塑膜固定。

❖ 静脉增强3D模拟定位。MRI模拟定位有助于勾画头颈部解剖结构。

❖ 相订OARs包括脑干，视器，唾液腺。

❖ 要求3D-CRT或IMRT计划以避免邻近关键结构超剂量所致毒性。

❖ CTV的勾画见表34-4所示。

4.5 胃肠NHL放疗原则

❖ 胃淋巴瘤通常为多中心性疾病，需要进行全胃照射。

❖ 超声内镜检查并采集胃内图像图以鉴别受累区域。

❖ 模拟定位：患者采用仰卧位，手臂上举并用个体化模具固定。模拟定位和治疗前禁食2~4 h。

❖ 静脉增强和口服对比剂3D模拟定位。因为靶区可能

表34-4　结外NHL的选择性治疗部位

部位	肿瘤侵袭性	治疗模式	放疗剂量	靶区范围
原发于 CNS	—	高剂量 MTX+RT	CR：24 Gy PR：36~45 Gy 化疗禁忌：40~50 Gy	CTV= 全脑野 + 后视路。 若基线检查眼部累及，CTV 应该包括全部视路
鼻型 NK/T 细胞	—	RT± 化疗（如 SMILE）	单纯放疗：50 Gy+5~10 Gy 局部推量，化疗后 45~54 Gy（根据化疗反应情况）	单纯放疗 局限于单侧鼻腔：CTV= 双侧鼻腔 + 双侧前组筛窦 + 同侧上颌窦 +GTV（包括硬腭） 双侧鼻腔：CTV 也包括部分或全部双侧上颌窦， 鼻腔后份或鼻咽部：CTV 包括鼻咽部 前组筛窦范围：CTV 包括双侧后组筛窦 淋巴结阳性：CTV 包括受累的淋巴结 化疗后 CR：CTV= 至少化疗前 GTV+ 适合的边界
眼部	惰性	单纯放疗	24~30 Gy（1.5~2 Gy/f）	结膜 NHL： CTV= 全部结膜 +GTV 非结膜，全部视路野： CTV+ 全部骨性视路 +GTV； 若治疗靶区小于整体视路，CTV= 受累器官 +GTV
	侵袭性	R-CHOP 或合适化疗 ±RT	CR：30 Gy PR/ 复发 / 单纯放疗：30~36 Gy+ 推量至 40~45 Gy	
胃	惰性	HP 阳性：抗生素 +PPI HP 阴性：RT	30 Gy（1.5 Gy/f）	CTV= 胃（从食管胃结合部到十二指肠球部）+ 可见的胃周淋巴结 +GTV
	侵袭性	R-CHOP 或合适的化疗 +RT	根据反应情况 30~36 Gy	

SMILE：S. 类固醇（地塞米松）；M.甲氨蝶呤；I.异环磷酰胺；L.天门冬酰胺酶；E.依托泊苷

随呼吸运动，推荐用4DCT或透视生成ITV。

❖ GTV到CTV/ITV的边界至少1~2 cm。

❖ 相关OARs包括胸段脊髓，肾脏，肝，肠，食管。

❖ 要求3D-CRT或IMRT计划以避免邻近关键结构超剂量所致毒性（图34-7）。

5　计划评估

❖ ISRT，需要根据治疗野大小、治疗剂量和邻近危及结构选择常规方法或适形技术。

❖ 一般情况下，由于局部邻近剂量限制性结构，腹部和盆腔的结内NHL以及胃和鼻窦的结外型NHL需要行适形放疗技术。

❖ 建议同时行常规放疗技术和适形技术计划设计，以根据不同患者选择最佳DVH。

❖ OARs应根据部位进行勾画。正常组织剂量限制参考QUANTEC（Marks *et al.* 2010）或RTOG方案（RTOG2014）。

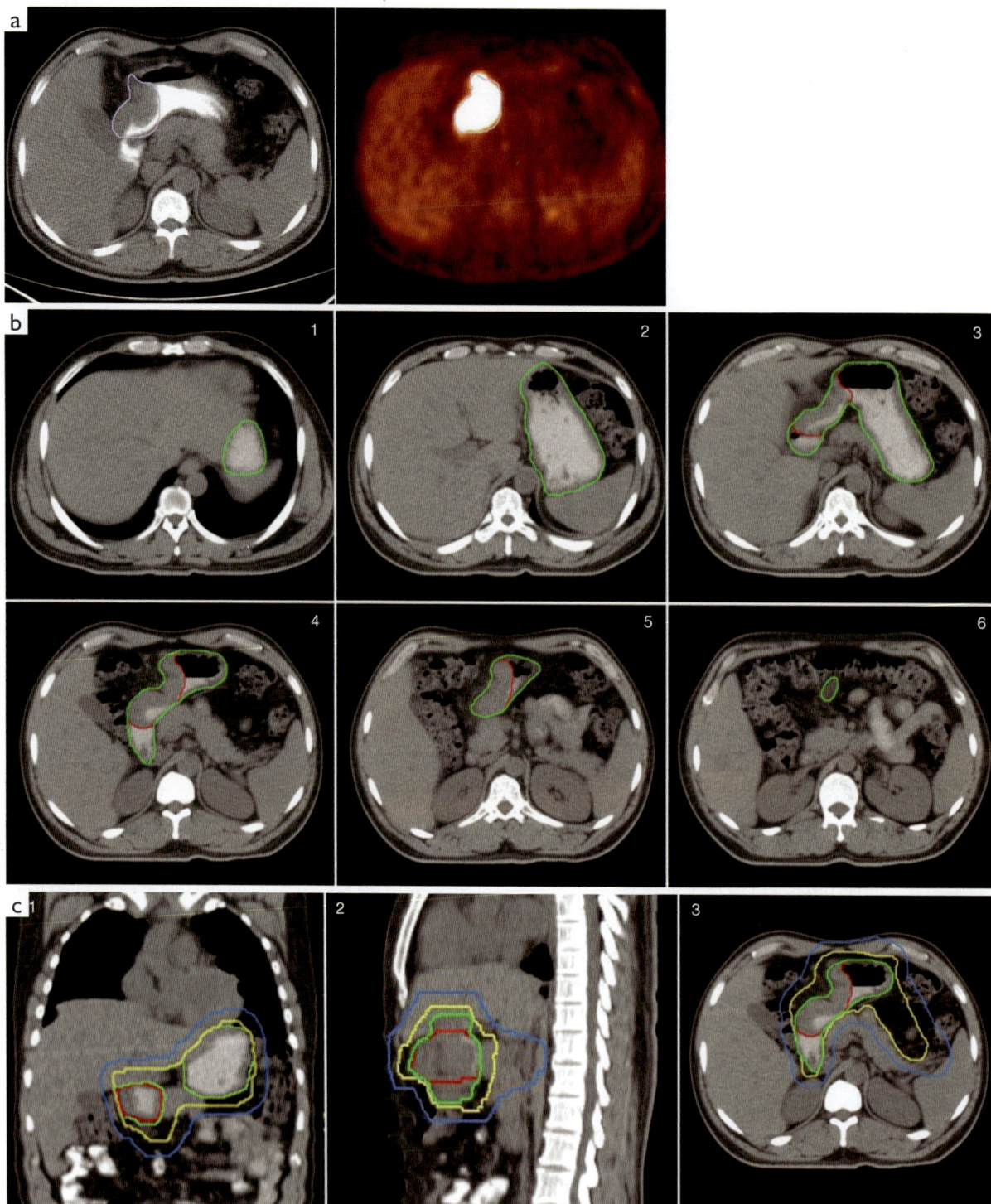

图34-7 胃弥漫大B细胞淋巴瘤的放疗计划，4周期R-EPOCH化疗和2周期RICE化疗后局部FDG高代谢残留

（a）在PET-CT上用紫色勾画FDG高代谢残留灶，无其它FDG高代谢区。（b）患者口服对比剂行4DCT模拟定位；轴位层面显示PET高代谢区GTV（红色），CTV（绿色）。对于胃淋巴瘤，CTV包括了GTV和全胃，并包括胃食管结合部到十二指肠球部的胃壁以及可见的胃周淋巴结。（c）（1）冠状位，（2）矢状位，（3）轴位图像显示在4DCT上勾画GTV（红色），CTV（绿色），ITV（黄色），PTV（蓝色）。这个病例，GTV到ITV的外扩以及ITV到PTV的外扩至少1 cm。注意CTV到PTV的外扩是根据患者和机构特殊因素而定的，因此，不推荐统一的外扩边界。

推荐阅读

- IFRT guidelines：Yahalom J，Mauch P（2002）The involved field is back：issues in delineating the radiation field in Hodgkin's disease. Ann Oncol 13 Suppl 1：79-83.
- EORTC-GELA's INRT guidelines for Hodgkin lymphoma：Girinsky T et al（2006）Involved-node radiotherapy（INRT）in patients with early Hodgkin lymphoma：concepts and guidelines. Radiother Oncol 79：270-277.
- ILROG's ISRT guidelines for Hodgkin lymphoma：Specht L et al（2013）Modern radiation therapy for Hodgkin lymphoma：field and dose guidelines from the International Lymphoma Radiation Oncology Group（ILROG）. Int J Radiat Oncol Biol Phys.

参考文献

[1] Campbell BA，et al. Long-term outcomes for patients with limited stage follicular lymphoma：involved regional radiotherapy versus involved node radiotherapy[J]. Cancer，2010，116(16)：3797-3806.

[2] Girinsky T，et al. Involved-node radiotherapy（INRT）in patients with early Hodgkin lymphoma：concepts and guidelines[J]. Radiother Oncol，2006，79(3)：270-277.

[3] Hodapp N. The ICRU Report 83：prescribing，recording and reporting photon-beam intensity-modulated radiation therapy（IMRT）[J]. Strahlenther Onkol，2012，188(1)：97-99.

[4] Illidge T，Specht L，Yahalom J，et al. Modern Radiation Therapy for Nodal Non-Hodgkin Lymphoma—Target Definition and Dose Guidelines From the International Lymphoma Radiation Oncology Group[J]. Int J Radiat Oncol Biol Phys，2014，89(1)：49-58.

[5] Marks LB，et al. Use of normal tissue complication probability models in the clinic[J]. Int J Radiat Oncol Biol Phys，2010，76(3 Suppl)：S10-S19.

[6] National Cancer Institute. Adult non-Hodgkin lymphoma treatment（PDQ）：cellular classifi cation of adult NHL[Z/OL]. 2014. Available at http://www.cancer.gov/cancertopics/pdq/treatment/adultnonhodgkins/HealthProfessional/

page3#Reference3.9.

[7] Pileri SA，Milani M，Fraternali-Orcioni G，et al. From the R.E.A.L. Classification to the upcoming WHO scheme：a step toward universal categorization of lymphoma entities?[J]. Ann Oncol，1998，9(6)：607-612.

[8] Rosenberg SA. Validity of the Ann Arbor staging classification for the non-Hodgkin's lymphomas[J]. Cancer Treat Rep，1977，61(6)：1023-1027.

[9] RTOG. RTOG clinical trials listed by subject number[Z/OL]. 2014. http://www.rtog.org/clinicaltrials/protocoltable.aspx.

[10] Specht L，et al. Modern radiation therapy for Hodgkin lymphoma：field and dose guidelines from the International Lymphoma Radiation Oncology Group（ILROG）[J]. Int J Radiat Oncol Biol Phys，2014，89(4)：854-862.

[11] Swerdlow S，et al. WHO classifi cation of tumours of haematopoietic and lymphoid tissues[M]. 4th edn. Geneva: WHO Press，2008.

[12] White J，et al. Breast cancer atlas for radiation therapy planning：consensus defi nitions[Z/OL]. Available at http://www.rtog.org/CoreLab/ContouringAtlases/BreastCancerAtlas.aspx.

[13] Yahalom J，Mauch P. The involved field is back：issues in delineating the radiation field in Hodgkin's disease[J]. Ann Oncol，2002，13(Suppl 1)：79-83.

[14] Yu J，Nam H，et al. Involved-lesion radiation therapy after chemotherapy in limited-stage head-and-neck diffuse large B cell lymphoma[J]. Int J Radiat Oncol Biol Phys，2010，78(2)：507-512.

[15] Zhang Y，et al. Personalized assessment of kV cone beam computed tomography doses in image-guided radiotherapy of pediatric cancer patients[J]. Int J Radiat Oncol Biol Phys，2012，83(5)：1649-1654.

译者：罗云秀，海南省肿瘤医院放疗科
审校：郎锦义，四川省肿瘤医院肿瘤科

第九部分

儿科

第三十五章　儿童软组织肉瘤

Arthur K. Liu[1], Arnold C. Paulino[2]

[1]Department of Radiation Oncology, University of Colorado Denver, Aurora, CO, USA; [2]Department of Radiation Oncology, MD Anderson Cancer Center, Houston, TX, USA

Correspondence to: Arthur K. Liu, MD, PhD. Department of Radiation Oncology, University of Colorado Denver, Aurora, CO, USA. Email: apaulino@mdanderson.org

❖ 儿童软组织肉瘤是一组疾病，其中对放射治疗敏感的常见3种类型是尤文肉瘤（Ewing sarcoma，EWS），横纹肌肉瘤（rhabdomyosarcoma，RMS）和非横纹肌软组织肉瘤（non-rhabdomyosarcoma soft tissue sarcoma，NRSTS）。本章主要介绍在儿童及青少年中发病率最高的尤文式肉瘤及横纹肌肉瘤的治疗方法。

1　解剖与扩散模式

❖ 全身各个部位都可以发生尤文肉瘤和横纹肌肉瘤。尤文肉瘤最常见发生部位是四肢，其次是骨盆。横纹肌肉瘤最常见发生部位是头颈部，其次是四肢和泌尿生殖系统。

❖ 这两种肿瘤的侵犯转移途径相似，都是以未侵犯的骨骼与筋膜为界，指导临床靶区勾画，因为大部分尤文肉瘤及横纹肌肉瘤对放化疗敏感，需要综合治疗，所以相比于非横纹肌肉瘤，临床靶区（clinical target volume，CTV）勾画体积较小。

❖ 位于肺部，肠道，膀胱的软组织肉瘤，化疗后肿瘤回缩，与正常解剖分出边界，勾画靶区时，要将适当推回缩小。

❖ EWS或RMS不需要选择性淋巴结区域治疗。虽然淋巴结转移在EWS中并不常见，但在四肢和泌尿生殖道部位的RMS中约有15%～50%可见淋巴结转移。人们认为，亚临床淋巴结受累可以通过化疗来解决，只有大体或镜下淋巴结转移才接受放疗形式的额外治疗。

2　靶区定义的影像诊断

❖ CT扫描和MRI扫描都有助于明确大体肿瘤体积（gross tumor volume，GTV）和CTV。

❖ 电子计算机断层扫描（computed tomography，CT）

扫描能更好地显示骨受累情况，而磁共振成像（magnetic resonance imaging，MRI）能更好地显示软组织受累情况。

❖ 正电子发射断层成像（positron emission tomogfaphy，PET）在小儿肉瘤中的作用尚不清楚，但越来越多地被用来帮助确定肿瘤的总体积。

3　靶区勾画与治疗计划

❖ 对于EWS，靶体积包括化疗或手术前的初始靶体积(GTV1，CTV1)和化疗和手术后的减容体积(GTV2，CTV2)。CTV增加了一个额外的边界，以解决治疗摆

位的不确定性，从而形成PTV(初始体积的PTV1和推量体积的PTV2)。参见表35-1的额外靶区定义。表35-2给出了建议剂量(基于儿童肿瘤组方案AEWS1031)。

❖ 与EWS相比，RMS通常只使用单一疗程和单一靶区。表35-3显示了RMS的靶体积定义，表35-4显示了根据组织学亚型和组推荐的剂量。

❖ 下面给出了5个描述小儿肉瘤靶区的例子（图35-1~图35-5）。

4　定位，验证及治疗设备

❖ CT模拟机定位时采用哪种体位及固定装备取决于肿

表35-1　尤文肉瘤靶区定义

靶区	定义及描述
GTV1	影像学显示的肿瘤及阳性淋巴结体积，即化疗前及手术前体积。
CTV1	GTV1+1 cm，包括病理或临床资料证实的受侵犯的结节区域
PTV1	CTV1+摆位误差
调整后靶区	
GTV2	诱导化疗后的肿瘤体积
CTV2	GTV2+1 cm
PTV2	CTV2+摆位误差

表35-2　尤文肉瘤的放疗剂量（1.8 Gy/f）

	PTV1（Gy）	PTV2（Gy）
除原发脊柱以外的尤文肉瘤的诊断放疗剂量	45	10.8
原发脊柱的尤文肉瘤的诊断放疗剂量	45	5.4
原发骨骼以外部位的化疗后CR的尤文肉瘤	50.4	0
术后病理证实大于90%坏死细胞的尤文肉瘤	0	50.4
术后病理证实小于90%坏死细胞的尤文肉瘤	50.4	0
病理切缘阳性的尤文肉瘤	45	10.8

表35-3　横纹肌肉瘤的靶区定义

靶区	定义及描述
GTV	包括化疗前或手术前的肿瘤体积，及残留转移淋巴结，如果肿瘤侵犯体腔如胸腔，腹腔，盆腔，则不需要向体腔方向延伸，只需要包括化疗后体积。
CTV	GTV+1 cm，包括病理阳性及影像阳性的淋巴引流区
PTV	CTV+摆位误差

表35-4 横纹肌肉瘤组织学类型和剂量（常规分割，1.8 Gy/f）

分期	组织学	剂量（Gy）
I	胚胎型横纹肌肉瘤	0
I	腺泡状横纹肌肉瘤	36
II淋巴结阴性	胚胎型或腺泡状	36
II淋巴结阳性	胚胎型或腺泡状	41.4
III	胚胎型或腺泡状	50.4（眼眶45）

瘤的原发部位不同。比如盆腔软组织肉瘤，需要用Alpha Cradle和VacLok Bag固定骨盆和下肢近端。胸部软组织肉瘤需要患者双手上举，用Alpha Cradle，VacLok Bag或Wingboard固定。头颈部软组织肉瘤需要头颈及肩部Aquaplast mask固定，四肢的软组织肉瘤通常应用Alpha Cradle或VacLok Bag固定，要注意这种病例在治疗中有可能出现旋转角度。

❖ 影像引导的类型和频率直接影响PTV外扩的数值，如果每日图像引导治疗，PTV只需要外扩3 mm，比较

小的PTV对正常组织的保护有一定意义，特别是对头颈部软组织肿瘤。

❖ 如果男童发生盆腔或下肢的软组织肿瘤，CT模拟定位时，下肢摆蛙腿形状，以保护外生殖器。

5　计划评估

确定可以实施的治疗计划必须满足95%处方剂量包括PTV，接受110%处方剂量的PTV体积小于10%，周围正常组织的受量要小于最大耐受剂量，见表35-5。

表35-5 正常组织限量

器官	体积（100%）	剂量（Gy）
心脏	100	30
肺（双侧）	20	20
	100	15
肝脏	100	23.4
	50	30
肾脏（双侧）	50	24
	100	14.4
膀胱	100	45
直肠	100	45
小肠	50	45
视交叉/视神经	100	54
脊髓	最大限量	45
晶体	100	6
泪腺/角膜	100	41.4
耳蜗	100	40

此表提供的正常组织限量参考儿童尤文肉瘤和横纹肌肉瘤协会的最新报道。此两种肿瘤的限量稍有区别，选择最安全限量列出。

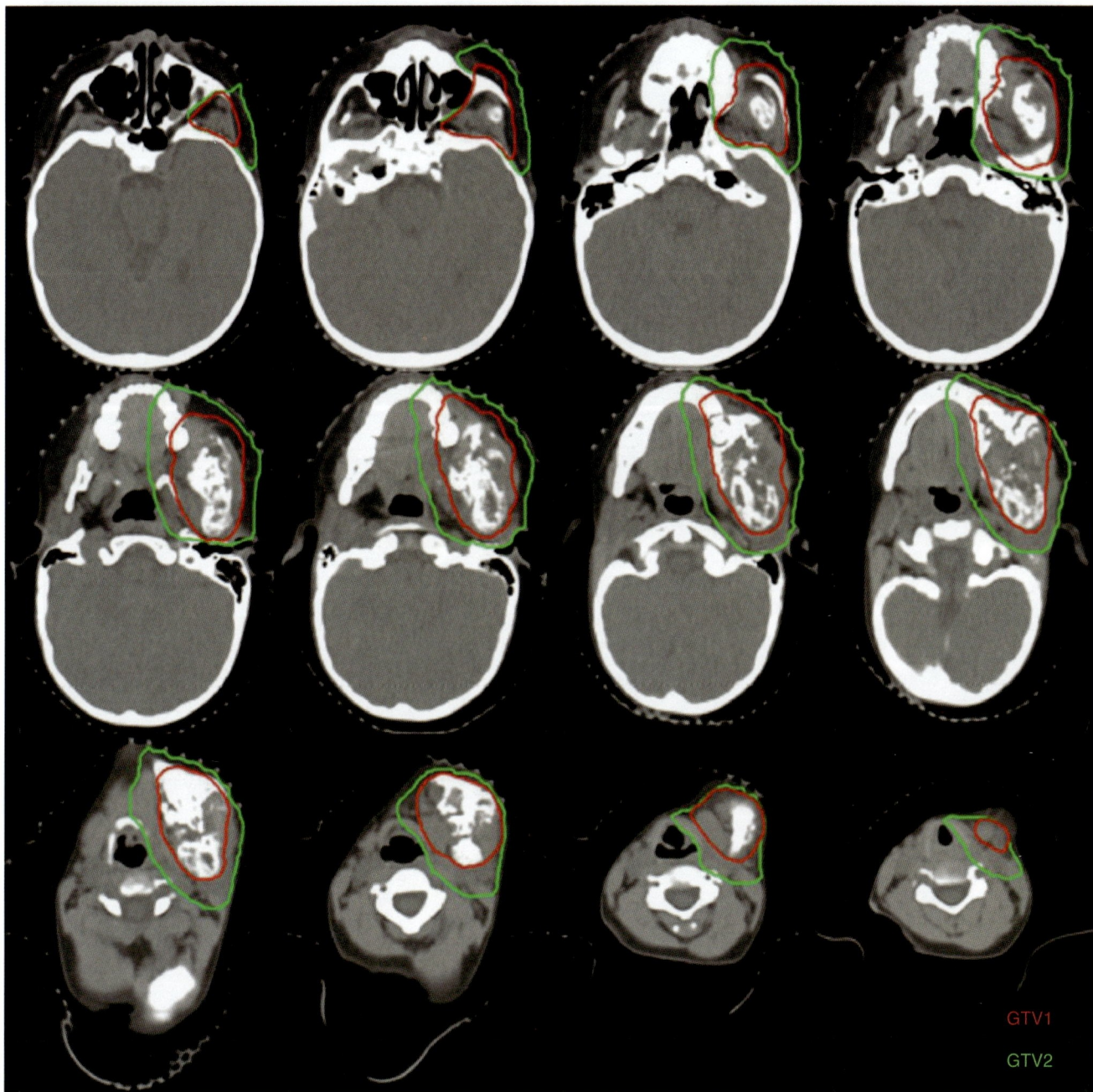

图35-1　左侧下颌骨尤文肉瘤

由于没有颅骨侵犯，CTV范围只包括颅骨外部分。GTV-大体肿瘤体积，CTV-亚临床靶体积。

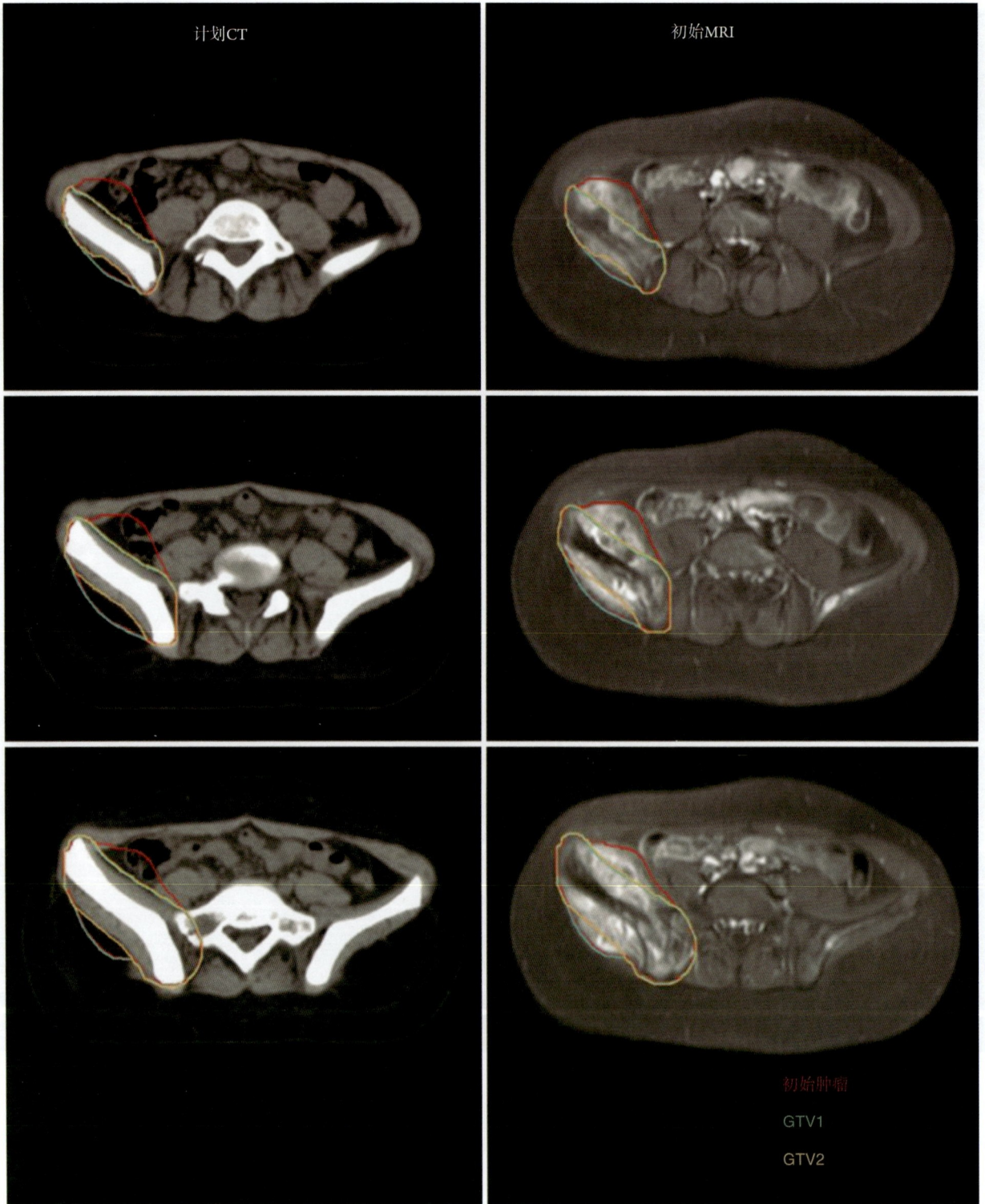

计划CT　　　　　初始MRI

初始肿瘤

GTV1

GTV2

图35-2　尤文肉瘤侵犯骨盆

GTV1定义为首诊时MRI确定的肿瘤体积，如首诊MRI所示；GTV2定义为化疗后肿瘤体积，如计划CT所示。CTV定义为
GTV+1 cm，为了避免混淆未在图中显示。

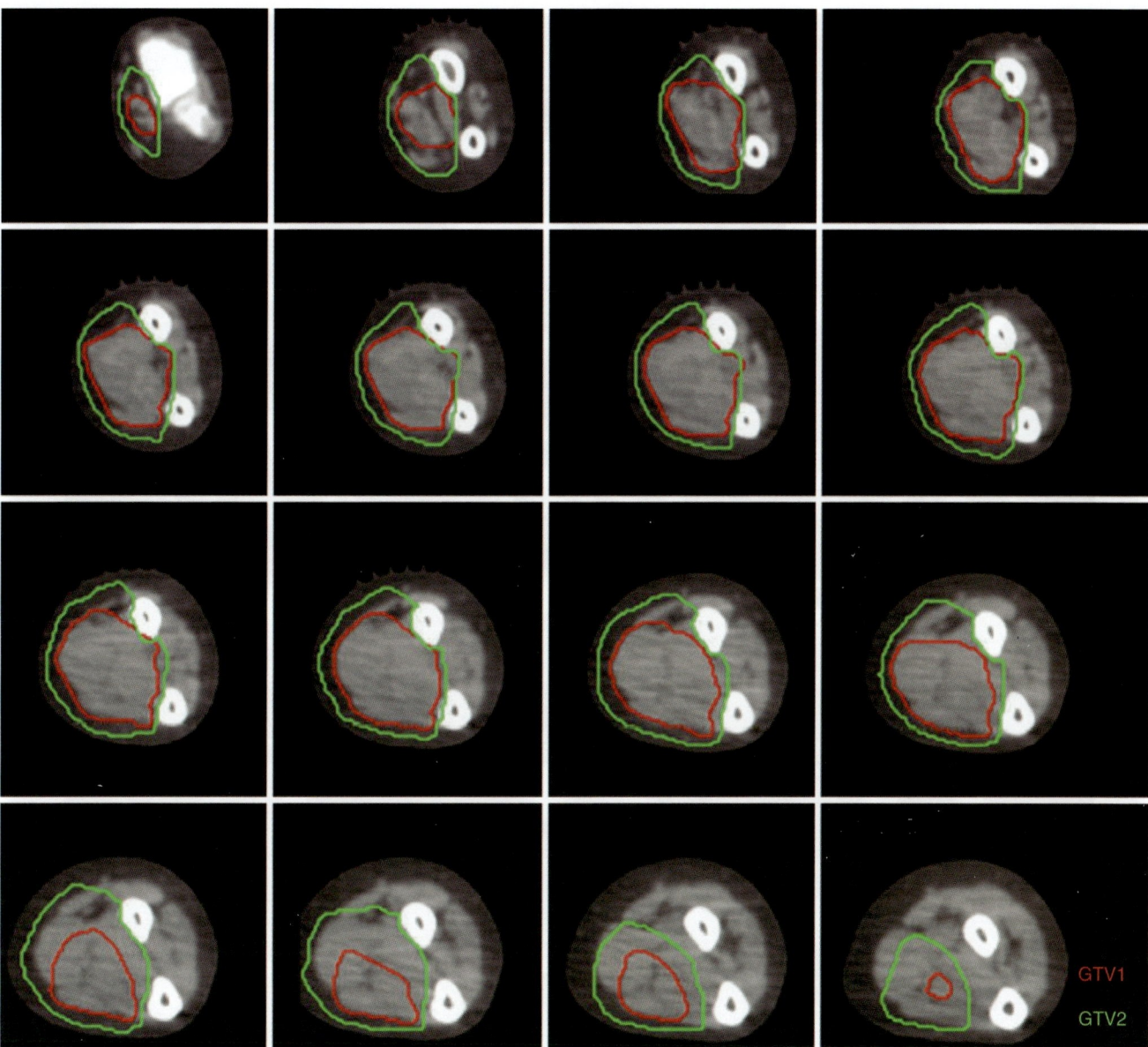

图35-3　前臂横纹肌肉瘤

亚临床靶体积（CTV）范围受骨间筋膜所限。GTV-大体肿瘤体积。

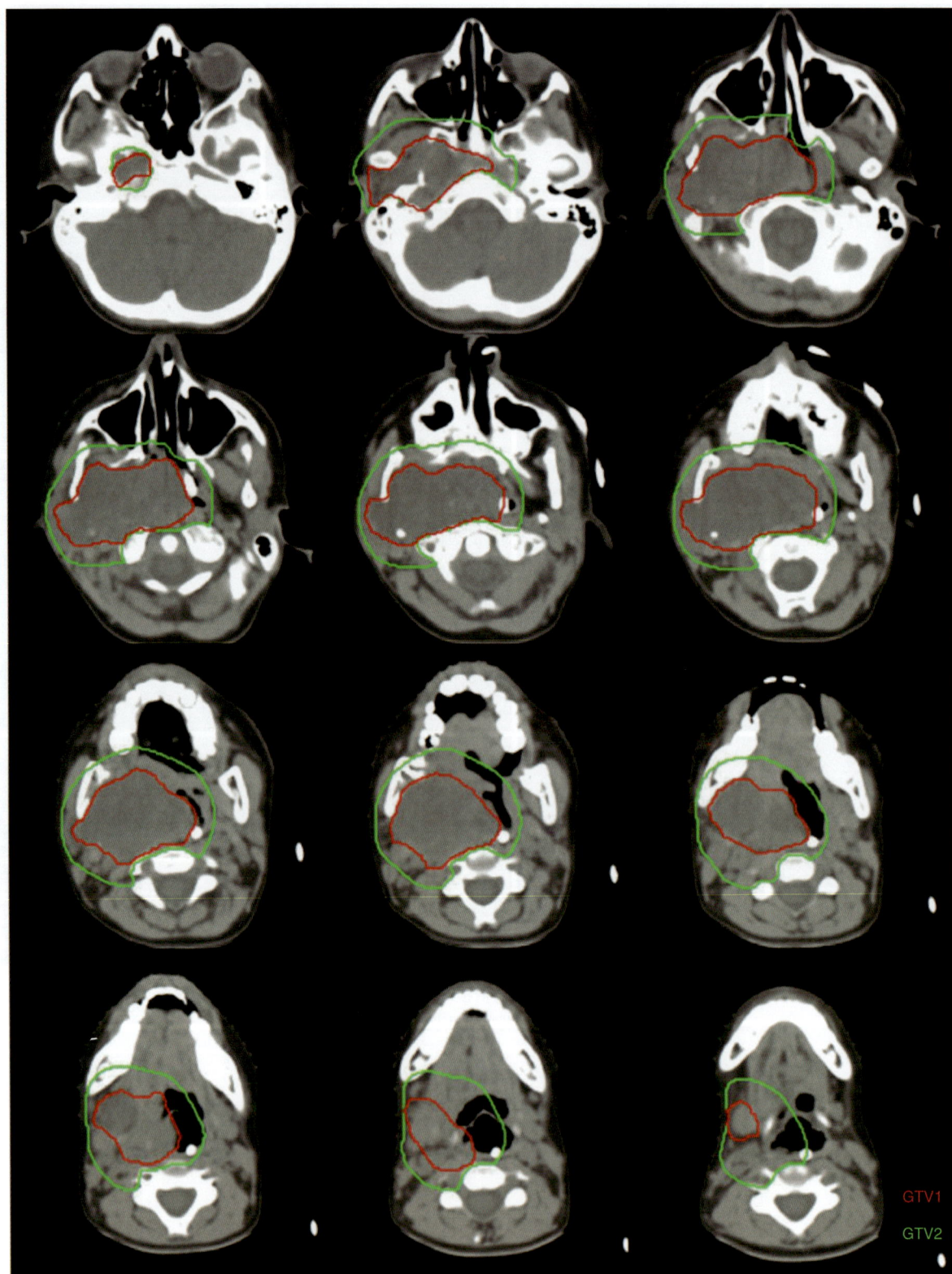

图35-4 咽旁间隙横纹肌肉瘤

亚临床靶体积（CTV）后界受椎体所限。由于肿瘤浸润下颌骨，CTV外界未受右侧下颌骨所限。GTV-大体肿瘤体积。

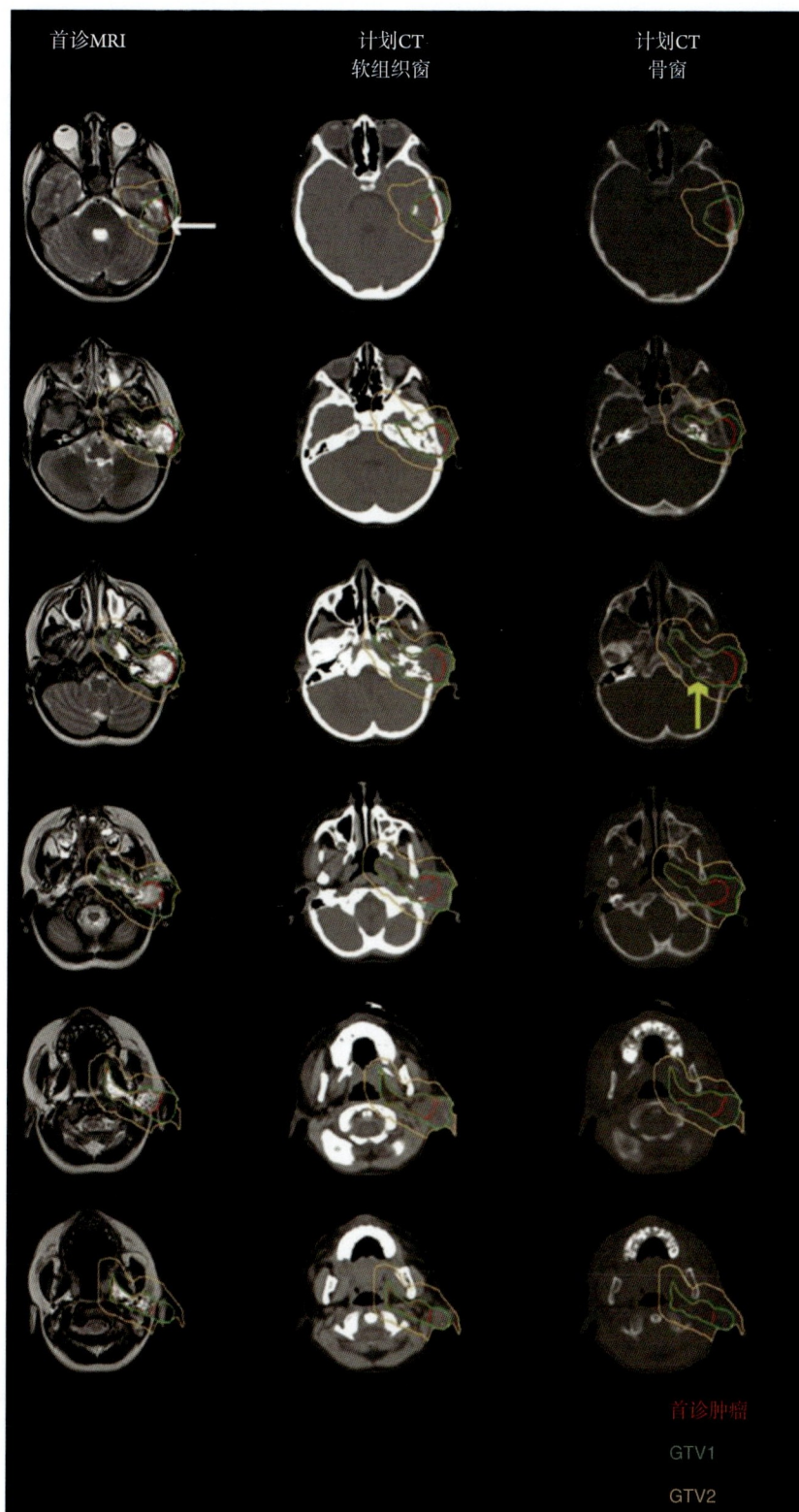

图35-5　伴中耳侵犯的横纹肌肉瘤

首诊时MRI所见肿瘤范围、GTV以及CTV均显示于首诊MRI以及计划CT（包括软组织窗及骨窗）中。本例患者伴有颅内侵犯（白色箭头所示）以及明显的中耳骨质破坏（黄色箭头所示）。

推荐阅读

- Donaldson SS (2004) Ewing sarcoma: radiation dose and target volume. Pediatr Blood Cancer 42: 471-476.
- Donaldson SS, Torrey M, Link MP et al (1998) A multidisciplinary study investigating radiotherapy in Ewing's sarcoma: end results of POG #8346. Pediatric Oncology Group. Int J Radiat Oncol Biol Phys 42: 125-135.
- Lin C, Donaldson SS, Meza JL et al (2012) Effect of radiotherapy techniques (IMRT vs. 3D-CRT) on outcome in patients with intermediate- risk rhabdomyosarcoma enrolled in COG D9803–a report from the Children's Oncology Group. Int J Radiat Oncol Biol Phys 82: 1764-1770.
- Million L, Anderson J, Breneman J et al (2011) Influence of noncompliance with radiation therapy protocol guidelines and operative bed recurrences for children with rhabdomyosarcoma and microscopic residual disease: a report from the Children's Oncology Group. Int J Radiat Oncol Biol Phys 80: 333-338.

译者：吴广银，河南省人民医院放疗科

审校：陆嘉德，上海市质子重离子医院/复旦大学附属肿瘤医院质子重离子中心

第三十六章　儿童脑部肿瘤

Jeffrey Buchsbaum, Arnold C. Paulino

[1]Department of Radiation Oncology, Indiana University, Bloomington, IN, USA; [2]Department of Radiation Oncology, MD Anderson Cancer Center, Houston, TX, USA

Correspondence to: Arnold C. Paulino, MD. Department of Radiation Oncology, MD Anderson Cancer Center, Houston, TX, USA. Email: apaulino@mdanderson.org

1　髓母细胞瘤

1.1　方案及靶区确定的一般原则

❖ 髓母细胞瘤的规范化放射治疗包括靶区勾画和计划设计。可以采用多种放射治疗技术，如质子放射治疗，调强放射治疗，三维适形放射治疗等。但是，无论采取哪一种放射治疗技术，都要以精准的靶区勾画为基础。

❖ 髓母细胞瘤的诊断，分期及放疗方案制订需要临床系统的体格检查和充足的影像学资料。排除造影剂禁忌证患者，所有患者应进行术前术后层厚为1~3mm头颅增强MRI检查。

❖ 此外，腰椎穿刺脑脊液细胞学检查及脊髓磁共振成像（magnetic resonance imaging, MRI）检查也是肿瘤分期的重要方法。M0期及术后MRI显示残留瘤体<1.5 cm^2的儿童为一般风险疾病，而那些M1~M4疾病和（或）

≥1.5 cm^2残留的患者具有高危风险。

❖ 应使用无对比电子计算机断层扫描（computed tomography, CT）检查来获得靶区划分的支持数据。因为数字重建图像（digitally reconstructed radiograph, DRR）分层越细获得的图像质量越高，所以应当设置适当的分层厚度来优化治疗方案并指导治疗。系统固有的分层能力通常是检查的限制因素。DRR质量通常因更细的分层厚度而得到提高。

❖ 全脑全脊髓放疗（craniospinal irradiation, CSI）部分的数据采集分层越薄，用于融合及DDR构建的图像分辨率越高。模拟CT定位扫描必须包括所有外固定设备，推荐颅顶到外生殖器范围。

❖ 无论患者是否俯卧或仰卧，均应设置包括体位固定装置及面罩。俯卧及仰卧患者均需要体位固定装置（如Vac-Lok bag, Alpha Cradle）及面罩。如果患者处于俯卧位，应使用自制的额头及下颌固定器，并用面罩固定头部。如果使用全身麻醉，俯卧位患者通常需要气管插管（endotracheal tube，ET）。仰卧位患者可能有时使用鼻腔或喉部面罩通气（laryngeal mask airway，LMA）。因为镇静麻醉期间患者分泌物较多，所以LMA与鼻腔插管相比可能提供更好的气道管理。因此，作者也倾向于对仰卧位患者使用LMA。

❖ 在CT定位图像的每一层依次勾画靶区（图36-1~图36-2）。表36-1~表36-3描述了椎管，瘤床，后颅窝照射范围。

❖ 当发育期儿童进行椎管内治疗时，必须描画整个椎体的轮廓并纳入临床靶区（clinical target volume，CTV）中（图36-3）。对完全发育的儿童或成年人，CTV并不需要包含整个椎管（图36-4）。

❖ 鉴于MRI与CT的融合并非完全一致，所以基于MRI描画的靶区应当在CT扫描上进行最终审核以确保其合理性。

❖ 推荐使用MRI扫描找到硬膜囊尾部来确定CTV CSI的末端范围。既往病变的末端设定于第2腰椎（S2）椎体水平；然而，目前所知有1/3的患者末端高于或低于S2水平。非必要的过低范围可能导致性腺受到更多剂量的照射。但是当在椎管内使用质子治疗时，无需考虑性腺受到的过度剂量。

❖ 目前用于椎管内轴一般风险病变的推荐剂量是23.4 Gy/13f，高风险病变时分36 Gy/20f。在这两种情况下，CTV推量照射的推荐总体剂量是54 Gy。一项正在进行中的儿科肿瘤学组研究观察了针对一般风险疾病儿童（<7岁）的CSI剂量从23.4 Gy降至18 Gy的疗效。

❖ 在瘤床加量方面，一项进行中的COG研究正在检验适用于髓母细胞瘤的适当推量照射范围。在这项研究中，推量照射范围包括整个颅后窝（CTVpf）与肿瘤床边缘（CTVtbboost）两类。多项独立机构发表的研究也支持肿瘤床推量照射的安全性及有效性。

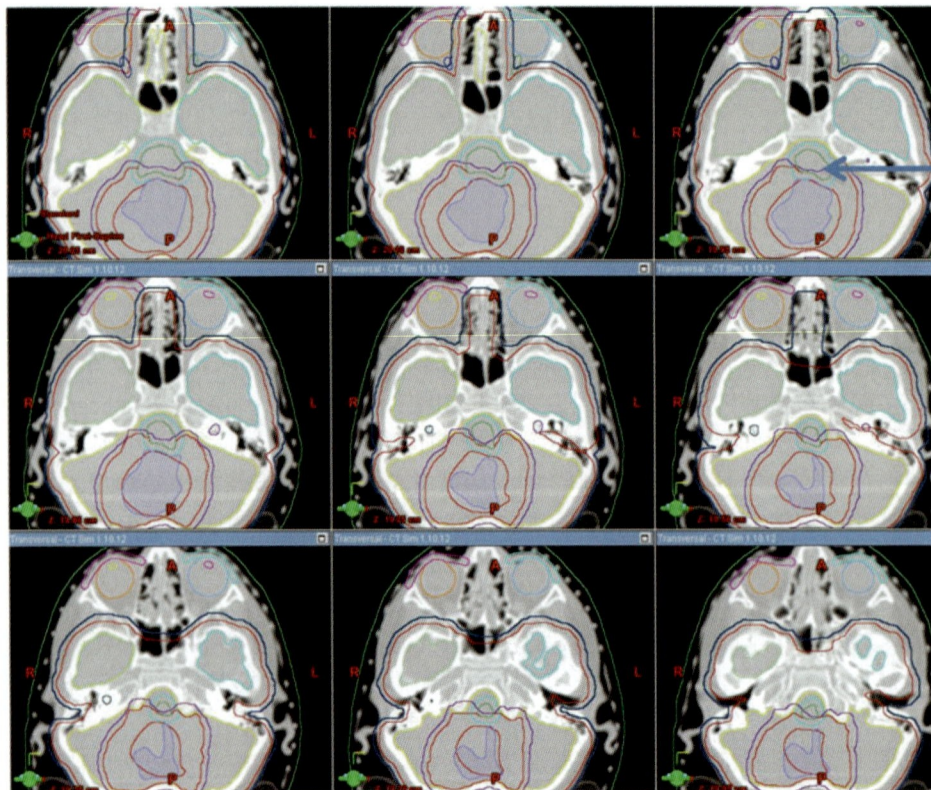

增强CTV至脑干中的边缘并非完全1.5 cm

图36-1 一般风险髓母细胞瘤患者

按照1.5 mm的分层厚度进行CT扫描。注意筛板作为靶区的一部分被覆盖（深蓝色线是PTVCSI，靠内的红色线是CTVCSI）。也需要注意PTV$_{tbboost}$（紫色线），CTV$_{tbboost}$（橙色线）及GTV（紫色阴影）的轮廓。注意脑干前方的CTV边缘距离较后方及侧方少。

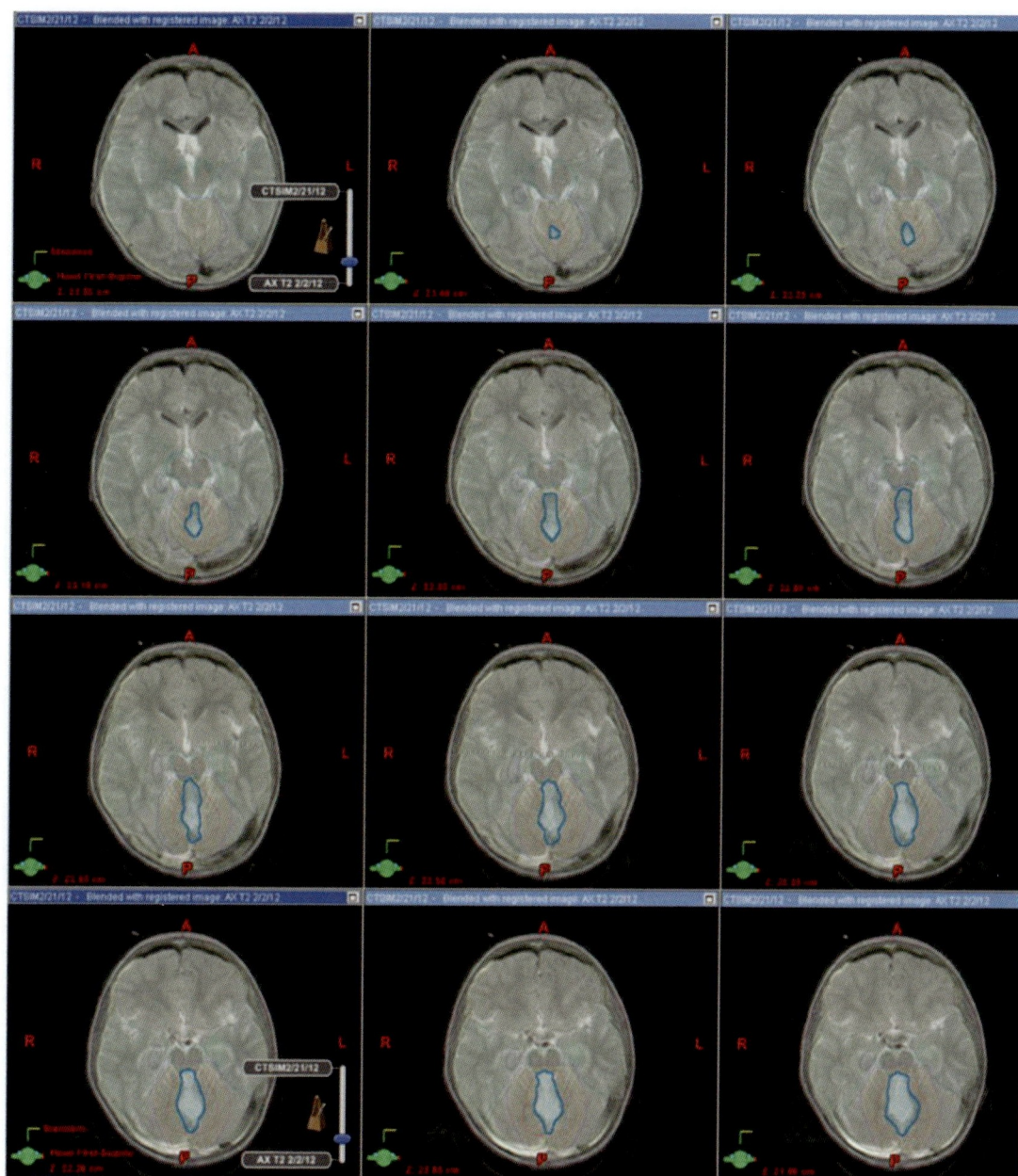

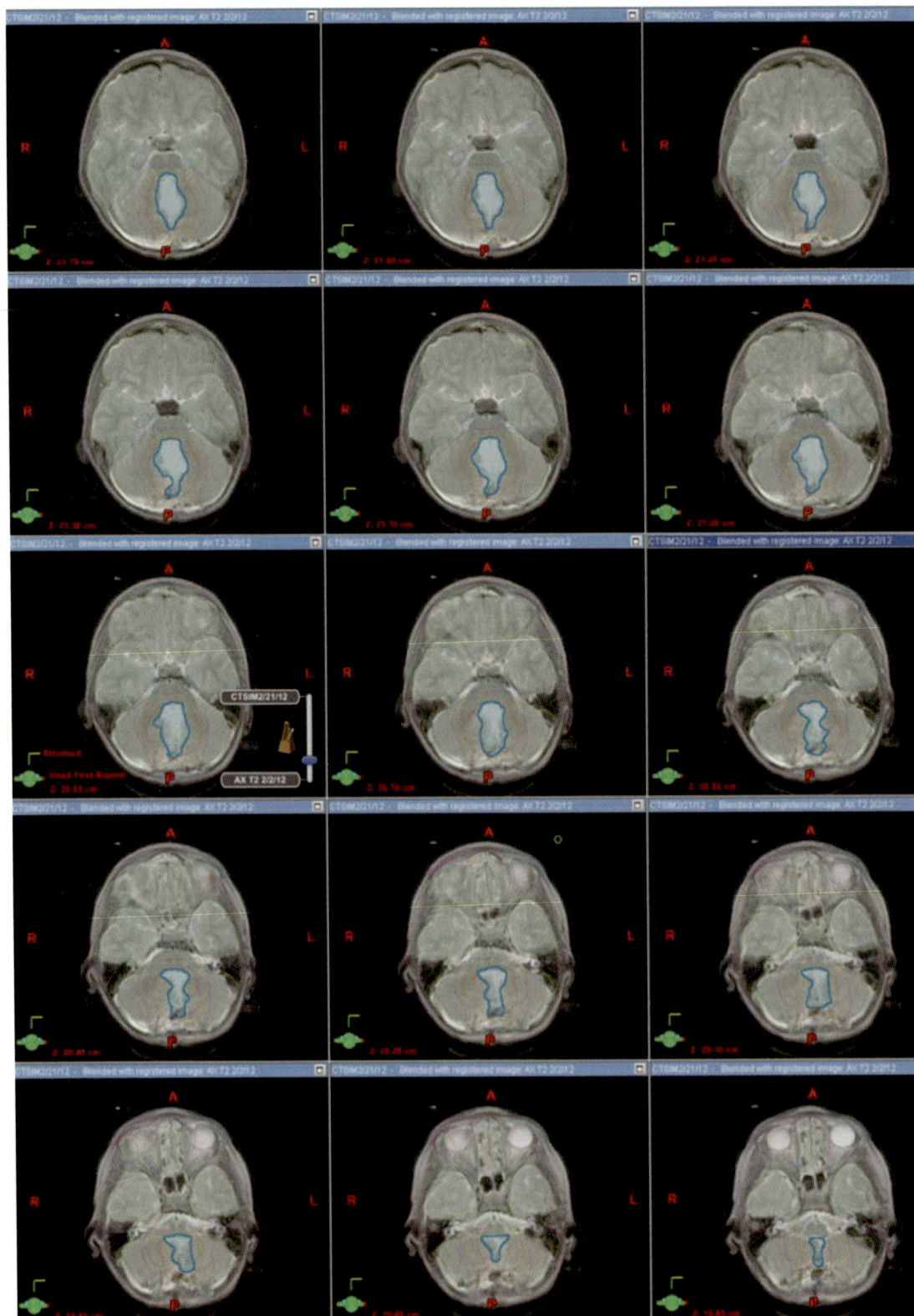

图36-2 接受了整体手术切除的同一髓母细胞瘤患者的对应CT扫描图像的MRI分层

此图是肿瘤床推量照射示例。GTV（手术切除腔）为蓝色，$CTV_{tbboost}$为亮橙色，$PTV_{tbboost}$为紫色。

表36-1　全脑全脊髓（craniospinal，CSI）部分治疗的推荐靶区

靶区	定义及描述
GTV	肿瘤床包括整个病变及手术切除腔（如 MRI 上标记），手术造成的缺损（进出肿瘤床的路径）不是手术切除腔的一部分
CTV$_{CSI}$	CTV 整个范围包括硬脑膜及相关的脑脊液。CTV 应当包括筛板。因为脊髓理论上在椎管内能够移动，所以 CTV 被定义为终止于硬膜囊的椎管，可由脊椎 MRI 确定。对于 CSI 部分，发育期儿童的整个椎体可能需要治疗，其方能获得对称的生长发育（图 36-3）。在发育成熟的儿童或成人中则并非如此（图 36-4）
PTV$_{CSI}$	CTV+3~10 mm，取决于患者体位的舒适程度及各放疗中心摆位误差数据

表36-2　颅后窝肿瘤床推量照射的推荐靶区

靶区	定义及描述
GTV	肿瘤床包括整个病变病变及手术切除腔（如 MRI 标记），手术造成的缺损（进出肿瘤床的路径）不是手术切除腔的一部分
GTV$_{tbboost}$	CTV$_{tbboost}$ 应当 GTV 外扩 1~1.5 cm CTV 勾画以解剖屏障为界，如脑干、骨骼及小脑幕等。但如果肿瘤侵犯脑干，CTV 中应包含脑干的部分
PTV$_{tbboost}$	CTV$_{tbboost}$+3~5 mm，取决于各放疗中心摆位误差数据

表36-3　用于整个颅后窝推量照射的推荐靶区

靶区	定义及描述
GTV	肿瘤床包括整个病变及手术切除腔（如 MRI 标记），手术造成的缺损（进出肿瘤床的路径）不是手术切除腔的一部分
CTV$_{pf}$	CTV$_{pf}$ 应当包括颅后窝。颅后窝间隔中包含脑干 CTV 应用的临床限制包括肿瘤扩散的生理解剖屏障，如骨骼及小脑幕
PTV$_{pf}$	CTV$_{pf}$+3~5 mm，取决于医疗中心经验

在设置统一的大体肿瘤体积（gross tumor volume，GTV）边缘并非必要的情况下，正常的解剖屏障可能限制CTV推量照射范围。

- ❖ 小脑（其分开颅后窝及幕上脑）及颅骨被认为是（肿瘤）播散的屏障。因此，CTV 应当不超过这些屏障。（肿瘤）侵袭至脑干是可能的，因而治疗范围需扩展至脑干。在肿瘤达到脑干的情况下，CTV推量照射区域的边缘通常向前扩展2~3 mm。在肿瘤未达到脑干的情况下，如良好单侧的髓母细胞瘤患者，脑干是（肿瘤）扩散的解剖屏障，因此不需要被纳入CTV推量照射区域（图36-5~图36-7）。

- ❖ 当将整个颅后窝作为推量照射范围治疗时，前缘应包括前鞍突及整个颅后窝。CTV应包含整个脑干。读者可在COG试验的网站（www.qarc.org/ACNS0031Atlas.pdf）上阅读这些图示，从而对比两种不同的推量照射方法（图36-5~图36-7）。

2　室管膜瘤

2.1　方案及靶区确定的一般原则

- ❖ 靶区范围划定是颅内室管膜瘤的标准放射治疗方法。治疗能通过多种技术如质子治疗、调强放射治疗（intensity modulated radiotheragy，IMRT）及3D-CRT完成；然而，通常需要准确的确定靶区范围。

- ❖ 除外了详尽的查体外，必须基于充足的影像学检查来进行诊断、分期及方案。除非有禁忌证，所有患者应按照1~3 mm分层厚度的标准进行脑部对比增强MRI扫描（术前及术后）。

- ❖ 此外，腰椎穿刺脑脊液细胞学检查及脊髓MRI检查也是肿瘤分期的重要方法。首诊患者中不足10%的患者已经肿瘤转移。

- ❖ 推荐应用平扫CT行放疗前模拟定位，薄层扫描有利于后期图像三维重建及图像引导放射治疗。CT定位图像及计划制作的剂量分布包括所有正常器官。

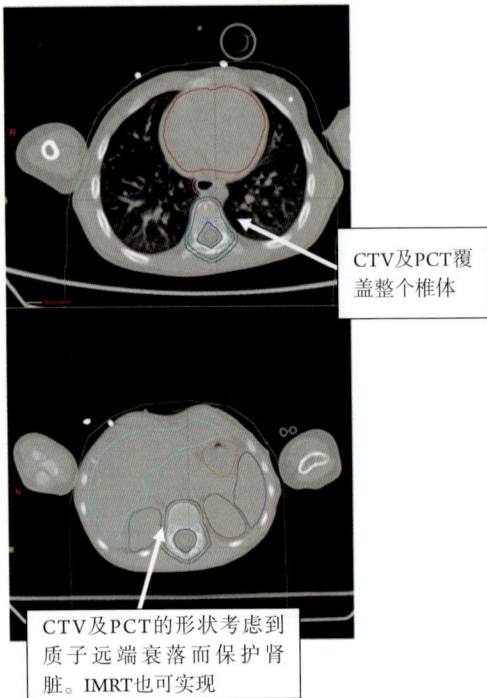

CTV及PCT覆盖整个椎体

CTV及PCT的形状考虑到质子远端衰落而保护肾脏。IMRT也可实现

图36-3　一个发育期儿童脊髓骨窗上的CTVs图示
发育成熟的儿童或成人CTV可跨越椎体

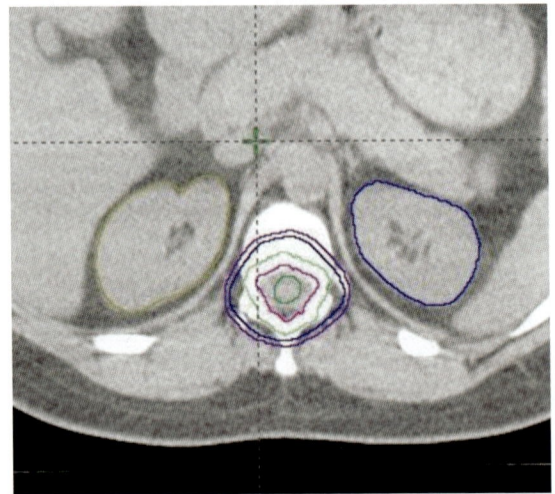

图36-4　发育成熟患者的脊柱区域改变情况图示
注意CTV（蓝色）及PTV（紫色）前方不超出骨质。

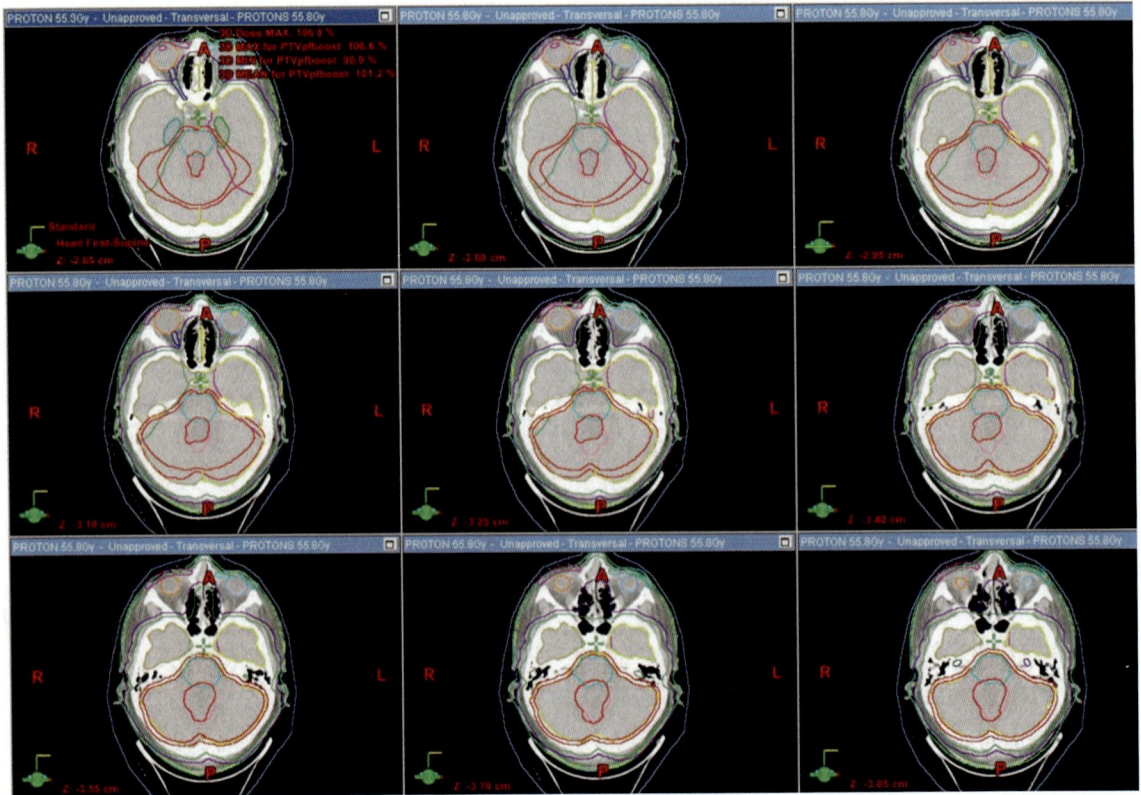

图36-5　系列CT片上的颅后窝轮廓

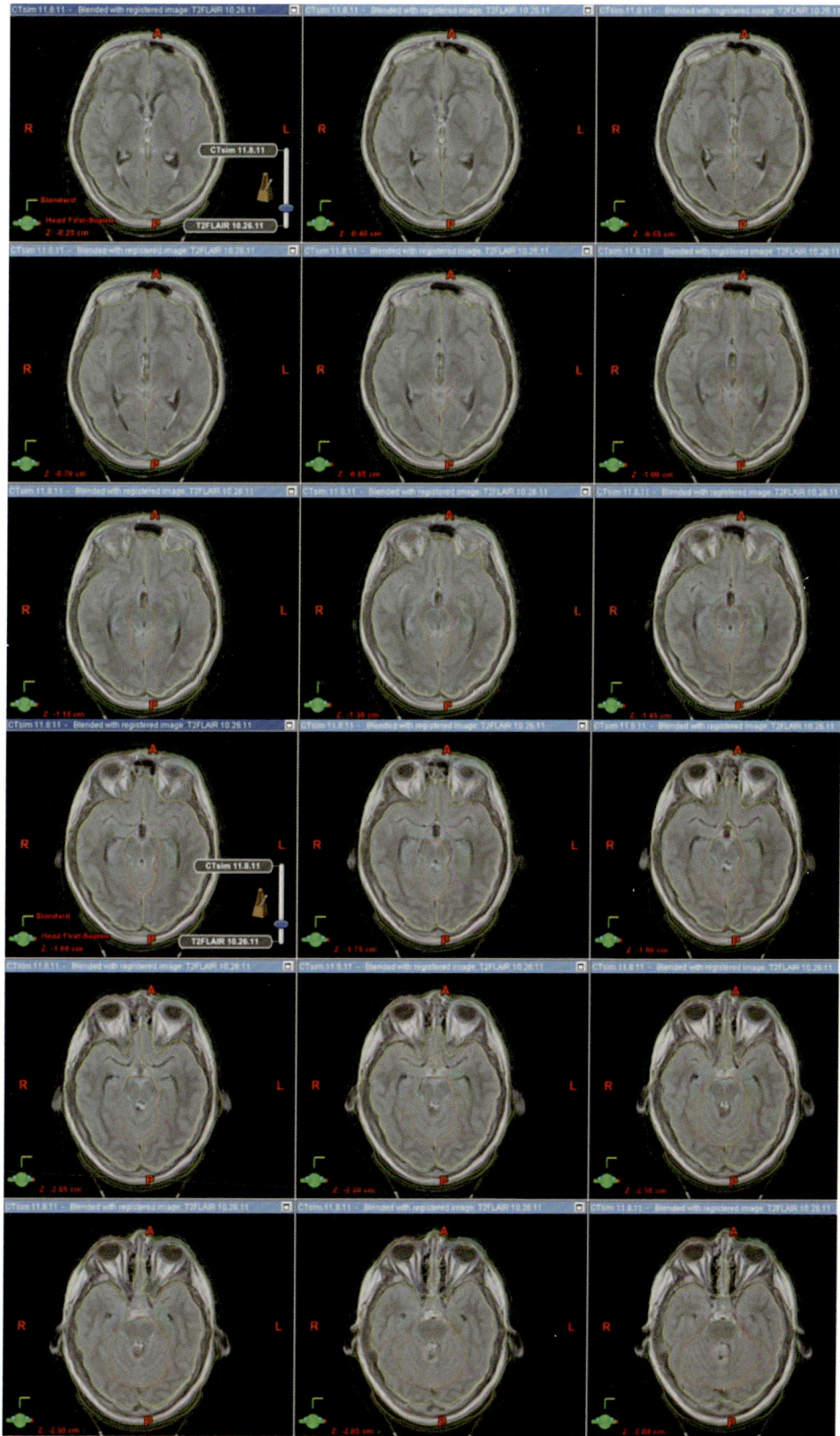

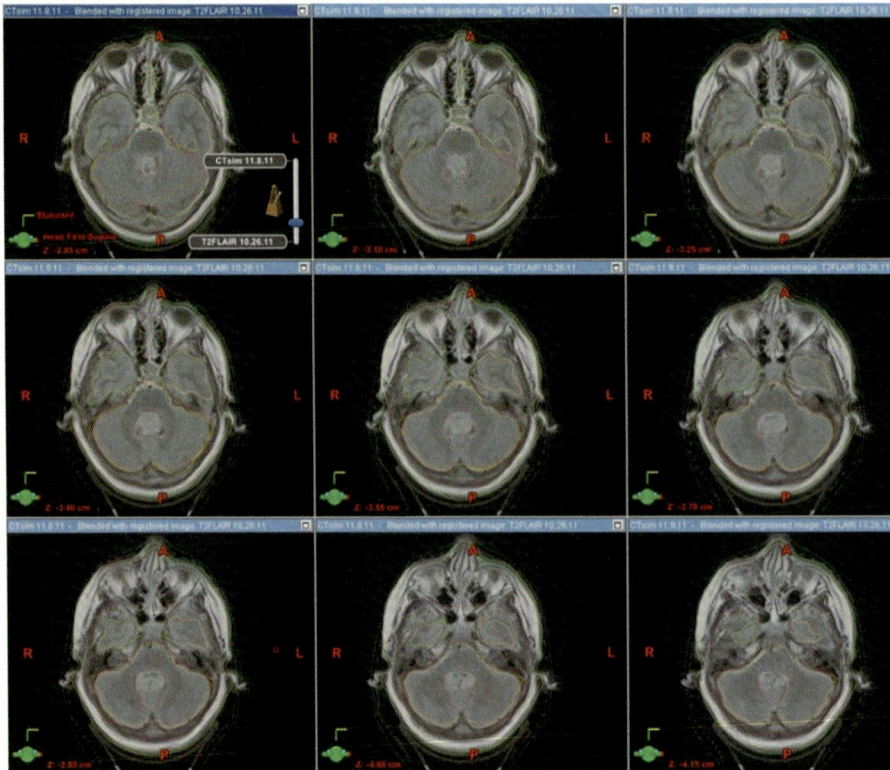

图36-6 MRI系列层面与CT模拟融合的图像中可见颅后窝轮廓

对这类患者而言MRI融合至关重要。在这些图像中CTV以小脑幕为界。

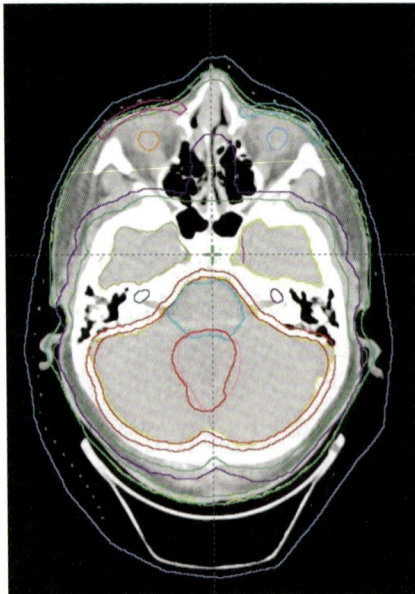

图36-7 耳蜗水平的颅后窝轮廓细节

注意紫色部分的腹侧PTV覆盖了全部颅底骨质，同时也覆盖了部分筛板来确保PTV覆盖至少有5 mm。

（扫描的）次级边界应当低于第7颈椎（C7）椎体水平，从而保证对正常脊髓颈段整体的正常描述。

❖ 重复性设置固件应包含仰卧位的面罩。如果肿瘤扩散至颈髓，可能需要覆盖至肩部的面罩。由于此类患者多年轻，可能需要使用全身麻醉。在放置面具时，麻醉师应当参与来确保气道安全。

❖ GTV包括术后残余肿瘤及术后瘤床。GTV外扩1 cm成CTV，CTV外扩3~5 mm（各中心不同）成PTV。在图像引导的放疗中，通常使用3 mm的层厚。在每个CT分层上描画了所有的靶区范围轮廓（表36-4）（图36-8~图36-11）。

❖ 对于存在残余肿瘤的患者，评估术中术后并发症风险较低应当再次切除。肿瘤切除程度是颅内室管膜瘤患者最重要的预后因素。

3 纯生殖细胞瘤

3.1 方案及靶区确定的一般原则

❖ 靶区范围划定是颅内室管膜瘤的标准放射治疗方

表36-4　生殖细胞瘤的推荐靶区

靶区	定义及描述
GTV	GTV 通常定义为手术后空腔及任何肿瘤残留。手术后 MRI 对于确定手术腔及残余肿瘤至关重要，而手术前 MRI 也有助于辅助确定肿瘤定位及划定手术区域
CTV$_{54}$ 及 CTV$_{59.4}$	CTV 常扩展 10mm。应当将颅骨及小脑幕纳入考虑。在最新的儿童肿瘤小组研究（ACNS0121）中，处方剂量为 59.4Gy。对于 CTV$_{54}$，应治疗整个肿瘤床。对于 CTV$_{59.4}$，CTV 的范围靠近枕骨大孔，且不必考虑颈髓的耐受度
PTV$_{54}$ 及 PTV$_{59.4}$	PTV$_{54}$ 是伴 3~5mm 边缘的 CTV$_{54}$。

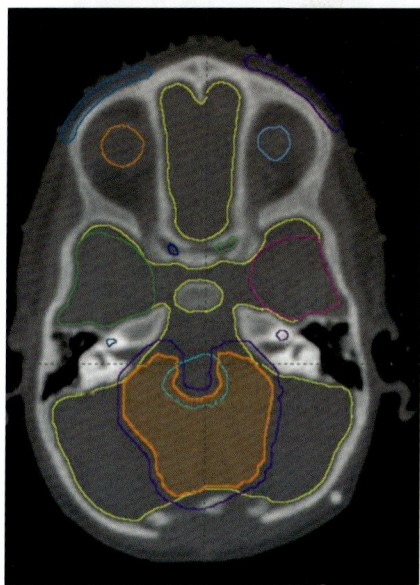

图36-8　幕下室管膜瘤男孩（18月龄）的靶区勾画

值得注意的是，脑干与肿瘤临近但是没有受到侵袭。因此CTV包括了3 mm的脑干。CTV不包括颅外区域。CTV（橙色），PTV（紫色）。

法。治疗可通过使用如质子治疗、IMRT及3D-CRT的方法来完成。然而，这些方法通常需要准确的确定靶区范围。

❖ 除了详尽的查体外，必须基于充足的影像学检查来进行诊断、分期及方案确定。除外禁忌证，所有患者应按照1~3 mm分层厚度的标准进行脑部对比增强MRI扫描（术前及术后）。

❖ 此外，腰椎穿刺脑脊液细胞学检查及脊髓MRI检查也是肿瘤分期的重要方法。肿瘤扩散通常发生于<10%的首次诊断的颅内生殖细胞瘤患者。

❖ 检测血清及CSF β-HCG及甲胎蛋白（alpha-fetal protein，AFP）来排除非生殖细胞源性生殖细胞肿瘤（non-germinomatous germ cell tumor，NGGCT）。NGGCT的治疗与纯生殖细胞瘤不同。AFP升高和（或）β-绒毛膜促性腺激素（β-HCG）≥50 IU/L的患者应按照NGGCT治疗。

❖ 重复设置的固件包括仰卧位的面罩。对于存在肿瘤扩散证据的患者，针对CSI治疗的固件应与髓母细胞瘤患者的CSI治疗组件相似。

❖ 对于局灶性病变及典型的双焦生殖细胞瘤（累及鞍上与松果体），标准的放射治疗区域包括整个脑室，且同时对原发肿瘤进行推量照射。靶点范围包括化疗前后的整个肿瘤体，脑室、邻近丘脑的正常结构（听力、内分泌系统、记忆及学习通路，脑干）。

❖ 当存在原发肿瘤缩小且脑室形态变化的可能性时，尚不清楚是否应当增加MRI扫描的频率。

❖ 对于局灶性病变及典型双焦生殖细胞瘤（累及鞍上及松果体），目前推荐，当按照边缘为1~1.5 cm的CTV范围单独放射治疗（radiotheragy，RT）时，照射整个脑室加上初始肿瘤。在总量21 Gy照射后，按照每次1.5 Gy的剂量按照圆锥形剂量进行推量照射，随后再在化疗前范围基础上扩大1~1.5 cm。使用典型3~5 mm PTV范围取决于医疗中心的经验。按照每次1.5 Gy，总量24 Gy的标准进行推量照射。针对原发肿瘤的总剂量是45 Gy（表36-5）（图36-12~图36-14）。

❖ 当使用新辅助化疗治疗原发肿瘤达到完全应答时，整个脑室的RT剂量为21 Gy，随后进行9 Gy的推量照射，从而使针对原发肿瘤的剂量达到30 Gy。化疗前GTV用于靶区描划。增加1 cm的边缘来确定CTV。CTV基础上增加3~5 mm的边缘来确定PTV（图36-14）。

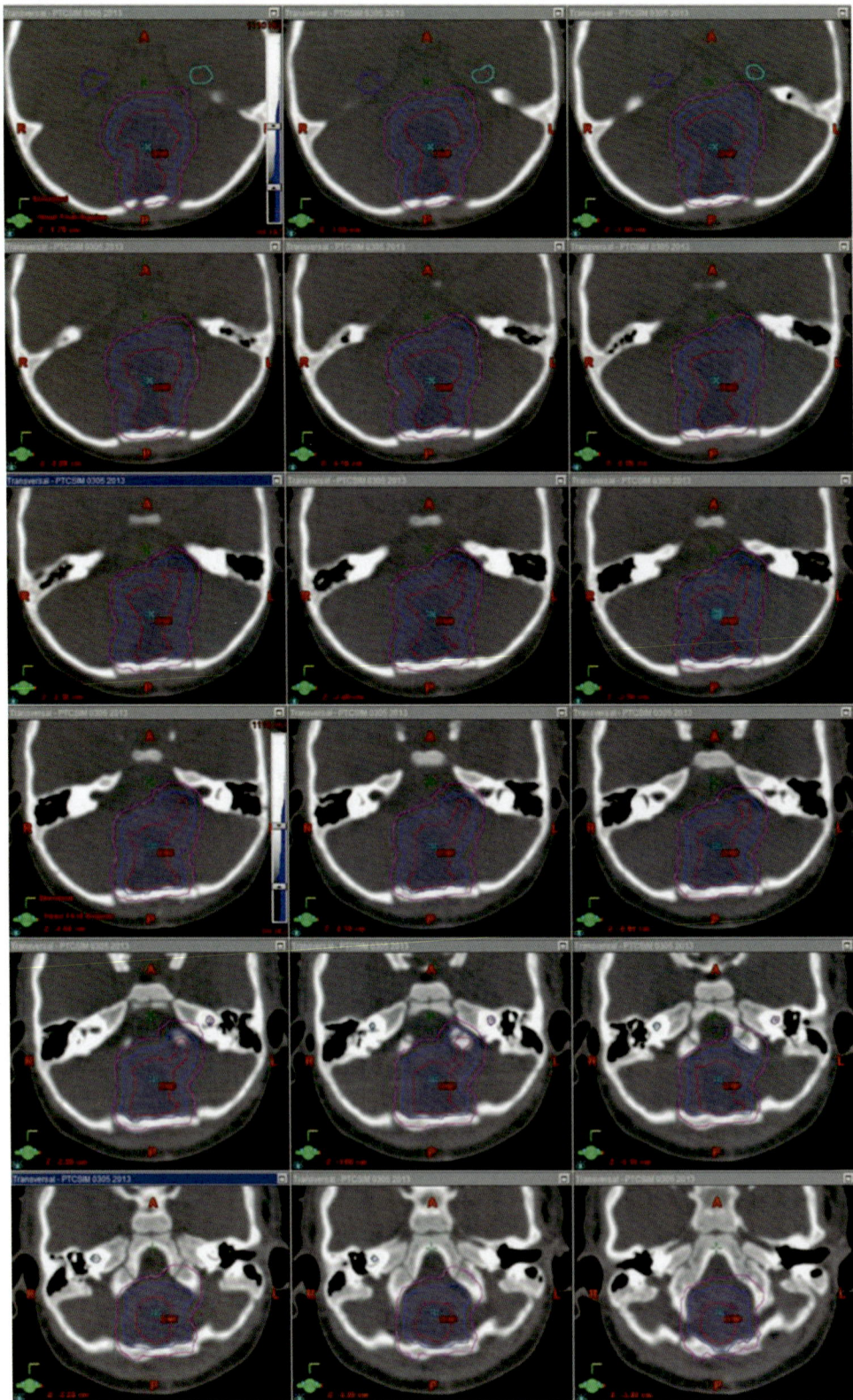

图36-9　耳蜗水平的颅后窝轮廓细节

注意紫色部分的腹侧PTV覆盖了全部颅底骨质，同时也覆盖了部分筛板来确保PTV覆盖至少有5 mm。

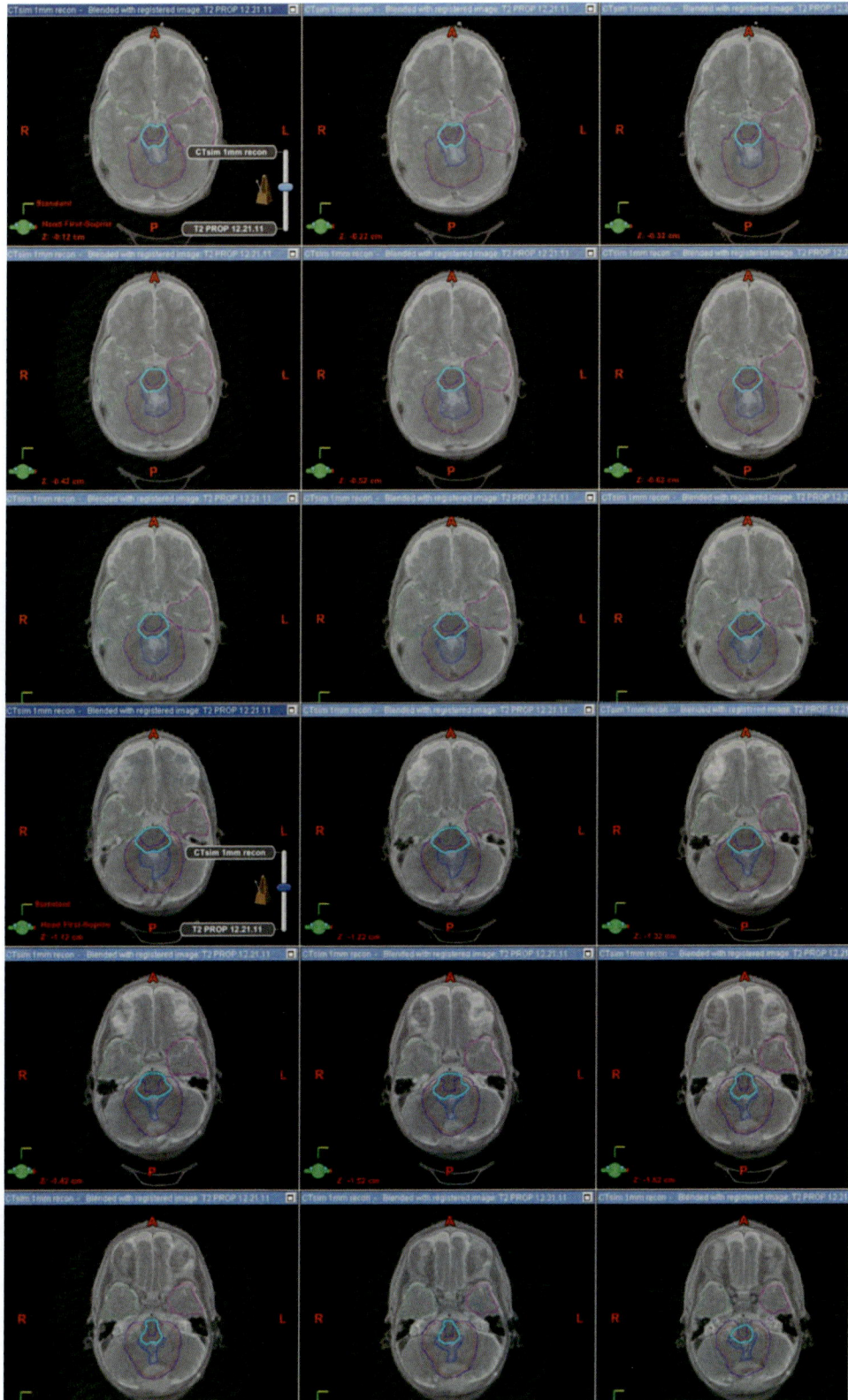

图36-10 幕下室管膜瘤患儿MRI与CT图像融合

GTV（蓝色），CTV（橙色），PTV（紫色），脑干（浅蓝色）。

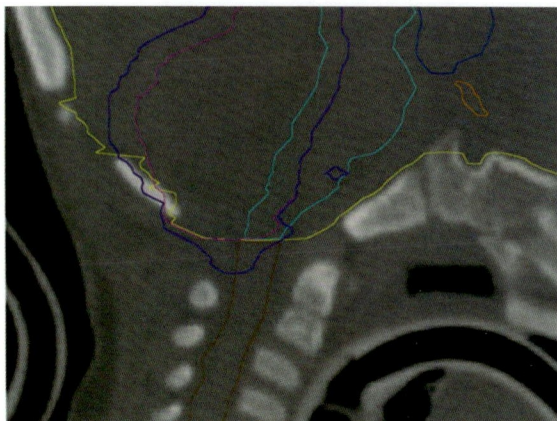

图36-11 同一室管膜瘤患者使用PTV$_{54}$（紫色）及PTV$_{59.4}$（粉红色）的矢状面示图

脊髓是棕色，脑干为浅蓝色。

表36-5 用于单纯生殖细胞瘤的完整脑室及增强的推荐靶区

靶区	定义及描述
GTV	GTV是化疗前的肿瘤体积。GTV由CTV$_{venbtricles}$及CTV$_{boost}$合并而成
CTV$_{venbtricles}$	CTV的范围通常超过原发肿瘤及脑室10~15 mm。其将骨骼及小脑幕作为阻止扩散的屏障。作为治疗整个脑室的组成，对最适的范围存在不同的定义；特别是对是否纳入脑干前的CSF流动空间存在争议（图36-12~图36-14）
CTV$_{boost}$	伴有10~15 mm边缘的GTV（图36-14）
PTV$_{venticles}$及PTV$_{boost}$	PTVs被扩大3~5 mm，超过根据医疗中心经验确定的CTV范围（图36-12~图36-13）

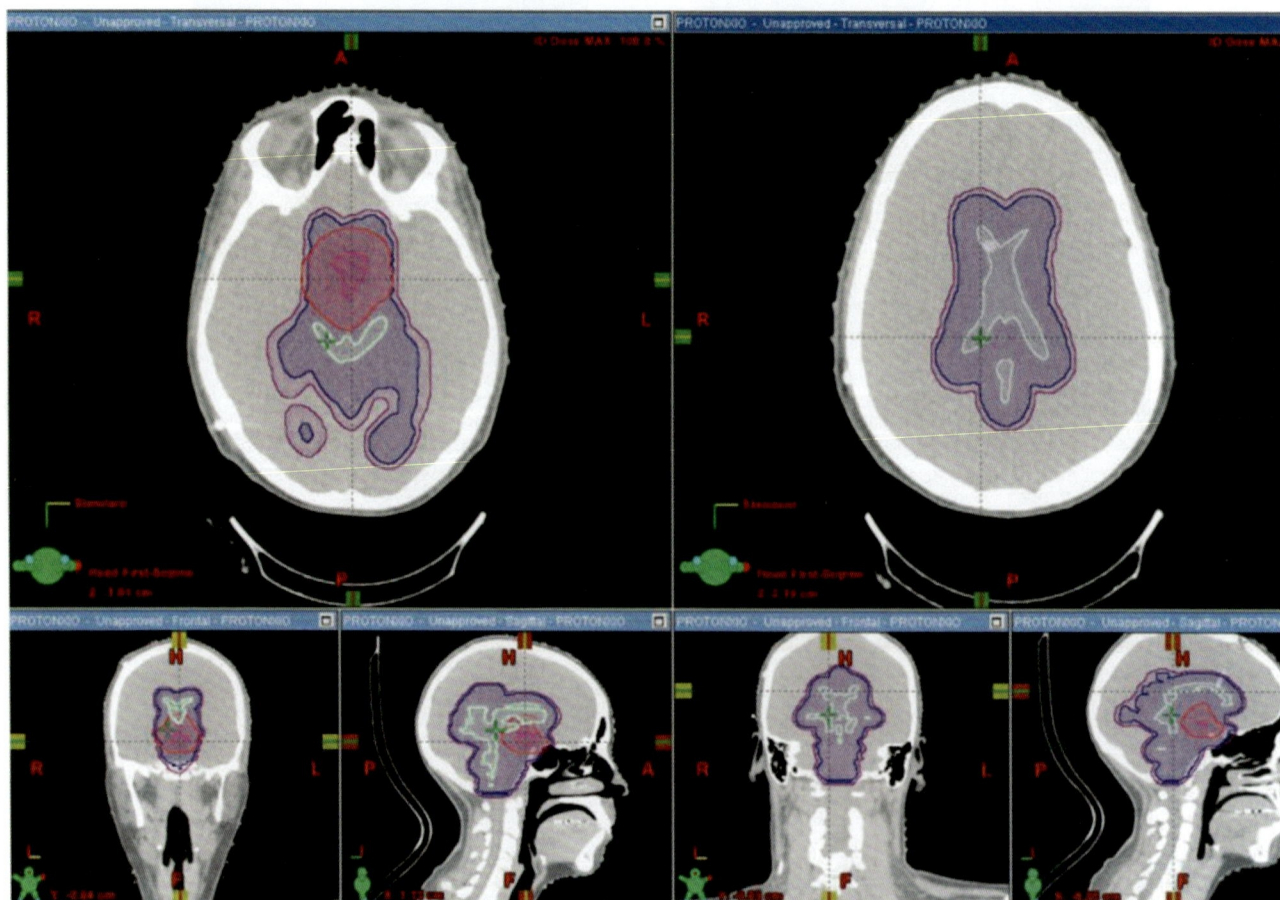

图36-12 纯生殖细胞瘤的治疗包含整个脑室

在基于同一患者的两种互不相关的分层上显示了相同的治疗计划。注意下丘脑CTV超出了脑室CTV。在本例患者，考虑脑干前区是靶区的一部份，从图像上可以看出对此区域的覆盖。每名患者都有不同的脑室形状，因此，不可能过分概括这一方法。关键是注意到患者脑室体积存在改变，可能情况下对这类患者应进行治疗模拟（每周模拟是合理的）。这类患者必须经常进行体格检查。

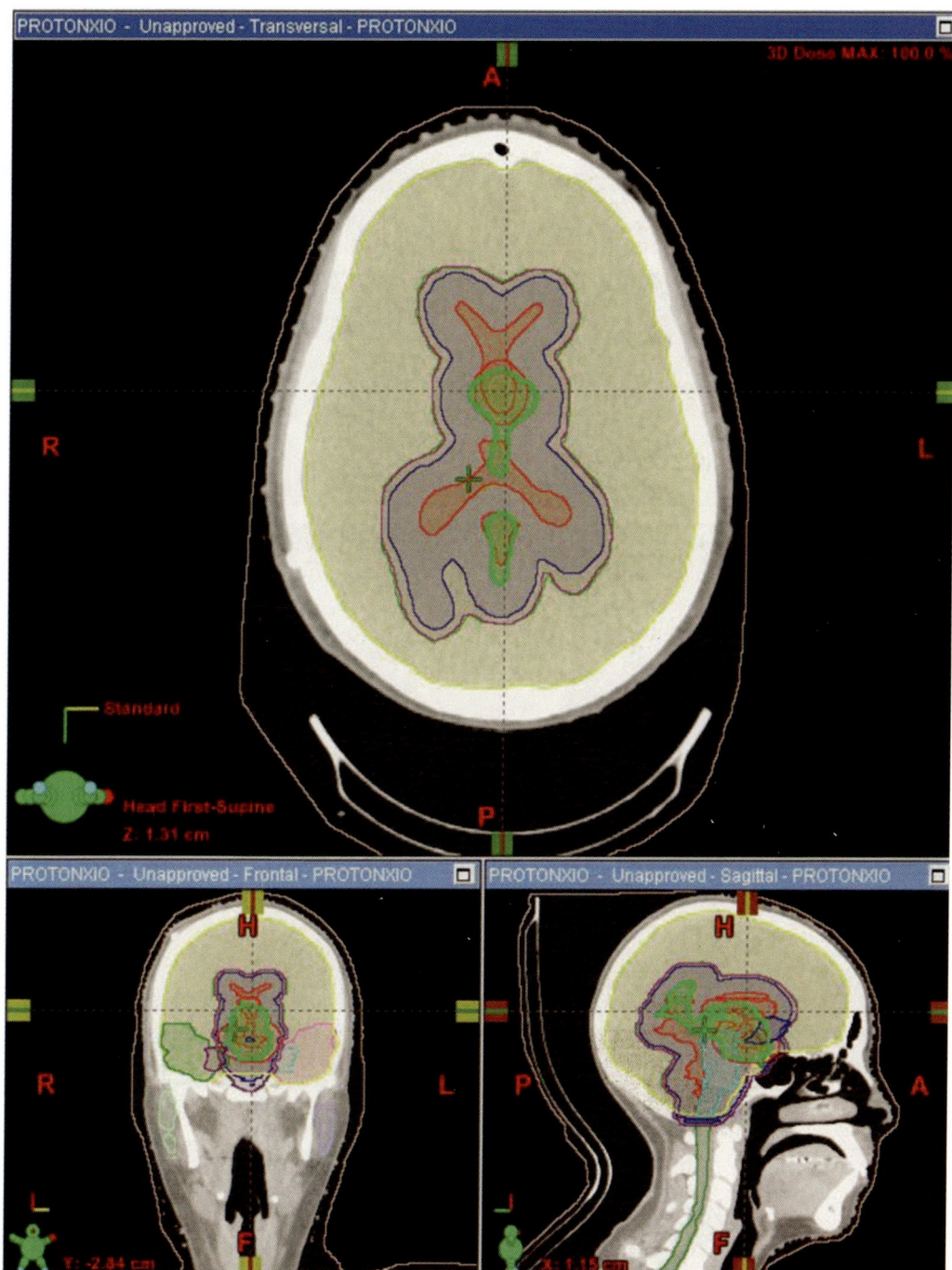

图36-13　采用全脑室治疗进行勾画的正交视图

脑室模拟为红色。手术前肿瘤体积为绿色。其他结构包括CTV（蓝色），PTV（紫色），大脑（黄色）及脑干（宝蓝色）。

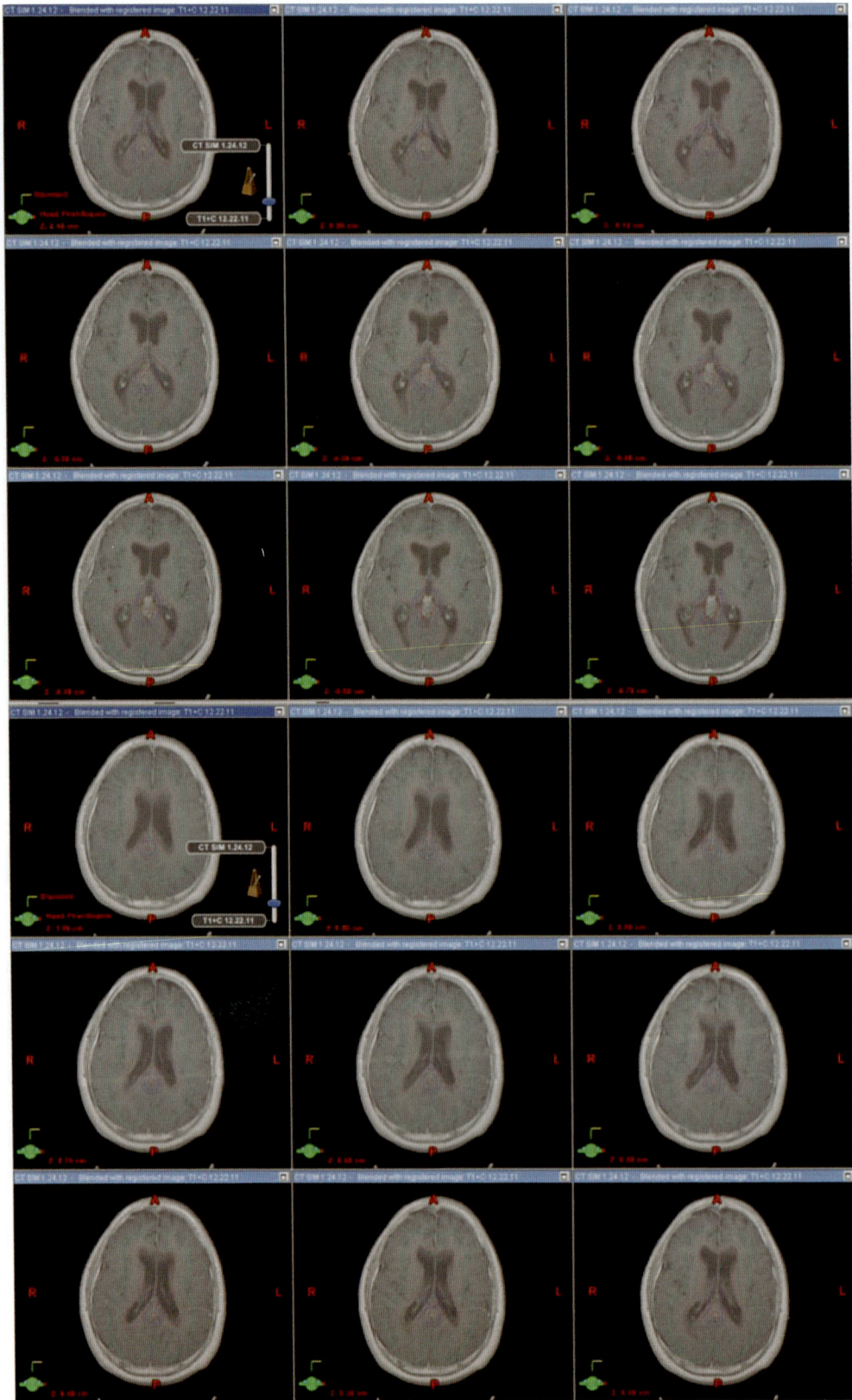

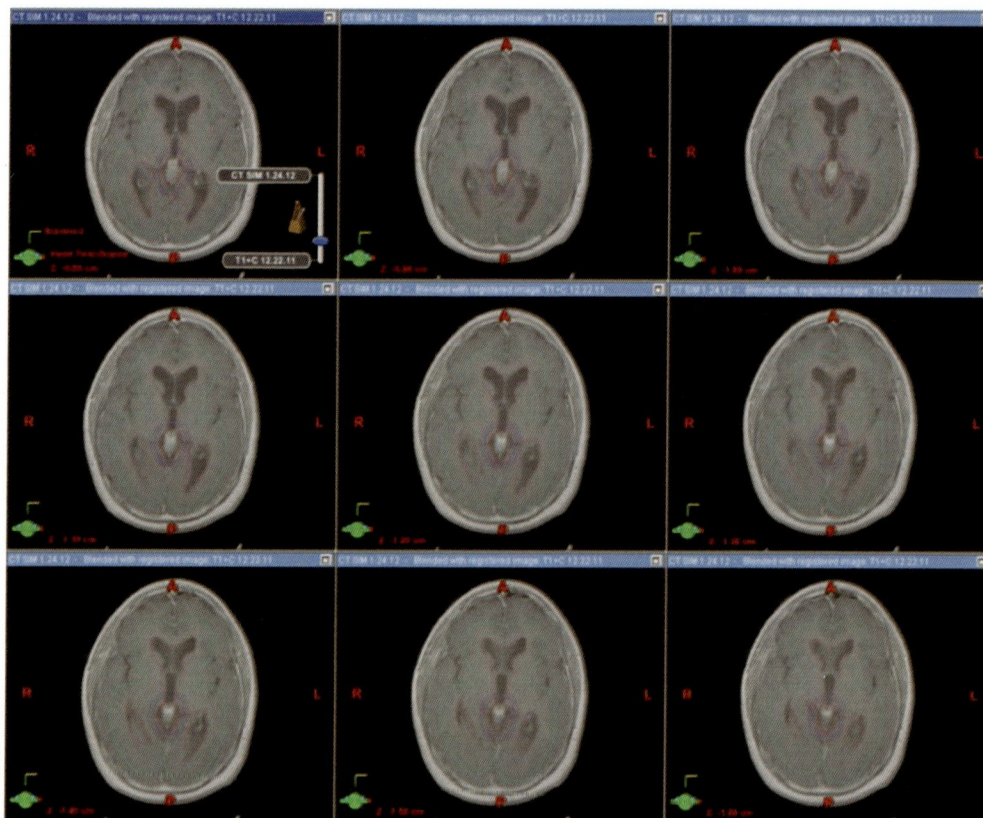

图36-14 整个脑室的MRI分层图示

本影像不同于图36-13的另1名患者全脑室MRI层面。图中显示了脑室（橙色），大体肿瘤靶区（红色），全脑室临床靶区（宝蓝色），推量照射临床靶区（蓝色）及推量照射计划靶区（紫色）。

推荐阅读

- Merchant TE，Li C，Xiong X et al (2009) Conformal radiotherapy after surgery for paediatric ependymoma：a prospective study. Lancet Oncol 10:258-266.

- Paulino AC，Mazloom A，Teh BS et al (2011) Local control after craniospinal irradiation，intensity-modulated radiotherapy boost，and chemotherapy in childhood medulloblastoma. Cancer 117：635-641.

- Raggi E，Mosleh-Shirazi MA，Saran FH (2008) An evaluation of conformal and intensity- modulated radiotherapy in whole ventricular radiotherapy for localized primary intracranial germinomas. Clin Oncol (R Coll Radiol) 20：253-260.

- Roberge D，Kun LE，Freeman CR (2005) Intracranial germinoma：on whole-ventricular irradiation. Pediatr Blood Cancer 44：358-362.

- Wolden SL，Dunkel IJ，Souweidane MM et al (2003) Patterns of failure using a conformal radiation therapy tumor.

译者：朱鹏，四川省遂宁市第一人民医院消化内科
审校：吴广银，河南省人民医院放疗科

第十部分

肉瘤

第三十七章　软组织肉瘤

Colleen Dickie[1], Brian O'Sullivan[2]

[1]Radiation Medicine Department , Princess Margaret Hospital, University of Toronto, Toronto, ON, USA; [2]Department of Radiation Oncology, Princess Margaret Hospital, University of Toronto, 610 University Avenue, Toronto, ON M5G 2M9, USA
Correspondence to: Brian O'Sullivan, MD, FRCPC. Department of Radiation Oncology , Princess Margaret Hospital, University of Toronto, 610 University Avenue, Toronto, ON M5G 2M9 , USA. Email: brian.osullivan@rmp.uhn.on.ca

1　解剖与扩散模式

❖ 软组织肉瘤的解剖部位、大小，深度（如皮下组织和肌肉组织的浅筋膜），病理学特征及治疗方法。

❖ 软组织肉瘤一般在原发灶长轴方向上在肌内或沿着肌肉浸润，并局限于所在的组织间隔内。肿瘤周围的可疑变化如水肿，可能隐藏着微转移灶。水肿最常见于头脚方向，应包括在放疗靶区内。

❖ 骨、骨间膜、广泛的肌腱膜平面为软组织肉瘤的天然屏障。这一特征应用于放疗计划中组织功能保护，特别是发生在末端病变。

❖ 在放疗和手术治疗时要考虑到有些软组织肉瘤还表现为多病灶同时发生或其他形式的扩散方式。

❖ 腹膜后软组织肉瘤常常巨大并侵犯周边组织器官，被定义为深部软组织肉瘤。

❖ 如果软组织肉瘤为"非计划性"手术且术后切缘阳性，则放疗靶区应包括手术区的肌肉及其他组织，并包括其他受肿瘤直接侵犯的组织。需要包括大多数原本不需要放射的组织间隔。

❖ 一般软组织肉瘤淋巴结转移不多见。

❖ 软组织肉瘤最常见的转移部位是肺，转移概率与肿瘤大小、浸润深度和病理分级有关。

2　与靶区勾画相关的诊断性检查

❖ 活检前必须要有轴位CT±MRI影像片，也可选择X线平片。

❖ 活检病理学需区分病理亚型和病理分级，活检手术时考虑到将来手术的方向。

❖ 活检包括针芯活检或切除活检。细针穿刺建议在有经验的医院进行。

❖ 活检路径应包括在放疗或手术方位之内。

❖ 胸部电子计算机断层扫描（computed tomography, CT）要排查是否有远处转移。

❖ 对于T1期、低级别的软组织肉瘤。既可以采用胸部CT，也可以采用胸片来排查是否有转移。

- 腹部/腹膜后软组织肿瘤应行腹/盆腔CT。除此以外还应做肾盂造影或肾放射性核素扫描来确定对侧肾功能是否受损。
- 腹部/腹膜后软组织肿瘤应查肌酐清除率。
- 黏液脂肪肉瘤要考虑做全脊柱磁共振成像（magnetic resonance imaging，MRI）。
- 腺泡状软组织肉瘤要考虑行中枢神经系统影像检查。
- 非多形性软组织肉瘤要考虑行骨髓检查和骨扫描，如来源于脑膜旁部位且伴淋巴结转移还要行脑脊液检查。

3 模拟定位与日常摆位

- 放疗模拟定位确定体位/固定前，多学科团队应该审阅和讨论诊断影像以确定病变部位/范围和受累的肌肉间隙。
- 图像引导放射治疗（image guided radiation therapy，IGRT）技术要求患者自然放松体位并用尽可能简便的固定装置，使治疗过程中可以获取影像且减少治疗过程中的误差。
- 对于所有肢体肿瘤，适当注意肢体旋转位置对于有效地分离受累肌肉间隙是很重要的（如图37-1a，b），这就要求：
  - 在放射治疗（radiotheragy，RT）计划中尽可能保护正常组织
  - 便于设置最直接的照射束
- 患者应有可重复的标记作为每日摆位参考点
- 理想的摆位系统是6个点，即3个点在轴位中心层面，3个点在矢状面上。
- 最好是把这些点放置在关节上和关节下，从而在整个放疗过程中评估和维持关节角度，另外还应该放置在任何可预期的肿瘤体积改变之外（如图37-1c~图37-1f）。
- 对于高度适形的放疗技术，整个治疗过程中加强肢体固定很重要。可以通过热塑体膜，像头颈部放疗固定那样，覆盖肢体的末端并固定到治疗床上。
- 选用的任何固定装置都应该在放射治疗床上保证所有维度上的固定稳定性同时具有最大的可重复性。已有多种不同解剖部位的固定装置。
- 盆腔，腹部和腹膜后软组织肉瘤需要固定上肢，使

其与治疗体积在空间上分离（最好固定过头顶），可以用一张大的聚乙烯真空垫或其他商业化的装置支撑预期的手臂位置（如图37-1f）。
- 每天最好有影像引导，例如用2D kV/2D MV正交定位或3D影像引导（如锥形束CT）进行靶区/软组织定位。

4 靶区勾画与治疗计划

- 对于术前放疗靶区勾画，模拟CT图像应该与MRI图像融合，理想的MRI图像是患者处于治疗体位。这将方便肿瘤靶体积（GTV）和临床靶体积（CTV）勾画（见图37-2~图37-3）。
- 对于假设完全切除的术后放疗靶区勾画，不需要勾画GTV，如果有术前CT/MRI图像，应该在初始计划CT上尽可能真实地重建术后初始GTV（$_{postop}$GTV）的位置（图37-4~图37-5）。
- 术前放疗，通常照射50 Gy，靶区包括GTV和CTV$_{50}$，应该在计划CT上逐层勾画。
- 对于术后放疗通常照射66 Gy（对于手术切缘阴性，肿瘤分级低者可以照射60 Gy），包括原发位置GTV并外扩至周围选择性亚临床CTV（镜下肿瘤浸润低危组织），给予50 Gy/25f等效剂量照射，例如采用同步推量技术时可以照射56 Gy/33f或54 Gy/30f（表37-1和图37-5）。
- 如有不可手术切除的残留病灶，根据该解剖区域的耐受性通常给予任何残存GTV和周围选择性外扩CTV体积照射70 Gy/35f或等效剂量。
- 不同治疗适应证的推荐靶区：
  - 肢体软组织肉瘤术前IMRT的GTV和CTV$_{50}$详见表37-2和图37-2~图37-3，图37-6~图37-9。
  - 肢体软组织肉瘤术后IMRT的$_{postop}$GTV和CTV$_{66}$详见表37-1和图37-4~图37-5，图37-10~图37-11。
  - 腹膜后软组织肉瘤术前IMRT的GTV和CTV（剂量50~50.4 Gy）详见表37-3和图37-12~图37-13。

5 计划评估

- 对于危及器官受累的情况（如腹膜后软组织肉瘤广泛侵及肝脏），要优先考虑保护正常组织以避免潜在的不良后果（包括死亡或可避免永久性严重功能丧失），如肾功能毁损，脊髓损伤。另一种情况，要平衡治疗目标和正常结构限量（如避开骨的目的

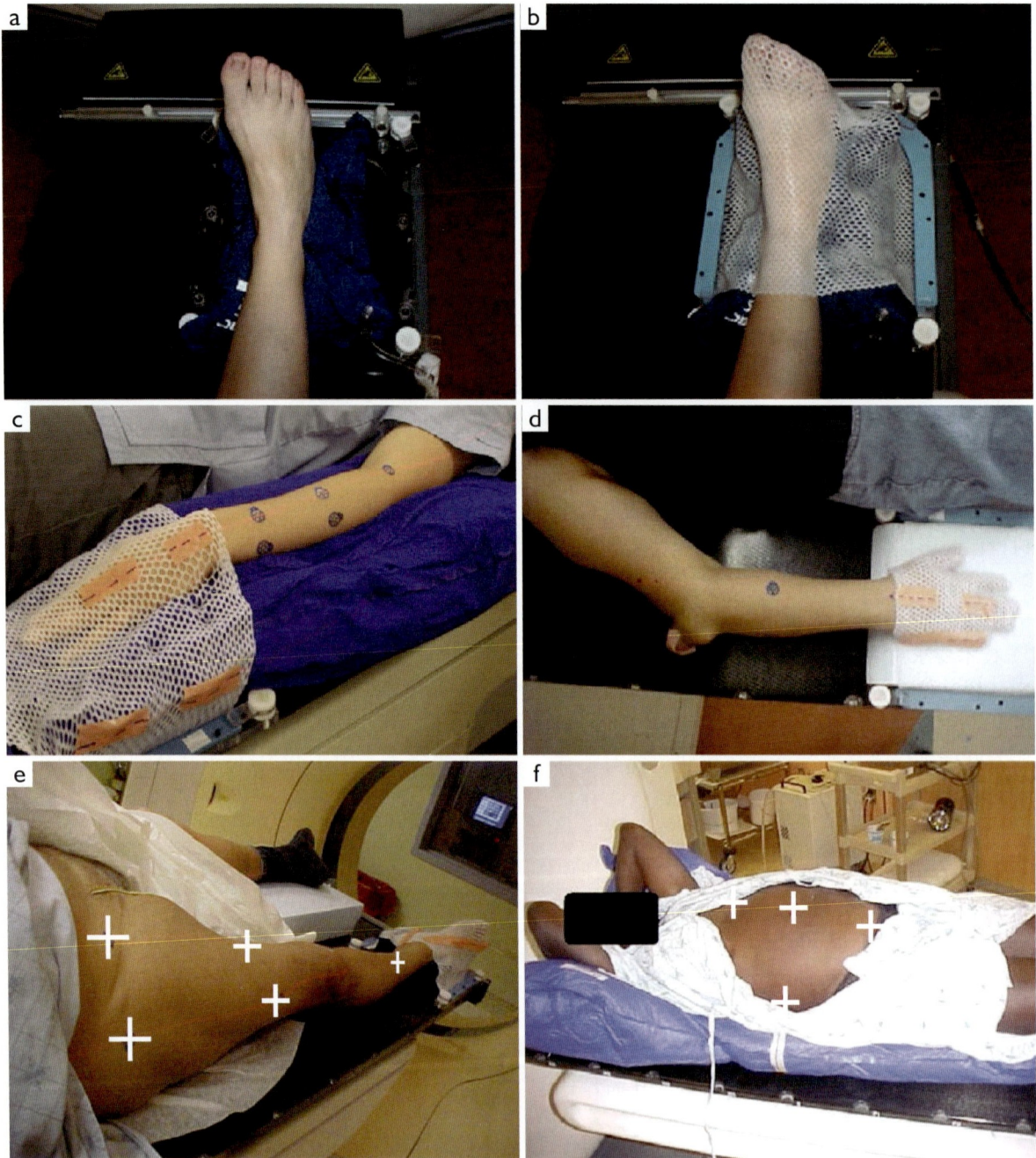

图37-1 软组织肉瘤放疗体位固定示例

（a）右大腿根治性放疗时右足部固定。采用置于肢体下方的小真空垫固定肢体旋转，同时也保证患者在较长时间的治疗过程中的舒适度，特别是治疗时间较长的IMRT/IGRT/螺旋断层调强放疗/3D-CRT中。（b）覆盖肢体的热塑体膜以减少患者在所有维度上的摆位不确定性。这一固定装置和放疗床匹配，用于上肢或下肢的体位固定。（c）肘部STS肉瘤患者的上肢固定。更大的微型真空垫用于支持这一解剖区域从肩到腕典型的轮廓改变。（d）另一例肘部软组织肉瘤对图a中的装置进行改良，用泡沫聚苯乙烯来替代真空垫从而在热塑膜中有更好的手部固定。两者均能与放射治疗床匹配。（e）大腿内侧的软组织肉瘤采足部装置固定以保证旋转并减少摆位的不确定性。5个纹身标记用于提高摆位的一致性；这个图像中纹身被人为地画成白色十字线。与固定装置上的其他标志一样，纹身用于患者的每日摆位重复性和对位。阴囊不能在治疗范围内。

（f）腹膜后肉瘤摆位，应用大的聚苯乙烯真空垫和5个摆位纹身使上臂远离治疗区域。患者的两侧各有一个纹身用于旋转重复性，3个沿中心轴放置用于患者对位（可见到4个白色十字纹身标记，其中3个在中心轴层面，另外1个在右侧）。

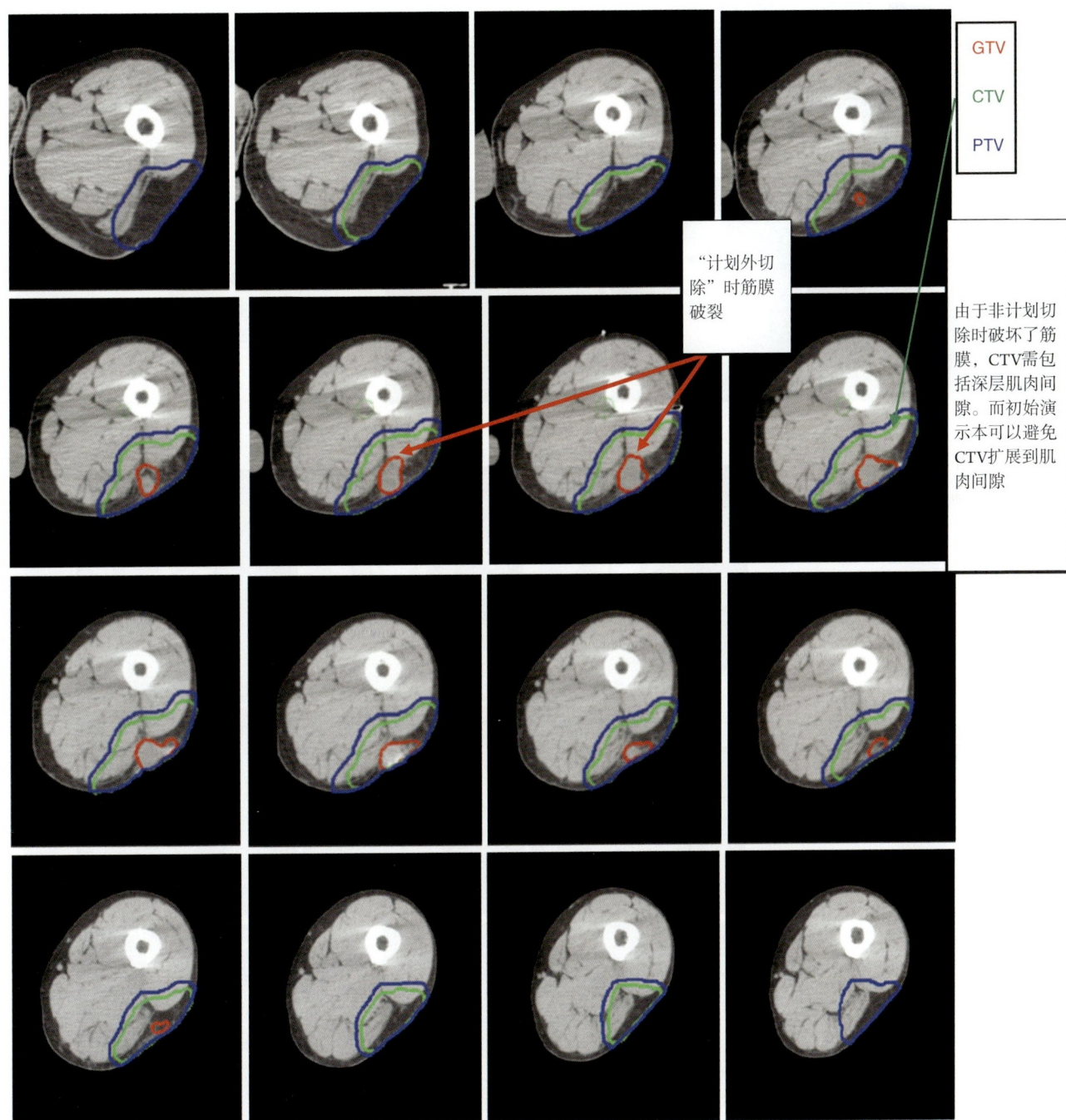

图中标注：
- GTV
- CTV
- PTV

"计划外切除"时筋膜破裂

由于非计划切除时破坏了筋膜，CTV需包括深层肌肉间隙。而初始演示本可以避免CTV扩展到肌肉间隙

图37-2　T2bN0M0大腿后外侧3级低分化的脂肪肉瘤术前放疗50 Gy/25f

该患者先前进行浅表病灶非计划且不完全的切除，造成股外侧韧带破坏，而原先肿瘤并未侵犯到深层间隙。2.0 mm层厚CT模拟，注意因先前手术错误导致的筋膜破坏区（箭头），现在要包括在CTV内并使该体积增加（图37-3）。图中显示的是代表性层面。

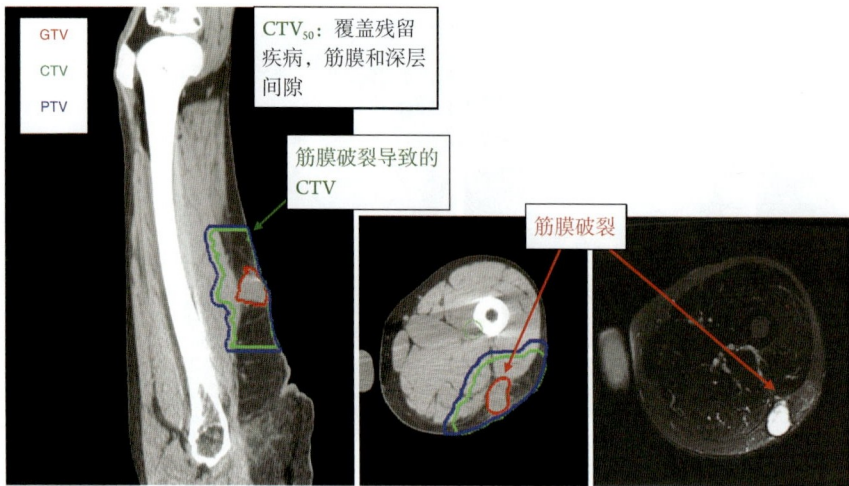

图37-3 如图37-2中的示例GTV、CTV和PTV显示在矢状视图及在MRI轴位上显示因非计划切除所致的筋膜破坏，并显示相应计划CT靶区

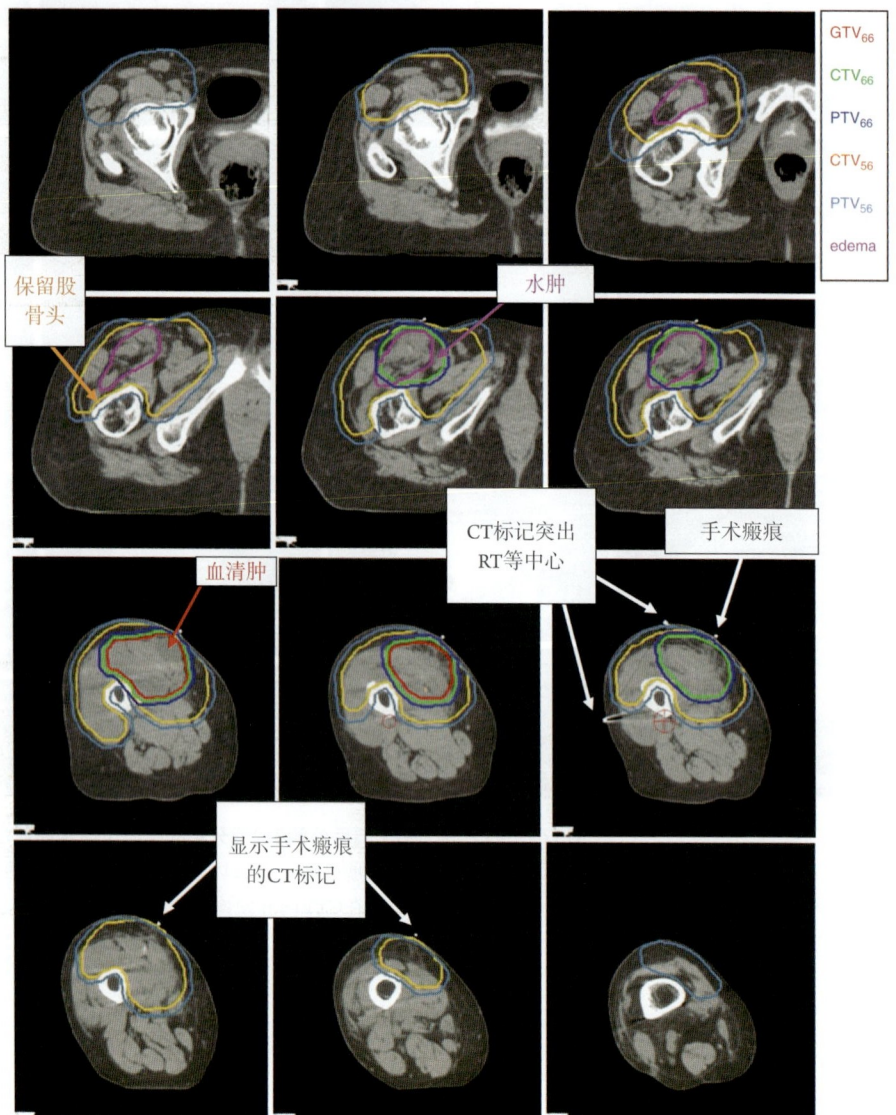

图37-4 T2bN0M0左前大腿3级多形性横纹肌肉瘤术后放疗66 Gy/33f

该患者手术切缘虽然阴性但较近。采用2 mm层厚模拟CT。当前层面显示$_{postop}$GTV及CTV$_{56}$的上部均包含水肿区。整个CTV$_{56}$靶区均避开股骨头和骨。某些病例中皮下组织受累处应该在手术瘢痕处应用组织补偿，作为接受治疗（如50 Gy）的一个部份。

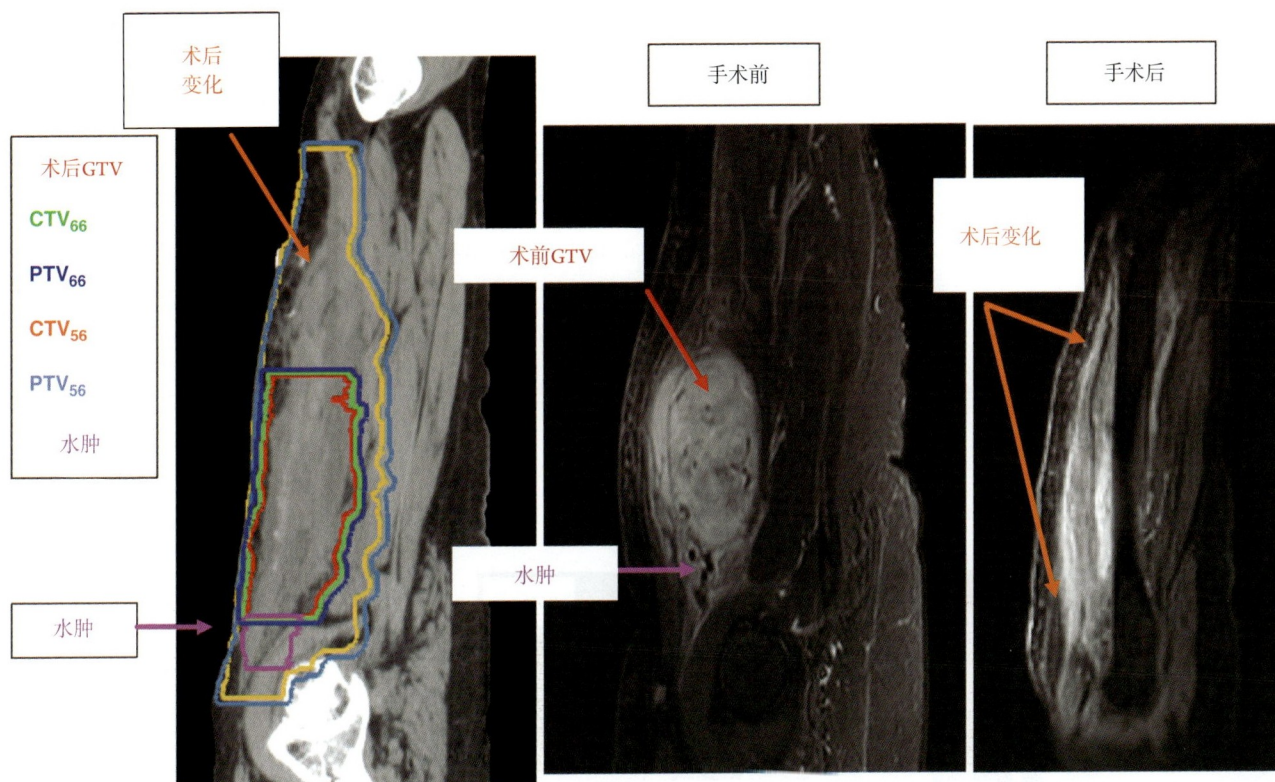

图37-5　图37-4示例中软组织肉瘤术后放疗靶区CT模拟矢状观及相应的术前和术后MRI

注意CTV_{56}包括水肿区及术后改变区域。这些解剖图示中CTV和PTV靶区显示出一致性，通常需要外扩边界（如外扩1.0~0.5 cm形成PTV）。另外需要导入术前影像并与术后RT计划CT相配准，以评估初始肿瘤范围从而勾画$_{postop}$GTV。

表37-1　肢体软组织肉瘤术后放疗推荐靶区

靶区	定义和描述
$_{postop}$GTV	$_{postop}$GTV定义为肿瘤原发灶部位 在CT模拟影像中勾画用于RT计划时，审阅和导入术前影像对确认是否充分包括初始肿瘤范围很重要。
CTV_{66}[a]	CTV_{66}应包括整个$_{postop}$GTV及邻近手术破坏区并在纵向平面外扩1~2 cm，横向平面外扩1.5 cm。这样可能但不一定包全手术破坏组织，瘢痕和引流部位，这些需要包括在更大的选择性亚临床区内（见CTV_{56}靶区勾画建议）
PTV_{66}[a]	CTV_{66}+0.5~1 cm，取决于各机构的方案和规定（图37-4和图37-5）
CTV_{56}[a]	包括定义为$_{postop}$GTV外扩的所有亚临床播散危险区及被额外破坏的组织 包括头脚方向$_{postop}$GTV+4 cm，前后左右方向+1.5 cm，不超过但包括任何疾病播散解剖屏障（图37-5）。如果被手术破坏的组织或任何瘢痕或引流部位如果没有在CTV_{66}范围内，则应包括并常规外扩1~2 cm 可疑的肿瘤周围水肿应独立勾画并予足够地外扩。对于手术破坏的组织，最好以最近一次MRI影像定义 和外科医生讨论并复习手术记录和病理报告 有利于确定是否包括积液，淋巴囊肿或血肿
PTV_{56}[a]	CTV_{56}+0.5~1 cm，取决于各机构的方案和规定

表中为同步加量技术。另一种方法是更为常见的序贯缩野技术，即在所有亚临床病灶50 Gy/25f后加量16 Gy/8f或10 Gy/5f。
[a]代表预期放疗剂量，高危亚临床剂量66 Gy，2.0 Gy/f。低危亚临床区域CTV_{56}给予56 Gy，1.69 Gy/f。手术切缘阴性的低级别肿瘤照射60 Gy/30f，亚临床区域照射54 Gy。

表37-2　肢体软组织肉瘤术前放疗推荐靶区

靶区	定义和描述
GTV	原发灶：包及所有影像学及体格检查的肿块。有MRIT1增强序列最佳（图37-2）。患者固定于治疗体位有利于MRI和计划CT配准
CTV50[a]	包括定义为GTV外扩一定距离的所有危及亚临床区或水肿区 包及GTV+4 cm（头脚方向上），GTV+1.5 cm（前后左右方向上），不超过但包括任何疾病播散解剖屏障如骨和筋膜（图37-2）。 对于可疑的肿瘤周围水肿区，最好能够在MRIT2序列上加以鉴别，可能包含肿瘤微转移灶，应该单独勾画并外扩适当的边界（通常1~2 cm）。 对于"非计划切除"病例，边界应包括$_{postop}$GTV，任何残留GTV和任何手术操作和破坏的组织和受累的筋膜，在头脚方向外放4 cm，前后左右方向外放1.5 cm，不超过但包括任何疾病播散解剖屏障
PTV$_{50}$[a]	CTV$_{50}$+ 0.5~1.0 cm，取决于各机构的方案和规定

[a] 代表预期放疗剂量。建议大体肿瘤剂量为50 Gy，2.0 Gy/f

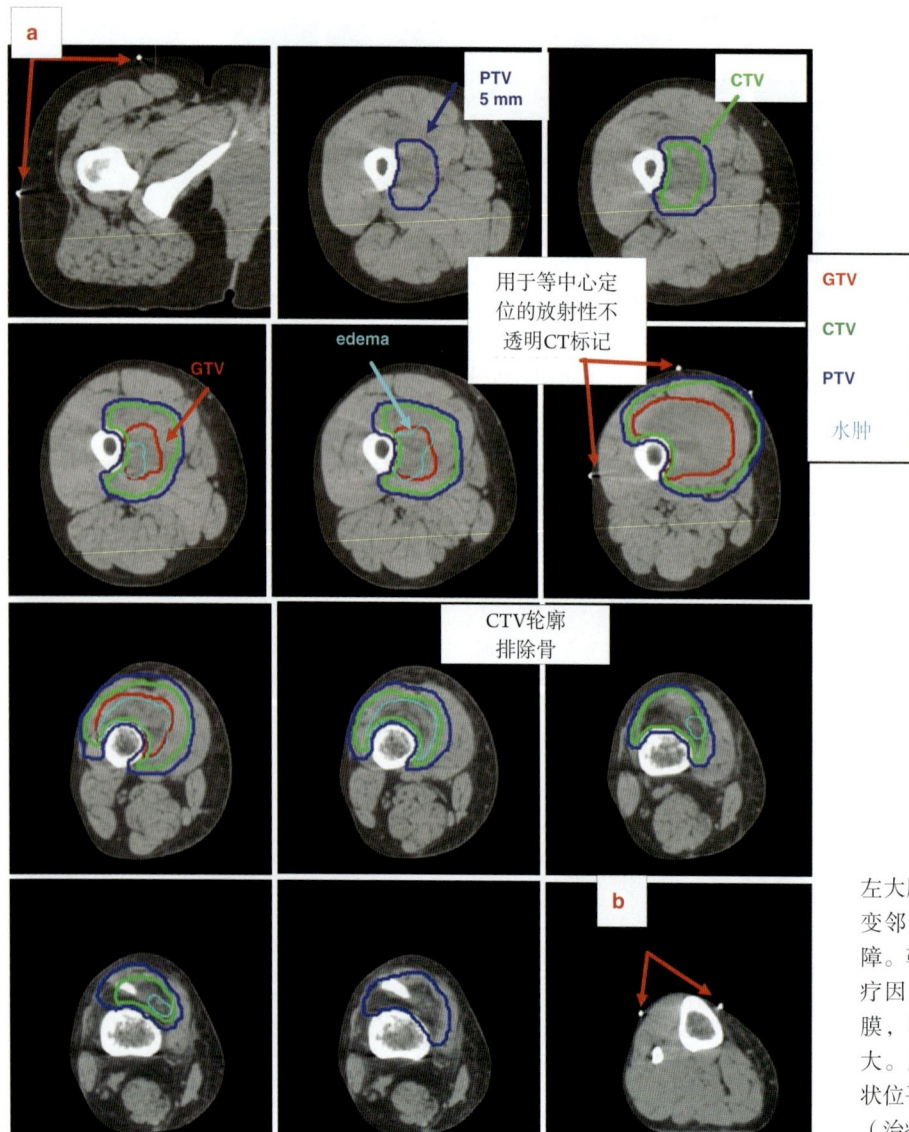

图37-6　多形性脂肪肉瘤

左大腿多形性脂肪肉瘤（T2bN0M0，3级）病变邻近骨膜，骨膜提供了防止肿瘤播散的屏障。靶区包括骨膜不需要包括骨皮质。术后放疗因为手术破坏了本可以作为肿瘤屏障的骨膜，靶区需要包括邻近骨皮质而范围明显扩大。患者的定位CT中沿着中心轴位平面和矢状位平面离摆位中心上（a）和下（b）约15 cm（治疗区外）放置放射性不透明标记。

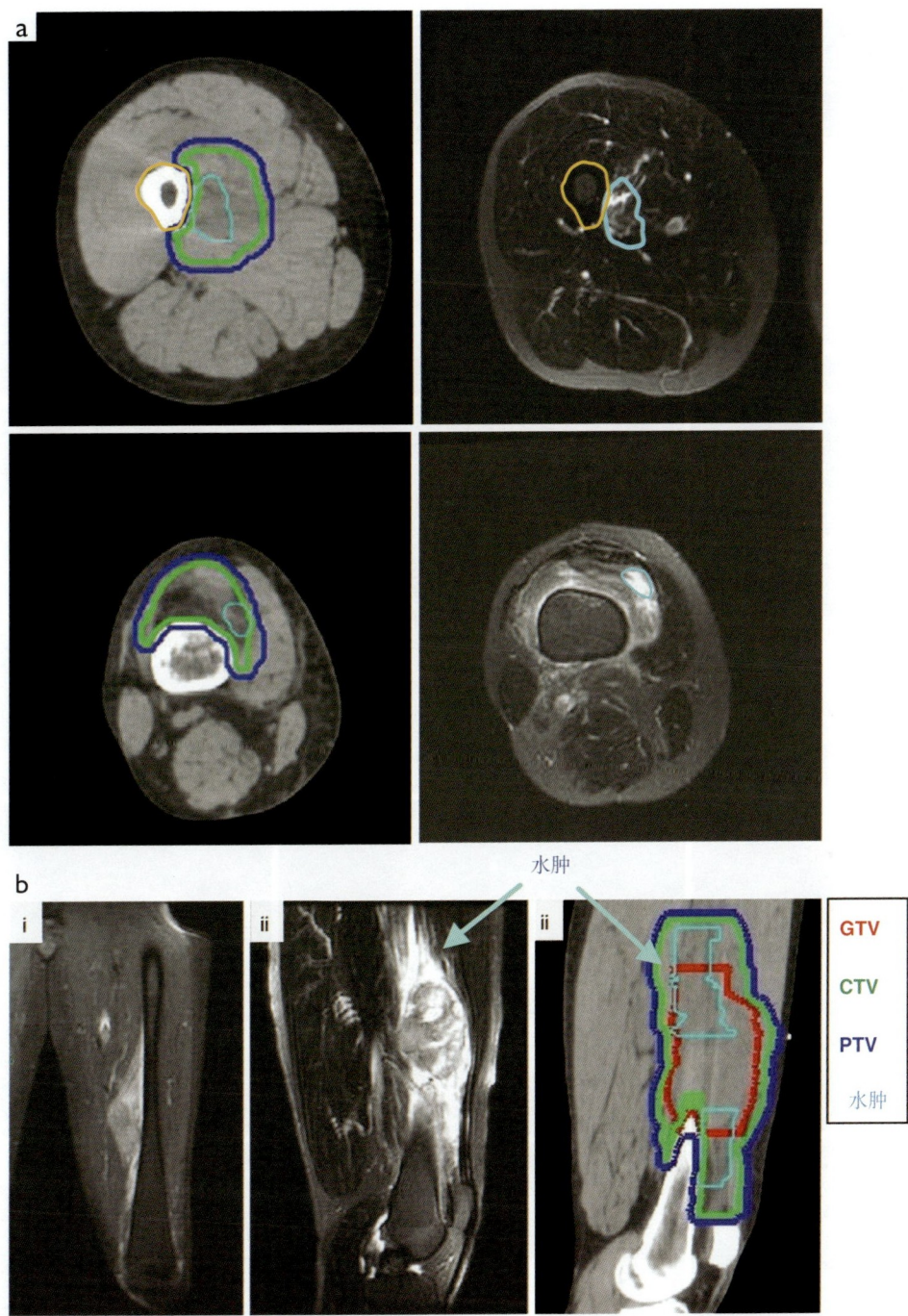

图37-7　如图37-6示例中轴位，冠状位，矢状位上的水肿区

（a）CT和MRI上位于CTV上部与下部的水肿用淡蓝色线标记。浅橙色线为骨，CTV淡绿色而深蓝色线为PTV。（b）MRI和CT影像（ⅰ）冠状位MRI，（ⅱ）矢状位MRI，（ⅲ）矢状位CT模拟上的靶区和水肿区。

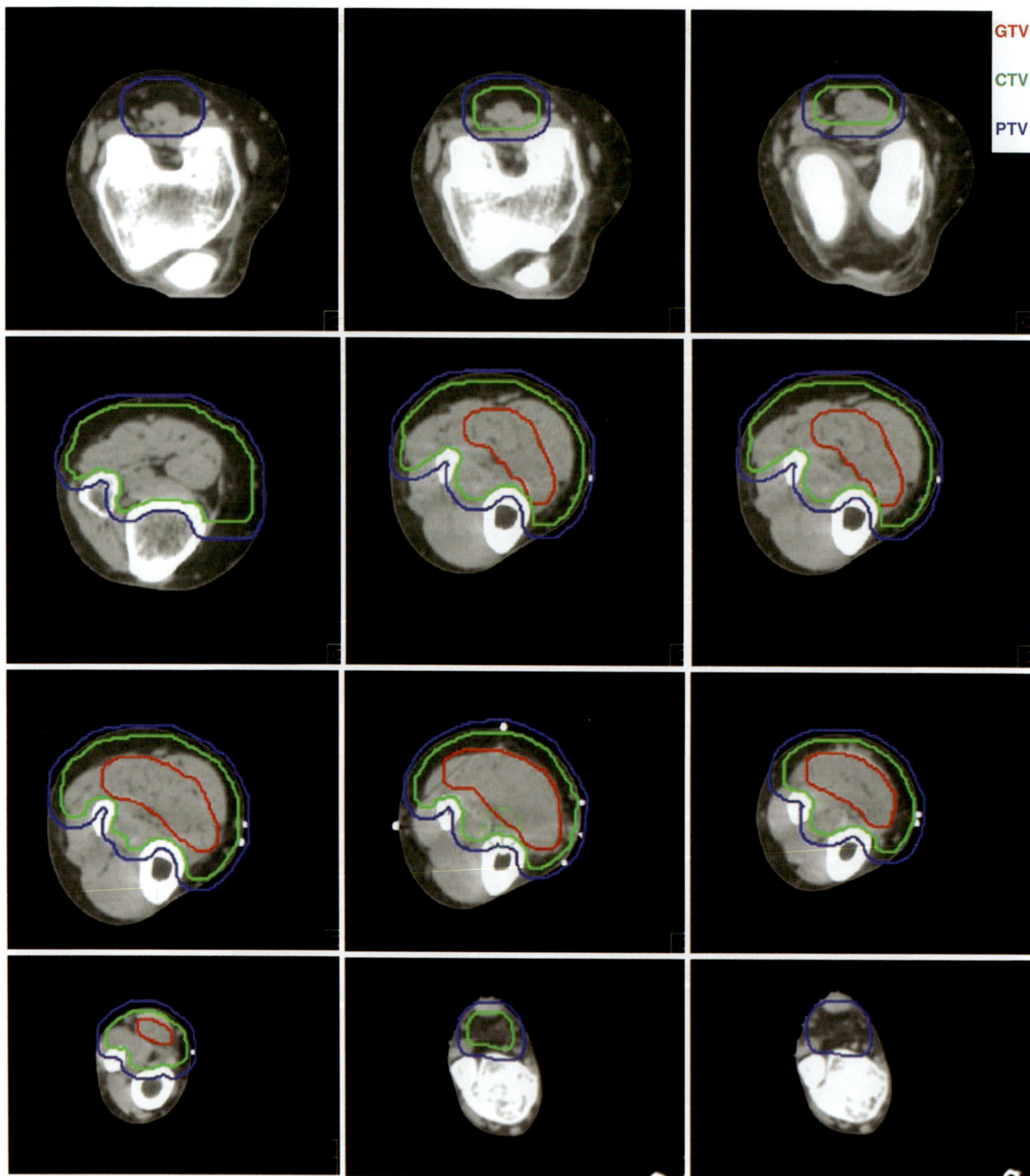

图37-8　假肌源性血管内皮瘤CT横拟影像术前病例

右小腿假肌源性血管内皮瘤T2bN0M0。这种罕见而有特征性的肉瘤，其特征是多灶性而罕见转移，但是单纯手术后肢体多灶性局部复发风险高。CT模拟采用2.0 mm层厚。显示代表性层面[Hornick JL，Fletcher CD (2011)Pseudomyogenic hemangioendothelioma：a distinctive，often multicentric tumor with indolent behavior. Am J Surg Pathol 35(2)：190-201]。

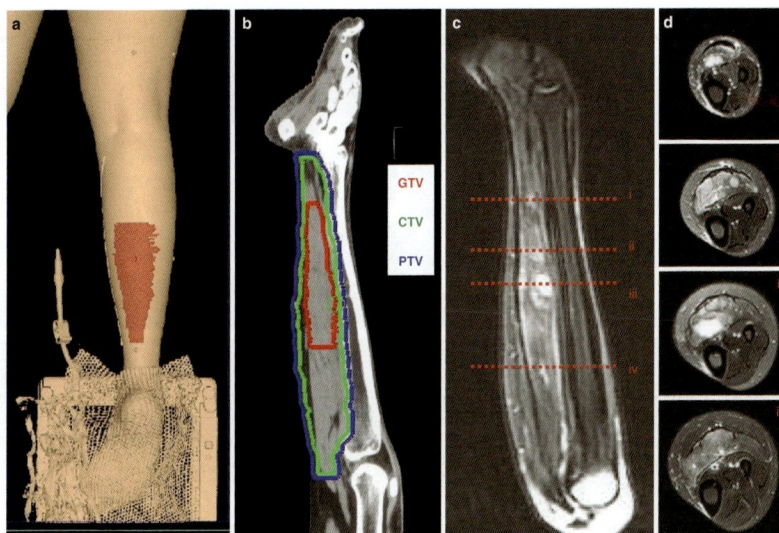

图37-9 图37-8示例的补充描述

如（b）所示，CTV（绿线）包括所有可疑区域，通常需要在纵向大范围外扩以包全潜在镜下病灶并充分外扩到多灶性区域外。（a）显示治疗体位的重建影像。俯卧位足端固定。矢状位MRI（c，i-iv）定位线对应的轴位MRI（d，i-iv）。位置D仍然显示水肿组织，反映在矢状位CT上的CTV上界外扩增大（b）。

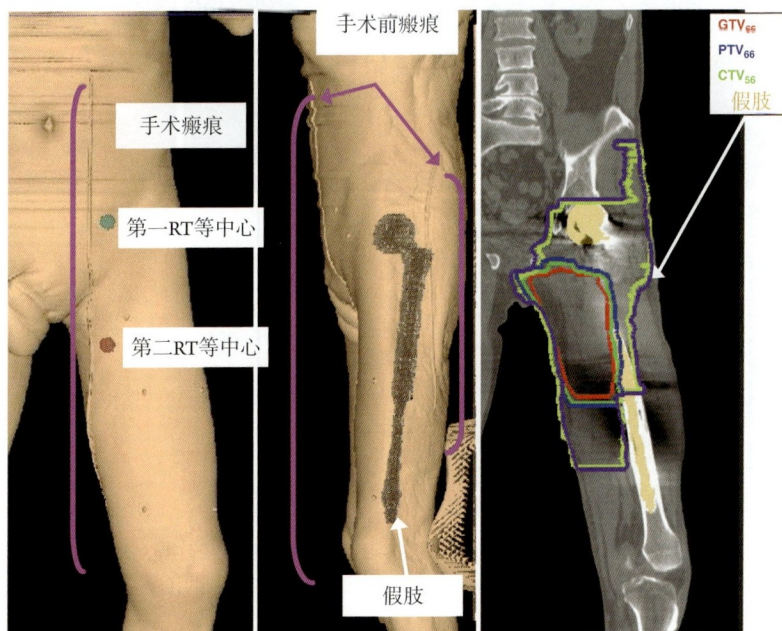

图37-10 大体积双等中心技术

左腿内收肌间隙未分化肉瘤（T2N0M0，3级）手术后，尽管股骨皮质受累但切缘阴性。为了充分切除肿瘤近端股骨被整块切除。向前达股血管神经，向后达坐骨神经，都需要完全暴露。选择术后放疗可以使伤口最大程度修复且使假体最大程度固定，而术前放疗不利于完成这些目标。选择了一个非常规的术后放疗靶区。由于手术范围巨大而未完全包括，为了减少固定失败，肿瘤内固定假体不完全被照射。靶区下部骨剂量控制在40 Gy以内。靶区体积巨大要求双等中心定位技术，高危软组织区66 Gy/33f，其他亚临床区域56 Gy。

487

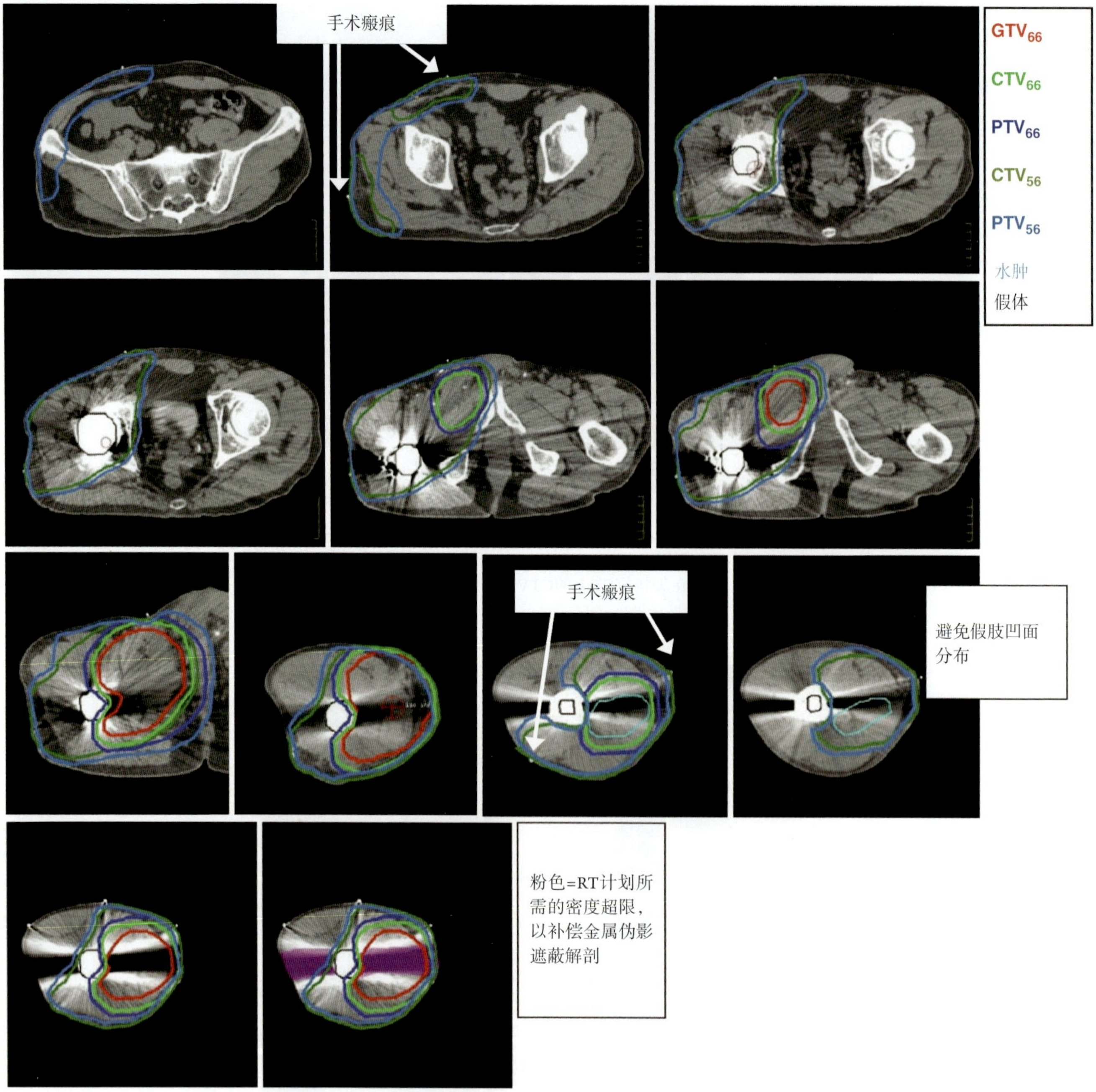

图37-11 轴位层面显示了图37-8示例中大靶区双等中心技术

最后两个轴位层面显示放疗计划中通过密度替换功能解决了金属假体产生的伪影问题。采用2.0 mm层厚的CT模拟。显示代表性层面。

表37-3　腹膜后软组织肉瘤术前放疗推荐勾画靶区

靶区	定义和描述
GTV[a]	原发灶：包及所有影像学资料和体格检查肿块（图37-6和图37-7）
CTV	包括所有定义为GTV外扩一定距离的亚临床区域 包括GTV+2 cm（纵向），+0.5~2.0 cm（径向），不超过但包括任何疾病播散解剖屏障和危及器官。如肿瘤靠近未受累的肝脏，应包括0.5 cm肝脏 通常向后方外扩2 cm边界以包括脂肪组织和血管 同侧肾脏往往要牺牲，但要保护对侧肾功能，在这种情况下，对侧未受累肾脏的受量应保持在合理且可实现的范围 其他危及器官包括小肠，肝脏，脊髓，肺
PTV	CTV+0.5 cm，取决于各机构的方案和规定

[a]考虑到邻近正常组织的耐受量，特别是小肠，建议大体肿瘤剂量范围为50 Gy/25f至50.4 Gy/28f。考虑邻近结构（特别是小肠）耐受性选择50.4 Gy的剂量。

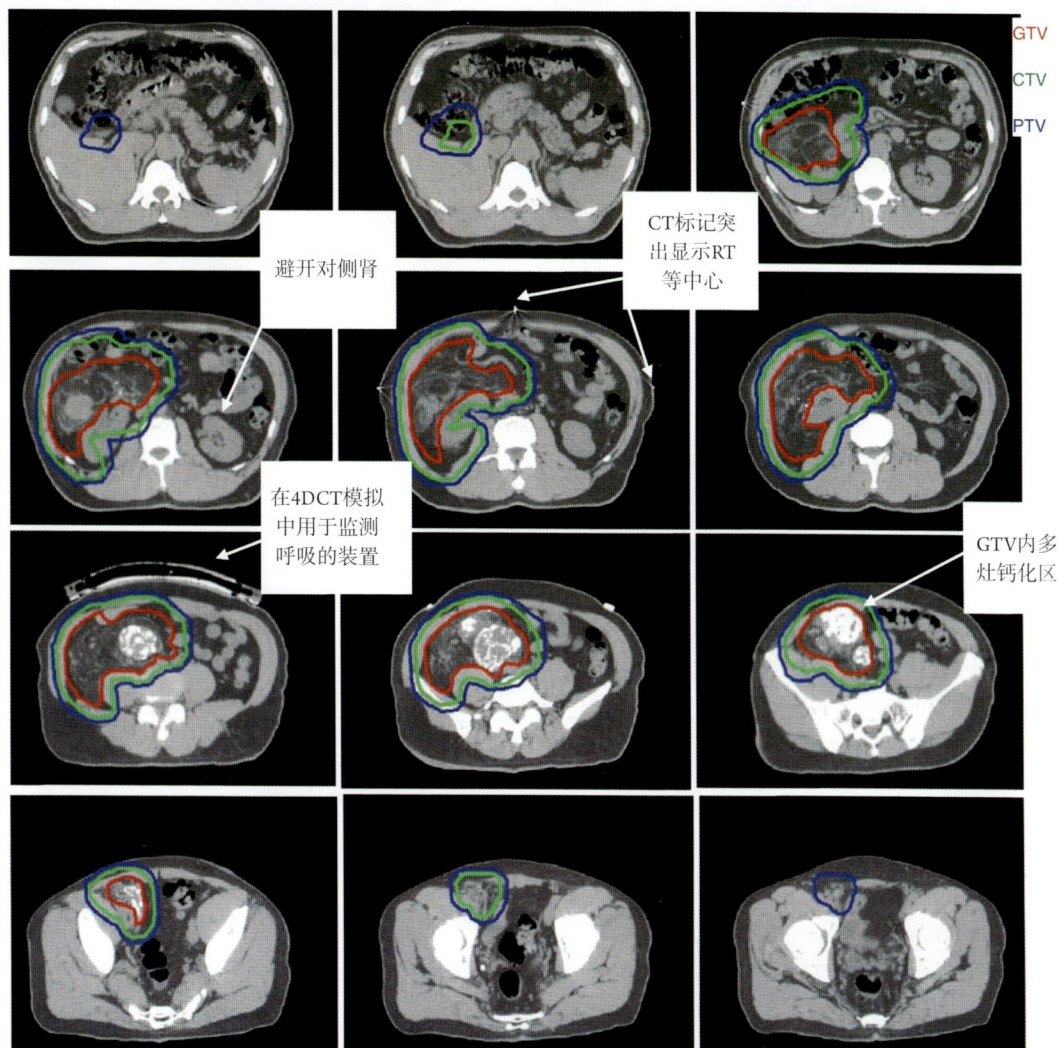

图37-12　右侧3级未分化的多形性腹膜后肉瘤T2bN0M0，紧邻十二指肠，右肾和髂血管

2.0 mm层厚的模拟CT。图示术前放疗的代表性层面。注意前3层轴位图像中CTV与PTV包括小部分肝脏。肿瘤中的多灶性钙化区有助于IMRT的日常图像引导。鼓励采用4DCT模拟。

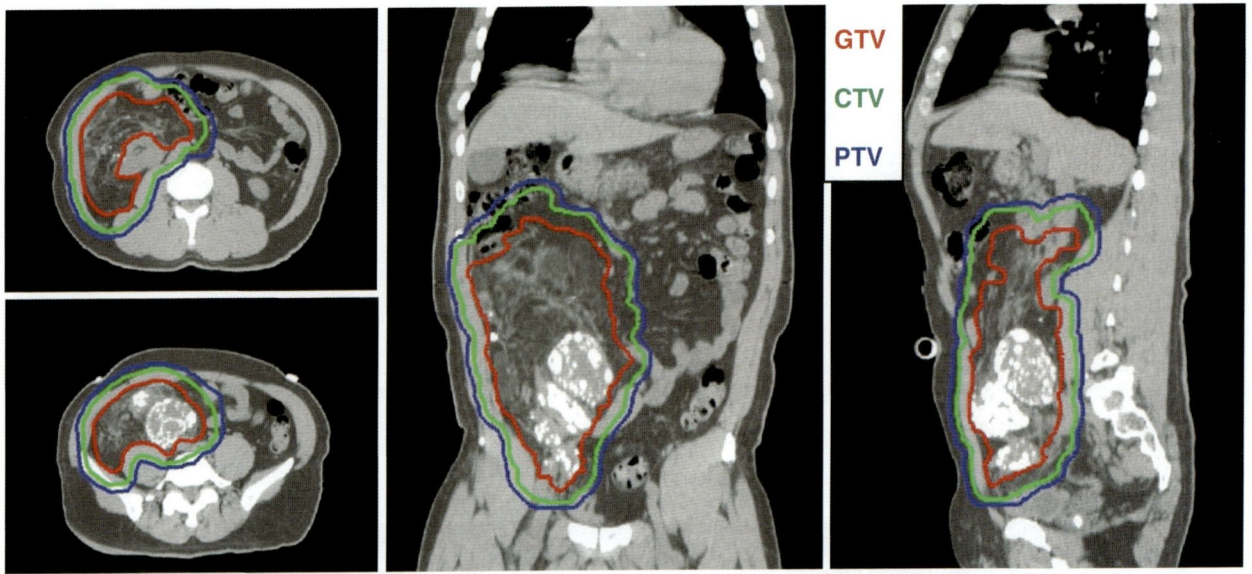

图37-13 图37-12示例的右侧腹膜后肉瘤术前放疗的轴位，冠状位，矢状位观

注意小肠被肿瘤推移，这是本例中术前放疗的主要优势。日常影像引导流程优先采用椎体骨性配准，但也包括软组织和靶区覆盖评估。另外，放疗中每日影像引导是保护对侧肾脏的基础。4DCT模拟的病例在吸气相和呼气相CT中勾画，计划CT扫描病例，吸气相和呼气相CT整合形成内靶区（ITV）。

在于使骨折风险与局部复发风险最小化）。

❖ 虽然95%的等剂量曲线覆盖95%也是可接受的，临床试验中采用的靶区覆盖标准是大于99%的计划靶区（planning target volume, PTV）接受大于97%的处方剂量。

❖ 不超过20%的PTV接受≥110%的处方剂量，除非特别要求。

❖ 软组织肉瘤的危及器官（organs at risk，OAR）要看具体部位。肢体软组织肉瘤中，骨以及未受累的纵向肢体区域组织（即一个"条带"）都是重要的危及器官，而腹部/腹膜后软组织肉瘤要考虑的危及器官包括小肠，肝脏，肾脏和脊髓。

❖ 某些特定部位的OAR包括：

部位	危及器官
腹膜后	小肠，肺，肝脏，肾脏，心脏，脊髓
上肢	骨，肺，臂丛，脊髓，肢体上的纵向区域/组织"条带"/淋巴以维持正常淋巴引流
下肢	骨，外生殖器，未受累的对侧腿，纵向区域未受累组织/淋巴以维持正常淋巴引流
盆腔	小肠，直肠，骨，生殖器，肾脏
胸壁	脊髓，肺，心脏
头颈部	脊髓，脑干，骨，腮腺，肺，视神经和视交叉，眼球，咽部，臂丛

❖ 所选择的技术和所需的剂量/体积参数严重依赖于肿瘤部位，治疗目的，正常组织保护以及现有的照射和影像装置/设备。

❖ 调强放射治疗（intensity modulated radiotherapy，IMRT）剂量限值如下：

危及器官	剂量限值
[a]骨	平均剂量 <37 Gy 最大剂量 <59 Gy [b]V40<67%
脊髓	任意点最大剂量不得超过 45 Gy
肝脏	V30<30%
小肠	V45<10%
肺	V20<20%
睾丸	V3<50%，保留生育能力
肾脏	双侧肾 V14<50% 单侧肾 V20<1/3

[a]Dickie CI，Parent AL，Griffin AM et al (2009) Bone fractures following external beam radiotherapy and limb-preservation surgery for lower extremity soft tissue sarcoma：relationship to irradiated bone length，volume，tumor location and dose. Int J Radiat Oncol Biol Phys 75：1119–1124
[b]V__：接受特定剂量（Gy）的组织体积，如接受40 Gy的骨应保持低于67%。其他同理。

推荐阅读

- Davis AM，O'Sullivan B，Turcotte R et al (2005) Late radiation morbidity following randomization to preoperative versus postoperative radiotherapy in extremity soft tissue sarcoma. Radiother Oncol 75：48-53.

- Dickie CI，Parent AL，Griffin AM et al (2009) Bone fractures following external beam radiotherapy and limbpreservation surgery for lower extremity soft tissue sarcoma：relationship to irradiated bone length，volume，tumor location and dose. Int J Radiat Oncol Biol Phys 75：1119-1124.

- Dickie CI，Parent AL，Chung PW et al (2010) Measuring interfractional and intrafractional motion with cone beam computed tomography and an optical localization system for lower extremity soft tissue sarcoma patients treated with preoperative intensity-modulated radiation therapy. Int J Radiat Oncol Biol Phys 78：1437-1444.

- Haas RL et al (2012) Radiotherapy for management of extremity soft tissue sarcomas：why，when，and where? Int J Radiat Oncol Biol Phys 84(3)：572-80.

- Joensuu H，Fletcher C，Dimitrijevic S et al (2002) Management of malignant gastrointestinal stromal tumours. Lancet Oncol 3：655-664.

- Kepka L，Delaney TF，Suit HD et al (2005) Results of radiation therapy for unresected soft-tissue sarcomas. Int J Radiat Oncol Biol Phys 63：852-859.

- O'Sullivan B，Davis AM，Turcotte R et al (2002) Preoperative versus postoperative radiotherapy in soft-tissue sarcoma of the limbs：a randomised trial. Lancet 359：2235-2241.

- Pawlik TM，Pisters PW，Mikula L et al (2006) Long-term results of two prospective trials of preoperative external beam radiotherapy for localized intermediate- or highgrade retroperitoneal soft tissue sarcoma. Ann Surg Oncol 13：508-517.

- Pisters PW，Pollock RE，Lewis VO et al (2007) Long-term results of prospective trial of surgery alone with selective use of radiation for patients with T1 extremity and trunk soft tissue sarcomas. Ann Surg 246：675-681; discussion 681-682.

- Rosenberg SA，Tepper J，Glatstein E et al (1982) The treatment of soft-tissue sarcomas of the extremities：prospective randomized evaluations of (1) limb-sparing surgery plus radiation therapy compared with amputation and (2) the role of adjuvant chemotherapy. Ann Surg 196：305-315.

- Strander H，Turesson I，Cavallin-Stahl E (2003) A systematic overview of radiation therapy effects in soft tissue sarcomas. Acta Oncol 42：516-531.

- White LM，Wunder JS，Bell RS et al (2005) Histologic assessment of peritumoral edema in soft tissue sarcoma. Int J Radiat Oncol Biol Phys 61：1439-1445.

- Yang JC，Chang AE，Baker AR et al (1998) Randomized prospective study of the benefit of adjuvant radiation therapy in the treatment of soft tissue sarcomas of the extremity. J Clin Oncol 16：197-203.

译者：陶华，南京医科大学附属江苏省肿瘤医院放疗科

审校：孔琳，上海市质子重离子医院／复旦大学附属肿瘤医院质子重离子中心头颈及中枢神经肿瘤科

First published in English under the title

Target Volume Delineation for Conformal and Intensity-Modulated Radiation Therapy

edited by Nancy Y. Lee, Nadeem Riaz and Jiade J. Lu

Copyright © Springer International Publishing Switzerland, 2015

This edition has been translated and published under licence from

Springer Nature Switzerland AG.